TRAITÉ

DE LA

POLICE SANITAIRE

PARIS. — Typographie de V^{es} RENOU, MAULDE, et COCK, rue de Rivoli, 144

TRAITÉ

DE LA

POLICE SANITAIRE

DES

ANIMAUX DOMESTIQUES

PAR

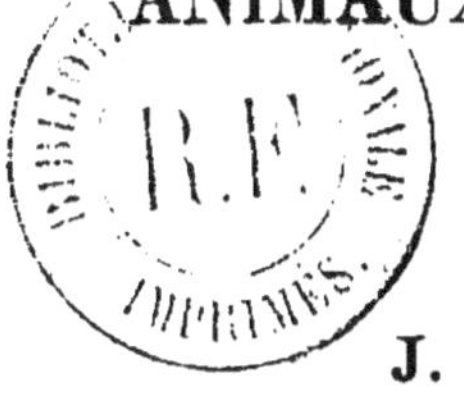

J. REYNAL

DIRECTEUR DE L'ÉCOLE VÉTÉRINAIRE D'ALFORT

PROFESSEUR DE POLICE SANITAIRE ET DE JURISPRUDENCE COMMERCIALE A LA MÊME ÉCOLE

MEMBRE TITULAIRE DE L'ACADÉMIE DE MÉDECINE

DE LA SOCIÉTÉ CENTRALE D'AGRICULTURE DE FRANCE, DE LA SOCIÉTÉ CENTRALE

DE MÉDECINE VÉTÉRINAIRE, ETC., ETC.

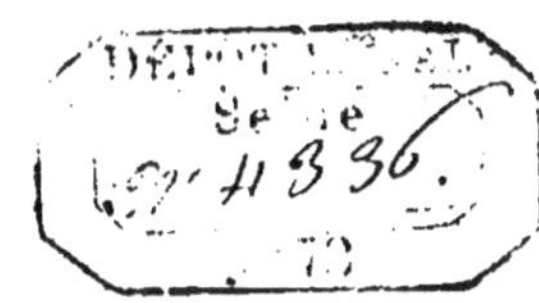

PARIS

P. ASSELIN, SUCCESSEUR DE BÉCHET JEUNE ET LABÉ

LIBRAIRE DE LA FACULTÉ DE MÉDECINE

ET DE LA SOCIÉTÉ CENTRALE DE MÉDECINE VÉTÉRINAIRE

Place de l'École-de-Médecine

—

1873

PRÉFACE.

A aucune époque antérieure à la nôtre la police
sanitaire des animaux domestiques n'a offert un
intérêt égal à celui qu'elle présente aujourd'hui,
parce que jamais la nécessité de les multiplier et
de les conserver ne s'est montrée si évidente.

La France, on le sait, malgré la richesse de ses
pâturages et de son agriculture, ne produit qu'un
nombre insuffisant d'animaux pour les besoins de
sa population et de ses services publics.

Une telle situation impose, aux uns, l'obligation
de perfectionner les races animales; aux autres,
le soin de les préserver des maladies contagieuses; à tous, le devoir de chercher les moyens
de prévenir le renchérissement de la viande, dont
le prix croît avec les exigences de la consommation.

Une partie importante de cette tâche complexe
incombe plus particulièrement à la médecine vétérinaire, en raison de la spécialité de ses études.

a

Le livre que je soumets au jugement du public a, en effet, pour but d'établir que les maladies contagieuses progressent d'une manière lente, mais continue, et qu'elles occasionnent annuellement à l'agriculture des pertes considérables, par suite de l'imperfection du système sanitaire en vigueur.

La nécessité de changer ce système et de l'approprier aux besoins nouveaux de notre époque est reconnue par tout le monde; j'ajouterai que la révision en est commandée par la situation économique dans laquelle la France se trouve placée.

Les relations internationales que les chemins de fer ont créées, les débouchés nouveaux que la liberté commerciale a ouverts à l'importation des animaux étrangers, ont changé les conditions sanitaires des divers États de l'Europe occidentale. Anciennement les grandes épizooties contagieuses ne sévissaient qu'à de rares intervalles, dans les pays éloignés des centres où elles prenaient naissance. C'est ainsi que la peste bovine n'était apparue en France qu'à la suite des guerres que notre pays eut à soutenir contre les puissances coalisées du nord de l'Europe; que la clavelée, que la fièvre aphtheuse, la péripneumonie, restaient autrefois cantonnées dans quelques régions isolées. Aujourd'hui cet état de choses se trouve profondément modifié; le déplacement des animaux par grandes masses, leur transport rapide d'une localité dans une autre, leur concentration sur les marchés, les renouvellements incessants qui s'opèrent dans les étables pour satisfaire aux besoins toujours croissants de la consommation publique, sont devenus des voies largement ouvertes à l'importation et à l'extension des maladies contagieuses. Il n'est pas jusqu'aux chemins de fer dont l'aménagement défectueux ne concoure à les entretenir et à les propager.

S'il était besoin d'exemples pour appuyer cette proposition, je rappellerais que l'Angleterre ne connaissait ni la clavelée, ni la fièvre aphtheuse avant que l'importation des animaux étrangers prît un plus grand développement par suite de l'abolition de la taxe qui les frappait à leur entrée; que les États-Unis d'Amérique, l'Australie, le cap de Bonne-Espérance, ont ignoré l'existence de la péripneumonie jusqu'à l'époque où le commerce international a introduit chez eux des animaux Hollandais.

Pour donner la mesure du danger auquel est exposé le bétail indigène, il suffira de signaler le chiffre considérable du bétail importé de l'Orient dans les États de l'Europe occidentale. Ainsi, en France, la statistique démontre que, pendant les seules années 1866, 1867, 1868, 1869 et 1872, notre pays a tiré de l'extérieur pour les besoins de sa consommation :

Bêtes bovines............   1,028,070
—   ovines.............   6,573,052
—   porcines...........   906,847

Ces animaux, qui proviennent de la Russie, des États de l'Autriche, des Principautés danubiennes, de l'Algérie, sont transportés sur les grands marchés d'approvisionnement de la France; de là ils sont dirigés sur les villes secondaires, dans les localités d'herbages, et aussi dans les sucreries et les distilleries qui ont pour industrie annexe l'engraissement du bétail.

Dans de semblables conditions, on comprend facilement que les grandes épizooties qui, dans le passé, se rattachaient à des événements fortuits, soient actuellement la conséquence de la rapidité et de la facilité des communications.

Étant données la nécessité, d'une part, de recourir à l'étranger pour l'approvisionnement des marchés intérieurs, et l'impossibilité, d'autre part, de suspendre le mouvement commercial du bétail, on conçoit que le système sanitaire le meilleur sera celui qui conciliera, dans une juste mesure, les intérêts généraux du pays avec ceux de la police sanitaire. Mais une semblable législation, qui touche à des intérêts très-complexes et soulève des questions de l'ordre économique le plus élevé, devra s'inspirer de cette pensée que, en fait de subsistances surtout, la liberté du commerce et de la circulation du bétail est absolument indispensable pour assurer la régularité des approvisionnements. De là l'obligation étroite d'écarter toutes les mesures restrictives dont l'urgence ne serait pas démontrée.

On voit que les questions de police sanitaire des animaux, en apparence bien humbles, se transforment, quand elles sont envisagées à ce point de vue, en une grande question de commerce, d'industrie, et conséquemment de richesse et de civilisation.

Ce n'est pas seulement l'animal malade ou suspect qui est atteint par les mesures prohibitives. On oublie trop, quand on les promulgue, qu'on frappe du même coup les matières premières qui en proviennent et qu'utilisent de nombreuses industries. C'est ainsi que, dans le cours de l'épizootie de peste bovine qui a sévi en France dans ces derniers temps, on a prohibé temporairement l'entrée des moutons, des chèvres, des porcs, des buffles, des peaux, des suifs, des cornes, des poils, des crins, des bourres, etc. Pour avoir une idée du trouble énorme apporté par de telles mesures dans les transactions, il suffira de jeter un coup d'œil sur le tableau suivant des valeurs animales importées durant la période quinquennale dont il vient d'être parlé :

Bêtes bovines.

Quantité....................	1,028,070 têtes.
Valeur en numéraire..........	318,153,160 francs.

Bêtes ovines.

Quantité....................	6,573,052 têtes.
Valeur en numéraire..........	294,149,000 francs.

Porcs.

Quantité....................	906,847 têtes.
Valeur en argent.............	76,118,000 francs.

Viandes.

Quantité....................	9,585,898 kilogrammes.
Valeur	13,654,286 francs.

Peaux brutes de bêtes bovines.

Quantité....................	151,217,831 kilogrammes.
Valeur	216,216,893 francs.

Suifs.

Quantité...................... 170,061,789 kilogrammes.
Valeur .... 191,646,753 francs.

Os et sabots de bétail.

Quantité...................... 66,018,757 kilogrammes.
Valeur .... 21,883,319 francs.

Peaux de moutons.

Quantité...................... 74,402,856 kilogrammes.
Valeur .... 83,785,115 francs.

Peaux de chevreaux.

Quantité...................... 7,274,055 kilogrammes.
Valeur .... 87,995,674 francs.

Laines en masse.

Quantité...................... 504,484,036 kilogrammes.
Valeur .... 1,209,924,747 francs.

Laines peignées.

Quantité...................... 168,272 kilogrammes.
Valeur .... 1,181,692 francs.

Bourres et tontes de laine.

Quantité...................... 9,106,029 kilogrammes.
Valeur .... 12,993,643 francs.

Bourres de laine entière.

Quantité...................... 6,139,945 kilogrammes.
Valeur .... 20,855,937 francs.

Poils de chèvres et de chevreaux.

Quantité...................... 1,166,833 kilogrammes.
Valeur .... 3,836,539 francs.

Crins bruts préparés ou frisés.

Quantité...................... 6,520,699 kilogrammes.
Valeur .... 22,473,428 francs.

Cornes de bétail.

Quantité...................... 18,231,897 kilogrammes.
Valeur .... 15,250,900 francs.

Les mesures prohibitives contre les maladies contagieuses peuvent donc avoir pour effet d'imposer, pendant tout le temps de leur durée, au travail national, une perte proportionnelle qui, d'après le précédent tableau, se chiffrerait pour cinq ans par une somme de *deux milliards six cent millions cent dix-neuf mille cent quatre-vingt-seize francs.*

Cet exposé permet de se rendre compte du mouvement de capitaux auquel donnent lieu le commerce des animaux et les industries qui s'y rattachent, et d'apprécier l'étendue des pertes inutiles occasionnées par des mesures prohibitives prises d'une manière inopportune, édictées et ordonnées sans une nécessité suffisamment démontrée.

Je soumets ces considérations économiques aux réflexions des hommes qui sont consultés sur les précautions à prendre contre la contagion, et aux méditations des administrateurs auxquels l'état actuel de la législation accorde le pouvoir de permettre ou de restreindre la libre circulation du bétail.

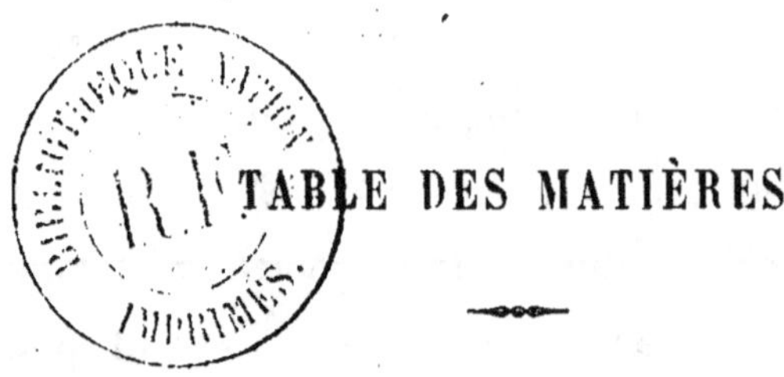

TABLE DES MATIÈRES.

—◦◦◦—

TRAITÉ

DE

POLICE SANITAIRE.

INTRODUCTION.

Les animaux domestiques constituent un des principaux éléments de la richesse publique ; ils remplissent un rôle très-important dans les exploitations rurales : aussi a-t-on pu dire avec raison qu'ils étaient la condition première de l'existence et du progrès de l'agriculture.

La production animale soulève, en effet, des questions économiques de l'ordre le plus élevé. Elle est étroitement liée à l'agriculture, au commerce, à l'industrie. Considérée même au point de vue de la science sociale, elle est la source principale du bien-être des populations.

Multiplier, améliorer, conserver les animaux domestiques, c'est donc travailler à rendre le sol plus fertile, à augmenter les matières premières destinées à la consommation publique et à accroître la fortune nationale.

La médecine vétérinaire n'a pas seulement pour objet l'étude des maladies ; son cadre est plus large qu'on ne le croit généralement. Elle comprend dans ses attributions non-seulement toutes les matières qui traitent de la production et de la conservation des animaux domestiques, mais elle touche encore, par quelques points de son enseignement, au droit et à l'administration. Les maladies contagieuses, notamment, forment le trait d'union entre ces deux ordres de choses et la médecine vétérinaire. Leur étude, en effet, intéresse à un degré presque égal le magistrat, l'administrateur et le vétérinaire. A toutes les époques où ces maladies ont sévi en Europe, des hommes des diverses catégories dont il s'agit, honorés de la confiance des gouvernements ou des populations sont intervenus dans les limites de leur pouvoir et de leur compétence, pour arrêter la marche et pour éteindre le foyer de la contagion.

La police sanitaire, qui fait l'objet de ce livre, considérée d'une manière générale, traite des maladies contagieuses et épizootiques. Elle comprend l'étude approfondie de leurs causes premières, de leurs voies et moyens de propagation et des mesures administratives propres à les faire cesser et à en prévenir le retour.

Cette définition comporte deux parties bien distinctes : l'une est médicale et comprend particulièrement l'étiologie, le mode de développement et les moyens de propagation des maladies contagieuses; l'autre, purement administrative, ne s'occupe que de l'application des mesures prescrites par les lois et les règlements sanitaires.

La partie médicale est, sans contredit, la plus importante et celle qui exige les connaissances les plus complètes et les plus étendues. Elle a pour objet l'étude des principes contagieux ou virulents, envisagés sous le double rapport de leur origine et du mode suivant lequel ils se transmettent des animaux malades aux animaux sains de la même espèce ou d'espèces différentes.

Pour bien posséder cette partie de la police sanitaire, il ne faut ignorer aucune des branches de la médecine vétérinaire. La pathologie, l'étiologie surtout sont de la plus grande utilité : car la police sanitaire est tout entière dans les applications de tout ce que peut savoir le vétérinaire; elle n'a en propre, ni une doctrine fondamentale, ni un but dogmatique; elle ne peut se séparer des progrès de la médecine vétérinaire en général, elle y reste, au contraire, toujours subordonnée.

Les connaissances médicales offrent de plus cet immense avantage qu'elles mettent le vétérinaire à même d'éclairer utilement l'autorité et de lui donner les moyens d'intervenir d'une manière efficace lorsqu'il règne une maladie contagieuse.

La partie administrative ou législative de la police sanitaire s'occupe spécialement de la confection ou de l'application des règles sanitaires prescrites par les lois relatives aux affections contagieuses. Cette partie comprenait anciennement toute la police sanitaire et constitue ce qu'on appelle aujourd'hui le *régime* ou le *système sanitaire*, qui traite de l'ensemble des mesures et des règlements ayant pour objet de prévenir le développement et d'empêcher la propagation des maladies réputées contagieuses.

· La partie médicale de la police sanitaire est du ressort exclusif de l'homme de l'art, tandis que la partie administrative appartient à l'autorité. Mais telle est, dans l'espèce, l'utilité de l'intervention de la médecine vétérinaire, telle est l'influence qu'elle exerce sur l'esprit des magistrats, que ce sont les documents fournis par la science et élaborés par eux, qui servent de base à la confection et à l'application des lois sanitaires. Le caractère de la valeur pratique et de l'opportunité de ces lois se mesurera toujours à l'emploi plus ou moins large, plus ou moins intelligent que l'autorité aura fait de ses lumières.

En police sanitaire on ne se borne pas à étudier seulement les maladies contagieuses des animaux; le champ de la science a pris, à notre époque, une extension plus grande; on recherche encore les influences nuisibles que les maladies contagieuses exercent sur l'homme et sur la santé publique; les conséquences funestes qu'entraîne le contact de l'homme avec les animaux malades, les manipulations des débris cadavériques, des matières qui en proviennent, l'usage de la chair, du lait, l'utilisation des peaux, de la laine, des crins, l'inspection des viandes, des abattoirs, des étaux de boucher, des charcuteries, etc. Tout cela rentre dans les attributions de la police sanitaire.

IMPORTANCE, UTILITÉ DE LA POLICE SANITAIRE.

La police sanitaire, avons-nous dit, est une des branches les plus importantes de la médecine vétérinaire. C'est par elle que le vétérinaire se met en rapport avec les autorités administratives; par elle surtout qu'il démontre les services que sa profession rend à l'agriculture et à la société; en elle enfin se résument les nombreux intérêts agricoles, industriels et commerciaux que représentent les animaux domestiques.

Quand on songe aux désastres des épizooties contagieuses, aux misères qu'elles entraînent à leur suite; quand on réfléchit qu'il suffit parfois, pour empêcher la contagion, de l'étouffer sur le premier animal atteint; quand on pense, enfin, aux dangers auxquels l'homme est exposé par son contact journalier avec les animaux, l'importance de la police sanitaire apparaît dans toute son évidence.

Elle se révèle encore à nous sous un jour nouveau, aux époques des grandes épizooties contagieuses qui ont régné en France et qui règnent encore périodiquement dans diverses contrées de l'Europe. Sans doute, la constitution de la propriété en France, la situation géographique de ce pays, le perfectionnement de la culture, l'hygiène mieux comprise, l'assainissement des terres par le drainage, l'endiguement des rivières, la création de canaux d'irrigation, de chaussées, de grandes voies de communication, rendent ces maladies moins redoutables que

par le passé; mais l'exemple que nous ont offert l'Italie,
la Grande-Bretagne, la Hollande, la Belgique et la France :
les unes, ravagées ou menacées par le typhus contagieux
du gros bétail; les autres, par la fièvre aphtheuse, la péripneumonie, la clavelée, etc.; cet exemple démontre que
ces désastreuses épizooties défient parfois les conditions
hygiéniques en apparence les meilleures. Ainsi que l'a dit
avec justesse le savant traducteur des œuvres d'Hippo-
crate, M. Littré, les maladies contagieuses n'ont pas
leur origine dans des circonstances que l'homme puisse
préparer; tout est invisible, mystérieux, tout est produit par des conditions dont les effets seuls se révèlent.
L'hygiène est impuissante à les prévenir, et la thérapeutique
à les guérir. Un intérêt social, supérieur par sa nature
même à tout intérêt individuel, rend nécessaire, dans ce
cas, l'intervention directe et vigoureuse du pouvoir : l'emploi de mesures fondées sur une étude approfondie du
mal contagieux peut seul préserver, je ne dirai pas seulement les animaux, mais l'homme même, contre les
atteintes de la contagion.

L'administration à qui a été dévolu le soin de surveiller
et de protéger la santé publique, ne pourra exercer cette
action protectrice qu'à la condition de s'éclairer des lumières de la police sanitaire et du concours des hommes
que leurs connaissances spéciales rendent plus particulièrement capables d'aider à résoudre les problèmes si variés, et parfois si difficiles, dont se compose l'hygiène

publique. Ces considérations suffisent pour faire ressortir l'importance et l'utilité de la branche de la médecine vétérinaire qui fournit les moyens de s'opposer au développement et à la propagation de cette classe de maladies dont le caractère essentiel est de sévir sur les masses, de les décimer, de détruire ainsi tout à la fois la source principale de la richesse publique et l'un des éléments les plus efficaces pour la reconstituer. Car, en même temps que les épizooties ruinent l'agriculture, elles mettent obstacle aux améliorations qui auraient pu être entreprises.

SYNONYMIE.

La police sanitaire est encore désignée par quelques auteurs sous les noms de *police médicale, police de santé, police administrative, police légale, médecine légale, médecine administrative.*

Ces appellations diverses ont aujourd'hui un sens beaucoup trop étendu et s'appliquent, comme nous le verrons plus loin, à des matières trop dissemblables pour qu'on puisse les faire synonymes de *police sanitaire.* Le cadre de cette dernière est moins vaste ; son objet est plus restreint, son but plus déterminé. En se servant des dénominations qui précèdent, on confond avec la police sanitaire les divers moyens mis en pratique pour conserver la santé publique, et pour éclairer la justice sur les délits relatifs aux animaux.

Ces branches diverses de la médecine ont en effet des attributions bien distinctes.

La *médecine légale*, proprement dite, est l'application de la médecine à l'exécution de la loi.

L'importance de la *médecine légale* appliquée à l'homme est tellement grande, son but social est tellement élevé, qu'il n'y a pas de rapport possible à établir, je ne dirai pas avec la *police sanitaire*, mais avec la branche de la médecine vétérinaire qui porte le nom de *médecine légale*.

Sous le rapport vétérinaire, la médecine légale s'occupe d'intérêts matériels, des animaux considérés comme propriété privée ; elle ne s'applique qu'à des délits ou à des matières de droit civil résultant d'empoisonnement ou d'accidents divers, survenus par cas fortuit ou provoqués par l'incurie ou la malveillance.

En médecine humaine, la *médecine légale* représente des intérêts moraux de l'ordre le plus élevé ; elle traite des rapports de l'homme avec l'institution des lois civiles et criminelles, et l'administration de la justice.

Le médecin légiste est appelé à éclairer les tribunaux sur les crimes et sur les délits, ou sur des questions légales et judiciaires dont la solution implique des connaissances médicales.

Entre la *médecine légale vétérinaire* et la *médecine légale* proprement dite, il n'y a, comme on le voit, de commun que le nom.

La police sanitaire se sépare d'une manière aussi tranchée par l'objet et par le but de ses études, de la *juris-prudence commerciale*. Cette dernière traite de la connaissance de la législation relative au commerce des animaux domestiques et des vices rédhibitoires. Elle trace les devoirs et les fonctions attribuées par la loi au vétérinaire, soit comme expert, soit comme arbitre; elle recherche le caractère que doit réunir la maladie pour entraîner la rédhibition; elle étudie enfin les règles de la procédure et les divers points de droit qui surgissent à l'occasion des transactions diverses dont les animaux domestiques sont l'objet.

Quoique distincte encore de l'hygiène générale, la police sanitaire a cependant avec cette branche de notre médecine des rapports plus directs.

L'hygiène, on le sait, tend à conserver la santé, à prévenir les maladies par l'étude des diverses influences externes ou internes qui agissent sur les animaux; c'est la science de prévenir les maladies, ou, ce qui revient au même, de conserver la santé.

Elle embrasse, dans son ensemble, la connaissance de toutes les influences capables de modifier, d'une manière défavorable, l'état physiologique des animaux, et des moyens hygiéniques susceptibles d'annihiler ou d'amoindrir ces influences.

A ce titre, la police sanitaire et l'hygiène générale sont les puissants auxiliaires de l'HYGIÈNE PUBLIQUE, vaste science qui résume et qui applique, en vue de la salubrité publique, toutes les données positives fournies par la médecine générale.

L'hygiène publique embrasse la société tout entière : tout ce qui tend à conserver la santé publique, à améliorer les conditions de la vie humaine, en prévoyant et en éloignant les causes malfaisantes qui la menacent, à favoriser la vigueur, à accroître le bien-être des populations et à assurer la sûreté des citoyens, est du domaine de l'hygiène publique. Ainsi l'étude de l'air, de l'eau, des professions, des établissements insalubres, l'examen des comestibles, des viandes de boucherie, de charcuterie, des matières diverses destinées à l'alimentation publique, etc., les moyens préservatifs, les mesures administratives applicables aux épidémies, aux épizooties, etc., appartiennent à cette vaste science.

Le champ où s'applique l'hygiène publique est immense ; pour que son influence se produise, d'une manière efficace, elle demande le concours de tous les membres de la grande famille médicale. Sans doute, dans l'accomplissement de cette tâche, un rôle principal est réservé au médecin ; mais, pour être plus modeste, le rôle départi au vétérinaire n'est pas moins utile. Étudier les conditions de lieu, de sol, de climat, de culture, de travail, de régime, l'action qu'elles exercent sur l'hygiène et le perfectionnement des races animales ; enseigner à distinguer les qualités des viandes destinées à la consommation publique ; dire si elles proviennent d'un animal sain ou malade ; démontrer les altérations diverses qu'elles peuvent subir par la maladie, par le mode alimentaire ou par les influences atmosphériques ; prévenir les accidents qui peuvent suivre les manipulations des débris cadavériques, leur utilisation et leur transformation pour les besoins de l'industrie ; éclairer le commerce qui transporte au loin les peaux, le suif, la laine, etc., des animaux ; le prémunir ou le rassurer à l'égard des dangers de cette exportation ; poursuivre, dans les épizooties, les enzooties, la recherche de la nature du mal et de son origine ; en dénoncer les causes et les effets, en combattre les progrès, en prévenir le retour ; étudier les maladies des animaux qu'on voit de jour en jour, en plus grand nombre, se communiquer à l'espèce humaine : ce sont là autant de travaux utiles qui s'offrent naturellement aux patientes et laborieuses investigations du vétérinaire ; par ses connaissances spéciales, personne n'est plus apte que lui à éclairer cette partie, la plus importante, sans contredit, de l'hygiène publique.

Je viens d'esquisser à grands traits les attributions de la police sanitaire ; j'ai rappelé les caractères qui la distinguent de la médecine légale, de la jurisprudence et de l'hygiène ; j'ai indiqué les rapports qui l'unissent à la médecine, au droit, à l'administration et aux diverses institutions sociales ; je crois enfin avoir démontré que, par la nature même de son étude, elle rend de nombreux et utiles services à l'hygiène publique.

L'histoire entière de la police sanitaire témoigne de cette vérité.

HISTOIRE DE LA POLICE SANITAIRE.

La police sanitaire est aussi ancienne que les maladies contagieuses; elle se trouve écrite partout dans les livres des historiens, des poëtes, des agronomes, des législateurs, des théologiens, etc.

Il ne faut pas s'en étonner, car, dans le principe, la police sanitaire, comprise dans l'hygiène publique, n'était le plus souvent qu'un code de santé revêtu d'un caractère religieux. Tous les grands législateurs de l'antiquité, depuis Moïse, se sont rencontrés dans cette pensée commune, et non-seulement les hommes mais encore les animaux furent l'objet de leurs utiles prescriptions.

Cela n'a rien qui doive surprendre' : à ces époques éloignées, on voyait fréquemment régner en même temps des épizooties et des épidémies. Soit que la cause sous l'influence de laquelle elles se développaient fût la même, soit que le mal se propageât des animaux aux hommes, toujours est-il que ces grandes épidémies générales fixèrent de bonne heure l'attention du législateur et du médecin.

A ce titre, l'histoire de la police sanitaire ne saurait se séparer de l'histoire de ces fléaux calamiteux et des mesures administratives mises en pratique pour arrêter la marche, sans cesse envahissante, de la contagion.

Aussi trouve-t-on cette histoire complète dans les nom-

breux écrits relatifs aux maladies épizootiques contagieuses, et dans les divers ouvrages consacrés à *l'hygiène
publique*, notamment dans les *Recherches historiques et physiques sur les maladies épizootiques*, par Paulet; dans la
Médecine légale, de Fodéré; dans la savante introduction
du livre de M. Michel Lévy, dans l'excellent *Dictionnaire
d'hygiène publique et de salubrité*, de M. Tardieu; dans le
Cours d'hygiène, de M. Louis Fleury; dans le livre de Heusinger, ayant pour titre : *Recherches sur les maladies épizootiques*.

Je m'écarterais du but, je dépasserais surtout les limites
de cet ouvrage si je retraçais, même sommairement, l'histoire de ces épizooties et des mesures sanitaires mises en
pratique pour empêcher la contagion. Qu'il me suffise de
dire que, dès la plus haute antiquité, le législateur comprit
la nécessité de l'intervention de ces mesures et que quelques-unes même étaient prescrites sous les peines les plus
sévères.

Sans remonter à ces époques reculées, on voit le poëte
latin par excellence, Virgile, conseiller de *tuer* les animaux atteints de l'*ignis sacer* et de les *enfouir* avec les
peaux. Columelle, l'auteur le plus estimé parmi les agronomes latins, et après lui Végèce, dans son livre *De re mulo
medicinâ, seu de veterinaria arte*, prescrivent d'interdire
toute communication entre les animaux sains et les animaux
atteints ou suspects d'être atteints d'une maladie contagieuse, de défendre de les conduire aux abreuvoirs com-

muns et dans les pâturages, d'éloigner les troupeaux des pays infectés et d'enfouir les cadavres profondément dans le sol.

Dans le moyen âge, ces sages prescriptions firent place à des pratiques superstitieuses ou ignorantes.

Dans l'esprit du peuple des campagnes, ces grandes et désastreuses épizooties n'avaient point une origine terrestre; elles ne reconnaissaient d'autre source qu'une puissance surnaturelle, que l'homme n'avait pas le pouvoir de conjurer. Confondant, dans sa crédulité, les prières avec les remèdes humains, il avait recours, pour arrêter la contagion, ici aux prières, là aux processions, aux pèlerinages dans les églises consacrées aux saints protecteurs du bétail; ailleurs aux amulettes et à l'intervention des sorciers et des devins.

Enfin, après plusieurs siècles d'obscurité, pendant lesquels on ne paraît pas avoir cherché à opposer une barrière aux ravages des épizooties contagieuses, apparut un homme de génie dont les travaux devaient ouvrir une ère nouvelle à l'hygiène publique. Fracastor, le premier, en caractérisant la contagion et en déduisant de son existence la nécessité de l'isolement, établit, en 1514, les véritables bases de la police sanitaire.

Les mesures ordonnées par le sénat de Venise en 1519, et toutes celles inscrites plus tard dans la législation sanitaire des diverses contrées de l'Europe, ne sont que des applications de la connaissance des voies et moyens de la propagation de la contagion, telle que l'avait exposée le célèbre médecin italien.

En France, la police sanitaire n'existe en réalité que du jour où le gouvernement a pris des mesures administratives, concernant les maladies contagieuses. Cette époque remonte au 10 avril 1714, date du premier arrêt publié sur cette matière.

Le XVIIIe siècle a vu surgir plusieurs épizooties contagieuses très-meurtrières. Presque toutes les contrées de l'Europe furent envahies par le typhus, par le charbon, par la clavelée, par les maladies aphtheuses, etc. Ces épizooties attirèrent l'attention de plusieurs savants, parmi lesquels nous citerons : Lancisi, Ramazzini, Vaslisnieri, Brugnone, Buniva, etc., en Italie; Camper, de Berg., etc., en Hollande; Layard, Lesby, etc., en Angleterre; Haller, en Suisse; Krunitz, Schwenche, Cothenius, Skrœkius, etc., en Allemagne; Abilgaard, Viborg, etc., en Suède; Bourgelat, Vicq-d'Azyr, Paulet, Chabert, Sauvage, Gilbert, etc., en France; dans le commencement de ce siècle, Huzard, Girard, Grognier, Dupuy, d'Arboval, de Gasparin, et, à une date plus rapprochée de nous, Vatel, Bernard, Loiset, Delafond, Renault, en France; Neumann, Verheyen, en Belgique et en Hollande; Spinola, Lorinzer, Héring, etc., en Prusse et en Würtemberg: Weith, Eckel, Rœll, en Autriche; Brauell, Jessen, Unterberger, Halesky, Rawitz, etc., en Russie. Par leurs études et leurs travaux importants sur les maladies contagieuses, ces savants ont fourni de précieux éléments à la police sanitaire.

Dans l'énumération des noms qui ont contribué aux progrès de cette branche importante de l'hygiène publique, il serait injuste d'oublier les magistrats qui, en suite d'un édit de Louis XIV, furent préposés à la sûreté et à la salubrité des grandes villes. Parmi les lieutenants-généraux de police, quelques-uns, entre autres de La Reynie et Bertin, étendirent leur surveillance non-seulement aux professions insalubres, mais encore *aux épizooties*.

Deux grands ministres, Bertin et Turgot, ont fait beaucoup pour la police sanitaire, l'un en créant avec Bourgelat les Écoles vétérinaires, l'autre en dirigeant les recherches des célébrités médicales du temps vers l'étude des maladies contagieuses. L'épizootie de 1774, qui se distingue entre toutes par les ravages qu'elle exerça en France et par les sacrifices qu'elle imposa au trésor public, inspira à Turgot l'idée d'instituer une commission de médecins qui, en 1776, forma le noyau de la *Société royale de chirurgie*. Les rapports qu'elle a fournis sur différentes questions d'hygiène, notamment sur les épizooties et sur les épidémies, témoignent de la salutaire influence que cette savante compagnie exerça sur les progrès de la police sanitaire.

Le Conseil d'hygiène et de salubrité de la Seine, créé en 1802, inaugura une période nouvelle d'améliorations. Presque toutes les grandes villes de France imitèrent

l'exemple de Paris et instituèrent des commissions permanentes de salubrité. Au nombre de leurs principales attributions, ces conseils comprennent l'étude des épizooties,
des maladies virulentes, l'inspection des halles, des marchés d'approvisionnement, des chantiers d'équarrissage,
des écuries-infirmeries, les enquêtes relatives à l'hygiène
publique, etc. Les travaux divers entrepris sur ces utiles
et importantes questions ont éclairé l'autorité et ont provoqué un ensemble de mesures hygiéniques et administratives qui se sont complétées et qui se complètent tous les
jours par les progrès du temps et de la science.

L'*Académie de médecine*, en continuant la tradition de
son aînée (la *Société royale de chirurgie*), en discutant toutes
les questions relatives à la contagion en général, et en
accordant annuellement des récompenses aux travaux relatifs aux épidémies et aux épizooties, a fourni de précieux
documents dont la police sanitaire a tiré grand profit.

Les conseils d'hygiène publique et de salubrité forment
une institution des plus utiles, dont les salutaires effets se
feront d'autant mieux sentir que leur organisation sera
plus complète et fonctionnera plus régulièrement sur tous
les points de notre pays. Ces conseils représentent, à proprement parler, l'administration sanitaire de la France.

A ce titre, on ne saurait trop engager les vétérinaires à
se pénétrer du décret du 18 décembre 1848, portant organisation de ces conseils, du rapport qui le précède, de
l'arrêté ministériel du 15 février 1849, de la circulaire

du 3 avril 1849 aux préfets, de celle du 3 mai 1851 et du décret du 3 novembre. Ces divers actes de l'administration déterminent les attributions de cette institution sanitaire, dont le personnel comprend des médecins, des pharmaciens et des chimistes, des *vétérinaires*, de notables agriculteurs, industriels, ingénieurs des mines et des ponts et chaussées, des administrateurs.

Les vétérinaires ne sont pas restés étrangers aux progrès et aux perfectionnements des choses de l'hygiène publique et de la police sanitaire. Les nombreux travaux relatifs aux épizooties et aux maladies contagieuses et virulentes, les rapports non moins nombreux adressés sur cette matière à l'administration, témoignent de leur utile intervention et du concours intelligent que nos confrères ont apporté à l'autorité depuis la fondation des Écoles.

CHAPITRE PREMIER.

§ Ier. — Caractères des maladies auxquelles s'applique
la police sanitaire.

Les maladies qui nécessitent les mesures préventives ou
répressives, dont l'étude fait notre objet, ont pour caractère général d'être dues au développement spontané ou à
l'introduction dans l'économie de principes délétères dont
les effets sont plus ou moins graves et plus ou moins
rapides.

Néanmoins, ce caractère ne leur est pas exclusif, les maladies toxiques proprement dites, les maladies venimeuses
et parasitaires sont également dues à l'introduction
dans l'économie d'agents délétères, et cependant on
ne saurait dire que l'empoisonnement, la morsure d'un
animal venimeux, le développement de parasites animaux
ou végétaux puissent constituer des maladies infectieuses
et contagieuses. Il existe donc entre ces diverses formes
morbides, d'une part la contagion, et l'infection d'autre
part, une différence notablement tranchée et du reste facile
à saisir. C'est la nature même des principes délétères qui
constitue toute cette différence, et une simple définition
des uns et des autres suffira pour établir la démarcation.

Nous croyons devoir insister sur ce sujet, avec d'autant
plus de raison, que l'on emploie sans cesse les expressions
telles que : empoisonnement morbide, infection parasitaire, etc., dont la définition scientifique n'est pas rigoureuse et qui proviennent d'un abus de langage ou de mé-
taphore.

1° *Maladies toxiques*. — On appelle maladie toxique, ou

empoisonnement, tantôt une lésion purement locale, résultant de l'action directe exercée par un poison sur les tissus; tantôt une maladie générale, aiguë ou chronique, déterminée par le passage dans le sang de l'agent vénéneux.

Est réputée poison toute substance solide, liquide ou gazeuze, de nature minérale, végétale ou animale, qui, n'étant pas employée dans un but curatif, ni soumise aux règles de l'art, lèse plus ou moins profondément les fonctions et met la vie en péril.

Le médicament ne diffère du poison que parce qu'il est administré contre la maladie (Monneret).

L'empoisonnement a pour caractère de borner son effet à l'individu intoxiqué; en outre, il est presque toujours défini chimiquement et appréciable à nos investigations.

Les poisons sont :

D'origine inorganique :

1° Gazeux, exemple : oxyde de carbone;

2° Liquides, exemple : acides concentrés ;

3° Solides, exemple : sels de plomb.

D'origine organique : .

4° Animaux, exemple : cantharides;

5° Végétaux, exemple : seigle ergoté.

2° *Maladies venimeuses.* — Lésion locale ou affection générale, résultat de l'action directe exercée sur l'économie par un venin.

Les venins sont des produits de sécrétion physiologique, propres à quelques espèces animales et élaborés par un appareil spécial. Leur effet, en général très-prompt, se borne toujours à l'individu qui est frappé et qui ne peut le transmettre à son tour,

Les venins nuisibles pour un grand nombre d'espèces

animales sont sans effet sur d'autres; ils agissent très-rapidement sur les animaux à sang chaud; il n'en est pas de même chez les animaux à sang froid (tortue, escargot, etc.), qui sont généralement réfractaires à l'action des venins. Leur activité est très-énergique dans les pays chauds; elle est, du reste, en rapport avec l'espèce de l'animal qui le produit. Mis en contact avec la muqueuse stomacale saine ou sur la peau recouverte de l'épiderme, ils ne déterminent pas d'accidents. L'inoculation paraît être une condition indispensable à leur effet sur l'économie. M. Claude Bernard a pu mettre impunément du curare, qui agit, comme on sait, à la manière du venin de crotale, sur la muqueuse de l'estomac sans produire d'accidents; mais ce n'est pas le suc gastrique qui, dans ce cas, neutralise le curare, car dans ses expériences le savant physiologiste a tué, en moins de deux minutes, des animaux inoculés avec le liquide extrait, au bout d'une heure, de l'estomac à la faveur d'une fistule. Toutefois, des expériences de M. Martin Magron et de quelques autres tendraient à prouver que cette innocuité du curare administré dans l'estomac n'est pas absolue.

Les glandes à venin existent dans les régions les plus diverses du corps des animaux dits *venimeux*. Exemples ; glande préorbitaire des ophidiens, glandes sous-cutanées des crapauds et des salamandres, glandes caudales des scorpions, glandes des pattes-mâchoires des scolopendres.

On peut rapprocher avec raison des venins la sécrétion des glandes des végétaux urticants et de quelques autres plantes; le sarrasin en fleur, par exemple, produit parfois une action locale irritante sur la peau des animaux.

3° *Maladies parasitaires*. — Maladies dues à la présence, soit à la surface des tissus des animaux, soit dans leur intimité, de parasites végétaux ou animaux.

Les maladies parasitaires ont été longtemps considérées comme le type des maladies contagieuses. En effet, leur transmission par le contact ne saurait être niée ; mais qu'on n'oublie pas que, par le contact, on transmet seulement le parasite et non la maladie qui sera déterminée ultérieurement par celui-ci. Les mots d'infection trichinale, d'intoxication ladrique sont donc improprement employés.

Les maladies parasitaires se divisent en deux grandes classes : 1° maladies produites par des parasites animaux; 2° par des parasites végétaux. Les parasites animaux peuvent ne se trouver qu'à la surface des téguments ; tels sont les épizoaires, exemples : sarcopte de la gale, poux de toutes sortes, demodex de l'homme, du cheval, du chien, du mouton.

A l'intérieur du corps vivent les entozoaires, appartenant à plusieurs classes : vers cestoïdes, nématoïdes, etc.; on a même étendu cette classification aux larves de diptères, introduites dans les cavités viscérales des animaux.

De même que les parasites animaux, les parasites végétaux vivent sur le système tégumentaire : épiphytes ; ou à l'intérieur des viscères : entophytes.

Dans la première division, signalons les algues du genre *Tricophyton*, qui produisent l'*herpes tonsurans*, la *mentagre*, le *sycosis*, etc., l'*Achorion* du favus, le *Microsporon* du *pytiriasis*, etc.; dans la deuxième, nous trouvons l'oïdium du muguet, le botrytis de la muscardine.

Le caractère des maladies parasitaires est de pouvoir transmettre à leur tour le parasite, qui reproduit dans certains cas une affection identique sur d'autres animaux ; exemple : le sarcopte de la gale ; ou une affection différente dans ses symptômes, lorsque le parasite subit ses métamorphoses et change de manière de vivre à l'intérieur de son nouvel hôte; exemples : *cénure* du mouton, *Tænia cœnurus* du chien ou du loup.

Après avoir écarté de notre sujet ces trois ordres de maladies, nous arrivons à l'étude des agents délétères dont l'introduction dans l'économie détermine l'infection et la contagion.

Ces agents sont : les effluves, les émanations putrides, les miasmes et les virus.

Il importe de préciser la signification de ces diverses expressions.

§ II. — DE L'INFECTION ET DE LA CONTAGION.

Avant de traiter de la *contagion* et de l'*infection*, il est important de bien s'entendre sur la valeur de certaines expressions dont la définition exacte est nécessaire à l'intelligence de la matière qui fait l'objet de notre étude.

Définitions. — Les mots *effluves*, *miasmes*, *émanations putrides* ont reçu des acceptions différentes; souvent même on les trouve détournés de leur sens naturel. En effet, plusieurs auteurs s'en servent indistinctement pour désigner les vapeurs qui s'exhalent des marais et les corpuscules que répandent dans l'air soit les animaux malades ou sains confinés dans un espace trop étroit, soit ceux atteints de maladies contagieuses.

Pour bien comprendre les doctrines de la *contagion* et de l'*infection*, pour bien saisir les caractères qui les distinguent et qui les séparent, il faut au préalable ramener ces expressions à leur véritable sens.

Les effluves, les miasmes, les émanations putrides sont bien le résultat immédiat des viciations que peut subir la constitution de l'atmosphère, sous l'influence de la putréfaction; mais l'origine des principes hétérogènes, produisant ces viciations, établit des différences qui ne permettent pas de donner à ces dénominations la même signification.

Effluves. — On désigne sous ce nom les émanations morbifères provenant de la décomposition des matières végétales, placées dans des conditions de chaleur et d'humidité particulières, comme au voisinage de marais et de terrains argileux.

Ces émanations paraissent constituées par des substances organiques altérées, dissimulées ou tenues en suspension dans la vapeur d'eau répandue dans l'atmosphère des contrées marécageuses.

Émanations putrides. — Ce sont les émanations qui se dégagent des matières animales en putréfaction et qui abondent en certains lieux, tels que les abattoirs, les clos d'équarrissage, les écuries-hôpitaux, les voiries, les cimetières, les amphithéâtres d'anatomie, les boyauderies, etc...

Miasmes. — Émanations spéciales, impossibles à saisir, qui s'échappent d'êtres vivants, soit malades, soit sains et accumulés dans des lieux trop restreints.

Les miasmes, comme les émanations putrides et les effluves, ont pour véhicule des particules organiques extrêmement ténues, répandues dans l'air ou suspendues dans la vapeur d'eau. Souvent les réactifs ne peuvent les démontrer, mais le sens de l'odorat nous avertit parfois de leur présence. Divisés à l'infini, les miasmes ne sont peut-être, comme le pense M. Bouchut, qu'une modalité de la matière de l'atmosphère, tout comme ce qu'on a appelé l'*ozone* ne serait qu'une modalité de l'oxygène.

Les définitions précédentes ne sont, bien entendu, que provisoires. Les investigations plus précises de la science, à mesure que les procédés d'analyse se perfectionneront, nous fixeront mieux sur le véritable état des objets auxquels ces définitions se rapportent, et l'on arrivera vraisemblablement à s'apercevoir que les modifications désignées par ces noms divers et insignifiants en eux-mêmes d'effluves, de miasmes, d'émanations putrides, diffèrent moins par leur constitution propre que par les conditions dans lesquelles ils se produisent et dans lesquelles leurs effets se manifestent.

Quoi qu'il en soit, ces agents dans leur ensemble déterminent ce que les pathologistes appellent l'*infection*.

On a donné le nom d'*infectieux* au principe morbifique lui-même, à l'agent qui, par sa présence, produit la viciation de l'atmosphère. L'infectieux est de nature végétale (effluves) ou de nature animale (miasmes). On appelle *foyer d'infection* le lieu où se produit l'infectieux et où il exerce son action.

Par ces définitions très-sommaires, on voit que ce qui est appelé *virus* ne saurait être confondu avec les *effluves et les miasmes*. Le virus, tel qu'il a été compris jusqu'à présent, serait le produit d'une élaboration morbide qui, mis en contact avec une surface absorbante, pourra faire développer par voie de contagion une maladie identique à celle qui lui a donné naissance. L'*effluve* et le *miasme* ne sont jamais le résultat d'une élaboration morbide; ils prennent leur origine en dehors de l'économie; la vie est étrangère à leur production, les maladies qu'ils déterminent bornent leurs effets aux animaux atteints. Leur activité ne s'exerce pas en dehors des limites du foyer où naît le germe infectieux.

Origine des effluves. — Les effluves se dégagent des marais, des eaux stagnantes, des terrains humides, argileux ou argilo-siliceux, à sous-sol imperméable; les défrichements, les déboisements, les fouilles, toutes les opérations qui abandonnent sur la terre de la matière végétale morte, donnent naissance à des émanations semblables à celles qui s'exhalent des lieux marécageux.

La chaleur et l'humidité sont les conditions premières du développement des effluves. C'est à la fin de l'été ou de l'automne que la décomposition végétale est plus active et que l'action des effluves est plus énergique.

Une autre circonstance favorise la production des effluves maremmatiques : c'est l'abaissement du niveau des eaux dans les réservoirs qui les contiennent. En effet, tous les hygiénistes ont constaté que l'influence paludéenne était des plus actives dans les années de la *mise à sec* des étangs et lorsqu'ils se trouvent, par suite de l'élévation de la température, à peine submergés par les eaux.

La nature et la composition des effluves ne sont pas encore connues.

Les analyses chimiques ne fournissent, à cet égard, que des données incomplètes. Les recherches de Rigaud de Lisle dans les marais Pontins, de Moscati dans le Milanais, de M. Boussingault dans les plaines marécageuses de l'Amérique, tendent à démontrer qu'il existe dans la rosée ou dans l'humidité contenue dans l'atmosphère une matière organique floconneuse, albuminoïde, putrescible que carbonise l'acide sulfurique. M. de Gasparin, à qui l'on doit des expériences du même genre, après avoir recueilli une certaine quantité de cette matière par la condensation de la rosée, en frictionna des moutons et leur en fit boire. M. de Gasparin assure qu'il se développa chez ces animaux la maladie à laquelle on donne le nom d'*hydrohémie*. Plus récemment, le docteur Gigot (de Levroux) ayant fait passer, à l'aide d'un aspirateur, de grandes quantités d'air marécageux à travers de l'acide sulfurique parfaitement pur, et ayant examiné celui-ci au microscope, y a reconnu des débris fragmentaires de végétaux, d'insectes et d'infusoires qui constitueraient la matière de l'effluve. D'autres auteurs n'ont vu dans les effluves que de la vapeur d'eau, tenant en dissolution ou en suspension des gaz qui se produiraient pendant le travail de la fermentation putride des végétaux. Ces gaz ont été analysés par Wollaston, qui les a trouvés constitués par de l'hydrogène protocarboné, mêlé à 14 ou 15 centièmes d'azote et à une faible proportion d'acide carbonique, d'acide sulfhydrique et d'hydrogène phosphoré. D'après Paul Savi, il existerait dans l'air des marais une certaine quantité d'hydrogène carboné et d'hydrogène sulfuré. Dans ces derniers temps, un ingénieux expérimentateur, M. Morsen, a établi que, sous l'influence de la lumière solaire, de la lumière même diffuse, l'eau des marais acquiert un degré considérable d'oxygénation ; les animalcules morts décomposent l'acide carbonique de l'air, absorbent le carbone, et l'oxygène à l'état de gaz récent, devenant libre, est dissous dans l'eau et, de là, dégagé dans l'atmosphère ; une eau limpide contient au maximum 34 pour 100 d'oxygène ; d'après M. Morsen, les eaux vertes en contiendraient 25 pour 100 le matin, 48 pour 100 à midi et 61 pour 100 à cinq heures du soir.

Si les recherches et les expériences dont on vient d'exposer le résultat sommaire ne font pas connaître la nature des effluves, elles démontrent tout au moins que les eaux stagnantes, que les eaux vaseuses des marais contiennent des matières végétales et animales en décomposition ; qu'elles dégagent d'une manière presque continue, pendant l'été, des vapeurs putrescibles, d'une odeur fétide, et des gaz qui répandent dans l'atmosphère un principe dont la nature nous échappe, mais dont les effets sont des plus sensibles sur l'économie.

L'air atmosphérique sert de véhicule aux effluves marécageux. Pendant le jour, ils sont entraînés rapidement vers
les couches supérieures de l'atmosphère et leur action est
presque nulle; vers le soir, après le coucher du soleil,
pendant la nuit, ils sont rapprochés de la terre, retombent
avec le brouillard et la rosée, et c'est alors qu'ils atteignent
leur maximum d'activité. La sphère d'activité des effluves
a une étendue qu'il est difficile d'apprécier rigoureusement et qui varie, d'ailleurs, suivant que l'air est calme ou
agité. La propagation horizontale varie dans des limites
très-différentes et suivant des circonstances très-difficiles à
apprécier, non-seulement chez les animaux, mais encore
chez l'homme. Puvis a calculé que, dans les localités où le
sol des marais occupait la deux-centième partie, les effluves
s'étendaient sur un treizième de la surface totale du pays ;
dans la Charente-Inférieure, le docteur Lefèvre assure que
les marais de Brouage envoient leurs effluves jusqu'à
Rochefort, distant de 6 kilomètres environ ; certains auteurs affirment même que leur influence se fait sentir à
7 et à 8 kilomètres : les vents peuvent l'étendre à des
distances énormes, mais en général, par les temps calmes,
ils ne se propagent pas dans la direction horizontale à
plus de 150 à 200 mètres.

La hauteur à laquelle les effluves peuvent s'élever à une
limite plus restreinte ; elle est variable, du reste, suivant
les lieux, le degré de la température et les matières qui
engendrent les effluves ; tandis qu'à Rome il suffit de monter un ou deux étages pour atténuer ou empêcher leurs
effets, à la Vera-Cruz ils se font sentir à une élévation de
900 mètres. En France, ainsi que je l'ai constaté plusieurs
fois, une hauteur de 20 à 25 mètres au-dessus du niveau
des marais, suffit pour que les animaux se trouvent soustraits à l'influence pernicieuse des effluves.

Un obstacle, peu considérable en apparence, arrête par fois la propagation des effluves; un mur, une colline, un bois, un rideau d'arbres. L'hygiène vétérinaire a tiré de grands avantages de plantations interposées entre les habitations et les vents qui traversent les marais.

Les effluves pénètrent dans l'économie par les surfaces cutanée, pulmonaire et digestive. Ces deux dernières surtout offrent une voie largement ouverte à l'introduction des matières paludéennes.

La période d'incubation de l'état morbide résultant de l'absorption des effluves ne saurait être déterminée d'une manière même approximative. D'après Baumès, la durée de l'incubation chez l'homme ne dépasse point quinze jours et la maladie se déclare surtout aux cinquième, septième, onzième et quatorzième jours. C'est dans ces limites qu'on observe chez les animaux importés dans les contrées marécageuses les premiers effets de leur funeste influence. Mais le temps assigné à la période d'incubation n'a rien d'absolu ; il est subordonné non-seulement à la quantité et à la qualité de l'agent infectieux absorbé, mais encore à la force de résistance des individus exposés à l'infection. Il existe de nombreux exemples de fièvre survenue chez des hommes ayant quitté les pays de marais depuis six à huit mois, et il a suffi chez d'autres, pour la contracter, d'un court séjour dans ces contrées pernicieuses ou même de les traverser rapidement.

Les effluves exercent une puissante et funeste influence sur tous les êtres organisés. Les animaux qui y vivent sont maigres, chétifs, rabougris, le gros bétail et surtout l'espèce ovine y contractent diverses maladies qui s'expriment sous des formes différentes, mais toutes caractérisées par une altération profonde du sang et de la nutrition ; la fièvre intermittente, si fréquente chez l'homme, est excessivement rare, si tant est qu'elle existe chez les animaux; les observations de Damoiseau, Clichy, Dupuy, qui tendraient à la faire admettre, méritent confirmation.

Parmi les affections qu'on observe le plus ordinairement dans les contrées marécageuses, je citerai la cachexie aqueuse, l'anémie, les hydropisies et les hémorrhagies passives, le charbon, et à la longue une intoxication lente qui finit par se traduire par des caractères à peu près semblables à ceux de la cachexie paludéenne de l'homme. Dans notre climat ce sont les bêtes ovines qui sont le plus sensibles à l'action des effluves.

Origine des miasmes. — Ils proviennent des exhalations cutanées et pulmonaires, de la surface des plaies suppurantes et des produits divers de sécrétion et d'excrétion, formés, comme nous l'avons dit, par une matière animale de nature indéterminée et très-putrescible. Cette matière répand une odeur particulière, se décompose avec facilité et altère promptement la composition de l'air. C'est à elle qu'est due l'odeur spéciale que l'on rencontre dans les lieux où sont agglomérés un grand nombre d'animaux, comme dans les infirmeries, dans les grandes écuries et dans les cales des bâtiments de transport. Les miasmes exhalés sont d'autant plus pernicieux qu'ils sont fournis par des animaux malades et que l'encombrement est plus considérable. Dans ce dernier cas, l'altération de la constitution de l'atmosphère ambiante trouve une cause nouvelle dans la production plus grande d'acide carbonique et la diminution de la proportion relative d'oxygène. Dans certaines conditions, notamment dans les étables ou dans les écuries-infirmeries étroites, mal aérées, contenant relativement un trop grand nombre d'animaux malades, les miasmes naissent et se propagent avec une grande activité. La chaleur, l'humidité, l'électricité, le défaut d'aération et de ventilation favorisent leur développement et leur extension. Les miasmes ne limitent pas leur action dans le lieu où ils paraissent confinés, dans une étable, une localité, par exemple ; ils peuvent s'étendre à distance par l'intermédiaire des vents, des fourrages, des personnes qui soignent les animaux.

Les miasmes, de même que les effluves, pénètrent dans l'économie animale par les surfaces cutanée, pulmonaire et digestive. Leur influence s'exerce surtout dans les infirmeries vétérinaires, dans les cales des bâtiments de transport des animaux au delà des mers, partout enfin où des êtres vivants sont cantonnés dans un espace trop étroit. Les animaux, surtout ceux qui sont affaiblis par la fatigue, par une alimentation mauvaise ou insuffisante, par le régime diététique, par la maladie ou par le traumatisme, ressentent plus rapidement et plus activement les funestes effets des miasmes. Dans son traité de la gangrène traumatique, Renault a démontré que dans les anciennes écuries infirmeries de l'École d'Alfort les opérations sanglantes revêtaient, ainsi que les pneumonies, un caractère putride et gangréneux mortel. Il a suffi d'agrandir les écuries, de les exhausser, de ne réunir dans chacune d'elles qu'un petit nombre de malades pour faire cesser cette funeste complication. Plusieurs vétérinaires militaires ont observé des affections de nature semblable, pendant le transport en mer des chevaux destinés aux armées d'Orient et du Mexique. MM. Liguistin et Piétrement en ont rapporté des exemples remarquables dans le *Journal de médecine vétérinaire militaire*. J'ai pu constater en 1865, dans les ports de la Baltique, combien l'encombrement du bétail dans la cale des steamers, à destination de l'Angleterre, nuit à l'état sanitaire des animaux. Les gaz délétères qu'ils respirent déterminent parfois la mort par empoisonnement.

Les animaux morts, les débris cadavériques abandonnés en plein air dans les voiries, dans les clos d'équarrissage, sur les champs de bataille, ou enfouis imparfaitement, entrent facilement en décomposition.

Ces matières, sous l'influence de l'air, de la chaleur et de l'humidité, forment des combinaisons nouvelles; elles donnent naissance à des produits gazeux formés d'acide carbonique, d'hydrogène sulfuré, d'hydrogène carboné, d'oxygène, d'azote, d'hydrosulfate d'ammoniaque, etc., qui répandent dans l'atmosphère une odeur infecte. Quand les matières animales en putréfaction pénètrent dans l'économie par voie d'absorption, ou par inoculation accidentelle, elles peuvent y engendrer des états morbides excessivement graves, parmi lesquels je citerai chez l'homme les piqûres anatomiques, la dysenterie, le typhus, et chez les animaux l'entérite dysentérique, les maladies putrides, etc.

Les effluves, les miasmes, les émanations putrides ont pour caractère commun de donner naissance à une classe spéciale de maladies dites *infectieuses* ou *miasmatiques*.

Ces maladies diffèrent, comme nous le verrons plus loin, des maladies contagieuses ou virulentes, en ce que la nature de l'élément morbide nous échappe, et surtout en ce qu'il n'est pas le produit d'une élaboration par un organisme vivant.

L'existence des maladies infectieuses ne peut être admise qu'en raison des effets qu'on est obligé de rattacher à l'action de principes infectieux. Dans ce cas nous jugeons par analogie, et comme nous voyons dans des circonstances identiques des effets identiques se produire, force nous est d'admettre alors des causes véritablement spécifiques. Mais rien ne prouve l'existence de ces causes, cette existence même n'est très-souvent qu'une hypothèse.

Cependant cette hypothèse est nécessaire, car si, dans de nombreuses expériences tentées pour en déterminer la nature. le principe *infectieux* est demeuré insaisissable, on est conduit logiquement à admettre son existence d'après les effets que l'on constate sur les êtres vivants.

Le résultat de l'introduction dans l'économie de ces divers agents : *effluves*, *émanations putrides*, *miasmes*, constitue l'infection, dont nous allons nous occuper.

1° DE L'INFECTION.

Le mot *infection* dérive de *inficere*, infecter, vicier.

Il s'en faut que ce mot ait toujours été employé dans le même sens par les pathologistes. Tantôt on a désigné par là le sens de transmission d'une effluve ou d'un miasme à un individu sain par le véhicule atmosphérique ; tantôt ce sont les qualités délétères que des substances volatiles. (effluves, miasmes, émanations) communiquent à différents corps.

On a aussi appliqué la même dénomination aux agents dits *infectieux* et à l'action nuisible de ces mêmes agents sur les êtres vivants. On a encore défini l'*infection* une altération de l'air produite par des effluves et par des miasmes qu'engendre la putréfaction des matières végétales et animales, ou par l'entassement d'un grand nombre d'individus dans des lieux malsains ou mal aérés.

Quelques auteurs réunissent ensemble l'*infection* et la *contagion*, et considèrent cette dernière comme un mode particulier de l'infection.

Ces définitions, comme toutes celles qui ont été données, reflètent l'opinion des auteurs sur la théorie de la contagion et de l'infection.

Mais s'il est difficile, comme on le verra plus loin, de donner une définition rigoureuse de l'infection et de la contagion, s'il est souvent impossible dans la pratique de les séparer l'une de l'autre, il n'est pas moins nécessaire, à mon sens, pour l'intelligence du sujet, de conserver à ces deux mots une signification distincte, et cela, sans rien préjuger de la nature des actes morbides que ces dénominations expriment.

Avec les auteurs qui admettent cette distinction, je définirai l'*infection* en disant qu'elle est le *résultat de l'action qu'exerce sur l'économie une substance organique altérée, un élément pathogénique, et qu'elle constitue le mode suivant lequel se propagent les maladies qui naissent sous cette influence morbifique*. Quelques exemples de maladies développées manifestement par infection achèveront de faire comprendre le sens que l'on doit attacher au mot *infection*.

Des animaux malades, atteints notamment de plaies suppurantes, sont réunis en trop grand nombre dans des écuries étroites, mal aérées; la gangrène septique sévit dans le local avec une grande intensité; un animal est affecté d'une maladie interne, en apparence peu grave, une pneumonie, par exemple; dans un laps de temps très-court, cette maladie revêt le caractère gangréneux et l'animal succombe : c'est là l'infection.

Dans une étable où règne la métrite septique succédant à l'avortement, on introduit des vaches pleines; elles avortent et sont atteintes à leur tour d'une maladie septique de la matrice ; voilà encore de l'infection.

Un troupeau de moutons vit pendant l'été au milieu des marécages, il y contracte une maladie générale, la cachexie paludéenne. Des animaux agglomerés dans la cale d'un bâtiment pendant les longues traversées, dans les écuries des forts ou des villes fortifiées en état de siége, sont atteints de dysenterie, d'altération profonde du sang; on ne dira pas, dans ces diverses conditions, qu'il y a eu contagion, on dira qu'il y a eu infection, car, comme l'a dit M. Anglada, le principe matériel qui a engendré ces maladies n'était pas le résultat d'une élaboration morbide.

Ces exemples, choisis parmi les plus tranchés, font saisir de prime abord la différence qui existe entre l'infection et la contagion. Toutefois, nous devons faire remarquer qu'il n'est pas toujours aussi facile de déterminer la part de l'infection et celle de la contagion.

Les maladies d'origine infectieuse, qui deviennent accidentellement contagieuses (dysenterie, pneumonie épizootique, dite typhoïde, etc.), et celles nées d'une même cause (charbon, etc.), mais possédant toujours la propriété de se transmettre, se placent dans cette catégorie. Dans ce cas, les effets que ces affections exercent en dehors sont tellement connexes qu'il est difficile, pour ne pas dire impossible, de les disjoindre, parce qu'ils sont l'expression d'un même état morbide. On ne peut pas alors séparer l'*élément infectieux* de l'*élément contagieux* des miasmes qu'exhalent les animaux malades et des émanations que répandent les cadavres.

Les maladies qui revêtent ce double caractère sont classées, par M. Bouchut, sous le nom de *infecto-contagieuses*, dans le cadre de la nosologie humaine.

J'ai fait connaître ailleurs les sources de l'infection, les voies par lesquelles s'introduit dans l'économie le principe infectieux ; il me reste à indiquer les caractères généraux et la prophylaxie des maladies infectieuses.

Les maladies infectieuses ont des traits communs auxquels elles empruntent une physionomie particulière, qui les distingue des mêmes maladies apparaissant sous la forme sporadique.

1° Elles sont dues à un principe toxique dont on connaît souvent la source, mais dont on ignore presque toujours la nature intime ;

2° Elles sont générales, c'est-à-dire qu'il est impossible de les localiser dans un organe, et d'en rapporter les symptômes à la lésion de tel ou tel appareil ;

3° Ces symptômes consistent principalement dans un état de profonde adynamie, dans une altération du sang dont la fibrine tend à diminuer ou à s'abaisser notablement au-dessous de ses quantités normales ; de là les phénomènes de putridité, de malignité, la formation d'abcès, de dépôts purulents, la diathèse purulente en un mot, qu'on observe notamment chez le cheval. Chez le bœuf, chez le mouton, l'altération a souvent pour résultat de donner lieu à des tumeurs, à des engorgements gangréneux, à des hémorrhagies passives, à des hydropisies du tissu cellulaire, à des altérations morbides du système lymphatique et glandulaire.

Ces caractères, assignés aux maladies infectieuses chez les animaux, appartiennent aux maladies de la même classe chez l'homme.

La prophylaxie des maladies infectieuses est entièrement du ressort de l'hygiène : éteindre les foyers d'infection, quand cela est possible ; éviter les grandes agglomérations d'animaux sains ou malades dans des locaux trop étroits ; pratiquer la ventilation et la désinfection, assainir le sol par des plantations, par le drainage et par l'écoulement des eaux, tels sont, d'une manière générale, les moyens préventifs de l'*infection*.

2° DE LA CONTAGION.

Avant d'aborder l'étude de la contagion, il importe de bien préciser le sens qu'on attache généralement à l'élément morbide qui la caractérise. On sait que cet élément morbide est connu sous le nom de *virus*.

Virus. — Les virus ont été diversement définis. Au premier abord, rien ne paraît plus facile que de donner une définition des virus.

Cependant on éprouve un certain embarras quand on veut en donner une claire et exacte. Cela tient à ce que les auteurs ont voulu subordonner cette définition à l'opinion qu'ils s'étaient formée de la contagion.

Parmi les définitions les plus récentes je citerai la suivante :

MM. Behier et Hardy, dans leur excellent *Traité de pathologie générale*, donnent le nom de *virus* « à l'élément « morbide, inconnu dans sa nature, mais pouvant se « transmettre par l'inoculation d'un liquide qui est fourni « par l'économie infectée et qui paraît en quelque sorte « le produit d'une élaboration morbide. »

M. Anglada reproche, avec quelque fondement, à cette définition, d'exclure la forme expansive et gazeuse qu'affecte souvent le virus, et de ne voir dans son action sur l'économie qu'un fait d'*infection*.

La définition adoptée par Monneret paraît plus complète. Suivant ce savant professeur, le mot *virus*, tiré du latin qui signifie *poison*, *humeur*, doit être réservé pour désigner l'agent spécifique de nature inconnue qui, développé primitivement chez l'homme ou chez les animaux, et toujours identique à lui-même, reproduit, chaque fois qu'il est reçu et élaboré par l'organisme, une maladie entièrement semblable à celle qui lui a donné naissance.

Cette définition fait connaître les virus principalement par les effets qu'ils produisent sur l'économie; de plus, elle tient compte d'un caractère essentiel, de l'élaboration morbide, sans l'intervention de laquelle le principe spécifique, virtuellement doué de transmettre l'affection qui l'a engendré, ne saurait se reproduire.

M. le professeur Ch. Robin a donné des virus une définition différente, ou plutôt il a substitué à l'idée que le mot virus fait naître, une autre idée qui semble plus conforme à la réalité. Cette idée nouvelle est celle de la *virulence* ou de l'*état virulent*, exprimant le fait d'un changement de propriétés survenu dans la matière organique, changement qui met celle-ci en état de communiquer son état propre aux autres matières de même nature avec lesquelles elle est mise en contact.

Cette théorie, qui supprime la notion purement métaphysique du virus, agent indépendant de la matière ou entité, concorde avec l'opinion que plusieurs auteurs ont soutenue en disant que les virus agissent à la manière des ferments. Leurs effets sont du moins en apparence tout à fait identiques. De son côté, M. André Sanson prétend que, dans les maladies charbonneuses tout au moins, les propriétés virulentes du sang sont absolument identiques, au fond, avec celles du sang en voie de putréfaction. Les caractères chimiques seraient, d'après lui, les mêmes dans les deux cas.

Nous exposerons, dans un paragraphe spécial, la théorie de M. Robin sur la virulence. Le rang que cette théorie a pris dans la science exige qu'on en tienne un grand compte pour apprécier les actes morbides rattachés jusqu'alors soit à l'infection, soit à la contagion.

Dans l'état actuel de nos connaissances, les caractères physiques ou chimiques différentiels des virus nous échappent complétement pour la plupart. Nous n'apprécions leur existence que par leurs effets.

Cependant M. Chauveau pense et cherche à établir expérimentalement que les virus sont constitués par des éléments figurés ou corpuscules contenus dans l'humeur virulente, dont la partie liquide ou amorphe serait elle-même complétement inactive. Ce sont ces corpuscules qui, d'après lui, en se répandant au sein de l'atmosphère contagieuse, l'infecteraient. Mais les objections opposées au procédé expérimental de M. Chauveau, notamment par M. Colin, ne laissent à cette manière de voir que la valeur d'une simple hypothèse.

D'abord spécial à l'animal chez qui a eu lieu l'altération de l'humeur, le *virus* pourra être communiqué à d'autres individus de la même espèce ou d'espèces différentes, soit directement (inoculation), soit indirectement, c'est-à-dire sans contact immédiat de l'humeur virulente ou de l'animal sain avec le malade.

Le virus existe dans les liquides élaborés par l'individu malade, ce qui le sépare nettement du venin. Tantôt le sang lui sert de véhicule (charbon), tantôt la lymphe (vaccine), le pus (morve), la salive (rage), etc., etc. La localisation du virus rabique dans le produit de sécrétion des glandes salivaires et buccales le rapproche jusqu'à un certain point des venins.

Mais ce qui différencie les liquides virulents, c'est qu'ils produisent chez l'individu contaminé une affection semblable, et communicable dans des conditions analogues, tandis que l'action du venin s'éteint sur l'individu frappé.

Le virus produit donc les maladies générales et transmissibles dites *contagieuses* et *virulentes*. Le caractère des maladies virulentes est l'inoculabilité au moyen des humeurs qui servent, comme l'on dit, de véhicule au virus.

L'absorption des virus a lieu :

1° Par inoculation, exemple : rage ;

2° Par absorption cutanée et simple contact, exemple :
charbon ;

3° Par absorption par les muqueuses digestive et respiratoire, exemple : morve, péripneumonie, charbon ;

4° Par absorption par le système circulatoire sans inoculation, exemple : clavelée, etc.

Les virus ont quelques caractères spéciaux : ils ne sont
actifs que durant une certaine époque que l'on a nommée
période d'activité du virus, et qui varie pour chaque maladie virulente et pour la même maladie, exemple : la rage ;
leur action ne peut s'exercer, pour certains virus, dont
les effets se manifestent sous la forme éruptive, qu'une
seule fois sur l'individu contaminé, exemple : la variole,
la vaccine, la clavelée. Enfin leurs effets ne sont possibles
que s'il existe une prédisposition de l'individu qui y est
soumis, d'où l'existence d'organismes réfractaires à certains virus.

La période qui sépare la contamination virulente de
l'époque où apparaissent les accidents de la maladie s'appelle *incubation;* sa durée est variable dans de certaines
limites, mais est subordonnée à l'espèce de maladie virulente.

Pour expliquer l'action des virus, on a admis, ainsi que
nous l'avons dit, la production dans les liquides d'une
sorte de fermentation, attribuée à l'existence des germes,
de monades, de vibrions, d'infusoires en un mot.

Étant posées ces considérations générales, revenons
à la contagion, dont il importe de donner une idée aussi
exacte que possible, pour établir un parallèle avec l'infection.

Définition. — La définition précise de la contagion a
donné lieu à de nombreuses interprétations. Pendant longtemps on a pris le mot *contagion* dans son sens étymo-

logique, en lui faisant signifier : la transmission par le contact. Mais cette définition, juste dans quelques cas, est, à d'autres points de vue, incomplète et fautive : incomplète, attendu que les maladies contagieuses, la clavelée, le typhus du gros bétail, la péripneumonie, se propagent, sans contact direct ou immédiat ; fautive, parce que le type des maladies contagieuses pouvait être pris parmi les affections parasitaires, la gale, l'herpès tonsurant, qui ne sont nullement contagieuses dans le sens que nous avons attaché à ce mot.

Nous ne rappellerons pas ici les diverses définitions qui ont été données de la contagion. Toutes ont été tour à tour l'objet de vives controverses, parce que les nombreux auteurs qui ont étudié le problème de la contagion sont loin d'être d'accord sur les éléments dont il se compose, et, par conséquent, ne peuvent l'être sur la solution qu'ils en donnent. L'ensemble de ce travail relatif à la contagion fera mieux compreudre la valeur et le sens de ce mot que toutes les définitions qui lui ont été appliquées.

Nous nous arrêterons cependant à la définition de M. Anglada, quoiqu'elle soit un pen longue, parce qu'elle fait entrer en jeu les conditions absolument nécessaires pour que la contagion se produise, savoir : la prédisposition et l'élaboration spécifique du principe morbide par l'organisme qui l'a reçu.

M. Anglada appelle contagion « la transmission d'une « affection morbide de l'individu malade à un ou plu- « sieurs individus, par l'intermédiaire d'un principe maté- « riel qui, étant le produit d'une élaboration morbide « spécifique, provoque, chez ceux qu'il atteint d'une « manière médiate ou immédiate, pourvu qu'ils soient « convenablement prédisposés, une maladie semblable à « celle dont il provient. »

Si on se rappelle ce que nous avons dit de l'infection, on doit saisir tout d'abord la ligne de démarcation qui la sépare de la contagion.

Dans l'infection, la cause première du mal réside dans l'altération que l'air a subie par suite de l'entassement des animaux, sous l'influence des miasmes, des émanations putrides, des effluves qui se dégagent d'un foyer infectieux animal ou végétal. Ce n'est pas ainsi que les choses se passent dans la contagion. Ici, la maladie, une fois produite, n'a plus besoin, pour se propager, de l'intervention des causes générales qui ont pu lui donner naissance ; elle se reproduit pour ainsi dire d'elle-même en dehors des conditions atmosphériques. Il se développe, en dedans de chaque malade, une espèce de *germe*, de *virus*, ou bien il se forme autour de lui une atmosphère chargée des principes de la maladie, et, par l'intermédiaire de ce *germe*, de ce virus ou de ce *principe*, le mal peut se transmettre à d'autres individus.

Pour compléter cette distinction, nous dirons, avec M. Michel Lévy : « que la source des contagions réside dans un malade, dans une réunion en proie à la même affection ; elles sont mobiles et suivent les directions que prennent les malades ; en frappant d'autres individus, elles reproduisent la maladie-type dont elles procèdent ; isolées, elles s'éteignent par places. Les maladies infectieuses ont, au contraire, un foyer d'origine local, circonscrit ; elles ne se développent que dans la sphère plus ou moins étendue de ce foyer ; elles ne disparaissent que par la destruction de celui ci ; elles ne se réduisent pas à un type unique, invariable, spécial. » Par exemple, le virus de la morve, de la rage, etc., ne produit que la morve, la rage : les expressions pathologiques qui traduisent l'impaludation et les émanations putrides ont moins de constance, moins d'uniformité.

Sous le rapport de la police sanitaire et des mesures administratives qui s'y rattachent, la distinction entre la *contagion* et l'*infection* est d'un intérêt pratique immense; personne ne l'a mieux démontré que M. Tardieu, dans son *Dictionnaire d'hygiène publique*. Souvent, en effet, on attribue à la contagion la propagation de maladies épizootiques, tandis qu'en réalité elle dépend de l'extension naturelle de l'épizootie, de la constitution médicale régnante et du déplacement du foyer de l'infection. Les barrières sont impuissantes pour arrêter le *génie épizootique*, elles sont efficaces pour borner, limiter, étouffer les contagions. Dans le cours des grandes épizooties contagieuses, et au milieu même des contrées les plus dévastées, il a suffi, pour préserver le bétail des atteintes du mal contagieux, de le soustraire au contact médiat ou immédiat du bétail malade.

Nous avons vu jusqu'ici la contagion et l'infection se traduire par des effets bien distincts et saisissables.

Dans la pratique, il est des cas où elles se confondent; c'est-à-dire que la maladie, comme nous l'avons dit plus haut, est à la fois infectieuse et contagieuse, et qu'elle se manifeste avec ces deux modes de propagation. Le charbon nous en offre un exemple remarquable; après s'être développé sous l'influence des effluves ou de l'impaludation, il peut se répandre par le principe infectieux au milieu duquel il est né et par le *germe* contagieux produit d'une élaboration morbide spontanée.

Dans d'autres cas, on voit certaines maladies, qui ne sont pas ordinairement contagieuses, le devenir sous l'empire de conditions plus ou moins définies qui les rendent épizootiques.

La contagion a alors un caractère accidentel. Ainsi se comportent les maladies de l'appareil respiratoire et digestif qu'on désigne sous les noms de pneumonie, d'entérite typhoïde, d'*influenza*, de diathèse typhoïde, la dysenterie, dont on ne saurait révoquer en doute les propriétés contagieuses.

Ces observations, dans lesquelles la contagion est relative, ont fait l'objet de nombreuses controverses de la part des auteurs qui ont adopté une théorie absolue, soit sur l'*infection*, soit sur la *contagion*. Mais sainement interprétées, elles ne nous paraissent infirmer en rien la distinction que nous avons cherché à établir entre ces deux modes de propagation des maladies.

La contagion s'opère de différentes manières, que l'on peut ranger sous deux chefs principaux, le contact direct, immédiat, et le contact médiat ou indirect. Dans le premier cas, le principe morbide est mis directement en rapport avec l'économie par inoculation; tel est le cas de la contagion des maladies virulentes que l'on peut perpétuer indéfiniment par la voie expérimentale : la morve, la clavelée, la vaccine. L'élément virulent se trouve dans le sang, la lymphe, le pus, le mucus, les croûtes, la sueur, la salive, etc.

Dans le contact médiat, au contraire, le principe morbide a pour véhicule l'air atmosphérique; il exerce son action sur l'animal contagionné par l'intermédiaire du système cutané, de la muqueuse respiratoire ou digestive. C'est ainsi que se propagent le typhus, la péripneumonie contagieuse, la maladie aphtheuse.

La contagion par contact médiat peut s'opérer par un certain mode qu'il est utile de signaler. Parfois, en effet, la matière virulente reste en dépôt sur le fumier, les aliments, les instruments de pansage, les peaux, les crins, les bandages, les linges, les étoupades, les tissus de laine, etc. Ces diverses matières, mises ensuite en rapport direct avec une surface absorbante, communiquent le principe contagieux et peuvent même le transporter à de grandes distances. L'histoire du typhus du gros bétail, de la clavelée, de la morve, fournit des exemples de transmission de ces maladies par les fourrages abandonnés dans les râteliers, par les peaux fraîches, etc.

La législation sanitaire applicable aux maladies contagieuses de l'homme, partant de cette idée que certains tissus, ceux de laine, par exemple, conservent plus facilement les virus que d'autres tissus, les tissus de lin, distingue les marchandises en *susceptibles* et *non susceptibles* d'importer la contagion. Les premières sont frappées de mesures administratives excessives, souvent préjudiciables aux intérêts du commerce et de l'industrie.

Je crois, avec M. Tardieu, que cette donnée a été singulièrement; exagérée tous les jours le commerce importe en France, des pays d'outre-mer, des steppes de la Russie, etc., où règnent fréquemment des épizooties contagieuses, de la laine, des cuirs, des peaux, etc., et jamais on ne voit ces matières importer la contagion. J'ai fait, avec Renault, des expériences avec des peaux desséchées revêtues de leur toison, provenant de moutons morts de la clavelée; je les ai appliquées sur le dos d'animaux sains, j'ai mis des brins de la toison sous l'épiderme, et jamais la maladie n'a été communiquée.

En traitant des maladies contagieuses en particulier, nous étudierons plus en détail leurs voies et moyens de propagation. Dans cette partie de notre livre, nous avons à examiner, sous un point de vue général, la manière dont les virus se comportent.

Les maladies contagieuses, avons-nous dit, se communiquent des animaux malades aux animaux sains, par les virus. Malgré les nombreuses recherches entreprises pour déterminer la nature de ceux-ci, on ne sait encore rien de positif, et on est réduit à des hypothèses plus ou moins plausibles.

Au nombre de ces dernières, quatre surtout se partagent l'opinion des savants.

La première, émise par Henle, est connue sous le nom de *parasitisme organique*. Les virus seraient des particules organiques qui, émanées d'un organisme malade et conservant leur vitalité pathologique, pourraient, en se greffant sur un autre organisme, y faire naître une vie pathologique semblable à celle de l'organisme dont elles émanent. C'est à cette manière de voir que se rattache la théorie que M. Chauveau cherche à faire prévaloir.

La seconde, plus ancienne, est désignée sous le nom de *parasitisme animal* ou *végétal*. Les virus seraient caractérisés par la présence de microzoaires ou de microphytes, dont les germes, transplantés par la contagion ou l'inoculation, pulluleraient au sein du nouvel organisme. L'existence d'organismes inférieurs dans le sang de rate (bactéries), tendrait à appuyer cette théorie. Toutefois, il importe de faire remarquer que des bactéries se trouvent parfois dans les produits morbides de maladies non contagieuses, et qu'il résulte des recherches faites en Auvergne par M. Sanson, que leur présence n'est même pas constante dans la variété de charbon connue sous le nom de *mal de montagne*. J'ajouterai que l'examen microscopique des liquides virulents ne permet qu'exceptionnellement d'y reconnaître des germes animaux ou végétaux; les partisans du parasitisme animal sont alors conduits à supposer la préexistence d'être vivants invisibles.

La troisième hypothèse est celle de la fermentation.

Chaque virus serait un ferment spécial, susceptible, comme
tous les ferments, de se régénérer en présence des principes organiques qui lui ont procuré les premiers éléments
de sa génération initiale. Or, d'après l'opinion de la plupart des chimistes, les ferments ne sont eux-mêmes que
des êtres organisés microscopiques ; d'où il semble décou-
ler que, si les virus sont assimilés aux ferments, ils doivent
être constitués par des microzoaires ou des microphytes.
L'hypothèse de la fermentation ne différerait donc pas sensiblement de la précédente.

En outre, n'oublions pas de dire que le produit de la
fermentation est subordonné à la nature du liquide fer-
mentescible et non à celle du ferment lui-même. D'après
cette considération, l'action des divers ferments sur un
seul liquide, le sang, par exemple, devrait toujours être
semblable, proposition dont la pathologie démontre l'inanité par la symptomatologie si différente de chaque maladie virulente. La théorie de la fermentation virulente serait
par conséquent opposée à la spécificité des maladies virulentes.

M. le professeur Robin a, dans ces derniers temps (1),
proposé une doctrine qui, tout en laissant aux faits leurs
caractères particuliers, cherche à rapprocher des phénomènes que l'on a jusqu'à ce jour envisagés isolément. Selon notre éminent collègue, les substances organisées sont
sujettes à des modes d'altération tels, que tout en conservant leurs qualités physiques, « elles ont acquis la propriété de transmettre à toute autre substance organisée
saine un état analogue au leur. » Telle est l'altération virulente des tissus et des humeurs.

---

(1) *Sur les états de virulence et de putridité de la substance organisée. — Mémoires de la Société de biologie*, 1863, p. 65.

« L'état virulent, dit M. Robin, étant caractérisé par la modification d'une substance organique, il n'est pas étonnant de voir certaines maladies simplement épidémiques ou même endémiques, offrir des cas manifestes de contagion miasmatique, comme la suette, le choléra, la dysenterie, la fièvre typhoïde, le typhus, etc. Il suffit, en effet, qu'un individu atteint de quelqu'une de ces affections se trouve placé dans des conditions telles que ses humeurs subissent une certaine altération, dont la nature est encore peu prononcée, à un degré plus avancé que chez les autres malades.

« ... Les substances organiques altérées qui constituent le virus, peuvent être entraînées par la vapeur d'eau qu'exhale le poumon et rejetées dans l'atmosphère ; on comprend alors comment, de même qu'au contact cet état se transmet à un individu, de même respiré par des populations entières, il se transmet à la manière d'un miasme ; c'est ainsi qu'agissent les virus variolique, typhique, scarlatineux, etc. Selon le mode d'altération des substances organiques qui cause l'état virulent, le mode de celui-ci varie. Ainsi, certains modes de ces états ne se transmettent que d'une seule manière : les virus charbonneux, syphilitique, rabique, par contact ou par inoculation, quelques-uns par ces deux modes ; le virus vaccin par inoculation seulement ; le virus de la scarlatine, du typhus, etc., par l'intermédiaire de l'air respiré seulement ; le virus variolique par tous les différents modes à la fois. »

Ainsi considérés de haut, effluves, miasmes, émanations, virus ne constituent pas des espèces isolées et distinctes ; ce sont des substances organisées qui transmettent purement et simplement leur état moléculaire à d'autres substances organisées saines. Ils ne sont rien par eux-mêmes, et, si l'on veut, c'est, à l'opposé des poisons, lors-

qu'ils ne sont plus, qu'ils produisent leurs effets pathologiques. Ils n'ont rien ajouté, rien ôté à l'organisme ; ils ont
provoqué de proche en proche une perturbation, une
transformation moléculaire, laquelle a des conséquences
générales, mais ils n'ont pas formé des combinaisons définies, ils n'ont pas détruit, ils n'ont pas paralysé comme
les poisons.

Mais s'il convient, suivant M. Robin, de rapprocher les
miasmes et les virus, il convient aussi d'en éloigner la putridité, qui est la destruction même de l'état virulent et
cadavérique. La putridité est la résolution chimique des
éléments organisés, elle ressortit plutôt aux empoisonne-
ments qu'à l'infection.

En résumé, la doctrine de M. Robin permet de supprimer une entité devenue inutile, et consiste, au point de
vue du langage, à substituer les termes d'état virulent,
isomérique et contagieux, aux termes fictifs de miasmes,
de virus et d'effluves.

Elle sépare nettement les substances virulentes des poisons et des venins, non plus seulement en tant qu'origine
mais aussi en tant qu'agissant par un processus distinct,
c'est-à-dire de proche en proche, par transformation isomérique.

Je ne m'étendrai pas davantage sur les diverses hypothèses admises sur la nature des virus.

Au point de vue de la police sanitaire, ce qu'il importe
surtout d'étudier et de connaître, ce sont les rapports des
virus avec l'organisme vivant, et la manière dont ils se
comportent soit sur l'animal qui les engendre, soit sur l'a-
nimal qui en reçoit les atteintes.

Parmi les virus, les uns proviennent primitivement de
l'homme (variole, syphilis); les autres, et ce sont les plus
nombreux, ont leur origine première chez les animaux

(morve, charbon, rage, cow-pox, etc.). Les virus des animaux se transmettent presque tous à l'espèce humaine et sont susceptibles de se reproduire chez l'animal qui les a communiqués. Quelques-uns même, notamment le virus de la morve, semblent puiser une activité nouvelle à leur passage dans l'organisme humain. Les virus qui naissent primitivement chez l'homme sont généralement sans action sur les animaux ; les expériences qui tendent à faire admettre la possibilité de l'inoculation de la syphilis méritent confirmation. Le siége des virus, ou, plus exactement, la matière liquide ou solide qui leur sert de support, n'est pas déterminée d'une manière rigoureuse. Ainsi, tandis que les uns occupent toute l'économie, comme le virus du charbon, de la morve, d'autres, au contraire, sont localisés dans un produit de sécrétion ou un organe ; ainsi, le virus de la rage n'existe que dans la salive ; celui de la clavelée, que dans la pustule claveleuse. Certaines maladies virulentes peuvent, à plusieurs reprises, affecter le même organisme ; d'autres, après avoir épuisé leur action sur l'individu atteint, lui donnent l'immunité plus ou moins définitive, c'est-à-dire que l'économie préalablement contaminée devient, pendant un temps plus ou moins long, réfractaire à une nouvelle contagion (variole, cow-pox, clavelée).

L'insertion locale d'un virus communique à l'individu sain une affection discrète qui ne lui procure pas moins l'immunité (inoculation du claveau), ou lui fait acquérir l'immunité par rapport à d'autres virus (vaccination).

De là la pratique de l'inoculation préservatrice, dont nous aurons à nous occuper, en traitant particulièrement de quelques maladies auxquelles ce moyen de prévention est appliqué.

Toutes les virulences ne sont pas susceptibles de pren-

dre naissance spontanément sur plusieurs espèces, non
plus que de s'y régénérer. Il en est qui sont particulières
à une seule ; par exemple, la clavelée et la syphilis, l'une
spéciale à l'espèce ovine, et l'autre à l'espèce humaine.
D'autres qui, bien que leur apparition spontanée ne se soit,
du moins jusqu'à présent, montrée que sur une seule espèce
ou sur un petit nombre de genres, sont néanmoins susceptibles de contaminer un certain nombre des autres. Ainsi,
la virulence rabique, qui ne se développe spontanément
que sur les genres *felis* et *canis*, se communique par inoculation directe à tous les autres et jouit même de la faculté
de s'y régénérer. De même, la morve avait été pendant
longtemps considérée comme exclusive au genre *equus* ;
mais de trop nombreux exemples sont venus prouver qu'elle
se communique à l'homme, et secondairement, de l'homme
malade à l'homme et au cheval sains. Enfin, la *fièvre aphtheuse*, qui paraît naître primitivement sur le genre *bos*,
s'étend avec la plus grande facilité à toutes les autres espèces animales, et de ces dernières à l'espèce quil a transmise primitivement.

Les virus ne se comportent pas tous de la même manière. Les uns conservent toute leur activité première ;
ils ne perdent rien de leur gravité ; ils communiquent
une maladie aussi terrible que celle qui leur a donné
naissance (morve, charbon). D'autres virus s'affaiblissent;
leur intensité tend à diminuer à la suite d'inoculations
successives (clavelée, vaccine). En général, l'activité
des virus éruptifs est d'autant plus grande qu'ils sont recueillis à une époque plus rapprochée du début de la
maladie.

Les virus sont susceptibles de subir diverses modification sous l'action de l'organisme qui les fournit et qui les
reçoit. Certains animaux, notamment sur le déclin d'une   .

épizootie contagieuse, n'offrent que les symptômes incomplets et atténués de la contagion, et ne transmettent à leur tour qu'un virus atténué et affaibli. C'est le *virus ébauché* de M. le docteur Jules Guérin. D'autres animaux demeurent réfractaires à l'action du virus ; en d'autres termes, ils résistent à la contagion, soit qu'on les expose au foyer contagieux, soit qu'on leur inocule le principe contagieux lui-même. Il est utile de tenir compte de ces particularités dans l'appréciation des questions de contagion.

Les voies par lesquelles les virus se communiquent de l'individu malade à l'individu sain offrent, au point de vue de la police sanitaire et de l'hygiène publique, un sujet intéressant d'étude. On conçoit facilement, en effet, que les mesures destinées à mettre obstacle à cette communication doivent logiquement être basées sur la connaissance des moyens suivant lesquels elle s'effectue. Quelques-uns des agents, par exemple, jouissent de la propriété de contaminer plus ou moins l'atmosphère qui entoure l'animal malade : ce sont ceux qu'on appelle *virus volatils*, par opposition aux *virus fixes*, qui ne peuvent agir que par le contact *immédiat* de leur véhicule, solide ou liquide, avec l'organisme sain sur lequel ils agissent.

Dans l'un comme dans l'autre cas, il n'est pas moins indispensable que le virus arrive sur une surface absorbante, car il n'agit consécutivement qu'en raison de cette absorption.

Partant de là, on conçoit que, de toutes les surfaces absorbantes, celle qui doit remplir le plus grand rôle dans la propagation des épizooties contagieuses, en tant que voie d'absorption, est la surface pulmonaire, et que c'est par là que les virus dits volatils, ou, plus exactement, ceux qui se disséminent assez facilement dans l'atmosphère pour être transportés à une certaine distance, pénètrent dans le sein de l'économie. Il en est de même de la surface cutanée, mais à la condition qu'elle soit dépourvue d'épiderme, ce qui ne veut pas dire, assurément, que sans cela la peau intacte ne puisse, dans quelques cas, être une voie d'absorption, surtout dans les régions où elle est dépourvue de poils, mince et lisse. La pression ou le frottement des harnais, notamment lorsque, sous l'influence du travail et de la température, la peau est en transpiration, placent cet organe dans des conditions qui favorisent l'absorption. C'est ainsi que fréquemment des peaux fraîches ont transmis le charbon aux animaux qui transportaient à dos ces dépouilles.

L'absorption des principes virulents peut également s'opérer par la voie des muqueuses extérieures. Le sang d'un animal charbonneux, déposé accidentellement sur la muqueuse des lèvres, du nez, de l'œil, a souvent donné naissance à la pustule maligne. Le travail d'endosmose qui se fait à la surface de la cornée en donne une explication satisfaisante.

Eu égard à la question qui nous occupe en ce moment, la muqueuse digestive présente des particularités fort intéressantes et qui ont été mises en lumière par Renault. *A priori*, il eût été permis de croire que, dans toutes les espèces animales, cette muqueuse, si bien organisée pour l'absorption, devait nécessairement offrir à l'action des virus une voie sûre. Or, des faits très-nombreux, consignés dans un Mémoire lu à l'*Académie des sciences* (1), ont établi que les matières virulentes appartenant aux principales maladies contagieuses, ingérées par des chiens, par des porcs, des gallinacés, n'ont exercé aucune action malfaisante sur leur économie, tandis qu'elles contaminent, dans les mêmes conditions, le cheval, le mouton,

---

(1) *Recueil de médecine vétérinaire*, 1863, p. 95.

la chèvre. D'où l'on est apparemment autorisé à conclure que ces matières virulentes sont détruites dans l'acte de la digestion des carnivores, des omnivores et des gallinacés.

Ces expériences sont conformes aux expériences faites dans le même ordre d'idées par Camper (1), Fontana (2) et Breschet (3), et desquelles il résulte que le sang des animaux atteints du typhus, que le venin de la vipère, que le virus rabique, introduits dans l'estomac, n'exercent aucune action sur l'organisme.

Malgré l'autorité de noms aussi recommandables, plusieurs expérimentateurs n'admettent que sous certaines réserves la conclusion du travail de Renault, relative à l'innocuité du virus charbonneux déposé sur la muqueuse stomacale des carnivores. Ils rapportent des faits tendant à établir que des chiens, des porcs, sont morts à la suite de l'alimentation avec la *rate* et avec les débris cadavériques de moutons morts du charbon.

Quelle que soit d'ailleurs la voie par laquelle le virus est introduit dans l'économie, les effets qu'il détermine ne sont pas immédiats. Il s'écoule toujours un temps plus ou moins long, pendant lequel s'opère le travail d'élaboration morbide qui précède l'évolution de la maladie : c'est *l'incubation* virulente. Par ce mot, on entend *la période latente des maladies, comprenant le temps qui s'écoule entre l'application du virus sur la surface absorbante et l'apparition des premiers phénomènes morbides.* — Pendant cette période, faite pour inspirer une sécurité trompeuse, l'organisme élabore, sans trouble appréciable, la redoutable maladie qui va faire explosion. — Les plaies, les déchirures, les

---

(1) *OEuvres de Camper*, Paris, an XI.
(2) *Ibidem.*
(3) Journal *l'Expérience*, t. IV.

piqûres se cicatrisent ; tout dans l'économie paraît être dans l'ordre normal.

La durée de la période d'incubation est très-variable ; il est difficile de la fixer d'une manière rigoureuse. Elle diffère non-seulement pour chaque maladie virulente, mais encore, pour la même maladie, chez la même espèce animale.

Pour la rage, la période d'incubation serait de dix jours au *minimum* et de cent vingt et un jours au *maximum* suivant les recherches faites par Renault sur soixante-douze chiens. D'après mes observations, la rage peut se manifester le neuvième jour et le deux cent dixième jour qui suivent la morsure ; chez un chien séquestré j'ai vu cette période d'incubation se prolonger jusqu'au deux cent soixante-quinzième jour. La durée d'évolution pour la rage est, du reste, tellement variable, qu'il est impossible de la déterminer d'une manière exacte. Nous l'étudierons avec plus de détails au chapitre spécial qui sera consacré à chacune des maladies virulentes et contagieuses. Qu'il me suffise de dire ici qu'un même chien enragé mordant au même moment des animaux de la même espèce et d'espèce différente, la période d'incubation sera différente, bien que ces animaux restent dans des conditions semblables. J'ai vu un chien atteint de la rage mordre trois chiens, plusieurs moutons, deux chevaux et un enfant. Deux chiens sont devenus enragés, l'un le dix-huitième jour, l'autre le quarante-septième. Chez deux moutons, la rage s'est développée les vingt-troisième et trente-troisième jours; le vingt-unième jour, cette maladie a fait une évolution chez un des deux chevaux. — Chez l'homme on observe la même irrégularité.—M. le docteur Demanynk cite le fait suivant.

Trois individus furent mordus le même jour par un chien

enragé : l'un d'eux fut pris des symptômes de la rage trente-deux jours après la morsure, et succomba en quarante heures.

Un autre tomba malade cinquante-quatre jours après l'accident. Le troisième ne fut atteint qu'au bout de *trois mois* (M. Anglada).

Ces exemples, que je pourrais emprunter à d'autres maladies que la rage, mettent bien en relief la grande variabilité de l'incubation des maladies virulentes, et démontrent qu'une délimitation rigoureuse qui fournirait une indication si utile à la police sanitaire est impossible à faire dans l'état actuel de la science.

L'absorption des virus a lieu généralement dans un temps très-court ; elle suit de près le dépôt du produit morbide qui lui sert de support sur la surface absorbante. D'après les expériences de Renault, la cautérisation aurait été impuissante, pour prévenir l'absorption du *virus morveux*, une heure après l'inoculation et, *cinq minutes* après pour le virus de la clavelée.

Ces conclusions ont, à mon sens, un caractère un peu trop absolu, même pour les cas particuliers qu'elles concernent. Les conditions au milieu desquelles Renault a fait ses expériences ne sont pas exemptes de critique. Renault en effet ne démontre pas que la morve, la clavelée qui succédèrent aux inoculations furent le résultat direct, immédiat du dépôt du virus sur la surface absorbante cautérisée. La contagion volatile et l'état de quelques animaux d'expérience ont joué un rôle considérable dont Renault ne me paraît pas avoir tenu un compte suffisant, comme je le démontrerai aux chapitres consacrés à la morve et à la clavelée. Qu'il me suffise de dire que lorsque la cautérisation suit de près l'inoculation du claveau, il ne se développe pas de pustule au lieu de l'*inoculation*.

Dans tous les cas, les virus, de même que les médicaments déposés sous l'épiderme, ne sont pas tous absorbés avec une égale rapidité : le virus du charbon et de la pustule maligne peut séjourner pour un temps variable dans la plaie d'inoculation. L'efficacité de la cautérisation au bout de trois à quatre jours, chez l'homme, ne laisse aucun doute à cet égard.

Les virus peuvent se transmettre par d'autres voies. La brebis communique souvent la clavelée au fœtus. Il en résulte que cette maladie virulente avorte ou qu'elle est bénigne chez l'animal qui en a reçu les atteintes pendant la vie intra-utérine.

Diverses conditions exercent de l'influence sur l'action des virus. Parmi les matières qui leur servent de support, les unes, la laine, par exemple, les conservent dans leur intégralité, beaucoup mieux que les tissus de fil. L'air, l'humidité, la fermentation putride altèrent généralement les principes virulents.

La morve, la clavelée, la rage, le sang de rate se communiquent moins sûrement lorsque la matière qui sert de véhicule aux virus est desséchée ou putréfiée. Les expériences de Renault ne laissent aucun doute à cet égard. De là l'indication, si on veut conserver des virus, de les placer à l'abri de l'air et de la lumière. Les acides, les alcalis, à moins qu'ils n'agissent à un degré très-élevé de concentration, ne détruisent pas les virus. Suivant M. Sanson et quelques autres expérimentateurs, l'acide phénique aurait la propriété de les annihiler. Le chlore gazeux, les chlorites, le vinaigre, n'altèrent pas les substances virulentes. L'eau bouillante, au contraire, exerce une action destructive des plus énergiques.

Ces données générales sur la manière dont se comportent les virus, dans certaines circonstances déterminées, sont très-utiles à connaître. Elles éclairent l'histoire de la contagion; elles inspirent une certaine réserve relativement à des faits de transmission de maladies contagieuses qui se seraient produites après un laps de temps d'un an, deux ans et plus.

Les virus ne sont pas exclusifs les uns des autres. Inoculés ou développés spontanément, ils peuvent produire leur effet spécifique chez le même sujet en même temps, ou à un intervalle plus ou moins éloigné. Chez la vache, il est commun de voir concorder la péripneumonie avec la fièvre aphtheuse, cette dernière avec le sang de rate ou le typhus. J'ai vu dans une circonstance la rage sévir sur le mouton avec la clavelée inoculée. Tantôt ces maladies suivent régulièrement leur cours, tantôt elles s'influencent et se troublent dans leur marche normale. Chez un sujet, l'une s'accentue davantage, l'autre s'amoindrit pour reprendre à une époque ultérieure son activité première. Quelques virus exercent l'un sur l'autre une influence telle que celui-ci est l'antagoniste de celui-là. Le virus du cow-pox, le virus de la variole offrent un exemple de cet antagonisme; c'est sur cette influence réciproque que sont fondés, d'une part, le traitement abortif de la variole à l'aide d'un grand nombre d'inoculations vaccinales, et, d'autre part, les tentatives faites pour neutraliser le virus de la rage et d'autres maladies virulentes par le venin de la vipère, etc.

Les virus, comme on le voit, lorsqu'ils sont greffés sur un même organisme, ne se mêlent ni se confondent, et gardent toujours leurs caractères propres et spécifiques. C'est à cette propriété, que chaque virus possède, de produire constamment les mêmes symptômes et les mêmes altérations, qu'on donne le nom d'*unité* ou d'*unicité*. (Monneret.)

La question de l'unicité des virus a soulevé de vives controverses, surtout parmi les syphiliographes. Aujourd'hui l'unicité du virus syphilitique est généralement admise. En médecine vétérinaire, cette unicité des virus n'a jamais été contestée : la facilité avec laquelle on peut inoculer les animaux a permis de démontrer que les virus de la morve, de la clavelée, de la rage, etc., produisaient toujours la morve, la clavelée, la rage.

Ces considérations sommaires sur la pathologie générale des virus étaient nécessaires à l'intelligence des matières traitées dans ce livre.

SPONTANÉITÉ, CLASSIFICATION, CARACTÈRES GÉNÉRAUX
DES MALADIES VIRULENTES ET CONTAGIEUSES.

Les maladies virulentes, toujours inoculables, et les maladies contagieuses, qui ne se transmettent pas d'une manière constante par le contact immédiat, sont déterminées, ainsi que je viens de l'établir, par la présence d'un virus dans l'économie.

Ce virus peut provenir du dehors et se communiquer de l'animal malade à l'animal sain, ou se développer spontanément dans l'organisme.

La spontanéité des maladies virulentes ou contagieuses, quelques efforts que l'on ait faits pour la contester, à l'aide de conceptions purement doctrinales, repose aujourd'hui sur des faits irrécusables qui prouvent qu'elles n'exigent pas, comme condition indispensable de leur production, la préexistence d'un principe virulent. M. Anglada dans son *Traité de la contagion*, démontre que « l'élaboration interne d'un virus peut avoir lieu sans provocation antérieure spécifique. » La pathologie comparée étaye, par les preuves les plus convaincantes, l'opinion de ce savant médecin. Le charbon, la morve, le farcin, etc., naissent d'une manière spontanée lorsque les animaux sont surmenés, épuisés par le travail et par une alimentation mauvaise ou insuffisante.

On a tenté, à diverses époques, de faire une classification méthodique des maladies virulentes et contagieuses. Quelques auteurs, prenant pour base leur mode de transmissibilité, ont reconnu :

1° Des maladies virulentes se transmettant par virus fixe et par inoculation ;

2° Des maladies contagieuses se propageant par virus volatil, par l'intermédiaire soit de l'atmosphère soit d'objets matériels contaminés.

M. Bouchut a compris, dans le cadre nosologique suivant, qu'il a dressé des maladies contagieuses, les maladies contagieuses originaires de l'homme, originaires des animaux, originaires à la fois des animaux et de l'homme.

1° Maladies essentiellement virulentes.

A. — MALADIES VIRULENTES ORIGINAIRES DE L'HOMME.	transmissibles à certains animaux.	Variole.
	non transmissibles aux animaux.	Syphilis. Rougeole. Scarlatine. Pourriture d'hôpital, etc.
B. — MALADIES VIRULENTES ORIGINAIRES DES ANIMAUX.	transmissibles à d'autres espèces.	Rage. Maladie aphtheuse, etc.
	transmissibles à l'homme.	Cow-pox. Rage. Morve. Farcin. Pustule maligne. Eaux-aux-jambes.
	non transmissibles à l'homme.	Clavelée. Typhus du gros bétail. Maladie aphtheuse.

C. — MALADIES VI- RULENTES COMMUNES, C'EST-A-DIRE ORIGI- NAIRES DE L'HOMME OU DES ANIMAUX.	Charbon, pustule maligne, maladies charbon- neuses.

2° *Maladies virulentes douteuses.*

Typhus, fièvre typhoïde, suette, peste, diphthérie, co-
queluche, tuberculose, mélanose, etc.

3° *Maladies pseudo-virulentes.*

Pian, blennorrhagie, ophthalmie purulente, etc.

Ce tableau synoptique, M. Bouchut en fait l'aveu, n'offre
rien de définitif ; il est purement temporaire. Dans la pensée de son auteur, il n'a d'autre avantage que de rendre
plus facile une étude d'ensemble des maladies contagieuses. On comprend dès lors que je ne recherche pas
s'il est bien démontré, comme le pense M. Bouchut, que
la syphilis soit transmissible à certains animaux ; que le
charbon soit spontané chez l'homme. En tout cas, aujour-
d'hui, les eaux-aux-jambes doivent être rayées du cadre
des maladies virulentes. Les études de M. H. Bouley ne
laissent plus de doute à cet égard.

La classification suivante, que je professe depuis longtemps, me paraît plus rigoureuse et plus exacte sous le
double rapport de la méthode nosologique et sous celui de
la police sanitaire.

Cette classification consiste à former trois groupes de
toutes les maladies contagieuses.

Le premier comprend toutes les maladies virulentes et
contagieuses, qui, développées primitivement chez les animaux, ne peuvent plus se reproduire sans le concours d'un
germe contagieux. Le typhus contagieux du gros bétail, la
péripneumonie, la clavelée, la fièvre aphtheuse, la maladie

virulente de la volaille, la maladie du coït des solipèdes, appartiennent à ce groupe.

Le deuxième groupe réunit les maladies virulentes et contagieuses qui peuvent naître et qui naissent souvent spontanément; elles se propagent ensuite par voie de contagion médiate et immédiate. Dans ce groupe se placent les maladies charbonneuses, la morve, le farcin, la gourme, la maladie vaccinogène.

Dans le troisième groupe se rangent les maladies qui deviennent accidentellement contagieuses ou virulentes sous l'influence d'une *constitution médicale* donnée, d'une *endémie* ou d'une *épidémie*. Les maladies générales, à forme protéique, si nombreuses et si variées chez les animaux, connues sous les noms *d'influenza*, de diathèse typhoïde, de fièvre typhoïde, de pneumonie typhoïde, d'entérite ty-phoïde, la dysenterie, etc., se trouvent dans cette caté-gorie.

La constitution médicale imprime, on le sait, des modi-fications profondes à toutes les maladies d'une même épo-que et dans un milieu déterminé, quelque différentes qu'elles soient d'ailleurs par leur siége et par leur nature. Sous l'influence d'une constitution médicale, on voit les pneumonies, les entérites changer de forme, affecter une marche et une gravité qu'elles n'ont pas lorsqu'elles sont sporadiques. On voit encore, sous l'empire de cette cause, les lésions traumatiques changer de manière d'être à ce point qu'on se refuse à tenter des opérations qui se com-pliquent presque toujours de fièvres purulentes.

Sous l'influence de l'épidémie, les maladies subissent des modifications plus grandes et plus radicales; ce n'est plus leur forme, leur physionomie, leur marche qui est changée, mais encore leur nature intime. L'épidémicité n'est pas seulement une cause adjuvante de la contagion, son action est plus puissante ; elle peut faire naître des maladies distinctes, spécifiques, régnant dans une même contrée sur tous les animaux d'une seule espèce ou de plusieurs différentes.

C'est en tenant compte de l'influence de la constitution médicale, de l'endémie et de l'épidémie qu'on peut comprendre la signification de ces faits qu'on trouve, en si grand nombre, dans l'histoire des maladies contagieuses, qui tendent ici à établir et là à infirmer la contagion. De nos jours même ne voit-on pas les vétérinaires qui exercent dans des localités où le charbon apparaît accidentellement en nier les propriétés contagieuses, tandis qu'elles sont admises par tous les praticiens des contrées où cette affection règne à l'état enzootique ?

La police sanitaire puise d'utiles enseignements dans la connaissance de ces particularités relatives à l'étiologie de la contagion. En les méditant sérieusement, on acquiert la conviction que les mesures sanitaires sont impuissantes pour arrêter, limiter, circonscrire les maladies contagieuses qui dépendent de la constitution médicale ou de l'influence épidémique. On peut, au contraire, opposer une barrière à la contagion qui se propage en dehors de cette cause, par le contact médiat ou immédiat des animaux contaminés.

CARACTÈRES COMMUNS DES MALADIES CONTAGIEUSES.

On sait que les maladies contagieuses ont pour caractère commun de se transmettre et de se reproduire au moyen d'une semence morbifique ou d'un virus.

A l'exception de ce trait général, comme l'a fait remarquer avec raison un savant pathologiste, Monneret, les symptômes, la marche, la durée, les lésions morbides, offrent de grandes dissemblances. Il serait, en effet, très-difficile de trouver des rapports ou des affinités entre la rage, la morve, la clavelée, etc.

Les unes sont aiguës : la péripneumonie contagieuse, le typhus contagieux ; les autres sont chroniques : la morve, la maladie du coït.

Presque toutes les affections contagieuses et virulentes sont caractérisées par une altération profonde et générale de l'organisme, par une modification radicale de la crase du sang. Elles s'annoncent tantôt d'une manière subite, par un ensemble de symptômes effrayants ; tantôt elles apparaissent sous une apparence peu grave : une petite plaie, une écorchure ou une légère pustule, telles que dans la rage, la morve, la pustule maligne ; ailleurs elles exercent une action locale très-étendue, et se manifestent soit par des pustules sur la peau (clavelée), soit par une tumeur extérieure, qui se gangrène rapidement avec tous les tissus envahis (charbon symptomatique).

Chez les animaux, les maladies contagieuses n'entraînent que des accidents *primitifs*. Dans quelques cas exceptionnels, chez les chevaux atteints de morve et de farcin, on observe des lésions *secondaires* du système osseux.

Les altérations pathologiques sont très-variables. Tantôt les maladies contagieuses se traduisent par une modification profonde dans l'état du sang, de la lymphe, et dans la texture des tissus de l'économie (morve aiguë, charbon) ; d'autres fois, elles ne s'accusent par aucune lésion appréciable (rage).

Parmi les maladies contagieuses, les unes parcourent leurs périodes avec une grande régularité ; exemple : la clavelée, la fièvre aphtheuse, etc. ; les autres suivent irrégulièrement leur cours. D'une manière générale, les maladies contagieuses qui affectent la forme aiguë accomplissent plus régulièrement leur phase que celles qui se présentent sous la forme chronique ou qui n'offrent pendant leur marche que des caractères passagers d'acuité.

Les unes apparaissent subitement, se terminent d'une manière foudroyante par la mort (fièvre charbonneuse).

Les autres, notamment celles qui affectent une marche chronique, sont compatibles avec des apparences de santé (la morve).

On voit, par ces considérations générales, que les maladies contagieuses et virulentes sont très-dissemblables par leurs symptômes, par leur marche, leur durée, leur terminaison, et par les modifications anatomiques qu'elles impriment à l'économie.

Cependant, quand on considère dans son ensemble cette grande classe de maladies contagieuses, on reconnaît qu'elles possèdent quelques caractères particuliers qui permettent de les distinguer. Sans doute ces caractères ne leur appartiennent pas exclusivement, mais ils s'accusent souvent d'une manière si nette et si précise qu'on peut les regarder comme propres aux affections contagieuses et virulentes.

En effet, ces maladies ont toutes une *période d'incubation* à laquelle succède la *période d'invasion* ou la *fièvre primaire*. À cette dernière se substitue la *période d'éruption*, pendant laquelle apparaissent, comme expression de la maladie générale, les lésions locales spécifiques accompagnées ou non d'une *fièvre secondaire*.

Qu'on étudie la morve, la clavelée, la fièvre aphtheuse, etc., toujours on trouvera la phase plus ou moins longue pendant laquelle, sans trouble apparent, se produit l'élaboration morbide qui engendre le virus ; puis la fièvre d'invasion qui se traduit par des symptômes généraux irrécusables ; enfin la période d'éruption et de localisation de la maladie. C'est dans le cours de cette dernière que la virus se mêle à tous les liquides du corps, et donne naissance à des lésions générales, *totius substantiæ* (morve aiguë, fièvre charbonneuse), ou se concentre sur quelques organes d'élection : la peau, par exemple, chez les animaux atteints de la clavelée ; la bouche, les mamelles, l'espace interdigité chez ceux affectés de la fièvre aphtheuse.

Dans le cours de la *période initiale*, on observe parfois quelques symptômes particuliers qui peuvent faire prévoir l'invasion prochaine de la maladie. Ce sont ces symptômes que M. Jules Guérin appelle *prémonitoires*, et sur lesquels ce savant auteur base la thérapeutique des affections contagieuses. Ces symptômes sont des plus importants à connaître ; nous y reviendrons en traitant des maladies contagieuses en particulier.

CHAPITRE II.

DES ÉPIZOOTIES ET DES ENZOOTIES.

L'étude préliminaire de la contagion étant terminée, nous devons nous occuper d'une manière plus particulière des maladies *épizootiques* et *enzootiques*. Tout d'abord une distinction est nécessaire, et quoique nous l'ayons déjà indiquée, nous ne croyons pas inutile de la rétablir ici.

Sous le nom d'épizootie on désigne une maladie sévissant spontanément sur des animaux d'une espèce ou d'une autre, dans des conditions indéterminées, dans des lieux rapprochés ou éloignés, sous l'influence d'une cause commune, étendue, mais accidentelle et indépendante de toute action locale.

L'enzootie, au contraire, est une affection qui règne sur des animaux d'une contrée d'une manière constante ou périodique. Elle se rattache à des conditions inhérentes au sol, au climat, au travail, à l'alimentation, etc., plus ou moins bien appréciables; elle reste circonscrite dans les limites où elle s'est primitivement développée.

Ces mots d'épizootie et d'enzootie créés pour imiter ceux d'*épidémie* et d'*endémie* sont fautifs; ils ne signifient rien d'exact. Ils veulent dire, littéralement : sur l'animal et dans l'animal (επι, sur; εν, dedans; ζωον, animal). L'idée de la désinence *démie* (de θημος, population, peuple) s'applique aussi bien aux animaux qu'aux hommes. Néanmoins nous conserverons ces dénominations consacrées par l'usage dans le langage de la médecine vétérinaire.

Quoi qu'il en soit, les définitions que nous avons données servent à distinguer les épizooties et les enzooties des maladies sporadiques. Celles-ci ont pour caractère d'être individuelles, de se borner pour ainsi dire à des organismes isolés ; celles-là atteignent les organismes collectifs, les masses vivantes.

La différence qui sépare l'enzootie de l'épizootie est prise dans un autre ordre de considérations ; elle est subordonnée à la cause qui les détermine l'une et l'autre, plutôt qu'au nombre des sujets atteints. La cause de l'épizootie est toujours *accidentelle* et *temporaire*. L'enzootie, au contraire, est due à un ensemble de circonstances immanentes aux lieux dans lesquels elle se montre, et qui la font à coup sûr se reproduire, lorsque ces mêmes circonstances agissent de nouveau. Il en résulte que l'existence d'une épizootie est transitoire, qu'elle peut ne plus apparaître dans les localités où elle sévit, sans l'intervention d'une contagion nouvelle, tandis que l'enzootie a une durée permanente ou intermittente, mais indéfinie si la nature des lieux où elle se développe ne change pas.

A. — ÉPIZOOTIE.

La définition que nous avons donnée de ce mot n'est pas tellement absolue qu'il soit toujours facile de déterminer d'une manière précise quelles sont les maladies qui méritent exclusivement le nom d'*épizootie*. Il est, en effet, des maladies qui règnent épizootiquement dans un lieu, et peuvent exister ailleurs sur quelques individus pris isolément, sans changer pour cela de nature. Bien plus, quelques affections sporadiques peuvent prendre, à certaines époques, le caractère épizootique, et devenir même, comme nous l'avons déjà dit, contagieuses ; telles sont les pneumonies, les entérites, dites *typhoïdes*, la dysenterie, l'influenza.

De même une enzootie se propage et devient épizootique dans les pays éloignés de son centre d'action primitif. C'est ce qu'on a observé en France à diverses époques pour le charbon. Le typhus du gros bétail qu'on croit endémique dans certaines contrées de l'extrême Orient, le choléra dans le delta du Gange, la fièvre jaune dans le golfe du Mexique, la peste dans le delta du Nil. Ces quatre endémies se sont souvent répandues sur la surface du globe.

Enfin il est des maladies, telles que la clavelée, le typhus, la fièvre aphtheuse, qui ne se rencontrent jamais d'une manière sporadique, et sont par leur nature même constamment épizootiques. A la vérité ces affections sont toujours contagieuses ; et ce double caractère a porté quelques auteurs à n'admettre comme épizootiques que les seules maladies contagieuses. C'est ce qui fait que les Allemands les appellent des *contagions*, mot qui, dans leur langue, a la même signification que celui d'épizootie dans la nôtre. Mais, comme nous l'avons déjà énoncé d'une manière générale, une maladie peut revêtir le caractère contagieux qu'elle n'avait pas d'abord, et de plus quelques affections meurtrières attaquent à la fois un grand nombre d'animaux, quoiqu'elles ne soient pas contagieuses : exemple la cachexie aqueuse de l'espèce ovine.

L'épizootie n'a donc pour trait commun et distinctif que l'extension et la propagation à une masse considérable d'animaux, et que la cause générale qui l'engendre.

Considérées dans leur ensemble, les maladies épizootiques n'ont pas de caractères généraux qui leur soient propres ; ces caractères diffèrent selon chaque espèce d'épizootie ; souvent même, sans que cette dernière change de nature, les symptômes qui l'expriment varient dans leur

mode de manifestation suivant les lieux, suivant les conditions indéterminées au milieu desquelles elle se développe.
Qu'on consulte en effet l'histoire des maladies épizootiques
qui, à diverses époques, ont sévi en France ou en Europe,
par exemple le charbon, le typhus contagieux du gros bétail, qu'on les étudie d'une manière comparative, et on
verra qu'elles présentent sous plusieurs rapports de notables différences. En effet, telle épizootie se distingue
d'une épizootie antérieure ou subséquente par la prédominance de certains symptômes, de certaines formes dans
la marche, la gravité, les phénomènes initiaux de la maladie. Cela dépend parfois, comme nous le verrons plus loin,
de l'influence qu'exercent les constitutions médicales d'une
même maladie, régnant à une même époque.

L'épizootie dans une même localité, sur une même espèce
animale, examinée isolément sur chaque animal offre ordinairement une manière d'être, des signes généraux à peu
près semblables qui n'échappent pas à l'œil de l'observateur.

L'épizootie naît spontanément, se répand à peu près
toujours sous le même aspect, affectant à la fois un grand
nombre d'animaux, et se déplaçant avec eux, quel que soit
le pays qu'ils aillent habiter, et quelque éloigné qu'il se
trouve de celui où ils résidaient lorsqu'ils ont contracté
l'influence ou le génie épizootique. Les barrières si efficaces contre les endémies et les enzooties, à savoir les
cours d'eaux, les montagnes, les terrains qui les limitent
et les concentrent, ne sauraient empêcher l'extension des
épizooties, qui s'opère suivant des lois souvent mysté-
rieuses.

Tantôt l'épizootie attaque de préférence les vieux animaux, tantôt les plus jeunes, ou bien encore les adultes
exclusivement, car c'est parfois un singulier caractère de

l'épizootie que de frapper certains sujets préférablement à d'autres, quoique tous soient exposés aux mêmes influences des *circumfusa*, des *ingesta*, etc. L'aptitude individuelle, l'idiosyncrasie, joue très-probablement un certain rôle dans la manière dont se contractent ces maladies.

Parfois, plus étendue, l'épizootie atteint sans distinction tous les sujets d'une espèce unique ; dans d'autres cas, elle court indifféremment du bœuf au cheval, du mouton au cochon, de l'écurie ou de l'étable à la basse-cour ; enfin, elle se propage même à l'homme.

Les variations qui signalent son évolution ne sont pas moins nombreuses ; l'épizootie apparaît quelquefois d'une manière soudaine dans une contrée entière ; elle s'y déploie simultanément sur tous les points. Dans d'autres cas, elle visite successivement et progressivement plusieurs pays, ne se montrant ici que lorsque ses ravages ont cessé là, laissant derrière elle une trace profonde ; ou bien elle se livre, dans sa marche, aux détours les plus capricieux, franchissant pour ainsi dire des régions sans les visiter, ou bien encore elle se limite à une province, à une contrée où elle s'épuise et s'éteint.

Il n'est pas rare non plus de voir deux maladies épizootiques différentes s'associer dans leurs ravages. L'association de la fièvre aphtheuse, de la péripneumonie et du typhus chez les animaux, du choléra, du typhus et de la suette chez l'homme, a été souvent constatée. On a vu encore une maladie seulement enzootique (cachexie aqueuse) se réunir à une maladie contagieuse (clavelée, piétin) et marcher de front avec elle, et toutes deux suivre, sans se confondre, leur cours respectif.

B. — ENZOOTIE.

Les maladies enzootiques ou endémiques sont, comme

nous l'avons déjà dit, particulières à certains pays, inhérentes à la nature du sol, à la composition de l'air, aux eaux, aux aliments, à la manière de vivre des animaux.

Les enzooties règnent constamment, par la persévérance de leurs causes, avec plus ou moins de force, mais elles sont limitées et se répandent peu, à moins qu'elles ne possèdent un caractère contagieux.

Quoique, en général, chaque année, les enzooties affectent quelques sujets, la masse des animaux en est exempte et se trouve exposée seulement aux maladies intercurrentes de tous les pays indistinctement. Mais tout à coup, à des périodes régulières, elles acquièrent plus d'intensité, elles se répandent, n'épargnent presque aucune bête de la localité et prennent le pas sur toutes les autres affections, auxquelles elles semblent imprimer leur cachet spécial.

Les ravages des enzooties sont généralement diminués par l'acclimatation ; les races locales y paient un moins large tribut que les races importées ; ainsi, les races bovines et ovines des pays marécageux de la France, des Polders, des Flandres, la race ovine des Maremmes de la Toscane, les buffles des marais Pontins, résistent à l'action des effluves désastreux pour d'autres races ou espèces. De même, les Européens succombent aux redoutables endémies de l'Afrique équatoriale, du Mexique, des Antilles, qui épargnent les races indigènes ou ne les frappent que dans une proportion minime.

Les enzooties ont, comme on voit, pour caractère propre de n'être pas apportées du dehors, de prendre naissance dans le lieu même où elles se manifestent : par exemple, le charbon, la cachexie aqueuse, le pissement de sang, les maladies paludéennes de l'homme et des animaux, qui sont enzootiques ou endémiques dans certaines contrées de la France.

C. — Maladies saisonnières, ou constitutions saisonnières.

Il faut encore rapporter aux maladies épizootiques ou enzootiques ces maladies qui se montrent tous les ans dans quelques localités, par le retour des mêmes causes, et qui sont véritablement enzootiques annuelles.

Les constitutions saisonnières, ou maladies annuelles, diffèrent néanmoins des épizooties proprement dites, parce que celles-ci n'ont rien de fixe dans leur apparition, et des enzooties, parce que ces dernières sont avant tout en rapport avec les lieux où on les observe et où elles tendent à se circonscrire.

Les maladies annuelles, au contraire, ont pour cause les changements de saison, les mutations ou perturbations atmosphériques ; au printemps, nous observons plus particulièrement les affections catarrhales de la muqueuse respiratoire ; en été, les maladies intestinales ; en automne, les affections maremmatiques ; en hiver, les maladies inflammatoires de la poitrine, etc., quelles que soient, du reste, la constitution du sol et les conditions d'endémicité.

Un lien existe pourtant entre les maladies annuelles et les épizooties et les enzooties : c'est qu'elles peuvent s'accompagner du génie épidémique et devenir contagieuses. C'est ce que l'on remarque pour les angines gourmeuses, pour l'influenza, pour certaines formes de pneumonie, d'entérite, qui étaient primordialement des maladies saisonnières, qui se montrent fréquemment sur la fin de l'hiver ou au printemps, et qui ne sont pas contagieuses ordinairement.

Dans la médecine humaine, ces maladies saisonnières deviennent des *épidémies locales* dont les formes variées sont constituées par un grand nombre d'espèces morbides. On leur donne ce nom pour les distinguer des *grandes épi-*

démies, particulières à certains climats, et susceptibles de s'étendre de proche en proche et d'envahir une grande surface du globe.

D. — Étiologie générale des épizooties et des enzooties.

Il est très-difficile, pour ne pas dire impossible, de déterminer les causes générales des épizooties. On peut répéter, avec M. Littré, qu'elles n'ont pas leur origine dans des circonstances que l'homme puisse préparer ; que là, tout est invisible et mystérieux.

L'histoire des épizooties porte témoignage de la justesse de l'observation de ce savant.

Dans l'antiquité, on rattachait toujours à une puissance surnaturelle l'origine de ces grandes calamités publiques.

Lorsque la civilisation chrétienne se substitua à l'élément païen, la cause des épizooties resta la même dans l'esprit des populations. Il en fut de même pendant la longue et obscure période du moyen âge : les populations acceptaient ces fléaux destructeurs comme le résultat d'une punition infligée à l'humanité par la colère divine. Ce qui semblait confirmer cette croyance, c'est que l'évolution des épidémies et des épizooties coïncidait fréquemment avec les comètes, la conjonction de certains astres, les météores, les tremblements de terre, les éruptions volcaniques et autres phénomènes célestes ou terrestres.

Les auteurs qui ont étudié ces maladies générales ont attribué, et avec plus de raison, un rôle principal, dans leur développement, aux disettes, aux inondations, aux hivers rigoureux, aux étés brûlants, aux nuées de sauterelles, aux grandes émigrations provoquées par la guerre et par la misère.

Malgré les travaux accomplis dans ces derniers siècles, les causes des épizooties restent enveloppées d'une profonde obscurité. On a souvent invoqué des circonstances dont l'influence paraît vraisemblable; on s'est livré à des inductions qui ont plutôt l'apparence de la réalité qu'elles ne sont la réalité même; mais il faut l'avouer sans détour, les nombreuses théories et les ingénieuses hypothèses que la science possède sur ce point n'ont pas éclairé d'une bien vive lumière l'origine première des épizooties.

Toutefois, il est juste de reconnaître que leurs causes sont aujourd'hui mieux appréciées que par le passé, quoique l'on soit loin encore d'en avoir dégagé toutes les inconnues. On sait, en effet, que les conditions principales de la vie de l'individu et de la vie des masses, l'air, l'eau, le sol, le régime alimentaire constituent les données générales dans lesquelles il faut rechercher l'étiologie des épizooties et des enzooties. Mais, comme l'a fait remarquer le savant et regrettable Verheyen, ces données deviendront de plus en plus complètes à mesure que la géographie médicale, à peine ébauchée en médecine vétérinaire, établira mieux « les rapports entre le climat, le sol, les usages économiques des divers points du globe, et la vie physiologique et pathologique des espèces animales que l'homme y a soumises à la domestication. »

C'est en suivant cette voie qu'on est arrivé à trouver les causes de quelques épizooties, de celles notamment qui sont dues à l'humidité du sol et des plantes, aux disettes de fourrages, à l'insalubrité des lieux, à des aliments de mauvaise qualité, comme la paille rouillée, l'avoine, le foin moisis ou couverts de vase ou de productions cryptogamiques. Certaines épizooties ne semblent reconnaître d'autres causes que les variations de température et la constitution médicale régnante. Mais, en dehors de ces circonstances, relativement peu nombreuses, il n'existe aucun élément appréciable qui puisse faire reconnaître la cause première des maladies épizootiques.

Lorsque celles-ci sont transmissibles aux animaux de la même espèce ou d'espèce différente, la contagion est la grande voie qui explique leur extension et leur propagation.

Les causes de l'enzootie, nous l'avons déjà dit, quoique un peu mieux connues que celles des épizooties, sont encore entourées aussi, cependant, d'une grande obscurité. Parmi elles, le sol occupe le premier rang : par sa configuration, son altitude, son exposition géographique, sa constitution géologique, la végétation qui le couvre, sa culture, ses sources, les eaux qui l'arrosent, celles qui stagnent à sa surface ou sous la couche arable, les effluves, les émanations maremmatiques, il exerce une influence puissante sur les animaux. Mais il est rare qu'un seul facteur agisse sur la genèse de l'enzootie; suivant la simplicité ou la complication des conditions variées dont il vient d'être parlé, celle-ci sera simple ou compliquée, c'est-à-dire qu'elle dépendra d'une cause unique ou de causes locales, multiples, qui échappent presque toujours à nos recherches.

Ces considérations sommaires confirment, ce nous semble, la proposition que nous avons émise au commencement de ce paragraphe, à savoir : que les épizooties et les enzooties qui ne dépendent pas d'une cause directe, émanant soit du mode alimentaire, soit d'un état particulier du sol, soit de conditions propres à certaines exploitations industrielles (cachexie aqueuse, charbon, morve, farcin), restent ignorées dans leur origine.

Fréquence. — Les épizooties et les enzooties ne sont pas aussi fréquentes qu'elles l'étaient autrefois. Le défrichement des terres incultes, le dessèchement des marais, la régularisation des cours d'eau, les obstacles apportés aux inondations, le perfectionnement des cultures, les améliorations introduites dans l'hygiène et le régime alimentaire des animaux ont rendu beaucoup plus rares les maladies de l'organisme collectif, en changeant ou en modifiant profondément les conditions au milieu desquelles elles se développaient, ou qui paraissaient favoriser leur développement. De plus, les relations internationales établies sur tous les points du globe, et les progrès de la civilisation, en rendant les intérêts des nations solidaires les uns des autres, ont éveillé chez tous les peuples cet instinct de conservation, qui les porte à réunir leurs efforts pour lutter d'une manière plus efficace contre l'invasion des épizooties. De nos jours, ne voyons-nous pas les contrées du nord de l'Europe faire tous leurs efforts pour fermer leurs frontières au typhus contagieux du gros bétail, le renfermer dans les steppes de la Russie méridionale, circonscrire ses ravages et restreindre même les limites géographiques des lieux qui le voient naître? Cependant, il faut dire que, d'un autre côté, la rapidité plus grande des communications entre les différents pays et l'activité si considérable des relations commerciales qui en résulte peuvent devenir une condition favorable à l'expansion, sous forme épizootique, des maladies propres à certaines localités, où elles règnent endémiquement. L'introduction du typhus des bêtes à cornes, en Angleterre, par une cargaison venant des ports de la Baltique est une preuve de ce que nous avançons.

Marche. — Les épizooties, considérées sur l'ensemble des animaux qu'elles atteignent, affectent le plus ordinairement une marche qui leur est propre. C'est surtout lorsque les épizooties sont contagieuses par virus volatil, comme le typhus, la clavelée, etc., qu'on observe la régularité dans le cours et dans la succession des périodes.

Avant la période d'invasion on observe fréquemment, sinon toujours, quelques symptômes plus ou moins accentués, peu graves en eux-mêmes, qu'on appelle *symptômes prémonitoires*.

Ils constituent, à proprement parler, la *période prémonitoire* des épidémies et des épizooties contagieuses. M. Jules Guérin a fait ressortir, avec une haute raison, l'importance et l'utilité de bien étudier cette période, sous le double rapport de la prophylaxie et de la thérapeutique de ces maladies.

A cette période succède la *période de début*, pendant laquelle l'épizootie, moins violente pour chaque animal atteint, borne en outre ses ravages à un petit nombre d'animaux qu'elle frappe çà et là. Bientôt elle s'étend davantage, acquiert un cachet de gravité plus tranché, sévit avec toute son intensité et fait de nombreuses victimes: *c'est la période d'augment*. Elle est suivie de près par une autre période, la *période d'état*, durant laquelle les symptômes acquièrent un tel degré de violence et de malignité que, lorsque la maladie est de nature meurtrière, comme le typhus par exemple, presque tous les animaux atteints succombent fatalement.

Enfin, après avoir pour ainsi dire épuisé son action meurtrière, le génie épizootique semble décroître; les cas deviennent moins nombreux d'abord, l'épizootie diminue peu à peu, pour s'éteindre ensuite d'une manière progressive. Le temps pendant lequel s'accomplit cette dernière évolution est la *période de déclin*.

Un fait remarquable dans la marche des épizooties, et qui doit être signalé ici, c'est que chaque cas, considéré isolément, présente sous le rapport de sa gravité propre, et par conséquent de la résistance qu'il oppose aux mesures hygiéniques administratives et aux moyens thérapeutiques employés, des différences bien notables, suivant la période dans laquelle on trouve l'épizootie. En effet, telle prescription empruntée à l'hygiène ou à la police sanitaire qui réussira pendant la période de déclin, restera souvent inefficace durant les périodes de *début* et *d'augment*. Il importe donc de tenir compte, en présence d'une maladie qui sévit sur un grand nombre d'animaux, de la marche générale qu'elle affecte, pour juger de l'opportunité et de l'efficacité des voies et moyens opposés à son extension et à sa propagation.

Toutefois, on se tromperait si on admettait, avec plusieurs auteurs, que toutes les épizooties contagieuses ou non contagieuses suivent leur cours et leurs périodes avec la régularité classique dont il vient d'être question. Il n'est pas rare d'en voir qui débutent *d'emblée*, avec tous les symptômes d'une très-grande malignité, correspondant à la période d'état d'une épizootie antérieure, appartenant à la même espèce morbide. Tantôt elle parvient, dans un laps de temps très-bref et après une courte période d'invasion, à son *summum* d'intensité. D'autres fois, les périodes diverses qui caractérisent la marche ordinaire de l'épizootie ne se succèdent pas dans un ordre régulier; leur durée relative peut être plus ou moins longue. D'autres fois enfin, le trait distinctif et propre à chaque phase fait place à une très-grande uniformité dans le mode de manifestation des symptômes, depuis le début jusqu'au déclin de l'épizootie.

Diverses conditions extérieures, dont quelques-unes sont appréciables, exercent une influence plus ou moins marquée sur le cours d'une épizootie. Un abaissement brusque de la température, un violent orage, un changement dans la direction des vents ralentissent ou suspendent ses ravages d'une manière tellement brusque, qu'on ne peut nier les rapports entre la cause et l'effet.

Durée. — Il est impossible d'assigner un terme à la durée d'une épizootie ; elle est très-variable et subordonnée à une foule de conditions dont la plupart nous échappent. Mais, d'une manière générale, on peut dire que le temps use le principe virulent, le génie épizootique et la constitution médicale régnante. Parfois, l'épizootie semble avoir touché à sa fin, lorsqu'un retour subit, une recrudescence dans la mortalité viennent démontrer, sans qu'on en puisse trouver une raison satisfaisante, que le temps d'arrêt n'était que momentané.

Diagnostic. — Envisagé sous un point de vue très-général, qui doit seul nous occuper à cette place, le diagnostic d'une épizootie n'offre pas de grandes difficultés. Dès le début, on pourra méconnaître le caractère épidémique, mais bientôt le nombre des animaux atteints, la physionomie symptomatique propre et spéciale que présentent tous les malades, la modification uniforme que le facteur morbigène imprime à toutes les affections régnantes, fourniront au diagnostic du vétérinaire des données très-utiles ; et s'il existait encore des doutes dans son esprit sur le caractère épizootique du mal, ils disparaîtraient devant une étude ultérieure des animaux malades.

Il ne faudrait pas cependant croire que l'épidémicité imprime toujours à l'affection un cachet identique. On constate parfois, dans le cours des épizooties, les mêmes épiphénomènes qui apparaissent dans le cours des maladies sporadiques. En effet, l'épizootie ayant une même nature et un même siége anatomique, s'accusera ici par des symptômes inflammatoires, là par un état adynamique, ailleurs par une excitation du système cérébro-spinal et par des altérations éruptives internes et externes.

Les épizooties de typhus contagieux du gros bétail offrent des exemples nombreux de cette diversité dans leur mode de manifestation.

Pronostic. — Le pronostic des épizooties est généralement grave ; elles occasionnent une grande mortalité, toujours supérieure à celle qu'entraînent les maladies sporadiques ; mais ce n'est pas seulement en faisant périr une masse de victimes animales que les épizooties prennent place parmi les plus graves fléaux qui sévissent sur les populations, c'est encore par les entraves qu'elles apportent aux améliorations agricoles, au perfectionnement des animaux, par les pertes qu'éprouvent l'industrie, le commerce, les manufactures qui utilisent leurs produits, par l'influence fâcheuse qu'elles exercent sur la consommation publique, en produisant le renchérissement ou en privant l'économie de la substance alimentaire la plus précieuse et la plus indispensable aux classes travailleuses.

Anatomie pathologique. — Les épizooties sont des maladies générales, *totius substantiæ* ; elles portent leur action principale sur les fonctions de la nutrition, sur les sources mêmes de la vie. Le système circulatoire, le système lymphatique, les liquides qu'ils charrient portent la trace manifeste de la cause pathogénique qui a si profondément modifié l'organisme. Il arrive souvent qu'on ne trouve aucune lésion organique visible à l'œil nu ; quand il en existe, elles ne sont que l'expression locale d'un état morbide général ; presque jamais les altérations anatomiques ne donnent la mesure du degré de gravité de l'épizootie ; cette gravité est toujours en rapport avec la nature du facteur morbigène de l'épidémicité.

E. — RAPPORTS DES ÉPIZOOTIES.

1° *Avec les épidémies*. — Les animaux sont soumis aux

mêmes influences morbides que celles qui agissent sur les populations. Aussi les épizooties se trouvent intimement liées aux épidémies par leur cause, par leur marche et par leur mode de manifestation extérieure.

Tantôt l'épizootie sévit en même temps que l'épidémie, tantôt la première précède la seconde; dans quelque circonstances même elle la prévient, elle en est pour ainsi dire le signe avant-coureur.

D'après un relevé fait par divers auteurs, notamment par Paul Heusinger et Verheyen, la chronologie des épidémies et des épizooties depuis l'antiquité jusqu'au IVᵉ siècle, offre ce fait remarquable que sur 18 maladies générales dont l'histoire a conservé la tradition, 16 furent communes aux hommes et aux animaux. De l'an 376 de notre ère jusqu'à la fin du XVᵉ siècle, les chroniques mentionnent 134 maladies épidémiques ou épizootiques qui se sont généralisées. Sur ce total, 29 sont exclusivement épidémiques, 43 épizootiques, et 62 communes aux hommes, aux animaux domestiques et même aux bêtes fauves.

2° *Avec les maladies générales des végétaux ou épiphyties.* — On sait que les maladies générales n'épargnent pas le règne végétal; telle est même parfois la rapidité de leur propagation, soit par le contact immédiat d'une plante à une autre, soit par des particules transportées par les vents, que les botanistes avaient admis une classe de *maladies contagieuses.*

Une étude ultérieure a démontré que ce mode de transmissibilité devait être distingué de la contagion proprement dite. Ici, en effet, la propagation est l'œuvre des cryptogames parasites. Ces derniers donnent naissance non à des affections contagieuses, mais à des maladies parasitaires. Toutefois, faisons remarquer que les rapports entre les animaux et les aliments sont si intimes, qu'ils deviennent, dans certaines circonstances déterminées, une cause puissante de modifications profondes de l'économie. Les fourrages recouverts de cryptogames (uredo, puccinie, mucédinée, etc., etc.) agissent localement en irritant le canal intestinal, et sur le sang après leur absorption. Le professeur Gohier, en 1804 (1), Numann et Marchand, en 1830 (2), Plasse, en 1849 (3), et plusieurs autres auteurs ont affirmé que les aliments altérés par ces productions parasitaires étaient la source de certaines maladies générales contagieuses.

Nous les avons étudiées dans une autre partie de ce livre, et nous n'y reviendrions pas à cette place si quelques expériences récentes ne tendaient à faire croire que les cryptogames, inoculés aux hommes et aux animaux, communiquent une maladie analogue ou identique à celle qui leur a donné naissance.

On sait que, dans certaines conditions déterminées, les mucédinées du muguet propagent cette maladie avec une rapidité extraordinaire; nous l'avons vue envahir en très-peu de temps des groupes de jeunes agneaux, après s'être developpée sur l'un d'eux; nous avons pu également, par le simple dépôt de l'*oïdium albicans* sur la muqueuse buccale, la propager expérimentalement d'une manière d'autant plus facile que la bouche se trouve dans un plus grand état d'acidité.

Mais s'il était démontré, comme on l'a prétendu dans ces derniers temps, que diverses maladies parasitaires des végétaux peuvent se transmettre à l'homme et aux animaux, elles se rattacheraient plus directement à notre étude.

---

(1) *Des effets des pailles rouillées.* Lyon, 1804.

(2) *Sur les propriétés nuisibles que les fourrages peuvent acquérir pour les différents animaux domestiques par des productions cryptogamiques.* Traduit du hollandais. Groningue, 1820.

(3) *Maladies infectieuses et cryptogamiques, etc.* Paris, 1855.

C'est cette considération qui nous fait rappeler ici les travaux tout récents, notamment ceux de M. le docteur Collin, dans lesquels il s'agit de personnes qui, en taillant la vigne couverte d'oïdium, ont été atteintes d'accidents graves ; éruption vésiculeuse, puis inflammation, phlegmoneuse et gangréneuse, état général alarmant, enfin éruption *d'oïdium albicans* sur la muqueuse de la bouche (1).

Pénétré de l'importance de cette étude au point de vue de l'hygiène publique, nous avons tenté quelques expériences d'inoculation sous-épidermique, d'injection dans le système circulatoire et d'ingestion dans l'estomac de chiens, de lapins et de moutons avec des spores d'oïdium et avec des raclages de feuilles et de tiges chargées d'oïdium. Chez tous ces animaux le résultat a été négatif.

Ces expériences, entreprises à la suite de la communication de M. Collin, sont confirmatives de celles faites en même temps par MM. Leplat et Jaillard (2), et par MM. Letellier et Spéneux (3).

Quoi qu'il en soit, l'étude de l'influence que les cryptogames et les autres altérations pathologiques des plantes exercent sur l'économie mérite d'être poursuivie. Comme ces dernières constituent l'aliment presque exclusif des animaux, on s'explique que l'organisme se trouve parfois modifié et apte à contracter des affections générales que l'*épidémicité* peut rendre contagieuses.

F. — Effets des épizooties sur la population animale.

La statistique démontre que les épidémies ne produisent qu'une diminution momentanée de la population humaine. Dans son *Dictionnaire d'hygiène publique et de salubrité*, si

____

(1) *Académie de médecine*, séance du 12 avril 1864.
(2) *Académie des sciences*, séance du 17 avril 1864.
(3) *Ibidem*, séance du 10 octobre 1864.

remarquable à tant de titres, M. Tardieu dit : « Que dans nos pays civilisés les épidémies les plus meurtrières ne diminuent la population que passagèrement : le vide de celle-ci se recomble très-vite, et par des étrangers qui viennent prendre les emplois devenus vacants, et par les mariages et les naissances proportionnellement plus nombreux que jamais. En un mot, les épidémies accélèrent le renouvellement des générations et leur absence les ralentit. »

Cette opinion de M. Tardieu est confirmative de celle que Villermé a exprimée dans un travail sur la matière (1). Ce savant économiste établit ce fait considérable, qui sous sa plume acquiert l'importance d'une loi, savoir : que dans l'année succédant à une épidémie meurtrière, les maladies sont moins nombreuses et moins graves. La mortalité reste au-dessous de la moyenne, la fécondité suit une progression croissante, les naissances excèdent notablement les décès, et l'équilibre ne tarde pas à se rétablir.

Les vétérinaires ont bien publié la statistique de la mortalité déterminée par quelques épizooties, mais nous ne possédons dans notre médecine aucun travail d'ensemble sur ce point curieux de leur histoire.

Toutefois Verheyen était porté à croire que la loi établie par Villermé est applicable aux épizooties ; il fondait son opinion sur le fait suivant d'observation.

L'épizootie de typhus contagieux du gros bétail qui sévit sur la Belgique de 1744 à 1749 exerça de grands ravages. Lors de son extension, intervint une ordonnance de Marie-Thérèse, prohibant l'exportation du bétail sur pied et dépecé, et défendant de livrer les veaux à la boucherie, à cause *du peu de bestiaux épargnés par la maladie.* Une nou-

---

(1) *Des épidémies sous le rapport de l'hygiène publique, de la statistique et de l'économie politique. — Annales d'hygiène,* t. IX, p. 1.

velle ordonnance de 1754, non-seulement lève la prohibition et la défense, mais accorde, vu *l'état florissant
du bétail,* une prime à l'exportation des bêtes bovines.
Verheyen fait suivre cette relation de cette remarque : que
malgré le dommage porté à l'agriculture, par le manque
d'engrais, il n'a fallu que cinq ans pour repeupler le pays
et rendre l'espèce bovine plus prospère que jamais.

Nous ferons des réserves relativement à l'opinion émise
par Verheyen. Étant donnée l'exactitude de la loi de Villermé, généralement admise par les médecins, nous ne
pensons pas qu'on puisse, sous ce rapport, assimiler les
épizooties aux épidémies. Il intervient, en ce qui concerne
les animaux, une question de capital qui change complétement le phénomène.

Il serait facile de trouver dans l'histoire des épizooties
des exemples qui attestent leur influence sur la réduction
du chiffre de la population animale de la contrée où elles
sévissent. Cette réduction n'est pas seulement momentanée, mais elle se fait encore sentir pendant un laps de temps
assez long.

L'épizootie de cachexie aqueuse qui ravagea, dans des
proportions considérables, l'espèce ovine pendant les années 1853 et 1854, n'est certainement pas étrangère à la
diminution du chiffre de la population de cette espèce
animale. C'est notre opinion, nous l'avons toujours pro-
fessée dans nos cours, et nous sommes heureux de dire que
cette opinion est aussi celle d'un savant économiste dont
personne ne récusera la compétence.

Dans une note lue le 21 juin 1865 à la Société impériale
et centrale d'agriculture de France, M. de Lavergne établit
que le recensement général de l'espèce ovine fait en 1857,
accuse une diminution d'un cinquième de l'effectif :

de 33,510,000 bêtes en 1852, il serait tombé à 27,185,000 en 1857 (1).

M. de Lavergne pense, comme nous, que la mortalité extraordinaire des années 1853 et 1854 a contribué pour une grande part à produire ce résultant. Le mal qu'elle a causé n'était pas encore réparé en 1857. Les renseignements font défaut, le nouveau recensement fait en 1862 n'étant pas encore publié.

Nous ne connaissions pas ces résultats généraux de la statistique lorsque M. de Lavergne nous demanda s'il était possible de déterminer, en nous basant sur nos observations personnelles, les pertes occasionnées par les épizooties en question pendant les années 1853 et 1854.

Voici la note que nous avons fournie en réponse, extraite de la communication de M. de Lavergne :

« En 1853 et 1854, la cachexie aqueuse des bêtes à laine a exercé de grands ravages en France. La mortalité s'est élevée à un chiffre considérable dans la Brie, la Champagne, la Sologne, le Sud-Ouest, etc. Quelques auteurs estiment que dans le Cher, le Gatinais, la Sologne, les propriétaires ont perdu un quart, un tiers, les trois quarts de leurs troupeaux. Je crois ces chiffres exagérés ; si j'en jugeais par les observations que j'ai faites moi-même en 1853 et 1854, le chiffre de la mortalité s'élèverait à un cinquième. Les troupeaux, à cette date, ont diminué non-seulement par le fait de la cachexie, mais encore par la vente des bêtes sacrifiées sous le coup de cette maladie. J'ai observé des avortements chez un grand nombre de brebis mères.

« En 1854 et 1855, la clavelée et le piétin ont fait également des ravages. En résumé, je suis convaincu que ces

____

(1) *Bulletin de la Société impériale et centrale d'agriculture de France*, 2ᵉ trimestre 1861.

épizooties ont fortement contribué à la diminution qu'a subie, en France, la population ovine. »

On voit que nos observations concordent avec les résultats généraux de la statistique.

Nous les avons reproduites parce qu'elles démontrent que les épizooties ont une connexion très-intime avec toutes les branches de l'agriculture, que la mortalité due à ces maladies générales agit non-seulement sur le chiffre de la population, mais encore sur l'élevage, la multiplication des animaux, sur les améliorations et les progrès agricoles, en un mot, sur la source même de la production du sol.

Des considérations qui précèdent, et sans attacher une importance plus grande qu'il ne le faut à la statistique médicale, nous pensons qu'il n'est pas exact de dire des épizooties ce que Villermé a dit des épidémies : à savoir qu'elles accélèrent le mouvement de la population.

G. — Prophylaxie.

L'inconnu ou le doute qui plane le plus souvent sur l'étiologie des épizooties et des enzooties explique la difficulté d'établir la prophylactique sur des bases scientifiques. Quand les causes sont bien déterminées, il suffit de les faire disparaître, pour atteindre le mal à son origine. On peut, par exemple, à l'aide d'un ensemble de moyens puisés dans l'hygiène et dans le régime alimentaire, préserver les troupeaux de bêtes à laine de la pourriture, ou tout au moins atténuer considérablement ses ravages. En augmentant les ressources alimentaires par le perfectionnement des cultures, en assainissant les terres par le drainage, par les plantations, par l'endiguement des rivières, en multipliant le contact des populations et les relations commerciales par les grands travaux agricoles et industriels, par les voies de communication entreprises sur presque toute la surface du globe, on tend à restreindre le nombre et la gravité des maladies générales dont l'étiologie se rattache à des conditions de sol, de nourriture, de travail, etc. C'est ainsi que, sans quitter la France, on voit disparaître dans diverses parties de son territoire, l'hématurie, le charbon, les maladies de sang à forme protéique et plusieurs autres espèces morbides revêtant un caractère enzootique. Mais, hâtons-nous de l'avouer, les cas que nous venons de citer forment de rares exceptions ; le plus souvent on ne possède aucun élément certain pour reconnaître les causes des épizooties, et partant pour indiquer les moyens efficaces de les prévenir ou de les guérir. Lorsqu'elles apparaissent d'une manière soudaine, le vétérinaire doit tout d'abord rechercher si elle sont ou non contagieuses. Il est même prudent, dès le principe, de préjuger la contagion, de prescrire l'isolement des animaux malades et d'empêcher toute communication de ces derniers avec les animaux sains. Une étude ultérieure et plus approfondie du mal dirigera la conduite que doit tenir le vétérinaire.

Nous laisserons de côté les cas où la certitude de la transmissibilité sera acquise ; il en sera question ailleurs. A cette place nous ne devons avoir en vue que les épizooties ou les enzooties dont les causes matérielles échappent à la sagacité de l'observateur. Et encore, nous ne pourrions, sans sortir du cadre assigné à la matière de notre livre, exposer d'une manière même sommaire, les bases sur lesquelles repose la prophylaxie de ces maladies générales graves qui atteignent les diverses espèces domestiques. Qu'il nous suffise de dire que les moyens à leur opposer se trouvent dans l'application des grandes règles de l'hygiène générale, parmi lesquelles nous rappellerons : la propreté, l'aération, la ventilation des habitations, et tout ce qui se

rattache à la salubrité des aliments, des boissons, au travail, au gouvernement des animaux, etc.

Ces préliminaires posés, nous devons, avant de décrire
en particulier chacune des maladies susceptibles de régner
sous la forme épizootique ou enzootique contagieuse, réunir
les divers documents de la législation qui constituent à
proprement parler la police sanitaire, afin de pouvoir ensuite, à mesure que nous décrirons ces maladies, faire à
chacune d'elles l'application des mesures qui la concernent,
soit pour en démontrer l'utilité, soit pour en proposer la
réforme.

CHAPITRE III.

LÉGISLATION SANITAIRE.

La législation sanitaire, applicable aux maladies contagieuses des animaux domestiques, remonte aux premières années du XVIIIe siècle. Avant cette date, et bien que la France eût été frappée plusieurs fois par des épizooties meurtrières, le gouvernement ne paraît avoir pris aucune mesure générale pour éviter ou pour arrêter la contagion.

L'apparition du typhus contagieux du gros bétail sur les frontières de l'est et du sud-est de la France, en 1713 et 1714, répandit l'effroi dans les campagnes, et comme on rattachait à la contagion son extension et ses ravages, le *Conseil d'État du roi* édicta pour la première fois, à cette époque, des mesures de police sanitaire.

Longtemps méconnue, l'utilité d'une législation, en vue de préserver les animaux des atteintes de la contagion, est cependant incontestable : les épizooties contagieuses sont un fléau pour l'agriculture; elles portent un grave préjudice à la prospérité nationale.

L'absence de bétail diminue la fécondité du sol, elle tarit une source principale de la richesse commerciale et industrielle du pays, elle enlève à la consommation une quantité considérable de viande, elle devient enfin une véritable calamité publique, tant il est vrai qu'en agriculture tout se tient et s'enchaîne, que toutes les choses sont solidaires les unes et des autres et que la nation est intéressée tout entière à la prospérité de chacune d'elles.

D'ailleurs, et à un autre point de vue, les maladies contagieuses peuvent se transmettre aux hommes et répandre, comme l'histoire en offre plusieurs exemples, le deuil et la consternation parmi les populations. « Ce n'est pas seule- « ment, a dit avec raison le savant hygiéniste M. Tar- « dieu, par la perte considérable, par la ruine qu'elles « entraînent, que les épizooties prennent place parmi les « plus graves questions d'hygiène, c'est encore par l'in- « fluence pernicieuse que peuvent exercer sur la santé « publique le contact ou l'usage alimentaire ou industriel « des animaux malades, de leur viande et de leurs pro- « duits (1). »

Si donc, d'un côté, les épizooties contagieuses sont une cause de ruine pour un pays, si d'un autre il est démontré qu'elles défient les conditions hygiéniques en apparence les meilleures, et les traitements les mieux appropriés, on s'explique l'intervention directe de l'autorité pour arrê- ter par des mesures sages et énergiques les progrès crois- sants de la contagion.

L'Italie, si souvent ravagée par le typhus contagieux du gros bétail, employa la première des règlements sanitaires pour prévenir l'importation de cette épizootie et sa propa- gation dans les campagnes. C'est, notamment, à la répu- blique de Venise, qui avait déjà doté l'Europe d'un régime sanitaire général, qu'appartient le mérite d'avoir inauguré celui qui est applicable aux maladies contagieuses des ani- maux domestiques. Ayant vu plusieurs fois le typhus con- tagieux sur son territoire, particulièrement pendant les années 1514, 1519 et 1711, Venise décréta les mesures les plus sévères et les plus énergiques pour éteindre le foyer de la contagion.

C'est vers cette dernière époque (1714) que la France

---

(1) *Dictionnaire d'hygiène publique et de salubrité.* Paris, 1852.

commence à avoir une législation spéciale sur la police sanitaire des animaux. Pendant près d'un siècle cette législation n'a pas de stabilité, elle s'adoucit ou s'aggrave suivant les circonstances, et chaque épizootie nouvelle amène l'adoption de nouveaux arrêts.

Nous examinerons plus loin quelles critiques peuvent être légitimement élevées contre la législation actuellement existante, mais il importe, avant tout, de suivre la marche de cette législation depuis son origine jusqu'à nos jours et de faire connaître les circonstances au milieu desquelles elle s'est produite.

En 1714, apparaît en France une maladie contagieuse qui, partant des bouches du Danube, pénètre en Italie, envahit les duchés, le royaume de Naples, les États de l'Église; puis, s'échappant du Milanais, s'élance dans la Sardaigne, gagne le Piémont, s'étend en Suisse, pénètre en France par le Dauphiné, sévit dans la Bourgogne, la Champagne, l'Ile-de-France, remonte au Nord, redescend au Midi en portant partout sur son passage le ravage parmi les animaux. Alors est rendu l'*Arrêt du Conseil d'État du roi* du 16 avril 1714.

En 1740, apparaît une deuxième épizootie de typhus, qui dura dix ans. Importée par des bœufs des steppes de la Russie dans les États autrichiens, elle dévaste la Bohême, la Gallicie, la Hongrie, gagne l'Italie et pénètre dans le midi de la France. En même temps, elle s'avance dans le centre de l'Allemagne, envahit les États de la Confédération germanique, passe en Hollande, traverse le Luxembourg, se propage dans l'Alsace, dans la Franche-Comté, la Lorraine, la Flandre, la Picardie, pénètre dans l'Ile-de-France et dans les provinces du Centre. A cette époque d'invasion du typhus correspondent : l'*Ordonnance du roi* du 6 janvier 1739 qui prescrit les mesures à prendre pour protéger les frontières contre l'introduction de l'épizootie; l'*Arrêt du Conseil* du 14 mars 1745; l'*Arrêt du Parlement* du 24 mars de la même année; enfin l'*Arrêt réglementaire du Conseil* du 19 juillet 1746.

Vingt années se passent sans qu'une épizootie contagieuse reparaisse; mais en 1770 une maladie de cette nature s'annonce d'une manière désastreuse dans la Hollande. Elle gagne la France où elle exerce ses ravages, notammeut dans la Flandre, le pays Laonnais, la Picardie et l'Artois. Alors est rendu l'*Arrêt du Conseil* du 31 janvier 1771.

La France commençait à peine à réparer les désastres de l'épizootie de 1770 que la *peste bovine* éclate tout à coup à Bayonne et dans les environs (1774). De ce point, le typhus se répand : d'un côté, dans l'Armagnac, le Bordelais et l'Angoumois; de l'autre, dans le Bas-Languedoc, la Provence, le Dauphiné, l'Auvergne et la Bourgogne. A cette époque sont dus : les *Arrêts du Conseil* des 18 décembre 1774, 30 janvier et 1er novembre 1775, enfin l'*Ordonnance royale* portant également cette dernière date.

Moins de dix années plus tard, diverses maladies contagieuses, principalement la *morve*, exercent des ravages dans notre pays. Le gouvernement, « considérant qu'elles « se communiquent, se propagent et se perpétuent par « toutes sortes de voies, » rend l'important *Arrêt du Conseil* du 16 juillet 1784.

Les guerres de la République avec les puissances du Nord importèrent, en 1795, le typhus contagieux dans l'est de la France. Le Directoire exécutif promulgua l'arrêt de messidor an V, qui maintient toutes les mesures édictées par les anciens règlements.

Les armées de la coalition, en 1814 et 1815, furent accompagnées par la peste bovine; elle suivit partout le mouvement des alliés sur le territoire de la France.

L'*Ordonnance royale* du 27 janvier 1815 eut pour but d'arrêter les progrès de cette funeste invasion.

En 1865, le typhus éclata dans plusieurs États limitrophes de la France. Le décret promulgué le 5 septembre de la même année clôture la série de mesures législatives et administratives prises contre cette terrible épizootie.

Comme on le voit, les éléments de cette législation spéciale sont nombreux; aussi, pour en faciliter l'étude, croyons-nous devoir la diviser en deux périodes distinctes.

La première comprend les ordonnances et arrêts du Conseil antérieurs à 1789.

La seconde, les lois ou arrêtés postérieurs à cette date.

§ I. — LÉGISLATION SANITAIRE ANTÉRIEURE A 1789.

Les anciens règlements de nos rois renferment un grand nombre de dispositions sanitaires dont quelques-unes sont utiles à conserver, tandis que les autres sont inutiles, trop sévères, contradictoires avec l'esprit de notre temps et inapplicables dans leur généralité. Il serait à désirer que ces règlements fussent révisés de manière à être mis en harmonie avec les autres parties de notre législation. La Prusse, l'Autriche, la Russie, la Belgique, la Suisse, les États de la Confédération germanique sont entrés dans cette voie depuis plusieurs années. Ces divers États ont donné un exemple que la France ne peut manquer de suivre dans un avenir prochain.

Ces règlements imposent des obligations distinctes :

1° A l'administration, représentée par les autorités locales, et aux vétérinaires, chargés par cette administration de visiter ou soigner les animaux en temps d'épizootie;

2° Aux particuliers, propriétaires ou détenteurs d'animaux malades ou suspects.

1° Obligations de l'autorité.

Dès qu'une maladie contagieuse éclate, l'administration doit prendre des mesures préservatrices.

Les maires et échevins dans les villes, et les syndics dans les campagnes, sont tenus d'informer, au premier avis qu'ils en obtiennent, les intendants et leurs subdélégués des maladies contagieuses ou épizootiques qui se manifestent dans l'étendue de leur arrondissement, de leur déclarer le nombre des animaux qui sont malades ou soupçonnés et qu'ils ont fait marquer, le nom des propriétaires auxquels ces animaux appartiennent et s'ils ont été avertis par lesdits propriétaires ou par d'autres particuliers de la paroisse. Le tiers des amendes prononcées contre lesdits propriétaires, faute de déclaration, appartient à ceux qui ont donné le premier avis, soit au principal officier de police dans les villes, soit aux syndics des paroisses de la campagne (1).

Les maires et échevins dans les villes, et les syndics des paroisses qui ne donnent pas cet avertissement aux intendants et subdélégués, sont rendus responsables de tous dommages qui pourraient résulter de leur négligence (2).

Les officiers municipaux ou syndics sont tenus de faire visiter, par les agents préposés à cet effet par l'intendant, toutes les bêtes à cornes de la commune (3).

Les bêtes reconnues saines sont marquées d'un fer chaud portant l'empreinte de la lettre S (4).

---

(1) Arrêts du Conseil des 19 juillet 1746, art. 3, et 16 juillet 1784, art. 2.

(2) *Ibid.*

(3) Arrêt du Conseil du 31 janvier 1771, art. 4.

(4) *Ibid.*

Les bêtes attaquées de la maladie sont marquées, d'après les arrêts du Conseil de 1746 et de 1771, d'un fer chaud portant l'empreinte de la lettre M et de la lettre initiale du nom de la ville ou paroisse ; d'après l'arrêt du Conseil de 1784, d'un cachet en cire verte appliqué sur le front de la bête malade et portant ces mots : *animal suspect* (1).

Dans les lieux infectés, les bêtes malades sont vues et visitées sans délai, en la présence des officiers municipaux, par les experts-vétérinaires les plus prochains, lesquels doivent se transporter, à cet effet, dans les écuries, étables et bergeries, pour reconnaître et constater exactement l'état des animaux qui leur ont été déclarés (2).

Les intendants et commissaires départis dans les différentes parties du territoire sont autorisés à nommer autant d'experts qu'ils le jugent à propos pour lesdites visites. Ces experts sont choisis par préférence parmi les élèves des Écoles vétérinaires ; à leur défaut, parmi les maréchaux et autres qui ont des certificats d'étude et de capacité du directeur de l'École vétérinaire, ou qui ont subi un examen sur les demandes qui leur sont faites en présence du commissaire par deux vétérinaires du département (3).

Ces experts sont tenus de prêter leur ministère toutes les fois qu'ils en sont requis par les officiers de maréchaussée, subdélégués, officiers municipaux et syndics pour examiner les animaux suspects, comme aussi de se transporter à cet effet dans les marchés publics et dans les écuries des maîtres de poste, des entrepreneurs de messageries ou roulages et loueurs de chevaux, même aussi dans les écuries, étables et bergeries des particuliers,

---

(1) Arrêts du Conseil des 19 juillet 1746, art. 1er; 31 janvier 1771 et 16 juillet 1784, art. 4.

(2) Arrêt du Conseil du 16 juillet 1784, art. 1er.

(3) Arrêt du Conseil du 16 juillet 1784, art. 2.

sur les déclarations et dénonciations qui ont été faites à leur égard, en se faisant toutefois, dans ce dernier cas, autoriser par le juge du lieu et accompagner d'un officier municipal ou du syndic de la paroisse (1).

Lorsque les visites sont ainsi faites suivant les prescriptions légales, il est, sur-le-champ, à la diligence des officiers municipaux ou syndics, attaché à la porte principale des maisons où il y a des bêtes malades, et aux principales avenues de la ville ou du village, des signaux suffisants pour faire connaître que la maladie y règne (2).

Les officiers municipaux ou syndics doivent, de plus, faire publier et afficher dans tous les lieux voisins que la communication est interdite avec le dit lieu et faire fermer les avenues et chemins détournés par où l'on pourrait y entrer (3).

Cette séquestration des habitants et des animaux des communes infectées fut, on peut le dire, appliquée à une étendue considérable du territoire, lorsque la France se vit menacée de la terrible épizootie qui éclata en 1740.

En effet, à la date du 6 janvier 1739, le roi rend une ordonnance dans laquelle il déclare :

Qu'étant informé que les maladies contagieuses qui se sont répandues dans une partie de la Hongrie et provinces voisines, ne sont pas encore cessées, il a jugé nécessaire de prendre les précautions qu'exigent la sûreté et la conservation de ses sujets, en les préservant autant que possible de toute communication suspecte.

En conséquence, il déclare dans l'art. 1er :

Que tout commerce et négoce de bestiaux et marchandises, de quelque espèce que ce soit, venant desdits pays, ou qui y ont passé, est et demeure interdit et suspendu jusqu'à ce qu'il en ait été autrement ordonné.

---

(1) Arrêt du Conseil du 16 juillet 1784, art. 3.
(2) Arrêt du Conseil du 31 janvier 1771, art. 6.
(3) Arrêt du Conseil du 31 janvier 1771, art. 7.

Cependant, justement effrayé lui-même des effets d'un semblable mesure qui, dans ces termes absolus, pouvait devenir aussi grave que le mal, le roi concède dans l'art. 2 que :

Pour prévenir les inconvénients que cette interdiction pourrait occasionner dans le commerce entre la France et les pays où la santé des bestiaux n'est pas altérée, les négociants, commerçants, voituriers et autres qui voudraient faire entrer des marchandises d'Allemagne et des pays en dépendant, autres que les bestiaux attaqués de la contagion, soient tenus de rapporter des certificats de santé expédiés en bonne et due forme par les magistrats du lieu d'où lesdits bestiaux sont partis et où lesdites marchandises ont été fabriquées ; ces certificats sont présentés à l'entrée du territoire aux commandants ou magistrats pour y être par eux visés.

Les voyageurs, passagers ou autres venant d'Allemagne, ne peuvent entrer davantage en France, sans un pareil certificat de santé, visé des commandants ou magistrats de la première ville de la frontière qui se trouve sur leur route (1).

Telles sont les principales obligations imposées aux administrations locales ; ces obligations étant énumérées, nous avons maintenant à nous occuper des devoirs que ces mêmes arrêts imposent aux particuliers en cas de contagion.

2° *Obligations des propriétaires.*

Les propriétaires ou détenteurs d'animaux malades doivent en faire la déclaration dans les vingt-quatre heures, — l'arrêt du Conseil de 1784 dit même *sur-le-champ,* — à l'autorité locale, échevins ou maires dans les villes, aux syndics dans les paroisses, de manière à faciliter la surveillance, par l'administration, des mesures à prendre relativement à l'isolement, à l'abattage, s'il y a lieu, à l'enfouissement, etc. (2).

---

(1) Art. 3.
(2) Arrêts du Conseil des 24 mars 1745, art. 1er ; 19 juillet 1746,

Il est interdit aux particuliers de soigner les animaux malades sans avoir fait au préalable cette déclaration (1).

L'arrêt du Conseil du 31 janvier 1771 dispose que dans le cas où l'une des bêtes déclarées malades sera abattue par ordre de l'intendant, le propriétaire qui a fait la déclaration dans la ville ou paroisse, est indemnisé du tiers de la valeur de ladite bête, et si la déclaration a été faite par un autre, le propriétaire est privé de cette indemnité et condamné à 100 livres d'amende, dont moitié appartient au dénonciateur (2).

Cette pénalité, déjà fixée à cette somme par l'arrêt du Conseil du 19 juillet 1746 (3), est portée à 500 livres d'amende par l'arrêt du Conseil du.16 juillet 1784 (4).

Dès que la déclaration des bêtes malades est faite par le propriétaire ou détenteur, celui-ci doit les isoler des bêtes saines pour empêcher la communication de la maladie.

Tous les anciens règlements veulent que les bêtes malades soient placées isolément dans des écuries ou des étables (5).

Mais les uns et les autres ne sont pas d'accord sur le point de savoir si les animaux malades ou suspects doivent être séquestrés dans les étables, sans pouvoir en sortir avant leur entière guérison.

Ainsi, d'après les arrêts du Conseil de 1746 et de 1771, les bêtes malades doivent être renfermées dans des en-

---

art. 1er; 31 janvier 1771, art. 1er; 1er novembre 1775, art. 3 et 16 juillet 1784, art. 1er.

(1) Arrêt du Conseil du 16 juillet 1784, art. 4.

(2) Arrêt du Conseil du 1er novembre 1775, art. 5.

(3) Art 1er.

(4) Art 1er.

(5) Arrêts du Parlement du 24 mars 1745, art. 1er; arrêts du Conseil du 19 juillet 1746, art. 1er; du 31 janvier 1771, art. 1er; du 16 juillet 1784, pénalité.

droits d'où elles ne puissent communiquer avec les bestiaux sains de la même ville; les propriétaires ne peuvent, sous quelque prétexte que ce soit, les faire conduire dans les pâturages ni abreuvoirs; ils sont tenus de les nourrir dans les lieux où ils ont été renfermés; ils ne peuvent les en faire sortir qu'après parfaite guérison et après qu'elles ont été marquées de la lettre G, en présence des officiers municipaux (1).

Dans le cas où les particuliers contreviennent à ces dispositions, les bêtes malades sont confisquées, elles sont tuées s'il y a lieu, et les propriétaires détenteurs ou conducteurs sont, de plus, condamnés à 100 livres d'amende (2).

L'arrêt du Conseil du 24 mars 1745 prévoit (3), au contraire, le cas où les bêtes malades peuvent être conduites au pâturage; il dispose qu'elles doivent alors être mises à la garde d'un pasteur, qui est choisi par la communauté, et qui ne peut conduire le bétail que dans les cantons et les lieux qui sont indiqués par les officiers du roi.

Il fait, en même temps, défense aux communautés qui ont droit de parcours ou d'usage sur les territoires voisins, de l'exercer, dès le moment qu'il y a dans ladite communauté des bêtes atteintes de maladie, à peine pour les habitants des communautés contrevenantes de répondre solidairement de tous dommages et intérêts dont la communauté demeure responsable (4).

D'un autre côté, les anciens règlements se préoccupent

---

(1) Arrêts du Conseil des 19 juillet 1746, art. 1er et 2; 31 janvier 1771, art. 10 ; du 16 juillet 1784, art. 4.

(2) Arrêts du Conseil des 19 juillet 1746, art. 2 ; 31 janvier 1771, art. 3, 5, 8 et 10.

(3) Art. 1er.

(4) Art. 2.

d'empêcher que les bêtes malades puissent être vendues, et par suite livrées à la consommation.

A cet effet, l'arrêt du Conseil du 16 juillet 1784 fait défense à tous marchands et autres, de détourner, sous quelque prétexte que ce soit, vendre ou exposer en vente, dans les foires et marchés, ou partout ailleurs, des chevaux ou bestiaux atteints ou suspectés de la morve ou de maladies contagieuses; et aux hôteliers, cabaretiers, laboureurs et autres, de recevoir dans leurs écuries ou étables ordinaires, aucuns chevaux ou animaux soupçonnés de semblables maladies (1).

En cas de contravention à ces défenses formelles, il est prononcé une amende de 500 livres (2).

Mais là ne se bornent pas les précautions prises.

Plusieurs arrêts du Conseil défendent de conduire, amener, vendre ni exposer en vente du bétail sur les foires et marchés des pays infectés, et réciproquement de vendre sur les marchés des pays sains des animaux, quels qu'ils soient, venant des pays infectés (3).

Ainsi, l'arrêt du Conseil de 1746 fait défense à tous particuliers, soit propriétaires de bêtes à cornes ou autres, de conduire aucune de ces bêtes, saine ou malade, des villes ou paroisses de la campagne où la maladie s'est manifestée, dans aucune foire ou marché, et ce, sous peine de 500 livres d'amende pour chaque contravention; les propriétaires des dits bestiaux qui peuvent se servir d'étrangers pour les conduire sur le marché sont responsables en leur propre et privé nom (4). Il est, en outre,

---

(1) Art. 7.
(2) Art. 6 et 7.
(3) Arrêts du Conseil des 16 septembre 1714 ; 24 mars 1745, art. 3; 19 juillet 1746, art. 5.
(4) Art. 6.

pris des mesures pour que l'administration puisse toujours savoir, en cas de contagion, de quel pays vient l'animal présenté sur le marché.

L'arrêt du Conseil de 1746 dispose à cet égard que tous les particuliers ou habitants des villes ou des paroisses de la campagne où la maladie n'aura pas pénétré, qui veulent conduire ou envoyer des bestiaux aux foires et marchés, pour y être vendus, soient tenus de se munir d'un certificat de l'officier de police de la ville ou du syndic de la paroisse, visé par le curé ou par un des officiers de justice ; ce certificat doit faire mention de l'état de la ville ou paroisse sur le fait de la maladie, et contenir le nombre et la désignation des bestiaux ; il doit être représenté aux officiers de police, s'il y en a, et, à défaut, aux syndics des paroisses où se tiennent les foires et marchés, avant l'exposition desdits bestiaux en vente (1).

La contravention à ces dispositions est punie de la confiscation des bestiaux et de 200 livres d'amende par chaque tête de bétail (2).

L'interdiction de vendre les animaux provenant des pays infectés s'applique aussi bien à toute vente faite, même hors des foires ou marchés, puisque, par l'arrêt du Conseil de 1746, il est fait très-expresses inhibitions et défenses aux habitants des villes ou des paroisses de la campagne dans lesquelles la maladie s'est manifestée, de vendre aucun bœuf, vache ou veau, et à tous autres particuliers des autres paroisses ou étrangers d'en acheter, sous peine de 100 livres d'amende, tant contre le vendeur que contre l'acheteur, par chaque tête de bétail vendue ou achetée en contravention de cette disposition (3).

---

(1) Art. 12.
(2) Même article.
(3) Art. 5.

Cependant le même arrêt du Conseil n'interdit pas, d'une manière absolue, la vente, pour la boucherie, des animaux sains venant des pays infectés. D'après cet arrêt, les propriétaires de bêtes à cornes qui ont des animaux sains et non soupçonnés de maladie dans un lieu où quelques-uns des bestiaux auront été attaqués, peuvent vendre lesdits bestiaux aux bouchers qui veulent les acheter, mais à la charge qu'ils seront tués dans les vingt-quatre heures de la vente, sans que lesdits bouchers puissent, sous aucun prétexte, les garder plus longtemps. Si cette dernière condition n'est pas remplie, les propriétaires et les bouchers sont passibles de 200 livres d'amende, dont ils sont tenus solidairement (1).

Les bouchers sont, dans le cas d'achat de bestiaux sains, venant de pays infectés, tenus, sous les mêmes peines, de prendre un certificat des propriétaires auxquels ils ont fait leurs achats. Ce certificat doit être visé par l'officier de police de la ville ou le syndic de la paroisse dans lesquelles les achats ont été faits. Il doit contenir le nombre et la désignation des bestiaux qu'ils ont achetés, et mentionner que ces bestiaux n'ont eu aucun signe de maladie. Les bouchers doivent présenter ces certificats à l'officier de police de la ville, ou au syndic de la paroisse dans laquelle ils conduisent lesdits bestiaux, à l'effet de constater que ces bestiaux sont tués dans les vingt-quatre heures du jour de l'achat (2).

Si, malgré ces prescriptions, les bouchers revendent les bestiaux à quelque personne que ce puisse être, ils sont passibles d'une amende de 500 livres par chaque tête de bétail; il est de plus procédé extraordinairement contre

---

(1) Art. 8.
(2) Art. 9.

eux, pour, après l'instruction faite, « être prononcé telle
« peine afflictive ou infamante qu'il appartiendra (1). »

Le même règlement prescrit, d'un autre côté, les mesures à prendre dans le cas où les bouchers achètent du
bétail dans les lieux où la maladie n'a point encore pénétré. Dans ce cas, les bouchers sont tenus de prendre un
certificat de l'officier de police de la ville ou du syndic de
la paroisse dans laquelle ils font leurs achats. Ce certificat
doit faire mention de l'état de la paroisse concernant la
maladie, le nombre et la désignation des bestiaux qu'ils y
ont achetés; ils sont, en outre, tenus de représenter ce
certificat à l'officier de police de la ville, ou au syndic de
la paroisse de leur domicile chaque fois qu'ils en sont requis, pour justifier que ces bestiaux ont été achetés dans
des lieux sains (2).

En cas de contravention, les bestiaux sont confisqués
et les bouchers ont à payer une amende de 200 livres par
chaque tête de bêtes à cornes (3).

A côté de ces dispositions déjà imposées aux particuliers, il en existe une autre sur laquelle nous aurons à revenir plus tard : nous voulons parler de l'obligation, pour
les particuliers, de laisser abattre leurs bestiaux malades
ou même seulement soupçonnés.

Un arrêt du Parlement de Toulouse, du 2 septembre 1775,
avait autorisé le traitement des animaux malades, mais
l'arrêt du Conseil du 1er novembre de la même année,
confirmant les dispositions des arrêts du Conseil des
18 décembre 1774 et 30 janvier 1775, dispose au contraire formellement que du moment où des animaux dénoncés ont été visités par des experts et reconnus atta-

____

(1) Art. 10.
(2) Art. 11.
(3) Même article.

qués de la maladie épizootique, ils sont sur-le-champ assommés et enterrés.

Conformément aux arrêts du Conseil rendus, et aux instructions imprimées et publiées sur cet objet, sans que les propriétaires puissent les conserver, sous le prétexte de les faire traiter par des méthodes dont l'expérience à démontré l'illusion, sans s'arrêter aux dispositions de l'arrêt du 2 septembre 1775, rendu par la Cour du Parlement de Toulouse qui paraît autoriser ledit traitement, ni à tous autres arrêts rendus ou à rendre, dont les dispositions seraient contraires à celles du présent arrêt (1).

Nous devons faire remarquer que jusqu'en 1784 l'assommement s'applique à toutes les bêtes malades sans exception. Un arrêt du Conseil du 18 décembre 1774 avait ordonné qu'après les procès-verbaux de visite dressés par les experts, les bêtes malades devaient être tuées jusqu'à concurrence *des dix premières seulement*, à la vigilance desdits syndics et officiers municipaux dans chaque ville, bourg ou village où la contagion commencerait à se déclarer (2). Mais cette disposition a bientôt été abrogée par l'arrêt du Conseil du 30 janvier 1775, qui exige que *tous les animaux reconnus malades* soient tués sur-le-champ (3).

En 1784, la législation devient moins rigoureuse, et l'arrêt du Conseil du 16 juillet n'ordonne plus l'abatage que des bestiaux dont la maladie a été reconnue *incurable* par les experts (4). N'oublions pas, en terminant ce que nous avions à dire sur les cas où l'abattage est ordonné, de rappeler qu'il doit avoir lieu, aux termes de l'ar-

----

(1) Art. 2 et 4.

(2) Art. 3. Cet arrêt se fondait sur ce que dans les États limitrophes qui avaient été infectés de la contagion pendant les années précédentes, on n'était parvenu à conserver la plus grande partie du bétail qu'en sacrifiant un petit nombre d'animaux malades, dès qu'ils avaient eu les premiers symptômes de cette maladie.

(3) Art. 1er.

(4) Art. 5.

rêt du Conseil de 1746, pour les bêtes marquées M et rencontrées soit dans les pâturages publics, soit aux abreuvoirs, soit sur les grands chemins, soit aux foires ou marchés (1), aux termes de l'arrêt du Conseil du 31 janvier 1771 :

1° Pour toutes les bêtes à cornes entrant dans le territoire d'une ville ou paroisse, ou en sortant après les publications ou appositions de signaux annonçant que la contagion a pénétré dans cette ville ou paroisse (2);

2° Pour toutes les bêtes à cornes venant d'une paroisse infectée et trouvées sur une pâture commune à cette paroisse et à une autre communauté voisine (3).

Ajoutons que l'abattage doit être fait suivant les prescriptions énoncées par les règlements.

Les bêtes abattues ou mortes de la contagion ne peuvent être ni laissées dans les bois, ni jetées dans les rivières, ni exposées à la voirie, ni même enterrées dans les écuries, cours, jardins, et ailleurs que hors l'enceinte des villes, bourgs et villages (4).

En cas de contravention, il est prononcé une amende de 300 livres, sans préjudice des amendes qui peuvent être dues (5).

Les bêtes abattues ou mortes de la contagion doivent être coupées par quartiers ; puis elles sont portées, et non traînées, jusqu'à des fosses qui doivent avoir huit à dix pieds de profondeur et se trouver au moins à 194 mètres 18 centimètres (cent toises) de toute habitation. Les animaux sont enfouis (chairs et ossements) dans ces fosses,

---

(1) Art. 7 et arrêt du Conseil du 31 janvier 1771, art. 5.
(2) Art. 8.
(3) Art. 9.
(4) Arrêt du Conseil du 24 mars 1745, art. 5.
(5) Art. 6.

qui doivent être recouvertes exactement jusqu'au niveau du terrain (1).

Les propriétaires ou fermiers doivent fournir les charrettes, chevaux, harnais, civières ou traineaux, même les manouvriers dont il serait besoin, à peine de 50 livres d'amende contre ceux qui auraient refusé leurs charrettes, harnais, civières ou traîneaux, ou leur service pour enterrer promptement lesdites bêtes mortes de maladie (2).

Les bêtes, une fois enfouies dans les fosses, ne peuvent, bien entendu, en être retirées sous quelque prétexte que ce puisse être, sous peine de 300 livres d'amende, et même de punition corporelle (3).

Les peaux des animaux abattus ou morts de la contagion doivent être tailladées. Il est expressément défendu aux tanneurs d'en vendre ou d'en acheter, à peine de 300 livres d'amende, même de punition corporelle (4).

D'un autre côté, pour éviter la contagion, les anciens règlements exigent que les harnais, les voitures, et généralement tous les objets qui ont touché les bêtes malades, soient lavés, purifiés ; d'après l'arrêt du Conseil de 1784, ils doivent même être *brûlés* ou *échaudés*, conformément à ce qui est prescrit par le procès-verbal d'abattage (5).

Dans le cas où les propriétaires ne se conforment pas, à cet égard, à toutes les précautions ordonnées par les ex-

---

(1) Arrêts du Conseil des 16 avril 1714 ; 24 mars 1745, art. 5 ; 31 janvier 1771, art. 12 ; 18 décembre 1774, art. 3 ; 30 janvier 1775 ; 16 avril 1784, art. 6.

(2) Arrêt du Conseil du 24 mars 1745, art. 5.

(3) Arrêt du Conseil du 24 mars 1745, art. 6.

(4) Arrêts du Conseil des 16 avril 1714 ; 24 mars 1745, art. 6 ; 30 janvier 1775 ; 16 juillet 1784, art. 6.

(5) Arrêts du Conseil des 30 janvier 1771, art. 13 ; 16 juillet 1784, art. 6.

perts, ils commettent une contravention punissable de 500 francs d'amende (1).

Les étables ou écuries dans lesquelles ont séjourné les animaux malades doivent également être lavées et désinfectées, à la diligence des officiers municipaux et experts ; elles ne peuvent recevoir d'autres animaux avant d'avoir été purifiées et sans qu'il se soit écoulé un temps suffisant pour en ôter l'infection (2).

Toute contravention à ces mesures est punie d'une amende de 500 livres (3).

En compensation des nombreuses obligations imposées aux particuliers, les anciens règlements accordent une indemnité aux propriétaires qui, après avoir déclaré à l'autorité la maladie de leurs animaux, les voient mourir de la contagion, ou abattre par mesure d'intérêt général.

D'après l'arrêt du Conseil du 31 janvier 1771, le propriétaire qui, le premier dans la ville ou paroisse, a fait la déclaration de la contagion, doit être payé *de la valeur* de la bête morte de la contagion, suivant ce qui est réglé par l'intendant (4).

L'arrêt du Conseil du 18 décembre 1774, en ordonnant, comme nous l'avons vu, l'abattage des dix premiers animaux malades, veut que, par l'intermédiaire des intendants et commissaires départis dans les provinces, il soit payé aux propriétaires des dix bêtes ainsi sacrifiées le *tiers de la valeur* qu'auraient eue ces animaux s'ils avaient été sains (5).

Enfin, l'arrêt du Conseil du 30 janvier 1775, après avoir décidé, comme nous l'avons vu également, que toutes les

---

(1) Arrêt du Conseil du 16 juillet 1784, art. 6.
(2) Arrêts du Conseil des 31 janvier 1775, art. 13 ; 16 juillet 1784, art. 6.
(3) *Ibid.*
(4) Art. 2.
(5) Art. 4.

bêtes reconnues atteintes de l'épizootie seront abattues, admet le principe de l'indemnité *du tiers de la valeur* au profit des propriétaires de tous les animaux dont l'abattage est ordonné (1).

L'ordonnance royale du 27 janvier 1815 (2) en réfère, pour ce qui est relatif aux indemnités, aux arrêts du 18 décembre 1774 et du 30 janvier 1775; mais, comme si le gouvernement de cette époque avait reconnu l'insuffisance de la mesure qui n'accorde qu'un tiers pour les animaux abattus dans un but de salut public, il enjoint aux ministres de l'intérieur et des finances de se concerter pour soumettre au roi un projet de loi sur les moyens de pourvoir à ces indemnités (3).

L'épizootie de 1815, introduite en France par les armées étrangères, ne fut l'objet d'aucune mesure effective. Au milieu des graves événements politiques des premières années de la Restauration, on perdit le souvenir des désastres occasionnés à l'agriculture par cette épizootie. Aucun projet ne fut soumis ni à la sanction du Roi, ni aux délibérations des Chambres, comme l'avait fait espérer l'art. 7 de cette ordonnance. En 1865, au contraire, la peste bovine s'arrêta, tant aux frontières qu'à l'intérieur de notre pays, devant les mesures énergiques prises par le gouvernement.

En raison de l'importance des indemnités, considérées comme moyen d'assurer l'efficacité des mesures sanitaires, nous examinerons ailleurs plus en détail l'esprit et le texte de la législation ancienne relative à ces indemnités.

5° *Pénalités de l'ancienne législation.*

Pour assurer l'exécution de toutes les prescriptions que

---

(1) Arrêt du Conseil du 1er novembre 1775, art. 5.
(2) Art. 5.
(3) Art. 6.

nous venons d'énumérer, l'arrêt du Conseil du 1er novembre 1775 veut qu'il soit fait par les troupes des visites
et perquisitions dans toutes les étables, écuries, granges et
autres bâtiments, à l'effet de découvrir les contraventions (1).

D'un autre côté, les règlements prescrivent la plus
grande sévérité dans le jugement des contraventions.

A cet égard, des attributions spéciales sont données au
lieutenant général de police de la ville de Paris et aux commissaires départis dans les provinces, qui continuent à avoir,
exclusivement à tous autres juges, la connaissance des
contestations qui peuvent survenir sur l'exécution des
règlements, sauf l'appel au Conseil (2).

Nous citerons encore la disposition d'après laquelle,
en cas de contraventions aux règlements sur la police sanitaire des animaux, toutes les amendes peuvent être poursuivies même par corps (3); et celle par laquelle il est déclaré que les amendes encourues pour contraventions ne
pourront jamais être réputées comminatoires, ni être modérées par les juges sous quelque prétexte que ce soit,
mais qu'elles pourront être augmentées (4).

Telles sont les nombreuses prescriptions contenues dans
les anciens règlements, et qui peuvent se résumer ainsi :

1° Déclaration des animaux malades;

2° Avertissement par l'autorité locale à l'autorité supérieure;

---

(1) Art. 3.
(2) Arrêt du Conseil du 16 juillet 1784, art. 14.
(3) Arrêts du Conseil des 19 juillet 1746, art. 15; 31 janvier 1771,
art. 16; 16 juillet 1784, art. 8.
(4) Arrêts du Conseil des 24 mars 1745, art. 7; 31 janvier 1771,
art. 16.

3° Visite, par les experts désignés par l'autorité, de toutes les bêtes à cornes de la commune;

4° Séquestration des animaux malades dans les écuries et étables ou, tout au moins, isolement au pâturage;

5° Marque des bêtes malades et des bêtes suspectes et dans quelques cas des bêtes saines;

6° Défense d'entrer les animaux venant des pays infectés dans les localités saines sans produire des certificats de santé;

7° Signaux à la porte des maisons et à l'entrée des communes infectées;

8° Publication et affichage des lieux infectés;

9° Défense de présenter, sur les marchés, des bêtes malades; d'y conduire des animaux venant des pays infectés et même des pays non infectés sans produire des certificats d'origine;

10° Formalités à remplir en cas de vente ou achat pour la boucherie des animaux sains;

11° Abattage des animaux malades ou suspects;

12° Enfouissement des bêtes malades abattues ou mortes naturellement; défense de se servir des dépouilles, c'est-à-dire des os, de la chair et du cuir, etc.;

13° Purification des étables, harnais, charrettes, ayant été en contact avec les animaux malades;

14° Interdiction faite aux juges de modérer aucune des peines existantes, cela sous quelque prétexte que ce soit.

Et pour assurer l'accomplissement de toutes ces prescriptions :

Visites et perquisitions faites par les troupes dans les écuries, étables, granges et autres bâtiments;

Juridiction exceptionnelle pour juger les contraventions aux règlements sur les épizooties.

4° La législation ancienne n'est pas abrogée.

Par cet exposé sommaire, mais complet, de la législation sanitaire ancienne, on a pu voir combien les mesures ordonnées en vue de prévenir et d'arrêter les maladies contagieuses sont nombreuses et sévères. Les pertes considérables que ces maladies ont occasionnées à l'agriculture, les charges qu'elles ont imposées au pays peuvent seules expliquer ces rigoureuses prescriptions. Quelques-unes même, notamment l'abattage général des animaux de toute la contrée envahie, comme cela s'est pratiqué en 1775 dans le midi de la France, sont souvent contraires à l'intérêt général et plus funestes pour l'agriculture et pour les particuliers que les épizooties contre lesquelles elles étaient dirigées.

La sévérité des mesures prescrites, l'énormité des peines édictées sont si peu en harmonie avec les idées de notre époque et avec les besoins et les libres franchises de notre commerce, qu'on s'est demandé si cette législation ancienne, malgré les dispositions nouvelles, intervenues depuis 1789, pouvait être encore en vigueur.

C'est là une première question que nous devons examiner.

La plupart des auteurs vétérinaires l'ont résolue par la négative. Delafond, notamment, admet que parmi les arrêts du Conseil d'État du roi, deux seulement sont applicables à toutes les maladies contagieuses : l'arrêt du 10 avril 1714 et l'arrêt du 16 juillet 1784 ; les autres arrêts, y compris l'arrêté du Directoire exécutif du 27 messidor an V, et l'Ordonnance royale du 27 janvier 1815, seraient exclusivement relatifs au typhus contagieux du gros bétail.

L'opinion émise et soutenue par Delafond, dans sa

Police sanitaire, n'est pas exacte; elle est infirmée par le texte même de cette législation. En effet, nulle part il n'est question que les arrêts rendus à l'occasion des grandes épizooties contagieuses aient abrogé les arrêts antérieurs dont ils rappelaient ou dont ils complétaient les principales dispositions. Un des derniers arrêts, sans contredit le plus important, l'arrêté du Directoire exécutif du 27 messidor an V, donne au contraire une force nouvelle aux mesures anciennes édictées par les règlements émanés du Conseil d'État du roi. Le ministre de l'intérieur, Benezech, en le transmettant *aux autorités centrales et municipales de la République*, déclare que cet arrêté ne les abroge pas, qu'il ne fait que *concilier les dispositions de ces lois avec l'ordre constitutionnel*. Cet arrêté est donc encore en vigueur; sa légalité peut être d'autant moins contestée qu'il a pour base l'art. 20, section IV, titre Ier de la loi du 28 septembre-octobre 1791. De plus, un arrêté du 27 vendémiaire an II a prescrit que cet arrêté du Directoire, du 27 messidor an V, qui généralise les mesures anciennes locales et les rend applicables à toute la France, ainsi que l'arrêt du 16 juillet 1784, seraient promulgués dans tous les départements.

Les mesures sanitaires résumées et formulées par l'arrêté du Directoire exécutif sont relatives :

A l'avertissement que l'autorité locale doit donner à l'administration supérieure de l'invasion de la contagion;

A la publicité à faire dans ce cas;

A la déclaration exigée des propriétaires ou détenteurs;

Aux visites des animaux malades chez les particuliers dans les pays infectés;

A la marque des animaux atteints de contagion ou seulement suspects;

A leur isolement des animaux sains, soit dans les étables ou écuries, soit au pâturage;

A la marque des animaux complétement guéris;

A la vente des animaux malades, suspects ou même sains, destinés à la boucherie;

Enfin à l'abattage et à l'enfouissement.

Ces mesures sanitaires sont applicables à toutes les maladies contagieuses, ainsi que je l'ai dit plus haut, en m'appuyant sur le texte même de l'arrêté du 27 messidor an V (5 juillet 1795).

La Cour de cassation elle-même a consacré ce système par un arrêt rendu le 18 novembre 1808, dans les circonstances suivantes :

Plusieurs individus avaient été poursuivis en police correctionnelle comme ayant contrevenu aux dispositions de l'arrêt du Conseil du 16 juillet 1784, pour avoir amené à l'abattoir de Bordeaux un bœuf reconnu atteint d'une maladie charbonneuse.

Le tribunal les acquitta en se fondant sur ce que :

L'arrêt du Conseil du 16 juillet 1784 n'était pas applicable, ledit arrêté n'étant rendu que pour les pays infectés de maladies épizootiques et la contrée d'où venait le bœuf vendu n'étant pas affectée d'une semblable maladie.

Sur l'appel du ministère public, la Cour infirma le jugement de première instance, par le motif :

Que l'arrêt du Conseil du 16 juillet 1784 et l'arrêté du Directoire exécutif du 27 messidor an V ont autant pour objet de prévenir la contagion dans les pays où elle n'existe pas, que d'en arrêter l'effet dans ceux où elle exerce ses ravages.

Les condamnés se pourvurent contre cet arrêté en soutenant :

Que les anciens règlements relatifs à la police sanitaire

des animaux devaient être regardés comme abrogés par les lois nouvelles sur la matière ;

Que tout au moins, ces anciens règlements avaient pour objet d'arrêter l'effet de la contagion dans les pays infectés ; que leur but n'avait jamais été de prévenir la contagion dans les pays où elle n'existait pas.

Mais la Cour de cassation, repoussant ces divers moyens, rendit un arrêt duquel ressortent les propositions suivantes :

Que les anciens règlements sur la police sanitaire des animaux sont encore en vigueur, attendu, dit la Cour, que l'arrêté du Directoire exécutif du 27 messidor an V établit formellement que l'arrêt du 16 juillet 1784 n'est point abrogé ;

Qu'ils sont applicables soit qu'il s'agisse d'arrêter les progrès de la contagion, soit qu'il s'agisse seulement de la prévenir.

Cet arrêt juge également, d'une manière implicite, mais certaine, la question de légalité de l'arrêté du 27 messidor an V. Il ne saurait, en effet, y avoir aucun doute à cet égard, du moment où la Cour consacre l'application de cet arrêté.

Enfin, le Code pénal lui-même stipule (art. 484) que :

Dans toutes les matières qui n'ont pas été réglées par le présent Code et qui sont régies par les lois et règlements particuliers, les cours et les tribunaux continueront de les observer.

La pensée du législateur se trouve d'ailleurs très-nettement déterminée par l'exposé des motifs et par la discussion qui a eu lieu devant le Corps législatif.

Ainsi l'exposé des motifs énonçant les dispositions nouvelles aujourd'hui contenues dans les art. 459-461 du Code pénal, dont nous allons parler, s'exprime ainsi :

Le Code s'est enfin occupé des précautions qui ont pour objet de prévenir les maladies épizootiques. Les lois et les règlements qui concernent ces maladies sont une branche particulière de la législation à laquelle le Code n'a point entendu porter atteinte. Il se borne à quelques mesures générales applicables à tous les temps et à tous les lieux.

Et l'orateur du gouvernement a dit, de son côté, devant le Corps législatif :

L'article 464 du Code pénal maintient les lois et règlements actuellement en vigueur, relatifs aux dispositions du Code rural qui ne sont pas entrées dans ce Code, aux calamités publiques, comme épidémies, *épizooties,* contagions, disettes, inondations.

Ces considérations établissent de la manière la plus évidente que les arrêts émanés du Conseil d'état du roi sont applicables à toutes les maladies contagieuses.

§ II. — Législation sanitaire promulguée depuis 1789 jusqu'en 1865.

Ce qui précède exposé, examinons quelles sont les dispositions nouvelles adoptées par la loi depuis 1789 pour assurer la police sanitaire des animaux.

La législation de 1789 s'est tout d'abord attachée à déterminer les attributions et à tracer les devoirs de l'autorité communale et départementale lorsque le pays est menacé ou envahi par une maladie contagieuse.

D'après la loi du 16-24 août 1790 sur l'organisation judiciaire (titre XI, art. 3) :

Se trouvent compris parmi les objets de police confiés à la vigilance et à l'autorité des corps municipaux, le soin de prévenir par les précautions convenables, et celui de faire cesser par la distribution des secours nécessaires, les accidents et fléaux calamiteux, tels que les incendies, les épidémies, les *épizooties*, en provoquant aussi, dans ces deux derniers cas, l'autorité des administrations de département et de district.

En 1791, l'Assemblée constituante, par un décret en date du 6 octobre (titre Ier, section 4, art. 20) dit : « que les officiers municipaux emploieront tous les moyens de prévenir et d'arrêter les épizooties et la contagion de la morve des chevaux. »

Malgré le texte formel de ces deux décrets, à diverses époques on a voulu contester aux maires le droit de prendre des arrêtés pour mettre leurs communes à l'abri des atteintes de la contagion. S'il pouvait encore s'élever quelques doutes à cet égard, ils s'effaceraient devant l'arrêt de la Cour suprême, en date du 1er février 1822, établissant que l'autorité municipale avait le droit de prendre des mesures préservatrices, alors même qu'aucun fait de maladie n'aurait été constaté, et qu'il existerait seulement des appréhensions ayant paru à l'autorité administrative mériter d'être prises en considération.

Cet arrêt de la Cour est ainsi conçu :

La Cour :

Vu le § 5 de l'art. 3, titre XI de la loi du 24 août 1790, qui met au rang des objets confiés à la vigilance et à l'autorité des corps municipaux le soin de prévenir par les précautions convenables, et celui de faire cesser, par la distribution des secours nécessaires, les accidents et fléaux calamiteux, tels que les incendies, les épidémies, les épizooties ; — l'art. 46, titre Ier de la loi du 22 juillet 1791 qui autorise les corps municipaux, remplacés aujourd'hui par les maires, à faire des arrêtés pour ordonner les précautions locales sur les objets confiés à leur vigilance ou à leur autorité, par les art. 3 et 4, titre XI de la loi du 22 août 1790 ; — l'art. 5, même titre de la même loi ; — les art. 600 et 609 du Code de brumaire an IV; — vu aussi les art. 408 et 413 du Code d'instruction criminelle ;

Attendu qu'un arrêté du maire de Combs-la-Ville, du 10 novembre 1821, revêtu le 29 de l'approbation du préfet du département de Seine-et-Marne, a déterminé un cantonnement dans l'étendue duquel la veuve Dejames pourrait exercer son droit de vaine pâture, et a fixé les chemins qu'elle serait tenue de faire prendre à ses moutons pour se rendre sur le cantonnement désigné ; — que l'objet de cette mesure, conforme à l'art. 19, titre Ier du Code rural, a été, ainsi que le dit l'arrêté du préfet, approbatif de celui du maire, de prévenir les dangers de la communication des bêtes à laine de la veuve Dejames, marchande bouchère dans la commune de Combs-la-Ville, avec les troupeaux du lieu ; que le danger de la communication d'un troupeau avec d'autres troupeaux, ne peut être que le danger que fait courir à des animaux sains leur communication avec des animaux parmi lesquels règne une maladie contagieuse ; qu'une mesure qui empêche cette communication peut donc, sinon prévenir, du moins diminuer les ravages du fléau de l'épizootie ; qu'elle se rattache donc nécessairement au n° 5 de l'art. 3, titre XI de la loi du 24 août 1790 ; — qu'elle s'y rattacherait également, lors même qu'elle ne serait pas fondée sur un fait constaté de maladie, et qu'elle le serait seulement sur des appréhensions qui auraient paru à l'autorité administrative mériter d'être prises en considération, et exiger d'elle des mesures préventives ; que l'arrêté qui prescrit de semblables mesures est donc fait dans l'exercice légal des fonctions municipales ; qu'il est obligatoire pour l'individu qu'il concerne, et qu'il est du devoir rigoureux du tribunal de police d'en assurer l'exécution par la condamnation du contrevenant à la peine déterminée par les articles combinés 5, titre XI de la loi du 24 août 1790, 600 et 606 du Code du 3 brumaire an IV ; — qu'en réclamant, devant l'autorité administrative supérieure, contre l'arrêté municipal du 10 novembre, la veuve Dejames a usé d'un droit qui ne saurait lui être contesté ; mais que sa réclamation n'a pu suspendre l'effet de cet arrêté, qui a conservé toute sa force et a dû recevoir son exécution tant qu'il n'a été ni réformé ni modifié ; que le jugement dénoncé reconnaît qu'il n'était ni l'un ni l'autre, lors des rapports du garde champêtre, des 4, 5 et 6 décembre, puisqu'il se borne à parler de la réclamation de la veuve Dejames ; que le fait de la contravention de cette veuve audit arrêté est constant dans la cause ; que le tribunal de police n'a donc pas pu la renvoyer de l'action qui lui était intentée par le ministère public, sans méconnaître les principes et les lois de la matière, sans violer les règles de compétence, et faire une fausse application de l'art. 159 du Code d'instruction criminelle, etc. ;

D'après ces motifs, casse, etc. (*Section criminelle.* — Président, M. Barris ; rapporteur, M. Aumont ; conclusion, M. Hua, avocat général.)

L'administration municipale doit donc, d'après la loi et la jurisprudence, prendre toutes les mesures capables d'éviter la contagion ou d'en arrêter les progrès.

La loi du 5 mai 1855 sur l'*organisation municipale* s'exprime sur ce point d'une manière si explicite que personne aujourd'hui n'oserait contester ce droit aux maires qui, aux termes de l'art. 50, restent chargés, sous la surveillance du préfet, de la police municipale en tout ce qui a rapport aux mesures propres à prévenir et à arrêter les accidents et fléaux calamiteux, tels que les incendies, les épidémies, les épizooties, les débordements.

Aux termes de notre législation, les particuliers ont, eux aussi, de même que les magistrats municipaux, des devoirs à remplir dès qu'il se présente dans leurs étables des maladies contagieuses.

Ainsi, d'après la loi des 28 septembre, 6 octobre 1791 :

Aussitôt qu'un propriétaire a un troupeau malade, il est tenu d'en faire la déclaration à la municipalité. (Loi *sur la police rurale*, titre Ier, sect. 3, art. 19.)

Et l'art. 459 du Code pénal stipule de son côté que :

Tout détenteur ou gardien d'animaux ou de bestiaux soupçonnés d'être infectés de maladie contagieuse, qui n'aura pas averti sur-le-champ le maire de la commune où ils se trouvent....., sera puni d'un emprisonnement de six jours à deux mois et d'une amende de 16 fr. à 200 fr.

A côté de cette obligation de la déclaration, se place la mesure non moins importante de l'*isolement*.

La loi précitée des 28 septembre, 6 octobre 1791 contient à cet égard la disposition suivante :

L'autorité municipale assignera, sur le terrain du parcours ou de la vaine pâture, si l'un ou l'autre existe dans la commune, un espace où le troupeau malade pourra pâturer exclusivement et le chemin qu'il devra suivre pour se rendre au pâturage. Si ce n'est point un pays de parcours ou de vaine pâture, le propriétaire sera tenu de ne point faire sortir de ses héritages son troupeau malade (1).

---

(1) Titre Ier, sect. 3, art. 19.

D'un autre côté, d'après l'art. 459 du Code pénal :

Ceux qui, même avant que le maire ait répondu à l'avertissement donné de la maladie, ne tiennent pas renfermés les animaux malades ou suspects sont punis d'un emprisonnement de six jours à deux mois et d'une amende de 16 fr. à 200 fr.

Et, d'après l'art. 460 du même Code :

Sont punis également d'un emprisonnement de deux mois à six mois et d'une amende de 100 fr. à 500 fr., ceux qui, au mépris des défenses de l'administration, auront laissé leurs animaux ou bestiaux infectés communiquer avec d'autres.

Il est donc expressément défendu de laisser communiquer les bêtes malades avec les animaux sains et, pour cela, il faut que les bestiaux malades se trouvent isolés, soit par la séquestration dans leurs étables, soit par leur isolement au pâturage. N'oublions pas que, d'après l'arrêt de la Cour de cassation du 1er février 1822, le cantonnement, dans la vaine pâture, des animaux malades peut être ordonné par l'administration municipale tout aussi bien pour prévenir que pour arrêter la contagion, c'est-à-dire alors même qu'il n'y a pas contagion.

La déclaration et l'isolement sont les seules dispositions édictées par la législation postérieure à 1789 pour prévenir ou arrêter l'effet des maladies contagieuses. Je me borne ici à signaler cette particularité dont je montrerai ailleurs toute l'importance.

L'ordonnance royale du 27 janvier 1815 reproduit presque textuellement l'arrêt de messidor an V; elle rappelle les principales mesures des arrêts du Conseil d'État du roi et en prescrit la rigoureuse application.

Toutefois, il est juste de reconnaître que cette ordonnance formule d'une manière beaucoup plus explicite que l'ancienne l'utilité d'accorder une indemnité préalable aux propriétaires des animaux abattus en vue de prévenir l'invasion d'une maladie contagieuse.

Nous avons vu que les règlements anciens accordent une indemnité de la valeur de la bête, si la déclaration a été faite (art. 2, arrêt du 31 janvier 1771) et du tiers de cette valeur, suivant les arrêts des 18 décembre 1774 et 30 janvier 1775.

D'après l'ordonnance précitée du 27 janvier 1815 :

Il est dressé des procès-verbaux à l'effet de constater le nombre, l'espèce et la valeur des animaux abattus pour arrêter les progrès de la contagion. Les extraits de ces procès-verbaux seront transmis par les préfets au directeur général de l'agriculture et du commerce, qui fait établir l'état des indemnités auxquelles les propriétaires de ces animaux ont droit, d'après les bases déterminées par les arrêts du Conseil des 18 décembre 1774 et 30 janvier 1775.

La circulaire du 1er février 1815, interprétative de cette ordonnance, consacre le même principe.

Mais il est à regretter que le gouvernement n'ait pas mis à exécution le projet annoncé en ces termes dans l'ordonnance de 1815 :

Nos ministres secrétaires d'Etat de l'intérieur et des finances se concerteront pour nous soumettre un projet de loi sur les moyens de pourvoir à ces indemnités. Ce projet sera présenté aux Chambres à leur prochaine session. Ils nous proposeront ultérieurement les mesures propres à assurer, en tous temps, les ressources suffisantes pour indemniser les propriétaires de bestiaux des pertes qu'ils éprouvent, soit par l'effet direct des épizooties, soit par l'exécution des dispositions prescrites pour en arrêter les progrès. (Art. 6 et 7.)

A la suite de l'abattage des animaux malades, a lieu la désinfection des étables, opération pour laquelle l'arrêté du Directoire du 27 messidor an V ne se contente pas de reproduire les dispositions des anciens règlements, mais indique avec soin les moyens à employer.

En 1865, l'importation du typhus contagieux du gros bétail en Angleterre, en Hollande et en Belgique, a déterminé le gouvernement français à prendre des mesures énergiques pour préserver le pays de l'invasion de cette formidable épizootie.

Dès que M. le ministre de l'agriculture, du commerce et des travaux publics eut connaissance du danger qui menaçait la France, il provoqua, par un rapport à S. M. l'Empereur, le décret suivant :

NAPOLÉON,

Par la grâce de Dieu et la volonté nationale, EMPEREUR DES FRANÇAIS, à tous présents et à venir, SALUT.

Sur la proposition de notre Ministre de l'agriculture, du commerce et des travaux publics ;

Considérant que la peste bovine, *Rinderpest des Allemands, cattle-plague* des Anglais, plus généralement connue en France sous le nom de *typhus contagieux des bêtes à cornes,* règne dans plusieurs Etats du nord et de l'est de l'Europe ;

Que cette épizootie est essentiellement contagieuse ; que la rapidité actuelle des communications peut favoriser son importation en France par des bestiaux provenant des pays infectés ;

Vu l'article 1er de l'ordonnance du roi du 6 janvier 1739 ;

Vu la loi du 6 octobre 1791, titre Ier, section IV, article 20 ;

AVONS DÉCRÉTÉ ET DÉCRÉTONS ce qui suit :

ART. 1er. L'importation en France des animaux domestiques, dont l'entrée présenterait des dangers au point de vue du *typhus contagieux,* pourra être interdite ou subordonnée à telles mesures qui pourraient être nécessaires pour prévenir l'invasion de la maladie.

2. Des arrêtés de notre Ministre de l'agriculture, du commerce et des travaux publics détermineront les frontières ou portions de frontières où l'introduction et le passage en transit des animaux domestiques pourront être interdits, et les conditions auxquelles cette introduction et ce passage pourront être autorisés.

3. Notre Ministre de l'agriculture, du commerce et des travaux publics est chargé de l'exécution du présent décret.

Fait au palais de Fontainebleau, le 5 septembre 1865.

NAPOLÉON.

Par l'Empereur :   *Le Ministre de l'Agriculture, du commerce et des travaux publics,*
ARMAND BÉHIC.

En suite de ce décret, M. le Ministre de l'agriculture, du commerce et des travaux publics a pris l'arrêté qui suit :

Le Ministre de l'agriculture, du commerce et des travaux publics,
Vu le décret du 5 septembre 1865,

ARRÊTE ce qui suit :

ART. 1er. L'introduction en France et le transit des animaux de l'espèce bovine, ainsi que des cuirs frais et autres débris frais de ces animaux, sont absolument interdits par les ports du littoral, depuis et y compris Nantes jusqu'à Dunkerque, et par les frontières du nord et de l'est de la mer au Rhin.

2. L'introduction en France et le transit des animaux de l'espèce bovine, ainsi que des cuirs frais et autres débris frais de ces animaux, provenant d'Angleterre, de Hollande et de Belgique, sont absolument interdits par tous les ports et bureaux de douane de l'Empire.

3. Dans tous les autres ports et bureaux de douane que ceux auxquels s'applique l'article 1er du présent arrêté, les animaux de l'espèce bovine importés d'autres provenances que d'Angleterre, de Hollande et de Belgique, devront être préalablement visités par des agents spéciaux. Ceux qui seront reconnus sains seront admis. Ceux qui seront reconnus malades ne seront pas admis. Ceux qui seront seulement suspects, ou qui auront cohabité avec des animaux reconnus malades, seront placés en observation pendant dix jours dans un lieu suffisamment isolé, et ne pourront être admis qu'autant qu'il sera bien constaté qu'ils ne présentaient aucun symptôme se rattachant au typhus contagieux.

4. Les préfets des départements sont chargés, chacun en ce qui le concerne, de l'exécution du présent arrêté.

Fait à Paris, le 6 septembre 1865.

ARMAND BÉHIC.

M. le ministre de l'agriculture a fait suivre cet arrêté d'une circulaire, en date du 11 septembre, contenant une instruction très-détaillée sur l'origine, les caractères, la marche, les lésions morbides du typhus et un exposé complet des mesures sanitaires dont la rigoureuse application est recommandée à toutes les autorités.

Ces mesures, je ne les rappellerai pas : elles sont empruntées à l'ancienne législation qui conserve, comme je l'ai dit ailleurs, un caractère de légalité.

Telles sont, en résumé, les dispositions principales des lois nouvelles sur la police sanitaire des animaux.

§ III. — Pénalité et responsabilité pécuniaire prescrites par la législation sanitaire.

Nous avons à nous demander maintenant quelle responsabilité pénale et pécuniaire peuvent encourir ceux qui contreviennent aux prescriptions précédemment exposées.

Lorsque les particuliers ne remplissent pas les obligations de la déclaration et de l'isolement des animaux malades ou suspects, ils sont justiciables des tribunaux de police correctionnelle et soumis à l'application des art. 459, 460, 461, 462 et 463 du Code pénal.

Nous avons déjà vu :

Que l'art. 459 prononce une peine de six jours à deux mois d'emprisonnement et de 16 à 200 fr. d'amende contre tout détenteur ou gardien d'animaux ou de bestiaux soupçonnés d'être infectés de maladie contagieuse, qui n'a pas averti sur-le-champ le maire de la commune où ils se trouvent ;

Que le même article frappe de la même peine celui qui, ayant fait cette déclaration, n'aurait pas séquestré les animaux malades ou suspects avant même que le maire ait répondu à l'avertissement ;

Que l'art. 460 punit d'un emprisonnement de deux mois à six mois et d'une amende de 100 à 500 fr. ceux qui, au mépris des défenses de l'Administration, auraient laissé leurs animaux ou bestiaux infectés communiquer avec d'autres.

Il nous reste à nous occuper des art. 461, 462 et 463 qui,

suivant les cas, permettent d'élever ou d'abaisser les peines prononcées par les art. 459 et 460.

Ainsi, d'après l'art. 461 :

Si, de la communication mentionnée au précédent article, il est résulté une contagion parmi les autres animaux, ceux qui auront contrevenu aux défenses de l'autorité administrative seront punis d'un emprisonnement de deux ans à cinq ans et d'une amende de 100 fr. à 1,000 fr., le tout sans préjudice de l'exécution des lois et règlements relatifs aux maladies épizootiques et de l'application des peines qui y sont portées.

Il ne suffit pas, pour qu'il y ait lieu d'appliquer l'art. 461, que les deux faits de communication d'animaux infectés avec des animaux sains, et de contagion parmi ces derniers, soient relevés contre l'inculpé.

Il faut que le lieu, la relation de cause à effet entre la communication et la contagion soient établis clairement; qu'il soit, en un mot, prouvé que sans la communication il n'y aurait pas eu contagion.

Les animaux malades qui ont été mis en communication avec des animaux sains tombés plus tard eux-mêmes malades peuvent souvent n'être que les premiers atteints par un mal contagieux, dont l'apparition et le développement tiennent à des causes générales. Dans ce cas, le délit prévu et puni par l'art. 460 existe seul.

C'est ce que la Cour de Rouen, dans son arrêt du 2 janvier 1857 (affaire Dumesnil), a très-bien jugé, faisant des art. 460 et 461 une juste application, en ces termes :

Attendu qu'il résulte de l'instruction et des débats la preuve que, le 15 septembre dernier, en la commune de Hautot, Dumesnil a envoyé dans la prairie communale deux vaches visiblement atteintes de la maladie connue sous le nom de *cocotte;* qu'il avait été, dès la veille, invité officieusement par son père, qui est le maire de la commune, à s'abstenir de mettre ces vaches dans le pâturage commun et qu'il n'avait tenu aucun compte de cette invitation; que ledit jour, 15,

l'adjoint, délégué par le maire, adressa à Dumesnil l'injonction formelle de les retirer de la pâture commune et que Dumesnil répondit
par un refus absolu ; qu'il en fut, à l'issue de l'audience dudit jour
27 décembre et aujourd'hui, de même, lorsque le douanier Corbran,
autorisé par l'adjoint, voulut faire sortir de la prairie communale les
deux vaches infectées ; que ce fut seulement dans l'après-midi du
même jour que le prévenu exécuta l'ordre qui lui avait été donné de
les conduire chez lui et de les tenir enfermées.

Attendu que le maire de Hautot, légalement représenté par son
adjoint, était en droit de faire défense au sieur Dumesnil fils d'introduire ou de maintenir dans une prairie communale ses vaches atteintes
de la cocotte et qui devaient s'y trouver en contact avec le bétail des
autres habitants de la commune ; que ce droit, formellement établi par
l'art. 3, n° 5, du titre II de la loi des 16-24 août 1791, a été consacré
de nouveau par l'art. 460 du Code pénal et sanctionné par les peines
que prononce cet article ; que d'après l'ensemble de la législation sur
les pouvoirs administratifs et notamment aux termes de la loi du
18 juillet 1837, obéissance provisoire était due à la défense faite par
l'adjoint de Hautot au sieur Dumesnil en vue d'une maladie qu'il con-
sidérait comme contagieuse, et ce, jusqu'à la décision de l'autorité
supérieure en cas de recours, sans quoi, d'ailleurs, les précautions
prescrites par les lois et les défenses dont parle l'art. 460 du Code de
commerce seraient illusoires.

Mais attendu qu'il n'est pas suffisamment prouvé que la maladie qui
s'est déclarée parmi les bestiaux de la commune de Hautot soit due à
une communication avec les vaches de Dumesnil ;

Adoptant les motifs des premiers juges relativement à l'existence des
circonstances atténuantes en faveur de Dumesnil ;

Vu les art. 460 et 463 du Code pénal insérés au jugement ;

La Cour confirme le jugement de première instance, quant à la déclaration de culpabilité sur le fait, de la part de Dumesnil, d'avoir, au
mépris des défenses de l'administration, laissé communiquer avec
d'autres bestiaux ses vaches infectées de la cocotte ; le confirme également quant à l'admission de circonstances atténuantes ;

Déclare Dumesnil acquitté de la prévention d'avoir, par la communication de ses bestiaux infectés, déterminé une contagion parmi les
autres bestiaux de la commune d'Hautot ; en conséquence, émendant
quant à la peine, décharge Dumesnil de l'arrêt prononcé contre lui
et réduit l'amende à 100 fr. ; le condamne aux dépens par corps.

L'art. 462 élève la peine lorsque les délits sont commis par certaines personnes. Il stipule que, si les coupables sont des gardes champêtres ou forestiers, ou des officiers de police, à quelque titre que ce soit, la peine de l'emprisonnement sera d'un mois au moins, et d'un tiers au plus en sus de la peine la plus forte qui serait appliquée à un autre coupable du même délit.

Mais, d'un autre côté, l'art. 463 du Code pénal autorise les tribunaux à diminuer la peine par l'admission de circonstances atténuantes.

Dans tous les cas, dit cet article, où la peine de l'emprisonnement et celle de l'amende sont prononcées par le Code pénal, si les circonstances paraissent atténuantes, les tribunaux correctionnels sont autorisés, même en cas de récidive, à réduire l'emprisonnement même au-dessous de six jours et l'amende même au-dessous de 16 fr. ; ils pourront aussi prononcer séparément l'une ou l'autre de ces peines et même substituer l'amende à l'emprisonnement, sans qu'en aucun cas elle puisse être au-dessous des peines de simple police.

L'examen de ces dispositions fait naître la question de savoir si les faits prévus et réprimés par les art. 459 à 462 du Code pénal doivent être regardés comme des délits ou comme des contraventions.

Cette question présente, dans la pratique, un assez grand intérêt, parce que le fait et l'intention étant nécessaires pour constituer le délit, tandis que le fait seul suffit pour constituer la contravention, les éléments d'appréciation ne sont pas les mêmes dans les deux cas.

M. Dalloz, dans son *Répertoire général* (Voy. *Vices rédhibitoires*), dit que :

L'infraction prévue par l'art. 459 du Code pénal est considérée par des jurisconsultes comme constituant à la rigueur plutôt une contravention qu'un délit. (N° 301.)

Mais d'autres jurisconsultes admettent que les faits dont il s'agit constituent des délits et non des contraventions.

Tout d'abord il faut remarquer que les art. 459-462 se trouvent dans le Code pénal au chapitre des crimes et délits contre les propriétés, et non au titre des contraventions.

D'un autre côté, le principe des circonstances atténuantes, qui ne s'applique aux contraventions que dans le cas d'une disposition spéciale de la loi, s'applique aux délits en vertu de l'art. 463; or personne ne songe à contester que le principe des circonstances atténuantes ne soit applicable en matière de police sanitaire des animaux, en vertu de l'art. 463 du Code pénal.

Enfin, les peines portées par les art. 459 à 462 précités sont celles dont le législateur se sert pour réprimer les délits, et non celles applicables en général aux contraventions.

Il faut donc admettre que l'absence de déclaration des bêtes atteintes ou soupçonnées de maladies contagieuses, la non-séquestration et le non-isolement constituent des délits pour la reconnaissance desquels il faut la réunion de ces deux éléments distincts, le fait et l'intention.

Et non-seulement cela est juridique, mais encore cela est juste. S'il est utile et même nécessaire de frapper avec une certaine sévérité l'homme qui, en connaissance de cause, garde, sans les déclarer et sans les isoler, des animaux malades, peut-être dans l'espérance de les vendre en trompant son acheteur, il ne faut pas punir le pauvre agriculteur qui, ne connaissant pas les caractères bien certains de la maladie, sera plus tard déjà cruellement atteint par la perte de ses bestiaux s'ils sont sérieusement attaqués.

Seulement, il est incontestable que le fait de la détention d'animaux malades ou légitimement soupçonnés de maladie contagieuse, établit contre le détenteur une présomption qu'il devra faire tomber en établissant sa bonne foi.

A côté de cette responsabilité plus ou moins grave que la loi pénale impose au détenteur d'animaux malades ou suspects, existe une responsabilité pécuniaire contre les particuliers qui contreviennent à la loi pénale.

C'est ce qui résulte de la loi des 28 septembre, 6 octobre 1791, d'après laquelle :

Lorsqu'un troupeau atteint de maladie contagieuse est rencontré sur les terres du parcours ou de la vaine pâture autres que celles désignées pour lui seul, le maître du troupeau peut être, suivant la gravité des circonstances, *responsable du dommage* que son troupeau aurait occasionné, sans que cette responsabilité puisse s'étendre au-delà des limites de la municipalité ; à plus forte raison, cette responsabilité a lieu si ce troupeau a été trouvé sur les terres qui ne sont pas sujettes au parcours ou à la vaine pâture. (Loi sur la police rurale, titre II, art. 23.)

Et de l'art. 1382, ainsi conçu, du Code Napoléon :

Tout fait quelconque de l'homme, qui cause à autrui un dommage, oblige celui par la faute duquel il est arrivé à le réparer.

Il nous paraît que, d'après la loi, il y aurait lieu à responsabilité pécuniaire, alors même qu'il n'y aurait pas l'intention coupable nécessaire pour constituer le délit, à condition toutefois que le détenteur de l'animal cause du préjudice aurait une imprudence à se reprocher. En effet, l'art. 1382 du Code Napoléon est tout à fait général et a pour but de permettre la réparation du préjudice causé par un quasi-délit, c'est-à-dire par une simple faute, ainsi que l'indique son texte lui-même.

A côté de cette question importante de droit s'en présente une autre que nous devons chercher à élucider, celle de savoir si une responsabilité pécuniaire peut être encourue en cas de vente d'un animal atteint d'une maladie contagieuse.

On s'est demandé à cet égard :

1° Si le vendeur était responsable, soit que la maladie fût ignorée ou connue de lui ;

2° S'il était responsable, soit que la maladie fût comprise ou non parmi les vices rédhibitoires ;

3° Si, en cas de maladie constituant un vice rédhibitoire, l'acheteur qui avait laissé passer, sans le dénoncer, le délai fixé par la loi spéciale du 28 mai 1838, pouvait encore se porter partie civile sur la poursuite correctionnelle intentée en vertu des articles 459-462 du Code pénal.

Nous pensons que la solution à donner à la première question doit dépendre des circonstances de chaque espèce.

Si le vendeur a connu la maladie contagieuse, il semble admissible qu'il ait commis tout à la fois deux délits : celui prévu par les articles 459 et 460 du Code pénal, puisqu'il n'a pas tenu renfermés ses animaux malades ; celui de tromperie sur la nature de la marchandise vendue, puisqu'il a vendu comme bonne et étant dans le commerce une marchandise qui, par suite de la constatation de la maladie, se trouve, au contraire, en être exclue (1).

Ces faits pourraient même constituer une escroquerie, si le vendeur avait employé des manœuvres frauduleuses pour dissimuler la maladie de l'animal ; si, par exemple, il avait, par un moyen quelconque, effacé la marque apposée sur l'animal destiné à être abattu (2).

---

(1) Art. 423 du Code pénal : « Quiconque aura trompé l'acheteur ..... sur la nature de toutes marchandises, sera puni de l'emprisonnement pendant trois mois au moins, un an au plus, et d'une amende qui ne pourra excéder le quart des restitutions et dommages-intérêts, ni être au-dessous de 50 francs. Les objets du délit, ou leur valeur, s'ils appartiennent encore au vendeur, seront confisqués. »

(2) Art. 405 du Code pénal.

Il est donc évident que, dans ces différents cas, le vendeur a commis un délit dont il doit avoir à supporter la responsabilité pécuniaire, soit que l'acheteur se porte partie civile dans le procès correctionnel poursuivi contre le vendeur par le ministère public, soit qu'il intente une action distincte et séparée devant le Tribunal civil ou le Tribunal de commerce.

Mais la question devient beaucoup plus grave lorsque le vendeur n'est pas poursuivi par le ministère public, ou lorsqu'il obtient son acquittement devant le Tribunal correctionnel.

Dans ce cas, il faut distinguer si le vendeur doit ou non se reprocher une imprudence, s'il a commis ou non un quasi-délit.

S'il a commis une imprudence, s'il a négligé, par exemple, de faire constater les signes d'une maladie contagieuse, il nous paraît responsable vis-à-vis de son vendeur, non plus en vertu des articles 549 et suivants du Code pénal, mais en vertu de l'article 1382 du Code Napoléon.

Toutefois hâtons-nous d'ajouter que, par un arrêt rendu le 11 janvier 1842, la Cour de Bourges a décidé que l'acheteur n'a pas d'action en dommages-intérêts contre le vendeur, lorsque ce dernier n'a point employé de manœuvres frauduleuses pour entraîner le consentement de l'acheteur (1). L'existence de manœuvres frauduleuses ne paraît pas nécessaire pour entraîner une responsabilité pécuniaire, et la Cour paraît avoir oublié, en rendant sa décision, l'article 1382, qui, cependant, doit recevoir ici son application.

Sur la question de savoir si la responsabilité du vendeur existe alors même que la maladie dont l'animal vendu est

---

(1) Voir plus loin (p. 135) le texte de cet arrêt.

atteint ne se trouve pas comprise au nombre des vices rédhibitoires, nous n'hésitons pas à nous prononcer pour l'affirmative.

Avant la loi de 1838, presque tous les auteurs considéraient les maladies contagieuses comme nécessairement rédhibitoires (1).

Mais, lorsque fut rendue la loi spéciale du 20 mai 1838, les seules maladies contagieuses comprises au nombre des vices rédhibitoires furent :

La *morve* et le *farcin* pour le cheval, l'âne et le mulet ; la *clavelée* pour l'espèce ovine.

Quoique, en principe général, disait l'exposé des motifs présenté à la Chambre des Pairs dans la séance du 15 janvier 1838, le vendeur soit tenu à la garantie en raison des vices qui viennent d'être énumérés, il est juste néanmoins qu'il en soit dispensé lorsqu'il prouve que, depuis la livraison, l'animal vendu a été mis en contact avec d'autres animaux atteints d'une maladie contagieuse. Ce cas est prévu par l'art. 5 du projet, qui détermine en même temps quelles sont les maladies réputées contagieuses. Ces maladies sont la morve et le farcin pour le cheval, l'âne et le mulet ; la clavelée pour l'espèce ovine.

Et l'article 8 de la loi (article 5 du projet) porte, en effet :

Le vendeur sera dispensé de la garantie résultant de la morve et du farcin pour le cheval, l'âne et le mulet, et de la clavelée pour l'espèce ovine, s'il prouve que l'animal, depuis la livraison, a été mis en contact avec des animaux atteints de ces maladies.

Or les vices rédhibitoires énumérés par la loi spéciale du 20 mai 1838 sont les seuls qui puissent donner lieu à son application.

L'action rédhibitoire, disait l'exposé des motifs précité, n'aura plus lieu que pour des cas déterminés et dans des délais partout les mêmes. Les tribunaux n'auront plus, pour admettre ou pour rejeter

______

(1) MM. Troplong, n⁰ˢ 552 et 553 ; Duvergier, n° 395 ; Rolland de Villargues, voy. *Rédhibition*, n° 12.

une action en rédhibition, à examiner l'apparence, la gravité, l'incurabilité, la fréquence, l'incubation, les effets du vice allégué; questions délicates. Est-il, oui ou non, compris dans la nomenclature de la loi? L'action a-t-elle été, oui ou non, intentée dans les délais légaux? Voilà les seules questions, questions simples qu'ils auront à résoudre.

Et d'après l'article 1er de la loi :

Sont réputés vices rédhibitoires et donnent *seuls* ouverture à l'action résultant de l'art. 1641 du Code civil, dans les ventes ou échanges des animaux domestiques ci-dessus dénommés, sans distinction des localités où les ventes et échanges auront eu lieu, les maladies ou défauts ci-après.....

Il est donc incontestable que la morve, le farcin et la clavelée sont les seules maladies contagieuses constituant des vices rédhibitoires, et, par conséquent, les seules donnant lieu à l'action en rédhibition, par application de la loi du 20 mai 1838.

Mais, est-ce à dire pour cela que le vendeur soit dégagé de toute responsabilité vis-à-vis de son acheteur, lorsque l'animal vendu est atteint d'une autre maladie contagieuse?

Le Tribunal de Bourges, saisi de cette question, avait admis le principe de la responsabilité du vendeur par un jugement ainsi conçu, en date du 10 juin 1841 :

Considérant qu'il résulte des faits constants dans la cause que Moreux neveu a vendu à Jouannin, en foire, à Bourges, le 11 mai dernier, vingt-deux moutons atteints de la gale; qu'il doit, dès lors, être responsable du préjudice que peut avoir causé l'infraction par lui commise à la loi et aux règlements qui lui imposaient l'obligation, après avoir préalablement prévenu le maire, de tenir enfermés ses bestiaux infectés d'une maladie contagieuse; — le Tribunal condamne Moreux neveu à payer à Jouannin des dommages-intérêts, à donner par déclaration, etc.

Sur l'appel interjeté par lui de ce jugement, le vendeur a soutenu qu'à supposer que ses moutons eussent été atteints de la gale lorsqu'il les a vendus, cette maladie n'étant pas un vice rédhibitoire d'après la loi, il ne pouvait pas plus être soumis, vis-à-vis de son acheteur, à une action en dommages-intérêts qu'il ne pourrait l'être à une action en résolution de la vente de ses moutons.

La Cour, adoptant ce système, a infirmé le jugement, par les motifs suivants :

La Cour,

Considérant que Jouannin se plaint de ce que, le 22 mai dernier, Moreux lui a vendu, à la foire de Bourges, vingt-deux moutons atteints de la gale, et qui ont communiqué cette maladie à environ deux cents autres de ses moutons ; — mais, considérant qu'il n'est point établi que des manœuvres frauduleuses aient été employées par Moreux pour engager Jouannin à acheter ces moutons ; qu'en admettant qu'ils eussent été atteints de la gale le jour de la foire, la loi du 20 mai 1838 n'a pas reconnu cette maladie comme étant un vice rédhibitoire ; que, dès lors, le marché fait à la foire de Bourges étant inattaquable, le sieur Jouannin ne peut être fondé dans son action en dommages-intérêts ;

Par ces motifs, dit qu'il a été mal jugé par le jugement dont est appel, bien appelé d'icelui ; émendant et faisant ce que les premiers juges auraient dû faire, déclare Jouannin mal fondé dans sa demande, etc..... (1).

Cette doctrine de la Cour de Bourges qui nous paraît contraire à la justice et à l'équité, a été repoussée par deux arrêts de la Cour de Rouen et de la Cour de Paris.

Attendu, dit la Cour de Rouen, dans son arrêt du 22 novembre 1839, que la loi de 1838, sur les vices rédhibitoires, a réglé l'effet des conventions dont les dommages-intérêts peuvent être l'objet ; — attendu que cette loi n'a point dérogé aux dispositions du Code, qui permettent aux personnes lésées par un délit, d'en obtenir réparation en intervenant dans les poursuites dirigées par le ministère public..... (2).

Considérant, dit de son côté l'arrêt de la Cour de Paris du 16 mars

---

(1) Arrêté du 11 janvier 1842. (Devilleneuve et Carette, 1843, 2, 1.)
(2) Devilleneuve et Carette, 1840, 2, 199.

1844, que la loi du 20 mai 1838 n'a eu pour objet que de fixer les délais dans lesquels pourraient être intentées les actions civiles, résultant des vices rédhibitoires, en dehors des cas où la dissimulation de ces vices constituerait un délit ; — considérant que cette loi n'a point dérogé aux dispositions du Code d'instruction criminelle qui autorisent une personne lésée par un délit à en demander réparation ; — que dans la cause, il est constant que Alain a vendu à Motte un cheval qui était atteint depuis plusieurs mois de la maladie qui a nécessité l'ordre de le faire abattre, et que Alain l'avait fait traiter par un vétérinaire pour ladite maladie ; qu'ainsi Motte est recevable dans sa demande ; — confirme (1).

L'opinion adoptée par les Cours de Paris et de Rouen nous paraît la seule admissible, en présence surtout de ce qui s'est passé lors de la discussion de la loi de 1838.

Ainsi, le rapporteur de la loi s'exprimait ainsi devant la Chambre des pairs, dans la séance du 19 février 1838 :

Du reste, les dispositions du Code civil ne sont nullement infirmées, relativement aux maladies contagieuses, par le projet de loi. Ce projet ne considère que celles de ces maladies dont il s'occupe, qui peuvent être réputées contagieuses et qui par ce caractère, sont susceptibles, dans certaines circonstances, de dégager le vendeur de toute garantie (2).

D'un autre côté, M. Girod (de l'Ain) disait :

La loi ne pourrait apprécier les caractères qui peuvent faire du charbon un vice rédhibitoire ; l'invasion de cette maladie est beaucoup trop rapide. Vous êtes donc forcés, pour le système général de la loi, de ne pas comprendre le charbon dans l'énumération de l'art. 5. Je ne crois pas, néanmoins, que l'acquéreur demeurât privé de toute action en dommages-intérêts, dans quelque circonstance donnée, par suite de l'acquisition d'un troupeau ou d'animaux qui auraient contracté une maladie contagieuse ; il pourrait y avoir lieu, dans ce cas, à une garantie différente de celle qu'établit la loi que nous discutons et avoir d'autres conséquences.

---

(1) Devilleneuve et Carette, 1845, 2, 30.
(2) Voir plus haut (p. 133) le texte de l'art. 8 de la loi.

Et le rapporteur de la loi ajoutait, dans la séance de la Chambre des députés du 24 avril 1838 :

Une vente d'animaux atteints de maladies réputées contagieuses, qui ne sont pas énoncées dans cette loi, pourra donc, tout en ne donnant pas lieu à la rédhibition, laisser ouverture à l'action en dommages-intérêts de la part de l'acheteur et à l'action correctionnelle de la part du ministère public.

A la suite de telles paroles prononcées par le rapporteur de la loi, il est incontestable que les maladies contagieuses non réputées rédhibitoires peuvent, en cas de vente, donner lieu à des demandes en dommages-intérêts, s'il y a, comme nous l'avons dit, fraude ou même seulement faute de la part du vendeur.

Mais, en cas de maladies contagieuses constituant des vices rédhibitoires (morve, farcin, clavelée), l'acheteur doit-il toujours intenter l'action rédhibitoire en vertu de la loi de 1838, ou peut-il, soit intenter une action civile, soit se porter partie civile dans le procès entamé contre le vendeur par le ministère public ?

On sait qu'aux termes de l'art. 3 de la loi sur les vices rédhibitoires :

Le délai pour intenter l'action rédhibitoire sera, non compris le jour fixé pour la livraison, — de trente jours pour le cas de fluxion périodique des yeux et d'épilepsie ou mal caduc ; — de neuf jours pour tous les autres cas.

On s'est demandé si ce délai de neuf jours une fois écoulé sans qu'une action rédhibitoire ait été intentée, l'acheteur d'un animal atteint d'une maladie contagieuse constituant un vice rédhibitoire (morve, farcin, clavelée) n'avait pas perdu tout recours.

MM. Galisset et Mignon, dans leur *Traité sur les vices rédhibitoires*, émettent l'avis qu'il y a une distinction à faire entre le cas où l'acheteur ne se baserait, pour obtenir une indemnité, que sur le fait de la vente, et celui où l'animal malade avait communiqué la contagion à d'autres animaux :

Si la maladie, quoique contagieuse, n'avait produit, disent-ils, aucun résultat fâcheux sur d'autres animaux, nous ne pensons pas que l'acheteur pût valablement réclamer des dommages-intérêts, car ils ne pourraient être basés que sur le fait même de la vente, et cet acquéreur devrait s'imputer de n'avoir pas exercé, en temps utile, l'action rédhibitoire que la loi lui accorde. Mais, au contraire, si des accidents étaient survenus, si la maladie contagieuse avait été communiquée à d'autres animaux, l'action en dommages-intérêts devrait être accueillie, car elle ne se rattacherait pas au fait de la vente, mais seulement à ses suites (1).

La Cour de cassation a été deux fois appelée à se prononcer sur cette question, et deux fois elle l'a résolue dans le sens favorable aux prétentions de l'acheteur et contrairement à la doctrine soutenue par MM. Galisset et Mignon (2).

Le second arrêt, qui casse un jugement du tribunal correctionnel de Châteauroux, est ainsi conçu :

La Cour,

Sur le second moyen tiré de la violation des articles 460 du Code pénal, 1 et 3 du Code d'instruction criminelle, et de la fausse application de l'article 3 de la loi du 20 mai 1838, en ce que l'arrêt du 28 avril 1854 a déclaré la juridiction répressive incompétente pour adjuger à la partie civile la réparation du préjudice que lui a causé la vente d'animaux qui avaient été conduits dans une foire, au mépris des défenses de l'administration, quoiqu'ils fussent infectés d'une maladie contagieuse ; — attendu que les articles 1 et 3 du Code d'instruction criminelle accordent à tous ceux qui ont souffert d'un délit la faculté d'en poursuivre la réparation civile devant la juridiction chargée de le réprimer ; — attendu que le jugement du tribunal correctionnel d'Issoudun a déclaré Pierre Hureaux convaincu d'avoir, le 28 septembre

____

(1) *Nouveau Traité des vices rédhibitoires.* Paris, 1864, p. 102.
(2) Arrêt du 17 juin 1847 (Millaud), Devilleneuve et Carette, 1847. — Arrêt du 12 mai 1855 (Pinès), Devilleneuve et Carette, 1855.

1853, malgré les défenses faites par le préfet du département de l'Indre, dans son arrêté du 2 du même mois, exposé en vente, sur le champ de foire de Vatan, et vendu à Maurice Pinès quatre-vingt-seize moutons qui n'étaient pas complétement guéris de la clavelée; — que ce fait, qui constitue le délit prévu par l'article 460 du Code pénal, a été légalement puni en première instance, à raison des circonstances atténuantes dont l'existence est déclarée, d'une amende de 50 francs et, par suite, de 300 francs de dommages-intérêts envers ledit Pinès, partie plaignante; — que cette dernière condamnation est motivée par le préjudice provenant directement du délit qui en a été la cause; — que, néanmoins, la décision attaquée a déchargé le prévenu de cette réparation civile, sous le prétexte que la vente dont il s'agit ne pouvait donner lieu qu'à l'action rédhibitoire ouverte par la loi du 20 mai 1838; — mais, attendu que le dommage à réparer résultait évidemment de l'exposition en foire et de la vente qui s'en était suivie, et que ces deux faits constituaient le délit dont le défendeur a été reconnu coupable; — qu'il suit de là qu'en relaxant celui-ci de l'action civile, le tribunal d'appel de Châteauroux a faussement appliqué l'article 3 de la loi précitée et violé expressément les articles 460 du Code pénal, 1 et 3 du Code d'instruction criminelle;

Casse, etc.

Nous adoptons, pour notre part, avec la plupart des jurisconsultes, cette dernière opinion, qui détruit la distinction établie par MM. Galisset et Mignon.

Sans doute, ces auteurs ont raison, lorsqu'ils déclarent que l'acheteur doit s'imputer de n'avoir pas exercé en temps utile l'action rédhibitoire que la loi lui accorde; du moment où le délai de neuf jours est écoulé, l'action rédhibitoire ouverte par la loi de 1838 est éteinte, l'acheteur ne pourra plus user du bénéfice de cette loi pour entamer l'action rédhibitoire.

Mais si, à côté du fait prévu par la loi de 1838, se trouve le délit réprimé par les art. 459 et suivants du Code pénal, l'extinction de l'action rédhibitoire n'en laissera pas moins subsister l'action en dommages-intérêts résultant des art. 1 et 3 du Code d'instruction criminelle, ainsi conçus :

Art. 1er. L'action en réparation du dommage causé par un crime, par un délit ou par une contravention, peut être exercée par tous ceux qui ont souffert de ce dommage.

Art. 3. L'action civile peut être poursuivie en même temps et devant les mêmes juges que l'action publique. Elle peut aussi l'être séparément.

De ces dispositions de la loi, il faut conclure :

Que l'action en dommages-intérêts peut être exercée indépendamment de l'action résolutoire, non en vertu de la loi de 1838, mais du Code d'instruction criminelle ;

Que cette action peut être exercée alors même que l'action rédhibitoire est éteinte, soit parce qu'elle n'a pas été formée dans le délai légal, soit parce que, formée en temps utile, elle a été, pour une cause quelconque, repoussée par le tribunal.

Il faut en conclure également :

Que cette action peut être exercée, soit séparément de l'action publique devant le Tribunal civil ou le Tribunal de commerce, soit concurremment avec l'action publique devant le Tribunal correctionnel saisi de la poursuite du ministère public.

Tel est l'ensemble de la législation actuelle sur la police sanitaire des animaux, législation dont les effets peuvent se résumer ainsi :

Maintien des anciens règlements antérieurs à 1789 ;

Mission attribuée aux autorités municipales de prendre les mesures nécessaires, non-seulement pour arrêter, mais pour prévenir les maladies contagieuses ;

Obligation pour les détenteurs d'animaux atteints de maladies contagieuses de faire de suite à l'autorité municipale la déclaration de ces maladies ;

Obligation, pour les mêmes individus, de séquestrer les animaux malades dans leurs écuries ou étables, et de les isoler des animaux sains ;

Formalités à remplir en cas d'abattage ordonné par l'autorité;

Répression des infractions commises, avec une intention délictueuse, aux dispositions concernant la déclaration et l'isolement;

Responsabilité pécuniaire de celui qui vend un animal atteint de maladie contagieuse, en cas de fraude ou même de simple faute de sa part, soit que la maladie contagieuse constitue ou ne constitue pas un vice rédhibitoire, et alors même que l'action rédhibitoire serait éteinte par une cause quelconque.

§ IV. — Résumé général. — Conclusion.

Dans le paragraphe précédent, nous avons exposé l'ensemble de la législation spéciale sur la police sanitaire des animaux. Il nous reste à examiner si cette législation répond suffisamment, en tous points, aux besoins qu'elle est appelée à satisfaire; si elle est absolument conforme à l'esprit de notre époque; si, en un mot, elle ne serait pas susceptible d'importantes améliorations.

On sait que l'histoire de cette législation se divise en deux périodes.

La première, avons-nous dit, remonte à une date signalée par une mortalité considérable : elle est antérieure à 1789.

Pendant la moitié du XVIIIe siècle, des épizooties contagieuses très-meurtrières ravagèrent plusieurs fois le bétail de diverses contrées de la France. L'histoire a conservé le souvenir des désastres dont furent frappées en 1740 et en 1771 et 1775 nos provinces du midi et du sud-ouest de la France.

A ces différentes époques, on voit toutes les célébrités médicales et vétérinaires faire des efforts pour prévenir et pour guérir les maladies contagieuses ; la science est impuissante à les conjurer ; l'autorité s'émeut ; elle croit devoir ordonner des mesures d'une extrême sévérité, qui semblent justifiées par la gravité même des épizooties, dont elle voulait arrêter la marche envahissante. Elle édicte les divers arrêts dont on connaît l'esprit et le texte des principales dispositions.

Après 1789, lors de la révision des lois générales du pays, le législateur s'occupa de mettre en harmonie avec le nouvel ordre de choses les règlements sanitaires particuliers aux maladies contagieuses. Sans doute, il n'a pas abrogé, ainsi que je crois l'avoir établi, les mesures anciennes ; il les a, au contraire, maintenues comme une arme extrême, exceptionnelle, dont l'autorité pourra au besoin disposer pour sauvegarder les intérêts généraux de l'agriculture, menacée dans une de ses principales richesses. Mais il me sera facile de démontrer que les articles du Code pénal renferment le germe d'utiles et d'importantes réformes, qui n'ont pas, à mon avis, suffisamment fixé l'attention des administrateurs, des magistrats, des vétérinaires.

Et d'abord n'est-il pas à regretter que les dispositions trop nombreuses relatives à la police sanitaire des animaux se trouvent disséminées dans les anciens règlements antérieurs à 1789, dans les lois de 1790 et 1791, dans le Code pénal, enfin dans les ordonnances royales ou de police postérieures à 1789 ?

Nul n'est censé ignorer la loi : c'est là un principe fondamental de notre droit ; mais n'est-ce pas nécessairement une pure fiction, en présence des lois innombrables sous l'empire desquelles nous nous trouvons, et ne serait-il pas à désirer que cette fiction devînt une réalité ou pût tout au moins en devenir une ?

C'est surtout en matière pénale que l'état de choses actuel est à déplorer. Pour constituer le délit, il faut l'intention de commettre une infraction à la loi; or, comment supposer cette intention chez le délinquant, lorsqu'il existe sur la même matière des lois nombreuses que personne ne peut connaître, et sur l'application desquelles les tribunaux eux-mêmes sont trop souvent en désaccord?

Pour ne parler que des épizooties, comment tous les détenteurs ou propriétaires d'animaux malades pourraient-ils se rendre compte des infractions qu'ils commettent, lorsque, pour cela, il leur faudrait étudier, commenter, interpréter toute une législation composée d'éléments hétérogènes, faite sans idée d'ensemble et reflétant les idées des époques différentes où a paru chaque partie distincte?

Plus la législation spéciale serait simple, moins elle serait transgressée, puisqu'elle serait mise plus facilement à la portée de tous ceux qui doivent la respecter.

Nous voudrions qu'il fût fait pour la police sanitaire des animaux ce qui a été fait pour le régime sanitaire des hommes, c'est-à-dire qu'une loi unique, complétée par un règlement d'administration publique, formât à elle seule la législation spéciale.

La plupart des pays étrangers nous ont précédés dans cette voie; la France, qui accueille toujours favorablement les idées de progrès, ne peut manquer de s'associer à notre vœu bien légitime.

Et la mesure que nous sollicitons serait d'autant plus opportune que la législation ancienne, encore aujourd'hui en vigueur, n'est plus en rapport avec les idées et les mœurs du siècle.

Nous n'en sommes plus, bien heureusement, au temps où la loi prohibait aux juges de se montrer indulgents, et cherchait à diminuer le nombre des faits délictueux par l'excessive sévérité des peines.

Le principe des circonstances atténuantes est aujourd'hui formellement proclamé par la loi pénale.

Or, n'existe-t-il pas une regrettable anomalie entre ces idées d'atténuation qu'elle consacre et les règlements sanitaires encore en vigueur, dans lesquels nous voyons inscrite en toutes lettres la défense pour le juge de diminuer les peines édictées?

La Cour ordonne, dit l'arrêt du Parlement du 24 mars 1745, que les amendes qui seront encourues pour contravention à l'exécution du présent arrêt... ne puissent être réputées comminatoires ou modérées par les juges, sous quelque prétexte que ce soit (1).

Et cette disposition, reproduite par l'arrêt du Conseil du 31 janvier 1771 (2), est rappelée en termes exprès par l'arrêté du Directoire exécutif du 27 messidor an V.

Ajoutons que cette législation ancienne ne tient aucun compte de la liberté des citoyens, qu'elle ordonne l'emprisonnement (3), la confiscation (4), la dénonciation (5), en encourageant et en récompensant le délateur par des primes.

Toutefois, il est juste de reconnaître que les gouvernements qui, depuis 1789, se sont succédé en France, n'ont jamais essayé d'appliquer ces mesures que tout le monde trouve en opposition formelle avec les principes de la société moderne. Si dans quelques circonstances exceptionnelles l'administration a invoqué ces règlements, c'est

---

(1) Art. 7.
(2) Art. 16.
(3) 16 septembre 1714, 1er novembre 1775.
(4) 16 septembre 1714, 31 janvier 1771, 1er novembre 1775.
(5) 10 avril 1714, 14 et 24 mars 1745, 14 juillet 1746, 16 juillet 1784.

pour leur emprunter les dispositions d'une incontestable utilité, encore applicables aux temps présents.

Mais ce n'est pas seulement au point de vue des idées de progrès et de civilisation que ces anciens règlements, devenus surannés, constituent un véritable anachronisme.

Nous l'avons dit en 1862, dans un rapport adressé à M. le ministre de l'agriculture au nom de la Société impériale et centrale de médecine vétérinaire :

« Les mesures que prescrivent les règlements sur la
« police sanitaire, formulées avec l'esprit et les idées de
« l'époque, ne tiennent aucun compte de l'intérêt des par-
« ticuliers; le plus souvent, brusques et violentes, elles
« froissent inutilement les propriétaires; elles portent une
« atteinte grave à la fortune publique; elles édictent enfin
« des mesures dont l'application a souvent pour le déten-
« teur d'animaux, pour le commerce, pour l'agriculture
« des conséquences plus sérieuses que la maladie conta-
« gieuse contre laquelle elles sont dirigées. Cette législa-
« tion n'est plus en harmonie avec nos mœurs, nos habi-
« tudes et avec l'esprit général de nos lois civiles et
« commerciales. Elle jure même étrangement avec cette
« sollicitude éclairée qui inspire tous les actes des admi-
« nistrateurs de notre époque (1). »

Il suffit de rappeler ces dispositions pour expliquer la répugnance de l'administration à les invoquer et celle des tribunaux à les appliquer.

Le temps n'est plus où chacun vivait chez lui et pour lui, se préoccupait fort peu de ce qui se passait dans les pays environnants. Les relations incessantes que les chemins de fer ont créées entre les peuples ont abaissé et

____

(1) *Bulletin*, séance du 13 mars 1862.

abaisseront tous les jours davantage les barrières. C'est ainsi qu'on voit augmenter journellement le nombre du bétail que les voies ferrées apportent sur nos grands marchés d'approvisionnement. Au fur et à mesure que le rail s'avancera dans les contrées pastorales de l'Allemagne du Nord et de la Russie, le transit des animaux avec l'Occident deviendra plus considérable. La législation ancienne, en prohibant la circulation, et parfois l'importation et l'exportation des bestiaux, pour les épizooties dont la contagion ne commande pas cette rigueur, n'a le plus souvent pour résultat que de gêner inutilement l'agriculture et d'entraver la libre action du commerce; car l'interdiction comprend encore les produits divers qu'ils fournissent : la viande, les peaux, la laine, les crins, le suif, etc., et les matières qui les nourrissent : foin, paille, fourrages, etc.

Ces dispositions légales ne se concilient pas avec les idées libérales professées par le gouvernement en matière de politique commerciale.

Il est à désirer, dans l'intérêt de l'agriculture, du commerce et du respect même de la loi, que les anciens règlements deviennent l'objet d'une révision générale.

L'exemple de cette révision a été donné à la France par l'Autriche, la Suisse, l'Allemagne, la Belgique, etc. Ce dernier pays se trouvait dans la même position que la France avant la loi du 30 décembre 1854 sur la police sanitaire des animaux. Elle était régie par les arrêts encore en vigueur dans notre pays. Ainsi, nous voyons dans l'Exposé des motifs présenté aux Chambres le gouvernement se fonder, pour proposer une loi nouvelle, sur ce que les dispositions législatives qui réglaient la police sanitaire des animaux domestiques remontaient, pour la plupart, à une époque reculée, et sur ce que, insuffisantes dans un grand nombre de cas, elles n'étaient plus, à beaucoup d'égards, en rapport ni avec les institutions, ni avec les mœurs du pays (1).

En dehors de ces vices principaux sur lesquels nous appelons la sérieuse attention du gouvernement, il en est d'autres qui, sans être aussi graves, devraient disparaître de la législation spéciale.

Nous nous demandons, par exemple, pourquoi les lois sur la police sanitaire des animaux, à l'exemple du reste du projet de Code rural de 1808 (2), ne contiennent pas une nomenclature des maladies contagieuses.

Une telle énonciation aurait pour résultat de déterminer d'une manière précise les circonstances dans lesquelles la loi spéciale devrait recevoir son exécution. Elle permettrait à chacun de se rendre compte de ses droits et de ses devoirs; elle éviterait souvent, en cas d'infractions à la' loi, toute contestation, de la part du prévenu, sur le point de savoir si la loi serait ou non applicable au fait poursuivi par le ministère public.

D'un autre côté, il y aurait lieu de faire une distinction entre les différentes maladies contagieuses, toutes n'ayant pas la même gravité, ne présentant pas les mêmes dangers et ne réclamant pas les mêmes prescriptions administratives. Ainsi, la législation actuelle traite de la même manière le piétin, la gale, le charbon, la clavelée, la péripneumonie, le typhus, etc., et cependant on sait que parmi ces maladies il en est de beaucoup plus dangereuses les unes que les autres.

---

(1) Exposé des motifs présenté par le gouvernement belge dans la séance de la Chambre des représentants du 3 mai 1854.

(2) Il est bien entendu que cette nomenclature ne préjugerait rien sous le rapport de la science; et, en la terminant par ces mots : *Et toute autre maladie réputée contagieuse*, on y comprendrait même les affections dont les propriétés contagieuses seraient ultérieurement reconnues.

Nous pensons également que la mission confiée aux administrations départementales et municipales de prendre les mesures nécessaires en cas d'épizooties, devrait être restreinte dans de certaines limites.

Ces administrations devraient, avant de prendre des mesures générales de police sanitaire, consulter les conseils d'hygiène dans les grandes villes, s'éclairer de l'opinion des hommes spéciaux constituant les conseils de salubrité.

Si cet usage, adopté en Suisse et en Belgique, était suivi en France, les mesures prises par l'administration seraient toujours appropriées aux circonstances. Elles seraient suffisantes pour éviter le mal ou en arrêter, dans la limite du possible, les effets pernicieux. Mais en même temps elles ne seraient pas inutilement excessives ; elles ne seraient jamais de nature à blesser les intérêts particuliers, sans profit réel pour l'intérêt général ; elles ne seraient plus comme aujourd'hui, dans quelques cas rares, je le reconnais, un sujet de crainte perpétuelle pour les agriculteurs et les négociants. Ceux-ci, dans l'état actuel des choses, se voient menacés de prescriptions restrictives du commerce, la Cour de cassation ayant décidé par l'arrêt précité du 1er février 1822 que l'autorité municipale a le droit de prendre des mesures préservatrices alors même qu'aucun fait de maladie n'a été constaté et alors qu'il existe seulement des appréhensions paraissant à l'autorité administrative de nature à être prises en considération.

Sans doute, si les administrations municipales agissaient toujours avec la plus grande circonspection, les particuliers n'auraient rien à redouter de cette intervention ; mais, avec les plus louables intentions, elles apportent quelquefois dans leurs fonctions un zèle plus empressé qu'éclairé ; elles arrivent ainsi, à leur insu, à froisser des intérêts privés toujours respectables et qui d'ailleurs, intimement liés à l'intérêt général, ne peuvent souffrir sans préjudice pour la chose publique. N'a-t-on pas vu des maires, des préfets même défendre la vente pour la boucherie des vaches atteintes de la péripneumonie, des moutons affectés de la pourriture, etc.

Nous ne saurions trop recommander à ces honorables fonctionnaires de lire attentivement la remarquable circulaire adressée le 23 octobre 1863 par M. le préfet du Nord aux sous-préfets et maires de son département. Après avoir invité ces fonctionnaires à ne négliger aucun des avis prescrits, pour les cas d'épizooties, par un de ses prédécesseurs, M. le préfet ajoute avec une haute raison :

Toutefois, une observation paraît indispensable. S'il est à propos, en effet, dans l'intérêt public, d'exercer une surveillance générale et de venir en aide à qui en a besoin, il faut aussi que l'administration n'exagère pas sa mission, qu'elle n'intervienne pas outre mesure, et qu'elle laisse les gens persuadés que c'est à eux d'abord à veiller sur leurs intérêts, sur leurs bestiaux, comme sur leurs malades. Tout en les aidant avec empressement au besoin, on irait au delà du but en énervant l'initiative et les soins individuels que rien ne remplace. C'est dans cet esprit que j'appelle de nouveau votre sollicitude sur la question, et que je recommande à votre vigilance l'observation des mesures prescrites en pareille matière (1).

Ces préliminaires posés, il nous reste, pour compléter notre travail sur la législation sanitaire, à indiquer les bases sur lesquelles devrait, selon nous, reposer la loi que nous sollicitons de l'initiative gouvernementale.

C'est une croyance généralement répandue dans la sphère officielle que cette loi trouve naturellement sa

____

(1) *Archives de l'agriculture du nord de la France*, publiées par le Comice agricole de Lille, 1863, p. 454.

place dans le Code rural. Ainsi l'ont pensé la commission spéciale, instituée en 1808 par le gouvernement, le Sénat en 1856, et le projet présenté au Corps législatif en 1870, qui ont compris dans le travail préliminaire relatif à cette législation les maladies *contagieuses* et les *moyens de police* pour empêcher leur propagation.

Sans nier les rapports intimes qui peuvent exister entre la législation sanitaire et le Code rural, il est cependant facile, à mon avis, de les disjoindre et d'en faire l'objet d'une étude isolée. Le Code rural, on le sait, comprend des matières diverses, complexes par leur nature et par leurs points de contact avec les autres branches de la législation générale.

La législation sanitaire concernant les maladies contagieuses est beaucoup moins compliquée. Les matières sur lesquelles elle doit s'appuyer se maintiennent dans un domaine mieux circonscrit. En outre, elles sont plus étudiées et mieux connues. Le législateur, en un mot, trouvera dans les annales de la science les éléments nécessaires à la solution des questions relatives aux mesures administratives à prendre pour prévenir ou pour atténuer les ravages des épizooties contagieuses.

Nous avons dit ailleurs que la législation sanitaire doit être instituée par une loi unique, complétée par un règlement d'administration publique et suivie d'une instruction explicative des voies et moyens d'appliquer les mesures sanitaires.

Cette loi se bornerait à placer sous sa sauvegarde les maladies contagieuses et à prescrire les mesures principales dont la prompte et rigoureuse exécution aurait presque toujours, sinon toujours, pour résultat d'arrêter et d'éteindre la contagion.

Ces deux mesures sanitaires sont : la *déclaration* et *l'isolement*.

La *déclaration* des animaux atteints d'une maladie contagieuse est éminemment utile. Elle prévient les habitants des dangers de la contagion ; elle leur permet de prendre toutes les précautions qui leur paraissent convenables pour éviter ces dangers ; enfin, elle provoque la surveillance de l'administration et les mesures destinées à empêcher ou tout au moins à circonscrire le mal contagieux.

L'*isolement*, de même que la *déclaration*, est de la plus grande utilité ; c'est par l'isolement qu'on soustrait les animaux sains au contact des animaux malades, et qu'on les préserve des atteintes de la maladie contagieuse.

Nous ne saurions trop le répéter, la *déclaration* et *l'isolement* doivent être regardés comme de première nécessité ; on peut dire que ces deux mesures dominent toute la police sanitaire. En effet, il a été constaté dans le cours des grandes épizooties contagieuses que ces mesures rigoureusement appliquées avaient produit les effets les plus salutaires.

La *déclaration* et *l'isolement* sont prescrits par tous les arrêts du Conseil d'État du roi, et par les lois postérieures à l'année 1789. La déclaration est imposée non-seulement aux propriétaires et détenteurs des animaux atteints et suspects de maladie contagieuse, mais encore aux vétérinaires et à toutes personnes qui, à l'occasion de l'exercice de leur profession, reconnaissent ou soupçonnent l'existence d'une affection révélant le caractère contagieux. Cette mesure est inscrite également dans toutes les lois sanitaires étrangères.

En ce qui touche l'*isolement*, l'arrêté du 16 juillet 1784, le décret de la Constituante du 6 octobre 1791 et l'arrêté du Directoire exécutif du 27 messidor an V, ne l'imposent pas aux propriétaires ou aux détenteurs d'animaux malades; c'est l'autorité ou l'agent qu'elle délègue pour accompagner l'expert-vétérinaire qui doit le prescrire lorsque ce dernier a constaté l'existence de l'affection contagieuse.

Les savants auteurs du Code Napoléon ont mieux compris que les législateurs qui les ont précédés l'importance et l'utilité de l'*isolement*, en le plaçant sur la même ligne que la *déclaration*, et en ordonnant aux détenteurs ou aux gardiens d'animaux et de bestiaux de *déclarer* et d'*isoler* tous ceux qui seront *soupçonnés* d'être *infectés* de maladies contagieuses. La pénalité est la même pour ceux qui ne les ont pas tenus renfermés et qui en même temps n'ont pas averti sur-le-champ l'autorité.

Les rédacteurs du Code pénal ont certainement entrevu les avantages de ces grandes et importantes mesures préventives de la contagion. Ce qui le prouve, c'est que les art. 459, 460, 461 et 462 ne prescrivent que la *déclaration* et l'*isolement;* et en passant sous silence toutes les autres mesures, ils semblent avoir compris que les rigueurs de l'ancienne législation sanitaire étaient inutiles.

Les prescriptions du Code pénal relatives à la déclaration et à l'isolement seront plus sûrement remplies, si le législateur inscrit dans la loi le principe de l'indemnité préalable, au cas où la nature de la maladie contagieuse commanderait l'*abattage*.

L'ancienne législation semble avoir compris la toute-puissance d'une rémunération légitime attachée à l'exécution d'une mesure sanitaire grave, comme celle qui demande à un particulier le sacrifice de son bétail dans l'intérêt de tous. On voit, en effet, l'arrêt du 31 janvier 1771 accorder la valeur totale de la bête morte au propriétaire qui fait le premier la déclaration. Mais l'admi-

nistration ne persista pas longtemps dans cette voie équitable et généreuse. Les arrêts du 18 décembre 1774 et du
30 janvier 1775 ordonnant que *tous les animaux qui seront reconnus malades de cette maladie* (typhus) *seront tués
sur-le-champ*, ne concèdent que le tiers de leur valeur.

Si cette indemnité peut paraître suffisante pour les *bêtes
malades*, elle ne l'est certainement pas lorsqu'elle est appliquée aux bêtes suspectes ou saines.

On remarquera, du reste, que les arrêts de 1774 et 1775
ne concernent que les animaux malades; ils réservent, tout
au moins par leur silence, la question relative à l'indemnité pour les animaux sains, abattus en vue d'arrêter ou
d'éteindre la contagion.

L'assommement général, exécuté avec une très-grande
sévérité dans le nord-ouest de la France, en 1775, rencon-
tra une opposition formidable. Elle se serait certainement
manifestée sous une forme plus énergique encore si les
ordonnances exécutives de l'intendant de Clugny, rendues
en vertu des derniers ordres à lui adressés, n'avaient adouci
les rigueurs de cette mesure, en accordant à titre d'indemnité *la totalité* de la valeur des bêtes saines.

Vicq-d'Azyr, dans ses instructions relatives à l'assommement, qu'on peut considérer comme étant l'*exposé des
motifs* des ordonnances prises en vue de l'exécution de
cette mesure dans le sud-ouest de la France, s'exprime de
la manière suivante :

« ... Puisqu'il est rigoureusement démontré que tous les
bestiaux d'une étable deviennent malades, sans aucune
exception, la loi de l'assommement de toutes les bêtes
malades une fois établie, il importe peu, relativement aux
intérêts du propriétaire, que l'on attende pour les assom-
mer, ou que l'on n'attende point que la maladie se déclare.
On pourrait même ajouter que cette rigueur lui est avan-

tageuse et lucrative, puisqu'on lui paye alors la TOTALITÉ de ses bestiaux, dont on ne lui aurait payé que le TIERS, si l'on avait donné à la maladie, dont ils avaient le germe, le temps de se développer (1). »

Voici, du reste, le texte de l'ordonnance du 10 janvier 1776 de l'intendant de Clugny :

ART. 12. — Dans le cas où l'épizootie viendrait à attaquer quelques paroisses saines, situées au centre d'un pays sain et éloigné de tout endroit infecté, les bestiaux attaqués et tous ceux qui auraient communiqué avec eux seront sur-le-champ assommés et enterrés, et il sera payé aux propriétaires le TIERS *du prix des bêtes malades* et la TOTALITÉ des *saines,* d'après les procès-verbaux d'estimation qui en seront dressés.

L'ordonnance du 15 janvier 1776 est encore plus explicite.

L'art. 2 divise les bestiaux en trois classes, savoir :

Ceux reconnus attaqués de la maladie ; ceux qui, ayant communiqué avec les premiers, en sont soupçonnés ou fortement menacés, et ceux qui, n'ayant pas communiqué, sont sains et ne doivent donner aucune inquiétude.

L'art. 4 détermine l'indemnité accordée pour l'abattage des animaux malades :

Les bestiaux reconnus atteints de l'épizootie seront assommés et enterrés sur-le-champ, conformément aux règlements, et les propriétaires seront payés du TIERS *de leur valeur,* suivant l'estimation qui en sera faite dans la forme prescrite ci-après.

L'art. 5 est relatif aux animaux suspects.

Les bestiaux qui auront communiqué avec les malades, en se trouvant dans les mêmes écuries ou étables, seront également assommés et enterrés, après une juste estimation de leur valeur ; et quoique pour l'ordinaire aucun des bestiaux d'une métairie n'échappe à la contagion, quand quelques-uns d'entre eux en ont été atteints, Sa Majesté veut

---

(1) *Exposé des moyens curatifs et préservatifs.* Paris, 1776, p. 578.

bien assurer aux propriétaires L'ENTIÈRE VALEUR de ceux-ci et leur en faire payer la moitié sur-le-champ.

Dans les art. 6, 7 et 8, l'ordonnance du 15 janvier 1776 traite du mode suivant lequel doit s'accomplir l'émigration du bétail sain des pays infectés dans les contrées jusqu'alors préservées de l'épizootie.

L'art. 8 spécifie qu'il sera payé aux propriétaires LA MOITIÉ *de la valeur* des bestiaux émigrés, suivant l'estimation qui en aura été faite; cet article ajoute que :

Sa Majesté veut bien garantir aux dits propriétaires l'autre MOITIÉ du prix, pour leur être par ELLE payée si, dans le cours d'une année, à compter du jour de la migration, les dits bestiaux venaient à périr de la contagion.

L'ordonnance du 16 février 1776 revient encore sur la question des indemnités et s'explique en ces termes :

ART. 3. — Toutes les bêtes reconnues atteintes de la maladie épizootique seront estimées sur-le-champ, assommées et enterrées, et le tiers payé aux propriétaires. Les bêtes saines qui auront communiqué avec les malades, quand même lesdites bêtes saines auraient passé par la maladie épizootique, seront pareillement estimées, assommées et enterrées, à la diligence des officiers municipaux, dans des fosses de la profondeur prescrite par les règlements, et la TOTALITÉ de leur valeur payée aux propriétaires, savoir : moitié comptant et l'autre moitié au bout d'un an.

Par cet exposé, on voit que l'ancienne législation sanitaire a établi le principe de l'indemnité entière pour les bêtes saines sacrifiées dans un intérêt public. L'ordonnance royale du 27 janvier 1815 a commis la grave erreur de ne tenir compte que des arrêts des 18 décembre 1774 et 30 janvier 1775, quand elle traita la question d'indemnité dans le cas d'abattage. En oubliant les ordonnances exécutives rendues par les intendants des provinces dans lesquelles l'assommement a été ordonné, en suite des ordres de l'administration centrale, l'ordonnance du

27 janvier a méconnu et contribué à faire méconnaître le principe de justice et d'équité contenu dans l'ancienne législation sanitaire, relatif à la réparation des dommages occasionnés aux propriétaires, et par l'épizootie et par l'exécution des mesures rigoureuses commandées par l'intérêt général.

En 1865, lorsque la peste bovine envahit notre pays par la frontière du nord, je me fis un devoir d'appeler, par un rapport spécial, l'attention de l'administration supérieure de l'agriculture sur les avantages pratiques de l'indemnité dont il s'agit, en invoquant le principe posé par les ordonnances précitées, et de publier un article sur le même sujet dans le *Recueil de médecine vétérinaire*. Je transmis sur sa demande cet article à M. des Rotours; ce fut en suite de cette communication qu'il prit avec plusieurs de ses collègues du Corps législatif la résolution d'éveiller l'attention du gouvernement, ce qu'il fit dans la séance du 13 mars 1866, d'abord, puis par un amendement à l'Adresse. Leur intervention eut pour conséquence la loi du 11 juin suivant, qui fixe aux trois quarts de la valeur de l'animal abattu pour cause de typhus l'indemnité à payer à son propriétaire.

Le principe de l'indemnité ne devrait pas seulement être appliqué dans le cas de peste bovine, mais aussi toutes les fois que, dans un but de préservation, des animaux atteints de maladie contagieuse sont abattus par les ordres de l'autorité. Nous n'ignorons pas que dans la pensée du législateur, lorsqu'il a fixé aux trois quarts de la valeur le taux de cette indemnité, il entendait que celle-là se trouverait complétée par la vente de la viande ou des débris, qui, selon l'expression du rapporteur de la loi, *restera* pour le propriétaire dépossédé. Mais il faut faire observer que, dans la pratique, un tel système peut avoir de graves inconvénients. L'abattage a lieu, le plus souvent, pour faire disparaître tout ce qui est capable de propager la contagion, et il doit être à cet effet suivi de l'enfouissement du cadavre ou de sa destruction complète. Où trouver alors le complément de l'indemnité équitable? Ce n'est donc pas le tiers, ni les deux tiers, ni les trois quarts de la valeur qui doivent, dans ce cas, être restitués, c'est la valeur intégrale de la bête sacrifiée.

En effet, tout le monde est intéressé à empêcher le typhus contagieux de pénétrer dans le pays et à voir s'éteindre une maladie contagieuse quelconque tendant à s'y répandre; consommateurs et propriétaires doivent donc participer aux charges que fait forcément peser sur quelques-uns la destruction des animaux suspects.

L'abattage est un moyen excellent d'étouffer, à sa source même, le germe contagieux. Tel que l'ont compris les anciens règlements, il ne donne pas tous les avantages que l'on peut en attendre. Les raisons en seront données lorsque nous traiterons spécialement de cette mesure sanitaire; qu'il suffise de dire ici que l'abattage général, appliqué en vue de détruire une épizootie répandue sur une vaste étendue du territoire, est inutile et désastreux. A ce titre, il ne doit pas trouver place dans une loi basée sur les données de la science moderne. L'abattage partiel, au contraire, mis en pratique au début d'une maladie contagieuse, dans une localité circonscrite, est un moyen sanitaire d'une efficacité certaine. Pour en faciliter l'application, et pour lui faire atteindre plus sûrement son but, il faut l'envisager dans ses rapports avec les différentes maladies contagieuses qui le commandent et l'appuyer sur une indemnité préalable égale à la valeur des animaux sacrifiés.

La pénalité qu'édicte le Code pénal soulève des objections et des critiques qui ne nous paraissent pas fondées.

Les préfets, les maires, l'administration supérieure même, qui admettent en principe les avantages de la *déclaration* et l'*isolement*, hésitent cependant à recommander aux agents sous leurs ordres de faire exécuter strictement ces prescriptions de la loi (1).

La pénalité les arrête. Punir un propriétaire d'une amende de 16 à 500 fr., d'un emprisonnement de six jours à deux mois et même de deux ans à cinq ans pour avoir négligé de *déclarer* et d'*isoler* un animal atteint d'une maladie contagieuse, constitue une peine exorbitante, et souvent fort peu en rapport avec la nature du délit. Si cette pénalité avait le caractère absolu qu'on lui accorde généralement, on comprendrait les scrupules, la répugnance même qu'éprouvent les préfets, les maires quand il s'agit de faire exercer des poursuites pour punir des infractions à la police sanitaire. Mais heureusement qu'il n'en est pas ainsi : le Code pénal (art. 463) laisse aux juges la faculté de graduer la pénalité, de mesurer la répression à la faute ; ils ont, pour ainsi dire, des pouvoirs discrétionnaires pour punir les infractions aux règlements sanitaires ; ils apprécient, d'après les dispositions de l'art. 463, non-seulement le fait, mais encore et surtout les circonstances au milieu desquelles il s'est produit, et ce n'est que lorsqu'il les ont examinées dans la plénitude de leur conscience que, sans éluder ni altérer le texte, l'esprit du Code pénal, ils peuvent élever ou diminuer la peine et l'appliquer de telle sorte qu'elle se trouve en rapport avec la nature et la gravité de la faute. Ainsi se trouve réalisée cette grande

______

(1) Voir dans le *Recueil de médecine vétérinaire*, 1862, page 56, une demande adressée à M. le ministre de l'agriculture par le préfet de Maine-et-Loire, pour savoir s'il doit ou non prescrire les mesures de police formulées par la législation sanitaire ancienne contre la péripneumonie contagieuse du gros bétail. (Rapport de M. Reynal.)

pensée de Montesquieu, rappelée par les rédacteurs du Code Napoléon, que : *Dans l'exercice de la police, c'est plutôt le magistrat qui punit que la loi.*

Ces considérations établissent que le Code pénal punit d'une manière différente le malhonnête homme qui sciemment, dans un but de lucre, et par des moyens frauduleux, entretient et propage la contagion, celui qui, en un mot, fait métier d'acheter et de vendre des animaux contaminés, et le propriétaire qui, par oubli ou par ignorance, ne s'est pas conformé aux prescriptions de la loi.

Dans le premier cas, le délit est manifeste · la pénalité ne saurait être trop sévère ; dans le second cas, il y a des circonstances atténuantes : le juge aura à examiner si la faute tombe ou ne tombe pas sous le coup de la loi et si elle ne se réduit pas à une simple contravention.

On voit que le Code pénal renferme le principe d'une loi spéciale sur la police sanitaire ; il suffirait même d'apporter quelques modifications aux dispositions de l'article 461, pour protéger d'une manière efficace les animaux domestiques contre la contagion. Les autres mesures de police sanitaire, telles que la liberté de vendre et d'acheter des bêtes atteintes ou suspectes d'une maladie contagieuse, le dénombrement des animaux, la marque, ne présentent pas le caractère absolu d'urgence ou de nécessité et d'opportunité. Nous le démontrerons en traitant séparément de chacune de ces mesures sanitaires. Aussi, on devrait les comprendre dans un règlement d'administration publique et laisser aux préfets le soin de les prescrire et le mode de les appliquer dans les localités contaminées. Ces magistrats, éclairés par les conseils d'hygiène, par les Sociétés d'agriculture, sont seuls aptes à juger de l'utilité de ces mesures et des limites dans lesquelles elles peuvent être prescrites. La maladie contagieuse qui les réclame, le mode suivant lequel elle se propage, les conditions de culture, d'élevage, la configuration du sol, les pays de plaine, de montagne commandent dans l'application des règlements sanitaires des modifications qui doivent être abandonnées à la sagacité et à l'intelligence de l'administration locale.

Nous n'insisterons pas davantage, dans ces considérations générales, sur les mesures sanitaires relatives au dénombrement des animaux, à la police des foires et des marchés, aux entraves apportées, par suite de leur suspension, à la libre circulation du bétail. Nous pensons que ces mesures doivent toujours être exceptionnelles, comme les circonstances exceptionnelles qui les commandent, car, si la loi protége les animaux contre les maladies contagieuses, la loi doit une protection égale à la liberté des transactions et du travail, base première de la richesse des sociétés modernes. L'organisation du service vétérinaire, la surveillance active des marchés, les patentes de santé, etc., sont des moyens à la disposition des législateurs pour concilier des intérêts contradictoires bien plus en apparence qu'en réalité.

Dans le cours de quelques épizooties meurtrières, l'autorité s'est servie de moyens d'une extrême sévérité, ordonnés, du reste, par la législation sanitaire. Nous voulons parler de la défense d'importer et d'exporter le bétail, de laisser circuler les peaux, les suifs, de la suspension des foires et marchés, de l'établissement de cordons sanitaires, de l'assommement de tous les animaux malades ou suspects, etc., etc. En présence de cet immense mouvement industriel, commercial et agricole, de cette puissance progressive de production et de consommation qui caractérise notre époque, tout le monde comprend que de pareilles mesures sanitaires portent une grave atteinte à la fortune publique et privée. Dans tous les cas, c'est à l'administration centrale seule que doit être réservé le droit de recourir à ces mesures de rigueur, lorsqu'une grande et redoutable épizootie, le typhus contagieux du gros bétail, par exemple, menace d'envahir la France.

En 1865, le gouvernement a fait un utile usage du droit que lui concédait la loi de prohiber sur la frontière l'importation des bêtes à cornes étrangères. L'exercice de ce droit était commandé par un intérêt social de l'ordre le plus élevé, celui de la conservation du bétail en conjurant l'invasion de cette redoutable épizootie.

Tout en inscrivant ce droit dans la loi, le législateur doit éviter de traiter avec la même rigueur, à l'exemple des anciens règlements, la matière animale vivante et la matière animale morte. La défense du transit et de l'importation des animaux, dans le cas de typhus notamment, est commandée par une nécessité impérieuse. Il faut la maintenir, sauf à en atténuer la sévérité, lorsque la maladie se prolonge ou quand les exigences d'un besoin public rendent nécessaire l'introduction du bétail étranger ou la circulation intérieure. L'observation et l'expérience démontrent que c'est par le bétail que se fait le transport et la communication de cette terrible épizootie. La contagion par la viande, les peaux, les cornes, le suif ne peut pas être placée sur la même ligne que la contagion par la bête. Les règlements sanitaires ne doivent pas traiter l'une et l'autre contagion avec la même sévérité.

Les modifications que l'industrie et le commerce ont apportées dans la préparation de ces débris animaux à leur point de départ et d'arrivée, les mesures de salubrité exigées par la navigation ou par les chemins de fer sont telles aujourd'hui que la contagion se trouve, sinon détruite, tout au moins annihilée au point de ne présenter qu'un faible danger. D'abord, le temps qui s'écoule entre l'expédition et la destination est souvent supérieur à la période d'activité des principes virulents. En outre, le suif et les peaux qui proviennent des pays où règne le typhus ne sont jamais expédiés sous leur forme première. Le suif est au préalable fondu. Les peaux, dans un but de conservation, commandé, et par l'intérêt du vendeur, et par l'intérêt de l'acheteur, sont lavées à l'eau de chaux, salées ou passées dans un bain de saumure. Immédiatement après la remise à destination, les tanneurs les soumettent au travail préparatoire qui précède l'opération du tannage. C'est ainsi qu'on s'explique, comme l'a établi Renault (1), que les suifs, les peaux, quoique importés directement depuis cinquante ans des pays infectés par le typhus, n'aient jamais introduit cette maladie en France.

Telles sont, en résumé, les différentes mesures qui doivent, suivant nous, servir de base à la législation spéciale sur la police sanitaire des animaux. Avec une loi qui pose le principe de la matière, un règlement d'administration publique qui en déduit les applications et une instruction qui indique à tous les soins hygiéniques et préservatifs à prendre avant pendant et après la contagion, la police sanitaire se trouve largement assurée. Chacun peut facilement savoir ce qu'il a à faire; l'intérêt général se trouve sauvegardé sans imposer à l'intérêt privé d'inutiles sacrifices. Cette loi est une loi de salubrité destinée à conserver les animaux en les préservant des épizooties, à protéger la santé publique et à éveiller l'initiative individuelle, qui constituera toujours une des mesures les plus efficaces contre la propagation des maladies contagieuses.

____

(1) *Typhus contagieux des bêtes bovines*, etc., par Renault. — Paris, 1860.

CHAPITRE IV.

DES DEVOIRS QU'IMPOSENT LES MALADIES CONTAGIEUSES.

Quand une maladie contagieuse règne dans une localité, divers devoirs sont imposés, en vue de s'opposer aux progrès de la contagion : 1° aux détenteurs ou gardiens d'animaux malades ou suspects ; 2° aux populations en général ; 3° aux autorités ; 4° aux vétérinaires eux-mêmes.

A. — DEVOIRS DES DÉTENTEURS OU DES GARDIENS D'ANIMAUX.

Les détenteurs d'animaux atteints ou suspects de maladies contagieuses doivent immédiatement en faire la *déclaration* à l'autorité locale. Cette déclaration doit être écrite et échangée contre un récépissé qui sert, au besoin, de preuve justificative.

Les infractions à cette mesure entraînent de fâcheuses conséquences, au point de vue non-seulement des peines infligées à ceux qui les commettent, mais encore des dangers qui peuvent résulter de la communication des animaux malades avec ceux qui sont encore sains.

On comprend donc qu'immédiatement après la déclaration faite, et même avant que l'autorité y ait répondu, le détenteur soit tenu d'*isoler* les animaux malades.

Lorsque ces formalités sont remplies, les détenteurs doivent attendre l'intervention de l'autorité et recevoir ses délégués, leur ouvrir les portes des étables, des écuries, des bergeries, leur donner tous les renseignements capables de les éclairer sur la nature du mal et de les mettre à même d'aviser aux moyens d'arrêter la contagion.

Avant et même après la visite légale du vétérinaire, il arrive que des propriétaires cherchent, par tous les moyens en leur pouvoir, à cacher les animaux et à les vendre sur place ou sur les marchés. On ne saurait le dire trop haut, une pareille conduite est doublement coupable : elle porte une grave atteinte à la loi et aux intérêts généraux de la société ; car on sait qu'il suffit d'un animal contaminé pour propager le mal. C'est au vétérinaire de prévenir par de sages conseils ces manœuvres frauduleuses, d'en faire ressortir les désastreuses conséquences ; c'est à lui de démontrer aux propriétaires combien est grande la responsabilité qu'ils encourent si, au mépris de la loi, quelques animaux malades, soustraits à la visite ou à la mesure d'isolement, devenaient, par le fait d'une vente illicite, la cause directe de l'extension de l'épizootie contagieuse. Il doit faire, à cet égard, tous ses efforts pour les persuader.

L'enfouissement, dans certains cas, doit suivre immédiatement la mort ou l'abattage des animaux ; la loi en confie l'exécution aux propriétaires ; c'est par leurs soins et sous leur responsabilité que les débris et les dépouilles des cadavres doivent être enfouis, suivant les prescriptions qui seront indiquées dans un chapitre spécial.

Toutes ces mesures sanitaires rigoureusement observées, le propriétaire ne doit pas oublier que, si le mal contagieux est étouffé à son début, il reste encore des matières virulentes dans les locaux où ont séjourné les animaux malades, sur le sol, les murs, la surface des mangeoires, sur les fumiers, sur les fourrages délaissés, sur les instruments de pansage, en un mot sur tous les objets qui ont eu des rapports de contact direct ou indirect avec les animaux dont il s'agit ; il ne faut pas oublier de procéder activement à une *désinfection générale*.

Cette mesure sanitaire, complément des précédentes, sera pratiquée d'après les moyens qu'enseigne la science et qui seront indiqués ailleurs. Qu'il suffise de dire ici qu'il faut détruire la matière virulente partout où l'animal contaminé peut l'avoir portée ; car de l'oubli de cette utile prescription peut résulter la réapparition de la maladie contagieuse. (Voir *Désinfection*.)

B. — DEVOIRS GÉNÉRAUX DES POPULATIONS.

Les devoirs incombant aux populations d'un lieu où règne l'épizootie ne sont plus les mêmes que ceux des détenteurs d'animaux ; leur accomplissement est moins commandé par la loi civile que par la loi morale, qui oblige chaque homme à venir en aide à son semblable.

Quand une maladie contagieuse règne dans une localité, on sait que la législation sanitaire prescrit parfois l'isolement des troupeaux malades dans la vaine pâture, et qu'elle assigne un chemin spécial de parcours. (Décret du 6 octobre 1791 *sur les biens et usages ruraux et la police rurale*, titre 1ᵉʳ, p. 4, art. 17.)

Les propriétaires riverains doivent se prêter avec empressement à ces mesures d'isolement, aider l'autorité dans le tracé du chemin, concourir autant qu'il est en eux à l'application de cette mesure, en tolérant au besoin que ce chemin soit tracé sur leurs propriétés. Leur mauvais vouloir aurait des conséquences fâcheuses. Souvent, les possesseurs de troupeaux se trouvent dans l'impossibilité de les nourrir à l'étable ; ils comptent sur la vaine pâture pour attendre les ressources printanières. Les empêcher, dans ce cas, de jouir du bénéfice de la loi, qui permet, dans certaines conditions, de conduire les bêtes malades ou suspectes sur les terrains vagues, c'est ajouter un nouveau désastre aux désastres de l'épizootie contagieuse. Les propriétaires·doivent donc s'entraider mutuellement, ne pas apporter d'entraves à l'exécution de mesures commandées par l'hygiène et par l'intérêt de la communauté. Que tous, dans une localité où sévit le fléau de la contagion, s'unissent d'un commun accord pour arrêter les progrès du mal ; et, du reste, la cause est commune, il doit y avoir solidarité d'efforts, coopération mutuelle de la part des propriétaires pour atteindre un but qui les intéresse tous au même degré. Dans certaines localités montagneuses, soumises au régime pastoral, les occasions sont assez fréquentes de faire appel à ces sentiments de solidarité.

C. — DEVOIRS DES AUTORITÉS.

On sait que l'autorité municipale, en général, est instituée comme une gardienne vigilante des intérêts communs. A ce titre, elle a pour mission de les sauvegarder contre les atteintes des maladies contagieuses. Quand un fléau de ce genre sévit sur le pays, le rôle de l'autorité municipale est d'intervenir et de prendre toutes les mesures sanitaires pour le prévenir, pour borner ou arrêter ses ravages.

La conduite que l'autorité doit tenir dans cette occurrence est tracée :

1° Par le *décret de l'Assemblée constituante sur l'organisation judiciaire des 16-24 août 1790*, titre II, art. 3, p. 5 : Les objets de police *confiés* à la vigilance des corps municipaux sont : « *les soins de prévenir par des précautions convenables, et celles de faire cesser les fléaux*, TELS QUE MALADIES ÉPIZOOTIQUES...

2° *Par le décret de la Constituante, concernant les biens, usages ruraux et la police rurale, du 6 octobre 1791.* Le § 3, titre Ier, *section 4, article 20*, dit : Les officiers municipaux emploieront particulièrement tous *les moyens de prévenir ou d'arrêter les épizooties.*

Dans les cités populeuses où se trouve, comme à Paris, un préfet de police, les attributions de ce magistrat sont réglées *par un arrêté du 12 messidor an VIII* (1er juillet 1800), et *3 brumaire an IX* (23 octobre 1801).

Le préfet de police, dit cet arrêté (1), « assurera la salubrité publique de la ville en prenant des mesures pour *prévenir* et *arrêter* les épizooties, les maladies contagieuses ; en faisant enfouir les cadavres des animaux morts, surveiller les fosses vétérinaires ; en faisant *arrêter*, *visiter* les animaux suspects du mal contagieux, et mettre *à mort* ceux qui en seront atteints. »

Aux termes de la loi du 5 mai 1855, sur l'*organisation municipale* (art. 50), le préfet remplit les fonctions de préfet de police dans la commune, chef-lieu de département, dont la population excède 40,000 âmes ; mais les maires desdites communes restent néanmoins chargés, sous la surveillance du préfet, des attributions, tant générales que spéciales, qui leur sont conférées par la loi : 1° de.... ; 2° de la police municipale à tout ce qui a rapport..... aux mesures propres à prévenir et à arrêter..... les épidémies, les épizooties.....

Comme on le voit, d'après les termes de la législation, les pouvoirs des autorités municipales et départementales, en matière de maladies contagieuses, sont très-étendus. Le législateur ne les a pas définis ; par conséquent, ils n'ont d'autres limites que les limites mêmes commandées par la gravité de l'épizootie. Dans sa sollicitude pour les intérêts qu'elle voulait protéger, la loi ne pouvait en effet ni prévoir, ni spécifier les mesures sanitaires, qui doivent varier

---

(1) Article SALUBRITÉ.

suivant les lieux, l'imminence du danger, l'étendue et la nature du mal.

Cette grande latitude, laissée aux pouvoirs pour ainsi dire discrétionnaires des magistrats municipaux, fait comprendre qu'ils ne doivent les appliquer qu'avec réserve et circonspection.

Nous ne reviendrons point ici sur les considérations que nous avons développées sur cette matière en traitant de l'histoire de la législation sanitaire. Qu'il nous suffise de rappeler que, lorsque l'autorité est officiellement ou officieusement informée de l'existence, dans la localité, siége de sa résidence, d'une maladie contagieuse, elle a deux ordres de mesures à prendre : les unes générales, dans l'intérêt de tous ; les autres particulières, dans l'intérêt des détenteurs des animaux malades.

Les mesures générales s'étendent aux animaux de toute la contrée ; ce sont : la suspension des foires et marchés, l'interdiction des abreuvoirs, des pacages communs, le dénombrement, la marque, la défense de vendre le bétail, etc.

On connaît notre opinion en ce qui concerne ces graves mesures. On sait que nous ne croyons que dans une limite restreinte à leur efficacité.

Dans notre pays, où ne sévissent qu'exceptionnellement de grandes épizooties contagieuses, ces mesures seront toujours plus nuisibles qu'utiles à l'agriculture, qu'elles tendent à protéger. Ce n'est pas sans compromettre les intérêts généraux qu'on peut porter atteinte à la liberté commerciale, base première de la prospérité et de la richesse des sociétés modernes.

Ces mesures sanitaires, comme la législation qui les prescrit, sont l'expression des besoins et des mœurs d'une autre époque. Aussi nous croyons que les autorités municipales et départementales ne doivent pas user de la faculté que la loi leur accorde de les ordonner, même temporairement, sans en référer au préalable à l'administration centrale supérieure. A elle seule devrait être réservé le droit de promulguer ces grandes mesures sanitaires ; leur action ne se borne pas à la commune, comme le pense trop souvent la municipalité locale ; elle se fait encore sentir sur le commerce général et même international ; tant il est vrai qu'aujourd'hui les intérêts de tous les pays sont solidaires.

Les mesures individuelles n'intéressent que les particuliers détenteurs d'animaux atteints ou suspects de maladies contagieuses. L'isolement de ces animaux, la défense de les conduire aux abreuvoirs et aux pâturages communs, la déclaration, seront toujours très-efficaces. Le rôle des maires est d'atteindre et de circonscrire le mal dès sa naissance, de préserver la commune du danger de la contagion. Et si le bon vouloir des intéressés seconde la vigilance de l'autorité locale, l'isolement, en circonscrivant le mal à sa source, rendra souvent inutiles toutes les autres mesures sanitaires.

Hâtons-nous d'ajouter que les municipalités peuvent prendre des dispositions relatives à la salubrité publique, sans qu'elles aient obtenu l'autorisation préalable des préfets ou des sous-préfets ; il suffira que ces magistrats en soient immédiatement avertis, afin qu'ils puissent approuver ou désapprouver les mesures (1).

En vertu des pouvoirs qui leur sont conférés par la loi sur l'organisation municipale, les maires et les commissaires de police sont chargés de veiller à la salubrité de la

---

(1) Loi du 18 juillet 1837, chap. I, art. 11. — Voir la loi du 5 mai 1855 sur l'organisation municipale.

viande de boucherie et d'autres substances animales exposées en vente sur les marchés. De cette obligation découle la mission, souvent confiée aux vétérinaires, d'examiner ces matières alimentaires.

D. — Devoirs du vétérinaire.

Le vétérinaire, lui aussi, a des devoirs à remplir : 1° envers lui-même; 2° envers sa profession ; 3° envers ses confrères ; 4° envers la loi ; 5° envers les magistrats.

1° *Devoirs envers lui-même.*

Le vétérinaire manquerait à sa conscience si, par indifférence ou par mauvais vouloir, il perdait l'occasion d'étudier une maladie contagieuse, d'en signaler les dangers à l'attention de ses concitoyens, et d'indiquer les moyens les plus propres à la faire disparaître ou à en arrêter les progrès.

Lorsqu'une épizootie vient à fondre sur un pays, c'est un devoir pour tous et pour le vétérinaire en particulier d'intervenir avec toutes les ressources de sa science. Cette intervention constitue sa part de responsabilité sociale aux jours de ces grandes calamités publiques. Sans doute elle n'aura jamais l'éclat et le retentissement des services que rend le médecin, dont le dévouement et l'abnégation grandissent avec la gravité du danger dans les temps d'épidémies ; mais le rôle du vétérinaire, pour être plus modeste, n'est pas moins méritoire. En apportant son concours à l'œuvre commune, dont le but final tourne au profit de la communauté entière, il est sûr de trouver dans les sympathies de ses concitoyens la récompense qu'ambitionne l'homme qui s'est imposé la tâche de faire le bien.

2° *Devoirs envers sa profession.*

Lorsque l'homme exerce une profession qui lui donne

une position honorable dans la société, et à laquelle il emprunte ses moyens d'existence, c'est bien le moins qu'il éprouve pour elle des sentiments de légitime reconnaissance. Membre de cette profession qui l'élève dans l'estime et dans la considération publiques, le vétérinaire se doit tout entier à elle ; ce serait oublier ou méconnaître les avantages qu'elle lui procure, s'il ne cherchait pas à la mettre en évidence et à démontrer son importance et son utilité.

C'est précisément dans les circonstances qui nous occupent, c'est-à-dire pendant le règne d'une épizootie contagieuse, qu'on voit se dessiner son véritable rôle. Le vétérinaire devra donc saisir avec empressement l'occasion qui s'offre à lui de mettre en relief sa profession et d'en honorer les représentants, en signalant les services qu'elle rend à l'agriculture et au pays.

3° *Devoirs envers ses confrères.*

Tous les membres d'une corporation quelconque sont unis par les liens d'une étroite solidarité ; tous en dépendent au même titre ; tous se doivent les uns aux autres ; leur commun accord, leur mutuel concours, sont nécessaires, indispensables à l'intérêt public et à l'honneur de la profession. Le devoir de chacun est de prêcher la concorde et de s'unir dans une même idée ; de faire trêve aux dissensions, aux rivalités jalouses ; d'oublier pour cet instant, tout au moins, tous les motifs de haine ou d'inimitié personnelles.

Chaque vétérinaire doit, autant qu'il est en son pouvoir, chercher à étudier la maladie contagieuse régnante, à saisir ses voies et moyens de propagation, à déterminer sa nature, à indiquer le traitement et les mesures sanitaires. Il est, en outre, de son devoir de communiquer les résultats de ses observations et de ses travaux à ses confrères, de les discuter au besoin avec eux, de les faire profiter de ses recherches, tout en profitant des leurs, de les publier enfin sous forme d'instruction, de manière à les répandre dans les contrées envahies ou menacées de l'invasion du mal contagieux.

Dans quelque grave occurrence, les vétérinaires donneront la mesure de l'intérêt qu'ils portent au bien public, en rédigeant ensemble un projet de règlement sanitaire approprié aux localités où règne l'épizootie. L'autorité administrative trouvera dans ce document, élaboré en vue des besoins présents, les éléments des mesures qu'elle croira utile de prendre pour arrêter la contagion.

4° *Devoirs envers la loi.*

La loi impose aux vétérinaires des devoirs auxquels ils ne sauraient se soustraire.

Aux termes de l'arrêt du 16 juillet 1784 (art. 4), et de l'ordonnance du préfet de police du 31 août 1842 (art. 9), ils ne peuvent traiter un animal atteint d'une maladie contagieuse sans en avoir fait au préalable la déclaration à l'autorité.

La loi qui règle les conditions de cette déclaration est empreinte, dans son texte tout au moins, d'un sens exclusif et absolu qu'elle n'a pas dans son esprit ; elle ne fait aucune distinction entre les maladies graves par les propriétés contagieuses qui les distinguent et celles plus bénignes qui se propagent par contact médiat ou immédiat, il est vrai, mais qui ne s'étendent pas au dehors de leur centre primitif d'action, ou qui guérissent facilement par un traitement approprié. C'est ainsi que la loi met sur la même ligne le typhus, la péripneumonie, la clavelée, le farcin, la morve, la gourme, etc.

En principe, il est hors de contestation que le vétérinaire appelé pour donner des soins à des animaux atteints d'une affection contagieuse, doit s'enquérir si le propriétaire en a informé l'autorité ; dans le cas où ce dernier n'aurait pas obéi à cette prescription de la loi, il devra l'engager à le faire, et lui rappeler qu'à défaut de cette formalité, il ne pourra intervenir sans l'avoir lui-même préalablement accomplie, sous peine d'une amende de 500 francs.

Dans la pratique, l'arrêt du 16 juillet 1784 et l'ordonnance du préfet de police de la Seine, du 31 août 1842, en ce qui concerne les prescriptions relatives à la déclaration, ne sont qu'exceptionnellement appliqués. L'usage, à tort, il faut le dire, a prévalu sur la loi, qui est tombée sous ce rapport dans une complète désuétude.

On comprend que le détenteur d'animaux affectés d'une maladie contagieuse et le vétérinaire appelé à les traiter se dispensent de la déclaration pour un cas isolé de morve, de farcin, de gourme, de piétin, etc., surtout lorsque ces animaux sont placés dans de bonnes conditions d'hygiène et d'isolement ; l'intérêt général ne court, pour ainsi dire, aucun risque. Mais, en ce qui touche la péripneumonie épizootique, la clavelée, la fièvre charbonneuse enzootique, et pour toutes les affections qui se propagent rapidement et qui deviennent un danger réel pour les hommes et pour les autres espèces animales, les propriétaires ne sauraient impunément éluder la loi. La pénalité qui, dans ce cas, viendrait les atteindre, trouverait sa justification dans l'imminence de la propagation de la contagion ou dans le dommage causé à la communauté.

Dans cette occurrence, c'est le droit et le devoir du vétérinaire de tracer aux propriétaires une règle de conduite, et de leur rappeler les dispositions de l'arrêt du 16 juillet 1784 et des articles 459 et 460 du Code pénal.

Il est rare qu'ils ne s'y conforment pas. Mais si le langage calme, ferme et persuasif de l'homme de l'art n'atteignait pas le but proposé, il devrait représenter aux détenteurs d'animaux, d'une part, la responsabilité qu'ils encourent par leur désobéissance aux prescriptions précédentes, et, d'autre part, l'obligation qui lui est imposée par la loi et par sa conscience d'avertir l'autorité de l'existence du mal contagieux, avant de chercher à le guérir.

5° *Devoirs envers les magistrats.*

Lorsqu'une localité est envahie ou menacée d'être envahie par une maladie contagieuse, on sait que l'autorité doit prendre toutes les précautions possibles pour prévenir l'invasion du mal, ou pour arrêter ses progrès. Pour atteindre plus sûrement ce but, elle réclame le concours et les lumières de la science.

Lorsque l'épizootie est grave, que la contagion se répand avec rapidité sur un grand nombre d'animaux, c'est l'administration supérieure qui confie à un ou plusieurs vétérinaires la mission de se rendre sur les lieux pour étudier cette épizootie, déterminer sa nature, ses voies de propagation, et pour juger de l'efficacité des mesures sanitaires prises dans les pays infectés. Le typhus contagieux du gros bétail, les maladies charbonneuses, la fièvre aphtheuse, ont, à diverses époques, éveillé la sollicitude de l'administration de l'agriculture, et motivé son intervention par de semblables missions.

Les maladies contagieuses ne se présentent pas toujours avec ce caractère général de gravité. C'est alors le préfet, le sous-préfet, le maire, qui chargent le vétérinaire de se transporter dans les diverses communes du département, de se concerter avec l'autorité locale, de visiter tous les animaux en présence ou avec l'assistance d'un délégué de la municipalité.

Cette délégation de l'autorité honore à un haut degré l'homme qui en est l'objet ; elle témoigne en outre de la confiance qu'inspirent les ressources de notre science appliquée aux maladies contagieuses. Le vétérinaire doit s'empresser d'accepter cette honorable mission ; cependant, rien ne l'y oblige, personne ne peut la lui imposer ; mais une fois qu'il a souscrit aux désirs et à l'invitation de l'autorité, il faut qu'il se dévoue entièrement à sa mission.

Pour la remplir à la satisfaction de tous, il s'inspirera de l'esprit qui l'a dictée, et devra se bien pénétrer surtout du rôle qui lui est dévolu. Il se rappellera qu'il est spécialement chargé par l'autorité de visiter les animaux atteints ou suspectés d'être atteints de maladies contagieuses, de s'éclairer sur la nature de ces maladies et sur les moyens de les combattre. Suivant la gravité de la circonstance, ou il adressera immédiatement un rapport au maire, aux magistrats qui l'ont délégué, ou il attendra le terme de sa mission pour faire un compte-rendu moral de ses opérations.

Dans ses rapports avec les propriétaires, le vétérinaire délégué restera dans une sage réserve ; s'il peut prescrire des remèdes, des soins d'hygiène privée, concernant les animaux malades et suspects, il n'oubliera jamais que les mesures sanitaires ne sont pas de son ressort : à l'administration seule appartient le droit d'accepter et de rendre obligatoires pour tous les mesures de police édictées en vue d'arrêter ou d'éteindre le mal contagieux. Celles que le vétérinaire croira utiles de faire mettre en pratique, c'est avec déférence et sous forme de projet qu'il devra les soumettre à l'appréciation de l'autorité compétente. Conformément aux prescriptions de cette dernière, l'homme de l'art n'est chargé que de concourir à l'exécution des mesures générales relatives à la visite des écuries, des étables, à l'isolement, à la séquestration, au recensement, à l'estimation, à l'abattage des animaux malades et des animaux sains, dans les lieux infectés ou menacés de la contagion.

A cette occasion, nous rappellerons que, d'après une circulaire du ministre de l'intérieur en date du 22 octobre 1822, les frais de médicaments prescrits par le vétérinaire pour les animaux sont à la charge des propriétaires.

Toutes les opérations du vétérinaire sont consignées dans un procès-verbal signé par lui et par le délégué qui l'a assisté dans l'accomplissement de sa mission. Les procès-verbaux sont adressés ou remis par les soins du maire au sous-préfet. Ses honoraires sont fixés à 8 francs par jour (décision ministérielle du 13 février 1808).

Pour accomplir à la satisfaction de tous les mesures souvent délicates qui sont confiées aux vétérinaires, il faut que ceux-ci restent sourds à toutes les sollicitations intéressées ; ils doivent n'avoir d'autre guide que leur conscience et agir avec circonspection ; ne jamais se départir de cet esprit de déférence et de conciliation qui est le propre de l'homme investi de la confiance de l'administration.

E. — Organisation du service vétérinaire sanitaire.

A toutes les époques de grandes épizooties, l'organisation d'un service vétérinaire a joué un rôle important, soit qu'il aidât l'autorité dans l'exécution des mesures sanitaires prescrites, soit qu'il en provoquât de nouvelles. Ce service a produit les meilleurs résultats dans les départements où il a fonctionné. En 1815 et 1816, notamment dans le Pas-de-Calais, ce service, organisé par les soins d'Hurtrel d'Arboval, approuvé par les autorités locales et centrales, a contribué à préserver plusieurs communes contre les atteintes du typhus contagieux et à abréger le cours de cette désastreuse épizootie dans les communes infectées.

La plupart des pays d'Europe, particulièrement les États de l'Allemagne et la Russie, sont pourvus d'un service de ce genre. En Allemagne, chaque circonscription administrative correspondant à notre arrondissement a un vétérinaire revêtu du titre de *Bezirksthierarzt*. Ce fonctionnaire, nommé au concours après deux années d'exercice pratique au moins, se transporte sur tous les points de sa circonscription où une maladie supposée contagieuse se manifeste, et après avoir constaté l'état des choses, il en fait immédiatement son rapport en double expédition, dont une est transmise au conseil médical qui siége auprès du gouvernement, et il prescrit provisoirement au bourgmestre les mesures sanitaires jugées nécessaires par lui.

En Russie, un comité vétérinaire, ayant les mêmes attributions que celles de ce conseil, est également institué, c'est-à-dire qu'il connaît de tout ce qui concerne le personnel et l'organisation du service sanitaire relatif aux animaux. Voici les principaux articles de l'ukase, en date du 22 décembre 1868, qui a établi ce service. Ils sont particulièrement intéressants pour nous, au point de vue de la peste bovine :

« Le comité est chargé : *a*) de rechercher les mesures nécessaires à l'amélioration du service vétérinaire et les dispositions destinées à prévenir les panzooties ; *b*) de publier des instructions populaires sur l'hygiène et le traitement des animaux domestiques ; *c*) de rédiger des recueils de conseils et d'instructions à l'usage des médecins vétérinaires ; *d*) d'examiner la valeur des nouvelles découvertes relatives à la médecine vétérinaire ; *e*) d'analyser et d'autoriser, le cas échéant, la vente des remèdes pharmaceutiques destinés au traitement des animaux domestiques ; *f*) d'apprécier l'opportunité des mesures destinées à favoriser le transport du bétail ; *g*) de déterminer, sur les chemins à parcourir par les troupeaux de bétail, les stations où l'établissement d'un médecin vétérinaire est nécessaire ; *h*) d'examiner les propositions qui seront faites relativement à la construction de lazarets destinés aux animaux devenus malades en route, et de déterminer le montant des dépenses que l'adoption de ces projets entraînera ; *i*) de donner son avis quant à la question de l'assurance des bestiaux ; et *j)* de s'occuper de toutes les autres questions qui sont du ressort de la médecine vétérinaire scientifique.

« Des médecins et chirurgiens vétérinaires seront chargés de donner les soins médicaux nécessaires aux troupeaux conduits par les marchands de bétail ; ils s'établiront à cet effet le long des principales voies de passage.

« Les vétérinaires ainsi nommés auront surtout à surveiller l'état sanitaire des troupeaux et seront obligés : *a* de traiter les animaux malades qui leur seront confiés par les marchands de bestiaux ; *b* de déclarer sans retard à la police locale, le cas échéant, l'invasion de toute maladie contagieuse survenue dans un troupeau de passage, et de seconder l'autorité locale dans ses efforts tendant à éviter la propagation de la maladie.

« A l'aide des fonds provenant de l'impôt sur ces troupeaux on fera construire, l'autorité locale et les marchands de bestiaux entendus, des hangars spéciaux le

long des voies de passage ; ces hangars seront destinés
à recevoir les animaux malades. »

L'organisation du service créé en France sous l'inspiration d'Hurtrel d'Arboval était très-simple et peu coûteuse.

Voici sommairement les bases sur lesquelles elle était
établie :

Dans chaque département du nord de la France, des
vétérinaires, désignés par le préfet, étaient spécialement
chargés de suivre la marche de la maladie du lieu où elle
existait dans les lieux où elle tendait à se répandre ; ils
étudiaient surtout les voies diverses de sa propagation,
ils éclairaient l'autorité sur tous faits relatifs à la contagion de l'épizootie ; ils visitaient les foires, les marchés
aux bestiaux, et indiquaient les mesures sanitaires locales
dont l'expérience avait démontré l'utilité ; ils prêtaient
leur concours aux conseils d'hygiène, et se tenaient à la
disposition des préfets, des sous-préfets, pour être envoyés sur un point quelconque du département, afin que
ces magistrats fussent exactement et rapidement informés
de la marche de la maladie..

Ces vétérinaires sanitaires recueillaient et coordon-
naient tous les documents relatifs à l'épizootie qu'il impor-
tait de connaître sous le rapport de l'hygiène, de la salubrité, de la police sanitaire et de la statistique.

Ils avaient, en outre, la surveillance des lazarets, si,
eu égard à la durée de la maladie dans les pays frontières, l'administration jugeait utile d'en établir, en vue de
tempérer les rigueurs de la défense d'importation du
bétail.

Il importerait d'étendre à la France entière les bienfaits d'une telle organisation, qui, mieux que toutes les
prescriptions réglementaires, assurerait la préservation

de notre pays contre les épizooties contagieuses. Elle comporterait :

1° Dans chaque chef-lieu de département, un vétérinaire commissaire spécial pour les épizooties et un vétérinaire sous-commissaire. Ils seraient exclusivement à la disposition du préfet, et toujours prêts à se déplacer pour accomplir les fonctions qui leur seraient dévolues ;

2° Dans chaque arrondissement et dans chaque canton, il y aurait également un vétérinaire sanitaire, dont la fonction se limiterait à la circonscription même de sa localité.

En cas d'épizootie, le vétérinaire sanitaire cantonal informerait par écrit le maire de ses observations relatives à l'épizootie. Celui-ci les transmettrait sans retard à l'autorité du chef-lieu du département.

Avec cette organisation, rien n'échapperait à l'attention du préfet ; il serait informé dans un très-bref délai de la marche de l'épizootie, des mesures prises dans les localités, de l'exécution de celles qu'il aurait lui-même prescrites pour empêcher sa propagation.

Nous avons parlé tout à l'heure des lazarets à établir sur les frontières des pays infectés. Le vétérinaire cantonal, sous la direction du vétérinaire commissaire spécial, aurait la surveillance sanitaire de ces lazarets. C'est lui qui délivrerait les patentes de santé, qui serviraient de laissez-passer à l'entrée en douane.

3° Une commission centrale ou un conseil des épizooties aurait son siége au ministère de l'agriculture, pour y réunir tous les documents relatifs aux maladies contagieuses ; elle en étudierait la marche générale, afin de déterminer les mesures les plus propres, soit à prévenir leur introduction dans le pays, soit à mettre obstacle à leur propagation.

Elle correspondrait directement avec les commissaires spéciaux des départements, qui seraient tenus de lui envoyer un double de tous les rapports adressés par eux au préfet, et qui centraliseraient eux-mêmes d'abord, de la même façon, les rapports des vétérinaires sanitaires cantonaux.

Cette commission provoquerait en outre des études générales sur les modes de propagation des maladies contagieuses, en recueillant les observations qu'elle se ferait transmettre, d'après un programme tracé par elle sur chaque objet, par les vétérinaires sanitaires départementaux et cantonaux.

Pour assurer à cette organisation l'unité de vues et d'action, le personnel en devrait être, à tous les degrés, nommé par le ministre, sur la présentation du conseil central ou de la commission des épizooties, pour les vétérinaires sanitaires départementaux et cantonaux. Elle ne serait point une charge nouvelle pour les budgets de l'État et des départements, car le personnel vétérinaire ainsi organisé ne recevrait, comme dans l'état présent des choses, d'autres émoluments que ceux qui sont alloués en cas de mission spéciale. La qualité seule de vétérinaire sanitaire conférée par la confiance de l'administration aurait, pour la situation même des titulaires, des avantages qui la feraient certainement rechercher.

En vue de l'intérêt public, l'existence d'un service sanitaire toujours prêt à fonctionner, chacun de ses membres ayant des attributions bien déterminées, n'a pas besoin d'être démontrée. C'est le seul moyen de rendre aussi facile que certaine l'extinction rapide de toutes les contagions au moment où elles se manifestent et de prévenir sûrement leur propagation, sans avoir recours à toutes ces grandes mesures que nous avons passées en revue, et qui, édictées en vue de calamités étendues, ne sont plus de notre temps, où il importe avant tout d'atteindre le but en ne portant que le moins possible atteinte à la liberté et au droit des citoyens.

CHAPITRE V.

DES MESURES GÉNÉRALES DE POLICE SANITAIRE.

Les mesures prescrites par la législation en vigueur pour arrêter la propagation des maladies contagieuses, sont très-nombreuses. Indépendamment de leur caractère légal, qui, pour la plupart d'entre elles, leur donne une forme absolue que nous avons déjà blâmée comme excessive, elles conservent par elles-mêmes une valeur propre que l'abrogation désirable de notre législation sanitaire surannée ne leur enlèvera point. Nous devons donc en tout cas les passer en revue et examiner leurs modes divers d'exécution.

Ces mesures sont la *déclaration*, la *visite*, l'*isolement*, qui revêt plusieurs formes, le *recensement* et l'*estimation*, la *marque*, la *suspension* et l'*interdiction des foires et marchés*, l'*établissement de marchés attenant aux abattoirs* et d'*abattoirs aux frontières*, l'*abattage*, l'*enfouissement*, et enfin l'*indemnité* aux propriétaires d'animaux abattus.

Déclaration. — La déclaration est une mesure de police sanitaire obligeant les propriétaires d'animaux à avertir l'autorité de l'existence d'une maladie contagieuse.

Cette mesure est importante, et pour les municipalités et pour les propriétaires.

Le législateur a rendu la déclaration obligatoire :

1° Par l'article 1er de l'arrêt du conseil d'État du roi, du 16 juillet 1784 :

2° Par le décret de l'Assemblée constituante concernant les usages ruraux et la police rurale, du 6 octobre 1791 ;

3° Par le décret de messidor an V ;

4° Par l'article 459 du Code pénal.

Ces arrêts et ces lois doivent être obéis sous peine d'une amende de 16 francs à 500 francs, et d'un emprisonnement de six jours à deux mois.

Une circulaire du préfet de police du département de la Seine, en date du 31 août 1842, ordonne la déclaration des maladies contagieuses aux maires des communes, et à Paris, aux commissaires de police.

Enfin, citons encore la loi des 16-24 août 1790 et le décret du 6 octobre 1791.

A l'étranger, la déclaration des maladies contagieuses est, comme en France, prescrite par de sages mesures administratives.

Le rôle du propriétaire, en ce cas, est facile à remplir. S'il s'aperçoit qu'une maladie contagieuse règne sur ses animaux, il n'aura qu'à les séparer, et à en faire sur-le-champ la déclaration au maire de la commune qu'il habite. Cette déclaration sera, autant que possible, faite par écrit, afin que le propriétaire puisse prouver par un reçu que lui délivre l'autorité, qu'il s'est soumis aux prescriptions imposées par la loi.

Le vétérinaire a également, dans les mêmes circonstances, un devoir envers ses clients. Appelé par eux dans ces occasions, il doit leur conseiller de faire la déclaration exigée, en les éclairant sur les raisons qui rendent utile cette déclaration.

Dans la négative, il est autorisé à rappeler la défense que lui prescrit l'article 4 de l'arrêt du 16 juillet 1784, et l'article 12 de l'ordonnance du préfet de police de la Seine.

Sous le rapport de la déclaration, la police sanitaire

laisse beaucoup à désirer ; en effet, il arrive souvent qu'un propriétaire pêche plutôt par ignorance que par mauvais vouloir. Dans ce cas, poursuivi pour des infractions involontaires, il n'en est pas moins exposé à se voir condamner. Aussi est-il rare aujourd'hui que les maladies contagieuses soient déclarées, tant est grande la crainte qu'inspirent les amendes et les pénalités édictées par la loi.

Mais, eu égard à l'importance de la déclaration, comme on devrait s'efforcer de lui donner la plus grande publicité, il serait bon de se conformer à la loi, qui laisse au juge la faculté de considérer comme contravention, et non comme délit, les infractions aux arrêts concernant la contagion. Une faible amende et un emprisonnement de un à cinq jours puniraient assez le coupable. On sait, en outre, que, d'après l'article 463 du Code pénal, le juge peut substituer l'amende à l'emprisonnement.

Il serait aussi urgent, à l'instar de ce qui se passe à l'étranger, que le propriétaire reçût, en compensation de l'abattage de l'animal, une indemnité préalable. Dans certains États, on donne même une prime pour les premiers animaux déclarés. C'est là, sans contredit, le moyen le plus sûr d'obtenir que les déclarations soient toujours faites en temps utile.

Visite. — La déclaration reçue, le devoir de l'autorité est de prescrire aussitôt la visite des animaux malades par un vétérinaire désigné, qui prescrit les mesures sanitaires urgentes et rend compte du résultat de sa mission. Il n'est pas nécessaire d'insister sur ce point, qui va de soi. Il suffit de l'indiquer. Il est clair que la déclaration obligatoire n'a d'autre but que de provoquer la visite, qui permet de se rendre un compte exact de l'état des choses, et de vérifier le contenu de la déclaration.

Le propriétaire d'animaux visités en peut exiger certificat, pour lui tenir lieu, au besoin, du récépissé de sa déclaration, qu'il aurait négligé de réclamer ou qu'on lui aurait refusée. Dans l'exercice de cette partie de sa fonction, le vétérinaire devra procéder de façon à ne pas devenir un agent de propagation de la contagion. Il aura soin de visiter d'abord les animaux sains, puis, les suspects, et, enfin, les malades.

Isolement. — L'isolement a pour but de soustraire les animaux sains aux atteintes de la contagion. C'est un moyen par excellence, un des plus efficaces pour empêcher la propagation des maladies contagieuses.

C'est une mesure très-importante qui suit presque toujours la déclaration. La déclaration et l'isolement sont les deux seules mesures sanitaires qui se trouvent nominativement désignées dans le Code pénal. Leur application rigoureuse arrêtera presque toujours la contagion.

En effet, quelles sont les circonstances qui favorisent la propagation des maladies contagieuses? ce sont :

1° Le logement des animaux dans un même local ;

2° Le contact des animaux sur les routes, dans les pâturages ;

3° Le contact par les objets de pansement, les harnais, les couvertures ; par les fourrages, les fumiers, les ustensiles d'écurie ;

4° Enfin, les rapports qu'ont les animaux sains avec les débris cadavériques.

La mesure de l'isolement a été connue et prescrite dès la plus haute antiquité. Elle a été rendue obligatoire par le législateur de tous les temps.

Voici comment elle s'exécute sous ses diverses formes et l'indication des arrêts ou des lois qui la régissent.

a. Séquestration. — L'isolement peut se faire en renfermant les animaux dans un local écarté, et en empêchant toute espèce de communication avec le dehors ; il prend alors le nom de séquestration imposée par l'autorité. La séquestration est donc l'isolement complet des animaux suspectés de maladies contagieuses, avec la défense expresse de faire sortir le troupeau, soit pour le conduire aux pâturages, ou aux abreuvoirs communs.

C'est une mesure très-rigoureuse, mais qui, pour être établie, offre une foule de difficultés ; aussi est-elle souvent même inapplicable ; une série d'obstacles viennent s'opposer à son exécution.

Il peut arriver qu'un propriétaire ne puisse nourrir son troupeau à la bergerie et disposer de locaux assez vastes et assez aérés pour le loger ; ordinairement aussi, les fourrages font défaut, l'espace manque ; vouloir, dans ces circonstances, que les propriétaires séquestrent les troupeaux, c'est leur imposer souvent une obligation aussi onéreuse que celle de les sacrifier. En tous cas, les animaux seront placés dans un lieu isolé, d'où ils ne pourront sortir, ce sera là une sage mesure. S'il n'y a qu'une étable dans la ferme, il faudra toujours laisser l'animal malade dans le local contaminé et emmener les autres hors de l'étable. Il faudra isoler l'animal et désinfecter le lieu avant d'y laisser entrer d'autres animaux.

La séquestration varie suivant le mode de transmission des maladies.

Elle est régie par :

1° L'article 19 du décret du 6 octobre 1791 ;

2° L'article 459 du Code pénal ;

3° L'article 460 du Code pénal ;

4° L'article 4 de l'arrêt du 16 juillet 1784.

b. *Cantonnement.* — Si on isole le troupeau dans un

lieu de parcours, et qu'on lui assigne l'espace dans lequel il peut se mouvoir, on a là le cantonnement.

Les inconvénients de la séquestration étaient si grands que le législateur a permis aux municipalités de placer les troupeaux en plein air et de les tenir isolés dans la partie du terrain de parcours qui leur est assignée.

Le cantonnement est prescrit par l'arrêt du Parlement du 23 décembre 1778 et par l'article 19 du décret de l'Assemblée du 6 octobre 1791.

On connaît le *cantonnement permanent* et le *cantonnement mixte*.

Le cantonnement permanent est, par exemple, celui de l'été, qui se prolonge, comme on le sait, nuit et jour dans les pâturages, parcs, etc.

Le cantonnement mixte est celui qui n'a lieu que par le beau temps. On l'établit dans beaucoup de circonstances. Qu'une maladie contagieuse, la clavelée, par exemple, se déclare et apparaisse pendant les mauvais jours du printemps ou de l'automne, ou pendant les fortes chaleurs, pour prévenir les accidents qui pourraient être la conséquence du séjour permanent des troupeaux dans les pâturages, on peut établir le cantonnement mixte. On les laisse en plein air et on les rentre dans les bergeries, suivant l'état de la température.

Du reste, il est soumis aux mêmes règles que le cantonnement permanent. Les bergers doivent rester dans les limites du lieu qui leur est assigné pour parcourir et suivre exactement le chemin qui leur est désigné par l'autorité. Dans aucun cas, sous aucun prétexte, ils ne peuvent s'en écarter, sous peine d'encourir les peines portées par la législation sanitaire.

Le cantonnement des troupeaux étant décidé, l'autorité doit faire le choix du lieu où elle se propose de l'établir.

Ce lieu doit être connu aussi par tous les propriétaires riverains.

Ordinairement, le cantonnement est 'employé dans des localités circonscrites, où l'on choisit des endroits isolés de 300 mètres des grandes routes, chemins vicinaux, pâturages ; il sera limité par des bornes naturelles, par un fossé, une rivière, une forêt, etc.

Les voies de communication, excepté celle affectée au passage des animaux malades, seront interdites.

Si, dans le voisinage du cantonnement, il n'existe pas d'abreuvoir ou de rivière où les troupeaux puissent s'abreuver, il faudra en établir artificiellement, de manière à pouvoir toujours se procurer de l'eau que l'on aura soin de renouveler.

La conduite des troupeaux sera · confiée à des bergers intelligents. Les bergers devront aussi éviter que le chien sorte du cercle limité au troupeau, et ils devront enfouir les cadavres.

La durée du cantonnement varie suivant les différentes maladies contagieuses. Dans tous les cas, il ne cessera que sur les ordres de l'autorité.

Sous le rapport de la contagion, le cantonnement, prescrit dans ses mesures les plus rigoureuses, présente des avantages considérables.

c. *Lazaret.* — Les animaux suspects d'une maladie contagieuse, parce qu'ils proviennent d'un pays ou règne cette maladie, peuvent être arrêtés à la frontière jusqu'au delà du terme de la période moyenne ou extrême passé laquélle on a reconnu qu'elle ne se développera plus. Ces animaux, qui sont ainsi retenus à la frontière, subissent ce que l'on appelle la *quarantaine.* Ils sont séquestrés dans un local spécial appelé *lazaret.* Si, après ce terme, aucun symptôme certain n'est apparu, ils peuvent continuer leur route.

Cette mesure, extrêmement gênante et fort onéreuse pour le commerce, est cependant préférable à l'interdiction absolue d'entrer, en ce que, si elle entrave les relations internationales, du moins elle n'y met qu'un obstacle limité.

d. Cordons sanitaires. — Aux frontières ouvertes et autour des lieux infectés par une contagion, les communications entre le bétail malade ou seulement suspect et le bétail encore sain ne peuvent être empêchées qu'à l'aide d'une surveillance effective et attentive, qui est obtenue par l'établissement d'un cordon sanitaire, au moyen de la force armée. Une ligne de sentinelles forme ce cordon qui, aux frontières, se trouve exister en permanence par le fait de la surveillance incessante des douaniers. Dans l'intérieur du pays, où il n'est qu'accidentel et borné à la durée de l'épizootie, on l'emprunte aux troupes. Il en est fait un fréquent usage dans les États allemands contre le typhus qui les envahit si souvent, et la consigne que reçoivent les soldats qui le composent y est exécutée avec une grande sévérité. Il n'y a guère que cette maladie, d'une contagion si subtile, qui puisse justifier sa nécessité.

Toutefois, par l'apparence de sécurité souvent trompeuse qui résulte des cordons sanitaires, lorsqu'ils sont appliqués dans une région déjà infectée sur une assez grande étendue, ils ont plus d'inconvénients que d'avantages, et leur efficacité réelle se borne aux cas de début de la contagion dans une circonscription très-restreinte, où il s'agit d'éteindre, par l'abattage immédiat des malades et des suspects, le foyer d'infection.

e. Émigration. — L'émigration est une mesure sanitaire consistant à envoyer les animaux sains dans un lieu isolé. Cette mesure est assez souvent d'une facile application, car il est toujours possible de faire émigrer les animaux sur les terres de leur propriétaire.

Ordinairement, l'émigration est employée dans des localités circonscrites ; il faut choisir un lieu séparé par des bornes naturelles, sur une montagne, etc., et éloigné de toute grande voie de communication.

RECENSEMENT. — L'ancienne législation sanitaire prescrit aux autorités, en cas d'épizootie contagieuse, de procéder au recensement du bétail, qui consiste à en dresser une statistique exacte, afin qu'aucun des animaux dont il se compose ne puisse quitter la localité sans la permission de l'autorité. Son application paraît utile surtout dans les régions où le bétail est habituellement l'objet d'un commerce actif qui aurait pour effet de favoriser la contagion. Il comprend, bien entendu, à la fois les bêtes saines et les bêtes malades.

ESTIMATION. — En prévision de l'abattage qui peut en être ordonné par l'autorité, les animaux recensés sont en même temps estimés et leur valeur marchande est portée sur l'état de recensement.

MARQUE. — La législation prescrit aussi de marquer les animaux malades et ceux qui sont suspects d'infection, afin qu'ils puissent être saisis lorsque les agents de l'autorité les rencontrent sur la voie publique. Parmi les procédés qui peuvent être usités, se trouvent la marque avec des ciseaux coupant les poils dans une région déterminée du corps, l'application d'un cachet en cire, d'un plomb comme celui usité en douane, ou la marque au fer rouge. Comme celle-ci est nécessairement indélébile, il est préférable, lorsque l'utilité de marquer les animaux est démontrée, d'avoir recours à l'emploi du plombage, qui en remplit aussi bien l'objet avec moins d'inconvénients.

SUSPENSION ET INTERDICTION DES FOIRES ET MARCHÉS. — Lorsque, sous l'empire d'un état politique tout différent de celui sous lequel nous vivons, le droit individuel était toujours compté pour peu de chose, sinon pour rien, en présence de la sauvegarde d'un intérêt public, on n'hésitait point, à la moindre crainte de contagion, fondée ou non, à suspendre ou même à interdire tout à fait les transactions sur le bétail. La législation de l'ancien régime nous en offre de nombreux exemples, ainsi que l'histoire des épizooties. Aujourd'hui, on y regarde de plus près. Il n'est plus permis, encore bien que la loi en donnerait le droit, de mettre en péril l'intérêt privé, s'il n'est pas surabondamment démontré que l'intérêt public en fait une obligation.

Aussi l'interdiction ou la suspension des foires et marchés, qui mettent une grande perturbation dans les habitudes et les transactions des populations, sont-elles et doivent-elles être réservées pour les cas extrêmes, où il n'est pas possible d'arrêter autrement l'expansion de la contagion. Tous les moyens sanitaires doivent être épuisés avant de recourir à de telles mesures. Avec une exécution attentive et vigilante des prescriptions relatives à la déclaration et à l'isolement des malades et des suspects, surtout avec l'organisation du service sanitaire tel que nous l'avons indiqué, toute contagion étant confinée dans son milieu pour y être éteinte, la libre circulation des bestiaux sains peut être permise sans inconvénient, dans des conditions bien déterminées, et le droit de tous respecté quand il n'est pas absolument nécessaire de le sacrifier.

MARCHÉS ATTENANT AUX ABATTOIRS. — Même, pour les animaux de boucherie, il peut être permis de continuer les transactions sur les suspects, à la condition qu'ayant une fois été conduits sur le marché, ils n'en sortent plus vivants. A cet effet, il suffit, pour rendre la mesure efficace, d'établir un marché spécial au voisinage des abattoirs et d'y prendre certaines précautions qui ont été précédemment indiquées dans l'examen que nous avons fait des moyens sanitaires généraux.

Indépendamment de l'avantage d'une telle mesure, au point de vue de l'intérêt des propriétaires d'animaux suspects, elle a encore celui de faciliter l'extinction des foyers de contagion, en diminuant leurs aliments par la disparition de ces animaux.

Les marchés dont il s'agit doivent être, bien entendu, l'objet d'une surveillance toute spéciale, et être soumis à des prescriptions particulières, inspirées par leur nature même ; mais quelles que soient cette surveillance et ces prescriptions, mieux vaut encore pour les propriétaires d'animaux suspects s'y soumettre que de s'astreindre aux prescriptions légales d'isolement, en courant les risques de perdre la plus grande partie, sinon la totalité de leur bétail.

Lors de l'épizootie de 1866, en Angleterre, il était imposé l'obligation de procéder ainsi pour tout le bétail venant de l'étranger. Des marchés et des abattoirs étaient établis aux ports de débarquement, et il n'entrait plus dans l'intérieur de l'Angleterre aucun animal de boucherie autrement qu'à l'état de viande abattue. C'était le meilleur moyen de se défendre notamment contre de nouvelles invasions du typhus ; et il n'est pas parvenu à notre connaissance des faits capables de justifier, dans ce cas, les opinions qui attribuent aux débris frais ou conservés des animaux suspects ou malades la faculté de transmettre le mal.

ABATTAGE. — Dans les arrêts, lois et règlements sur la police sanitaire des animaux et dans les ouvrages sur la matière, on trouve prescrite ou recommandée, sous les noms d'*assommement*, de *tuerie*, de *massacre*, d'*occision*, une mesure qui consiste à rendre obligatoire l'abattage des animaux malades ou suspects, en vue d'éteindre par là les foyers de contagion, en faisant disparaître leurs aliments.

Cette mesure doit être considérée différemment, suivant qu'elle est générale ou partielle. On a de fréquentes occasions de prescrire l'*abattage partiel* ou plutôt *individuel*, et c'est une des mesures sanitaires les plus à recommander, ainsi que nous le verrons en examinant chacune des maladies contagieuses en particulier. L'*abattage général*, au contraire, qui a été appliqué dans le dernier siècle et au commencement du nôtre, dans divers pays, en cas d'invasion et d'extension du typhus, est à juste titre considéré maintenant comme une mesure désastreuse pour l'agriculture, qui n'est plus en rapport avec l'état de la science.

Il s'établit à cet égard dans l'esprit des personnes étrangères à la connaissance de la matière, une confusion qu'il importe de dissiper, et qui a sa source précisément dans une fausse interprétation du sens qu'il convient de donner à la mesure dont il s'agit. Quand on parle d'appliquer le procédé de l'abattage à la police sanitaire d'une maladie contagieuse, il ne peut plus être question maintenant que de l'employer pour les premiers sujets atteints, qui sont toujours en petit nombre, et pour ceux qui ont pu avoir avec eux des communications. Par là on se propose de borner et d'éteindre la contagion en anéantissant ses foyers dès qu'ils se manifestent. Dès que ces foyers ont pris quelque développement, la mesure cesse d'être efficace et elle a d'ailleurs l'inconvénient de substituer un mal assuré à un autre qui n'est qu'éventuel, du moins

dans une certaine proportion, car il y a toujours un plus
ou moins grand nombre d'individus qui échappent à la
contagion et d'autres qui guérissent après l'avoir subie.
Nous reviendrons en détail sur ce sujet à propos de la
peste bovine.

L'abattage des animaux atteints de maladies contagieuses reconnues incurables, ou simplement suspects d'en
être atteints a été autorisé par les dispositions de l'art. 5
de l'arrêt du conseil d'État du roi du 16 juillet 1784, par
celles des décrets de la Constituante des 16-24 août 1790,
tit. XI, art. 3, et du 6 octobre 1791, tit. I, sect. IV, art. 20.
Ces décrets, fort élastiques, confient à la vigilance des
autorités administratives la salubrité publique et leur imposent le devoir d'employer tous les moyens en leur pouvoir pour prévenir et arrêter les maladies contagieuses.
Dans le département de la Seine, la matière est régie par
une ordonnance du préfet de police, en date du 31 août
1842, art. 4. Toutefois, aux termes de cette ordonnance,
le propriétaire de l'animal suspect a le droit de choisir un
expert pour contrôler la décision de celui de l'administration qui, en cas de dissidence, en nomme un troisième
pour départager les deux autres.

Le vétérinaire chargé d'une telle mission doit mettre
dans son exécution une grande prudence et ne négliger
aucune des circonstances capables de l'éclairer et de l'empêcher de prononcer une décision fautive, afin de sauvegarder à la fois les intérêts engagés et sa propre considération. S'il résulte de son examen que l'abattage doit
avoir lieu, il ne lui appartient point de le prescrire : c'est
l'autorité qui doit l'ordonner ; mais il doit y assister, afin
de procéder ensuite à l'autopsie et de s'assurer par elle de
la justesse du diagnostic. Après quoi il fait procéder, s'il
y a lieu, à l'enfouissement du cadavre, ce qui n'est pas
toujours nécessaire.

ENFOUISSEMENT. — Cette mesure sanitaire a été recommandée dès la plus haute antiquité. Columelle et Végèce en parlent. Paulet la cite également (*Recherches sur les maladies épizootiques*).

Vers le XVIIIe siècle, plusieurs médecins, italiens pour la plupart, conseillèrent l'enfouissement des cadavres, alors qu'une épizootie apparut en Europe.

Les arrêts et règlements concernant les maladies contagieuses contiennent, à cet égard, plusieurs dispositions, dont la plus ancienne remonte au 10 août 1714.

On cite également l'arrêt du conseil d'État du roi du 16 juillet 1784, et l'article 9 du même arrêt concernant les équarrisseurs; l'arrêt du 6 octobre 1791, du 16-24 août 1791, et le décret de la police rurale du 6 octobre 1791.

Autrefois, l'enfouissement avait acquis une importance telle, que diverses précautions minutieuses avaient été prescrites.

Le choix du terrain, la confection et la disposition des fosses, telles étaient les précautions nécessaires, indispensables même à l'application de cette mesure sanitaire.

On choisira des lieux écartés, où ne séjourneront pas les animaux domestiques, loin de toute voie de communication. On recherchera les terrains secs, calcaires, les sols humides étant peu propres à la création d'une voirie d'animaux, à cause de la corruption des eaux par suite de la décomposition des cadavres.

D'après l'arrêt du 16 juillet 1784 (art. 6), la fosse doit être éloignée de 194^m.18 (100 toises) de toute habitation ; le décret de messidor an V réduit encore la distance à 50 toises.

Ces distances sont trop faibles, surtout s'il s'agit d'un enfouissement un peu considérable. En tout cas, les fosses devront être creusées à 1 kilomètre au moins de toute habitation.

D'après l'arrêt du 10 avril 1714, les fosses destinées à recevoir les cadavres auront 3 pieds de profondeur ; celui de 1784 exige 10 pieds ; le décret de l'Assemblée constituante sur la police rurale du 5 octobre 1791, et l'arrêt du Directoire exécutif, réduisent, le premier, à 4 pieds, et le deuxième à 8 pieds, la profondeur des fosses.

Néanmoins, on devra toujours s'efforcer à donner 1^m.50 à 2 mètres de profondeur aux fosses, et les exhausser de 0^m.50 au-dessus du sol. Les gardiens d'animaux seront avertis de leur présence par un poteau ou quelques branches d'arbres.

La mesure relative au transport des cadavres dans les fosses se trouve dans l'article 8 de l'arrêt du 16 juillet 1784, énoncé comme il suit : « Les équarrisseurs seuls pourront faire l'enlèvement des animaux. » En regardant le bon côté de la chose, c'est raisonné sagement ; car on voit que l'individu qui connaît le métier procède à l'enlèvement des animaux avec plus de soins que le simple particulier.

D'après le décret du 6 décembre 1791, la municipalité exige que le cadavre soit enfoui dans le terrain du propriétaire ; c'est d'ailleurs ce qui se fait journellement dans nos campagnes.

Aujourd'hui, les arrêts du 10 avril 1714, et du 16 juillet 1784, relativement à l'enfouissage des animaux morts de la contagion, n'existent plus ; il est bien plus sage de confier ces soins à l'équarrisseur, qui manipule avec habileté les cadavres, prend toutes les précautions pour éviter les blessures ; et tandis que la peau est enlevée, les chairs et les os subissent une opération qui a pour but d'en extraire la graisse, ce qui les rend inoffensifs.

De ce qui précède, on conclura qu'il serait bon de ne

pas prescrire d'une façon absolue l'enfouissement des cadavres, et qu'il y a des cas dans lesquels il serait plus sage
de les faire enlever par un équarrisseur habile et bien ou-
tillé.

Indemnité. — L'abattage des animaux malades ou suspects, celui de ces derniers particulièrement, surtout lorsqu'il doit être suivi de l'enfouissement des cadavres, est
toujours pour les propriétaires de ces animaux une mesure très-onéreuse. On ne comprend point que la législation qui la prescrit n'ait point stipulé qu'une indemnité
leur serait accordée. Il s'agit, en réalité, d'un cas d'expropriation pour cause d'utilité publique, dans lequel le
principe de la juste et préalable indemnité est posé par le
droit commun. Sous ce rapport, la plupart des États européens sont plus avancés que la France. Toutes les fois
qu'une maladie épizootique sévit sur le bétail et qu'il devient nécessaire, dans un but de préservation générale,
de tuer un certain nombre d'animaux, la Belgique, la
Hollande, l'Allemagne, la Suisse, l'Autriche, payent à
leurs propriétaires, suivant les circonstances, la moitié,
les deux tiers et même la totalité de la valeur de ces animaux. En France, l'indemnité est due seulement en cas de
peste bovine, en vertu d'une loi récente.

Par cette précaution, conforme d'ailleurs au droit et à
la justice, l'application des autres mesures sanitaires que
nous avons considérées comme les plus efficaces, est rendue incomparablement plus facile, les propriétaires d'animaux atteints ou suspects de maladie ayant intérêt à en
faire la déclaration. Mais en fait de police sanitaire, les
législateurs français n'ont guère su édicter que des amendes et des peines afflictives, qui punissent parfois l'ignorance comme un crime, et qui ajoutent à la misère au
lieu de la soulager. Le temps semble venu de procéder
autrement.

CHAPITRE VI.

TYPHUS CONTAGIEUX DU GROS BÉTAIL.

I. — DESCRIPTION PATHOLOGIQUE.

Synonymie.

Peste bovine, peste du gros bétail (Lancisi, Ramazzini); *peste morveuse, maladie humide* (Lancisi); *peste dysentérique* (Scroëkius); *fièvre maligne, bilieuse, putride, ardente ; petite vérole, peste varioleuse, variole des bœufs* (Ramazzini, Vicq-d'Azyr); *épizootie, maladie bos-hongroise* (Buniva); *peste bovine hongroise* (Metaxa); *fièvre continue, typhoïde avec redoublement* (Girard et Dupuy); *Tchouma* des Russes ; *Rinderpest* des Allemands; *Cattle-plague* des Anglais ; *typhus contagieux* des Français.

Définition.

De toutes les dénominations précédentes, celle de typhus contagieux est presque la seule qui soit employée en France et en Belgique, pour désigner une maladie épizootique originaire de l'extrême Orient, essentiellement contagieuse, attaquant primitivement les espèces bovines et se transmettant par contagion aux animaux du même genre et de genres différents.

Le peste bovine est une maladie étrangère à notre pays ; jamais elle ne s'y est développée spontanément. A toutes les époques où le typhus a sévi sur le bétail des États de l'Europe occidentale, il y a toujours été importé par la voie de la contagion.

Symptômes.

Le typhus contagieux, semblable en cela à toutes les maladies épizootiques, ne se présente pas avec un ensemble de symptômes constamment les mêmes. Dans ses modes de manifestation, il affecte, au contraire, des physionomies souvent différentes, qui expliquent le défaut de concordance entre les descriptions que les divers auteurs en ont données.

A la période initiale, les signes extérieurs sont ou négatifs, ou si peu accentués, que si on n'était prévenu de l'invasion possible de l'épizootie, ils seraient très-certainement méconnus. C'est ce qui a fait dire à Lorinzer : « Qu'il n'y a pas un seul symptôme dans le typhus contagieux qui ne s'observe dans d'autres maladies. »

Cette opinion de l'auteur allemand, qui a fait du typhus l'étude la plus fidèle, est sans doute exagérée, mais dans sa formule générale elle exprime une idée qui a un certain fond de vérité. Plusieurs fois nous avons constaté, en Gallicie, en Hollande et en France, la difficulté de distinguer le typhus à ses premières manifestations morbides.

Il n'est pas rare, en effet, de voir ou les caractères extérieurs de la santé, ou seulement quelques signes vagues de tristesse, suivis ou non d'un changement dans l'état habituel des animaux, chez lesquels on constatera, au bout de vingt-quatre, trente-six ou quarante-huit heures, les symptômes confirmatifs de la période du début du typhus contagieux.

Dans ces derniers temps, on a attaché une valeur symptomatique très-grande à l'élévation de la température du corps des animaux contaminés. Le professeur Gerlach, et, après lui, plusieurs auteurs ont reconnu qu'elle s'élevait de 2 à 3 degrés au-dessus de la température normale.

Cette donnée thermométrique présenterait un tel caractère de certitude, d'après ces auteurs, que l'un d'eux, M. H. Bouley, admet la possibilité, grâce à ce symptôme, qui précède tous les autres, de reconnaître chez des animaux encore sains en apparence, ceux chez lesquels le typhus se déclarera après un laps de temps de quarante-huit heures.

Nous ne pensons pas que l'élévation de la température, dans la période prodromique du typhus, ait la valeur clinique absolue qui lui est ainsi accordée. S'il est vrai qu'on la constate lorsque le typhus apparaît d'une manière subite, avec ses symptômes propres, notamment lorsque le bétail se trouve dans un excellent état de santé, il faut cependant reconnaître qu'elle ne se présente pas avec ce caractère de constance et de généralité qu'on lui attribue, particulièrement dans les cas bénins.

Dans les applications nombreuses que nous avons faites du thermomètre, nous avons constaté, dans un groupe d'animaux sous le coup du typhus, chez les uns, une élévation de 1 degré à 2.5 de la température normale, et chez les autres une oscillation du thermomètre entre 38 degrés à 39.5.

De son côté, le professeur Gerlach, quoique attachant une grande importance à ce symptôme, a souvent constaté que le thermomètre variait de 39 a 41 degrés, sans jamais dépasser 42 degrés.

De ces résultats, à peu près semblables à ceux que nous avons obtenus, Gerlach conclut que si, dans certains cas, on doit tenir un grand compte de l'augmentation de la chaleur animale, elle ne constitue pas cependant un prodrome pathognomonique de la peste bovine.

Ces données de l'expérimentation sont confirmées par l'observation ancienne. Celle-ci enseigne, en effet, qu'il n'y a pas de mouvement fébrile appréciable dans la forme *adynamique* du typhus.

La même particularité se remarque lorsque l'évolution du mal s'opère lentement, et qu'il parcourt graduellement et paisiblement sa marche, comme nous l'avons observé chez les bœufs des steppes, dans les lazarets de la Gallicie.

Ceci, du reste, est en rapport avec ce qu'on observe en pathologie humaine ; en effet, s'il y a des observations qui établissent qu'on peut diagnostiquer la fièvre typhoïde avec le thermomètre, dès le début, il y a d'autres observations qui démontrent qu'à la période initiale la température n'est que très-peu modifiée. De même dans les inflammations, ce n'est que dans les cas bien tranchés que se produisent les modifications de chaleur dont on a tant parlé, et dont on a évidemment exagéré l'importance. De l'avis même de médecins autorisés, l'augmentation de la chaleur animale n'a pas une valeur diagnostique absolue, et du moment que ce signe peut manquer, lors même que la maladie existe, il faut savoir en tenir compte, mais ne pas s'exagérer sa signification. Il faut savoir faire le diagnostic avec lui, s'il existe, et sans lui quand il fait défaut.

Bien que les symptômes généraux de la période d'invasion n'appartiennent pas exclusivement au typhus, ils doivent cependant fixer l'attention, dans certaines circonstances données, alors surtout qu'on a quelque raison de redouter l'appparition du typhus.

Le plus ordinairement, on reconnaît les symptômes suivants :

L'animal est triste, abattu, et porte la tête inclinée vers le sol ; les oreilles sont pendantes, le regard est fixe et sombre ; la colonne vertébrale est sensible et légèrement voussée ; les poils sont ternes et piqués ; la marche dénote un état plus ou moins grand de lassitude ; l'appétit est capricieux, la rumination est lente et irrégulière ; la sécrétion du lait a un peu diminué. Parfois on observe des bâillements fréquents, et une sorte de frémissement partiel de la peau et des muscles, qui est souvent le prélude des frissons. A cette phase de la maladie, il n'est pas rare de voir les défécations conserver leurs caractères normaux.

Un ou deux jours après ces premières et obscures manifestations, quelquefois moins, la maladie se dessine davantage ; des symptômes plus accentués et plus graves se montrent et se succèdent avec une rapidité plus ou moins grande.

La prostration est plus prononcée, l'animal semble se tenir péniblement sur ses membres ; il porte la tête très-basse, reste éloigné de la mangeoire, et se déplace avec difficulté ; sa marche est chancelante ; l'expression de sa physionomie est plus inquiète et plus sombre ; l'œil est pleureur ; le dos est plus voussé ; la sensibilité de cette région est portée à un degré très-variable : faible chez l'un, grande chez l'autre ; les membres postérieurs sont un peu écartés et engagés sous le centre de gravité ; les poils sont hérissés, la peau est sèche et chaude ; elle est mouillée de sueurs aux oreilles, au grasset, aux ars et aux cuisses ; il y a des tremblements tantôt généraux, ébranlant le corps ; tantôt partiels, aux régions de la tête, des épaules, des fesses et des membres, accompagnés d'une véritable horripilation et de grincements de dents. Le mufle est sec, chaud et fendillé ; les yeux sont rouges ; la cornée est vitreuse ; les larmes s'écoulent abondantes ; elles irritent et dépilent la peau du chanfrein. Un liquide muqueux, légèrement trouble, semblable au blanc d'œuf, s'échappe par les narines, et produit, comme les larmes, l'érosion de la peau sur laquelle il se répand.

La bouche est chaude, la muqueuse est rouge, la salivation est activée ; des pellicules épidermiques, semblables à du gros son, s'en détachent et se mêlent à la salive ; l'appétit est ou diminué, ou éteint ; la rumination est suspendue ; le ventre est sensible. L'animal regarde ses flancs, et piétine de ses membres postérieurs ; la queue est souvent agitée, comme par un mouvement convulsif ; on entend parfois un bruit de gargouillement ; presque toujours il est le prélude d'un changement dans l'état physique des défécations, qui sont encore fermes, résistantes et recouvertes de mucosités.

Les signes fournis par la circulation varient avec l'âge, la race, la constitution des animaux ; l'état morbide reflète à cet égard l'état physiologique qui offre, comme on sait, une très-grande variation sous le rapport du nombre et du rhythme. Le professeur Gerlach a dressé un tableau intéressant de la fréquence du pouls comparé avec le degré de la température du corps, duquel il résulte que les pulsations croissant régulièrement de 58 à 112, la température varie de 35°.8 à 41°.2, mais d'une manière tellement irrégulière qu'il n'est guère possible d'établir aucune relation entre les deux phénomènes. Ainsi, pour la même température de 38°.2, on a observé 58 et jusqu'à 100 pulsations. Avec les températures croissantes de 35°.8 à 41°.2, on a vu les pulsations osciller irrégulièrement entre 58 et 108. Pour la même température de 40°.4, le tableau de Gerlach donne dans un cas 60 pulsations, et dans un autre 100 ; pour la température 39°.6, dans un cas 84 et dans un autre 112 pulsations.

Ces remarques suffisent pour montrer qu'il n'y a, dans

le typhus, aucune relation nécessaire entre la chaleur animale et le rhythme de la circulation.

Sous le rapport de la tension artérielle, la circulation offre des données plus certaines. L'artère est molle, difficilement saisissable par la pulpe du doigt. Le pouls est petit, vite, parfois tremblant et à peine sensible. Les battements du cœur se distinguent, comme les pulsations artérielles, par leur faiblesse, qui les rend insaisissables malgré leur accélération.

En somme, la circulation accuse une prostration des forces en rapport avec l'abattement des malades.

L'appareil respiratoire ne participe pas en général aux troubles morbides de la période du début du typhus contagieux. Chez des animaux des lazarets de la Gallicie, nous avons constaté qu'elle était lente et profonde. En Hollande et en France, nous avons assez souvent noté une accélération des mouvements du flanc (20 à 35) comme dans le début de la péripneumonie. Les symptômes décrits plus haut appartiennent sans doute à une maladie générale grave, mais pas exclusivement au typhus. Ceux de la période suivante, correspondant aux deuxième, troisième et quatrième jours de son apparition, sont au contraire particuliers à l'épizootie dont il s'agit, et donnent à la maladie la physionomie qui lui est propre. C'est sur le système cutané et le système muqueux que se concentrent ces symptômes, qu'on peut appeler caractéristiques, de la peste bovine.

La salive est sécrétée en plus grande abondance ; elle est filante, mousseuse ou floconneuse ; le mufle est sec et chaud, l'épiderme se ramollit, se gonfle, se fendille et laisse à nu le réseau vasculaire ; la même particularité se remarque sur les lèvres ; la matière du jetage a changé de caractère, elle est trouble, épaisse, comme purulente, jaunâtre ou verdâtre ; elle a, suivant Gerlach, une réaction alcaline. Elle est tellement irritante qu'elle corrode la peau du mufle et de la lèvre supérieure, sur laquelle elle se répand. Les larmes ont le même caractère que le flux nasal, elles coulent sur les joues, les épilent et les ulcèrent sur leur trajet, et finissent par former à l'angle nasal de l'œil et même plus bas des croûtes glutineuses.

La bouche est chaude, remplie d'une bave rendue mousseuse par le mâchonnement accompagné d'un grincement des dents ; elle exhale une odeur fade et nauséabonde. On aperçoit sur la muqueuse buccale, à la face interne des lèvres, sur les gencives et sur le bourrelet, des taches variant du rouge clair violacé au rouge cerise, qui envahissent rapidement toute la surface de cette membrane. L'épiderme se gonfle, devient grisâtre, se ramollit, se soulève, se détache par fragments et laisse à nu le corps de la muqueuse, qui se présente fréquemment sous la forme de sillons transversaux avec un fond d'un rouge de brique. Ces sillons s'observent notamment à la face interne de l'extrémité des lèvres, sur les gencives et sur le bourrelet.

Cette altération de l'épithélium et du corps de la membrane est un des caractères qui frappent le plus l'observateur dans le cours de cette période du typhus ; sur la peau, l'épiderme se détache facilement au moindre frottement, sous forme de lamelles ou de pellicules semblables à du gros son. On trouve à la surface de la muqueuse les cellules épithéliales en suspension dans la salive ou fixées aux doigts qui explorent la bouche ; la salive, examinée au microscope, présente un grand nombre de ces cellules épithéliales ; les places dépouillées de leur revêtement ont un aspect rouge foncé qui est non moins caractéristique.

L'animal exprime des douleurs abdominales, tantôt par des piétinements, tantôt par des mouvements de coliques plus ou moins intenses, mais toujours en portant la tête tournée du côté de l'abdomen et en faisant entendre un gémissement aigu intermittent ou une plainte continue, suivie d'un craquement presque continu des dents. Les souffrances augmentent quand on exerce une pression sur les parois du ventre ; chez certains animaux, cette exploration, notamment le long des hypocondres, à la région inférieure, provoque une exagération de la douleur qui s'accuse par une voussure de la colonne vertébrale, par des plaintes et par une sorte de torsion du train postérieur.

C'est lorsque ces symptômes sont parvenus à leur summum qu'apparaît la diarrhée.

Les déjections, qui, la veille ou le matin, étaient fermes, quelquefois entourées de mucosités grisâtres, sont expulsées plus fréquemment ; molles d'abord, elles deviennent promptement liquides, mélangées à des produits gazeux qui les rendent souvent fétides ; elles sont projetées au loin par jets fréquents et saccadés ; pendant leur expulsion, la physionomie exprime une profonde souffrance, l'animal porte la tête basse, allongée sur l'encolure ou tournée du côté du flanc ; il a le dos voussé, la queue tendue, les membres rapprochés du centre de gravité, surtout les postérieurs, dans une attitude qui nous paraît particulière au typhus. Les déjections se présentent avec des caractères variables de consistance, de couleur et de composition. D'abord moins fermes, et successivement semi-liquides, liquides, séreuses et mousseuses ; d'une teinte grise ou brune ardoisée, ou d'un jaune verdâtre, formées par des aliments mêlés à des matières glaireuses, ou simplement par des mucosités plus ou moins épaisses, ayant parfois l'apparence d'un exsudat plastique, associées à une plus ou moins grande proportion de sang, comme cela s'observe lorsque la diarrhée s'est transformée en dysenterie dont les produits répandent une odeur très-fétide. Leur réaction est acide, d'après Spinola, neutre et alcaline suivant le professeur Gerlach.

Les efforts expulsifs même violents ne sont pas toujours suivis de déjections alvines ; il y a des épreintes qui provoquent de très-vives douleurs. Alors survient souvent un renversement du rectum et un relâchement du sphincter, dont l'ouverture béante donne écoulement à des matières diarrhéiques infectes. L'examen microscopique y fait voir des débris d'épithélium, des globules rouges du sang et des leucocytes.

Le ventre, qu'on a vu ballonné dans la première période, est rétracté, au point que la paroi inférieure se trouve presque au niveau des hypocondres ; le flanc est creux, sa corde est très-saillante.

La respiration, lente et profonde pendant l'inspiration, s'accomplit, pendant l'expiration, par un soulèvement rapide des parois ventrales, qui imprime au tronc et à la tête, sans déplacement des membres, un ébranlement brusque et court d'arrière en avant, suivi d'un long et plaintif gémissement. La membrane de la bouche, la pituitaire, la conjonctive, la muqueuse du vagin surtout, présentent des rayures, des pointillements, des ecchymoses de grandeur variable, ou une coloration générale d'un rouge d'acajou. Cet état est accompagné par un gonflement de la vulve du vagin, des lèvres et de la bouche, sur lesquelles siége souvent une éruption miliaire ou aphtheuse.

L'amaigrissement, qui, d'ordinaire commence à devenir sensible quand la diarrhée se manifeste, fait des progrès très-rapides ; la peau est sèche, rude au toucher, elle adhère aux parties sous-jacentes et semble recouverte de crasse et de poussière ; les poils sont hérissés ; sur la région du dos, des lombes et de la croupe, on constate avec la main une tension de la peau et une crépitation pro-

duites par les gaz qui se développent dans le tissu conjonctif sous-cutané. Ce caractère n'est pas aussi constant
qu'on pourrait le croire en lisant les descriptions qui ont
été publiées des épizooties de typhus ; nous ne l'avons pas
constaté en Gallicie ; nous ne l'avons vu qu'à un faible
degré sur quelques vaches dans la Hollande. Pendant la
peste bovine de 1870 , l'emphysème a été plus fréquemment observé.

La température baisse, les oreilles, les membres notamment se refroidissent ; la prostration est extrême, la
tête est agitée par un branlement continuel, les yeux sont
caves, enfoncés dans l'orbite, et le regard a cette expression de stupeur tellement caractéristique qu'on ne l'oublie plus, une fois qu'on l'a observée ; la bouche s'ouvre
à chaque inspiration ; sur la langue bleuâtre et parfois
pendante, on aperçoit des plaies saignantes ; l'haleine,
comme du reste l'atmosphère ambiante, exhale une mauvaise odeur, difficile à définir, particulière au typhus ; le
pouls est déprimé, le corps est agité par des secousses
convulsives ; les soubresauts brusques et saccadés des
membres font craindre une chute imminente.

Les vaches pleines avortent presque inévitablement ; la
sécrétion du lait est arrêtée, les mamelles sont flasques et
froides.

Arrivé à cette période extrême, le typhus n'est plus mé-
connaissable.

La bête se trouve dans un état indicible de stupeur et
de prostration ; si elle reste debout, les quatre membres
sont rapprochés sous le ventre, elle menace de tomber,
pour peu qu'on essaie de la faire déplacer ; la tête est
basse, le cou tendu, la colonne vertébrale voussée en
contre-haut ; l'œil s'enfonce de plus en plus dans son orbite ; il s'en échappe une humeur purulente qui colle par-

fois les paupières, un jetage concret, strié de sanie, s'écoule par les narines; une bave écumeuse, souvent striée de sang, sort de la bouche entr'ouverte; la dysenterie est continue ou elle alterne avec des épreintes suivies de l'expulsion de mucosités qui s'écoulent le long des fesses; l'anus béant laisse voir la rougeur ou les teintes rouges de la muqueuse; le pouls est déprimé ou complétement effacé; la respiration est accélérée et plaintive; les parois abdominales sont soulevées outre mesure, la corde du flanc est tendue et paraît d'autant plus saillante que le creux est très-prononcé; l'emphysème sous-cutané s'est propagé dans toutes les directions, enfin l'animal tombe plutôt qu'il ne se couche; il s'agite faiblement en faisant entendre des plaintes ou des gémissements, et meurt le plus souvent sans convulsions, la tête reposant sur la poitrine et regardant le flanc.

Tels sont, dans leur ensemble et dans l'ordre le plus général de leur succession, les symptômes du typhus contagieux. Mais il faut se hâter de dire qu'on ne les trouve pas toujours tous réunis sur les animaux atteints de cette maladie; qu'ils ne se succèdent pas constamment de la même manière et avec la même rapidité.

Si, chez le plus grand nombre d'animaux, la peste bovine débute par la somnolence et l'abattement, chez d'autres elle s'annonce par un état de grande surexcitation.

Les muqueuses apparentes, notamment la membrane buccale, ne présentent pas toujours les altérations graves dont il a été question. Lorinzer assure n'avoir rien observé dans la bouche lors de l'épizootie qui régna dans la Gallicie en 1828 et 1829. Les taches rouges briquetées qui caractérisent si bien le typhus sont parfois remplacées par une coloration jaune ou rouge uniforme. Chez certains animaux, l'écoulement nasal se complique d'épistaxis.

L'emphysème sous-cutané, la grande sensibilité de la

colonne dorso-lombaire, font parfois défaut, comme nous l'avons constaté dans le cours de la dernière épizootie, en Hollande et en Gallicie.

On a fait une remarque semblable, relativement à l'appétit et à la rumination qui subsistent encore durant un certain temps après l'apparition des premiers symptômes. Il n'est pas jusqu'à la diarrhée qui ne présente des variations dans ses caractères physiques et dans son intensité; parfois elle reste liquide et séreuse pendant tout le cours de la maladie; dans quelques cas, rares, il est vrai, elle n'apparaît qu'à un faible degré ou n'apparaît même pas; la mort survient avant qu'elle ait eu le temps de se manifester.

Quant à l'ordre suivant lequel se succèdent les symptômes, il est lui-même très-variable, et, s'il est vrai que, dans une étude d'ensemble, on puisse reconnaître que tel groupe de symptômes se montre généralement au début du mal, tel autre à la période d'état, il ne l'est pas moins que les symptômes se développent et apparaissent tous à la fois, sans qu'il soit possible de dire lesquels ont précédé ou suivi les autres, tant leur évolution a été instantanée. Cela s'observe notamment quand la peste bovine est violente, lorsque sa marche est rapide et qu'elle atteint d'emblée son maximum d'intensité, comme on l'a vu fréquemment au début de son invasion dans les pays occidentaux de l'Europe.

Pour compléter l'histoire symptomatique du typhus, il est utile de signaler les variantes qu'il présente dans ses modes de manifestation, à la période du début. Cela paraîtra d'autant plus important qu'il est facile alors de le confondre avec une autre maladie.

Dans le cours de quelques épizooties de typhus, on a observé des troubles nerveux qui simulent le vertige essentiel. Les animaux se livrent à des mouvements désordonnés, ils piétinent; ils font entendre des mugissements prolongés; ils poussent en avant, en s'appuyant sur le mur de face; ils ont l'œil animé et hagard, la pupille dilatée, la vue obtuse. Cet état d'exaltation alterne avec un état de coma.

Chez quelques sujets, l'exacerbation nerveuse a la plus grande analogie avec celle qui caractérise la rage. Nous avons vu le typhus débuter sous cette forme dans un village de la Hongrie, à Nicksdorff, près d'Altenbourg.

Une inflammation de la muqueuse des voies respiratoires peut compliquer la période d'invasion du typhus ou coïncider avec elle. Cette inflammation est plus ou moins intense et s'annonce par une toux quinteuse, douloureuse, petite ou profonde, suivant le siége de la phlegmasie, qui parfois revêt la forme croupale. Chez d'autres animaux. l'accélération de la respiration, les mouvements précipités des flancs, les plaintes peuvent faire croire à l'existence de la péripneumonie contagieuse. L'exploration de la poitrine par l'auscultation et par la percussion empêcherait le plus souvent, mais non toujours, de commettre une erreur de diagnostic, si l'on s'en tenait aux apparences, sans tenir compte de la physionomie caractéristique de l'animal typhique. Telle est parfois la ressemblance des symptômes extérieurs que le doute ne serait pas encore entièrement dissipé, si l'on n'était prévenu de l'invasion possible de la localité par le typhus.

Chez les bœufs des steppes, le typhus affecte parfois la forme d'un catarrhe abdominal si bénin, qu'il se termine heureusement dans le court espace de quatre à cinq jours, forme insidieuse sous laquelle il s'est souvent propagé.

La dysenterie, notamment quand elle sévit sur les troupeaux de bœufs en route ou dans les parcs d'approvisionnement, a une certaine ressemblance avec le typhus; mais si, de prime-abord, la méprise est possible, l'étude ultérieure des malades fera reconnaître des caractères propres à chacune des deux maladies.

En effet, la peste bovine, indépendamment de sa contagiosité, présente dans sa marche rapide, dans le mode suivant lequel ses symptômes se succèdent, dans la nature de ses lésions morbides, des différences fondamentales qui serviront de base au diagnostic différentiel. C'est à l'aide de ces mêmes données qu'on distinguera encore la fièvre charbonneuse de la varieté foudroyante du typhus, qui enlève les animaux dans le court espace de vingt-quatre à quarante-huit heures.

Durant le cours de diverses épizooties de peste bovine, on a vu souvent la fièvre aphtheuse sévir sur le bétail en même temps que le typhus. Nous signalons cette particularité notée par tous les auteurs, moins pour prémunir contre une erreur possible de diagnostic, que pour rappeler qu'en Russie la fièvre aphtheuse précède très-fréquemment la peste bovine, et qu'elle revêt, suivant Jessen (1), un caractère de malignité inconnu dans notre pays.

Nous avons dit plus haut que les manifestations locales du typhus se traduisent particulièrement sur le système muqueux et le système cutané.

Celles qui ont leur siége sur la peau présentent ce trait commun et différentiel qu'elles constituent généralement une crise heureuse, quelle que soit la forme sous laquelle elles s'expriment.

Dans le cours de certaines épizooties, on aperçoit sur diverses parties du corps des animaux, au périnée, aux mamelles, aux ars, aux oreilles, un état hypérémique, des taches exanthématiques. En disparaissant, ces taches sont

____

(1) *Journal de Lyon,* 1864, p. 141.

suivies d'une desquamation de petites écailles épidermiques et furfuracées, et de la chute partielle des poils. Les rougeurs ont parfois le caractère érysipélateux, elles se couvrent de très-petites vésicules, dues au soulèvement de l'épiderme, distendu par un liquide séreux. Bientôt les vésicules se déchirent, la sérosité se concrète, forme des croûtes qui tombent en poussière avec les poils ; quelquefois ces vésicules, soit par leur nombre, soit par la sécrétion abondante dont elles sont le siége, donnent naissance à des plaques plus ou moins épaisses, constituées par l'épiderme, les poils, les matières grasses de la peau, et la sérosité desséchée.

Par places, elles laissent à nu le réseau vasculaire, qui se couvre de croûtes nouvelles. Celles-ci tombent à leur tour par une nouvelle desquamation.

Chez quelques animaux, on observe une éruption d'une nature différente ; elle s'exprime par de petites éminences coniques, isolées ou confluentes, reposant sur une base indurée ; à leur sommet, l'épiderme s'épaissit ou se déchire, et le liquide concrété forme des croûtes jaunâtres sous lesquelles on trouve tantôt une plaie d'apparence ulcéreuse, tantôt une cicatrice épidermique ; plusieurs de ces pseudo-pustules avortent, elles restent à l'état de petites nodosités qu'on perçoit dans l'épaisseur des plis de la peau ; les autres, particulièrement celles qui font leur évolution sur le pis ou les trayons, représentent une espèce de papule aplatie, circulaire, légèrement en relief au-dessus de la peau ; elles blanchissent à leur centre, se dessèchent et forment des croûtes sans avoir été le siége d'aucune secrétion apparente.

Cette éruption a la plus grande analogie avec celle qu'on rencontre fréquemment sur les mamelles des vaches, dans certaines épizooties aphtheuses.

Ces expressions locales du typhus ne se traduisent pas de la même manière chez tous les animaux. Chez les uns, on observe un état eczémateux, sur une étendue plus ou moins grande de la surface de la peau ; chez les autres, ce sont des rougeurs sans squames, avec chute des poils ; chez d'autres encore on voit une sorte de prurigo qui porte les animaux à se frotter et à se lécher ; enfin on a noté le développement de tumeurs phlegmoneuses dans le tissu conjonctif sous-cutané.

De même que le mode de manifestation de ces diverses éruptions, le moment de leur apparition se distingue par son irrégularité ; celle-ci a lieu le plus ordinairement du troisième au huitième jour du début, quelquefois plus tard ; mais elle coïncide presque toujours avec le déclin de l'épizootie.

SYMPTOMES DU TYPHUS INOCULÉ.

Le typhus inoculé présente des symptômes différents de ceux du typhus naturel. Nous croyons utile de les exposer, parce que l'inoculation a été et est encore conseillée par des auteurs très-recommandables, comme un moyen d'atténuer la gravité du mal.

Les premiers symptômes apparaissent d'une manière variable, du troisième au cinquième jour, du sixième au quinzième, et du quinzième au vingt et unième jour ; mais le plus ordinairement du cinquième au sixième jour (Rawisch, Jessen ; ce dernier affirme même n'avoir jamais observé une plus longue incubation), très-rarement au-delà du huitième au neuvième jour (Stepennof). Ils s'accusent en général par un changement dans l'habitude des animaux : ceux-ci secouent la tête, agitent la queue, piétinent comme pour se défendre des insectes ailés ; ils font entendre une toux petite, sèche, sans rappel ; ils manifestent

par intermittence de l'inquiétude. Ces signes sont précurseurs de l'apparition prochaine de la maladie.

Les bêtes deviennent de plus en plus tristes et abattues; avant de manger, elles cherchent l'isolement dans
les steppes; dans l'étable, elles restent à bout de longe;
elles éprouvent des tremblements généraux et partiels,
des frissons, notamment dans les muscles olécrâniens et
rotuliens; la fièvre se traduit par un paroxysme d'une
durée de une heure à six heures. Après ce paroxysme,
qui, parfois, termine heureusement la maladie, les bêtes
se redressent, la gaieté et l'appétit reparaissent, mais les
accès peuvent se renouveler avec une intensité plus ou
moins grande; lorsqu'ils persistent sans interruption,
c'est un indice *que la fièvre prendra le caractère putride* (1).
Le pouls est petit, vite, irrégulier, intermittent, et déprimé
vers la fin de la maladie.

Les reins sont très-sensibles : les animaux se laissent
presque tomber à la suite d'une pression cutanée; les muqueuses apparentes sont desséchées : elles présentent une
coloration rouge, à laquelle succède, si le mal se prolonge, une coloration jaune pâle et ensuite bleuâtre; la
matière du jetage est épaisse et filante; les yeux sont
pleureurs; le mufle est chaud et desséché; les oreilles, la
base des cornes, les membres se refroidissent. A la constipation du début succède une diarrhée séreuse, mousseuse, fétide et sanguinolente, alternée avec des épreintes;
la respiration est pénible et plaintive; enfin, les bêtes se
couchent, replient le cou en appuyant la tête sur leur côté
droit, ne se relèvent plus, et meurent en raidissant les
membres, le plus souvent sans s'être agitées par des mouvements convulsifs. Les vaches pleines avortent presque

------

(1) Note communiquée par le professeur Stepannoff (de Kharkow).

toujours avant de mourir. L'emphysème, qui, parfois, se développe sur la région du dos, est un signe pronostique très-défavorable.

La peste bovine inoculée, suivant le professeur Stepannoff, présente cette particularité qu'elle est presque toujours mortelle quand elle apparaît quatre à cinq jours après l'inoculation. Elle offre encore une gravité grande avant le quinzième jour ; après cette période de temps, la guérison est certaine dans la plupart des cas.

Du reste, Stepannoff fait observer que la marche de la maladie inoculée est influencée par l'âge, le sexe, l'état physiologique des animaux, leur individualité, la saison, la température, l'état de l'atmosphère. C'est ainsi que les jeunes bêtes résistent beaucoup plus aux suites de l'inoculation que les adultes, les taureaux et les femelles pleines. Les saisons de l'année qui se distinguent par l'uniformité et la constance de la température, comme l'été ou l'hiver, sont plus favorables pour les inoculations que le printemps ou l'automne ; de plus, elles réussissent incomparablement mieux sur le bétail des steppes que sur le bétail des pays occidentaux, chez lesquels elles déterminent une maladie aussi grave, sinon plus grave que le typhus naturel.

MARCHE ET DURÉE DE LA MALADIE.

La marche du typhus est très-irrégulière. La forme qu'il affecte varie avec la race des animaux atteints, leur état d'embonpoint ou de maigreur, les conditions économiques dans lesquelles ils sont placés. La période de l'épizootie, la saison pendant laquelle elle règne, influent d'une manière notable sur sa marche et sur sa durée.

Le cours le plus ordinaire du typhus est de quatre à huit jours ; c'est vers le huitième jour que les animaux succombent, ou que la maladie entre dans la période de déclin.

Cependant, il est loin d'en être toujours ainsi ; on voit des animaux mourir vingt-quatre à quarante-huit heures après l'invasion du mal, parfois même avant que la diarrhée se soit déclarée, à la suite d'un épuisement nerveux. Ces cas foudroyants s'observent chez le bétail engraissé, surtout chez celui qui est nourri à l'étable, ou encore lorsque l'épizootie est dans toute sa violence.

Vers la période de déclin, la marche est généralement très-lente ; on peut, dans le cours du typhus, constater tantôt un mieux apparent, tantôt un temps d'arrêt dans la marche ascensionnelle des symptômes, et l'on voit la maladie se prolonger jusqu'à quinze et même vingt et un jours, avant de faire périr les animaux.

Chez le bœuf des steppes, le typhus revêt souvent un caractère bénin ; sa marche est alors lente et régulière ; parfois les symptômes sont si peu accentués, qu'ils passent pour ainsi dire inaperçus des conducteurs.

La bénignité du typhus, dans cette race, n'est cependant pas constante ; il n'est pas rare de voir des troupeaux en marche payer, dans un laps de temps très-court, un large tribut à la violence du mal.

La marche du typhus est généralement plus rapide et sa durée moins longue sur les animaux renfermés dans les étables que sur ceux qui vivent en plein air dans les lazarets. D'après plusieurs observateurs, les froids de l'hiver ralentissent le cours de l'épizootie. Nous avons pu vérifier l'exactitude de ces observations sur la marche et la durée du typhus en Hollande, en Hongrie, en Gallicie, où le bétail se trouve placé dans les diverses conditions dont il a été parlé.

TERMINAISON HEUREUSE.

Tous les animaux atteints par le typhus ne succombent pas fatalement. Les cas de guérison sont rares sans doute ; cependant, on observe quelquefois une terminaison heureuse, notamment sur le déclin de l'épizootie.

Le début du typhus ne s'annonce pas toujours avec une égale violence, et les symptômes ne se succèdent pas avec la même rapidité. Tantôt, en effet, la maladie, après avoir débuté et marché jusqu'au sixième ou septième jour, comme sur les animaux qui doivent mourir, entre dans une période décroissante : l'abattement est moins grand, la fièvre moins intense, la diarrhée moins forte et moins fétide ; les tremblements, les frissons, les plaintes sont moins accentués ; la température de la peau diminue ; la circulation subit une réaction favorable : elle se ranime vers les parties périphériques du corps ; le pouls se relève, les battements du cœur sont moins précipités, la respiration est moins accélérée, le flux nasal et la salivation sont moins abondants, le regard semble moins sombre.

Les signes de la convalescence s'accusent de jour en jour davantage : l'appétit renaît, la rumination réapparaît, l'œil reprend peu à peu plus de vie et d'éclat ; la langue se promène par intervalles sur la lèvre supérieure, sur le mufle, ainsi que sur le corps ; la sensibilité du ventre disparaît ; la diarrhée n'a lieu que par intervalles de plus en plus éloignés ; les déjections se font sans douleur et reprennent une consistance progressivement plus grande ; l'urine est sécrétée en plus grande abondance ; la station se raffermit ; l'animal se déplace avec moins d'hésitation ; il est plus sensible et fait plus d'attention à ce qui l'entoure ; les éruptions diverses de la peau, quand elles existent, se dessèchent, tombent en écailles ou en poussière furfuracée. On observe en même temps une chute partielle ou générale des longs poils qui recouvrent la surface du corps; on a même constaté, dans le cours de quelques épizooties, une gangrène de l'extrémité de la queue. Renault a fait cette remarque, en 1845, sur plusieurs animaux de la race des steppes dans les environs de Brunn.

L'amélioration dans l'état symptomatique n'est pas toujours suivie d'un mieux durable. Parfois, après qu'elle s'est montrée et soutenue pendant un ou deux jours, la maladie reprend sa violence et amène promptement la mort. Par contre, les exacerbations et les paroxysmes ont pour résultat de provoquer une crise salutaire, à la suite de laquelle la maladie s'amende de nouveau et suit jusqu'à la convalescence une marche progressivement décroissante. Les éruptions de diverses natures signalées sur la peau, par un grand nombre d'auteurs, dans le cours du typhus, sont généralement considérées comme un signe très-favorable.

Sous la réserve de ces remarques sur l'irrégularité de la marche du typhus, sur ses retours capricieux à son intensité première, après avoir paru s'amender, on peut dire que, lorsqu'il se termine par la mort, c'est ordinairement du troisième au septième jour après la manifestation des premiers symptômes fébriles. Aussi est-il d'observation générale que la maladie offre des chances de guérison lorsqu'elle a dépassé le septième jour, et que ces chances sont encore plus grandes après le neuvième et le dixième jour.

Quel que soit celui de ces états morbides auxquels elle succède, la convalescence est toujours longue. Les animaux sont d'autant plus faibles qu'ils ont été plus violemment affectés, et que la maigreur est plus grande.

Nous en avons vu en Hollande qui se trouvaient dans un tel état de marasme, qu'on pouvait presque douter de leur rétablissement.

Pendant toute la durée de la convalescence, le régime alimentaire doit être bien dirigé et rigoureusement sur-veillé; les soins hygiéniques sont surtout à recommander pour les animaux chez lesquels la diarrhée persiste; il faut redouter le météorisme, les indigestions, qui sont souvent le point de départ de rechutes mortelles.

La bénignité du typhus chez le bétail des steppes, la force de résistance plus grande que ce bétail présente aux influences morbides, en général, rend la convales-cence moins longue et beaucoup moins dangereuse; sou-vent même elle passe inaperçue, comme les symptômes de l'épizootie.

ANATOMIE PATHOLOGIQUE.

En traitant de la symptomatologie, nous avons dit que les symptômes les plus caractéristiques de la peste bovine s'observent sur le système muqueux et notamment sur la muqueuse gastro-intestinale ; c'est également sur cet appareil que se remarquent les lésions morbides qu'on peut dire appartenir en propre à cette maladie.

Ces altérations ne se présentent pas toujours les mêmes : elles varient dans leur physionomie et leur inten-sité, suivant que la maladie a parcouru plus ou moins rapi-dement ses périodes, et aussi suivant les formes qu'a re-vêtues l'épizootie ; elles varient encore avec l'âge, avec les conditions dans lesquelles vivent les animaux, et sur-tout avec la race des bêtes atteintes. Les altérations, en effet, quoique étant les mêmes au fond, se traduisent sous un aspect différent sur le bétail des steppes ou sur le bétail des États occidentaux, ainsi que nous l'avons constaté en Hollande, en Hongrie et en Gallicie, puis en France.

Quoi qu'il en soit de la forme et de l'intensité des lésions, c'est toujours sur la muqueuse gastro-intestinale qu'on en trouve l'empreinte principale.

Cette muqueuse est le siége constant d'un état hypérémique général, mais plus accentué le plus souvent sur la caillette, le pylore et l'intestin grêle. Cet état se traduit par une rougeur uniforme, ou se montre sous les différentes formes d'une injection, d'une vascularisation anormale, d'un pointillement du diamètre d'une tête d'épingle ou d'une lentille, de taches ecchymotiques de dimensions variables, de rayures transversales ou longitudinales ; cette rougeur, toujours plus accusée sur le sommet des plis de la caillette et sur le pylore, ne se présente pas avec le même caractère de constance sur la muqueuse de l'appareil respiratoire et sur celle de l'appareil génito-urinaire.

L'intensité de la rougeur augmente avec les progrès de la maladie ; du deuxième au quatrième jour, la coloration est très-vive et revêt successivement, quelquefois même d'emblée, une teinte briquetée ou d'acajou, brune ou noirâtre. Cette teinte brûnâtre ou noirâtre des taches s'observe plus particulièrement sur le rumen, le feuillet, l'œsophage, le pharynx et le fond de la bouche ; on les aperçoit à travers même l'épithélium soulevé de ces régions : dans la caillette, sur le pylore et l'intestin grêle, la rougeur apparaît plus vive, de nuance briquetée ou acajou uniforme, ou sous l'aspect d'ecchymoses plus ou moins grandes et de pointillements plus ou moins finement dessinés ; les rayures ou les vergetures longitudinales ou trans-

versales qui se détachent sur un fond jaunâtre, se remarquent notamment sur le gros intestin.

Les exsudations sanguines se présentent avec ce même
caractère de variété de forme et de couleur sur toute la
surface de la séreuse péritonéale.

Cet état hypérémique de la muqueuse intestinale est déterminé par la stase du sang dans les vaisseaux capillaires
dilatés et par l'extravasation de la matière colorante au
travers de leurs parois; il est facile de le reconnaître en
interposant entre l'œil et la lumière une partie de la muqueuse congestionnée. Le docteur Beale, dans ses recherches microscopiques, a constaté la dilatation des veinules
et des capillaires et leur oblitération ultérieure par la formation et l'accumulation de noyaux sur leur épithélium.
Le professeur Gerlach a signalé la coloration en rouge
de la sérosité des cavités splanchniques et du liquide
allantoïdien par la matière colorante du sang.

Ce premier phénomène pathologique a pour résultat de
produire un gonflement partiel, une espèce de boursouflement de la muqueuse digestive, notamment de l'intestin
grêle et de la caillette ; les nombreux plis qu'elle forme
dans ce dernier organe sont épaissis à leur sommet; le
tissu sous-muqueux est souvent infiltré, ici par un liquide
jaunâtre, là par une matière gélatiniforme jaune sale, parsemée par un pointillement rougeâtre ; ailleurs, par des
ecchymoses ou par des extravasations sanguines comme
on le remarque très-souvent sur le pylore. Ces altérations
ne se trouvent pas avec le même caractère de constance
sur la muqueuse de l'appareil respiratoire et des voies
génito-urinaires ; cependant nous avons eu l'occasion de
les voir fréquemment en 1865 sur les vaches de la Hollande. L'infiltration du tissu sous-muqueux de la membrane
du vagin était même beaucoup plus accentuée. Dans des

autopsies faites en Hongrie et en Gallicie, nous n'avons
constaté d'autres altérations qu'une quantité plus ou moins
grande de mucosités obstruant parfois les divisions bronchiques ; chez quelques sujets, nous avons observé cependant une couleur rouge sale de la pituitaire, des traînées
linéaires, ou des ecchymoses, ou un pointillement de même
nuance.

Mais les lésions les plus caractéristiques de la peste bovine se rencontrent sur l'épithélium et le système glandulaire de la muqueuse digestive.

L'épithélium présente une altération manifeste sur toute
l'étendue de l'appareil digestif, depuis la bouche jusqu'à
l'anus. Il est en général épaissi, ramolli, et se détache facilement des parties sous-jacentes. Examiné sur les lèvres
et dans l'intérieur de la bouche, on remarque qu'il se décolle ici par portions circonscrites, ailleurs par larges
plaques, laissant à nu une surface rouge ; quand on ren-
verse les lèvres de dedans en dehors, notamment la supérieure, on aperçoit que la couche épidermique se présente
sous l'aspect d'une matière grisâtre, pâteuse, assez semblable à la corne ramollie des lacunes de la fourchette du
pied du cheval ; sur la face interne des lèvres et sur le
bourrelet, elle se présente souvent sous la forme de masses
caséeuses disposées en sillons transversaux, dans le fond
desquels on aperçoit le chorion de la muqueuse à nu,
reflétant une teinte rouge brique. Sur les gencives, sur la
langue, sur la face interne des joues, l'épiderme gonflé et
détaché forme de petites élevures ou nodosités, qui, en se
ramollissant, se transforment en une matière d'un blanc
jaunâtre, assez analogue par l'aspect à de la graisse ; à
une période peu avancée de la maladie, l'épithélium est
gonflé et a perdu sa résistance, sa cohésion, il se réduit à
l'état pulpeux, se détache et laisse à nu le tissu muqueux

rouge, granuleux, épaissi et infiltré. Ces mêmes altérations de l'épithélium se constatent sur la base de la langue et dans le pharynx.

La muqueuse de l'œsophage et des trois premiers compartiments de l'estomac présente, quoique à des degrés divers, les mêmes altérations. Cependant le professeur Ravitsch et quelques autres observateurs ont constaté l'absence de toute lésion de l'épithélium sur un assez grand nombre d'animaux. Dans les deux premiers compartiments de l'estomac, l'épithélium est détaché, ou se détache facilement par le grattage ; ce même caractère morbide se rencontre dans le feuillet, s'il contient des matières molles ou pulpeuses ; lorsque le contenu est au contraire desséché, dur, friable, l'épithélium se détache par larges plaques et reste même adhérent à la masse alimentaire ; au-dessous, la muqueuse est rouge, parsemée de nombreux vaisseaux et présente par places des ecchymoses ou des extravasations sanguines.

Aux lésions résultant de l'état hypérémique de la muqueuse de la caillette et de l'intestin grêle, s'ajoutent les altérations résultant d'un trouble de la production de l'épithélium.

Sur toute l'étendue de la muqueuse se trouvent des mucosités glutineuses en plus ou moins grande quantité, d'une couleur variable, grisâtre, jaune sale, rougeâtre ou lie de vin, exhalant toujours une certaine fétidité. Quand on l'enlève par le lavage, on aperçoit encore sur la muqueuse, notamment sur celle de l'intestin grêle, des masses molles, de couleur, d'épaisseur et de grandeur variables, aplaties ou légèrement convexes sur leur surface libre, adhérentes par le centre de leur face profonde, déchiquetées et se détachant facilement sur leur circonférence ; ces dépôts membraneux se trouvent principalement sur les

15

follicules solitaires et les plaques agminées, où ils acquièrent leurs dimensions les plus considérables en largeur et en épaisseur.

Sur diverses régions de l'intestin grêle, notamment
dans les points où les exsudats étaient adhérents, la muqueuse infiltrée et épaissie présente de nombreuses érosions et de véritables ulcérations superficielles ou profondes, recouvertes tantôt par un petit caillot sanguin,
tantôt par une matière molasse, de couleur rouge sale ou
sanguinolente ; la région pylorique est surtout le siége de
cette altération.

Dans le cours des épizooties de peste bovine, ces masses
pseudo-membraneuses, assure Rœll, prennent une forme
cylindrique et couvrent, sur une longueur de plusieurs
décimètres, l'intestin grêle.

Nous avons vu ces lésions sur des pièces déposées au
cabinet des collections de l'École de Vienne ; le savant
professeur les avait même considérées, à une certaine
époque, comme étant semblables aux exsudats du croup
ou de la diphthérite, mais les recherches microscopiques,
comme nous le dirons plus loin et ainsi que l'auteur l'a reconnu lui-même, établissent que ces productions morbides
sont de nature différente.

Une autre lésion, qu'en raison de sa constance on peut
encore considérer comme propre au typhus contagieux,
c'est l'altération des follicules solitaires ou agminés de la
muqueuse intestinale. Cette lésion est des plus manifestes ;
elle l'est d'autant plus qu'on l'étudie à une période plus
avancée de la maladie ; on aperçoit çà et là, disséminées
à la surface et dans la profondeur de la muqueuse, des
granulations variant de grosseur entre celle d'un grain de
millet et celle d'une lentille ou d'un pois ; elles sont résistantes, hyperhémiées, entourées d'une auréole rouge plus

foncé que le fond de la muqueuse ; au sommet de la saillie qu'elles forment, on aperçoit parfois l'ouverture béante du follicule hypertrophié ; d'autrefois elle se trouve obstruée par une matière grisâtre ou panachée, qui remplit sa cavité, et d'où elle s'échappe par la pression de la muqueuse.

Le système glandulaire de l'appareil intestinal est toujours altéré à un degré plus ou moins prononcé, mais la lésion se fait remarquer plus particulièrement sur les follicules agminés ou glandes de Peyer. Elles se présentent constamment sous la forme de plaques en relief, qu'on distingue à la teinte plus foncée de la partie de la paroi correspondante ; à l'intérieur elles se trouvent en saillie à la surface de la muqueuse ; considérées dans leur ensemble, elles représentent une sorte de mosaïque diversement colorée et subissent une succession de lésions qui vont en s'aggravant avec la marche et la gravité de la maladie.

Au début, les plaques de Peyer sont gonflées et congestionnées, entourées à leur base d'une auréole rouge formée par l'hyperhémie du réseau villeux ; au centre du cercle, les bords renversés de l'ouverture reflètent une teinte jaune ou gris-ardoisé.

A une période plus avancée, les follicules agminés sont distendus par l'accumulation dans leur intérieur d'une matière jaunâtre, comme purulente. Des fausses membranes se développent à leur surface, d'épaisseur et de couleur variables ; elles sont adhérentes, surtout par leur centre, à la plaque gaufrée, dans laquelle elles sont parfois enchâtonnées ; lorsquelles sont libres, ou adhérentes seulement par un seul point de leur surface à l'intestin, elles ressemblent par leur couleur et par leur aspect à une escharre de la muqueuse sphacélée.

Au-dessous, cette dernière est plus ou moins profondément détruite ; les glandes agminées sont dans quelques cas frappées de gangrène ; la région intestinale où elles siégent est noirâtre, ramollie, se réduit à la simple pression en une masse pulpeuse.

Les glandes solitaires participent de l'état morbide général ; l'altération peut varier dans sa forme, mais comme elle est essentiellement de la même nature que la lésion des glandes agminées, nous la passons sous silence.

Sur divers points de la muqueuse intestinale on aperçoit, dans le cours de certaines épizooties, des lésions d'un autre ordre : ce sont des nodosités de la grosseur d'une lentille ou d'un pois, contenant dans leur centre une matière d'un blanc jaunâtre, composée en grande partie de leucocytes ou globules purulents, d'après les recherches microscopiques du professeur Ravitsch. Ces nodosités se ramollissent avec les progrès du mal et laissent à leur place des ulcérations intéressant toute l'épaisseur de la muqueuse, et dissimulées par une substance jaunâtre emprisonnée dans la trame de cette membrane ; dans d'autres régions, il y a des plaques de la dimension d'une pièce de vingt centimes à une pièce de un franc, qui sont comme sphacélées ; elles correspondent aux ecchymoses et aux extravasations sanguines qui se sont opérées dans la trame même de la muqueuse ; le tissu s'atrophie, cesse de vivre avec la suspension de la circulation, provoquée par l'oblitération du système capillaire local, comme l'a constaté dans ses études microscopiques le docteur anglais Beale ; à ces plaques succèdent des ulcérations à bords saillants, recouverts souvent par des exsudats. Chez quelques animaux on trouve un pointillement noirâtre, une sorte de pigmentum formé par des granulations colorées par l'hématochromine. D'après Haubner, ce pigmentum donne à la muqueuse l'aspect de la peau d'une anguille. Une autre altération, que nous avons toujours trouvée, c'est la destruction des villosités intestinales à leur sommet et l'hypérhémie de leur base entourée par des débris d'épithélium, par de petites cellules arrondies et mêlées, suivant Ravitsch, à des globules sanguins rouges.

Les organes annexes de l'appareil digestif ne portent pas la trace d'altérations particulières à la peste bovine. La rate est généralement saine, à moins de complications d'une maladie putride, comme le professeur Haubt l'a observé dans les steppes. Le foie ne présente pas de lésions spéciales; tantôt il est ferme, résistant, gorgé d'un sang noir; tantôt il est ramolli, exsangue; la bile obstrue souvent les canaux excréteurs; le tissu hépatique est d'un jaune d'argile, qui indique, d'après le professeur Rœll, qu'il a subi la dégénérescence graisseuse. La vésicule biliaire est très-distendue; elle présente, comme la muqueuse intestinale, une altération de l'épithélium, des exsudats. La bile contient plus d'eau et de matières inorganiques.

Les ganglions mésentériques ont augmenté de volume, ils sont congestionnés, imprégnés d'une lymphe rouge jaunâtre.

Sur la muqueuse de l'appareil respiratoire, on trouve, comme sur la muqueuse digestive, mais d'une manière moins constante et moins accentuée, un état congestionnel général ou local, s'accusant par un rougeur uniforme, par un pointillement, par des ecchymoses et par des stries longitudinales; on y constate également une altération de l'épithélium, et aussi des exsudats qui, dans le cours de quelques épizooties, ont l'aspect de pseudo-membranes, ainsi que l'a signalé le professeur Rœll. Le détachement de ces produits morbides laisse voir parfois la surface muqueuse érodée.

Les poumons sont généralement sains, parfois cependant on trouve le tissu conjonctif interlobulaire œdématié ou emphysémateux ; l'emphysème pulmonaire est considéré par quelques auteurs, parmi lesquels nous citerons M. Bouley, comme une lésion caractéristique de la peste bovine, qu'il a observée en Angleterre ; sur les animaux que nous avons vus dans les États de l'Autriche et en France, ainsi du reste que cela résulte des travaux des vétérinaires allemands et russes, de M. Rœll, de M. Haubner, de Ravitsch, etc., cette lésion serait beaucoup moins constante.

Nous l'avons constatée parfois, mais à un faible degré, sur le bétail de la Hollande ; nos observations concordent d'ailleurs avec celles de MM. Defays, Thiernesse, Wehenkel ; ce dernier même l'attribue à l'introduction de l'air aspiré dans le tissu cellulaire général, dans les derniers instants de la vie.

Le cœur est mou, flasque, décoloré, ecchymosé à l'intérieur de ses cavités ; les membranes internes qui partent de cet organe ou qui s'y rendent, sont fortement colorées. Le sang est noir, tantôt liquide, tantôt coagulé, mais le caillot qu'il forme est généralement mou et peu résistant ; l'état antérieur de l'animal, la gravité de la maladie, la rapidité de sa marche, influent sur les caractères physiques du sang ; mais en général ce liquide ne paraît pas avoir subi d'altération matérielle appréciable. Chez les animaux sacrifiés à la période du début de la peste, ce liquide présente tous les caractères de l'état physiologique ; à une période plus avancée, il est plus noir, moins consistant, peu coagulable, comme on le remarque dans la dernière période des maladies générales graves.

Divers auteurs, parmi lesquels nous citerons Furstenberg, ont examiné le sang au microscope et ont constaté

que les globules rouges adhéraient davantage entre eux
et qu'on les séparait plus difficilement qu'à l'état normal;
que la quantité de globules blancs était plus grande; on y
aurait aussi trouvé des corps allongés, translucides, quelquefois étoilés, considérés par les micrographes comme
des cristaux de cholestérine, et pris par d'autres pour des
organites végétaux assez semblables par leur forme aux
bactéries.

Sur la demande de Leblanc, M. Davaine a examiné
le sang de l'aurochs du jardin d'acclimatation, affecté de
typhus en 1865 ; il a reconnu que les globules rouges du
sang étaient assez régulièrement disséminés sur le champ
du microscope ; cependant, ils formaient plus fréquemment que dans l'état normal des petits groupes isolés...
On y distinguait aussi un assez grand nombre de filaments, ou plutôt d'aiguilles régulières, tronquées aux extrémités, rarement coudées. Suivant M. Davaine, ces
filaments ressemblaient parfaitement à des bactéries ; on
s'y serait même trompé, si la solution de potasse causti-
que ne les eût dissous rapidement. A la même époque,
nous avons examiné comparativement le sang d'une vache
sacrifiée dans le cours de la peste bovine, avec le sang
d'un mouton mort quelques heures après qu'on lui eut
extrait du sang par une piqûre faite à la peau ; le sang de la
vache se distinguait d'abord par l'isolement des globules
et ensuite par leur rapprochement rapide, comme s'ils
obéissaient à une sorte d'attraction moléculaire ; mais
nous n'y avons vu aucun élément qui rappelât même par
la forme les bactéries que nous observions en grand nombre dans le sang du mouton charbonneux.

On voit que les études microscopiques n'ont donné jusqu'à ce jour aucun résultat, et il faut que le sang ait subi
des modifications bien peu appréciables, pour qu'elles

aient échappé à l'observation sagace du professeur Gerlach ; il ne traite pas de cette matière dans sa monographie sur la peste bovine ; il indique simplement, d'après
Marcet, qu'il y a une diminution notable de la partie
aqueuse du sang et une augmentation de l'albumine et de
la fibrine dans la proportion considérable de moitié environ.

Dans l'appareil génito-urinaire, si on en excepte la
rougeur plus ou moins uniforme de la muqueuse vulvaire
et vaginale, la couleur rouge brique ou acajou et l'infiltration du tissu conjonctif, l'injection et le boursouflement
de la muqueuse de la vessie, on ne trouve aucune lésion
particulière au typhus ; nous avons cependant noté, chez
quelques sujets morts de cette maladie, l'existence de
l'albumine dans l'urine. Quelques analyses tendraient à
établir que le liquide urinaire contient plus d'urée que
dans l'état normal. La quantité des matières minérales
serait moindre. Le poids spécifique de l'urine, d'après le
docteur Anderson, est un peu plus faible. Il en est de
même du lait qui contient plus de matière grasse et moins
de matière azotée, d'après le même observateur.

Le système nerveux est sain ; dans quelques cas rares
on a observé un engouement des vaisseaux veineux, une
injection des capillaires et une infiltration œdémateuse du
tissu sous-arachnoïdien et la couleur rouge du liquide
ventriculaire.

Pour décrire d'une manière plus complète l'anatomie
pathologique de la peste bovine, nous croyons utile de
faire mention des recherches microscopiques faites sur ce
point. Nous les empruntons aux travaux des auteurs les
plus autorisés, aux professeurs Ravitsch, Brauell, Gerlach, Leisering, à Beale, etc., etc.

Les différentes lésions signalées sur la muqueuse buccale, boutons, fausses membranes, débris d'épithélium, se rattachent toutes à une même altération de nutrition consistant dans la génération de cellules qui n'ont pas en elles des conditions suffisantes d'existence, qui ne s'organisent pas et même qui se décomposent très-vite. Cela résulte de leur examen microscopique ; on voit toujours les mêmes éléments altérés, répandus dans l'épaisseur de la muqueuse et à sa surface, ou bien agglomérés pour constituer ici des boutons et là des fausses membranes, ou encore mélangés au mucus auquel ils donnent une consistante visqueuse, avec un aspect particulier. Entre les boutons et les fausses membranes, il n'y a qu'une différence : les premiers sont de formation plus récente et renferment un plus grand nombre d'éléments sains. Eux aussi d'ailleurs se réduisent assez rapidement en déliquium ; c'est celui-ci qui a été considéré longtemps comme un exsudat.

Suivant le professeur Ravitsch, l'épithélium des glandes folliculaires est intact. Sur ce point, il est en désaccord avec Brauell, d'après lequel l'épithélium de l'intérieur de ces glandes serait réduit en déliquium et répandu à la surface de la muqueuse sous forme de fausses membranes.

Dans la caillette, un enduit glutineux, recouvrant sa face interne, constitue la lésion qui frappe tout d'abord ; on le voit, au microscope, composé de débris d'épithélium, de cellules arrondies, à un ou trois noyaux, et de corpuscules ou noyaux isolés.

Des coupes pratiquées dans l'épaisseur de la muqueuse, particulièrement aux replis libres qu'elle forme, font constater une injection du tissu, des stases sanguines dans les capillaires, en même temps que l'hypertrophie des follicules muqueux. Dans la muqueuse du pylore, on reconnaît un grand nombre de corpuscules du tissu connectif avec des cellules analogues à celles qui composent les fausses membranes.

Les lésions de l'intestin grêle sont bien plus remarquables. En premier lieu, son contenu, très-fluide, présente des noyaux libres, des cellules et quelques globules rouges du sang; les fausses membranes qui tapissent sa surface interne sont constituées par de petites cellules altérées, et par des noyaux emprisonnés dans une matière amorphe et solide.

Ici encore nous trouvons opposées les opinions de Ravitsch et de Brauell, celui-ci prétendant que les éléments des fausses membranes proviennent des glandes intestinales, celui-là affirmant que ce sont ceux de l'épithélium en voie de décomposition.

L'opinion de Brauell est partagée par Leisering, Wehenkel et plusieurs micrographes allemands; ils ont reconnu que les plaques signalées aux diverses régions de la muqueuse digestive étaient presque entièrement composées de cellules en voie de dégénérescence graisseuse et granuleuse; ils ont, de plus, constaté que cette prolifération anormale des éléments épithéliaux s'était propagée dans l'intérieur des glandes intestinales. Les études microscopiques auxquelles s'est livré le docteur Beale s'accordent avec les recherches des auteurs russes et allemands; il a, en effet, reconnu que les produits des muqueuses étaient formés de cellules épithéliales, purulentes, de noyaux en grand nombre et en masse granulée, et que les cellules intestinales étaient le siége d'une prolifération cellulaire et moléculaire considérable.

Mais ce qu'il y a de plus intéressant, c'est l'examen des follicules composant les plaques gaufrées ou glandes de Peyer. On les trouve, au début, hypertrophiées et remplies de globules blancs du chyle (cellules lymphatiques), et de corpuscules du tissu cellulaire ; plus tard, ils sont déchiquetés sur leurs contours. A une période avancée de la maladie, ces globules et ces corpuscules se détruisent et se transforment en une matière molle, jaunâtre, qui sort facilement par les orifices des follicules, matière jaunâtre qui paraît constituer ces sortes de fausses membranes que nous avons vues déjà adhérer à la surface des glandes de Peyer. Les follicules clos, également hypertrophiés, contiennent eux aussi cette même exsudation.

Dans les dernières portions du tube digestif, il n'y a pas de lésion dont l'étude microscopique présente beaucoup d'intérêt.

La muqueuse de l'appareil respiratoire présente à sa surface, ainsi que nous l'avons dit, des fausses membranes, puis un mucus épais, comme purulent. Ces produits anormaux sont constitués par des cellules épithéliales, des globules de pus et d'autres corpuscules.

Enfin, des organes accessoires de la digestion, le foie est celui qui mérite le plus d'être examiné ; il est augmenté de volume et ramolli. Sur la muqueuse de la vésicule biliaire, on rencontre des fausses membranes jaune verdâtre, qui présentent les mêmes éléments que celles de la muqueuse de l'intestin grêle.

Le système musculaire, à part sa couleur rouge foncée, est sain. MM. Thiernesse et Wehenkel ont parlé d'une altération observée à un grossissement de 200 à 300 diamètres, sur la nature de laquelle ils ne se prononcent pas. Elle consiste en des espèces de lacunes dans le contenu des fibres. D'un autre côté, le docteur Beale (1) a signalé, en Angleterre, la présence, dans le tissu musculaire des

---

(1) *Recherches microscopiques sur la cattle-plague.* Dans le troisième *Rapport de la Commission anglaise.* Londres, 1868.

animaux atteints du typhus, de petits corps fusiformes, pointus à l'une de leurs extrémités et arrondis à l'autre. Leur surface est lisse dans la plupart des cas et leurs dimensions varient de $1/_{3000}$ à $1/_{4000}$ de pouce anglais. Ils sont le plus souvent enkystés, mais quelquefois libres. Ces corpuscules, que nous ne décrirons pas plus en détail, parce qu'ayant été rencontrés antérieurement chez des animaux de diverses espèces nullement atteints de typhus, leur présence ne peut rien avoir de caractéristique, furent considérés par Georges Rayney, qui les avait vus dans les muscles d'un cochon, comme constituant le premier degré de développement du cysticerque de la ladrerie, opinion réfutée par Leuckart et par Cobbold.

Sur des pièces que je lui ai remises, M. Damaschino a fait une étude complète des altérations histologiques de la peste bovine. Il a bien voulu m'en communiquer les résultats encore inédits, dont je transcris ici l'exposé :

Les ulcérations des muqueuses proviennent d'un processus unique, offrant de grandes ressemblances avec celui de la diphthérie pharyngée chez l'homme. Au début, en effet, la lésion consiste dans une production exagérée des cellules épithéliales, lesquelles s'infiltrent d'une substance amorphe, se déforment, poussent des prolongements multiples et acquièrent une adhésion anormale produisant en définitive l'aspect pseudo-membraneux. Mais, au-dessous de ces fausses membranes, les cellules épithéliales jeunes ne sont pas le siége de la même altération. Au lieu de ces prolongements adhérents entre eux et enchevêtrés, elles sont le siége d'une transformation purulente, d'où résulte une adhérence moindre et bientôt la chute de la pseudo-membrane. A ce moment, l'ulcération est constituée, et comme ces tissus sont ramollis, il en résulte qu'on rencontre, implantés à ce niveau, des fragments de poils qui se reconnaissent sur les préparations microscopiques.

La perte de substance n'est pas toujours superficielle.

A la langue, parfois, la lésion s'arrête à une partie seulement de l'épaisseur des papilles ; mais, d'autres fois, elle occupe toute leur étendue. A l'estomac, elle est souvent plus profonde, comprend une portion de l'épaisseur des glandules et même toute l'épaisseur de la muqueuse, à tel point que, sans la présence d'une couche épaisse de tissu adipeux en ces points, on observerait fréquemment une perforation complète de l'estomac. Au niveau de l'ulcération, le tissu adipeux offre tous les caractères de l'inflammation proprement dite (formation nucléaire dans les parois conjonctives).

M. Damaschino a observé deux fois une lésion des parenchymes rénal et hépatique, consistant dans une dégénération granuleuse des éléments glandulaires. Dans le foie, la lésion, comme c'est le cas habituel, présente un siége de prédilection à la périphérie des lobules, dans le territoire de la veine porte ; là, les cellules sont le siége d'un état granuleux des plus avancés. Les épithéliums des reins offrent surtout la tuméfaction trouble avec état granuleux moins accentué.

Les altérations musculaires consistent dans la présence de nombreux corps allongés, très-abondants surtout dans le cœur droit, et situés incontestablement dans l'épaisseur même de la fibre musculaire. En les étudiant à l'état frais et après imbibition par la solution ammoniacale de carmin, il est facile de constater que ces corps sont assez régulièrement allongés, et offrent deux extrémités, l'une pointue et l'autre plus obtuse. Ces corps sont composés d'un amas régulier de cellules arrondies, accolées les unes aux autres, de telle sorte que, sur l'extrémité pointue, il n'y a qu'une seule cellule ; sur l'extrémite obtuse, deux cellules accolées ; dans le reste de l'étendue du corps, on trouve tantôt deux, tantôt trois cellules accolées sur un segment donné. Si on dissocie ces cellules, qui sont finement granulées, on arrive à les rompre, à les vider de leur contenu, et on s'assure que l'apparence granuleuse est produite par l'agglomération d'un nombre considérable de petits corps ovoïdes, de dimensions très-faibles, et qui se présentent tous avec une apparence identique. A l'aide d'un très-fort grossissement, on aperçoit à leur intérieur un espace à peu près clair, régulièrement arrondi et d'apparence nucléaire.

Quant à la nature de ces petits corps, il n'est pas possible de se prononcer formellement. Cependant, il n'est nullement téméraire de supposer que ce sont des corps oviformes, qui représentent peut-être le premier stade de développement d'un entozoaire.

La disposition des grands corps cellulaires, leur structure toujours identique, qu'on les étudie dans les muscles ou dans les fibres du cœur, ainsi que la composition du contenu cellulaire, plaident en faveur de la nature parasitaire. — De persévérantes recherches et des expérimentations faites sur divers animaux permettront sûrement de se prononcer sur ce point encore indécis.

NATURE DE LA MALADIE.

Les appellations diverses qu'a reçues la peste bovine montrent que les opinions sur sa nature ont beaucoup varié. Dire, avec plusieurs auteurs anciens, que le typhus est semblable à la peste, ou identique à la variole, comme l'avaient admis Ramazzini, Lancisi et, après eux, Vicqd'Azir, Dupuy, et tout récemment le docteur anglais Murchison ; avancer qu'il est une fièvre *maligne, bilieuse, pu-*

tride, pestilentielle, dysentérique, c'est éluder la difficulté, mais non la résoudre.

En effet, la nature de ces maladies est tout aussi inconnue que celle de l'affection avec laquelle on les compare.

Les anatomo-pathologistes, frappés par les lésions morbides de la muqueuse digestive, notamment par l'altération des follicules agminés et isolés, considèrent le typhus contagieux comme étant identique au typhus abdominal de l'homme.

Cette idée émise, suivant le professeur Ravistch, pour la première fois en 1814 par Hildebrand, de Vienne, a été partagée par plusieurs médecins et vétérinaires allemands, parmi lesquels nous citerons Lorinzer, Bochdaleck, Spinola, Müller, Weber, etc.

En 1850, Rœll, de l'École vétérinaire de Vienne, professa que le typhus contagieux devait être considéré comme une maladie catarrhale, de nature exsudative, semblable au croup ou à la diphthérie.

Cette opinion, aujourd'hui abandonnée par son auteur, trouva en Allemagne des contradicteurs ; le professeur Brauell notamment, éclairé par de nombreuses recherches microscopiques, fit prévaloir l'idée que le typhus contagieux consistait dans une desquamation de l'épithélium, avec une prolifération cellulaire surabondante ayant pour siége les follicules muqueux, suivie de la destruction des cellules et de leur transformation graisseuse (1).

Le professeur Ravitsch (2), de Saint-Pétersbourg, n'admet qu'avec une certaine restriction l'opinion du professeur Brauell ; suivant lui, la peste bovine ne consiste pas

____

(1) *Anatomie pathologique du typhus*, traduit par M. Aug. Zundel. — *Journal de médecine vétérinaire de Lyon*, 1863.

(2) *Nouvelles recherches sur l'anatomie pathologique du typhus.*

seulement dans un simple trouble nutritif des cellules épithéliales et une genèse des cellules muqueuses, mais encore et essentiellement en une perversion active de la nutrition du tissu folliculaire et lymphoïde, caractérisée histologiquement par une production exagérée de cellules identiques aux corpuscules de la lymphe, cellules subissant rapidement la destruction moléculaire. Ravitsch ajoute que la peste bovine est analogue, sinon identique, à la fièvre typhoïde de l'homme.

Le professeur Bruckmuller, de Vienne, a cherché à démontrer que la différence qui existe entre la manière de voir de Ravistch et celle de Rœll est plus apparente que réelle. Les plaques signalées par Ravitsch sur la muqueuse intestinale et composées par des éléments cellulaires lymphoïdes et de la substance intercellulaire, ne sont autres que les plaques croupales (matière fibrineuse et cellules du pus). Les masses croupales, qui se transforment si rapidement en une matière puriforme, sont composées d'un grand nombre de cellules de pus (cellules lymphoïdes de Ravitsch) et du détritus de l'exsudat (matière intercellulaire de Ravitsch) (1).

D'après le docteur Beale, la prolifération surabondante de cellules, et les altérations de texture qui en résultent, seraient dues au principe virulent représenté par des germes vivants infiniment petits (organites); suivant ce micrographe, ils passeraient à travers les parois des capillaires, se fixeraient ensuite dans les tissus, au milieu desquels ils pulluleraient par l'assimilation des éléments nutritifs, décomposeraient les corpuscules du liquide circulatoire, produiraient enfin l'hyperhémie et l'oblitération des capillaires, et ultérieurement la gangrène des tissus.

---

(1) *Magazin* de Gurlt et Hertwig, 30ᵉ année, 3ᵉ cahier; et *Annales de médecine vétérinaire belges*, 1865.

Les études micrographiques ont, comme on le sait, mieux fait connaître l'anatomie pathologique de la peste bovine, mais elles ne nous semblent pas éclairer d'un jour nouveau sa nature pathologique.

Les lésions de l'épithélium, la prolifération des cellules, la destruction du tissu de la muqueuse ne la déterminent pas plus que les altérations de la clavelée et de la morve ne déterminent celles de ces deux maladies.

Tout ce qu'on peut dire, dans l'état présent de la science, c'est que le typhus contagieux est une maladie générale virulente, se reproduisant toujours semblable à elle-même avec des caractères propres qui la distinguent et lui donnent une place à part dans le cadre nosologique des affections contagieuses ; que l'élément morbide élaboré par l'organisme se traduit par une succession d'actes pathologiques, constamment les mêmes, faciles à saisir et à déterminer. Vouloir dépasser cette limite, ce serait entrer dans le champ stérile des hypothèses, car nous ignorons et nous ignorerons probablement longtemps encore les causes premières des modifications organiques intimes qui se produisent dans l'économie pénétrée par le principe contagieux.

DIAGNOSTIC.

Si on se rappelle le peu de constance des symptômes du typhus contagieux observé soit sur un animal isolé, soit même sur un groupe d'animaux, on ne sera pas étonné que le diagnostic se trouve souvent entouré de difficultés. Et cependant, au point de vue de la prophylaxie, il est très-important de chercher à l'établir à la période initiale. C'est alors qu'il est possible de prendre des mesures radicales pour empêcher la propagation de l'épizootie, pour l'éteindre dans le foyer primitif de son développement. Pour atteindre plus sûrement le but, il est utile d'étudier le diagnostic au début du typhus, vers le milieu de son cours et à une époque plus avancée.

Au début, presque tous les auteurs en conviennent, il est souvent très-difficile de le diagnostiquer. Les difficultés apparaissent grandes, notamment lorsqu'on ignore l'existence de la peste bovine dans la localité, et qu'on est appelé à en constater les premiers cas sur les animaux contaminés. Parfois même, alors qu'on redoute l'invasion du mal, on le méconnaît ou l'on demeure dans le doute, en présence des symptômes généraux qui appartiennent à des maladies diverses de l'espèce bovine aussi bien qu'au typhus. C'est ce qui est arrivé à plusieurs vétérinaires en Angleterre, en Hollande, en Belgique et en France, pendant la période d'invasion des épizooties de 1865 et de 1871. Les vétérinaires des pays où sévit fréquemment la peste bovine ne sont pas exempts de ces méprises ; aussi, en Autriche, en Russie, on n'attache qu'une valeur relative à la présomption de l'invasion du typhus et à la symptomatologie ; c'est aux lésions morbides qu'on demande les signes diagnostiques de la maladie.

A l'exemple des vétérinaires allemands et russes, on ne saurait trop insister, dès le début, sur la nécessité de l'abattage immédiat des bêtes malades. L'examen de la muqueuse de l'appareil digestif aura ce résultat de faire disparaître toutes les incertitudes sur l'existence de la peste bovine, soit qu'il confirme, soit qu'il infirme les symptômes observés sur les bêtes vivantes.

A une époque plus avancée de la maladie, dans la période moyenne, du deuxième au quatrième jour, par exemple, l'examen attentif des muqueuses apparentes, de la membrane buccale particulièrement, fournira, comme nous l'avons dit précédemment, d'utiles éléments au diagnostic, en même temps que l'examen de tous les organes et de leurs fonctions empêchera qu'on confonde le typhus avec des maladies abdominales, pectorales, cérébrales ou autres, qui peuvent plus ou moins lui ressembler. Il faut également tenir un grand compte de l'état général, de l'amaigrissement, de la prostration, surtout de la stupeur extrême de l'animal, de la marche et de la propagation par contagion de la maladie.

Le typhus parvenu à sa période d'état s'accuse par un ensemble de symptômes si caractéristiques, qu'il nous semble impossible de le confondre, dans nos pays occidentaux, avec une maladie indigène qui sévirait sur la même espèce animale; mais sur le bétail originaire des steppes, les manifestations morbides sont parfois si peu prononcées, qu'on s'explique que le typhus soit méconnu ou passe inaperçu. Nous avons pu nous en convaincre dans les lazarets de la Gallicie. Là, en présence d'animaux que nous savions atteints du mal contagieux, il nous eût été impossible de le reconnaître à l'ensemble des vagues symptômes qu'ils présentaient; c'est ce qui nous faisait dire à notre obligeant et distingué confrère, le professeur Seiffmann, de Varsovie, qu'il devinait, plutôt qu'il ne diagnostiquait le typhus. Aussi est-ce avec raison, à notre avis, que le savant professeur Rœll a pu écrire que les vétérinaires, sachant parfaitement diagnostiquer la peste bovine chez les animaux de l'Europe occidentale, se trouveraient fort embarrassés, s'ils avaient à constater l'existence de la maladie par les manifestations morbides que présentent pendant la vie les bœufs de la Hongrie, de la Bessarabie et de la Moldavie (1).

Lorsque le typhus débute d'emblée avec la violence dont

---

(1) Rœll, *Manuel de pathologie, etc.*, traduit par Derache et Wehenkel, p. 374.

il a été parlé, ou qu'il arrive progressivement à sa période ultime, présage d'une mort très-prochaine, le diagnostic n'offre pas de difficultés réelles. Les symptômes peuvent varier dans leur mode de manifestation et dans leur ordre de succession ; tels peuvent prédominer sur tels autres, mais la caractéristique reste entière. Elle a une signification clinique qui laisse peu de chances à une erreur de diagnostic.

PRONOSTIC.

Au point de vue du pronostic, il faut envisager d'abord le typhus d'une façon purement médicale ; mais nous aurons aussi à le considérer sous le rapport économique.

Le pronostic de la peste bovine est d'une extrême gravité ; même dans les cas qui s'annoncent par des symptômes peu violents, il faut redouter une terminaison funeste ; il n'est pas rare, au début de l'épizootie, de voir des étables, des pâturages, des convois, des parcs d'approvisionnement, complétement dévastés dans un temps très-court. Plusieurs conditions que nous allons examiner, influent sur le chiffre de la mortalité ; ce chiffre varie, en moyenne, de 20 à 95 pour 100 des animaux atteints.

Le bétail de toutes les races ne lui paye pas un égal tribut. La race grise des steppes est celle qui oppose au typhus le plus de résistance ; chez elle, il affecte généralement un caractère de bénignité qu'on n'observe point chez les animaux de l'Europe centrale et occidentale. A cet égard, l'observation démontre que les pertes sont d'autant plus grandes que les animaux malades s'éloignent davantage de la race dite des steppes.

Plusieurs auteurs, parmi lesquels Müller, Rœll, Jessen, ont constaté que les bêtes croisées, hongroises et allemandes, succombent moins au typhus que celles qui appartiennent aux races pures de l'Allemagne. Les mêmes remarques s'appliquent à toutes les races de l'Occident. Müller a vu, en Hongrie, durant le typhus de 1856, des étables de vaches suisses presque entièrement dévastées. Jessen a fait la même remarque en 1857 sur un troupeau de vaches anglaises importé dans le gouvernement de Pultawa. La peste bovine de l'Angleterre et de la Hollande, en 1865-1866, a déterminé une mortalité incomparablement supérieure à la mortalité du bétail des steppes, importé dans les Etats autrichiens ou dans les gouvernements du nord de la Russie.

Toutefois il n'est pas sans exemple de voir le typhus, dans les steppes, prendre un caractère de malignité aussi considérable que celui qu'on observe chez les autres races. Le professeur Unterberger rapporte qu'au début certaines épizooties ont occasionné une mortalité de 90 à 95 pour 100. Eckel, ancien directeur de l'Ecole vétérinaire de Vienne, l'a vue s'élever, en 1851, dans la Gallicie, de 75 à 76 pour 100, bien que les bêtes atteintes fussent originaires des steppes. Mais l'exemple le plus frappant est fourni par l'épizootie de 1844, qui fit périr en Russie 1,000,000 de têtes de bétail. Le professeur Spinola et plusieurs vétérinaires russes ont fait la remarque que le typhus est parfois très-violent et très-meurtrier, lorsqu'il réapparaît après un long intervalle. Il l'est incomparablement moins lorsqu'il sévit pendant plusieurs années consécutives, ou lorsqu'il se montre dans une partie des steppes jusqu'alors épargnée.

En résumé, malgré les quelques exceptions que nous venons de signaler, tous les auteurs s'accordent pour dire que la peste bovine est incontestablement moins meurtrière sur le bétail des steppes que sur le bétail de l'Europe occidentale ; la mortalité décroît ou augmente suivant qu'on .se rapproche ou qu'on s'éloigne de ces régions incultes de l'empire russe.

Une race étant donnée, le typhus est moins grave chez elle sur les bœufs de travail, dans un état moyen d'embonpoint, vivant en plein air, que sur les animaux soumis à la stabulation ou placés dans des conditions meilleures, alimentaires et hygiéniques. Le séjour du bétail dans un espace confiné réveille l'activité et la malignité du typhus, ainsi qu'on l'a observé en Hollande et en Angleterre durant l'épizootie de 1866. La mortalité est moins grande en été, dans les pâturages, qu'en hiver, dans les étables.

La durée de l'épizootie semble exercer une certaine influence sur sa gravité ; c'est au début que le chiffre de la mortalité est généralement le plus considérable ; lorsqu'elle se prolonge dans un pays, soit que l'activité du mal s'épuise, soit qu'il s'atténue naturellement, toujours est-il que son intensité paraît diminuer et que les pertes suivent une progression décroissante.

Cette opinion sur l'affaiblissement du typhus coïncidant avec la durée de l'épizootie dans une contrée, est partagée par les auteurs les plus autorisés : le professeur Rœll l'admet sans restriction (1). Haupt, Unterberger, ont constaté, en Sibérie, que la peste bovine présentait un caractère de plus en plus bénin et finissait même par disparaître entièrement après avoir sévi pendant cinq à six mois avec une très-grande violence. Lorinzer, Spinola, ont également remarqué qu'en général la mortalité augmente jusqu'à ce qu'elle ait atteint son maximum d'intensité, et qu'alors seulement elle commence à décliner.

A ces exemples, empruntés aux auteurs contemporains, on peut en ajouter d'autres puisés dans l'histoire de l'épi-

---

(1) Voy. son *Manuel de pathologie* cité plus haut.

zootie : celle qui régna dans le sud-ouest de la France, au dernier siècle, fut très-meurtrière pendant l'année de son début, en 1774 ; en vieillissant, au rapport de Vicq-d'Azyr, elle perdit beaucoup de sa gravité : la marche de la maladie était moins rapide, ses symptômes moins effrayants et les victimes moins nombreuses ; dans un autre passage de son livre, le savant médecin ajoute que le typhus commençait à *s'adoucir* lorsque fut appliquée la désastreuse mesure de l'assommement général. Camper, Alta et Vink, cités par Heckmayer, affirment que la gravité de la peste de 1789 diminua dans la Hollande à mesure que sa durée se prolongeait.

A une époque plus rapprochée, en 1814 et 1815, la mortalité occasionnée par le typhus était considérable ; le professeur Grognier, entre autres auteurs, estime qu'elle s'élevait aux neuf dixièmes des animaux atteints. L'épizootie suivit une marche décroissante, à ce point qu'en 1816 elle avait presque entièrement disparu ; et cependant aucune grande mesure sanitaire ne fut prise pour arrêter sa propagation. Au milieu des préoccupations politiques, les autorités locales ne songèrent pas à appliquer ou n'appliquèrent que très-incomplétement les prescriptions édictées par le gouvernement.

Nous ne possédons pas une statistique de la mortalité, aux différentes phases de la peste bovine qui a régné tout récemment en Hollande ; mais nous avons rapporté de notre mission dans ce pays l'impression que l'épizootie devenait avec le temps moins violente et que les pertes diminuaient avec sa durée.

Si les exemples que nous venons de citer ne prouvent pas que la peste bovine peut s'épuiser et s'éteindre toute seule, ils démontrent tout au moins que sa violence et sa gravité diminuent progressivement. Terrible à ses débuts, l'épizootie tue presque tous les animaux atteints ; son intensité persiste, augmente même pendant une période plus ou moins longue ; puis elle s'amende, le cercle de son activité se restreint ; enfin sa bénignité devient telle que le nombre des victimes va graduellement en diminuant. Sans doute, il y a des épizooties qui se distinguent par leur persistance et par leur ténacité dans les pays qu'elles ont envahis. Des recrudescences sont venues parfois déjouer les prévisions des vétérinaires relatives à leur disparition prochaine ; mais ce sont là de rares exceptions qui ne sauraient, à notre avis, détruire ce fait général de la pathologie du typhus : que l'activité de sa virulence s'épuise avec le temps et que la maladie se présente ordinairement avec un caractère de bénignité d'autant plus prononcé que l'épizootie s'éloigne de son début.

M. H. Bouley professe sur ce point doctrinal une opinion opposée à celle que nous venons de formuler. Il ne croit pas que la peste bovine soit du nombre des épizooties qui s'atténuent par la diminution de l'intensité de leur virulence. Il est au contraire convaincu qu'elle sévit avec une intensité égale, à toutes les phases de son existence, que sa virulence conserve toujours la même activité et que la mortalité suivrait une progression croissante, si des mesures sanitaires rigoureuses ne venaient arrêter sa marche toujours envahissante (1).

L'histoire du typhus, nous l'avons dit plus haut, ne nous paraît pas témoigner en faveur de cette manière de voir, qui est en outre infirmée par les expériences d'inoculation.

Ce point de doctrine, en apparence d'un intérêt secon-

____

(1) Dans le *Traité pratique des maladies de l'espèce bovine*, de J. Cruzel, p. 672.

daire, a, en réalité, une importance capitale, que nous chercherons à faire ressortir en traitant de la prophylaxie du typhus.

Sous le rapport clinique, l'intensité de la fièvre, l'abaissement subit de la température du corps, le développement de l'emphysème sous-cutané, la continuité de la diarrhée ou des épreintes, la petitesse, l'accélération et la faiblesse du pouls, la dépression de l'artère, sont des signes pronostiques fâcheux et presque toujours le prélude d'une fin prochaine. Une température uniforme, son retour à l'état normal, après qu'elle s'est abaissée, un pouls perceptible sans exagération dans sa fréquence, sont des avant-coureurs de la convalescence.

Considéré sous le rapport économique, le typhus entraîne des conséquences qu'il importe d'examiner, pour en faire apprécier toute la gravité.

De toutes les maladies qui sévissent sur le gros bétail, celle-là est, sans contredit, la plus redoutable. Aucune ne se répand aussi rapidement par contagion, aucune n'est aussi meurtrière. On peut dire qu'à elle seule elle a exercé plus de ravages que toutes les épizooties réunies ayant atteint les mêmes espèces animales.

Pour le démontrer, il suffira d'énoncer les chiffres de la mortalité aux différentes époques où le typhus a régné en Europe. Ces chiffres, nous avons hâte de le dire, ne sont pour la plupart qu'approximatifs, car aucun pays, à notre connaissance, ne possède des statistiques mortuaires rigoureusement établies ; mais tels qu'ils sont produits, ils donneront une idée juste des désastres que la peste bovine entraîne à sa suite.

Faust estime la perte éprouvée par l'Europe, de 1711 à 1796 inclus, à 200,000,000 de têtes de gros bétail. Voici sur quelles données il fonde son calcul ; il est utile de les faire connaître parce que les auteurs, en indiquant le chiffre sans commentaire, lui accordent une valeur absolue qu'il ne nous semble pas avoir.

L'Allemagne, dit Faust, possède 14,000,000, et l'Europe entière 100,000,000 de bêtes à cornes. Depuis 1711, chaque localité de l'Allemagne a été envahie, terme moyen, 4 fois par le typhus ; il suppose que la moitié de l'Europe a dû subir un nombre égal d'invasions ; et si, comme il l'admet, chaque épizootie a enlevé la moitié du bétail de la contrée, les pertes s'élevèrent au chiffre précédent de 200,000,000.

De 1713 à 1723, dans la Hollande seule, il a péri 200,000 têtes de bétail. En 1769, ce même pays perdit en moins de 3 ans 395,000 animaux.

Suivant Paulet, de 1711 à 1714, le nombre des bêtes mortes du typhus, dans l'Europe occidentale, s'est élevé à 1,500,000. D'après le même auteur, les pertes durant la période de 1740 à 1749, furent évaluées à 3,000,000. Le Danemark figure dans ce chiffre pour 280,000 têtes. Du 1er avril 1769 au 38 mars 1770, la Hollande méridionale perdit 115,665 bêtes; dans la même période de temps, la Hollande septentrionale en perdit 162,276. En 1774 et 1775, 150,000 bêtes succombèrent dans les provinces méridionales de la France. Au rapport de Buniva, la mortalité dans le Piémont, en l'an VII, fut de 40,000 têtes. A la même époque la France en perdit environ 130,000.

A une date plus rapprochée, en Egypte, de 1841 à 1844, la mortalité par la peste bovine ne fut pas moins considérable ; elle s'éleva à 400,000 ; à 1 million dans l'Empire russe, durant les années 1844 et 1845.

D'après une statistique consignée dans l'excellent travail du professeur Gerlach, les Etats autrichiens ont perdu

258,107 animaux, de 1849 à 1863 ; des documents officiels portent le chiffre du bétail mort pendant le cours de l'épizootie de typhus de 1860, pour la Russie, à 183.678. En 1865-1866, l'Angleterre, l'Ecosse et le pays de Galles ont perdu ensemble 233,629 têtes, et la Hollande, 115,000.

Cette statistique de la mortalité aurait présenté un plus grand intérêt s'il eût été possible, étant donnée la population bovine de chaque contrée, d'établir le rapport exact entre le chiffre de cette population et le nombre des bêtes atteintes, celui des bêtes abattues et celui des guéries, comme nous l'avons pour l'Angleterre et les autres parties du Royaume-Uni. Dans l'état actuel des choses, ce travail d'ensemble paraît impossible à faire ; on ne trouve dans les ouvrages des divers auteurs que des renseignements très-incomplets. Cependant, nous croyons utile de les relater ici, pour démontrer l'utilité d'une statistique générale de la mortalité des animaux domestiques.

Dans les années 1860-1861, Rœll a constaté dans 227 districts de l'Autriche, comptant 157,800 têtes de gros bétail, que 15,930 sont tombées malades et 4,800 sont mortes de la peste bovine.

Dans le comitat de Presbourg, sur une population de 35,566 bètes bovines, on a compté 6,773 malades, dont 5,630 ont péri ; 1,435 ont été abattues.

Il résulte de renseignements pris directement sur notre demande, que lors de l'épizootie de 1865-1866, en Angleterre, en Ecosse et dans le pays de Galles, 279,023 têtes de gros bétail ont été atteintes du typhus. Sur ce nombre, 233,629 sont mortes ou ont été abattues ; 40,165 ont guéri. En Hollande, d'après Gerlach, le nombre des animaux atteints a été de 156,592, dont 78,111 sont morts et 36,919 ont été abattus, 51,5562 ont guéri.

Si aux pertes matérielles considérables causées par la seule mortalité des animaux, on ajoute les pertes résultant des entraves de toute sorte mises au commerce du bétail et des produits qu'il fournit; si, d'autre part, on tient compte du renchérissement de la viande de bœuf, des obstacles que rencontre l'approvisionnement des cités populeuses, on comprendra que toutes les contrées de l'Europe redoutent la peste bovine comme le fléau le plus funeste qui puisse frapper l'agriculture, la production animale et les industries diverses qui s'y rattachent.

HISTORIQUE

Avant de nous occuper de l'étiologie du typhus, de son origine et de son mode de propagation, il convient d'en faire l'historique, afin de poser les faits qui nous serviront ensuite pour élucider plusieurs points de cette partie importante de sa pathologie, sur laquelle doivent être fondées toutes les mesures sanitaires que nous aurons à recommander pour lutter d'une manière efficace contre son envahissement.

Les premières invasions de la maladie en Europe sont entourées d'une très-grande obscurité. Nous croyons avec Paulet que la peste bovine est restée inconnue aux anciens habitants de la Grèce et de l'Italie. Les pestes animales dont font mention Ovide, Tite-Live, Virgile, Denys d'Halicarnasse, etc., reflètent toutes la physionomie des affections charbonneuses. En effet, elles sévissaient sur les hommes et sur les animaux; elles se transmettaient de ces derniers à l'espèce humaine; elles cessaient avec les causes qui les avaient engendrées; jamais elles ne prenaient cette extension rapide par contagion, et ce caractère de généralité propres au typhus.

Les épizooties du commencement de l'ère chrétienne

et la plupart des épizooties du moyen âge ne sont guère
mieux connues.

Les historiens, les chroniqueurs qui ont transmis les
documents qui y sont relatifs, ne signalent une mortalité
parmi le bétail que lorsqu'elle faisait événement, par
exemple lorsqu'elle se communiquait à l'espèce humaine
ou que les deux espèces étaient simultanément frappées
de mort sur une grande échelle. Et encore dans ces cas
ils se bornent à une indication si vague et si incertaine
de la maladie, qu'il est souvent, sinon toujours, impossible de la rattacher à une affection connue de nos jours.
De telle sorte qu'on peut dire qu'on est réduit aux conjectures et aux inductions relativement aux épizooties qui
ont sévi en Europe durant les premiers siècles de l'ère
chrétienne.

L'histoire des grandes épizooties, comme celle des
grandes épidémies, est étroitement liée à l'histoire des
nations. A toutes les époques où les guerres, les commo-
tions politiques et sociales ont provoqué le déplacement
en masse des populations, on a vu apparaître ces terribles fléaux. On sait que les premiers siècles de notre ère
furent témoins des migrations des peuplades de l'Orient
vers l'Occident. Les Huns, notamment, partant du sud-est
de la Chine actuelle, entraînant les hordes barbares qu'ils
trouvaient sur leur passage, vinrent se fixer vers le nord-
ouest, sur le littoral de la mer Caspienne. Ce fait, ratta-
ché à l'histoire du typhus, a une portée immense, qui
ressortira davantage dans la partie du présent chapitre
relative à l'origine de l'épizootie. C'est en effet dans ces
contrées voisines de la mer Caspienne que la plupart des
auteurs ont placé et placent encore aujourd'hui le berceau
de la peste bovine.

Toutefois, à cette époque reculée, nous avons hâte de le

dire, nulle part on n'en trouve la trace, mais les présomptions qu'elle a été importée de l'extrême Orient par les peuplades asiatiques, acquièrent presque la valeur d'une certitude, par ce fait que le typhus les suivra partout dans leur marche ultérieure vers l'Occident. On ne s'éloigne vraisemblablement pas de la vérité en concluant de là qu'il a été importé en Europe par les bœufs formant les approvisionnements de ces hordes mongoles. Cette manière de voir se trouve encore corroborée par le fait que le bétail des steppes n'a subi aucune modification ; il est de nos jours ce qu'il était à l'époque de l'invasion des Huns ; rien n'a changé dans le mode d'élevage et d'alimentation.

La première étape de la peste bovine de l'Asie en Europe remonterait donc au premier siècle de l'ère chrétienne ; elle est marquée par l'émigration des Huns et par leur établissement sur les bords de la mer Caspienne.

Ces hordes barbares y vécurent à peu près ignorées des Romains pendant près de trois siècles ; mais en l'an 376, au milieu des convulsions qui finirent par le démembrement de l'Empire romain, les Huns, vainqueurs des Goths, envahirent l'Europe centrale. En même temps que le fer et le feu les précèdent, ils laissent après eux une maladie pestilentielle qui se répand rapidement par contagion dans tous les états de l'Occident.

On ne saurait, selon nous, élever des doutes sur la nature de cette épizootie : c'était la peste bovine. Notre conviction, à cet égard, s'appuie sur l'autorité même des historiens de ses désastres.

La peste (*lues*) dont parle le poète aquitain Severus Sanctus n'est autre que le typhus.

La rapidité de sa marche :

....

Et longius peperit quæ labor omnibus
Vitæ temporibus, perdita biduo.
Cursus tam citus est malis.....

Son origine et son mode de propagation :

Hæc jam dira lues serpere dicitur
Pridem Pannonios, Illyricos quoque,
Et Belgas graviter stravit, et impio
Cursu nos quoque nunc petit.....

L'étendue de ses ravages :

Tanti nulla metus pervia signa sunt,
Sed quod corripit, id morbus et opprimit ;
Nec languere sinit, nec patitur moras ;
Sic mors ante luem venit.

Ces citations empruntées à Severus Sanctus ne paraissent pas permettre de douter qu'elles ne s'appliquent au typhus. Cette peste de 376 fut si désastreuse, que saint Ambroise, évêque de Milan, la comprend dans le tableau qu'il trace des malheurs dont l'Europe fut alors affligée : « *quæ omnium fames, lues pariter hominum cœterique pecoris, ut etiam nos qui bellum non pertulimus, debellatis tamen pares fecerit pestilentia.* » Comme Severus Sanctus, il admet que l'épidémie et l'épizootie furent apportées par les Huns : « *Hunni in Alanos, Alani in Gothos, Gothi in Taifalos et Sarmatas insurrexerunt.* »

Cette peste bovine n'échappa pas davantage à l'attention de Vegetius Renatus, qui parle *de visu* de la subtilité et de la gravité de la contagion : « *Nam pascendo herbas* « *inficiunt, bibendo fontes, stabulo præsepia et quamvis sani* « *boves, odore morbidorum afflante, depereunt.* » Aussi cet auteur prescrit-il la séparation et l'isolement comme moyens uniques de sauver les animaux qui n'ont pas encore été atteints.

Ces considérations nous semblent établir que la première apparition de la peste bovine en Europe remonte à la date de l'an 376 ; de plus, elles démontrent que l'épizootie a été importée et propagée par les Huns, comme on peut s'en convaincre en jetant un coup d'œil sur la route suivie par ces peuplades asiatiques. Parties du nord-est de la mer Caspienne, elles envahirent toutes les provinces du nord et du nord-ouest de la mer Noire, occupèrent l'ancienne Dacie (Hongrie moderne) ; de là elles atteignirent d'un côté la haute Italie, de l'autre elles pénétrèrent dans la Germanie, ensuite dans les Gaules, en semant partout la contagion et la mort sur leur passage.

Cette épizootie de l'an 376 représente la deuxième étape du typhus, qui le conduisit avec les barbares jusqu'au centre de l'Europe.

En l'année 569, Marius, évêque d'Avranches, a signalé dans sa *Chronique* une épizootie qui nous paraît être encore le typhus. Ce qui nous porte à le croire, c'est la coïncidence de son apparition avec l'année de l'invasion de l'Italie par les Lombards. Leur peuplade venait d'abandonner la Hongrie aux Avares, qui, avant d'arriver en Dacie, avaient traversé les steppes par la route suivie autrefois par les Huns. Il est fort probable que la contagion fut importée de l'Italie dans la Gaule et que l'épizootie de 581, dont parle Grégoire de Tours, se rattache à la grande épizootie introduite en Italie avec l'invasion des Lombards.

Une nouvelle épizootie apparaît sous le règne de Charlemagne, en l'année 810. On ne peut méconnaître en elle le typhus contagieux; elle vient de l'Orient et se répand dans tout l'Occident; et comme les précédentes, elle doit son origine aux guerres que le grand Empereur eut à soutenir avec les tribus des Huns et des Avares sur les confins de son empire, qui avait pour limites orientales la Dacie, et avec les Normands sur le littoral de la Baltique, sur les bords de l'Elbe et du Weser. Cette épizootie se propagea avec une très-grande rapidité dans tous les Etats de l'Empire de Charlemagne.

La peste bovine se déclara de nouveau en 820. Les chroniques signalent qu'elle apparut en premier lieu dans le parc de bestiaux de l'armée franco-allemande, lorsque ses troupes envahirent la Hongrie.

De l'an 820 jusqu'au commencement du xiiie siècle, l'histoire enregistre encore des épizooties, mais elles ne nous paraissent pas avoir eu le caractère de généralité propre au typhus.

Une particularité digne d'être signalée et qui tend à confirmer notre opinion, c'est que, pendant cette longue période, aucun événement ne met les armées de l'Europe centrale en contact avec les peuples de l'Orient.

Dans le commencement du xiiie siècle, les descendants des anciens Huns, les Mongols quittent les steppes asiatiques ; ils traversent la Russie méridionale, la Hongrie, l'Allemagne, et vont jusqu'en Sibérie. Durant cette période apparaissent deux grandes épizooties. La première date de l'an 1223 ; et la seconde, de 1233. Toutes les deux pénétrèrent en France après avoir exercé de grands ravages dans toute l'Allemagne.

D'un saut, et sans aucune transition, nous arrivons à l'invasion de 1711 (1).

Tout le monde connaît l'histoire du bœuf Boromée. La voici telle qu'elle a été recueillie par le célèbre Lancisi :

Le 27 août 1711, un troupeau de bœufs infectés venant

---

(1) C'est à dessein que nous passons sous silence l'épizootie décrite par Fracastor en 1514. Contrairement à l'avis de Ramazzini, de Paulet et de Dupuy, nous ne pensons pas qu'elle puisse être rattachée à l'histoire du typhus. Sans chercher autrement à justifier ici notre opinion, nous nous bornerons à rappeler que cette peste n'est reliée, quant à son origine, à aucune circonstance de guerre ou de mouvement de bétail.

17

de la Hongrie débarqua sur le territoire de Venise ; il traversa le village de Sermeola, à une distance de deux lieues de Bidoa. Un bœuf s'égara dans le domaine Pampagnini, appartenant au frère Boromée. Le pâtre le recueillit, l'hébergea dans les étables. L'animal fut rendu à son propriétaire ; mais huit jours après que l'hospitalité eût été donnée à ce bœuf, toutes les bêtes bovines de la ferme tombèrent malades et succombèrent.

Nous n'aurions pas rappelé ce fait connu de tout le monde, si, sous le nom autorisé de Lancisi, il n'était arrivé jusqu'à nous comme la source unique de la grande épizootie de 1711. Sans vouloir en contester l'authenticité, nous allons démontrer qu'il n'a pas l'importance que tous les auteurs lui ont accordée et qu'il se réduit aux minces proportions d'un épisode dont toutes les épidémies fournissent de nombreux exemples.

Pour avoir des données exactes sur l'origine de la peste bovine de 1711, il faut interroger l'histoire politique et commerciale des Etats du Nord.

Jusqu'au commencement du XVIIᵉ siècle, la Russie avait renfermé son activité dans les limites de ses frontières. A cette époque le tzar Pierre veut, de gré ou de force, y introduire la civilisation et peser dans la balance de l'Europe. A cet effet, il devait étendre sa puissance sur la mer Baltique.

Charles XII lui en fournit l'occasion. En 1707, eut lieu la bataille de Pultawa (10 juillet), dans les plaines de l'Ukraine ; deux années après, la peste bovine éclata en Europe, et, à partir de ce moment, on la voit apparaître régulièrement chaque fois que les armées du Nord se mettent en campagne.

Kanold, médecin de Breslau, a laissé une relation très-curieuse de l'épizootie de 1711 ; en la combinant avec le mouvement des armées russes et suédoises, on peut tracer d'une manière exacte l'origine, la marche de cette épizootie à travers l'Europe.

Autant qu'il m'est connu, dit Kanold, la peste bovine a pris naissance en Europe, dans les contrées de la Tartarie qui confinent à l'Asie. Il ne pourrait, ajoute-t-il, démontrer avec certitude si la maladie naquit dans ce coin de l'Europe ou si elle y vint de l'Asie ; mais il pense être dans le vrai, en plaçant le début de l'épizootie, en 1709, dans les contrées sus-mentionnées. L'histoire apprend en effet qu'elle éclata d'abord à Astrakan, sur les rives du Don et du Wolga ; de là elle se répandit sur Kasan et dans la petite Tartarie, et se propagea même jusqu'à Moscou.

Ce récit de Kanold, rapproché de l'année de l'entrée en campagne de Charles XII, ne nous paraît pas laisser de doute sur l'origine première de cette épizootie. En effet, l'armée suédoise passa dans l'Ukraine l'hiver de 1709 ; elle s'approvisionna de bestiaux provenant du sud-est de cette province, que traversaient les Tartares pour se rendre à Moscou.

Après sa défaite, Charles XII opéra sa retraite sur la Bessarabie, traînant avec lui ses parcs d'approvisionnement. Le tzar vainqueur avait à peine célébré sa victoire dans la capitale de la Moskovie, qu'il retourna vers le nord, pour achever la conquête de la Livonie, de l'Esthonie, etc., en même temps qu'un corps d'armée occupait la Pologne et la Poméranie.

En 1711, l'invasion subite de l'Ukraine par les Tartares provoqua un retour offensif de l'armée russe.

Ces mouvements considérables de troupes dans le nord et le centre de l'Europe nous paraissent confirmer l'opinion émise par Kanold, à savoir : que la peste bovine éclata en premier lieu dans l'Ukraine en 1709.

La marche des armées à travers les steppes, la conduite des prisonniers suédois à Moscou propagèrent rapidement la contagion. Aussi, d'après Kanold, en 1710, le typhus contagieux sévissait dans la Russie méridionale, et dans les diverses provinces situées entre les Carpathes et le littoral de la mer Noire. La même année et l'année suivante on l'observa en Pologne, dans la Livonie, en Courlande et sur les rives de la mer Baltique. En 1711 et 1712, la peste gagna la Poméranie, la Silésie, le duché de Brandebourg, s'étendant toujours vers le nord. Au midi, elle fut introduite de la Russie dans la Moldavie, la Valachie et la Hongrie. Ce dernier pays ne fut pas son berceau, comme on le croit généralement. De la Hongrie, il passa d'un côté dans l'archiduché d'Autriche, qui le communiqua à la Bavière et à la Souabe ; d'un autre côté, remontant le cours du Danube, elle traversa la Styrie, la Carynthie, l'Illyrie, la Dalmatie, d'où un convoi de bœufs la transporta sur le territoire de Padoue.

Le typhus ne tarda pas à se répandre dans les Etats vénitiens et dans le royaume de Naples. Au commencement de 1712, il gagna le Milanais, Vérone, Brescia, Mantoue ; l'année suivante (1712), il éclata dans la Romagne, vers le milieu de l'été (Lancisi). En 1714, il se propagea dans le Piémont et la Sardaigne, traversa les Alpes, se répandit dans le Dauphiné, le Lyonnais et le midi de la France ; mais la peste bovine sévissait déjà depuis quelques temps dans l'Alsace, la Lorraine et la Champagne ; elle avait franchi la frontière de l'est, après avoir envahi la Bavière et le duché de Bade. A la même époque, l'épizootie avait pénétré en Suisse par la vallée du Rhin.

En résumé, la peste bovine de 1711 a pris naissance dans l'Ukraine ; d'une part, elle s'est dirigée par la Valachie, la Moldavie, la Bessarabie, la Hongrie, de là en Italie et en France; de l'autre elle a été importée par les Autrichiens dans la Bavière et les provinces d'outre-Rhin; de ces pays en France et en Hollande (1713). Au mois de septembre 1714, suivant Kanold, la peste bovine s'introduisit de la Hollande en Angleterre par la voie de Londres. D'après un auteur contemporain, le docteur Baten, elle y apparut dans le mois de juillet.

Cette peste bovine de 1711, qui en réalité remonte à 1709, ne disparut qu'en 1720, onze années après avoir fait sa première apparition dans les steppes de l'Ukraine. Elle continua cependant encore ses ravages en 1721 et 1722; en 1723 elle n'était pas encore éteinte en Pologne (1).

En 1740, le typhus fit une nouvelle invasion en Europe; il y régna pendant dix ans et exerça de très-grands ravages.

Le point de départ de l'épizootie n'est pas bien authentiquement établi. Les auteurs ont émis à cet égard des opinions très-contradictoires.

Des médecins danois prétendent qu'elle naquit dans la Tartarie en 1740; qu'elle pénétra par la Russie en Pologne, et de la Pologne dans l'Allemagne; de là elle se répandit dans les autres contrées de l'Europe avec les mouvements de troupes.

La plupart des auteurs la font naître devant la ville de Prague assiégée. Cette opinion, qui est la plus accréditée, ne s'appuie, comme la précédente, que sur des présomptions.

Tout d'abord nous ferons remarquer que la date de l'apparition du typhus se trouverait ainsi reculée d'une

____

(1) Heusinger, p. 206.

année ; car l'événement militaire dont il s'agit se passa sur la fin de 1741.

On sait en effet que Prague ne tomba au pouvoir des assiégeants que dans la nuit du 25 au 26 novembre de cette même année (1).

Une autre opinion rattache l'origine du typhus à la la même date, mais elle le fait coïncider avec l'invasion de la Silésie par Frédéric II, pour disputer à Marie-Thérèse les droits qu'il prétendait avoir à la succession de la maison d'Autriche. La guerre de Silésie mit en mouvement, dans le cours de cette année et de l'année suivante, presque toutes les troupes de l'Europe centrale ; il n'est pas étonnant que l'armée autrichienne, recrutée en Hongrie et en Croatie, approvisionnée avec des bœufs des steppes, ait importé le typhus en Allemagne et l'ait communiqué aux armées belligérantes. Et ce qui porte à croire que l'épizootie accompagna les préparatifs militaires provoqués par la mort de l'empereur Charles VI, c'est que déjà en 1738 la peste bovine sévissait avec une grande intensité dans la Hongrie et les provinces limitrophes. Cela

---

(1) Je possède des documents historiques qui expliquent l'erreur générale commise par les auteurs relativement à l'origine de l'épizootie en question. Les événements militaires dont la Bohême fut le théâtre furent le point de départ d'un mouvement considérable de troupes, qui trouvèrent difficilement des vivres une année même après la reddition de Prague. Toutes les contrées limitrophes étaient tellement épuisées que, dans la ville, on distribuait de la viande de cheval. Ce ne fut que dans les premiers jours de novembre 1742, après avoir enlevé aux Autrichiens un parc d'approvisionnement de quatre mille têtes de bétail, qu'on lui substitua la viande de bœuf. D'un autre côté, dans une note puisée aux archives de la guerre, j'ai trouvé signalé ce fait important, que le bétail était rare, que les fournisseurs opéraient des achats dans toutes les directions, que le 13 octobre un convoi de trois cents bœufs entra dans Prague, et que sur la fin de ce même mois d'octobre on observait une grande mortalité en Bohême, en Moravie et en Bavière.

résulte d'un acte officiel, de l'ordonnance du Roi du 6 janvier 1739, prescrivant des mesures prohibitives pour empêcher que l'épizootie ne fût introduite en France par la Hongrie (1). Les luttes ultérieures des puissances coalisées avec la maison d'Autriche expliquent également la propagation de la peste bovine dans toute l'Europe centrale.

La peste bovine de 1740 pénétra en France par l'Alsace en 1743. Courtivron l'observa, à cette date, à Altstadt, près de Wissembourg. Elle accompagna la retraite de l'armée française, qui évacuait Prague et la Bohême après la bataille de Dættingen (17 juin). Elle se propagea rapidement dans l'est, le nord-est et le sud-est. Elle y exerça de grands ravages pendant plusieurs années, comme en témoignent les arrêts du 14 et du 24 mars 1745 et l'arrêt du 19 juillet 1746, relatifs aux mesures à prendre contre cette épizootie. Déjà elle avait envahi en 1744, avec l'armée du prince de Conti, les Etats sardes et toute la haute Italie, par le Tyrol. Cette même année, on la signale également dans la Hollande, où ses désastres ne furent pas moindres. En 1745, on la trouve en Angleterre, où l'avait importée le commerce du bétail avec la Hollande ; elle y régna jusqu'en 1758. La même année, on la signale dans le Danemark et les Etats scandinaves ; elle y sévissait encore en 1749.

La Suisse, qui l'avait reçue des parties belligérantes dans la vallée du Rhin, à la même date que la France, la communiqua les années suivantes au Dauphiné et à la Franche-Comté.

---

(1) Cette ordonnance contient les précautions à prendre pour garantir nos frontières de toute communication avec la Hongrie et les provinces voisines. Le danger parut si grand, qu'elle imposa la quarantaine aux officiers qui rentraient en France, après avoir pris part à la guerre contre les Turcs.

Cette peste bovine, dite de 1740, a eu une durée beaucoup plus longue qu'on ne le croit généralement ; pendant plus de dix années, elle persista avec une intensité plus ou moins grande ; elle s'éteint par places, mais jamais complétement ; de temps à autre on voit surgir de nouveaux foyers ; c'est ainsi qu'on l'observe dans les Pays-Bas en 1752 et 1755, comme l'établit une ordonnance du gouvernement en date du 13 février et du 14 juillet de cette dernière année. Et, s'il est vrai, comme l'affirme un auteur vétérinaire très-autorisé, le professeur Weiht, que la peste bovine sévit sans discontinuer pendant vingt-deux années consécutives, en Bohême et en Moravie, il ne faut pas s'étonner de ses fréquentes irruptions, tantôt d'un côté, tantôt d'un autre ; à ce point qu'il serait possible de relier cette épizootie à celle non moins désastreuse de 1770.

Que la peste bovine fût éteinte ou qu'elle ne le fût pas, en 1756 il se préparait un événement bien capable de la faire naître ou de la rallumer. Le grand Frédéric envahit la Saxe. C'est le commencement de la guerre de Sept ans.

Si, comme cela est arrivé dans les précédentes campagnes, les armées autrichiennes et russes formèrent leurs parcs d'approvisionnements avec la race des steppes, on comprend que ces troupes alliées aient répandu la peste bovine sur leur passage. L'indication de Weiht, qui la signale en 1756 dans la Silésie, la Bohême et la Saxe, paraît recevoir une nouvelle confirmation par les événements militaires qui s'y accomplirent cette même année. Battus par le grand Frédéric, les Autrichiens sont renforcés l'année suivante par un corps d'armée composé de 80,000 Russes et de 20,000 Tartares ; ce corps pénétra en Prusse par les frontières limitrophes de la Pologne.

On voit qu'à cette époque deux grandes voies étaient ouvertes à l'importation de la peste bovine : d'une part, celle
suivie par l'armée autrichienne, et d'autre part celle de
l'armée russe, approvisionnées toutes deux avec les bœufs
des steppes. C'est aux marches et contre-marches des
troupes pendant la guerre de Sept ans, qu'il faut attribuer
la propagation de la contagion dans toute l'Europe centrale. Durant cette longue période elle sévit successivement sur le littoral de la Baltique, depuis l'Estonie jusqu'au Schleswig. Poursuivant son cours elle envahit les
contrées baignées par la mer du Nord. En 1766 elle est à
Harlem ; en 1768 elle sévit dans la province de Grœningue,
dans la Frise et dans toute la Hollande ; en 1769 elle pénètre dans la Flandre orientale ; de là elle se propage au
nord de cette province et dans le Hainaut, où elle ne cessa
de sévir jusqu'en 1775.

Le typhus fut encore une fois importé de la Hollande en
Angleterre ; tous les auteurs en placent l'invasion en
1770 ; c'est une erreur : il sévissait déjà dans le pays en
1769, puisque le roi Georges III, ouvrant la session du
parlement, le 9 janvier 1770, déplore que les mesures prises par son gouvernement n'aient pu arrêter la contagion
aux frontières (1). Nous insistons sur cette rectification
parce que l'introduction du typhus ne peut dès lors être
rattachée, comme le prétendent tous les auteurs, à un bâtiment chargé de foin, débarqué à Partzey, près Aberdeen,
en 1770, puisque la peste bovine existait déjà dans la
Grande-Bretagne en 1769.

Ces considérations historiques ont, à nos yeux, une
très-grande importance ; elles établissent non-seulement
que le typhus a régné, comme le dit Weiht, pendant

____

(1) *Philosophical Transactions*, 1780, v. LXX.

vingt-deux ans dans l'Europe centrale, mais encore qu'il y a été alimenté durant cette longue période par les guerres continuelles qui ont agité constamment l'Allemagne, l'Autriche, la Prusse et la Turquie. Il n'est pas surprenant que les armées approvisionnées avec le bétail des steppes aient traîné partout le typhus sur leur passage.

Mais revenons à la marche de la peste bovine sur le territoire de notre pays.

On se rappelle qu'en 1769 elle sévissait sur toute l'étendue de la Hollande ; déjà à cette date elle avait envahi la province de Liége et les Flandres. En 1770, on la signalait dans le Hainaut, où elle ne cessa de régner jusqu'en 1775. Pendant cette longue période on l'observe successivement dans la Flandre française, dans la Picardie, l'Artois, l'Ile de France, la Champagne et la Normandie.

Vers le milieu du mois de juin 1774, le typhus apparaît subitement dans les provinces du sud-ouest de la France, à Bayonne et aux environs.

Au rapport de Vicq-d'Azyr, qui en fut l'historien, de là il se propagea par contagion avec une si grande activité, qu'avant la fin de l'année il avait envahi le vaste triangle qui a pour limites, au midi les Pyrénées, au sud-ouest l'Océan, et au nord et nord-est la Garonne. En décembre de cette même année l'épizootie avait franchi ce fleuve, envahissant le Bas-Languedoc par Toulouse, le Périgord et l'Angoumois par Agen et Bordeaux. Au sud, elle pénétra par les Pyrénées dans le royaume d'Espagne par la Biscaye, et elle y sévit dans plusieurs provinces avec une très-grande intensité.

L'origine ou le point de départ de cette épizootie de 1774 est entourée de beaucoup d'obscurité.

Des *on dit* la font venir de Bayonne, de Saint-Jean-

Pied-de-Port, de Villefranque, où elle aurait été importée par des cuirs venant ou de la Zélande hollandaise ou de l'*Artois*.

Partant de cette idée, appuyée sur les faits les mieux connus et les moins douteux, que la bête vivante est l'agent principal de transmission du typhus, surtout à de grandes distances, il y a toujours lieu de s'enquérir avant tout, en pareil cas, des circonstances de guerre ou de relations commerciales qui ont pu exister entre les pays infectés et les pays récemment envahis. Or, si l'on applique cette méthode de recherche à l'étude étiologique de la peste bovine de 1774 et 1775, on reconnaît que, par les côtes de l'Océan, vers le sud-ouest, notamment par celles du Bordelais, il a été introduit depuis plus de deux siècles du bétail de la Hollande ; on reconnaît encore aujourd'hui sur ce bétail, qui peuple les environs de Bordeaux, tous les caractères de la race dite hollandaise chez les vaches qui se trouvent en grand nombre sur les riches alluvions de la Garonne et auxquelles on donne le nom de vaches de la race gwine ou bordelaise.

Pendant le long règne de la peste bovine dans les Pays-Bas, les relations commerciales avec le littoral de la Manche et du golfe de Gascogne ne paraissent point avoir été interrompues ; les huguenots émigrés à la suite des guerres de religion ne cessèrent d'envoyer de la Hollande des VACHES LAITIÈRES et divers instruments aratoires qu'ils jugeaient utiles à la prospérité de l'agriculture de leur mère-patrie. Etant donné le mode bien connu aujourd'hui de contagion de la peste bovine, ce n'est pas, croyons-nous, s'écarter de la vérité que d'attribuer à l'importation du bétail hollandais l'origine de l'épizootie des provinces méridionales de la France.

On a vu jusqu'à présent le typhus partir d'un point fixe,

se déclarer, depuis 1711, chaque fois que les armées du
nord de l'Europe sont entrées en campagne. Ce fait
positif, que l'histoire démontre invariablement, va recevoir
une nouvelle confirmation dans les événements militaires
provoqués par la révolution de 1789.

En 1792, la première coalition se forme contre la
France. La lutte s'engage d'abord dans la Haute-Italie.
L'Autriche, qui forme l'avant-garde, importe le typhus.
Après la bataille de Marengo, il envahit également la Lom-
bardie. L'année suivante, les Autrichiens se réunissent
aux Piémontais; l'épizootie suit la marche de l'armée al-
liée, se propage avec une très-grande rapidité dans tout
le Piémont, dans quelques cantons des Hautes-Alpes, de
la Savoie, du Mont-Blanc et de l'Isère.

D'un autre côté, l'armée autrichienne se trouve engagée
dans le Nord avec l'armée de Sambre-et-Meuse et l'armée
du Rhin. Là encore la peste bovine apparaît dans les parcs
d'approvisionnement des parties belligérantes. Vers l'automne de 1795, elle se montre dans la vallée du Rhin,
mais elle ne déploya toute son activité qu'au printemps et
qu'à l'été de l'année 1796. Elle envahit l'Alsace, la
Lorraine, la Franche-Comté, à l'est la Suisse, et au nord
les provinces de Luxembourg, de Namur et de Liége. De
la Suisse elle pénètre par le Jura dans la Bourgogne et
l'Ile de France. Le typhus persista jusqu'en 1801.

Pendant cette période de cinq années, le typhus suivit
les traces des marches et des contremarches des armées
en campagne; aussi il étendit ses ravages dans tous les
États compris entre le Danube et le Rhin; la Hollande
seule, qui n'était pas partie belligérante, en fut exempte.

Le traité de Lunéville (1801), conclu entre la France
et l'Autriche, apporta avec la paix une trève aux invasions
du typhus. Mais la paix ne fut pas de longue durée; une

nouvelle coalition prépara une guerre dont l'Allemagne et la Pologne devinrent le théâtre ; elle dura jusqu'en 1807, date de la paix de Tilsitt. Le typhus prit une très-grande extension en Pologne, dans la Silésie et dans toute la Lithuanie prussienne ; il y persista jusqu'en 1808, et y exerça des ravages immenses.

Les années suivantes, les hostilités s'engagent au cœur même de l'Allemagne ; la peste bovine revient avec la guerre ; mais, particularité digne de remarque, elle épargne la France, située loin du champ de bataille.

Après les désastres de la retraite de Moscou et de la bataille de Leipzig, elle pénètre de nouveau en France avec les alliés en 1814 et 1815. Le bétail des steppes, qui formait le gros de l'approvisionnement, le traîna à sa suite et le répandit partout sur son passage dans les diverses contrées parcourues par les armées de la coalition.

Depuis cette époque néfaste, la France n'avait revu le typhus qu'en 1865, lorsque la guerre de 1870 l'y introduisit de nouveau dans des proportions bien autrement grandes.

Mais pendant le long intervalle de temps qui nous reste à examiner, les mêmes causes qui l'avaient propagé dans l'Europe centrale et méridionale vont le faire éclater dans les pays où la guerre et le commerce nécessiteront l'importation du bétail des steppes.

La guerre de 1827, de la Russie contre la Turquie, l'introduit dans les provinces du Bas-Danube, du littoral de la mer Noire, dans la Hongrie et l'archiduché d'Autriche. En 1831, la révolution polonaise met en mouvement l'armée russe. Au rapport de Erdt (1), le typhus suivit la marche des troupes impériales dans toutes les

____

(1) *Recueil*, 1839.

directions ; il envahit successivement la Prusse orientale
et occidentale, et le littoral de la Baltique.

En 1841, le commerce du bétail des steppes de provenance des provinces danubiennes (1) importe le typhus à
Alexandrie, en Égypte ; de ce port de débarquement, les
animaux le propagent dans la Basse-Égypte, le Delta et la
Haute-Égypte. La mortalité fut considérable ; elle s'étendit aux buffles. Un seconde invasion eut lieu dans la même
contrée, en 1865 et 1866. Des renseignements que recueillit M. Lemaître, alors vétérinaire en chef au service
de la Compagnie du canal de Suez, il résulte que le typhus y avait suivi des convois de bœufs achetés dans les
principautés danubiennes. C'est encore le commerce qui,
en 1863, introduisit le typhus dans les Romagnes et l'Italie méridionale, avec des bœufs débarqués à Brindisi, de
provenance de l'Illyrie et de la Dalmatie.

Bien que le typhus fît périodiquement de fréquentes
apparitions dans les contrées de l'Europe orientale et de
la Russie méridionale, il ne fixa plus l'attention publique
qu'à partir de l'année 1844.

A cette date, l'épizootie, après avoir détruit un million
de têtes de bétail, s'avançait menaçante vers l'Europe
occidentale. La France, l'Angleterre, la Prusse, etc., re-
doutant pour leur pays l'invasion du terrible fléau, se
hâtèrent d'envoyer des missions spéciales sur le théâtre
même de ses ravages, pour étudier sa marche, sa contagion et ses moyens de propagation.

Depuis 1844 jusqu'en 1868, le typhus a continué à
sévir, ainsi que cela résulte de documents officiels consultés par nous dans les divers gouvernements de la
Russie traversés par les convois de bétail des steppes.

---

(1) Renault, 1856.

Durant cette même période, la peste bovine n'a pas cessé de régner dans une ou plusieurs provinces de l'empire d'Autriche. On peut même dire que, sous la forme bénigne, elle existe souvent dans un point de son territoire à l'insu de l'administration locale. Sa présence ne se dévoile que lorsqu'elle acquiert, sous l'influence de causes encore mal déterminées, un caractère de malignité qui la propage au loin avec une rapidité plus ou moins grande.

Ces invasions continuelles des États de l'Autriche s'expliquent par les relations commerciales qu'ils entretiennent avec la Russie ; c'est à cette contrée que l'Autriche achète les cent mille têtes de bétail dont elle a besoin pour sa propre subsistance, comme nous le démontrerons plus loin.

La peste bovine y pénètre, avec les animaux, d'un côté, par la Podolie et la Gallicie ; de l'autre, par les provinces du Bas-Danube et la Hongrie.

La Prusse, qui achète peu de bétail étranger (et quand elle en importe, il a toujours séjourné un temps plus ou moins long dans la Gallicie et la Pologne), est beaucoup moins exposée aux atteintes de la peste bovine. Néanmoins, elle n'en est pas exempte ; sans remonter plus haut que l'année 1855, on constate que, depuis cette année, ses provinces de l'Est, limitrophes de la Pologne, ont été envahies sept fois par la *Rinderpest*.

Nous passons sous silence les invasions de la peste bovine qui se sont manifestées dans le sud de l'Allemagne, pour arriver à l'année 1865, puis à l'année 1870, qui marquera une date néfaste dans l'histoire du typhus.

Pour comprendre la soudaineté de l'apparition du typhus en Angleterre, en 1865, sa propagation rapide par la contagion, il est utile de rappeler les conditions économiques dans lesquelles ce pays se trouve placé.

On sait que la viande entre pour une part considérable dans l'alimentation des classes populaires de la Grande-Bretagne. Pour satisfaire aux exigences toujours croissantes de la consommation publique, le commerce dut recourir à l'importation du bétail étranger.

Tant que le gouvernement anglais préleva un droit d'entrée, les achats se limitèrent aux pays continentaux les plus rapprochés; mais, en 1846, l'abolition de la taxe de 20 shillings par tête de bœuf donna au commerce une extension inattendue. L'Angleterre demanda son approvisionnement non plus au littoral de la Manche, de la mer du Nord et de la Méditerranée, mais aux provinces voisines de la Baltique, aux principautés danubiennes, à la Hongrie, ainsi que nous avons pu le constater dans le cours de la mission dont nous fûmes chargé dans ces contrées en 1865.

Pour quiconque connaît l'histoire de la contagion du typhus, il était facile de prévoir que cette importation du bétail des steppes russes, conduit directement par les voies rapides des steamers et des chemins de fer, sur un point de l'Europe occidentale, aurait pour résultat l'importation du terrible fléau. La déduction de ce fait commercial n'échappa pas à l'observation sagace du professeur vétérinaire d'Édimbourg, M. Gamgee. Dès 1863, il fit entrevoir la possibilité de l'invasion de la peste bovine, dans son pays, par cette voie.

En vue de conjurer les dangers que ferait courir à l'Europe occidentale l'importation du bétail des steppes, il provoqua la réunion d'un congrès de vétérinaires à Hambourg, dont les travaux ne fixèrent pas, comme ils le méritaient, l'attention des gouvernements intéressés.

Dans le mois de septembre de l'année 1864, nous allâmes personnellement à Vienne, pour nous rendre compte de ce mouvement considérable du bétail étranger et de l'influence qu'il pouvait exercer sur l'état sanitaire de l'Europe occidentale. Nous pûmes nous convaincre *de visu* que les craintes exprimées par les hommes les plus autorisés des États du sud et du nord de l'Allemagne n'étaient pas exagérées. Et telles furent les impressions rapportées de ce voyage, tout spontané de notre part, que nous crûmes devoir les communiquer au directeur de l'agriculture. C'est sans doute cette communication qui nous valut l'honneur d'être désigné par le Ministre de l'agriculture pour représenter la médecine vétérinaire française au congrès tenu à Vienne en août 1865.

Avant de nous rendre à Vienne, et conformément aux instructions de l'administration de l'agriculture, nous nous dirigeâmes vers le littoral de la Baltique, et de là au centre d'embarquement ou de passage du bétail étranger. De Hambourg, le gouvernement français fut informé par nous que le typhus venait d'être importé en Angleterre par une cargaison de bœufs rassemblés à Revel (Esthonie), et expédiés de ce port, le 23 et le 24 mai, en destination des côtes de l'Angleterre, et débarqués à Hull (mer du Nord) dans les premiers jours de juin. Ces bœufs furent vendus partie à Hull, partie sur le marché de Londres, partie à Manchester et à Liverpool.

L'enquête faite par le gouvernement anglais, en 1866, en vue d'éclairer l'origine de la peste bovine de l'Angleterre, n'a fait que confirmer, en les précisant davantage, les renseignements fournis alors par nous-même à l'administration française de l'agriculture.

Vers le milieu de juin, on constata, pour la première fois, la peste bovine sur le marché métropolitain d'Islington, et les jours suivants (du 24 au 28 juin) chez les nourrisseurs de Londres, qui avaient acheté des vaches sur le marché le 19 du même mois.

Méconnue dans sa nature, la *cattle-plague* se propagea sans entrave aucune, dès le début, par les animaux malades et par les animaux contaminés dirigés dans l'intérieur du pays, infectant les routes qu'ils traversaient, les wagons qui servaient à leur transport et les marchés secondaires où ils étaient exposés.

Pendant qu'on niait son origine exotique, que les marchands contestaient l'importation du mal par le bétail étranger, que les intéressés s'efforçaient de démontrer sa naissance spontanée, il se répandait avec la rapidité de la vapeur sur le sol de la Grande-Bretagne. Le mal prit même, à la faveur de la quiétude publique et des franchises libérales, de telles proportions, qu'avant la fin de 1865 il avait envahi toute l'Angleterre, sauf quatre provinces, dix-neuf des trente-trois provinces de l'Écosse, et deux du comté de Galles.

L'année suivante, l'épizootie étendit le champ de son activité. Elle céda enfin aux efforts combinés du gouvernement, de la Société d'agriculture et des particuliers, laissant après elle la trace d'un grave dommage porté à l'économie du bétail, et d'une profonde perturbation dans le commerce des subsistances et dans toutes les branches de l'industrie qui se rattachent à la production animale.

Le commerce du bétail devait avoir pour la Hollande les mêmes conséquences que pour l'Angleterre. La peste bovine venait à peine, en effet, d'être reconnue à Londres, qu'on la signalait dans la Hollande. D'après l'opinion la plus accréditée, elle y aurait été importée par des bœufs de provenance hollandaise, qui avaient été exposés sur le marché métropolitain le 22, le 26 et le 29 juin. Ces bœufs, ne trouvant pas d'acquéreurs, furent renvoyés à leur propriétaire, de la commune de Réthel, dans le voisinage de Rotterdam. C'est de là que le typhus s'est étendu dans diverses contrées et notamment à Schiedam.

D'après les renseignements que nous devons à l'obligeance du président de la commission du typhus, M. le professeur Hengeveld, l'épizootie se serait propagée, d'une part, par les marchés de Delft et de Rotterdam, par le transport du bétail sur les chemins de fer et sur les bateaux à vapeur; d'autre part, par les ventes clandestines et par l'absence de toute mesure administrative tendant à empêcher la circulation des animaux infectés. Il n'est pas étonnant que, dans de semblables conditions, la peste bovine ait pris en Hollande des proportions aussi grandes et aussi désastreuses qu'en Angleterre (1).

On sait que la Belgique, par la Flandre orientale, fait un commerce continuel de bétail avec la Hollande; on sait encore que les frontières de ces deux contrées, entièrement découvertes, laissent une voie large et facile aux entrées clandestines. En cet état de choses, la Belgique devait d'autant moins échapper aux atteintes du typhus que la Hollande se hâtait de vendre à tout prix le bétail contaminé.

Ce commerce fut l'objet d'une très-grande activité; pour la Belgique seule, « le trafic s'accroît pendant le

______

(1) D'après quelques indications recueillies sur le littoral de la Baltique, nous avions quelque propension à douter que le typhus eût été introduit de l'Angleterre en Hollande; mais, d'après l'affirmation précise de M. H. Bouley (CRUZEL, *Traité pratique, etc.*, p. 643), que l'état maladif des animaux embarqués à Blackwall aurait été constaté par M. Simonds, le doute n'est plus permis. Seulement on s'explique difficilement qu'en présence d'un fait si grave, M. Simonds se soit abstenu d'en informer les gouvernements anglais et hollandais, et qu'il ait assumé ainsi une si lourde responsabilité.

mois d'août, au point que les importations de bétail des Pays-Bas qui, à cette époque de l'année, ne dépassaient pas trois mille deux cents bêtes, s'élèvent subitement à cinq mille six cent neuf (1). » Aussi, dès le 16 de ce mois, la peste bovine était signalée et installée en Belgique. Depuis cette date, elle fit jusqu'en 1867 de nombreuses apparitions sur divers points de son territoire, à la faveur des importations continuelles de bétail infecté ; mais, grâce à un ensemble de mesures sanitaires appliqué partout avec rigueur et avec opportunité, la contagion fut toujours arrêtée et étouffée dans le lieu de son développement.

Par cet exposé sommaire, on voit que, à la date des premiers jours de septembre 1865, la peste bovine sévissait depuis plus d'un mois en Angleterre, en Hollande et en Belgique.

Pendant cette période de temps, la France ne paraissait pas beaucoup redouter le typhus, parce qu'elle se croyait protégée du côté de la Hollande par l'active vigilance de la Belgique, et du côté de l'Angleterre par la Manche et par la très-grande rareté des importations de bétail. Mais la sécurité dans laquelle elle se reposait ne devait pas avoir une longue durée. La peste bovine traversa la frontière, laissée ouverte à l'importation, avec des vaches achetées en Belgique sur le marché de Malines. Voici la relation de cette introduction, telle qu'elle a été exposée dans des rapports adressés à l'administration centrale de l'agriculture.

Le 24 août 1865, le sieur Frélier, marchand de bestiaux, vend une vache récemment arrivée de la Hollande à la dame Liagre, fermière de la commune de Wattrelos, qui la plaça immédiatement dans son étable. Cette bête

---

(1) Rapport de M. le Ministre de l'intérieur aux Chambres belges.

tomba malade le 29 août, et succomba le 31. Le 30 du même mois, on observe qu'une vache de cette même étable est atteinte d'une maladie qui a beaucoup de rapport avec la maladie de la bête précédente. Elle est sacrifiée pour la boucherie.

Le 31 août, les deux dernières de l'étable sont atteintes par la même maladie. Le 4 septembre, elles sont examinées par M. Pommeret, de Lille, délégué par le préfet du Nord. Les symptômes et les lésions morbides constatées par ce vétérinaire ne laissèrent aucun doute dans son esprit sur la nature de la maladie : *c'était la peste bovine.* De proche en proche, elle se répandit dans la commune de Wattrelos.

A cette invasion se rattache le premier acte relatif au typhus : c'est un décret du 5 septembre 1865.

Une deuxième invasion de la peste bovine fut signalée dans le cours de septembre dans le Pas-de-Calais, dans la commune d'Éperlecques. Elle n'a aucun lien d'origine avec celle observée à Wattrelos. Pendant notre mission dans le département du Nord en 1865, nous avons recueilli des documents qui ne laissent aucun doute sur ce point.

Le 26 août de cette même année, MM. Colin frères, d'Éperlecques, reçurent d'Angleterre deux veaux âgés de trois à quatre ans ; l'un des deux mourut le 2 septembre des suites d'une maladie de courte durée ; à côté de cette première victime il y avait un autre veau de deux mois et demi qui, quelques temps après, succomba également à une affection qui passa inaperçue et que plus tard les frères Colin reconnurent être la peste bovine.

A partir de ce moment, elle se déclara successivement dans les étables voisines et dans les pâturages ; elle fut reconnue et étudiée par M. Leroy, vétérinaire à Éperlecques. La relation qu'il en a tracée offre un intérêt d'autant plus grand, qu'il a pu, de ce point, suivre la marche de l'épizootie qui régna dans tout le territoire de la commune pendant les mois de septembre, d'octobre et de novembre 1865.

Enfin, le typhus se déclara pour la troisième fois, le 19 novembre de cette année, à Paris, dans le Jardin d'acclimatation, sur deux gazelles arrivées d'Angleterre le 15 du même mois.

La particularité importante et curieuse de cette invasion est relative à la propagation de la contagion à des espèces animales qu'on avait crues jusqu'alors réfractaires à la contagion.

En effet, parmi les bêtes contaminées, on trouve :

A. Dans le genre bœuf, l'aurochs, l'yack et le zébu.

B. Dans le genre chèvre, la chèvre ordinaire, la chèvre d'Égypte, la chèvre naine du Sénégal.

C. Dans le genre antilope, la gazelle ordinaire, la gazelle de Cuvier, la gazelle de l'Inde, l'antilope.

D. Dans le genre cerf, le cerf roux, Montjac.

E. Dans le genre chevrotain, le chevrotain de Ceylan.

F. Dans le genre sanglier, le pécari (1).

Leblanc constata dès le début l'existence du typhus sur les premiers animaux malades au Jardin d'acclimatation. Il en a fait une relation très-intéressante qu'il a lue à l'Académie de médecine.

En 1866, un convoi de bœufs de boucherie est acheté le 27 avril sur le marché de Vienne, dirigé à travers la Bavière, d'une part sur le Tyrol, et d'autre part en Suisse par les cantons de Saint-Gall et des Grisons. La Bavière reste indemne ; mais la peste bovine fait explosion immédiate-

____

(1) *Recueil*, 1865, p. 945.

ment après cette importation dans le Tyrol et la Suisse (1). Elle fut heureusement reconnue dès le début et étouffée à sa source, grâce au zèle éclairé des vétérinaires et à l'énergie déployée par l'administration centrale et cantonale.

Durant la même année, la guerre entre la Prusse et l'Autriche provoqua une nouvelle explosion du typhus. L'armée autrichienne le répandit partout sur son passage, et la Prusse victorieuse l'emporta dans ses États avec ses parcs d'approvisionnement.

En 1867, elle menaça par le Palatinat les frontières de l'est de la France. Cette invasion se manifesta en Bavière et coïncida, comme les précédentes, avec l'achat de bœufs dans les États de l'Autriche.

Enfin, lorsque éclata, en 1870, la guerre avec l'Allemagne, il était facile de prévoir une nouvelle invasion de la peste bovine, si nos armées n'étaient pas victorieuses. Malheureusement, les résultats désastreux de la campagne sont venus vérifier une fois de plus les données de l'histoire. A peine les troupes allemandes avaient-elles franchi nos frontières, qu'elles introduisirent sur le territoire français le fléau qu'elles ont toujours traîné à leur suite. Elles le portèrent jusque dans notre région de l'ouest, et quarante-trois départements furent atteints. Il serait superflu de répéter à ce sujet des détails déjà donnés. La marche du typhus dans ce cas a été ce qu'elle est toujours ; et en prévision de ces faits douloureux, nous avions insisté pour que les animaux accumulés à Paris, en prévision du siége, fussent autant que possible disséminés sur des points nombreux de la ville.

De ces données historiques on peut conclure :

____

(1) *Journal de médecine vétérinaire de Lyon*, p. 522.

1° Que, depuis les temps les plus reculés, la peste bovine a toujours été importée des steppes de la Russie, d'Asie ou de l'extrême Orient ;

2° Que jamais elle ne s'est développée spontanément dans l'Europe occidentale ;

3° Que les migrations des peuples, que la guerre ou le commerce l'ont toujours introduite dans cette partie de l'Europe ;

4° Enfin, que la peste bovine dans l'Occident reconnaît pour cause unique : la *contagion*.

ÉTIOLOGIE

Le typhus du gros bétail peut-il se développer dans tous les pays, en particulier dans l'Europe centrale et occidentale, ou bien est-il toujours importé par la contagion dans ces contrées, ainsi que son histoire semble l'établir ? Telle est la question capitale, la plus grave, la plus importante que soulève l'étude de la maladie, car de sa solution dépend la police sanitaire à lui opposer.

On comprend en effet que des mesures efficaces dans un cas, seraient inutiles et onéreuses dans l'autre ; que la prohibition du bétail étranger, que la surveillance des frontières, l'assommement partiel, seraient sans effet sur la propagation du mal et n'auraient, par leur application, que des conséquences fâcheuses, si le typhus pouvait naître spontanément dans tous les pays.

La doctrine que les races bovines de toutes les contrées sont aptes à contracter le typhus quand elles se trouvent placées dans les conditions spéciales auxquelles on rattache son développement dans les steppes, a été soutenue, en France, par Rodet, Hurtrel d'Arboval, Delafond, etc., en Italie par Lessona. A une époque où l'on ignorait en France les écrits des auteurs allemands, ceux entre autres de Lorinzer, de Spinola, de Haubner, etc., elle a pu avoir des partisans ; mais elle n'en a plus compté, que nous sachions, à partir du moment où les vétérinaires français ont été initiés au mouvement scientifique de l'Allemagne, par les traductions que Verheyen fit des travaux concernant le typhus (1845).

Nous ne nous arrêterons pas plus longtemps à discuter cette doctrine abandonnée par ses partisans, qui a voulu faire du typhus une maladie indigène. Renault l'a réfutée d'une façon si péremptoire et si magistrale, qu'on ne s'explique pas qu'elle ait pu survivre au remarquable écrit qu'il a publié en 1856 sur cette importante matière. A l'aide de documents historiques puisés à des sources officielles, il a prouvé jusqu'à la dernière évidence que partout où le typhus s'est déclaré en dehors des steppes, il y a toujours été importé par la contagion.

Et cependant cette déplorable doctrine, dont personne mieux que Renault n'avait entrevu les conséquences désastreuses, a prévalu en 1865 en Angleterre. Il se trouva dans ce pays des importateurs et des marchands de bestiaux qui n'hésitèrent pas à soutenir dans la presse et dans les meetings que la *cattle plague* était née de toute pièce sur le sol de la Grande-Bretagne. Erreur funeste qui contribua pour une large part à favoriser l'extension et la propagation du mal contagieux. Si la prévoyance de Renault n'a pu la prévenir, espérons que les malheurs qu'elle a causés dans le Royaume-Uni serviront d'exemple aux gouvernements qui, dans une semblable occurrence, seraient tentés de l'imiter.

En résumé, c'est une vérité acquise aujourd'hui à la science que la peste bovine est une maladie étrangère et qu'elle ne se développe en dehors des steppes que par la contagion.

Cette première question étant résolue, il s'en présente une deuxième, celle relative à la provenance du typhus.

Les considérations historiques développées précédemment renferment tous les éléments de la solution de cette question. En effet, elles démontrent que le typhus, qui était à peu près inconnu en Europe avant 1709, sortit à cette époque des steppes de la Russie d'Europe et d'Asie, et qu'il se répandit par le commerce et par la guerre dans presque toutes les contrées de l'Europe occidentale. Nous ajouterons que toujours et partout où la peste bovine s'est déclarée il a été possible de constater la communication directe ou indirecte des animaux malades avec des animaux originaires des steppes : c'est ainsi qu'on l'a vue surgir dans l'Europe centrale toutes les fois que les puissances du Nord, approvisionnées avec des bœufs des steppes, sont entrées en campagne ; au contraire, on ne l'a jamais observée dans les guerres où ces puissances n'étaient pas parties belligérantes, notamment pendant les guerres de la Péninsule Ibérique.

De même le commerce l'a toujours introduite dans ces contrées toutes les fois qu'il a importé du bétail des steppes. Suivant Rœll, tous les premiers cas de peste bovine dans chaque invasion de cette maladie en Autriche peuvent toujours être rattachés à l'introduction d'animaux par les frontières orientales, limitrophes de la Russie ou des Principautés Danubiennes.

C'est encore le commerce fait aujourd'hui sur une grande échelle entre les Etats de l'Autriche, les Principautés Danubiennes, la Russie méridionale d'une part, et l'ouest de l'Europe, d'autre part, qui la transporte comme jadis la guerre pouvait le faire : témoin la formidable épizootie de 1865 et 1866 en Angleterre et en Hollande.

De ce qui précède on peut déduire : *que le typhus qui a*

régné à diverses époques dans les Etats occidentaux de l'Europe provenait primitivement des steppes de la Russie.

Si tous les auteurs sont d'accord sur ce premier point, il y a divergence d'opinion quand il s'agit de préciser la contrée de ces vastes régions où le typhus prend naissance.

Pour étudier utilement cette question d'origine, qui se rattache d'ailleurs d'une manière intime à l'étiologie de la maladie, il est indispensable de donner une idée générale et sommaire des steppes, de leur étendue et de leurs limites.

La dénomination de *steppes* n'entraine pas, comme on serait tout d'abord tenté de le croire, l'idée de stérilité; les steppes nourrissent au contraire d'immenses troupeaux d'animaux domestiques, qui font l'objet d'un commerce considérable. Elles occupent une étendue de territoire immense, deux fois à peu près plus grande que celle de la France. Elles commencent au pied de la chaîne des Karpathes et s'étendent jusqu'aux monts Ourals. Comprises entre le quarante-cinquième degré de latitude Nord et le vingt-sixième degré de longitude Ouest, les steppes sont bornées, au midi, par la mer Noire, la mer d'Azof, le Caucase et la mer Caspienne ; à l'ouest, par la Pologne et une partie des provinces de la Baltique ; à l'est, par la chaîne de l'Oural ; au nord, par le Don. En deçà des Karpathes, on trouve les steppes de Hongrie, situées entre le Danube et la Theiss et sur la gauche de ce dernier fleuve. Au delà des monts Ourals se trouvent les steppes de la Sibérie et de la Tartarie, s'avançant vers la Chine.

La vaste étendue des steppes est arrosée par le Dniester, le Pruth, le Dniéper, le Don, affluents de la mer Noire, et le Volga, l'Oural qui se rendent dans la mer Caspienne. Ces fleuves reçoivent divers cours d'eaux, qui, par le peu de pente du sol, débordent souvent, changent de lit et forment de vastes marécages. Les eaux pluviales, celles provenant de la fonte des neiges s'écoulent aussi lentement; le terrain demeure pendant plusieurs semaines enseveli sous des mares d'eau et des étangs.

Les steppes sont entièrement dépourvues d'arbres; suivant les régions où on les examine, elles présentent des degrés divers de fertilité. Ici elles sont à peine couvertes de quelques brins d'herbe, ailleurs elles offrent l'aspect d'une végétation luxuriante. La température est très-inconstante; les saisons ne se font connaître que par leurs emportements. A un automne très-court succède un hiver arctique, avec ses tourmentes de neige. Un été précoce, avec un soleil sans ombre, brûle et anéantit toute végétation. La température est très-variable; le jour, le thermomètre qui marque de 30 à 35 degrés, descend la nuit à 15 et même 12. La neige, les bourrasques en hiver, la sécheresse, les orages, le manque d'eau infligent à tous les êtres animés les plus cruelles souffrances.

A ces causes de destruction pour tout ce qui a vie dans les steppes, il faut ajouter les effluves palustres si abondamment répandus par les flaques d'eau, les étangs, les lacs; l'ensablement des grands fleuves à leur embouchure, les forêts de roseaux qui les obstruent, le refoulement de leurs eaux déjà si lentes dans leur cours donnent naissance dans les bassins de la mer Caspienne et de la mer d'Azof à de vastes marécages, dont le séjour dans la sphère d'action de leurs émanations occasionne les maladies les plus meurtrières pour les hommes et pour les animaux.

Pour l'étude ultérieure du typhus et de sa marche vers l'Occident, il est encore utile de rappeler que les steppes comprennent les provinces russes de l'Ukraine, de la Podolie, de la Volhynie, de la Bessarabie, de Kief, de Pultawa, de Kherson, d'Ékatérinoslow, le pays des cosaques du Don et de la mer Noire, de la Tauride, de Sarratow, de Samara, d'Astrakan, des Khyrgis d'Orenbourg. Enfin, par delà l'Oural, la Sibérie, la Perse et les contrées de l'extrême Orient.

Étant donnée la proposition que la peste bovine, à toutes les époques où elle a sévi dans les États occidentaux de l'Europe, a pris naissance dans la Russie méridionale, il reste à rechercher si cette épizootie trouve dans toutes les steppes ou dans quelques steppes seulement les conditions de son développement. A cet égard, les avis sont partagés.

La plupart des auteurs du dernier siècle considèrent le typhus comme une maladie exotique.

Parmi eux, Lancisi, Viborg, Camper, Vicq-d'Azyr, Leroy, et avec eux presque tous les vétérinaires français, en placèrent le foyer principal dans les steppes de la Hongrie; d'autres lui assignèrent les steppes de la Moldavie, de la Bessarabie et plus particulièrement les provinces du littoral de la mer Noire, de la mer Caspienne et de leurs affluents. Ce triste privilége d'engendrer le typhus a été successivement accordé aux steppes de la Russie d'Europe, de la Russie d'Asie et à toute l'étendue des steppes. Cette opinion admise, il a été facile de l'étayer par les conditions locales au milieu desquelles vivent les animaux des steppes; elles sont toutes en effet du nombre de celles qui sont regardées comme assez puissantes pour déterminer des maladies endémiques, telles que la fièvre jaune chez l'homme et le charbon chez les animaux.

Dans cette manière de voir, la peste bovine n'était qu'une affection enzootique, se développant spontanément de toutes pièces au milieu des influences propres au sol, au climat et au régime du bétail des steppes.

Ces influences, on les trouve surtout réunies dans les bassins souvent inondés de la mer Noire et de la mer d'Azof. Plusieurs auteurs recommandables, Eukin, Adani, Naderny, mais surtout Lorinzer, ont cherché à démontrer que sa genèse est liée à des causes locales et générales telles que les fatigues, les privations, les intempéries auxquelles sont exposés les animaux pendant le parcours du lieu de provenance au lieu de destination. Si, dès le principe, cette manière de voir ne fut pas contredite, elle souleva cependant quelques observations importantes. On fit notamment remarquer que les savanes de l'Amérique et de plusieurs autres contrées du globe présentaient la réunion et le concours de ces mêmes agents morbifiques, sans provoquer le développement de la peste bovine.

On signalait encore cette particularité curieuse, à savoir qu'en Russie même et en dehors des steppes, la maladie sévissait sur le bétail de cette provenance.

Pour concilier tous ces faits contradictoires on a admis, chez le bétail des steppes, une prédisposition innée, une aptitude spéciale à contracter le typhus. Cette opinion a été soutenue et propagée par Viborg et surtout par Lorinzer, après eux par Renner, Spinola, Verheyen, Renault, etc.

Suivant Lorinzer, la race aurait subi, même dans son organisation intime au milieu des conditions particulières où elle vit et se perpétue, des modifications si profondes et si radicales, que la prédisposition à contracter spontanément le typhus persisterait en dehors des steppes. De telle sorte que cette race aurait le triste privilége de porter partout avec elle le germe du mal contagieux qui at-

tendrait pour faire explosion l'action des causes déterminantes, les intempéries, les fatigues, les privations, etc.
C'est ainsi que Lorinzer, Spinola, Renault, expliquent le
développement de la peste bovine, sur ceux des animaux
des steppes qui, chaque année, en pleine paix, sont achetés
par milliers dans la Russie méridionale et transportés pour
la boucherie dans le nord-ouest de cet empire, en Pologne et en Autriche.

Cette doctrine de la spontanéité de la peste bovine sur
la seule race des steppes, en vertu de cette prédisposition
originelle dont il vient d'être question, n'a à notre sens
aucune base sérieuse; elle semble, ainsi que M. A. Sanson
l'a fait remarquer dès 1856, aussi contraire aux saines
idées de la pathologie générale qu'à l'observation raison-
née des faits sur lesquelles elle s'étaye. Aujourd'hui, qu'on
a une connaissance plus complète du mode de propagation de la contagion, il est possible de mieux les interpréter et de les ramener à leur véritable signification.

Suivant Lorinzer, toutes les fois que la peste bovine atteint le bétail des steppes, après un laps de temps dépassant de beaucoup la période d'incubation la plus longue,
elle se développe spontanément; et il se crut d'autant plus
autorisé à lui reconnaître cette origine qu'on a souvent
constaté, au moment du départ, que les animaux importés
étaient non-seulement exempts de maladies, mais encore
que le typhus ne régnait pas dans la contrée de leur provenance. L'évolution spontanée se rattache, dans ces conditions, d'une part à la prédisposition spéciale à cette
race des steppes, et d'autre part aux causes déterminantes
déduites des fatigues, des privations de la route. Il est facile de démontrer que cette manière de raisonner repose
sur une erreur d'observation. En effet, la peste bovine n'a
pas de berceau exclusif, comme le croyait le professeur

Lorinzer ; on sait qu'elle peut exister dans toute l'étendue
des steppes et qu'il est souvent impossible d'être renseigné sur les lieux précis où elle règne, et sur ceux où elle
ne règne pas ; on sait, en outre, aujourd'hui, que la période d'incubation a une durée trop variable pour qu'elle
puisse fournir un élément sérieux à la thèse de la prédisposition.

Mais l'argument le plus péremptoire à lui opposer c'est
de rappeler que les convois de bestiaux qui partent des
steppes pour approvisionner Saint-Pétersbourg, Moscou,
Varsovie, les États de l'Autriche, etc., ont une origine
très-différente et souvent inconnue ; que les routes qu'ils
suivent sont souvent sillonnées par des animaux de même
provenance, souvent même pendant le parcours les convois sont grossis par des bandes que les marchands ont
dirigées par des voies détournées pour les soustraire aux
visites des lieux de quarantaine ou de révision. En admettant même, ce qui est loin d'être démontré, comme nous
l'établirons plus loin, que la peste naisse spontanément
dans les steppes, peut-on raisonnablement soutenir que,
dans les conditions dont il vient d'être parlé, elle soit
le résultat d'une *prédisposition de race*, lorsque, après une
marche de quinze, vingt à trente jours en dehors des
steppes, l'épizootie apparaît sur le bétail parvenu à sa
destination ? N'est-il pas plus naturel et plus logique d'en
attribuer le développement à la *contagion* seule, surtout
lorsqu'on sait que la rinderpest se présente sur le bœuf
des steppes avec un caractère de bénignité telle, qu'elle
passe souvent inaperçue aux yeux mêmes des personnes
compétentes ?

Cette manière de voir nous paraît d'autant plus probable que le typhus, sous cette forme en apparence bénigne,
conserve toute sa contagiosité et que des animaux faible-

ment affectés peuvent fort bien transporter au loin la maladie sans avoir éveillé l'attention des conducteurs.

La doctrine du développement spontané du typhus en
dehors des steppes, sous l'influence de ce facteur hypothé-
tique, la *prédisposition de race*, constitue sous le rapport
économique une erreur contre laquelle on ne saurait trop
réagir ; car elle ne tendrait à rien de moins qu'à faire frapper d'interdit, au grand détriment de la consommation
publique, le nombreux bétail importé des steppes sur les
marchés de l'Europe occidentale.

L'opinion de Lorinzer, malgré l'autorité des hommes
qui l'ont soutenue et propagée, n'a pas heureusement sur-
vécu à une interprétation exacte des faits sur lesquels elle
s'était appuyée et à la juste critique dont elle a été l'objet ; aussi est-elle aujourd'hui généralement abandonnée.
Grâce aux travaux des vétérinaires russes, la question de
l'étiologie du typhus est entrée dans une phase nouvelle.
On est aujourd'hui beaucoup moins convaincu qu'on ne
l'était autrefois de la spontanéité de cette maladie dans
les steppes de la Russie méridionale ou dans les bassins
des grands fleuves qui ont leur embouchure dans la mer
Noire ou la mer Caspienne. On revient même de cette
idée, pour admettre que dans la Russie comme dans les
États de l'Europe occidentale, le typhus procède exclusivement de la contagion ; c'est par la contagion qu'il se propage chez la race des steppes, comme c'est par elle qu'il
se répand au loin parmi le bétail des autres races.

C'était là, d'ailleurs, une croyance populaire, fondée sur
la tradition, qui faisait toujours rejeter l'idée de la spontanéité du développement du typhus dans une steppe donnée, pour le rattacher à la contagion importée d'une
steppe voisine. Les habitants des Kirghis, par exemple,
dont on accuse les steppes, encore aujourd'hui, d'engen-

drer la maladie, prétendent qu'elle est introduite chez eux
par le bétail des steppes de la Tartarie et de la Perse (Spinola.)

D'après les recherches entreprises par plusieurs vétérinaires russes, la question de l'endémicité du typhus en
Russie perdrait beaucoup de terrain. On en a placé successivement le foyer dans la Podolie, la Hongrie, dans la
Bessarabie, sur le littoral de la mer Noire, de la mer Caspienne, dans le bassin de leurs grands affluents, dans les
gouvernements de Kharkow, d'Orenbourg, etc., sans
qu'on ait jamais apporté une preuve certaine à l'appui du
développement spontané dans ces diverses régions des
steppes. On a presque toujours démontré que la rinderpest
y avait été importée des pays voisins, par contagion.

Dans un écrit publié dans le *Magasin vétérinaire* de
Berlin, en 1864, le professeur Ravitch, de Saint-Pétersbourg, affirme qu'il n'existe pas, dans les annales, un seul
fait positif qui permette de désigner une contrée de la
Russie qui soit le foyer primitif du développement spontané du typhus.

Un homme non moins autorisé, le professeur Halicki,
directeur de l'école de Kharkow, déclare n'avoir jamais vu
le typhus naître d'une manière spontanée dans cette contrée de la Russie méridionale; toutes les invasions y ont
été introduites par la contagion du pays des Cosaques du
Don. Mais l'auteur qui a le plus contribué à éclairer la
question d'origine du typhus est, sans contredit, Unterberger, professeur à l'école de Dorpat. Voici ce qui a été
publié à ce sujet dans le même *Magasin vétérinaire*, de
Berlin : Pendant longtemps, le savant professeur avait
partagé l'opinion générale, qui admettait que le typhus
était originaire de la Bessarabie ; mais les informations
prises auprès des colons allemands de cette contrée, en

1854 et 1855, lui apprirent qu'il était toujours importé du gouvernement de Cherson, d'Ekaterinoslaw, de la Podolie, ainsi que l'avaient d'ailleurs démontré Halicki et Adanowitz, professeurs à l'école de Wilna. Plus tard, il crut, avec la majorité des vétérinaires russes, qu'il était originaire des steppes du sud de la Russie. Mais pendant un séjour de 13 années, en qualité de vétérinaire sanitaire dans le gouvernement de Simbirsk, il acquit la conviction que le typhus y était toujours importé des gouvernements de Kasan et d'Orenbourg. Et lorsqu'on s'enquiert dans ces contrées de la provenance de l'épizootie, on désigne toujours les provinces du sud de la Tartarie.

Unterberger ajoute avec raison qu'on est conduit à chercher la peste bovine dans l'extrême Orient et qu'on atteindrait peut-être les frontières de la Chine sans pouvoir constater son développement spontané.

De ces considérations, Unterberger conclut que le typhus contagieux n'est pas originaire de la Russie, qu'il y est toujours importé par la contagion, et que son lieu d'origine, encore inconnu, se trouve probablement dans quelque contrée ignorée de l'extrême Orient (1).

Presque tous les vétérinaires russes partagent aujourd'hui l'opinion du professeur Unterberger. Mais d'après les renseignements que nous avons puisés auprès des hommes les plus compétents, il y a des dissidences sur le point de savoir si, dans ces régions lointaines, il y a des localités où le typhus soit endémique.

Nous ne croyons pas qu'il soit possible, dans l'état actuel des connaissances sur ce sujet, de répondre à cette question d'une manière précise. Dans ces dernières années,

____

(1) Zundel, *Journal de médecine vétérinaire de Lyon* année 1866, p. 510.

quelques vétérinaires attachés à l'armée d'occupation de
la Cochinchine, et notamment M. Condamine, ont décrit
une épizootie sur les buffles qu'ils croyaient semblable au
typhus contagieux du gros bétail. Mais la lecture attentive
du travail important de ce dernier vétérinaire ne permet
pas, selon nous, de se ranger à cette opinion. L'affection
décrite nous paraît plutôt avoir de grands rapports avec
le charbon, particulièrement avec la variété de cette maladie que les vétérinaires russes désignent sous le nom de
peste de Sibérie.

Il n'existe donc aucun document, à notre connaissance,
établissant l'endémicité du typhus dans la Tartarie ou dans
un point quelconque de l'extrême Orient.

Sans doute il serait d'un grand intérêt de pouvoir connaître la cause spéciale à laquelle elle se rattache; mais,
comme nous l'avons démontré, aucune des conditions, soit
de sol, soit de climat, soit de race, qu'on a invoquées, ne
résiste à un examen approfondi.

La peste bovine est une de ces maladies qui ne peuvent
se reproduire sans le concours d'un élément contagieux.
Elle existe, comme espèce morbide, au même titre que les
espèces animales et végétales. Partout elle est le produit
de la contagion; c'est par la contagion qu'elle s'entretient
et se perpétue; en un mot, comme le phénix, elle renaît de
ses cendres. En d'autres termes, à l'exemple de quelques
autres maladies contagieuses, de la clavelée, de la fièvre
aphtheuse, de la variole, on peut dire que le typhus règne
en permanence dans quelque coin ignoré de l'extrême
Orient, avec des caractères variables d'intensité et de malignité. A la suite des migrations humaines ou des déplacements des troupeaux nomades, il sort de ses foyers
habituels, devient envahissant et se propage au loin, en

suivant les grandes voies par lesquelles s'opèrent les transactions commerciales entre l'Orient et l'Occident.

Est-ce la seule voie ouverte à l'importation de la contagion dans ces régions éloignées du globe, comme on l'a constaté à toutes les époques où le typhus a envahi l'Europe? Nous ne croyons pas non plus qu'il soit possible, dans l'état actuel de la science, de répondre sur ce point d'une manière précise. Tous les moyens de propagation de la contagion en général sont loin d'être connus, tant le voile mystérieux qui les couvre a exercé et exercera longtemps encore la patience et la sagacité des naturalistes.

En résumé, il ressort des considérations précédentes :

1° Que la peste bovine est originaire de l'extrême Orient ;

2° Que la contagion l'entretient et la propage en dehors de son cercle ordinaire de manifestation actuel.

Cette opinion, dans l'état actuel des choses, nous paraît la seule vraie ; elle s'appuie sur deux ordres de faits qui se confirment l'un par l'autre.

Le premier emprunté à l'histoire, le second à la linguistique.

En effet, nous avons fait voir que l'apparition de la peste bovine en Europe occidentale a coïncidé avec celle des hordes mongoles ; qu'elles l'ont importée partout avec leurs armées ; que l'itinéraire qu'elle a parcouru est le même que celui des Huns ; qu'elle s'est implantée avec eux dans la colonie qu'ils fondèrent sur le littoral de la mer Caspienne. Mais la donnée la plus péremptoire en faveur de notre opinion est tirée de la synonymie du typhus. Les Russes le désignent encore aujourd'hui sous son nom originel de *tchouma*. Cette dénomination, qui n'est pas même rappelée par les auteurs vétérinaires français et allemands les plus récents, est, à nos yeux, d'une importance considérable ; elle résout, ce nous semble, définitivement, la question d'origine de la peste bovine.

Le mot *tchouma*, conservé dans la langue russe, est un mot qui, chez les Mongols et les Tartares nomades, servait à désigner une divinité malfaisante, quelque chose comme un vampire. Il a été adopté, sauf quelques légères modifications, par tous les peuples qui ont eu des communications avec l'Asie centrale. Ainsi, les Turcs-Osmanlis, les Persans et les Afhgans désignent la peste par le mot *taoun*, dont l'étymologie se rattache au mot *tchouma*. Le mot polonais *dzuma* (dzouma), en est évidemment dérivé ; et le mot tartare se retrouve également dans la langue russe, *ryma*, avec un changement d'orthographe sans importance pour les orientalistes.

Ces renseignements que nous devons à l'obligeance de M. le docteur russe Millot et au savant professeur de littérature slave au Collége de France, M. A. Chodzko, ont cette importance, que non-seulement ils démontrent l'origine asiatique du typhus, mais encore qu'ils permettent de le suivre à travers les siècles, avec les déplacements des races mongoles, et de retrouver la trace de son importation dans les diverses parties de l'Orient que ces peuplades ont successivement occupées ou envahies.

MODES DE LA CONTAGION.

La peste bovine est une maladie éminemment contagieuse. Elle se communique d'une manière certaine par le contact médiat et immédiat des animaux malades aux animaux sains, notamment à ceux de l'espèce bovine. L'histoire entière du typhus témoigne que la contagion est l'unique agent de la propagation. Toute l'économie de l'animal malade est virulente ; les parties solides, les parties liquides, les produits des sécrétions diverses, la salive,

les larmes, les mucosités nasales, les matières alvines intestinales, la sueur, l'urine, les exhalaisons pulmonaires
et cutanées communiquent sûrement la contagion, directement ou par l'intermédiaire des corps qui leur servent
de véhicule. Autour de l'animal malade comme autour du
cadavre ou des débris cadavériques, il se forme une atmosphère qui transmet le mal contagieux à des distances
plus ou moins grandes. Les corps inertes, les fourrages,
les boissons, les litières, les couvertures, les harnais, les
ustensiles des étables, les êtres animés, bêtes ou gens,
peuvent s'en imprégner et transporter plus ou moins loin
les principes contagieux et virulents. Toutefois, s'il est
vrai de dire absolument que la contagion peut se produire
par l'un ou l'autre de ces différents modes, il faut cependant reconnaître que les animaux vivants sont les agents
les plus énergiques et les plus certains de la transmission
de la peste bovine. En effet, quand on peut remonter à la
source du mal dans une localité, on trouve toujours qu'il
y a été importé par une bête malade, ou par une bête provenant d'un pays infecté ; et lors même qu'il se déclare
loin d'un foyer de contagion, si on recherche avec soin
quels sont les bœufs qui sont tombés malades les premiers,
on s'aperçoit constamment qu'ils ont été vendus à quelque
marché voisin des lieux contaminés, ou qu'ils ont été introduits depuis peu de temps dans le pays où le typhus les
a atteints. Lorsque l'invasion remonte à une date ancienne,
les foyers sont si nombreux, les surfaces infectées si étendues, qu'il est souvent difficile, pour ne pas dire impossible, de suivre la filiation de la contagion ; l'esprit se
perd en conjectures pour avoir l'explication du mode suivant lequel le typhus a pénétré dans une étable, dans un
domaine ou dans une commune. Et au lieu, dans ces cas,
d'avouer son ignorance sur l'origine de la contagion, on

préfère la rattacher, ici, à une personne qui a pénétré accidentellement dans la bouverie après avoir eu des rapports plus ou moins directs avec des animaux malades ; là, à des débris cadavériques transportés par les carnassiers ou les oiseaux de proie ; ailleurs, au transport des viandes de boucherie, des peaux, des cuirs, des cornes, etc. ; ailleurs encore, à des matières inertes qui ont séjourné au milieu ou dans le voisinage de l'atmosphère contagieuse.

L'histoire de la science renferme un nombre considérable de faits de cette nature, que des auteurs recommandables ont invoqués pour expliquer l'origine de la peste bovine. Sans contester d'une manière absolue leur exactitude, on ne peut s'empêcher de faire remarquer qu'ils ne sont appuyés, pour le plus grand nombre, par aucune preuve, par aucune démonstration sérieuse, et qu'ils n'ont pas conséquemment la valeur probative qu'on leur a trop facilement accordée ; trop souvent, en effet, ils ont servi de prétexte pour inspirer ou pour provoquer des mesures sanitaires préjudiciables aux intérêts généraux du pays.

C'est sous la réserve de ces considérations que nous allons examiner les divers modes de propagation de la contagion de la peste bovine, en continuant de nous servir des termes usités, dont le sens a été défini au commencement de ce livre.

La peste bovine est une maladie contagieuse par *virus fixe* et par *virus volatil*, selon les expressions consacrées, mais d'ailleurs impropres.

1. Contagion par virus fixe. — Tous les organes, tous les produits des sécrétions ou des excrétions possèdent des propriétés virulentes. Mis en contact avec une surface absorbante, ils communiquent sûrement la contagion aux bêtes saines. Les expériences d'inoculation dont il sera question plus loin le démontrent de la manière la plus évidente. De même, le contact immédiat résultant de la cohabitation ou des rapports de voisinage d'un animal malade avec un animal sain, est une cause déterminante et certaine du développement du typhus. La salive, les mucosités nasales, lacrymales, intestinales, les produits excrémentitiels, le sang, etc., déposés sur la muqueuse de la bouche ou ingérés avec les fourrages et les litières, sont des agents actifs de la transmission et de la propagation de la maladie. A cet égard, l'opinion des auteurs est unanime ; tous s'accordent à reconnaître à ces matières animales une puissance virulente très-grande.

Le temps pendant lequel la virulence de la peste bovine conserve son activité est très-variable ; malgré les nombreuses recherches qui ont été entreprises sur ce point, il ne paraît pas possible de le fixer d'une manière même approximative ; il dépend d'une foule de conditions, pour le plus grand nombre encore indéterminées. Cela semble ressortir des opinions différentes et souvent opposées que les auteurs ont émises, non seulement sur la question de la durée de l'activité virulente, mais encore des circonstances qui peuvent hâter ou retarder la destruction des matières virulentes. En général, elles conservent plus longtemps leurs propriétés à une température basse et humide, surtout si elles sont à l'abri du contact de l'air atmosphérique ; l'air chaud et sec semble exercer au contraire une action destructive sur les agents contagifères. Dans l'histoire du typhus il y a un grand nombre de faits qui appuient cette proposition.

Abilgaard a remarqué que la contagion est plus faible en été qu'en hiver. Deltaf, cité par Hecmeyer, a constaté que les matières, qui perdent leurs propriétés virulentes, en été, au bout de quatre ou cinq jours, les conservent durant quinze jours en hiver. Adami a démontré expéri-

mentalement que les substances animales provenant d'animaux atteints de la peste bovine, exposées à l'action de
l'air renouvelé et aux rayons solaires, étaient inactives au
bout de deux jours. Franck a constaté que le virus, provenant du flux nasal, placé sur une étoffe de laine et exposé
pendant six jours à l'air libre, avait perdu ses propriétés
contagieuses. Suivant Munnicks, cette matière, déposée
dans un flacon simplement bouché, n'était plus virulente le
quatrième jour; au bout de ce temps, elle avait, il est
vrai, subi un commencement de putréfaction; la durée de
la virulence a persisté jusqu'au huitième jour dans un vase
hermétiquement clos; elle s'est prolongée jusqu'au douzième jour, lorsque la conservation s'opérait dans le vide.
Jessen, qui a fait de l'inoculation l'objet d'une étude spéciale, a constaté que le sang, les sécrétions lacrymales,
conservés dans des tubes ou entre des plaques de verre,
étaient encore virulentes le dix-septième, le vingt et
unième et le trentième jour.

J'ai inoculé sans résultat à un veau des râclures d'un
muscle prises sur un bœuf mort de la peste bovine et enfoui, à 1 mètre 50 de profondeur, depuis cinquante-huit
jours.

D'autres observateurs admettent une période beaucoup
plus longue. Vicq-d'Azyr a communiqué la peste bovine,
dans le Condommois, en 1775, en inoculant des morceaux
de chair et de peau, pris dans des fosses où, depuis trois
mois, on avait enseveli des animaux morts de la contagion
(p. 97). Des vétérinaires russes, notamment Rempack et
Sergejew, ont constaté que la matière virulente, placée
dans de bonnes conditions de conservation, avait été inoculée avec succès au bout de plusieurs mois et même d'une
année (1).

---

(1) Gurlt et Hertwig, p. 443. — *Annales de médecine vétérinaire de
Belgique,* 1866, p. 584.

Héring rapporte, d'après divers auteurs, des exemples de contagion après six années et même dix-neuf années. Nous ne les rappelons que pour en signaler l'invraisemblance; car, jusqu'à preuves démonstratives, nous doutons que la virulence résiste au travail de putréfaction et de décomposition que subissent avec le temps les substances animales. Ces réflexions s'appliquent aux faits cités de contagion du typhus par des émanations de fosses dans lesquelles se trouvaient enfouis des cadavres depuis quatre, cinq et huit mois. (Haupt, Reich.)

Par cette revue sommaire des opinions des auteurs, on voit qu'il règne une grande incertitude sur la durée de l'activité virulente dans la peste bovine. Des observations récentes tendraient même à infirmer l'action destructive attribuée à l'air, à la chaleur, etc., sur la virulence de la peste bovine.

. Spinola, entre autres, admet que les influences météorologiques, les saisons, etc., ont peu d'effet sur cet agent morbide. Pendant les hivers les plus rigoureux, comme pendant les chaleurs les plus fortes, il a la même activité.

Haupt croit également que la température la plus basse n'a pas d'action sur la virulence; mais ses recherches personnelles le portent à penser que les fortes chaleurs sont moins favorables à sa conservation. Cette opinion est celle qui nous paraît la plus généralement partagée; les vétérinaires russes, notamment les membres de la Commission instituée en 1863 par le gouvernement de Saint-Pétersbourg, pensent que les matières animales perdent leur virulence, même lorsqu'elles sont conservées dans des flacons hermétiquement bouchés.

Relativement à la durée de cette virulence, ils ont remarqué qu'une année, les matières inoculées produisirent leur effet au bout de dix-huit jours; une autre année, après trente-trois jours; tandis que, dans certaines autres périodes, c'est sans succès qu'on a cherché à transmettre la maladie après le neuvième jour.

Les causes de ces modes d'action, après un laps de temps si différent, n'ont pas encore été déterminées.

D'après ces mêmes expérimentateurs, les larmes et les mucosités nasales sont douées d'une activité virulente plus grande que les autres liquides de l'économie.

De même, cette Commission a démontré ce qu'avait établi Renault, à savoir que les hautes températures ou simplement la dessiccation à l'air exercent une action destructive puissante sur les virus en général.

L'activité de la virulence ne semble pas être la même à toutes les périodes de la maladie. Jessen dit avoir constaté que la matière recueillie pendant la période de la convalescence avait perdu ses propriétés contagieuses. Le médecin Geert Runders, cité par Hecmeyer, avait fait une remarque semblable, en 1776, dans la Hollande. Mais nous avons nous-même observé des faits qui ne nous permettent pas de nous ranger à cette appréciation.

II. Contagion par virus volatil (1) ou par infection. — Les vétérinaires de tous les pays sont unanimes pour

---

(1) Il faut faire remarquer que l'expression de volatilité, appliquée usuellement aux matières virulentes, est tout à fait impropre. Le terme exact est *diffusibilité*, exprimant la propriété qu'ont les corps de se répandre à l'état d'extrême division dans un milieu liquide ou gazeux, à toutes les températures. En ce sens, depuis les expériences récentes de Merget, par lesquelles il est constaté que le mercure se répand dans l'atmosphère à cet état, même à la température de sa congélation, il n'y a point de liquide qui puisse être considéré comme fixe, ou non diffusible dans l'air le plus calme. Cela suffit pour infirmer les résultats des expériences sur les matières virulentes, dans lesquelles on a pris pour base la supposition de la fixité de ces matières, par cela seul que la propriété virulente appartiendrait à des corpuscules solides nageant dans l'humeur.

admettre la volatilité du virus de la peste bovine. Autour des malades, des cadavres, des débris cadavériques, des corps étrangers qui sont imprégnés, il se forme une atmosphère contagieuse qui répand le mal dans un espace plus ou moins étendu.

Au point de vue de la police sanitaire, il serait très-important de connaître la distance à laquelle peut se propager la peste bovine. Tous les vétérinaires ont cherché à la déterminer; mais on comprend que des études de cette nature aient donné des résultats très-différents; il était impossible qu'il en fût autrement; il se présente, en effet, une foule de circonstances de nature à faire varier les limites de la sphère d'action de la contagion volatile ou de l'atmosphère infectée, notamment : l'état thermométrique et hygrométrique de l'air, la direction et la force des vents, la situation topographique, le degré de malignité ou de bénignité du mal, la durée de l'épizootie, l'intensité du foyer, la race du bétail infecté, les conditions économiques au milieu desquelles il est placé, etc., etc. — Voici, du reste, d'après les auteurs cités par le professeur Hecmeyer, d'Utrecht, la distance à laquelle pourrait s'étendre l'atmosphère contagieuse. Korber estime que la contagion ne s'étend pas au-delà de 800 mètres. Stepanoff et Pozockow (communications verbales) émettent le même avis.

Suivant le professeur Hayne, l'étendue contaminée varie entre 30, 500 et 1,000 mètres.

Abilgaard aurait constaté que le virus volatil pouvait être transporté à une distance de 67 brasses ($108^m.80$). Le professeur Gerlach est porté à croire qu'il peut étendre son action à 27 brasses; mais l'opinion la plus générale admet que la sphère d'activité varie entre 10 et 40 mètres. Elle compte parmi ses partisans Rœll, Jessen, Haupt, etc., etc. On voit, par ces exemples, qu'on est

loin d'être fixé sur les limites auxquelles s'étend l'atmosphère contagieuse.

En présence des efforts infructueux pour les préciser,
la prudence conseille de redouter les effets de la volatilité
du virus à des distances de 100 à 200 pas.

Des auteurs très-compétents, MM. Pelikan et Ravitch, de
Saint-Pétersbourg, sont portés à croire que la transmission de la contagion n'a pas lieu à une trop grande distance de l'animal malade. J'ai moi-même remarqué, pendant l'épizootie de 1871, qu'un grand nombre d'étables
placées à 40 et 50 mètres d'une étable contenant des bêtes
malades n'ont pas été infectées.

La contagion volatile peut également se produire par
l'intermédiaire des cadavres, des débris cadavériques, de
la chair, des peaux, des cornes, du suif à l'état frais, et
des objets inertes (foins, fumiers, litières) recouverts ou
imprégnés par la matière qui sert de support au virus.
Mais l'atmosphère contagieuse paraît être restreinte, car
dans ce cas la contagion n'a lieu, comme nous le démontrerons plus loin, qu'à une faible distance non déterminée,
et pour ainsi dire lorsque les animaux flairent ces objets
ou vivent confinés dans une étable ou un espace très-
étroit, comme un wagon, par exemple.

Les émanations qui se dégagent des cadavres mal enfouis seraient, au rapport de plusieurs auteurs, susceptibles de transmettre la contagion. Nous avons souvent constaté qu'il en est ainsi.

III. Modes divers de propagation du typhus. — 1° *Par
les animaux malades.* — L'apparition de la peste bovine
dans un pays se rattache toujours à la contagion. L'élément
principal, l'élément actif de cette contagion, c'est l'animal
malade. On le trouve toujours comme cause première ou

agent de propagation, alors qu'elle se manifeste par un foyer ou par un petit nombre de foyers.

Dans le nord et le sud de la Russie, dans la Bessarabie, la Valachie, la Moldavie, les États de l'Autriche, l'invasion du typhus coïncide toujours avec l'importation du bétail originaire des steppes ou d'un pays limitrophe atteint par le typhus. C'est l'opinion de tous les auteurs étrangers, Jessen, Halicki, Unterberger, Ravitch, etc., etc.; le professeur Rœll rappelle, dans son savant ouvrage, « que les « premiers cas de peste bovine, dans chaque invasion de « cette maladie en Autriche, peuvent toujours être ratta- « chés à l'introduction de bêtes bovines par les frontières « orientales. »

Ce sont encore des animaux malades qui, en 1865 et 1866, ont importé cette épizootie en Angleterre, en Hollande, en Belgique, en France, en Suisse et dans divers États de l'Allemagne. L'histoire du typhus démontre, d'ailleurs, que c'est par cette voie qu'il a pénétré de l'Orient dans l'Occident, et que, de proche en proche, il s'est propagé dans l'intérieur de toutes les localités envahies.

En 1711, en 1745, en 1775, en 1814, en 1865, 1866, 1867, 1870, 1871, on trouve l'animal malade servant de véhicule à la contagion. Toutes les fois que le temps m'a permis de faire une enquête dans les localités que j'ai visitées, j'ai reconnu cette cause à l'origine de la peste bovine. Ainsi s'expliquent son éclosion et sa dissémination par les approvisionnements que traînent à leur suite les armées en campagne, par les foires et marchés, par le commerce local et international des animaux de boucherie.

2° *Contagion par la viande et par les débris cadavériques frais.* — Les auteurs ont rapporté un grand nombre de faits tendant à établir que la contagion s'est répandue par le transport de ces divers produits. Parmi ces faits, nous citerons les suivants : Buniva raconte qu'en Italie, dans les villages où l'on vendait, pendant l'épizootie de 1793, de la viande provenant d'animaux atteints du typhus, le bétail qui les traversait subissait les effets de la contagion. Moins préoccupé de son extension par cette voie, cet auteur italien aurait peut-être trouvé que des animaux vivants et malades, sacrifiés en vue de ce commerce, devaient concourir pour une grande part à la dissémination du mal. Plusieurs auteurs allemands, Bojanus, Ribes, Hofacker, Renner, Maresch, cités par Hecmeyer, ont relaté des faits de contagion par la viande de boucherie. De son côté, Gerlach rapporte que, dans la Hollande, la peste bovine fut importée par la viande à plus de trois quarts d'heure de distance. Il cite : 1° l'exemple d'un éleveur qui, ayant acheté quatre livres de viande malade, introduisit le mal dans sa ferme ; 2° celui d'un ouvrier qui transporta de cette même viande dans un sac ; le lendemain, il remplit ce sac, souillé par le sang, de fourrages hachés ; les vaches auxquelles on les donna contractèrent le typhus. Un fait de ce genre est cité par Bunne ; il y a cette différence que, dans celui-ci, la viande contenue dans le sac séjourna une nuit dans une étable. Dans le fait rappelé par Gerlach, le sac imprégné de sang s'était trouvé en contact avec les aliments consommés par les animaux.

M. Bouley raconte qu'il y avait dans les environs de Folkstone une vacherie de soixante bêtes ; cette vacherie était complétement isolée, et pour la préserver de la contagion, l'entrée en était absolument interdite ; mais à peu de distance se trouvait une porcherie alimentée avec les viandes de vaches malades tuées à Folkstone et des viandes fraîchement dépecées passaient sur la route qui longe l'enclos de la vacherie. Sous l'influence de cette cause, toutes les vaches ont successivement contracté le typhus. M. Bouley est également porté à croire que les deux gazelles qui importèrent cette maladie au Jardin d'acclimatation de Paris, l'avaient contractée dans les wagons qui servaient au transport des viandes provenant d'animaux malades.

Par les exemples que nous venons de rapporter, on voit que ces viandes transmettraient la contagion non-seulement par le contact immédiat, mais qu'il suffirait encore qu'elles soient flairées par le bétail, dépecées dans le voisinage des étables ou transportées par les carnassiers, les oiseaux de proie, les volailles, pour y introduire la maladie. L'eau même qui a servi au lavage des viandes ne serait pas, au rapport de plusieurs auteurs, exempte de danger. Une ménagère, dit Gerlach, après avoir lavé la tête d'une vache malade, donna l'eau du lavage à boire à deux vaches qui contractèrent toutes deux le typhus.

D'après un vétérinaire d'Oppeln, l'eau de lavage jetée sur la litière aurait déterminé l'explosion de la maladie dans une étable.

Brukmuller, cité par le professeur Gerlach, rapporte le fait suivant : Des soldats lavaient dans un bras du fleuve Leitha, des viandes provenant des bêtes atteintes du typhus ; les vaches d'un moulin situé en aval furent conduites pour boire près de ce bras. Une vache et un veau s'y abreuvèrent : huit jours après, les deux animaux contractèrent la peste bovine ; les deux autres vaches furent abattues par mesure de précaution. Bruckmuller ajoute qu'il croit pouvoir affirmer que chez trois propriétaires, cette maladie se manifesta sur des animaux qui avaient bu de l'eau dans laquelle on avait lavé de la viande malade.

On trouve, dans les annales du typhus, de nombreux

exemples tendant à établir que l'eau conserve et propage
le principe virulent. Buniva dit que le typhus fut introduit dans la commune de Mortazo par le petit ruisseau le
Rio-del-Solbrito, où les bêtes allaient s'abreuver ; les eaux
du canal del Rotto, qui recevaient des cadavres, infectè-
rent le bétail des localités situées sur son parcours ; de là
le danger de conduire les bêtes saines aux abreuvoirs,
aux mares recevant les eaux des tueries ou du lavage
des lieux dans lesquelles on a dépouillé les animaux.

Dans cette catégorie viennent se ranger les faits de
communication du typhus :

1° Par les débris cadavériques frais ou déterrés, transportés par les animaux carnassiers, les oiseaux, les insectes, etc.

2° Par les chiffons, les couvertures, les cordes, les
sacs, etc., ayant servi à l'usage des bêtes malades, ou
étant imprégnées de sang, de mucosités ou de tout autre
produit animal.

Nous ne croyons pas utile de reproduire ces faits d'une
manière même sommaire ; tous se distinguent par ce caractère général, à savoir : communication de la peste bovine par de la viande introduite dans la ferme ou dans
l'étable, par des débris cadavériques abandonnés ou déterrés et transportés par les oiseaux, les mouches, par les
émanations qui se dégagent des terres, par le sang, les
mucosités, la bave fixée sur divers corps, couvertures,
cordes, etc.

Sans vouloir contester, comme nous l'avons dit ailleurs,
ces divers modes de propagation de la peste bovine, il importe de faire remarquer qu'ils n'ont été constatés que
dans les pays déjà infectés et dans le voisinage de foyers
contagieux tels que : un abattoir, un clos d'équarrissage,
un marché, un chemin de passage fréquenté par le bétail ;

et encore dans ce cas la contagion n'est souvent rattachée à cette cause qu'à défaut de la possibilité de démontrer une communication directe ou indirecte de bétail sain avec le bétail malade.

Étant données ces réserves, on comprend que les faits dont il s'agit n'aient pas à notre sens l'importance que beaucoup d'auteurs leur ont accordée. Tout en reconnaissant qu'ils doivent inspirer aux propriétaires et aux autorités locales des précautions concernant le colportage et l'usage de la viande, l'enfouissement, la désinfection, etc., nous ne croyons pas qu'on doive les invoquer pour prendre des mesures prohibitives générales· contre le commerce de la boucherie ou l'utilisation des produits divers des animaux; notamment pour entraver la vente et le transport de la viande, ou pour interdire le travail de l'équarrissage, la fabrication du bleu de Prusse, du noir animal, de la colle forte, ainsi que l'ont voulu quelques auteurs, notamment Engelman en Prusse (1763) et Alta en Hollande (1765).

3° *Peaux fraîches*. — Étant démontré que le sang, la sérosité, tous les tissus en général servent de support au principe virulent du typhus, il est logique d'admettre même *à priori* que les peaux des animaux fraîchement dépouillés soient contagieuses; il paraît donc hors de doute que les peaux sous cet état soient dans les localités une voie d'expansion de la contagion. Tous les anciens auteurs sont de cet avis. Alta, Buniva, Weith, etc., rapportent des faits observés par eux ou recueillis par des hommes dignes de confiance; Weith affirme même, dans sa *Police sanitaire*, que les peaux sont virulentes huit jours après avoir été enlevées des cadavres.

Spinola a eu l'occasion d'observer en Russie plusieurs cas de propagation du typhus par les peaux fraîches.

Quelques expériences faites en France par Courtivron et Vicq-d'Azyr, et en Hollande par Camper, tendraient à contredire les observations des précédents auteurs. Courtivron a pu revêtir pendant six jours le corps de deux vaches de peaux fraîches provenant de bêtes dépouillées le jour de leur mort, sans donner naissance au typhus. Vicq-d'Azyr a fait en 1775 des expériences confirmatives de celles de Courtivron et a, dit-il, renouvelé inutilement les cuirs frais sur le dos de huit vaches sans qu'elles aient éprouvé d'autres symptômes que du dégoût pour les aliments. Camper a fait sur ce point des essais dont voici la relation :

« Le 25 février 1769, j'ai fait, dit-il, placer dans une hutte de paille, près de Haren, deux veaux d'un an près desquels on a mis d'abord la peau d'une vache morte de l'épizootie. Huit jours après j'en ai fait mettre une autre que j'ai fait même laver et dont l'eau teinte de sang a été avalée par ces deux veaux, sans qu'ils aient été atteints de la maladie (1). »

Pour contrôler cette expérience, Camper fit cohabiter les veaux avec des bêtes malades ; l'un d'eux mourut le 16 mai, ce qui prouve, ajoute-t-il, qu'ils étaient susceptibles de prendre la contagion.

Camper a varié ses essais ; il a inoculé un veau avec des languettes de la peau d'une vache, immédiatement après qu'elle fut morte de la contagion.

Un autre veau a été inoculé de la même manière quarante-huit heures après la mort de la même vache. Un troisième veau avec des languettes de la même peau, quatre jours après la mort de la vache en question, et enfin un quatrième veau avec des aiguillettes de la susdite peau le

---

(1) *Loco citato*, p. 102.

sixième jour après la mort de la vache. Tous ces veaux tombèrent malades le cinquième jour après l'inoculation ; trois en moururent, un seul en réchappa.

Peut-on conclure de ces expériences diverses que les cuirs frais provenant d'animaux atteints du typhus ne sont pas susceptibles de transmettre la contagion ? Nous ne le pensons pas. Malgré leur valeur pour les animaux qu'elles concernent, Courtivron, Camper et Vicq-d'Azyr n'en déduisent pas la conclusion générale de la non-virulence des peaux ; ils déclarent, au contraire, que la solution d'une aussi grande question attend de nouvelles expériences. Avec tous les auteurs qui ont étudié le typhus, nous demeurons donc convaincu que les dépouilles *fraîches* des bêtes atteintes du typhus peuvent transmettre la contagion aux bêtes saines avec lesquels elles sont mises en rapport plus ou moins direct ; et si sur ce point il pouvait encore s'élever quelques doutes, les expériences faites par ordre du gouvernement russe, qui établissent « que les cuirs pestilentiels tout frais ainsi que ceux qui n'étaient pas bien desséchés et n'avaient pas été soumis à une purification, peuvent infecter le bétail sain. »

Relativement à la durée de la virulence des *peaux fraîches*, les auteurs ne sont pas d'accord ; on peut même dire qu'elle reste à déterminer. Tout ce que l'on sait c'est que les peaux sont encore virulentes le sixième jour, suivant Camper, et le huitième, suivant Weith, Lorinzer et Spinola. Nous avons dit ailleurs ce qu'il fallait penser des inoculations faites avec succès par Vicq-d'Azyr avec des morceaux de peau de bêtes enterrées depuis plus de *trois mois.*

C'est ici le lieu de rappeler les expériences très-intéressantes qui ont été faites dans la région des steppes, en suite d'instructions données par le gouvernement russe.

Un cuir provenant d'une bête morte de la peste bovine

fut mis en rouleau et déposé pendant deux jours dans une remise ; il fut ensuite coupé en deux parties, dont l'une resta suspendue à l'entrée d'une cabane, à l'air libre, pendant treize jours, et dont l'autre fut attachée à la crèche, devant le bœuf d'expérience, sous la peau duquel on avait placé deux languettes prises sur la première de ces deux moitiés ; l'animal ne contracta pas la peste bovine.

La même expérience fut faite avec des cuirs enlevés neuf jours auparavant, conservés et restés dans une remise, exposés au vent ; l'animal résista à la contagion.

Ces essais ont été répétés avec des cuirs séchés au contact de l'air pendant un temps variable. On les a mis ensuite en rapport direct avec des bêtes saines ; on en a découpé des lanières, qu'on a introduites dans le tissu cellulaire sous-cutané, sans jamais transmettre la peste bovine.

Le même résultat a été obtenu avec des cuirs pestilentiels, soumis non-seulement à la purification artificielle, comme lessive, lait de chaux, eau bouillante, mais encore ceux qui avaient été séchés à l'air.

Ces expériences prouvent donc que les cuirs frais sont contagieux, mais que, desséchés ou désinfectés, ils peuvent être livrés sans danger au commerce et à l'industrie.

La Commission fait à cet égard une seule réserve : comme les expériences ont été faites pour la plupart avec des peaux provenant de bêtes mortes à la suite de la maladie produite artificiellement, elle voudrait qu'elles fussent répétées avec des peaux issues de bêtes mortes ou tuées au début de l'épizootie de la peste bovine, alors qu'elle revêt un caractère de malignité qui n'occasionne pas de mortalité considérable.

Ces expériences mettent en relief les graves dommages qu'entraîne parfois la crainte de la contagion pour le commerce en général, pour les propriétaires et pour l'État.

4° Les *cornes*, les *onglons*, les *os*, les *poils* transportés à l'état frais peuvent, de même que les autres produits des cadavres, communiquer le typhus ; et la communication par leur intermédiaire est parfois d'autant plus facile, que ces produits se trouvent souvent recouverts de sang ou d'autres matières animales.

En ce qui concerne le suif *brut*, suif *cru*, ou non encore *fondu*, ses propriétés virulentes sont établies par les observations de Lancisi, consignées dans sa dissertation sur le typhus de 1711 en Italie, et par les expériences de Camper, qui a transmis un typhus très-violent et mortel, à quatre veaux, en les inoculant avec le suif frais de bêtes mortes de la maladie. Buniva a également remarqué que la peste bovine se propageait en Piémont dans le voisinage « des fabriques de graisse tirée des bêtes pestiférées. »

Tous les auteurs allemands, Weith, Lorinzer, Eckel, Spinola, Rœll, admettent également que le suif frais brut dit *suif en branche*, est contagieux. Nous ferons remarquer, en nous réservant d'en déduire ailleurs les conséquences, que sous cette forme il n'est pas livré au commerce de l'exportation.

5° *Laine*. — La propriété dont jouit la laine de s'imprégner des matières virulentes et de les conserver, a fait considérer ce produit comme étant un agent de la contagion. Et cependant aucun auteur n'a cité un seul exemple, une seule expérience tendant à établir que le typhus ait été communiqué par la laine et par les peaux brutes de mouton ; c'est tout au moins ce qui résulte de la discussion soulevée sur ce point au congrès des vétérinaires de Vienne, en 1865. On sait que dans le commerce, la laine se présente sous deux états, en sac et en ballot.

Sous le premier, ainsi que l'a fait remarquer le professeur Roell, ce produit présente d'autant moins de danger qu'il est expédié directement dans les fabriques.

6° *Fumiers*. — Tous les auteurs qui ont écrit sur la peste bovine admettent que les fumiers sont des agents très-actifs de la contagion. C'est par cette voie, comme en témoignent plusieurs exemples, qu'elle s'est transmise, soit dans les campagnes, au moment de la fumure des terres, soit sur les routes que suit le bétail malade, soit dans les lieux de stationnement, soit dans les wagons, soit dans les parcs qui avoisinent certaines gares de débarquement.

Cette puissance de la virulence des fumiers n'a rien de surprenant, quand on sait qu'ils sont formés, non-seulement par les matières fécales et l'urine, produits excrémentitiels, mais encore par les mucosités intestinales, par le sang, par des débris de la muqueuse altérée, par du pus, ainsi que le constate l'examen microscopique.

Après l'animal malade, c'est peut-être le fumier qui offre le plus de danger. Les vétérinaires et les propriétaires que nous avons consultés dans la Hongrie, la Gallicie, la Podolie, le redoutent d'autant plus que l'observation leur a appris qu'il conservait ses propriétés contagieuses pendant plusieurs mois. Des hommes dignes de toute confiance nous ont assuré que la peste bovine s'était communiquée, au printemps, lors du dégel, par les fumiers qui avaient subi durant l'hiver l'action de fortes gelées.

Pendant l'épizootie de 1870-71, j'ai recueilli plusieurs faits attestant la puissance de la virulence des fumiers accumulés dans les cours des fermes ou amoncelés sur les terres.

Divers auteurs ont rapporté des exemples de ce mode de contagion. Nous citerons : Alta (Epizootie de la Hollande, 1760) ; Buniva, en 1793 en Italie ; Hurtrel d'Arboval (épizootie de 1815) ; Haubner (congrès de Hambourg, 1863)..

Les vapeurs et les matières gazeuses qui s'échappent des fumiers sont également contagieuses. On trouve dans les auteurs plusieurs faits établissant que des bestiaux auraient contracté le typhus en approchant des tas de fumier, ou en les flairant à distance.

Dans les lazarets que nous avons visités en Gallicie, on se préoccupait beaucoup de détruire les propriétés virulentes du fumier et celles des autres produits animaux, tels que les peaux, les cornes, les suifs.

S'il est facile de se rendre compte de la virulence des fumiers à l'état frais, comme d'ailleurs le démontre l'inoculation directe, il n'en est pas de même en ce qui concerne les fumiers en partie décomposés, surtout si on se rappelle que la putréfaction est une cause de destruction des matières virulentes.

7° *Fourrages*. — Parmi les corps inertes, ce sont les fourrages qui, après les fumiers et les litières, propagent le plus sûrement la contagion du typhus. C'est surtout le foin serré, bottelé ou entassé au-dessus des étables, dont il forme souvent le plafond, qui s'imprègne des principes virulents de la peste bovine.

Pendant les épizooties observées en Europe depuis 1711, les auteurs mentionnent de nombreux exemples de communication de la peste bovine par le foin, parmi lesquels nous citerons Buniva en Italie, Hurtrel d'Arboval, Huzard, Grognier, etc., en France. En 1815, la contagion a été souvent importée dans les étables par des fourrages détournés pour le bétail des parcs d'approvisionnement des armées étrangères. En 1775, Vicq-d'Azyr, pour démontrer la contagiosité de cette maladie, fit l'expérience suivante : il bouchonna un bœuf malade avec du foin ; il en donna ensuite une partie à une bête saine, qui contracta le typhus ; l'autre partie de ce foin, préalablement lavée et nettoyée, fut mangée par un autre, qui ne devint pas malade. Les vétérinaires contemporains, Haupt en Russie (1835), Spinola en Pologne (1846), Dresster, cité par Gerlach (1866), mentionnent des faits de transmission de la contagion par du foin acheté dans les localités infectées par le typhus.

Le savant directeur de l'École de Dresde, Haubner, rapporte un exemple de communication par des foins livrés à la consommation quatre mois après avoir été extraits d'étables infectées (Congrès de Hambourg, 1863).

A l'occasion de ces faits, qui ont certainement leur valeur absolue dans les conditions où ils ont été observés, nous ferons remarquer que, en dehors des lieux infectés, les fourrages n'offrent peut-être pas un danger aussi grand qu'on pourrait le croire d'après l'exposé qui précède.

A l'appui de notre opinion, nous rappellerons que tous les ouvrages que nous avons lus relatifs au typhus, rattachent l'épizootie qui sévit en 1770, en Angleterre, à un chargement de foin débarqué aux environs d'Aberdeen, sur les côtes orientales de l'Écosse, et provenant de la Hollande.

On voudra bien s'en souvenir, nous avons établi précédemment que le typhus sévissait en Angleterre en 1769, et qu'il n'est pas par conséquent nécessaire de faire intervenir le foin de la Hollande pour avoir une explication de l'apparition de cette épizootie en 1770 dans la Grande-Bretagne.

L'histoire du typhus est remplie de faits de ce genre, observés dans le milieu même de la contagion et invoqués par ceux qui les rapportent pour expliquer son origine et sa propagation.

8° *Contagion par les personnes.* — Les faits à l'appui de la contagion par l'intermédiaire des personnes sont nombreux ; nous citons les suivants :

1° D'après Vicq-d'Azyr (1775, p. 611). Un propriétaire du pays de Bigorre avait fait construire au centre de son domaine une étable dans laquelle il avait placé tout son bétail, il en avait confié la garde à un homme vigilant. Pendant longtemps son herbage fut préservé des atteintes du typhus. Un jour, la surveillance ayant fait défaut, un voisin s'introduisit dans l'étable ; la contagion y pénétra avec lui ; le *surlendemain* le typhus se déclara et enleva en peu de temps toutes les bêtes.

2° L'étable de la bergerie de Rambouillet fut infectée, dit-on, en 1814, par une femme qui y pénétra furtivement pour y traire des vaches. Mais on oublia d'ajouter que dans la cour de la bergerie, séparée de la ferme par une route de grande communication, avait séjourné un troupeau d'une cinquantaine de bêtes bovines, appartenant aux armées alliées. Dans ces conditions si favorables à la contagion, on ne comprend pas en vérité comment il serait besoin de recourir à l'introduction clandestine de la femme d'un des conducteurs étrangers dans la vacherie, pour expliquer l'invasion du typhus. Que de faits de contagion, attribués à des influences de même sorte, seraient ainsi réduits à leur véritable signification, s'il était possible, comme pour celui dont il est question, de les soumettre à une sévère critique ! Toujours est-il que cette critique, chaque fois qu'elle s'est exercée, a abouti au résultat que nous venons de voir. Les investigations de Müller, au sujet de la dernière apparition de la peste bovine dans la ville de Hasselt, nous en ont fourni un nouvel exemple. La transmission avait été attribuée à la personne d'un marchand de bétail hollandais ; Müller a montré qu'indépendamment de ce marchand, une trentaine de vaches provenant de la Hollande alors infectée avaient été introduites récemment dans la ville.

3° En 1859, dit Hertwig, un ancien berger, faisant fonction de vétérinaire, infecta trois villages prussiens.

4° En 1865, dit M. Bouley, un propriétaire anglais, demeurant loin du foyer d'infection, importa la contagion dans ses étables, parce qu'en revenant du marché il y pénétra sans prendre la précaution de changer de vêtements. Au bout de huit jours ses animaux avaient le typhus.

Nous passons sous silence un grand nombre d'autres faits tendant à établir que l'épizootie a été propagée dans diverses localités par des marcaires, des bouchers, des marchands de bestiaux. Il paraîtrait donc incontestable que lorque l'homme a vécu dans un lieu confiné, occupé par des bêtes malades, il peut servir de véhicule à l'agent de la contagion. Vicq-d'Azyr a du reste communiqué la contagion à trois bêtes sur six, qu'il avait recouvertes des vêtements d'une personne qui soignait des animaux malades.

Les animaux, de même que les personnes, pourraient transporter la contagion d'une localité dans une autre. Les chevaux, les chiens, les moutons, les chèvres, les chats, au rapport de Camper, de Vicq-d'Azyr, de Buniva, d'Eckel, de Haupt, de Maresch, ont souvent servi de véhicule au virus de la peste bovine, et l'ont transporté loin du lieu primitif d'infection. En raison de leur épaisse toison, les moutons, quand ils ont séjourné dans un foyer intense d'infection, sont considérés comme relativement plus dangereux que les autres animaux domestiques. Telle est parfois la ténacité des principes virulents, qu'ils persistent dans l'atmosphère des étables infectées pendant un temps plus ou moins long, évalué à quatre mois par quelques auteurs.

Tous ces faits témoignent en faveur de la subtilité du virus de la peste bovine ; mais s'il y a lieu d'en tenir compte au point de vue de la science abstraite, on comprend que leur importance est moindre considérée sous le rapport de la police sanitaire générale du typhus. Sous celui de la prophylactique, qui incombe plus particulièrement aux propriétaires dont le bétail est atteint ou menacé de l'être, ils ne doivent pas être méconnus. C'est à eux d'en tenir compte et d'en déduire les enseignements, dans la mesure des conditions spéciales dans lesquelles se trouve placé leur bétail, afin de le mettre à l'abri de ces causes possibles de contagion.

PÉRIODE D'INCUBATION.

Il serait très-utile de connaître d'une manière exacte la durée de ce qu'on appelle la période d'incubation de la peste bovine ; c'est en effet cette connaissance qui pourrait seule servir de base à certaines mesures de police sanitaire très-importantes, telles que les quarantaines, l'isolement, etc.

D'après le plus grand nombre des auteurs vétérinaires, cette période serait ordinairement de trois à sept jours ; en moyenne, suivant Rœll, de cinq à six jours ; exceptionnellement elle pourrait être plus longue ou plus courte. L'opinion de Roell s'étaye de ses propres recherches et des recherches faites depuis vingt ans en Russie par des hommes très-compétents, parmi lesquels nous citerons Jessen, Brauell, Ravitch, Unterberger, etc. Jessen affirme même qu'elle ne se prolongerait jamais jusqu'au dixième jour. Ces résultats sont d'autant plus significatifs qu'ils se trouvent dans leur généralité confirmés par l'observation ancienne; c'est en effet du troisième au cinquième, du sixième au huitième jour qu'apparaissaient les premiers symptômes de la peste bovine, chez les bêtes inoculées en Angleterre en 1755 par Layard, de 1765 à 1769 dans la Hollande par Camper, Munniks, Alta, etc., et dans le Mecklembourg en 1776 par Bulow. Nous ne pensons pas que les exemples d'une incubation plus longue, rapportés par le professeur Tode (1770-1772), par Œrtzen (1778) et consignés avec quelques autres dans le savant ouvrage du professeur Gerlach, infirment les données fournies par l'expérimentation faite sur une grande échelle dans divers gouvernements de la Russie.

D'après quelques observateurs, la période d'incubation de la contagion naturelle de la peste bovine aurait une durée plus longue; la remarque avait été faite très-anciennement, notamment par le professeur Van Dœveren dans la Hollande en 1769; dans le cours des épizooties qui ont sévi dans ces derniers temps en Allemagne, en Angleterre, en Hollande et en Belgique, elle aurait été de quatorze à dix-huit jours (Furstenberg), de quatorze à seize jours (Leisering), de quinze à dix-huit jours (Defays et Wehenkel), quinze, seize et même vingt et un jours (Hekmeyer), de sept jours (Müller).

Sans prétendre vouloir résoudre une question qui de sa nature est peut être insoluble, nous croyons devoir faire remarquer que l'étude de l'incubation par l'inoculation offre à la police sanitaire des bases plus fixes et plus rigoureuses que celles qui s'appuient sur la contagion naturelle.

Dans ce dernier cas, il y a deux éléments d'erreur pour ainsi dire inévitables : le premier, c'est que presque toujours, sinon toujours, on ignore le moment de l'introduction dans l'économie du principe contagieux ; le second,

c'est qu'on ne connaît pas davantage l'instant de la manifestation des premiers symptômes ; à ces difficultés très-
grandes, qui s'opposent à la détermination précise de la
durée de la période d'incubation du typhus naturel, il s'en
joint d'autres d'un ordre différent, qui atténuent considérablement la valeur des observations anciennes. Toutes ou
presque toutes ont été recueillies à une période où la dissémination de la contagion sur une vaste surface ne permettait pas de préciser le moment où les animaux en
avaient reçu les atteintes ; c'est ce qui a fait dire au professeur Roell que les recherches relatives à l'incubation ne
pouvaient se faire utilement qu'au début de l'invasion de
la peste bovine, alors qu'il est possible, comme nous l'avons
exposé ailleurs, de suivre la filiation de la contagion ; nous
nous sommes hâtés d'ajouter que c'est dans ces conditions
qu'ont été faites les observations sur lesquelles s'appuie ce
savant pour dire que la période d'incubation de la peste
bovine naturelle n'a pas une durée plus longue que celle de
la peste inoculée.

Le professeur Gerlach, dans sa monographie du typhus,
a relevé avec soin le temps assigné par divers auteurs
anciens et modernes à l'incubation de cette maladie ; il en
déduit que, dans le plus grand nombre des cas, ce temps
est double de celui généralement admis par les vétérinaires
russes et autrichiens.

Sans prétendre qu'exceptionnellement la période d'incubation du typhus ne puisse pas dépasser le dixième jour,
nous ne pouvons nous dispenser de remarquer que la
critique la plus sévère qui doive être opposée aux observations anciennes sur cette matière découle des travaux
mêmes du professeur Gerlach. C'est en effet lui qui a contribué à répandre l'idée que le thermomètre appliqué à
l'étude du typhus avait pour résultat de le faire reconnaître

quarante-huit heures au moins avant qu'il ne s'annonce par des symptômes ordinaires. Or, comme les anciens vétérinaires ignoraient cette application du thermomètre au diagnostic, n'est-il pas logique d'en conclure que leurs recherches n'ont pas la valeur absolue que leur accorde le savant professeur allemand ?

Quoi qu'il en soit de ces recherches, et sans méconnaître l'utilité, en pathologie générale, de rechercher si la race, le sexe, l'âge, le climat, la saison, la température; si les conditions économiques dans lesquelles le bétail est placé; si le mode de contagion se produit par contact médiat ou immédiat, à des distances plus ou moins grandes, par cohabitation dans des lieux contaminés, par l'intermédiaire de corps étrangers, etc. ; sans examiner si ces diverses circonstances peuvent faire avancer ou reculer le temps de la période d'incubation; sous le rapport de la police sanitaire, il importe de faire ressortir que cette période, d'après le témoignage des hommes les plus autorisés, ne dépasse pas le dixième jour. C'est là un fait considérable, qui a prévalu aux congrès vétérinaires internationaux de Hambourg (1863), de Vienne (1865) et de Zurich (1867). Il y a servi de base à une proposition, votée à la presque unanimité, tendant à réduire à dix jours la durée de la quarantaine de vingt et un jours actuellement imposée aux frontières autrichiennes, limitrophes de la Russie et de la Moldo-Valachie.

IMMUNITÉ.

La peste bovine est du nombre des maladies contagieuses qui ont pour caractère de n'attaquer qu'une seule fois les animaux et de les préserver dans l'avenir de nouvelles atteintes, c'est-à-dire de leur conférer l'immunité, dont certains individus sont d'ailleurs naturellement doués.

Ramazzini, dans l'épizootie de 1711, en déduisant l'inoculation de l'analogie qu'il trouvait entre cette maladie et
la variole, reconnut vraisemblablement le premier cette
immunité, qui fut rendue plus évidente par Dordon, en
1744, en Angleterre. Quoi qu'il en soit, c'est à partir de
cette dernière époque que presque tous les auteurs rapportent des exemples de l'immunité acquise au bétail guéri du
typhus contagieux. Parmi quelques auteurs nous citerons
notamment Courtivron, Vicq-d'Azyr, Dupuy, Girard, etc.,
en France ; Camper, Munniks, en Hollande ; Bulow, Detlof,
Dœrtzen, etc., en Mecklembourg (Allemagne) ; de Berg,
en Suisse.

A une époque plus rapprochée de nous, et depuis surtout qu'on a fait en Russie des inoculations sur une grande
échelle, comme moyen de prophylaxie générale contre le
typhus, il paraît acquis à la science que cette maladie imprime à l'organisme une modification profonde, qui le
prémunit contre une nouvelle contagion. Cela résulte des
expériences faites par les hommes les plus compétents :
Jessen, Rudolski, Unterberger, Ravitch, Halyki, etc., etc.
Tous les efforts tentés pour provoquer une nouvelle inoculation restent infructueux, soit chez les animaux soumis
à des réinoculations, soit chez ceux exposés à la contagion
naturelle. Dans le *Magazin* de Gurlt et Hertwig, le vétérinaire Doljitchef, chargé des inoculations dans le gouvernement d'Orenbourg, rapporte le cas suivant, qui juge
définitivement la question de non-récidivité de la peste
bovine : on frotta les narines de deux vaches, antérieurement inoculées, avec la membrane muqueuse de la caillette
d'une bête morte du typhus naturel ; on leur fit ensuite
avaler une partie de ces débris cadavériques, et elles ne
contractèrent pas la maladie. Jessen a varié cette expérience, en faisant cohabiter des bêtes inoculées au milieu

de malades mourantes ; il les fit même couvrir avec des peaux d'animaux morts du typhus, sans déterminer la contagion.

Dans le cours de l'épizootie qui a sévi en 1865-1866, en Hollande, en Belgique et en Angleterre, on a recueilli de nombreuses observations prouvant que les bestiaux guéris de la peste bovine ne la contractent pas une seconde fois.

Dans l'histoire du typhus, on trouve sans doute des faits relatifs à des animaux chez lesquels une première atteinte n'a pas prémuni contre une récidive; nous ne les rapporterons point, parce qu'ils constituent une exception, qui n'infirme pas davantage la règle que les récidives de la variole n'infirment le principe de l'immunité qui est le partage, dans l'immense majorité des cas, de l'homme qui a payé son tribut à cette terrible maladie.

On a également soulevé la question de savoir si les veaux, nés de mères guéries du typhus, sont à l'abri des atteintes de cette maladie, inoculée ou naturelle. Les quelques faits qui y sont relatifs, consignés dans les annales, sont contradictoires, et par conséquent peu propres à l'élucider. Des études ultérieures pourront seules nous apprendre, comme le fait remarquer le professeur Gerlach, si cette immunité existe en réalité et si elle s'acquiert indistinctement à toutes les périodes de la gestation, ou à une période rapprochée de la parturition. C'est encore à l'avenir qu'il appartient de décider si, contrairement à l'opinion d'Unterberger, et comme le soutient Jessen, l'inoculation est préventive, lors même qu'elle n'a produit à l'extérieur aucun effet appréciable.

On s'est également demandé si l'immunité était acquise pour toute la durée de la vie des animaux, ou pour un temps déterminé. Suivant le professeur Rawitch, elle persisterait au moins pendant trois ans; et il résulterait des expériences de Jessen que les animaux sont restés réfractaires à la contagion cinq années après avoir été inoculés.

ANIMAUX APTES A CONTRACTER LE TYPHUS PAR CONTAGION.

Jusqu'à ces derniers temps on avait cru que les bêtes bovines étaient seules susceptibles de subir l'influence de la contagion du typhus. L'histoire des anciennes épizooties, dans les Romagnes, notamment, avait montré par exemple que les buffles n'en étaient point exempts. Aujourd'hui, nous avons des preuves que, non-seulement l'aptitude existe chez tous les ruminants du genre *Bos*, mais encore qu'elle s'étend à d'autres genres du même ordre, et aussi à d'autres animaux d'ordres tout à fait différents.

Des observations faites dans les États de l'Autriche et de la Russie, de 1859 à 1867, par Maresch, Galambos, Jessen, Rœll, Seifmann, etc., ont mis hors de doute la transmission de la contagion du bœuf au mouton. Des faits semblables ont été signalés en Belgique, en Prusse et en France, en 1866 et en 1870-1871.

De plus, ainsi qu'on l'a vu par l'historique de la maladie, les animaux du Jardin d'acclimatation de Paris qui ont contracté le typhus à la fin de 1865, étaient un aurochs, un yack, un zébu, des chèvres, des gazelles, un cerf, un chevrotain et de plus un pécari. On peut donc conclure de là que la peste bovine se communique aux diverses espèces du genre *Bos*, et aussi à celles des genres *Ovis*, *Antilope*, *Cerf*, *Chevrotain* et *Sus*.

Mais ce serait, croyons-nous, s'éloigner de la vérité que d'admettre une égale susceptibilité ou une égale aptitude pour toutes ces différentes espèces. Sur les animaux non domestiques qui viennent d'être énumérés, on n'a pas une expérience suffisante pour se prononcer définitivement; toutefois, il paraît très-probable que la contagion observée

au Jardin d'acclimatation de Paris n'est due qu'aux circonstances dans lesquelles elle s'est produite, les sujets y
ayant été accumulés dans un espace fort restreint, et soumis à l'influence d'un foyer de contagion en quelque sorte
concentré, ce qui était arrivé de même, en Angleterre,
pour la gazelle qui introduisit la maladie à Paris.

Dans les conditions ordinaires de la pratique, on n'observe point de pareils faits. Plusieurs fois, par exemple,
on a signalé, durant l'épizootie de 1865-66, des cas de
typhus sur des moutons. Nous avons été appelé à vérifier
quelques-uns de ces cas, qui se sont évanouis devant nos
investigations, en Hollande particulièrement. Il en a été
de même pour d'autres, durant l'épizootie de 1870-1872,
dès qu'on leur a fait subir un examen compétent. D'où
il faut conclure que les moutons ne contractent le typhus
qu'à la condition d'être exposés à un foyer très-intense
d'infection. Et il faut ajouter que, dans ce cas, la maladie
se montre très-bénigne chez eux et cesse promptement de
sévir. Dans un troupeau, quelques individus seulement y
succombent, toujours en nombre très-restreint.

Il reste donc bien incontestablement établi seulement
que, parmi les animaux domestiques qui font l'objet des
transactions commerciales avec les pays où le typhus règne
en permanence, ce sont les bœufs qui font courir des risques sérieux de contagion, à cause de leur aptitude incontestable et éminente à le contracter et à le transmettre avec
la plus grande facilité.

II. — POLICE SANITAIRE DU TYPHUS.

A. — *Conditions du commerce du bétail des steppes avec les États de l'Europe occidentale.*

Dans la première partie de ce chapitre, il a été établi
que la peste bovine est une maladie étrangère à l'Europe

occidentale et qu'elle y est toujours importée par le bétail originaire des steppes.

Après avoir étudié son mode d'extension et de propagation par la contagion, il est indispensable de jeter un coup d'œil sur le commerce considérable dont l'espèce bovine est l'objet dans la Russie méridionale. Ce point élucidé, on comprendra facilement que le typhus reste à l'état de menace permanente pour l'Europe occidentale et pour tous les pays ouverts à l'importation du bétail des steppes.

Les habitants de ces vastes contrées, dont les limites ont été précédemment tracées, se livrent presque exclusivement à l'élevage du bétail; d'après les relevés statistiques les plus vraisemblables, le nombre des bêtes bovines s'élève à 10,000,000 de têtes. Celui des bêtes ovines, qui est déjà considérable, s'accroît chaque année dans des proportions notables.

On s'explique que les steppes aient toujours fourni les parcs d'approvisionnement des armées du nord en campagne, et qu'elles servent aujourd'hui à l'approvisionnement de l'Europe occidentale et même de quelques contrées de l'Afrique.

La race des steppes est encore connue sous les dénominations de race grise, de race tzerkack et kalmouk, race de l'Ukraine, de race podolienne, de race hongroise, du nom des contrées d'où elle provient.

Toutes les variétés de cette race appartiennent au même type; ce type imprime à leur physionomie des caractères tellement prononcés, qu'il suffit d'un coup d'œil pour les reconnaître et les distinguer de toutes les autres. Leur corps est allongé, haut monté sur jambes; la croupe un peu avalée est plus basse que le garrot, qui est saillant. La couleur dominante du pelage est gris cendré. Le cornage présente quelques différences suivant les variétés de la race; il est plus ou moins long, plus ou moins épais à sa base; sa finesse est variable; la direction qu'il affecte n'est pas toujours la même : chez l'une elle est horizontale, chez l'autre elle est portée en avant (variété podolienne), d'autres fois en arrière (variété moldave).

Le degré d'incurvation des cornes varie également; mais ces différences de direction de l'appendice corné, qui n'intéressent point la cheville osseuse elle-même, n'impliquent pas des différences de race.

Dans les steppes, les labours et tous les travaux de la terre, les transports commerciaux (sel, grains, produits des distilleries), se font toujours avec des bœufs; aussi ces bœufs ont-ils la conformation extérieure des animaux de travail et de marche. Cependant, dans certaines contrées, on les élève en vue de l'engraissement, qui prend de jour en jour des proportions plus grandes. Gras ou en chair, ils sont sacrifiés, soit pour les besoins de la consommation intérieure, soit pour la salaison de la viande, soit en vue du commerce des suifs, des peaux, etc. On en exporte aussi un nombre de plus en plus considérable vers la Pologne, l'Autriche, etc.

Les principaux marchés où s'opère le trafic du bétail se trouvent dans les localités voisines des steppes; ces marchés se tiennent les uns au printemps, les autres en automne. Les premiers commencent vers le milieu d'avril et se continuent jusqu'à la fin de juin; les seconds, en octobre, jusqu'à la mi-novembre. Mais depuis que les chemins de fer ont rendu les communications plus faciles et plus actives, les achats s'opèrent pendant toute la durée de la belle saison.

Dans l'empire russe, les lieux des principales foires sont :

Pour la Bessarabie, la petite ville de Bjelzii, où chaque mois on amène quelques milliers de bœufs, de sorte qu'il s'en vend dans cette localité annuellement plus de 50,000. Ils sont en grande partie dirigés sur l'Autriche, dans le district d'Akermann, dans la colonie allemande d'Antschakrach, où les foires se répètent tous les quinze jours, et chaque fois on y conduit plus de 1,000 têtes de gros bétail.

Dans le gouvernement d'Ekaterinoslaw, à Ekaterinoslaw même, à Bakmut, à Nowomoskorosk, à Kostou, dans le village des Grecs de Marienpol, Bohatyry, à Krasnykut.

Dans le gouvernement de Tauride, au village de Hohofka. Dans le gouvernement de Kherson, à Elisawetgrad et aux environs, on achète beaucoup de bétail maigre qu'on dirige à Pultawa, où il est soumis à l'engraissement.

Dans le gouvernement de Kharkoff, les principales foires sont à Slavienks, à Belgarod, à Alexejersk; dans ces localités, indépendamment des bœufs maigres, on vend encore des animaux qu'on tue sur place, en vue d'obtenir du suif pour l'exportation et de la viande salée pour les besoins des pays environnants.

Dans les steppes des Kalmouks et des Cosaques du Don, il se fait un commerce considérable de bétail. Parmi les foires principales, nous citerons celle qui se tient à Tzerkask ou Tcherkask, capitale de ce gouvernement. Les marchands qui les importent vers l'Occident les désignent sous le nom de bœufs de Tzerkask, pour rappeler cette provenance.

Nous ne nommerons pas les petites foires, nous ne parlerons pas non plus de celles qui se tiennent dans les gouvernements de Jaroslaw, de Samara, d'Astrakan. Dans ces contrées, comme sur le littoral de la mer d'Azoff, de ia mer Noire, de la mer Caspienne, et dans les bassins de leurs affluents, il se fait un trafic très-important de bétail, qui est, en grande partie, dirigé sur les marchés dont il a été question.

Les animaux sont divisés en troupeaux de 100, 150 à 300 ; il est rare que ce nombre soit dépassé ; ils parcourent environ 20, 25 à 30 kilomètres par jour. Tant qu'ils voyagent dans les steppes, ils paissent le long des routes qu'ils parcourent ; les propriétaires permettent le pâturage moyennant une faible rétribution ; il n'est pas d'usage de le refuser. Il y a même des routes où le gouvernement russe a réservé une zone d'un demi-kilomètre de chaque côté du chemin pour le pâturage libre. On abreuve les animaux à des puits ou à des étangs. Les marchands connaissent toutes les stations de la route qu'ils parcourent. Les nuits se passent en plein air ; dans quelques localités, il y a des abris qui sont mis à contribution pendant les mauvais temps.

La route que suivent les bestiaux est un peu différente, suivant leur destination ; mais généralement on les réunit dans une localité principale, pour suivre un parcours déterminé et connu. Now Tcherkask, sur le Don, est un lieu de commerce important. Ekaterinoslaw, Elizawetgrad, sont des centres de rassemblement des animaux ; de là on les conduit sur Staro, Constantinow. Balta, marché considérable de la Bessarabie, dirige sur ce point une partie du bétail, et l'autre se rend dans la Moldavie et la Valachie. De Now Tcherkask et de la ligne qui relie cette ville à Ekaterinoslaw, de nombreux troupeaux se rendent vers les gouvernements de l'Ukraine, de Kursk et Moskou. Le gouvernement russe, en vue de préserver du typhus les animaux en marche des steppes vers les États du nord de son empire et de l'occident, a, ainsi que nous l'avons dit,

organisé sur les routes, dans les lieux de rassemblement
et de passage, un service vétérinaire chargé de les visiter,
de constater leur état de santé, de faire isoler et tuer les
bêtes malades; mais les mesures sanitaires sont éludées
par les marchands, ou très-souvent, sinon toujours, elles
sont inexécutées, et nous ajouterons inexécutables.

Il ne peut en être autrement dans un pays ouvert, sans
forêts, sans clôtures et où les habitations sont séparées
les unes des autres par de grandes distances. Ainsi s'explique que la peste bovine sévisse sur ces convois de
bœufs des steppes, à l'insu du personnel administratif
chargé de leur surveillance.

Pour remédier à cet état de choses et pour protéger
d'une manière aussi efficace que possible le commerce du
bétail, le gouvernement russe, par l'ukase en date du
22 décembre 1868, a créé une organisation du service
vétérinaire dont l'avenir, nous en sommes convaincu,
justifiera l'importance et l'utilité.

Aux termes de cet ukase, des vétérinaires rétribués
sont établis le long des principales voies de passage, en
vue d'exercer une surveillance sanitaire active sur le
bétail de provenance des steppes (1).

La plus grande partie du bétail de ces steppes est importée dans la Polodie. Dans cette contrée, il est l'objet
d'un trafic considérable. La Gallicie, qui se livre en grand
à l'engraissement du bétail, y fait ses achats. Trois points
de la Gallicie sont ouverts à l'importation du bétail des
steppes, après une quarantaine de vingt et un jours, à
Hussiatyn, sur les bords du Zbrucz, à Podwoloczyska et
Kozaczowka. De ces trois stations, le bétail qui n'est pas

---

(1) Les frais de ce service sont payés par un impôt sur les troupeaux
marchands, variant de 10 à 75 kopecks par tête de gros bétail et de
1 kopeck (4 centimes) par tête de petit bétail.

vendu pour la Gallicie est dirigé sur Lemberg, d'où le chemin de fer le transporte à Cracovie et à Vienne. Les bestiaux suivent toujours la même route tracée par les règlements sanitaires de l'Autriche.

Ceux qui entrent par Podwoloczyska passent par Tarnopol, Jezierna, Zborow, Glyniany, Laszky, Czyzyki.

A Zborow, un vétérinaire, désigné par le gouvernement, a pour mission de visiter le bétail, de constater s'il est saïn, de donner des certificats de santé et de vérifier surtout s'il porte la marque établissant qu'il a subi la quarantaine.

Lorsque le bétail pénètre en Gallicie par Hussiatyn ou par Kozaczowka, il suit également une route tracée, et il est soumis, comme précédemment, aux obligations sanitaires prescrites par les règlements.

Les villes des divers États de l'empire autrichien, Lemberg, Cracovie, Vienne, de la Bohême, de la Moravie, sont principalement approvisionnées par le bétail des steppes. La Hongrie même, qui en élève un si grand nombre de têtes dans la plaine immense s'étendant entre le Danube et la Theiss, la Croatie, la Sclavonie, achètent beaucoup d'animaux de cette provenance; ils arrivent de la Moldavie et entrent en Hongrie par la Bukowine, à Zusin, Sinouk, Feschoutz, Kornuluncze, Jakany, et par la Transylvanie, à Rothenthurm, Tomos, Ojtoz, Torzburg, Folgyes, Volcan et Bozdan.

Pendant l'été, on établit des quarantaines dans d'autres localités de la frontière pour favoriser l'importation, qui est considérable à cette époque de l'année.

La durée réglementaire du séjour du bétail dans ces quarantaines était de vingt et un jours, mais la convention sanitaire réunie à Vienne en 1872 l'a réduite à dix.

Le bétail d'origine étrangère est mis en vente avec le

bétail indigène, et est directement conduit à Vienne ou sur le marché de Pesth, de Ftuhl-Weissen, de Burg, de Baga, d'Arad, de Gross-Wardein. Il est mis en chemin de fer aux stations de Bas asch ou de Debreczen et dans les stations intermédiaires de Temesvar à Pesth, et arrive à la station de Florisdorf, à 3 kilomètres de Vienne. C'est de ces deux dernières stations que le bétail est dirigé par la voie ferrée vers le nord de l'Allemagne et vers les frontières de France, par le duché de Bade.

Pour l'étude ultérieure de la marche du typhus, il était, à notre avis, très-utile de connaître l'itinéraire que suit le bétail des steppes qu'on dirige sur les marchés de l'Autriche, de l'Allemagne, de l'Angleterre et de la France. C'est par cette voie, en effet, que la contagion peut être importée; c'est aussi cette voie que devrait surveiller le gouvernement si le bétail était transporté directement de Vienne ou de Florisdorf sur la France.

Les animaux suivent parfois une route différente; des divers points commerciaux dont il a été question plus haut, on les dirige à travers les États de l'Allemagne sur Altona, Hambourg et les ports de la mer du Nord, pour être transportés par mer à destination de la Hollande, de l'Angleterre et exceptionnellement de la France. Plus loin nous démontrerons que, en raison de la durée du parcours et de la surveillance active à laquelle est soumis le bétail, l'importation n'offre pas un danger réel; mais on comprend qu'il n'en est pas de même lorsque les animaux se rendent directement de l'intérieur de la Russie dans les ports de la mer Baltique. On se rappelle que le typhus a été importé directement par cette voie de Revel en Angleterre.

Le bétail de la Russie, à son entrée dans le royaume de Pologne, est soumis aux mêmes mesures sanitaires qu'en

Autriche. Sur les frontières des gouvernements, à Wlodowa, à Lukow et à Ciechanowice, on a établi des quarantaines de dix jours; ce temps est réduit à deux jours pour les animaux en état d'être livrés tout de suite à la consommation, et encore en faveur de quelques villes qui peuvent les recevoir directement par les chemins de fer. Le même privilége est accordé aux engraisseurs, à la condition que le bétail soit accompagné par un vétérinaire jusqu'à destination; il est placé dans des étables, sur les portes desquelles il est posé des scellés qui ne sont levés que par le vétérinaire inspecteur, après la quarantaine de dix jours. Ce n'est qu'après ce délai que les animaux importés peuvent librement circuler dans l'intérieur du royaume.

En lisant les règlements sanitaires de l'Autriche et du gouvernement de Varsovie, on pourrait croire que ces contrées se trouvent placées hors des atteintes de la peste bovine. Il n'en est rien : l'épizootie y sévit très-fréquemment, surtout dans la Gallicie; ce qui prouve, comme nous le démontrerons, que la sévérité des mesures est moins efficace qu'on ne le pense trop généralement en France. Nous nous bornerons à signaler ici que la nécessité pour ces contrées de recourir aux steppes pour leur approvisionnement en bétail est la cause première des invasions de la peste bovine.

Mais il ne faut pas se le dissimuler, malgré l'imminence de ce danger, sous l'influence toujours croissante des besoins de la consommation publique, c'est à l'Orient que l'Europe occidentale devra demander le bétail que la production indigène ne pourra lui fournir.

Actuellement même, et souvent malgré les prohibitions les plus sévères de l'Autriche à l'importation, la Gallicie, qui engraisse un nombreux bétail, l'achète sur les marchés russes; elle ne le trouverait à l'intérieur qu'à un prix exagéré : c'est ainsi que le bœuf de la Podolie et de la Bessarabie ne coûte que 40 florins, lorsque le bœuf gallicien, à poids égal, coûterait 75 à 80 florins (1865, Rœll, *Congrès des vétérinaires de Vienne*).

Ce commerce prend de jour en jour une plus grande extension en Angleterre, en France et en Allemagne; dans ce dernier pays on engraisse même beaucoup de bétail maigre provenant des steppes, qui est ensuite vendu sur les grands marchés de l'Autriche, de la Bohême, du Wurtemberg et de la France. L'élévation des tarifs est le seul obstacle qui s'oppose à cette importation dans les conditions actuelles du trafic international. Mais que, pour une cause ou pour une autre, il survienne un écart rémunérateur entre le prix d'achat à l'étranger et le prix de vente dans les lieux d'importation, immédiatement le commerce prendra un essor considérable. Cela s'est produit de 1862 à 1865 : le bétail tomba à un bas prix sans exemple dans la Moldo-Valachie et les provinces limitrophes de la Russie; la pénurie des fourrages, suite d'une sécheresse excessive, l'émancipation des serfs, les événements politiques qu'elle eut pour conséquence, le travail de la terre momentanément abandonné; d'autre part, l'empressement des propriétaires à vendre les animaux pour les soustraire aux ravages du typhus, imprimèrent au commerce avec l'étranger une activité inconnue jusqu'alors : il se trouva encore favorisé par la concurrence établie entre les ports de la Baltique et de l'Agleterre, en vue du transport du bétail. C'est ce fait économique, trop peu connu, qui a été la cause première de la peste bovine de 1865.

Jusqu'à ce jour les grandes épizooties contagieuses observées dans les États de l'Occident se rattachent à des événements fortuits ; mais dans l'avenir elles pourront être le résultat immédiat des relations commerciales rapides, créées par les grandes voies ferrées établies entre la Moldavie, la Valachie, l'Autriche et la Russie méridionale.

Les États de l'ouest, sans avoir à redouter dans les temps ordinaires les effets de cette concurrence trouveront là un moyen efficace de remédier à la cherté de la viande.

B. — Mesures sanitaires.

Nous croyons avoir suffisamment démontré les propriétés contagieuses du typhus ; nous avons cherché à bien mettre en évidence la rapidité avec laquelle il se répand dans une contrée ; il n'est pas besoin d'insister sur l'insuccès des traitements conseillés ou mis en pratique par divers auteurs ; d'où il résulte que, pour éviter les désastres que cause d'ordinaire la terrible épizootie, il faut de toute nécessité trouver des mesures capables d'empêcher son invasion, et, lorsqu'elle a pénétré dans une contrée, d'étouffer ou d'éteindre sur place l'épizootie naissante.

De ces préliminaires découlent deux propositions fondamentales :

1° Éviter l'importation de la contagion, des pays où règne la peste bovine, en surveillant l'arrivage des animaux et des matières animales de provenance suspecte;

2° Rendre aussi courte que possible la durée de l'épizootie quand elle a pénétré dans le pays, par la destruction de tous les éléments contagieux.

Avant de développer ces deux propositions, il importe de rappeler que le typhus est une maladie étrangère à l'Europe occidentale, qu'il y a toujours été transporté par la contagion et que l'agent principal, actif, de cette contagion, se trouve dans l'importation du bétail des steppes ou des contrées qui vont s'y approvisionner, telles que la Hongrie, la Podolie, la Moldavie, la Valachie, etc. C'est en effet au bétail de ces provenances que le commerce introduit, sur une très-grande échelle, dans les États de l'Autriche et des principautés danubiennes, comme nous venons de le voir, qu'il faut y attribuer les apparitions fréquentes de la peste bovine. Il en est de même pour les invasions désastreuses observées en 1865, 1866 et 1867 dans divers États de l'Europe occidentale. Celle de 1870-71 est due à la guerre.

Ces points établis, il est facile d'en déduire les mesures à prendre pour prévenir, en dehors des temps de guerre, l'invasion d'un pays quelconque, et en particulier pour empêcher la peste bovine de pénétrer en France.

Tout d'abord il importe de faire ressortir que la France, par sa position géographique, s'en trouve plus à l'abri que plusieurs autres pays. Elle est en effet protégée, de Dunkerque à Bayonne, par l'océan Atlantique; de Port-Vendres à Menton, par la Méditerrannée; de Dunkerque à Nancy, au nord-est, par la Belgique, le grand duché de Luxembourg et l'Alsace-Lorraine; au sud-est par le Jura et la chaîne des Alpes qui la séparent de la Suisse et de l'Italie. Du nord à l'est et au sud-est, bien que cette limite soit toute conventionnelle, les États qui la bordent possèdent un service sanitaire si bien organisé qu'on peut dire que la moindre invasion de peste bovine sera, pour ainsi dire, étouffée dès sa naissance. Ils constituent donc pour la France une barrière protectrice qui sera toujours difficilement franchie.

A l'appui de cette opinion nous rappellerons ce qui s'est passé récemment en Belgique. Envahie par le typhus en 1865, si elle n'avait pas combattu l'épizootie par un ensemble de mesures sanitaires aussi bien comprises que bien exécutées, la France, nous en sommes convaincu, malgré les prescriptions prohibitives qu'elle avait adoptées, aurait ressenti plus gravement que cela n'a eu lieu les atteintes du mal contagieux.

Les mesures sanitaires propres à empêcher le typhus de pénétrer en France sont de deux ordres : les unes *permanentes,* les autres *provisoires.*

MESURES PERMANENTES. — Les mesures permanentes sont empruntées à l'organisation du service sanitaire dont nous avons exposé les bases (p. 176). Cette organisation, en ce qui concerne la prophylaxie du typhus, est d'autant plus importante que le commerce du bétail des steppes avec l'occident de l'Europe s'accroît de jour en jour ; et il tendra de jour en jour à s'accroître par suite, d'une part, de l'extension des voies ferrées, de la facilité et du prix modéré des transports, et, d'autre part, de celle des besoins de l'alimentation publique. C'est par des centaines de mille que se comptent les têtes de bétail que l'Angleterre importe annuellement des régions orientales de l'Europe, et si la France n'a demandé jusqu'à présent aux steppes qu'une quantité incomparablement moindre de bétail, on ne peut cependant contester que le commerce d'importation progresse d'une manière continue, sous l'influence des causes qui ont provoqué l'accroissement de la consommation dans la Grande-Bretagne.

Partant de cette idée, il faudrait instituer dans les localités frontières ouvertes à l'importation une station vétérinaire qui aurait pour objet la visite du bétail de provenance étrangère, notamment de celui qui arrive directement, soit des provinces russes, soit des provinces danubiennes ou des États de l'Autriche. A ces titres les stations vétérinaires ont leurs places marquées aux lieux où sont situés les bureaux de la douane ouverts pour les arrivages de Vienne par la haute Italie, au sud-est, et au nord-est pour les entrées à travers les États de l'empire d'Allemagne.

Cette visite des animaux à la frontière aura le double avantage de constater leur propre état sanitaire et de recueillir des informations précieuses sur celui des contrées d'où provient le bétail importé ; aux renseignements fournis par les commerçants, par les conducteurs, viendraient se joindre ceux que le comité central devra toujours chercher à obtenir des représentants de notre pays à l'étranger. De même qu'il y a un service établi pour connaître par la voie télégraphique les mouvements atmosphériques, les crues des rivières et des fleuves, de même nos consuls et nos chargés d'affaires devraient être toujours instruits de l'état de santé des animaux des pays de leur résidence et des ressources qu'ils offrent à l'importation francaise. Il y a, dans cette mission sanitaire confiée à nos agents diplomatiques, des études d'un si haut intérêt et d'une si incontestable utilité pour l'agriculture et la production animale, qu'elle ne peut qu'être acceptée avec empressement et remplie avec la satisfaction que donne la conscience du devoir accompli et du service rendu à l'une des branches les plus importantes de notre richesse nationale.

La plupart des auteurs français et étrangers qui ont traité des mesures sanitaires préventives du typhus attachent une grande importance aux certificats d'origine et aux patentes de santé. C'est une grave erreur que nous ne saurions signaler trop haut; ils offrent une sécurité trompeuse, qui peut entraîner les plus déplorables conséquences. Dans le cours de notre mission en Podolie autrichienne et en Podolie russe, nous avons pu constater *de visu* la facilité avec laquelle on se procure ces patentes de santé. A Hussiatyn, lieu de quarantaine établie par l'Autriche à l'entrée du bétail dirigé sur Lemberg, Cracovie et Vienne, on ne rencontre pas un seul négociant en bétail qui ne soit en mesure de fournir une patente de santé; d'avantage, il fera constater au besoin par les autorités locales de la frontière des deux pays que le bétail acheté a séjourné pendant un temps plus ou moins long dans telle contrée exempte de typhus et de toute autre maladie contagieuse. Si donc la patente de santé offre quelque sécurité en ce qui touche le système sanitaire appliqué à la détermination de la fièvre jaune, du choléra, de la peste, etc., elle n'en présente aucune, considérée sous le rapport de la police sanitaire vétérinaire.

Lorsque le bétail a franchi la frontière avec le *visa* de la station sanitaire, le préposé à sa surveillance devra se conformer à certaines prescriptions qui, sans nuire en rien à la célérité du commerce, pourront, le cas échéant, prévenir le danger de la propagation du typhus.

La plus grande partie du bétail importé est destinée, on le sait, à la boucherie ; ce bétail est conduit directement parfois sur un marché attenant à l'abattoir, de telle sorte qu'il se trouve dès son arrivée placé dans un local isolé et abattu pour être consommé dans un délai généralement court. Dans ces conditions, les dangers de la contagion sont très-atténués, si tant est que le typhus apparaisse dans l'intervalle du temps qui s'est écoulé entre le jour de l'entrée à la frontière et celui de la conduite à l'échaudoir.

Sous le rapport de la prophylaxie des maladies contagieuses et du typhus en particulier, les abattoirs attenants aux marchés mis en communication avec les principales lignes de chemins de fer offrent des avantages si grands, qu'il est à désirer que toutes les grandes villes imitent à à cet égard l'exemple de Londres et de Berlin. Dans ces deux villes, les animaux venant de l'étranger sont conduits directement à un marché spécial, et, de là, à l'abattoir voisin, d'où ils ne sortent qu'à l'état de viande nette. De cette façon, le bétail vivant ne pouvant avoir aucun rapport avec les animaux de provenance indigène, ne saurait, en cas de peste bovine, propager la contagion. Sur le marché même, des mesures de désinfection sont en outre constamment mises en pratique. Lorsqu'un animal est jugé trop malade pour pouvoir être livré à la consommation, son cadavre est préparé au moyen d'un autoclave et l'on en tire ainsi parti pour l'industrie. Il serait à désirer que les choses pussent se passer ainsi à Paris; aujourd'hui encore et malgré les inconvénients et les dangers de toute nature, le bétail de toute provenance, étranger ou indigène, est admis sans distinction dans les travées du marché de la Villette.

En ce qui concerne le bétail qui doit être sacrifié en dehors du marché central, il est ordinairement conduit en troupes par des hommes spéciaux, qui le livrent chez les bouchers de la banlieue. On sait qu'une route spéciale est assignée à ce bétail par des réglements de police dans toutes les grandes villes environnées d'une banlieue populeuse; il y a lieu de surveiller l'exécution de ces règlements; il appartient à l'initiative individuelle des riverains d'éviter les rapports de contact avec le bétail de cette provenance.

Dans toutes les villes frontières du nord, du nord-est, de l'est, du sud-est et du sud, qui reçoivent du bétail étranger, il y aurait utilité à prescrire un ensemble de mesures de prévention, d'une exécution facile, consistant à assigner une place à part, sur le lieu du marché, pour les animaux étrangers qui pourraient y être exposés en vente, et à faire conduire directement dans les abattoirs le bétail affecté à la boucherie.

Comme complément, il serait indispensable que la surveillance des marchés fût faite par des hommes compétents, rattachés du reste par leur service à l'organisation du comité central vétérinaire.

Des agriculteurs ou des industriels, notamment les distillateurs, les fabricants de sucre, achètent fréquemment, en vue de l'engraissement, un grand nombre de têtes de bétail. Ce bétail, on le comprend, se trouve dans des conditions exceptionnelles qui le placent, pour ainsi dire, en dehors des règlements sanitaires; c'est à la vigilance de l'engraisseur qu'est confiée l'hygiène des animaux; elle seule peut les mettre à l'abri des atteintes du mal contagieux.

Dans la Gallicie, où se trouvent de grandes distilleries et des établissements agricoles importants, les propriétaires, en raison du bon marché du bétail, n'hésitent pas à aller l'acheter dans la Podolie russe, connaissant d'avance les dangers de l'invasion de la peste bovine, auxquels les expose cette importation étrangère. Pour s'en préserver, ils comptent, non sur la sévérité des règlements sanitaires de l'Autriche, mais sur leur propre vigilance. A cet effet, ils logent les animaux dans des étables, par groupes de 25 à 30, variant selon l'importance de l'exploitation. Ces animaux sont, pendant la durée de la période probable assignée à la durée de l'incubation de la peste, l'objet d'une surveillance attentive; s'il survient une manifestation de la maladie, le bétail est immédiatement abattu, et ce n'est qu'après que les craintes se sont dissipées qu'on réunit les divers groupes en un seul. Cet exemple mérite d'être suivi par les engraisseurs de notre pays, qui, se livrant en grand à leur industrie, se trouveraient obligés par les circonstances d'acheter à l'étranger le bétail indispensable à leur exploitation.

Les chemins de fer auxquels on confie le transport des animaux étrangers seront également soumis à une active surveillance. Les lieux d'arrêt sur le trajet des grandes lignes devront être déterminés à l'avance; autant que possible et autant que le permettra le service, ces lieux seront choisis dans des gares isolées, pour éviter tout contact avec les bêtes bovines de la localité ou qui s'y trouveraient de passage. Enfin, les wagons affectés au transport de ce bétail seront désinfectés après le débarquement au lieu de destination.

MESURES PROVISOIRES. — Les mesures *provisoires* applicables au typhus sont commandées par des faits d'ordres divers; il est utile de bien les distinguer pour rendre ces mesures le moins possible onéreuses au commerce.

Dans le cas où la peste bovine sévit dans un pays lointain, dans la Podolie, la Bessarabie, la Hongrie, la Gallicie, les principautés danubiennes, faut-il, dans ce cas, recourir immédiatement à la mise en vigueur des mesures rigoureuses, telles que la prohibition absolue de l'entrée du bétail à la frontière? Nous ne le pensons pas. Il faut, à notre avis, proportionner toujours les moyens à la grandeur du danger. C'est ainsi que, avant de recourir à ces mesures prohibitives, si préjudiciables au commerce, si onéreuses aux populations, par le renchérissement du prix de la viande qu'elles amènent, on doit tenir compte de celles qui ont été prises dans les contrées où règne la maladie et du temps qui doit s'écouler entre le lieu de provenance et celui de l'arrivée à destination. On ne doit pas oublier que les États de l'Autriche servent, dans presque tous les cas, de transit au commerce du bétail. C'est en effet sur les grands marchés de l'empire austro-hongrois que s'achètent les convois de bœufs qui viennent alimenter les contrées occidentales de l'Europe. Or, cette puissance a un système sanitaire qui est appliqué d'une manière permanente au bétail originaire des steppes et des principautés danubiennes; ainsi qu'on l'a vu, il ne peut pénétrer dans l'intérieur de l'empire que par des stations ouvertes à l'importation; il y est l'objet d'une visite par des médecins et par des vétérinaires sanitaires; il séjourne même dans les lazarets pendant un temps qui ne peut dépasser vingt et un jours.

Nous n'ignorons pas que la sévérité des mesures et l'intervention des douaniers et de la force armée sur les pays frontières n'empêchent pas l'entrée en contrebande d'une grande quantité de bestiaux; nous n'ignorons pas davantage que ce système sanitaire n'oppose pas une barrière certaine à l'introduction de la perte bovine; mais si cela est vrai pour l'Autriche, on doit cependant reconnaître (ce qui importe beaucoup au point de vue de la prophylaxie) que, en mettant des obstacles à la circulation, on éloigne les dangers pour les contrées limitrophes et pour les contrées plus éloignées qui entretiennent avec elles des relations commerciales. C'est, sans aucun doute, à cette circonstance qu'on doit de voir rarement le typhus envahir les pays voisins de l'Autriche, la Bavière et le Wurtemberg. Si donc les convois de bétail à destination de la France traversent les États de l'empire d'Allemagne, il y a une garantie pour nous que ces convois ne sont pas dangereux à ce point de nécessiter des entraves et des mesures prohibitives si contraires aux intérêts des consommateurs. Et ce qui atteste mieux que tous les raisonnements l'exactitude de cette opinion, c'est l'exemple qui nous a été donné par l'Angleterre. Pendant plusieurs années, depuis 1846, date de la suppression des droits à l'entrée du bétail, cette puissance a fait d'une manière continue des achats considérables de bœufs, de moutons, etc., sur tous les marchés de l'Autriche et de l'Allemagne; ses convois sillonnaient toutes les voies de communications, routes de terre, voies ferrées et fluviales, pour se rendre à Hambourg, à Altona, à Tonning, à l'embouchure de l'Elbe, et de là être transportés en Angleterre; jamais, jusqu'en 1865, elle n'avait importé le typhus. La France également, quoique dans une proportion moindre, recevait des animaux de la même provenance, et, comme l'Angleterre, elle a été épargnée par cette terrible épizootie.

En résumé, le système sanitaire de l'Autriche, tout imparfait qu'il soit dans son mode d'application, les mesures administratives adoptées dans les États de l'Allegne, que le bétail doit traverser pour arriver en France, offrent à notre pays une sécurité réelle; l'invasion possible du typhus ne commandera que très-rarement et très-exceptionnellement la prohibition du bétail. Il suffira donc, à notre avis, dans le plus grand nombre des cas, pour atteindre le but, de tenir la main à l'application rigoureuse des *mesures sanitaires permanentes* dont il a été question dans le paragraphe précédent. Comme complément, le chef de la station sanitaire de la frontière aurait à examiner si dans certaines circonstances il n'y aurait pas lieu de prescrire un temps d'arrêt de deux à quatre jours.

Mais si l'importation du typhus par le bétail de provenance autrichienne traversant l'Allemagne et la Belgique à destination de la France, se trouve conjurée par la mise en vigueur des mesures simples et d'une application facile dont il vient d'être parlé, il ne faut pas se dissimuler que la peste bovine pourrait pénétrer dans notre pays par l'importation directe du bétail acheté dans les provinces méridionales de la Russie. L'épizootie qui en 1865 éclata en Angleterre nous en fournit un exemple. On sait qu'elle doit son origine à des bœufs embarqués à Revel, port russe de la Baltique, et dirigés sur la Grande-Bretagne. Il pourrait donc arriver que la peste bovine pénétrât en France par les côtes de la Manche ou de l'Océan. Si jamais le commerce des animaux prenait par cette voie une extension inattendue et qu'il n'a pas eue jusqu'à ce jour, l'attention étant éveillée sur les dangers de cette route ouverte à l'invasion de la peste, les mesures précédentes devraient être appliquées, dans les ports assignés au préalable à l'entrée du bétail, avec la même rigueur que sur les frontières de terre.

Peste bovine sur les frontières de la France. — La contagion de la peste bovine est si subtile et le commerce du bétail avec l'étranger s'est développé depuis quelques années sur une si grande échelle, qu'il peut arriver qu'elle mette en défaut la vigilance et qu'elle fasse une explosion subite dans les États limitrophes de la France. C'est ainsi qu'en 1865, 1866 et 1867, nous l'avons vue faire invasion en Angleterre, en Hollande, en Belgique, dans le Palatinat et en Suisse, parfois en épargnant les contrées intermédiaires qu'avait traversées le bétail infecté.

Dans ces conditions, il y a lieu de prohiber l'entrée en France du bétail provenant des pays envahis par la peste bovine. Cette prohibition s'étendra à toutes les espèces susceptibles de contracter la maladie. Il faudra surtout surveiller très-activement les frontières, et en particulier celles qui ne sont pas fermées par des limites naturelles. Le petit commerce de bestiaux doit particulièrement attirer l'attention des agents de l'administration, et exciter leur vigilance : il est bien autrement dangereux que les grands convois qui arrivent directement par une voie ferrée. C'est par le trafic qui s'opère souvent d'une manière clandestine que se propage la contagion de la peste bovine. C'est par cette voie qu'elle s'est répandue en 1865-1866 dans l'intérieur de la Belgique, notamment sur les frontières orientales ; et dans les communes du département du Nord, voisines de la Belgique. C'est également à ce commerce clandestin, auquel se livrent les négociants israélites, que la Podolie et la Gallicie doivent de voir la peste bovine régner en permanence sur leur territoire par cas isolés. De là, nécessité, dans ces circonstances, de supprimer dans les départements frontières les grandes réunions d'animaux, d'interdire la circulation du bétail, de le dénombrer chez les propriétaires, de n'en permettre la vente que pour une fin déterminée, la boucherie, par exemple, avec injonction de prévenir l'autorité de la commune des mutations survenues dans les étables, de manière à empêcher toute soustraction.

Mais il faut le dire bien haut, ces mesures n'auront souvent pas de résultats effectifs, si elles ne sont secondées par l'initiative individuelle ; sans son concours persévérant et dévoué, il est à craindre que la contagion de la peste bovine ne déjoue tous les moyens mis en pratique pour la prévenir. Il appartient à l'administration de la provoquer par tous les moyens qui sont en son pouvoir.

Par les soins du comité central vétérinaire ou des conseils d'hygiène et de salubrité des départements, il sera rédigé une instruction courte, sommaire, précise, adressée à tous les propriétaires ou détenteurs d'animaux, à tous les maires, aux juges de paix, aux officiers de gendarmerie, aux vétérinaires, aux membres des chambres consultatives d'agriculture, dont le concours actif, soutenu et dévoué, sera vivement sollicité. La lecture de cette instruction devra être faite dans toutes les communes rurales par les maires, les curés, les instituteurs, et des affiches seront partout apposées contenant l'énumération des règles à suivre et des mesures à prendre pour prévenir l'invasion du fléau ou en circonscrire les effets.

Ce ne sera pas trop du concours de tout le monde pour exercer une surveillance convenable et empêcher, le cas échéant, les considérations d'intérêt privé de l'emporter sur les exigences de l'intérêt public. Enfin, comme il importe à un haut degré que la première apparition de la peste bovine soit portée à la connaissance de l'administration, il y aurait avantage à donner une prime en argent aux personnes qui, dans la circonscription, signaleront les premières l'apparition du mal contagieux.

L'efficacité de cet ensemble de moyens employés contre l'invasion du typhus est presque assurée, si l'on se rappelle que les pays limitrophes en poursuivent sans relâche l'application, que la Prusse, la Bavière, la Belgique, la Suisse, suspendent les foires, les marchés et la circulation du bétail à six milles de distance du lieu infecté.

Peste bovine dans l'intérieur du pays. — Si, malgré ces mesures énergiques, la peste bovine franchit la frontière ou fait explosion dans l'intérieur du pays par le transport direct de l'élément contagieux, comme cela a été observé en 1866 au Jardin d'acclimatation de Paris ; ou bien si, comme après les douloureux événements de 1870-71, une partie plus ou moins considérable du territoire est envahie, il faut recourir à un autre ordre de mesures, dont quelques-unes seront examinées plus loin en particulier, et parmi lesquelles se rangent en première ligne l'isolement et l'abattage partiel des animaux malades et des animaux suspects.

ISOLEMENT. — Au préalable on doit chercher à bien circonscrire tous les foyers contagieux, empêcher toute communication avec les lieux environnants, et particulièrement avec le bétail encore sain; non-seulement interdire à toute personne étrangère l'entrée des étables où sont logés les animaux malades ou suspects, mais encore affecter à leur service un personnel spécial et invariable, pourvu de vêtements et de chaussures de rechange qui ne doivent pas en sortir; enfin, veiller à ce que ni les chiens ni les chats ne puissent s'y introduire.

Des faits bien observés tendent à faire admettre, comme bonne précaution, de tenir bien closes les fenêtres et portes des étables orientées dans la direction du vent régnant. Il est au moins très-probable, sinon tout à fait prouvé, que quand l'air de l'étable peut s'échapper facilement par ces ouvertures, l'atmosphère extérieure en mouvement peut transporter à une distance dont l'étendue n'est pas exactement mesurée, les éléments de la contagion typhique. Dans bon nombre de circonstances, il a été constaté, au contraire, durant l'épizootie de 1870-71, que des localités très-voisines d'un foyer de contagion étaient demeurées indemnes, après qu'on avait pris la précaution qui vient d'être indiquée.

S'il est utile d'isoler les animaux malades ou suspects aussitôt que la peste bovine est reconnue, il l'est encore davantage d'appliquer cette mesure aux animaux sains de la localité. Qu'ils se trouvent dans les étables ou dans les herbages, il faut soigneusement écarter le contact ou l'approche de toute bête étrangère, suspendre les achats, le repeuplement, barrer les chemins, s'interdire la saillie, défendre l'accès des étables, fermer les voies de communication qui mettent les fermes en rapport avec le dehors.

Ces précautions sont toujours indispensables dans toutes les situations, mais surtout pour les étables ou les propriétés placées en bordure sur les routes de passage.

Dans le cours de l'épizootie de 1871-1872, nous avons vu un grand nombre de propriétaires qui ont préservé leur bétail des atteintes de la contagion au milieu des pays infectés par la simple mesure de l'isolement.

Nous avons fait connaître, en décrivant le mode d'exécution des mesures générales de police sanitaire applicables à toutes les maladies contagieuses, la législation qui régit chacune de ces mesures. Il serait donc superflu d'en faire ici la répétition. Nous devons y renvoyer en faisant remarquer seulement que, parmi les maladies transmissibles par infection, il n'en est aucune à laquelle la mesure de l'isolement doive être appliquée avec plus de rigueur et d'attention que celle dont il s'agit ici, parce qu'il n'en est point dont la contagion soit plus subtile, ainsi que nous l'avons montré. Toute la police sanitaire de la peste bovine régnant dans une localité, se résume en ces deux prescriptions : isoler d'abord le foyer d'infection, puis l'éteindre sur place. Une longue expérience a démontré qu'en dehors de cela il n'y a rien d'efficace ni de véritablement pratique. La première étant examinée, venons-en à la seconde.

ABATTAGE. — Une confusion a été souvent faite au sujet de l'utilité et de la valeur pratique de la mesure qui consiste à sacrifier les sujets malades et les suspects, pour éteindre les foyers d'infection de la peste bovine. Il faut faire ici une distinction importante : ou bien on est au début de l'épizootie, ou bien celle-ci a pu prendre une certaine extension, soit que la police sanitaire ait été négligée ou mise dans l'impossibilité d'agir, comme il arrive dans les temps de guerre, soit que ses efforts aient été impuissants. Dans le premier cas, celui du début de l'épizootie, alors que la maladie, introduite fortuitement, n'a atteint qu'un petit nombre d'animaux, il y a toujours avantage à abattre immédiatement toutes les bêtes malades et toutes celles qui ont pu avoir avec elles des rapports directs ou indirects et à enfouir profondément sur place leurs cadavres, avec les précautions qui ont été indiquées en général pour l'application d'une telle mesure. L'attribution de l'indemnité rend facile son exécution, sans qu'elle devienne trop onéreuse.

Mais il en est tout autrement lorsque l'extension du mal ne permet pas d'espérer son extinction rapide, même en sacrifiant en pure perte un grand nombre d'animaux. Il y a lieu de se demander alors si, après avoir pris toutes les précautions d'isolement recommandées, après avoir rendu impossible, par les mesures rigoureusement surveillées dans leur exécution, toute communication avec le foyer d'infection, si vaste qu'il soit, il ne conviendrait pas mieux pour l'intérêt public, et même pour l'intérêt privé, de tirer parti des animaux suspects, et aussi des animaux malades à mesure qu'ils se montrent atteints, en les livrant à la consommation. La question est controversée. Des personnes autorisées se prononcent sans hésitation contre tout tempérament, en pareille occurence, et sont d'avis qu'il faut dans tous les cas abattre et enfouir immédiatement tous les animaux. En tenant compte de toutes les considérations qui doivent nécessairement intervenir dans l'exacte appréciation d'une telle question, nous nous sommes convaincu que la résoudre ainsi, c'est le plus souvent, pour éviter un mal aléatoire dans une certaine mesure, tomber surement dans un pire.

En effet, il n'en est pas des épizooties comme des épi-

démies qui sévissent sur les populations humaines. Tout
s'efface devant la question d'humanité.

Lorsqu'il s'agit des animaux, ce sont les considérations économiques qui doivent passer avant tout. La conduite préférable est la moins onéreuse; c'est donc un
compte à faire. Sans doute il est plus commode et plus
facile pour les agents de l'administration de prescrire
l'abattage général, et d'indemniser les propriétaires des
animaux abattus et enfouis. C'est plus tôt fait, et cela dispense d'une surveillance ultérieure assujettissante et minutieuse, comme doit l'être nécessairement celle qui est
mise en pratique lorsqu'il s'agit d'utiliser les animaux
pour la consommation, sans faire courir des risques de
contagion à ceux qui sont en dehors du foyer circonscrit.
Mais est-ce l'intérêt du pays? Cela seul doit primer tout
le reste. Priver gratuitement une population de ses subsistances, ou en faire hausser outre mesure le prix sans
nécessité, ce qui pour le plus grand nombre des consommateurs revient au même, vaut la peine qu'on y regarde
de très-près. Entre deux maux certains, il convient toujours de choisir le moindre, quand on a le choix. Or, dans
le cas que nous examinons, il n'est pas douteux que les
mesures de l'abattage général et de l'enfouissement des
cadavres sont désastreuses et sans compensation suffisante, au point de vue de la diminution totale que doit
subir, en définitive, le bétail du pays.

L'intervention du trésor public ne se justifie que par
cette dernière considération, et celle-ci, réunie à l'autre
encore plus importante que nous avons fait valoir auparavant, ne saurait laisser de place pour la moindre hésitation.

Il y en a encore une autre de moindre valeur, qui peut
intervenir dans certains cas déterminés, analogue à celui

qui s'est produit au Jardin d'acclimatation de Paris.
Lorsque des animaux d'espèce rare ou d'une grande valeur, comme reproducteurs surtout, peuvent être facilement isolés, il y a tout avantage à laisser sur eux la
maladie suivre son cours, afin de profiter de la chance
qu'ils ont de n'y point succomber. On sait en effet qu'elle
n'est pas toujours nécessairement mortelle. Cette chance
doit entrer en ligne de compte aussi pour le cas plus
général que nous avons examiné tout à l'heure; et c'est
pourquoi il convient de ne pas trop se presser lorsque,
sur le déclin de l'épizootie, les animaux à abattre devront
être livrés à la consommation.

En présence de l'épizootie de 1871, qui n'a pu être
combattue qu'après qu'elle avait acquis une grande extension, à cause des circonstances de la guerre, nous avons
pour notre compte, dans l'accomplissement des missions
qui nous ont été confiées, constamment suivi la ligne de
conduite que nous recommandons ici et cherché à la faire
prévaloir dans les conseils de gouvernement. Elle a toujours conduit au but et amené l'extinction définitive de la
maladie, dans toutes les localités où celle-ci n'a pas été
introduite de nouveau par le commerce clandestin dé-
jouant une surveillance d'ailleurs rendue insuffisante par
le manque de personnel approprié et par l'inefficacité
d'une législation pénale appliquée avec trop de mol-
lesse. Nous en pourrions citer de nombreux exemples,
soit tirés de nos propres rapports, soit tirés de ceux
des vétérinaires qui, dans leur circonscription, ont adopté
les mêmes pratiques d'isolement du foyer. Quelques-
uns de ces derniers se montrent disposés à attribuer
le résultat aux traitements préservatifs auxquels les animaux isolés ont été soumis par eux. La production de
ce même résultat en l'absence de tout traitement montre

qu'ils se sont fait, à cet égard, illusion. Et cela doit mettre en garde contre les prétentions du charlatanisme, auxquelles on se montre toujours trop disposé à se laisser prendre dans ces douloureuses ciconstances, ce qui constitue un de leurs principaux dangers.

D'autres idées ont prévalu sur quelques points. Sous l'empire de conceptions purement spéculatives et prétendues scientifiques, relatives aux modes de la contagion, l'abattage général et l'enfouissement des cadavres ont été préconisés et pratiqués, sous prétexte qu'ils étaient imposés par la législation. Le résultat a été une perte sèche pour la population et pour le trésor public; car, pas plus qu'ailleurs, la peste bovine n'a cessé de sévir sur les points ainsi traités; ils ont été au contraire de ceux où elle a sévi durant le plus longtemps, après avoir causé les plus grands ravages. On peut invoquer comme très-démonstratif à cet égard le département du Pas-de-Calais et celui du Nord, où les idées que nous combattons ont fait l'objet de conférences publiques.

En résumé, autant il importe de procéder promptement et énergiquement à l'abattage des premiers animaux sur lesquels se montre la peste bovine et de ceux qui ont pu être infectés par leurs rapports avec eux, et à l'enfouissement des cadavres, afin d'éteindre sûrement le foyer qui débute, autant il convient, lorsque ce foyer a acquis une certaine extension, de se borner à le bien circonscrire pour l'isoler et interdire avec lui toute communication, en utilisant pour la consommation publique la viande et les autres débris des animaux atteints, avec les précautions sanitaires qu'il nous reste à indiquer.

Usage de la viande. — La première question à vider, sur un tel sujet, est celle de la salubrité des débris commestibles provenant des animaux atteints de la maladie.

Quant à ce qui concerne ceux qui sont seulement suspects, il n'y a pas à s'en préoccuper. Toute discussion à cet égard serait oiseuse. Nous devons préalablement faire remarquer aussi qu'il ne s'agit point ici d'examiner la qualité absolue ou la valeur nutritive proprement dite des viandes provenant d'animaux malades. Ceci n'est pas du ressort de la police sanitaire, contrairement à ce que pensent bon nombre de personnes qui se font une fausse idée du rôle protecteur du gouvernement.

Il serait sans doute fort à désirer que les populations ne consommassent jamais que des denrées de première qualité ; en ce qui concerne les subsistances, il est certain que la santé générale et la vigueur pour le travail ne s'en trouveraient que mieux. Mais le plus grand nombre d'entre elles n'ont malheureusement pas à choisir entre la viande excellente, par exemple, et celle de qualité inférieure ; c'est entre la consommation de celle-ci et l'abstention que le dilemme se pose pour elles, en raison de leurs facultés comme acheteurs. Il y a donc lieu seulement d'examiner si la viande provenant d'animaux atteints de la peste bovine est dangereuse pour la santé, en tant qu'elle posséderait, par rapport à l'homme, des propriétés virulentes ou malfaisantes.

Ainsi posée, la question n'est pas nouvelle ; les faits l'ont résolue depuis longtemps, et les considérations purement subjectives opposées à ces faits, jadis et encore de nos jours, où elles ont pris une forme en apparence plus scientifique, ne sauraient en diminuer la valeur. Il suffira, pour la mettre en évidence, de les exposer.

Le plus ancien document que nous ayons sur ce sujet nous est fourni par le mémoire de Ramazzini sur la peste bovine qui ravagea l'Italie en 1711.

Cet auteur rapporte que le gouvernement de Venise

consulta la Faculté de Padoue pour savoir si on pouvait permettre de débiter dans les boucheries publiques la chair des bœufs atteints ou suspects du mal contagieux. Après de longs débats, ce corps savant décida *que l'usage de cette viande était exempt de danger;* le Sénat de Venise en toléra la vente et les populations n'en furent pas incommodées.

Trois années plus tard, en 1714, un médecin italien publia un mémoire dans lequel il prouve, par un grand nombre de faits, que la chair des animaux malades a servi à la nourriture de l'homme sans qu'il en soit résulté aucun accident.

Un médecin d'Aquitaine, d'un grand mérite, Dufot, qui a publié en 1775, sur la peste bovine des provinces méridionales de la France, des travaux très-sérieux, affirme que, pendant toute la durée de l'épizootie, on n'a pas cessé de manger de la chair des bœufs malades, mourants ou même morts de la peste bovine. Malgré la prohibition faite par les commissaires du gouvernement de la débiter, les *trois quarts* des habitants des localités, les communautés religieuses, les hospices, ont continué à s'en nourrir parce qu'elle était vendue à très-bon compte. Jamais Dufot ne constata que quelque personne en ait été incommodée.

L'auteur ajoute : « Pour prouver de plus en plus l'innocuité de l'usage de ces chairs et rassurer contre le danger prétendu, il suffit de faire observer que, dans le temps que la province se nourrissait de ces chairs, les hommes y jouissaient d'une santé parfaite, et, depuis quarante ans, on n'avait vu dans ce pays si peu de malades que l'été et l'automne de l'année dernière et hiver et printemps de celle-ci (1775). »

Le célèbre médecin Camper fut consulté en 1745 par les États généraux de Hollande sur l'usage qui pourrait être fait de la viande provenant des animaux malades. Convaincu par l'observation de tous les jours qu'elle n'était pas nuisible à la santé, il conseilla à son gouvernement de favoriser la vente de cette viande fraîche, salée ou fumée. En 1865, dans ce même pays, nous avons constaté que les bêtes abattues pour cause de peste bovine étaient livrées aux bouchers et débitées dans les étaux.

A toutes les époques où régnèrent de grandes épizooties, les médecins et les vétérinaires se sont préoccupés de la question de savoir si la viande des bêtes malades ou suspectes pouvait être livrée à la consommation. Elle fut surtout l'objet d'une vive controverse en 1775, à la suite de la publication de l'*Avis au peuple*, imprimé à Bordeaux par ordre des commissaires du gouvernement et défendant de manger la chair des animaux attaqués ou morts de l'épizootie. Suivant les uns, il résulte de diverses observations que des maladies terribles peuvent passer des bœufs à toutes les espèces d'animaux, à l'homme même par le simple contact. Suivant les autres, des faits bien constatés ne permettent pas de douter que la peste bovine de 1775 est bornée à une seule espèce et qu'aucune voie ne peut la transmettre à d'autres individus. C'est ce qui semble, à leurs yeux, mettre une différence essentielle entre cette épizootie et les fléaux décrits par les auteurs de l'*Avis au peuple*; il résulte en effet de ce document qu'ils la confondent avec les maladies charbonneuses qui, au rapport de Bertin, occasionnèrent en 1774 la mort de plusieurs nègres à la Guadeloupe. Quoi qu'il en soit, les uns et les autres admettent que ce serait le comble de l'imprudence de conseiller à ses semblables l'usage des chairs aussi disposées à la putréfaction, tout en reconnaissant que le danger varie beaucoup à raison du degré de la maladie.

On voit que les commissaires du gouvernement et les

médecins préposés au service sanitaire pendant la désastreuse épizootie de 1775 formulent ici, en somme, une opinion *a priori*, en résistant aux tendances vers lesquelles ils se sentaient entraînés par l'observation.

Voici des faits plus précis, extraits de l'instruction rédigée en 1796 par Beaumont, *Sur les moyens à employer pour préserver les bestiaux de l'épizootie régnant dans les départements des Haut et Bas-Rhin* : « Des chiens, des chats, des oies, des canards et autres ont mangé, dit-il, les chairs des cadavres, soit immédiatement après la mort, soit à une époque assez éloignée pour que la putréfaction eût commencé la décomposition des parties intégrantes, et ces animaux n'ont pourtant pris aucune maladie. On a tué dans l'armée et dans les boucheries des animaux en qui la maladie avait fait des progrès d'accroissement ; leur viande a été vendue et distribuée aux habitants et aux soldats qui s'en sont nourris et n'en ont point été incommodés. Des artistes, les commissaires eux-mêmes, se sont coupés en faisant l'ouverture des cadavres et n'en ont eu aucun accident ; d'autres se sont fait de fortes blessures avec la partie tranchante de l'aiguille à séton pleine de sang, en passant cet exutoire, et il ne leur est arrivé rien de fâcheux. »

En 1814, Gohier s'est prononcé contre l'usage de la viande des animaux typhiques ; mais il est facile de voir que c'était là, de sa part, une opinion préconçue. « On a cependant prétendu, dit-il, que la viande des animaux qui avaient été atteints de cette épizootie, mais qui n'en étaient point morts, n'était pas malfaisante, qu'elle était seulement insipide. On a même été jusqu'à dire que la viande des animaux morts n'était pas dangereuse. Mais il est avéré que l'usage de cette viande a déterminé des diarrhées et des dysenteries. Lors même que quelques observations tendraient à démontrer que la viande d'animaux atteints, mais non morts de cette épizootie, n'est pas nuisible, il est de l'intérêt de chacun de ne pas en consommer, car il est probable que, si le débit en était permis, les bouchers vendraient bientôt de la viande d'animaux ayant succombé à la maladie. On ne devrait permettre de débiter d'autre viande, surtout pendant le règne des épizooties contagieuses, que celle des animaux dont la santé aurait été constatée par des hommes instruits; car, s'il y a quelques exemples qui semblent autoriser l'opinion de ceux qui pensent que la chair des animaux morts de maladies pestilentielles n'est point dangereuse pour l'homme, il y en a aussi beaucoup d'autres qui prouvent le contraire. Le lait des vaches affectées de l'épizootie contagieuse a également plus d'une fois été funeste à ceux qui en ont fait usage, s'il faut en croire les faits relatés par quelques auteurs (1). »

On voit qu'il n'y a là que des appréciations personnelles et aucun fait nettement caractérisé. A la même époque, et sur le même lieu, Grognier a formulé des appréciations tout opposées : « L'usage de la viande serait sans doute très-mal sain, dit-il, si on la prenait sur les cadavres des animaux qui ont succombé à la maladie; mais si on assommait les bêtes au moment où les premiers symptômes se déclarent, leur chair pourrait se débiter sans aucun danger. Je me suis assuré qu'un grand nombre de bœufs atteints de l'épizootie ont été abattus dans les boucheries, sans qu'aucune plainte se soit élevée sur l'usage de cette viande (2). »

Hurtrel d'Arboval n'est pas de l'avis de Grognier; après

---

(1) Gohier, *Mémoire sur la maladie épizootique sévissant dans le département du Rhône.* 1814.

(1) Grognier, *Rapport sur l'épizootie régnant dans le département du Rhône.* 1814.

avoir établi ce que personne ne conteste, qu'il « est essen-
« tiel dans tous les temps, et à plus forte raison dans les
« temps de ces sortes de calamités, de veiller strictement
« à ce que les aliments soient toujours sains, » il s'inspire
des raisons de sentiment pour proscrire en principe
l'usage des viandes provenant d'animaux atteints ou suspects de maladies contagieuses. L'auteur rapporte cependant le fait suivant tendant à infirmer son opinion sur
l'usage des viandes typhiques (1) :

« Le physicien Arcani, de Milan, a fait un mémoire dans
lequel il prouve, par un grand nombre de faits et d'autorités, que, dans l'épizootie de 1714, la chair des animaux
malades a servi à la nourriture de l'homme sans qu'il en
soit résulté aucun mal. »

Dans le *Compte-rendu* fait à la Société de médecine de
Paris, par M. Mérat, d'un rapport présenté à cette Société,
le 28 avril 1814, par M. Huzard, *Sur l'épizootie dans plusieurs départements de la France*, on lit :

« ..... La gravité de cette maladie est si connue parmi
« les nourrisseurs et les gens de la campagne, que, sitôt
« qu'ils voient leurs vaches malades, ils se hâtent de les
« vendre aux bouchers; ceux-ci les tuent et en débitent
« la viande. Ce qu'il y a d'heureux, c'est que cette viande
« n'est point malfaisante. Toutes les troupes s'en nour-
« rissent sans ressentir aucun mauvais effet; elle n'a
« d'autre inconvénient que d'avoir moins de goût. Il n'est
« pas même sûr que la chair des animaux qui succombent
« à cette épizootie soit nuisible : cependant, à Paris, la
« police s'oppose à son débit. »

« ..... Les troupes alliées ont mangé de la viande des

---

(1) *Instruction sommaire sur l'épizootie contagieuse qui vient de se
déclarer parmi les bêtes à cornes dans le département du Pas-de-Calais,*
1816.

« animaux affectés de cette maladie avant leur arrivée en
« France. On en a fait usage dans tous les départements
« où elles ont porté la contagion. Tout Paris et les envi-
« rons, toutes les troupes qui l'occupaient et l'entouraient
« s'en sont alimentées pendant plus de deux mois; les
« malades même en usaient dans les hôpitaux; on n'a
« pas observé que le nombre en eût été augmenté. Il n'y a
« eu d'épidémie ni parmi les troupes ni parmi le peuple,
« et le typhus, qui avait précédé l'épizootie, disparaissait
« alors. »

Dans une note du même rapport on lit : « On a géné-
« ralement fait usage de la viande des animaux malades
« dans toutes les grandes épizooties, et on n'a jamais
« remarqué d'épidémies des suites de cette nourriture.
« Quelques faits isolés ne peuvent rien contre l'expérience
« d'un siècle, faite en grand, et répétée malheureuse-
« ment à des époques très-rapprochées. Dans ces derniers
« temps encore, les animaux de la ménagerie du Muséum
« d'histoire naturelle ont mangé beaucoup de viande de
« bêtes affectées de l'épizootie; il n'y a point eu de mala-
« dies parmi eux. »

Mais le document le plus précis et le plus complet sur
la question est un mémoire que Coze, alors doyen de la
Faculté de médecine de Strasbourg, membre du conseil
de défense pendant le blocus, section des hôpitaux, a
a adressé, le 2 juin 1816, à la Société d'agriculture de
Boulogne. Ce mémoire contient un grand nombre de faits
d'une authenticité irrécusable et propres à la résoudre
définitivement. En voici un extrait publié par la Société
elle-même :

« Après la première invasion du département du Bas-
Rhin par les troupes alliées, l'épizootie s'est répandue
dans la presque totalité des communes de ce département.

Partout les bêtes attaquées de la maladie contagieuse étaient, lorsqu'elles n'offraient plus d'espoir de guérison, abattues par les propriétaires qui en livraient la viande au public. Ainsi la presque totalité des vaches atteintes de l'épizootie a été consommée dans les campagnes ou dans les villes du Bas-Rhin, et l'usage de ces viandes n'a causé aucune maladie aux personnes qui s'en sont nourries.

« Les bouchers qui abattaient le bétail attaqué du typhus, qui l'écorchaient, qui le dépeçaient, n'en furent nullement incommodés. En 1814, il y eut une époque où, la consommation ne pouvant plus se trouver en rapport avec la quantité de bêtes attaquées du typhus, on en a laissé mourir un assez grand nombre. Les gens de la campagne qui les enterrèrent n'en éprouvèrent aucun inconvénient. Coze a fait ouvrir beaucoup de vaches mortes du typhus dans les environs de Strasbourg.

« Lors de la première invasion de la France par les troupes alliées, le typhus des bêtes à cornes a été introduit dans la plupart des départements du royaume par les troupeaux de bœufs qui marchaient à leur suite. On a vu en très-peu de temps l'épizootie exercer ses ravages aux environs de Paris, dans la Champagne, la Bourgogne, le Lyonnais, la Franche-Comté, la Lorraine, l'Alsace, le Palatinat et même l'Allemagne. Les troupes alliées ne consommaient donc que des viandes qui provenaient de bêtes attaquées du typhus. Il en a été de même en Alsace, dans l'invasion de 1815. L'épizootie fut répandue avec rapidité dans le département du Bas-Rhin, dès le commencement de l'été, a continué jusqu'au mois de janvier 1816, et les alliés n'ont reçu pendant six mois dans leurs distributions que des viandes provenant de bestiaux attaqués du typhus.

« Les Juifs étaient leurs fournisseurs : ils achetaient

les bêtes malades à vil prix, et les abattaient pour la consommation des différents corps de troupes. Les boucheries des villes et des villages étaient approvisionnées en
grande partie de la même manière et par la même classe
d'hommes. On ne mangeait, pour ainsi dire, que des
viandes provenant de bestiaux malades, et personne n'en
a été incommodé.

« Cette viande a moins de saveur que celle d'un animal
bien portant; elle est fade, donne un bouillon douceâtre,
faible et peu appétant. Il paraît que la maladie altère le
principe extractif, aromatique, colorant, savoureux, connu
sous le nom d'osmazôme.

« C'est pendant le blocus de 1815 qu'on a acquis à
Strasbourg la preuve complète que l'usage de la viande
des animaux attaqués du typhus contagieux n'est nullement dangereux. On peut, dit Coze, sans craindre d'exagérer, estimer la quantité des bêtes à cornes qui se trouvaient dans la place à 4,000 au moins.

« Dans les derniers jours du mois de juin, le troupeau
d'approvisionnement de siége, qui se trouvait réparti dans
les villages des environs de Strasbourg, est entré dans la
place, et avec lui l'épizootie, car il en était attaqué depuis
quelque temps. Bientôt après, la contagion s'est répandue
en ville dans les écuries militaires, dans les écuries des
particuliers. Ainsi, à dater du milieu de juillet, la contagion étant devenue presque générale, on a vendu dans
les boucheries plus de viande provenant de bêtes malades
que de bêtes saines, et chaque habitant en a consommé
sans s'en douter.

« Si les habitants de Strasbourg se nourrissaient alternativement de chair de bêtes saines ou malades, selon
que le hasard en décidait dans les boucheries, il n'en était
pas de même de l'armée campée sous les murs de la ville

et de la garde nationale soldée, qui recevaient des rations des magasins militaires. Pendant tout le blocus de 1815, il n'a pas été abattu une seule bête dans l'état de santé pour les distributions à faire aux troupes. J'ai d'autant plus droit d'affirmer ce fait, dit Coze, que j'ai toujours été membre de la commission chargée de la conservation du troupeau d'approvisionnement, et je savais journellement ce qui se passait.

« Ainsi, généraux, officiers, employés, gardes nationales, soldats, hôpitaux militaires, n'ont reçu pendant plusieurs mois, dans les distributions, que de la viande qui provenait de bœufs atteints de l'épizootie ou du typhus contagieux.

« La consommation journalière ne suffisant pas, pour utiliser la viande des animaux malades, on s'est vu forcé d'en saler une partie. Cette salaison, faite avec soin, a assez médiocrement réussi; on n'aurait pu la conserver longtemps; mais il faut observer qu'elle a été faite au milieu de l'été, époque à laquelle ces sortes de préparations ne se font que dans les cas d'urgence ou de nécessité absolue. Quoi qu'il en soit, cette viande a été distribuée aux troupes après le blocus et consommée comme la viande fraîche.

« C'est ainsi qu'un millier de bœufs de la grande taille, malades la plupart au plus haut degré, puisqu'un assez grand nombre ont été égorgés au moment où ils allaient expirer, ont été consommés avant et après le blocus, et personne n'en a été incommodé. Il y avait très-peu de malades dans les hôpitaux, et leur nombre n'était pas en rapport avec la force de l'armée.

« Mais on pourrait objecter, ajoute Coze, que l'effet d'une nourriture insalubre pourrait bien ne pas être immédiat et dans la suite donner lieu à des maladies épidémiques plus ou moins graves. Cette objection, répond-il, tomberait à faux. Depuis l'automne dernier, il y a eu moins de malades que dans les années ordinaires, et la mortalité est au-dessous du terme moyen à Strasbourg depuis plus d'une année.

« On peut assurer, et c'est la conclusion que je tire de l'observation et de l'expérience, que l'usage des viandes provenant de bœufs attaqués du typhus, communément appelé épizootie, n'est nullement nuisible à la santé des personnes qui s'en nourrissent. »

La guerre de 1870-1871 a reproduit les mêmes circonstances et permis d'observer les mêmes faits. Après le siége de Paris, la peste bovine ayant sévi avec une grande intensité sur les troupeaux de ravitaillement, durant plusieurs semaines la population affaiblie n'a consommé que de la viande provenant d'animaux malades, et sa mortalité n'a pas augmenté, au contraire, les moins valides ayant diparu par la forte mortalité du siége. Il en a été de même pour les populations de plusieurs départements envahis durant toute l'année 1871.

De telle sorte qu'on ne trouverait plus maintenant un seul homme compétent qui, se fondant sur l'observation, pût contester l'innocuité complète de la viande provenant d'animaux typhiques. Les contestations ou les doutes ne s'appuient que sur des généralités hypothétiques relatives à la prétendue communication des maladies virulentes par les voies digestives. De telles affirmations dogmatiques, produites en des matières si graves, où sont engagés tant d'intérêts de premier ordre, attestent seulement la légèreté prétentieuse de leurs auteurs. Il n'y a lieu d'en tenir aucun compte en présence de faits pratiques si nombreux et si concluants. C'est la connaissance de ces faits qui nous a, pour notre compte, constamment guidé dans

la prescription des mesures sanitaires que nous avons eues
à faire exécuter pour arriver à l'extinction des foyers d'infection de la peste bovine.

On peut donc considérer comme acquis à la science
que la consommation des bêtes abattues est sans aucun
danger pour la santé des populations, dans l'intérieur de
ces foyers. Leur viande n'est insalubre à aucun degré,
dans la véritable acception du mot. Mais comme il n'est
pas toujours possible de lui trouver sur place un nombre
suffisant de consommateurs, il s'agit de savoir si elle peut
sans inconvénient être transportée au dehors, vers les
grands centres de consommation. L'expérience s'est encore ici prononcée, et nous nous sommes assuré sur une
grande échelle qu'en prenant certaines précautions qui
vont être indiquées, cette viande arrive sur les marchés
d'approvisionnement sans communiquer sur son passage
la contagion, en admettant qu'elle soit capable de la
transmettre pratiquement, ce qui n'est pas bien prouvé;
car il ne faut point confondre à cet égard la valeur des
expériences de laboratoire avec ce qui résulte de l'observation.

Quoi qu'il en soit, il suffit d'envelopper la viande suspecte
ou de l'emballer dans des paniers et de la transporter sans
arrêt dans des wagons fermés et surveillés avec soin et affectés exclusivement à cet usage, pour se mettre complètement en garde contre toute chance de contagion. Avant d'y
placer d'autres marchandises, ces wagons seront désinfectés avec une grande attention et sous la surveillance d'un
agent spécial de l'administration, ainsi du reste que ceux
qui sont affectés au transport des animaux suspects, en
temps d'épizootie. Cette précaution, prise invariablement
sur tous les chemins de fer allemands, est de première nécessité. Elle est une garantie sûre et nécessaire pour la fortune

publique et privée ; et elle devrait être appliquée indistinctement à tous les wagons ayant contenu du bétail de quelque provenance qu'il soit. Le peu de frais qu'elle occasionne ne sont pas à prendre en considération en présence des résultats qu'elle assure et dont le principal est de ne point soustraire à la consommation une quantité considérable de la plus précieuse des matières alimentaires. Il faut faire entrer en ligne aussi les peaux, le suif et les autres débris des animaux abattus, dont la valeur peut être utilisée après qu'ils ont été convenablement désinfectés par les procédés sûrs dont dispose maintenant la science et que nous indiquerons en leur lieu.

A l'occasion du sujet qui vient de nous occuper, nous voulons consigner une réflexion relative à l'approvisionnement des armées en campagne, pour lesquelles les parcs de bestiaux sont toujours un si grand embarras, indépendamment du rôle que nous leur avons toujous vu jouer dans la propagation de la peste bovine. Il nous semble que les acquisitions de la science et de l'industrie permettent d'atténuer les inconvénients qu'ils entraînent, sinon de les supprimer tout à fait.

L'expérience de ces dernières années a établi que l'art de conserver les viandes, sans salaison, bien entendu, est arrivé à un tel degré de perfectionnement que, sous le rapport de la saveur et des qualités nutritives, ces viandes se distinguent à peine des viandes fraîchement abattues, surtout quand on les compare à celles dont disposent les troupes en campagne. On sait que l'Amérique et l'Angleterre en font un usage journalier dans les stations lointaines de toutes les contrées du monde. Ne pourrait-on pas, dans le plus grand nombre des cas, substituer ces viandes conservées à la viande fraîche que fournissent les parcs d'approvisionnement des armées ? On supprimerait

ainsi les convois considérables qui gênent tous les mouvements des troupes et qui répandent si souvent la contagion
sur leur passage. Que de pertes ainsi épargnées aux pays
envahis! Quelle économie pour le Trésor public! Elle se
chiffrerait par des centaines de millions.

Le soldat de son côté y trouverait de grands avantages.
Par la facilité avec laquelle les viandes conservées seraient
transportées, il aurait la certitude de trouver sa ration en
un lieu déterminé, si les circonstances s'opposaient à ce qu'il
l'emportât avec lui comme ses autres vivres de campagne.
Son alimentation serait plus salubre, car la viande des
animaux de parc est souvent appauvrie par les fatigues,
les souffrances et les privations imposées aux animaux par
les marches et contre-marches des armées.

Avant de quitter ce sujet, d'une importance très-grande
à cause des dissidences dont il est l'objet quand il s'agit
de discuter sur les mesures les plus propres à éteindre les
foyers d'infection de la peste bovine, il convient d'insister
à l'égard d'un point tout pratique. En conseillant de ne
pas soustraire aux subsistances publiques la viande des
animaux atteints de cette peste, comme le voudraient dans
tous les cas les esprits absolus qui ne tiennent point
compte des nécessités de premier ordre imposées en ces
matières complexes aux esprits pratiques cherchant à
atteindre le but en conciliant tous les intérêts en présence,
nous n'entendons point que, même dans l'intérieur des
circonscriptions infectées, le colportage de la viande puisse
s'effectuer sans être soumis à des mesures de précaution,
dont la prescription serait d'ailleurs rendue inutile, si les
intéressés étaient mieux éclairés sur les dangers possibles
de sa circulation. Nous sommes convaincu que ces dangers
se réduisent, en réalité, à fort peu de chose, sinon à
rien, car l'étude attentive que nous avons faite de la ques-

tion nous a appris que les appréhensions à leur égard sont plus subjectives que vraiment expérimentales; mais comme, une fois l'intérêt essentiel satisfait, il vaut mieux aller au delà du but que de rester en deçà, nous admettons qu'on soumette le débit de la viande fraîche à toutes les mesures de surveillance capables d'empêcher que cette viande ait des rapports directs avec les animaux vivants auxquels elle pourrait transmettre la contagion.

USAGE DES DÉBRIS FRAIS : PEAUX, CORNES, SUIFS, LAINES, POILS. — En nous occupant des voies par lesquelles cette contagion peut être transmise, nous avons vu qu'il n'est pas pratiquement démontré que les peaux et leurs appendices cornés, à l'état frais, que les suifs bruts ou en branche aient joué à cet égard un rôle important. Il n'y a point de faits bien nets qui démontrent la communication par leur voie. Dans ceux qui sont invoqués, il n'est point possible de distinguer ce qui leur appartient de ce qui peut être attribué à d'autres conditions tout aussi plausibles; ces faits se rapportent constamment à des milieux déjà infectés. Toutefois, il sera toujours sage de prescrire des mesures de désinfection, avant de permettre l'usage ou le transport des peaux fraîches et des suifs non fondus ou en branche. Ces mesures sont peu coûteuses et au demeurant peu gênantes, quant à leur exécution. Dussent-elles être superflues, il faudrait s'y astreindre. La salaison des cuirs, ou mieux leur immersion dans l'eau phéniquée, ou préférablement le lavage dans l'eau chlorurée, ainsi que celles des cornes et des ongles, la fonte du suif, seront d'une efficacité incontestable pour prévenir les dangers de propagation de la contagion.

Mais quant au commerce international des matières dont il s'agit, Renault a trop magistralement démontré que jamais, dans l'état où elles arrivent sur notre territoire, et à la façon dont elles y sont utilisées, elles n'y ont introduit la contagion, pour qu'on puisse songer à considérer comme nécessaire ou seulement comme utile d'y mettre des entraves. Tout au plus, poussant la précaution à l'excès, pourrait-on exiger que les peaux, les matières cornées et les suifs provenant des lieux suspects fussent soumis à la désinfection avant de permettre leur entrée.

On sait, en effet, que les peaux de ces provenances sont ou complétement desséchées ou salées, de manière à prévenir leur altération ; que les suifs sont toujours fondus et que, dans ces conditions, ces produits peuvent être expédiés sans danger pour les animaux des pays où ils arrivent.

Dans l'état de la science, les mesures prohibitives ne pourraient donc avoir que le caractère de l'arbitraire irréfléchi, imposant un dommage gratuit en vue d'un danger imaginaire. Autant la sollicitude éclairée de l'administration publique commande le respect quand elle a pour effet de sauvegarder des intérêts réels, autant le zèle intempestif et non justifié nuit à l'autorité de ses décisions. C'est à bon escient seulement que les intérêts privés doivent être sacrifiés à l'intérêt public. Dans le cas présent, celui-ci n'est pas en jeu.

En retraçant l'histoire des épizooties de peste bovine, et en examinant les voies par lesquelles le fléau s'est toujours propagé, à toutes les époques, nous avons fait voir que les peaux, les cornes, les suifs importés des lieux suspects n'y ont jamais eu aucune part. Le commerce intérieur et le commerce extérieur de ces débris peuvent donc sans inconvénient rester libres, sous les conditions indiquées par excès de précaution. A cet égard encore, l'induction théorique ne saurait prévaloir sur les enseignements de l'observation la plus générale et la mieux contrôlée.

DE L'INOCULATION.

Histoire et valeur pratique de cette mesure sanitaire.

Dans la première moitié du xviii° siècle, la peste bovine s'était tellement propagée en Europe qu'on dut chercher, par tous les moyens, à en empêcher la contagion. A cette époque, on rapprochait assez généralement cette maladie de la variole ; aussi sembla-t-il naturel d'essayer pour la première ce que Jenner avait imaginé pour la seconde, c'est-à-dire l'inoculation préventive. Dans l'état actuel de la science, nous n'avons pas pu penser qu'il fût nécessaire de discuter un tel rapprochement.

Nous nous bornerons seulement à rappeler que Ramazzini et Lancisi, dans la description qu'ils ont faite de la peste bovine qui envahit l'Italie en 1711, signalent les premiers l'analogie, souvent l'identité qui existerait entre cette épizootie et la variole. Les médecins de Genève, en 1714, Mortimer et Layard, en Angleterre, en 1758, plusieurs auteurs français, entre autres Vicq-d'Azyr, en 1775, et Dupuy, en 1815, adoptèrent les opinions de Ramazzini et de Lancisi.

L'idée émise dans le siècle dernier que la peste bovine n'est autre qu'une maladie varioleuse, a été reprise en 1865 par le docteur anglais Murchison.

Pour élucider cette question, M. Bouley a provoqué l'expérience suivante :

En 1865, huit vaches ayant fourni pendant plusieurs jours du virus pour les vaccinations pratiquées par le docteur Lanoix, et provenant d'un service qu'il avait institué à cet effet, furent envoyées par les soins de M. H. Bouley en Angleterre, où régnait alors la peste bovine dans toute son intensité. Mises en contact avec des bêtes malades, elles contractèrent toutes le typhus contagieux, soit par simple cohabitation, soit par inoculation.

Ce résultat prouve l'inanité absolue de la doctrine de l'identité de ces deux affections.

Mais revenons à l'inoculation de la peste bovine, à laquelle on a attaché une idée de préservation et d'atténuation de la gravité du mal provoqué artificiellement.

Un Anglais, Dodson, en 1746, fit les premières tentatives, qui restèrent sans succès. De 1746 jusqu'à 1800, beaucoup d'expériences furent faites en France par Courtivron; en Hollande, par Roseman, Rœll, Task, Schwenk, Grashius, Camper, Van Dœverer, Munnick, Eder, Witer; dans le duché de Mecklembourg, par Oerzen. L'inoculation fut faite soit au moyen d'eschares d'éruptions cutanées d'une bête malade, soit avec de la graisse fraîche, du pus de bonne qualité, du sang, des larmes, du jetage, des lambeaux de peau fraîche, etc.

Elle réussit le plus souvent; mais elle resta quelquefois sans effet, c'est-à-dire que des animaux inoculés, les uns, le plus grand nombre, tombèrent malades, les autres, la minorité, furent réfractaires. Les premiers guérirent ou succombèrent. Les proportions de ceux qui subirent l'un ou l'autre sort furent variables : inférieures dans des cas, supérieures dans d'autres aux chiffres de la mortalité particuliers à la peste bovine. Les manifestations du typhus inoculé furent les mêmes que celles du typhus naturel; mais, en général, moins intenses et plus faciles à supporter. Enfin les bêtes qui résistèrent au typhus inoculé furent tantôt accessibles, tantôt réfractaires à la contagion par inoculation ou par voie naturelle.

En somme, à la fin du XVIIIe siècle, le résultat ne parlait pas en faveur de l'inoculation générale. On admettait pourtant qu'elle pouvait être appliquée là où l'épizootie prenait naissance.

Les expériences ont été continuées depuis 1800 en Prusse, en Autriche et en Russie.

En Prusse, sur 68 bêtes à cornes inoculées par le professeur Sick, dans l'année 1801, 45 moururent ; sur 4 inoculées en 1814 par le docteur Namsler, 1 succomba.

En Autriche, les résultats partiels obtenus dans plusieurs provinces paraissent avoir été plus favorables, de 1827 à 1851 ; toutefois, suivant le professeur Rœll, de Vienne, ils ne sont pas de nature à encourager des tentatives sérieuses en vue de la prophylaxie de la peste bovine.

C'est surtout en Russie qu'ont été faites des expériences sérieuses et intéressantes, à l'instigation du professeur Jessen, qui, assurant que la peste bovine naissait dans les steppes, conseillait, pour la faire disparaître, de pratiquer l'inoculation prophylactique dans ces pays.

Voici le résultat de ces expériences :

Durant l'année 1853, à Kharkow et à Koursk, on opéra dans des localités où l'épizootie sévissait, dans d'autres où elle déclinait et dans celles où la santé générale était bonne. On employa du virus de bêtes atteintes de la maladie naturelle, puis du virus de bêtes inoculées, reporté à d'autres et de celles-ci à d'autres encore, jusqu'à quatre et même dix générations.

Sur 662 animaux inoculés, 413 présentèrent à des degrés différents les atteintes de la maladie, du quatrième au dixième jour, et 73 moururent. Quelques-uns ont été soumis à la contagion et se sont montrés réfractaires. Les résultats ont été variables dans les diverses expériences, sans qu'on ait pu apprécier l'influence des circonstances.

A Guiderime, dans le gouvernement de Kherson, Jessen inocula le typhus avec du virus de première et de deuxième

génération. Il en prit une fois sur des bêtes devenues
malades après avoir été enfermées avec des animaux inoculés. Dans une expérience il y ajouta de l'eau. Le virus
délayé produisit le même effet que le virus pur. Sur 52
bêtes inoculées, 26 tombèrent malades et 9 moururent.

Dans le gouvernement de Viatka, on se servit du virus
des quatre premières générations. Sur 21 bêtes inoculées,
13 furent malades, 8 succombèrent. Le virus de première
génération n'était pas plus puissant que celui des suivantes. Les animaux restés sains furent, à plusieurs reprises,
exposés à la contagion naturelle, mais sans effet.

De 1854 à 1860, de nombreuses inoculations furent
faites dans les gouvernements de Kharkow, Koursk,
Kherson, Kasan, Mohilew, Smolensk et Poltawa, dans la
horde moyenne de Kirghis, et à Dorpat. On les fit dans
des circonstances variées, avec du virus des dix premières
générations, avec du virus frais et du virus conservé pendant un temps plus ou moins long, sur des veaux, sur des
animaux adultes : mêmes résultats que précédemment ;
mêmes conclusions. On observa généralement que le virus
conservé plus de trente jours perdait de son efficacité.
Le nombre des animaux qui succombèrent à la maladie
inoculée fut encore assez restreint et ceux qui la suppor-
tèrent se montrèrent le plus souvent doués de l'immunité
dans la suite.

On ne s'en tint pas encore là. Dès 1857 le ministre de
l'intérieur, demandant un jugement décisif sur la question
de possibilité et d'utilité d'introduire dans toute la nouvelle Russie l'inoculation de la peste, avait fait nommer
une commission chargée de résoudre les points encore
douteux.

Celle-ci, après avoir examiné les résultats obtenus jusqu'alors, et admettant d'ailleurs que les quarantaines et

les mesures hygiéniques seules étaient insuffisantes, jugea
que, si l'inoculation du typhus ne pouvait pas être comparée à celle de la vaccine, comme préservatif général,
elle servirait au moins, surtout dans les pays des steppes,
à restreindre les ravages de la peste. Toutefois, avant de
donner une décision définitive, elle vit la nécessité de faire
de nouvelles expériences sur une grande échelle, au moins
pendant trois ans.

A cet effet, deux établissements d'inoculation furent
ouverts en 1860 dans les contrées méridionales et orientales des steppes de l'empire, où la peste sévit généralement d'une manière moins maligne et où l'inoculation
avait été jusque-là accompagnée d'une perte moindre que
dans le nord. L'un de ces établissements fut institué dans
le gouvernement d'Orenbourg, l'autre dans le gouvernement de Kherson, à Bondarevka.

Voici les résultats obtenus dans chacun d'eux :

A Orenbourg, les expériences furent dirigées par le vétérinaire Kobichew. Les animaux étaient de la race des
bachkirs et de la race kirghisienne ; le virus se composait
de larmes, de salive et de morve des bêtes infectées ; on
l'inoculait au moyen de fils de laine passés en sétons ; on
en gardait quelquefois pendant plusieurs jours et même
plusieurs mois, dans des flacons hermétiquement fermés.

En 1860, on inocula 64 bêtes à cornes, parmi lesquelles
43 bœufs de un à trois ans, 6 veaux et 12 vaches de
différents âges, jusqu'à sept ans. 36 tombèrent malades et
13 moururent à la suite d'une première inoculation. Les
bêtes épargnées furent inoculées deux, trois et quatre fois ;
il y eut encore 17 malades et 7 cas de mort.

On reconnut encore que le virus de plusieurs générations ne perdait rien de son efficacité.

En 1861, des expériences variées ont été faites sur 151 bêtes, 138 ont eu la peste et 49 sont mortes.

Les résultats ont conduit aux conclusions suivantes :

1° De toutes les matières virulentes, les larmes et les mucosités du nez ont paru être les plus actives ; cependant il est arrivé souvent que même ces matières de virus, à l'état frais et bien conservées, n'ont produit aucun effet.

2° L'inoculation peut être pratiquée avec succès au cou, aux oreilles et à la queue.

3° Le virus paraît perdre de son efficacité dans les expériences faites en hiver, à la cinquième génération, et, en été, à la sixième génération ; d'un autre côté, dans les expériences faites en automne, le virus gagne en malignité à chaque génération ; et, au printemps, par un ciel pur, il ne produit aucun effet, même à la première génération.

4° On ne peut pas dire avec certitude au bout de combien de temps le virus perd sa vertu pestilentielle : l'expérience a démontré l'année précédente que le virus conservé dix-huit et même trente-trois jours produisait son effet ; mais, en 1861, le virus conservé neuf jours n'a donné aucun résultat.

5° A part une exception, cette année toutes les bêtes malades à la suite de l'inoculation présentèrent les premiers signes du quatrième au neuvième jour et la mort arriva toujours cinq jours après.

6° Les veaux nés de vaches qui ont subi la peste inoculée ne sont pas garantis de la contagion.

7° Les conditions atmosphériques ont une grande influence sur le développement et l'issue de la maladie. Par un temps humide et froid, elle est grave chez les bêtes soumises à l'inoculation. Le froid sans humidité n'a pas une mauvaise influence sur les animaux inoculés. Un temps chaud modéré est le plus favorable pour l'inoculation.

En 1862, 167 bêtes furent inoculées une ou plusieurs fois. Il y eut 130 malades et 51 pertes; 12 présentèrent des symptômes douteux.

Les bêtes ayant réellement eu la peste se montrèrent réfractaires à la contagion, tandis que la maladie atteignit celles qui avaient résisté à l'inoculation ou qui n'avaient présenté que des symptômes douteux.

D'autres points furent éclaircis, à savoir :

1° Le bétail de la race kirghisienne supporte mieux la peste inoculée que celui de la race bachkirienne et de ses métis.

2° Parmi les bêtes de la race bachkirienne, la mortalité sévit avec le plus de force sur les jeunes bœufs de deux ans et les veaux femelles de un an; les vaches sont le plus épargnées.

3° Le virus ne s'affaiblit pas jusqu'à la quinzième génération.

4° Le virus pestifère frais est le plus efficace.

5° Le virus conservé de un à vingt-trois jours reste sans effet huit fois sur treize.

En 1863, on s'assura encore que la race kirghisienne supportait mieux la peste que la race bachkirienne; et que les bêtes inoculées avec succès en 1860, 1861 et 1862 étaient bien réfractaires à la contagion naturelle. Des expériences ultérieures feront savoir si elles conserveront cette propriété toute leur vie.

Dans une expérience, des bêtes ayant, quelque temps auparavant, éprouvé la peste, se montrèrent incapables d'infecter des animaux sains. Des brebis mises en contact avec un troupeau de bêtes à cornes envahi par la peste ne présentèrent pas la moindre indisposition.

Dans le gouvernement de Kherson, l'inoculation fut faite au moyen de fils de laine ou de coton passés sous la peau du cou. Le virus d'inoculation fut conservé de la manière suivante : Les fils de laine, imbibés de larmes, de salive et de mucosités du nez, prises sur des animaux malades de la peste, furent tenus soigneusement dans un flacon qui, fermé avec un bouchon de verre poli et enduit d'une substance visqueuse, fut conservé dans une caisse de fer-blanc remplie de charbon en poudre.

Les expériences furent dirigées par le vétérinaire Serguejew.

En 1860, la peste fut inoculée à 35 bêtes appartenant au gouvernement et à 23 bêtes appartenant à des particuliers ; 9 furent atteintes, 6 guérirent et 3 moururent.

Le virus pris sur ces 9 bêtes fut inoculé à 4 autres qui ne présentèrent que de légers accès.

Le virus conservé un mois et demi fut inoculé à 2 animaux qui tombèrent gravement malades.

Conservé quatre, cinq et six mois, il ne produisit presque pas d'effet.

En 1861, l'inoculation de la peste fut faite à 477 bêtes, savoir : à 449 bêtes avec du virus gardé de un mois et vingt et un jours à dix-sept mois et quatorze jours, et à 28 bêtes avec du virus gardé de un à sept jours.

Le virus conservé cinquante et un jours ne fut inoculé qu'à 2 bêtes : 1 tomba très-légèrement malade.

Le virus conservé de deux à quatre mois et quelques jours fut inoculé à 131 bêtes dont quelques-unes restèrent saines et les autres présentèrent quelques légers accès.

Le virus conservé de cinq à huit mois fut inoculé à 62 bêtes : même résultat.

Le virus conservé de trois à douze mois fut inoculé à 249 bêtes : même résultat encore.

Le virus conservé dix-sept mois et quatorze jours fut communiqué à 5 bêtes sans effet.

Du virus frais de un à sept jours fut inoculé à 28 bêtes dont 6 tombèrent gravement malades, 8 légèrement et 6 très-légèrement.

On fit en même temps des expériences de vérification. Des animaux inoculés furent exposés avec des animaux sains à la contagion naturelle. Les premiers résistèrent, les seconds furent atteints de la maladie.

En 1862, on continua les expériences sur la conservation du virus.

Le virus conservé de un mois à six mois et vingt-quatre jours ne produisit sur 185 animaux que de très-légers accès, tandis que le virus frais détermina comme toujours des accidents graves chez un bon nombre d'animaux, et la mort pour quelques-uns.

Enfin, en 1863, de nouvelles expériences entreprises dans le même but donnèrent des résultats identiques aux précédents.

Ces résultats sont très-intéressants, en ce qu'ils démontrent expérimentalement l'immunité acquise par les animaux sur lesquels se sont manifestés, à la suite d'inoculation, les symptômes de la peste bovine bénigne. Si de nouveaux essais eussent confirmé ces premières tentatives, la pratique de cette opération aurait pour le bétail des steppes une grande importance; elle en augmenterait considérablement la valeur commerciale; car, ainsi prémuni contre les atteintes ultérieures de la terrible maladie, il pourrait en sortir sans danger pour les pays occidentaux qui l'importent. C'est dans cette pensée qu'ont été faites les tentatives persévérantes de Jessen, et que le gouvernement russe les a soumises au contrôle de l'expérimentation officielle. Malheureusement, ce contrôle, ainsi qu'on l'a vu, n'a guère été favorable, eu égard à la mortalité moyenne de la peste bovine dans la région des steppes. Il a montré que celle-ci ne dépasse pas beaucoup la mortalité occasionnée par l'inoculation. C'est pourquoi la pratique n'en a pas été adoptée.

M. le professeur Jessen, de Dorpat, croyant que la peste prenait naissance dans la région des steppes où il opérait, se flattait aussi de l'espoir d'arriver à l'éteindre sur place par l'inoculation générale des animaux. C'était là une illusion que sont venues détruire de fond en comble les discussions des congrès vétérinaires internationaux, en montrant qu'il faut aller chercher jusque dans l'extrême Orient l'origine de la maladie. Les steppes de la Russie, comme les régions les plus occidentales, la gagnent par contagion, seulement d'une façon plus fréquente ; mais parviendrait-on à connaître les localités où sévit la peste bovine que la mise à exécution de l'inoculation y rencontrerait des obstacles insurmontables ; et si, par impossible, on arrivait à les surmonter, on ne tarderait pas à y renoncer en raison des cas de mort qui s'élèvent à un chiffre presque aussi considérable qu'à celui que provoque la peste bovine naturelle.

L'idée de la possibilité de l'extinction de la peste bovine par l'inoculation ne me semble donc pas réalisable. Dans l'état actuel des choses, il importe beaucoup plus de proclamer ce fait que de le laisser ignorer. C'est un ennemi dont il faut s'accommoder et contre lequel on doit employer toutes les ressources de la science pour le prévenir, le limiter dans ses ravages et l'étouffer aussitôt dans les lieux mêmes où il fait ses premières manifestations.

L'enseignement du passé, relatif à l'inoculation, n'a pas porté ses fruits. Cette pratique sanitaire, si sévèrement appréciée à l'étranger, a séduit, à l'occasion de la

peste bovine de l'Angleterre et de la Hollande, en 1865 et
1866, quelques publicistes, qui ont demandé avec insis-
tance la création d'une commission internationale, chargée
de la réaliser. Entre autres problèmes, celui du défrichement des steppes, en vue de l'assainissement du pays,
leur paraissait tout simple à poser. Dans l'ordre des théories spéculatives, les difficultés n'existent pas ; sur le terrain de la saine pratique, c'est différent. On sait maintenant
que la solution de ce problème, celui-ci fût-il abordable, ne
changerait absolument rien aux sévices de la peste bovine,
dus à la contagion. Depuis, et à l'occasion surtout de l'épizootie de 1871, les mêmes personnes ont réclamé l'inoculation générale du bétail des régions françaises envahies,
comme le meilleur moyen d'arriver à l'extinction des foyers
d'infection. Ce moyen, en effet, eût été on ne peut plus
efficace, en ce sens qu'il eût assuré la disparition à peu
près complète des animaux sur lesquels la maladie pouvait avoir prise. On sait, en effet, qu'il n'y a aucune différence sensible entre la mortalité naturelle et celle qui suit
le typhus communiqué par inoculation. La seule différence
est que celle-ci ferait à coup sûr disparaître les chances
qu'ont toujours un certain nombre d'animaux d'échapper
à la contagion, sans rien ajouter à celles des sujets naturellement doués de l'immunité. La question ayant été résolue pour la Russie dans le sens défavorable que nous
avons vu, par les résultats des expériences faites avec soin,
à plus forte raison en doit-il être de même chez nous.
L'inoculation ne compte plus, du reste, en Europe un seul
partisan parmi les savants spéciaux réputés les plus compétents. Dans les congrès vétérinaires internationaux qui
se sont succédé depuis 1863, à Hambourg, à Vienne, à
Zurich, personne n'en a soutenu la pratique. Elle a été,
au contraire, unanimement écartée des mesures de police

sanitaire recommandées comme les seules efficaces aux gouvernements européens.

Et pour ne laisser dans l'esprit de nos lecteurs aucun doute, nous rappellerons que la commission instituée en 1863 par le gouvernement russe pour étudier cette question, a reconnu dans le procès-verbal de ses opérations, en date du 6 janvier 1864, qu'il y avait lieu :

1° De fermer les établissements d'inoculation d'Orenbourg et de Kherson ;

2° De cesser comme inutile tout nouvel essai d'inoculation.

La commission s'appuie sur ce fait que des observations recueillies « avec les soins les plus minutieux et avec un contrôle exact parlaient plus en leur faveur que mille expériences faites sans une appréciation critique et sans le discernement des circonstances accidentelles. »

Un savant russe dont personne ne contestera l'autorité, le professeur Pelikan, ne croit pas à la possibilité de l'extinction de la peste des bêtes à cornes en Russie. au moyen de l'inoculation, dans les endroits où elle prend naissance, dans les gouvernements des steppes, des régions du sud et du sud-est de l'empire. Les renseignements que nous avons reçus tout récemment de la direction du service médical au ministère de l'intérieur, à Saint-Pétersbourg, confirment les résultats exposés plus haut relatifs à l'inoculation considérée comme moyen de préservation de la peste bovine.

Mais l'inoculation aurait-elle donné de meilleurs résultats sur les bêtes à cornes des steppes, chez lesquelles elle revêt dans l'immense majorité des cas un caractère incontestablement bénin, qu'il n'y aurait pas lieu de le pratiquer sur les animaux de l'Europe centrale ou occidentale ! L'expérience a démontré que, chez les races de ces contrées, la peste bovine inoculée est aussi dangereuse que la maladie communiquée naturellement. Nous ajouterons que l'inoculation sur une vaste échelle aurait encore le grave inconvénient de transporter la contagion partout et de créer un danger permanent qui ne pourrait avoir que funestes conséquences pour l'industrie animale de notre pays.

MESURES DONT LES MOUTONS PEUVENT ÊTRE L'OBJET. — Les faibles chances qu'ont les bêtes ovines de contracter la peste, lorsqu'elles sont exposées à l'influence d'un foyer intense de contagion, ne permettent pas de les négliger complétement dans l'indication des mesures préventives. Toutefois il convient de rester, à cet égard, dans des limites qui soient en rapport avec la réalité des choses. Dans l'histoire de la peste bovine, les faits les plus probants sont ceux cités par Rœll, par Maresch, par Galambos, etc. ; mais ils sont d'une faible valeur quand on considère les lieux fréquemment envahis où ils se sont produits ; toutefois, ils tendent à établir la possibilité de l'introduction de la maladie dans un pays, par l'intermédiaire des animaux de cette espèce : il n'en existe pas, que nous sachions, pour ce qui concerne leurs toisons livrées au commerce. Les craintes qu'inspirent les bêtes ovines et leurs produits ont donc pour seule base des conditions tellement exceptionnelles qu'elles ne devraient point suffire, en vérité, pour jeter le trouble dans les relations du commerce international, par des prohibitions non justifiées. Tout au plus serait-il permis d'admettre qu'on prescrivît, par excès de précaution, des mesures de quarantaine et de désinfection pour les troupeaux et pour les balles de laine de provenance suspecte, avant leur entrée à la frontière. Pour notre compte, nous sommes convaincu de leur inutilité, habitué que nous sommes à ne raisonner que d'après les faits démontrés.-

En 1865, le gouvernement prohiba l'entrée en France des laines de provenance belge ; l'interdiction fut promptement levée à la suite des réclamations des industriels du département du Nord, sous la condition que cette matière serait conduite directement dans les fabriques ; le retrait de cette prohibition ne provoqua aucun· cas de contagion.

Dans l'intérieur du pays, en temps d'épizootie, il suffira de prescrire l'isolement du troupeau dans lequel se seront manifestés des cas de maladie. L'abattage des animaux suspects serait une mesure dépassant le nécessaire. L'expérience nous a démontré que sur les moutons, ainsi que nous l'avons déjà dit, le mal s'arrête bientôt de lui-même, après avoir fait un petit nombre de victimes. Elle a démontré aussi que le sacrifice de troupeaux entiers, exécuté dans certaines localités, contrairement à la pratique adoptée et recommandée par nous en 1871, n'a eu d'autre effet que de soulever des difficultés relatives à l'application de la loi de 1866 sur l'indemnité, sans aucun profit pour la police sanitaire, l'extension du mal n'en ayant point été entravée.

En conséquence, les mesures générales ou permanentes applicables aux moutons, ainsi du reste qu'à tous les autres ruminants, hormis les bêtes bovines, doivent être inspirées par les risques très-faibles qu'il y a de voir la contagion s'introduire par l'intermédiaire de ces animaux ou de leurs produits. Quant aux mesures provisoires, en temps d'épizootie intérieure, elles se réduisent à l'isolement et à la surveillance des troupeaux accidentellement et très-exceptionnellement atteints. C'est au personnel du service sanitaire qu'il appartient de déterminer si, dans certaines conditions tirées de la configuration des localités atteintes, de l'intensité de l'épizootie, du commerce local, il n'y a pas lieu de suspendre ou de réglementer la circulation des troupeaux.

SUSPENSION DES FOIRES ET DES MARCHÉS.

De la circulation des bestiaux. — La peste bovine étant, de toutes les maladies, celle dont la contagion est la plus redoutée, il importe de tracer, en ce qui la concerne, les règles spéciales à suivre pour l'interdiction de la circulation du bétail dans les régions envahies. A cet égard, il y a lieu de faire fléchir les principes généraux que nous avons posés, lorsque le territoire envahi comporte une certaine étendue. Sur toute cette étendue, les relations commerciales doivent être suspendues sur les animaux d'espèce bovine, et par conséquent l'accès des foires et marchés doit leur être absolument interdit tant que dure l'épizotie. Il est bien difficile de poser des règles tout à fait précises, et les mesures à prendre doivent être laissées à l'appréciation judicieuse des hommes compétents, éclairés par la connaissance des modes de propagation de la contagion étudiés dans le présent chapitre. On recommandera seulement ici de se tenir en garde contre les excès de zèle. En présence d'événements comme celui dont il s'agit, le sang-froid et le calme, qui permettent de juger exactement l'état des choses, sont les principales qualités.

Les marchés clandestins seront surtout l'objet d'une surveillance particulière ; l'autorité ne perdra jamais de vue qu'ils sont la cause principale de la persistance du mal et de la propagation de la contagion. A ce titre, l'attention de ses agents se portera tout spécialement sur les marchands de vaches, sur les commissionnaires en bestiaux, sur les nourrisseurs, les herbagers. Nous avons eu trop souvent à constater que beaucoup de ces derniers ne reculent devant aucun moyen pour arriver à tromper la vigilance du service sanitaire ; c'est ainsi que la suspension d'une foire a eu fréquemment pour effet de provoquer des réunions de bestiaux sur les grandes routes, dans des auberges et dans des prairies, à une distance plus ou moins grande de la localité, siége du marché ; la surveillance dans ces cas est d'autant plus nécessaire qu'elle est devenue plus difficile par suite de la faiblesse des maires et par l'accord tacite qui s'est au préalable établi entre le vendeur et l'acheteur pour la mettre en défaut.

Il y a une source de désastreux abus qu'il faudra réprimer par tous les moyens dont la loi dispose ; c'est pour atteindre ce but que le ministre de l'agriculture et du commerce, dans sa circulaire du 21 août 1871, enjoint aux préfets de défendre avec fermeté tout commerce, toute réunion clandestine de bétail suspect, de surveiller avec une attention soutenue et persévérante le trafic scandaleux auquel se livrent les marchands malhonnêtes, qui achètent à vil prix des animaux dans une localité infectée pour les revendre chèrement dans une autre plus ou moins éloignée.

La circulation par les chemins de fer présente encore un danger plus grand que la circulation par la voie de terre. C'est à la faveur de la rapidité de ce transport que la contagion se répand dans un laps de temps très-court à de très-grandes distances.

De là découle la nécessité de la surveillance la plus active sur toutes les lignes des chemins de fer, notamment aux lieux d'embarquement et de débarquement du bétail. Les instructions les plus sévères seront données aux chefs de gare qui doivent être chargés, d'accord avec la gendarmerie et les agents du service sanitaire, d'assurer l'exécution des prescriptions réglementaires. Dans plusieurs départements, en 1870-71, on a obtenu de bons effets, pour réprimer les infractions aux prescriptions sanitaires relatives à la circulation, du concours des ingénieurs des ponts-et-chaussées, des agents-voyers et des cantonniers.

Dans le cours de l'épizootie de 1871, nous avons pu constater en divers départements dont la surveillance nous était confiée, notamment dans celui d'Eure-et-Loir, que la libre circulation des moutons et des porcs n'a pas eu les inconvénients qui lui sont attribués. Aussi le préfet de ce département s'est-il empressé, sur nos avis, de rapporter les arrêtés prohibitifs qu'il avait d'abord pris en ce qui concerne les animaux d'espèce ovine.

Comme mesure atténuante de la suspension absolue des relations commerciales, on a autorisé le transport par chemin de fer et par la voie de terre des bêtes destinées à la boucherie, sous la condition qu'elles seraient accompagnées de certificats de provenance et abattues dans un délai déterminé. Ces certificats sont délivrés par des agents spéciaux sur les grands marchés et par les maires de la localité de provenance, et comprennent le nombre, le signalement des animaux, ainsi que le lieu d'importation. Ils sont exhibés à toute réquisition, et les intéressés sont tenus, aussitôt leur arrivée à destination, de les faire viser par le maire, qui, après les avoir contrôlés, constate que l'abattage des animaux a eu lieu dans les délais déterminés. Afin de prévenir les abus qui pourraient résulter de la délivrance de ces certificats, ils font retour, dans un laps de temps déterminé, sous la responsabilité des expéditeurs, à l'autorité qui les a délivrés ; mais on comprend que cette mesure ne peut être réellement efficace que si son exécution rigoureuse est assurée par un personnel compétent.

Nous croyons utile de reproduire à cette place l'ordonnance du préfet de police, en date du 13 décembre 1871, parce qu'elle fait connaître d'une manière précise le mode de réglementation adopté et suivi pour prévenir les dangers de la propagation de la peste bovine par la circulation du bétail destiné à la boucherie; sur l'invitation du ministre de l'agriculture et du commerce, tous les préfets ont prescrit des mesures semblables à celles édictées par l'ordonnance précitée :

NOUS, PRÉFET DE POLICE,

Considérant que la peste bovine sévit encore dans un certain nombre de départements, et qu'il importe de prévenir les dangers de sa propagation par des animaux réexportés de Paris et du département de la Seine;

Considérant qu'un grand nombre de départements viennent s'approvisionner en bêtes de boucherie dans le département de la Seine;

Vu : 1° l'arrêt du 19 juillet 1746, notamment les art. 9 et 10;

2° La loi des 16-24 août 1790;

3° Les arrêtés des consuls des 12 messidor an VIII et 3 brumaire an IX;

4° L'ordonnance royale du 27 janvier 1815;

5° La lettre de M. le ministre de l'agriculture et du commerce, en date du 11 de ce mois,

Ordonnons ce qui suit :

ARTICLE PREMIER. — Jusqu'à ce qu'il en soit autrement ordonné, aucun animal de l'espèce bovine, provenant, soit du marché à bestiaux de La Villette, soit d'un établissement particulier situé dans le département de la Seine, ne pourra être expédié hors de ce département pour être livré immédiatement au commerce de la boucherie.

En conséquence, il est expressément interdit de faire sortir du département des bestiaux de cette espèce, en qualité d'animaux reproducteurs, vaches laitières, bœufs d'engrais ou veaux d'élève.

ART. 2. — Toute personne qui, pour les besoins du commerce de la boucherie, voudra exporter du département de la Seine des bœufs, vaches, veaux ou taureaux, devra se pourvoir d'un *laisser-passer* pour chaque expédition.

Ces *laisser-passer*, indiquant le nom de l'expéditeur, celui du destinataire, le nombre et la nature des bestiaux, et le lieu de destination, seront délivrés :

1° Par l'inspecteur principal du marché à bestiaux de La Villette, commis à cet effet, pour les animaux sortant de ce marché ou d'un établissement quelconque situé dans Paris;

2° Par le maire de la commune, pour ceux provenant de tout autre lieu.

Art. 3. — L'expéditeur devra rapporter à la Préfecture de police, dans les cinq jours de sa date, le *laisser-passer* délivré comme il est dit à l'article précédent.

Cette pièce portera le visa du maire de la localité dans laquelle les animaux auront été conduits, avec son attestation constatant la présence en nombre égal desdits animaux, leur abattage immédiat, et. s'il y a lieu, la mention des animaux manquants.

Art. 4. — Les administrations de chemins de fer ne pourront transporter les animaux de l'espèce bovine qu'autant qu'il leur sera justifié du *laisser-passer* exigé par l'art. 2 ci-dessus.

Art. 5. — Seront poursuivis, conformément aux lois et règlements sur la matière, les contrevenants à la présente ordonnance qui sera imprimée, publiée et affichée.

Le préfet de police, L. RENAULT.

Par le préfet de police,
Le secrétaire général, A. FOUQUIER.

Indemnité. — A toutes les époques où la peste bovine a sévi en France, le gouvernement a compris l'utilité, en vue de l'éteindre plus promptement, de payer une indemnité aux propriétaires des animaux abattus par ordre de l'autorité. Le taux de cette indemnité a varié suivant qu'il s'appliquait aux bêtes sacrifiées malades ou suspectes. Aujourd'hui cette question se trouve réglée d'une manière uniforme par la loi du 30 juin 1866. Son article unique est ainsi conçu :

« Les indemnités allouées pour tous les animaux dont
« l'autorité publique aura ordonné ou ordonnera l'abat-
« tage, par suite du typhus contagieux des bêtes à cornes,
« seront fixées aux trois quarts de la valeur. »

Un décret du président de la République française, en date du 30 septembre 1871, est intervenu pour en déterminer le mode d'exécution. Voici le dispositif de ce décret, qui touche en outre à d'autres points de la police sanitaire de la même maladie :

ARTICLE PREMIER. — L'indemnité des trois quarts de la valeur, allouée par la loi du 30 juin 1866 aux propriétaires d'animaux abattus par l'ordre de l'autorité publique, sera fixée par le ministre de l'agriculture et du commerce, après une expertise faite au moment même de l'ordre d'abattage.

ART. 2. — L'évaluation de l'animal abattu est faite par deux experts désignés, l'un par le maire, l'autre par la partie. A défaut, par la partie, de désigner son expert, l'expert désigné par le maire opère seul.

Le procès-verbal d'expertise est déposé à la mairie.

En cas de dissentiment entre les deux experts sur l'évaluation de l'animal abattu, le maire donne son avis à la suite du procès-verbal.

ART. 3. — Ce procès-verbal est transmis dans les cinq jours de sa date par le maire au préfet ; il doit être accompagné :

1° De l'ordre d'abattage délivré par le maire, sur le rapport d'un vétérinaire ;

2° D'un certificat du maire, constatant que l'ordre d'abattage a reçu son exécution ;

3° D'un certificat du maire, constatant que la partie s'est conformée aux lois et règlements de la police sanitaire, notamment quant à la déclaration de la maladie de l'animal, dès que cette maladie s'est produite ;

4° De la demande d'indemnité formée par la partie.

Le ministre statue dans le délai de trois mois, à partir de la réception des pièces.

ART. 4. — Quand la peste bovine apparaît d'une manière soudaine dans une localité, et qu'il n'y a qu'un petit nombre d'animaux suspects, les cadavres doivent être enfouis ou détruits sur place par les procédés connus de l'équarrissage.

Si la peste bovine s'est étendue à une grande surface de territoire, l'usage des viandes abattues pourra être autorisé par un arrêté du préfet.

Cet arrêté déterminera :

1° Les conditions sous lesquelles devra s'opérer le transport, soit de ces viandes, soit des animaux vivants suspects, du lieu de provenance au lieu de consommation ou d'abattage;

2° Les précautions à prendre pour que les animaux vivants ne puissent être détournés de leur destination et soient abattus aussitôt après leur arrivée à l'abattoir.

Art. 5. — Dans le cas prévu par l'article précédent, le produit de la vente des viandes sera laissé au propriétaire de l'animal abattu.

Mais s'il excède le quart de la valeur de cet animal, l'indemnité des trois quarts due par l'Etat sera réduite de l'excédant.

Art. 6. — Les frais d'expertise, d'abattage, d'enfouissement, de désinfection, de transport des viandes et des animaux suspects, et tous autres frais accessoires, restent au compte des propriétaires.

Tout d'abord nous ferons remarquer que ce décret rend possible l'utilisation de la viande des animaux abattus. La réserve d'un arrêté préfectoral prescrivant la visite de cette viande et fixant les conditions sous lesquelles elle peut être vendue et transportée, concilie, dans une sage mesure, les intérêts des populations et ceux de l'hygiène publique.

On connaît notre opinion sur la question de l'indemnité; on sait que nous voudrions qu'elle fût égale à la totalité de la valeur de l'animal abattu. Établie sur ces bases, elle sera sans contredit un des moyens les plus efficaces pour assurer, sans aucune résistance de la part des intéressés, l'application immédiate des mesures sanitaires les meilleures pour éteindre le mal et empêcher la propagation de la contagion.

Cette opinion, nous ne nous le dissimulons pas, rencontrera des contradicteurs, notamment parmi les personnes qui ont pu voir, en 1871-1872, que la loi du 30 juin 1866 a servi, à un grand nombre de détenteurs d'animaux, de moyen de fraude très-préjudiciable au Trésor.

Mais si l'on tient compte des circonstances exceptionnelles au milieu desquelles ces abus se sont produits, on reconnaîtra facilement que les objections contre notre manière de voir perdent beaucoup de leur valeur ; car il faut espérer que jamais épizootie de peste bovine ne coïncidera avec les désastres d'une invasion étrangère. Dans tous les cas, le règlement d'administration publique qui devra intervenir pour déterminer le mode d'exécution de la loi décidera si elle s'appliquera à toutes les conditions d'existence ou de manifestation de la peste bovine : par exemple, si l'indemnité sera accordée indistinctement, au début de l'invasion, quand elle apparaîtra d'une manière subite sur un groupe d'animaux d'une étable ou d'une localité, ou à ses périodes diverses, et lorsqu'elle s'est étendue sur une grande surface de territoire.

Nous ne devons pas dissimuler que, dans notre pensée, une loi de cet ordre ne nous semblerait devoir être invoquée que pour indemniser les propriétaires d'animaux atteints du typhus à sa période initiale, et alors que l'Etat a un intérêt majeur à l'étouffer sur place et dans le lieu même de son évolution ; mais il ne saurait en être de même lorsque les foyers sont épars et disséminés par suite d'un concours de circonstances qu'il n'était pas toujours possible de conjurer. L'interprétation large que recevrait, dans ce cas, le principe général de cette loi, aurait souvent pour résultat, comme on l'a vu en 1871-1872, de donner une prime à la mauvaise foi des détenteurs d'animaux, d'encourager les achats, de garantir l'acheteur malhonnête contre les risques de la contagion. On comprend que la concession entière de l'indemnité devienne, dans de semblables conditions, onéreuse à l'État sans aucun résultat avantageux pour la prophylaxie de cette terrible épizootie.

Avec une loi qui posera ce principe et un règlement d'administration qui en déduira l'application, le législateur trouvera certainement le moyen de sauvegarder les intérêts de l'agriculture, de la police sanitaire et du Trésor, qui sont tout aussi respectables que ceux des particuliers. Et pour que l'indemnité produise les effets que l'État est en droit d'en attendre, l'administration devra encore porter à la connaissance de tous qu'elle ne sera acquise qu'aux propriétaires en possession depuis au moins quarante jours des animaux, qui auront déclaré la maladie dès l'apparition des premiers symptômes, et rempli toutes les obligations prescrites par l'autorité.

Par contre, les détenteurs de bestiaux perdront tout droit à l'indemnité, lorsqu'ils ne se seront pas conformés aux arrêtés pris par elle, notamment en ce qui concerne la désinfection ou le repeuplement des étables, ou lorsqu'ils auront encouru une peine pour un délit ou une contravention aux règlements sanitaires.

ESTIMATION. — Pour que l'indemnité puisse être établie d'une manière équitable, il importe que le bétail soit évalué à sa valeur réelle. Le décret du 30 septembre a tracé, à cet égard, des règles précises dont les experts devront s'inspirer ; car l'indemnité pourrait ne pas être accordée, si l'opération n'était pas entourée de toutes les garanties exigées par ledit décret.

Dans le cours de la dernière épizootie, les évaluations du bétail ont été très-différentes ; cela a surtout dépendu de l'absence d'un élément fixe d'appréciation. Suivant les contrées, les experts ont tenu compte, ici des qualités laitières des animaux, là de leur valeur vénale comme reproducteurs, ailleurs de leur prix comme animaux de boucherie ; nous sommes convaincu que les estimations auraient été plus vraies, si partout on avait pris pour base la valeur marchande de la bête destinée à la consommation. C'est cette base qui nous paraît devoir, à l'avenir, servir de régulateur aux commissions d'expertise.

La tâche des délégués chargés de l'estimation du bétail est entourée d'un grand nombre de difficultés ; c'est en s'inspirant du devoir qui leur commande de protéger la fortune publique et en s'élevant au-dessus de toutes les considérations de personne, qu'ils parviendront à les surmonter. Aussi, toutes les fois qu'un doute naîtra dans l'esprit de la commission, elle devra s'entourer de tous les renseignements et provoquer, s'il y a lieu, une enquête, conformément aux prescriptions de la circulaire ministérielle du 12 décembre 1871, qui y est relative. (Voir l'*Annexe*.)

REPEUPLEMENT DES ÉTABLES. — Lorsque la peste bovine est éteinte dans une localité, et que la désinfection a été effectuée, il y a lieu de prévoir l'époque du repeuplement des étables. Avant d'y procéder, il importe que les intéressés connaissent les dangers possibles de cette opération ; l'expérience de tous les temps a prouvé en effet que la réapparition de l'épizootie provenait presque toujours de l'introduction de nouveaux animaux.

Pendant cette période, l'autorité continuera à exercer une active surveillance, à modérer le zèle des uns, à réagir contre les imprudences des autres et à réprimer, au besoin avec vigueur, les infractions aux règlements sur la matière.

C'est à ces conditions que le retour de l'épizootie pourra être conjuré.

Nous formulons, dans les propositions suivantes, les précautions sanitaires relatives au repeuplement.

A. — N'introduire des animaux dans les étables ou les herbages, que lorsqu'il se sera écoulé au moins *trente jours* depuis le dernier cas de peste bovine. Il serait même préférable que cette période de temps ne fût comptée qu'à partir du jour où la désinfection a été faite.

B. — S'enquérir des centres exempts de la peste bovine et dans lesquels, à l'exclusion de tous autres, les intéressés pourront opérer leurs achats.

C. — Reconnaître l'identité et la provenance des animaux importés.

D. — Faire visiter les animaux avant de les placer dans les étables ou les herbages.

E. — Obliger les propriétaires à les isoler pendant une quinzaine de jours, et empêcher toute communication avec le bétail de la ferme et celui de la ferme voisine.

Exécution des mesures sanitaires. — Nous ne saurions mieux faire, pour résumer d'une manière précise notre propre façon de comprendre l'exécution des mesures capables d'amener l'extinction de la peste bovine dans les pays où elle sévit, que de reproduire ici le texte entier d'un arrêté, pris en 1871, sur notre avis, par le préfet de l'un des départements composant la circonscription dont l'inspection nous fut confiée par le ministre de l'agriculture et du commerce.

Voici cet arrêté :

Nous, préfet du département de la Marne,

Vu l'arrêté du parlement, du 24 mars 1745 ; les arrêtés du conseil des 19 juillet 1746, 18 octobre 1774 et 30 janvier 1775 ;

Vu l'arrêt du conseil du 1er novembre 1775 ;

Vu la loi des 16-24 août 1790 ;

Vu les arrêtés des consuls des 12 messidor an VIII et 3 brumaire an IX ;

Vu l'ordonnance royale du 27 janvier 1815 ;

Vu les articles 459, 460 et 461 du Code pénal ;

Vu l'instruction ministérielle du 20 mars 1871 ;

Vu l'arrêté préfectoral du 2 mai 1871 :

Considérant que la peste bovine sévit encore dans quelques départements, et particulièrement dans le département de la Marne ;

Qu'il importe de combattre par les mesures les plus promptes et les plus énergiques cette épizootie et de prévenir les dangers de la propagation par les animaux livrés à la boucherie ;

Sur la proposition de M. REYNAL, directeur de l'École vétérinaire d'Alfort, inspecteur spécial désigné par M. le ministre de l'agriculture et du commerce, en mission extraordinaire dans le département,

ARRÊTONS :

Dès que la peste bovine se déclare dans une commune, un hameau ou une ferme, les mesures suivantes seront immédiatement et rigoureusement appliquées :

§ 1. — *Mesures sanitaires applicables à la localité infectée.*

ARTICLE PREMIER. — *La commune dans laquelle se déclare la peste bovine est mise sous séquestre ; aucune bête de l'espèce bovine ne peut entrer dans cette commune ni en sortir.*

Le maire doit en instruire tous les propriétaires par une affiche posée aux lieux ordinaires et à l'entrée des routes et chemins aboutissant à la commune.

ART. 2. — Tout traitement ou médication des animaux atteints est formellement interdit.

ART. 3. — Des gendarmes et des agents spéciaux pourront être établis à poste fixe dans ladite commune, pour assurer, de concert avec les maires, l'exécution des mesures sanitaires édictées par les lois et les règlements.

ART. 4. — Les communes seront visitées assidûment par un vétérinaire délégué par l'administration ; s'il y a plusieurs communes atteintes par le mal, elles pourront être groupées en circonscription dont la surveillance sera confiée à un vétérinaire qui sera constamment à la disposition de l'autorité pendant toute la durée de l'épizootie.

ART. 5. — Les maires, d'accord avec les vétérinaires et les agents spéciaux chargés du service, procéderont, aussitôt l'apparition du mal, au dénombrement, à l'estimation et au signalement des bêtes à cornes de la commune infectée.

ART. 6. — Les délégués s'assureront du nombre des animaux malades et les feront abattre immédiatement, conformément à la loi et sur place; l'enfouissement aura lieu suivant les formalités prescrites par les lois et règlements sur la matière.

Art. 7. — Les fumiers, les pailles et les foins touchés ou approchés par les animaux malades, seront enfouis, saupoudrés de chaux vive et recouverts de 1 mètre de terre.

Ils ne pourront être employés qu'après un délai de trois mois.

Art. 8. — Les étables qui auront été habitées par des bêtes malades seront désinfectées suivant les prescriptions de l'instruction ministérielle reproduite dans le n° 2 du *Recueil des actes administratifs* de la Préfecture du 15 avril 1871.

A cet effet, dès l'apparition du typhus dans la commune, le maire devra établir dans la localité un dépôt de matières désinfectantes : acide phénique, chaux vive, chlorure de chaux et acide chlorhydrique, avec lesquelles les préparations recommandées devront être faites.

Ces matières seront tenues à la disposition des propriétaires dont les étables auront été visitées par le typhus.

Les cuirs des bêtes qui, en raison de leur faible degré de contamination, ou suspects par le fait de la cohabitation, pourraient être livrés à la boucherie, seront eux-mêmes plongés dans les bains désinfectants.

Art. 9. — Les animaux encore sains, mais suspects par leur cohabitation avec les malades, seront sacrifiés immédiatement, sur place autant que possible, et livrés à la consommation, ou conservés pendant un temps déterminé, suivant qu'il sera prescrit par l'autorité locale, sur l'avis du vétérinaire.

Art. 10. — Dans ce dernier cas, et tant qu'elles ne seront pas abattues, lesdites bêtes seront séquestrées dans les étables, et la personne affectée à leur service pourra seule y pénétrer.

Art. 11. — L'entrée de l'étable est formellement interdite à toute personne autre que celle chargée du soin des animaux.

Art. 12. — Défense expresse est faite de déplacer, pour un motif quelconque, les bêtes saines ou suspectes de l'intérieur des étables.

Art. 13. — La circulation du bétail est absolument interdite sur tous les chemins, routes ou sentiers, dans le rayon de 1 kilomètre au moins de la commune mise sous séquestre.

Art. 14. — Aucune bête ne pourra être introduite dans les communes infectées qu'après un délai d'un mois, à partir du jour où la peste ayant entièrement disparu, l'autorité locale en aura donné avis et aura levé le séquestre.

§ 2. — *Mesures applicables aux communes limitrophes des communes infectées.*

Art. 15. — *Les maires des communes situées dans un rayon de 40 kilomètres seront immédiatement prévenus par le maire de la commune infectée de l'apparition de la peste.*

Avis en sera donné, dans ces communes, par voie d'affiche et à son de trompe.

Art. 16. — *Toute communication des bestiaux des localités infectées avec ceux des localités qui ne le sont pas, est et demeure interdite.*

Art. 17. — *Tant que durera l'épizootie dans le département, aucun sujet de l'espèce bovine ne pourra être conduit sur les foires et marchés.*

Art. 18. — Les détenteurs de bêtes bovines placés dans le rayon infecté pourront en faire tuer chez eux, ou en vendre aux bouchers de leur commune ou des communes voisines, sous les conditions suivantes :

1° Le vétérinaire préposé par l'autorité locale constatera, au préalable, que ces bêtes peuvent être livrées à la consommation ;

2° Le propriétaire ne peut s'en dessaisir, ni le boucher les tuer sans une permission *écrite* du maire, qui en fera mention sur l'état de recensement ;

3° L'abattage doit avoir lieu dans les *vingt-quatre heures* ;

4° Les certificats ou laisser-passer, délivrés par le maire, devront être retournés au lieu d'origine *deux jours après l'abattage.*

Art. 19. — Dans le cas où toutes les formalités prescrites ne seraient pas remplies, les délinquants doivent être déférés de suite à 'autorité judiciaire.

Le vendeur et l'acheteur sont solidairement responsables.

§ 3. — *Mesures applicables aux relations commerciales du département avec les autres départements.*

Art. 20. — *L'importation des animaux de l'espèce bovine, autres que ceux livrés à la boucherie, est formellement interdite jusqu'à nouvel ordre, dans le département de la Marne.*

Art. 21. — Toute personne qui voudra introduire dans le département des animaux destinés au commerce de boucherie, devra se

munir d'un laisser-passer, délivré par l'agent commis à cet effet par
M. le préfet de police, si les animaux viennent soit du marché de La
Villette, soit du département de la Seine, ou d'un certificat d'origine
ou de santé, émanant du maire de la localité d'où ils sont tirés, pour
toutes les autres provenances.

Cette pièce sera exhibée à toute réquisition des agents de l'autorité.

Art. 22. — Défense absolue est faite aux compagnies de chemins
de fer de débarquer, dans toute l'étendue du département, des animaux de l'espèce bovine pour lesquels il ne pourrait pas être justifié
de laisser-passer ou de certificat d'origine, délivré comme il est dit à
l'article précédent.

Art. 23. — Aussitôt leur arrivée à destination, les animaux doivent être conduits au lieu d'abattage, et le maire de la localité en
sera informé sur-le-champ. Il visera le laisser-passer ou certificat
après avoir contrôlé le nombre d'animaux et mentionné l'abattage, et,
s'il y a lieu, les animaux manquants.

Art. 24. — Si un ou plusieurs animaux ne pouvaient arriver à
destination, le maire de la localité où ils seraient déposés devra être
averti sans délai. — L'autorité municipale fera prendre, aux frais du
propriétaire, les mesures que réclamera l'intérêt sanitaire, et délivrera un certificat du tout au conducteur des animaux.

Art. 25. — Tous les animaux pour lesquels on ne pourrait pas
justifier de laisser-passer ou de certificats d'origine dûment établis,
seront arrêtés au passage, conduits en fourrière et immédiatement
abattus.

Il sera pris à leur égard les mêmes mesures qu'il est dit à l'article
précédent, aux risques et périls du propriétaire et sans préjudice des
poursuites dont il peut être passible.

Art. 26. — Les animaux non destinés à la boucherie et provenant du département de la Marne ne pourront être conduits d'un lieu
à un autre, sans un certificat établissant que la peste bovine ne sévit
pas au lieu de provenance et que la sortie des bestiaux n'y est pas
prohibée.

Ce certificat sera déposé à la mairie de la commune destinataire,
après avoir été revêtu du visa du maire. Dans tous les cas, lesdits
bestiaux seront isolés pendant quinze jours au moins dans l'intérieur
des étables où ils seront nouvellement introduits.

Art. 27. — Tous les marchands et propriétaires qui seront convaincus de contravention aux dispositions qui précèdent, seront poursuivis selon la rigueur des lois, et l'administration interviendra, *comme partie civile*, pour obtenir, en faveur de l'État, tels dommages et intérêts que de droit.

Art. 28. — Tout détenteur de bestiaux qui ne se sera pas rigoureusement conformé aux règlements en vigueur sur la police sanitaire du bétail, sera déchu du droit à l'indemnité allouée par la loi du 11 juin 1866, conformément à l'article 5 de l'arrêt du 1er novembre 1775.

Art. 29. — Les vétérinaires désignés par l'administration, pour assurer l'exécution des mesures sanitaires et informer l'administration de tous les faits qui viendraient à se produire, sont :

Arrondissement de Châlons : M. AUMIGNON aîné, vétérinaire.

Arrondissement d'Épernay (cantons d'Épernay, Avize, Dormans et Montmort) : M. BAUDIN, vétérinaire.

(Cantons de Sézanne, Anglure, Esternay, Fère-Champenoise et Montmirail) : M. CHARPENTIER, vétérinaire.

Arrondissement de Reims : M. MAUCLÈRE, vétérinaire.

Arrondissement de Sainte-Ménehould : MM. HENN et GEORGES.

Arrondissement de Vitry : M. WIBERT.

Art. 30. — En dehors de ces délégués sont nommés inspecteurs de l'épizootie, priés de veiller à l'exécution rigoureuse des mesures prescrites :

MM. PONSARD, membre du conseil général, président du comice central ;

TH. DE FELCOURT, membre du conseil général, président du comice de Vitry ;

DE PLEURRE, membre du conseil général, président du comice de Sézanne ;

DUCHATAUX, membre du conseil général, président du comice de Reims ;

D'AUBILLY, membre du conseil général ;

CHEMERY, maire de Moiremont ;

L'ingénieur en chef du service ordinaire des ponts et chaussées ;

L'agent-voyer en chef du département.

Sont, en outre, nommés inspecteurs-adjoints, dans leur arrondissement :

MM. les ingénieurs du service des routes et les agents-voyers d'arrondissement.

Art. 31. — L'arrêté préfectoral du 2 mai 1871, en tout ce qui n'est pas contraire aux précédentes dispositions, et celui du 6 septembre 1871, qui charge les cantonniers d'assurer l'exécution des mesures relatives à la circulation, demeurent en vigueur.

Art. 32. — MM. les sous-préfets, les maires, les officiers de police, les gendarmes, les gardes champêtres et les cantonniers, sont chargés d'assurer l'exécution du présent arrêté, dont copie sera adressée aux inspecteurs spéciaux qui y sont désignés, ainsi qu'à tous les vétérinaires du département.

Châlons, le 18 décembre 1871.

Louis JOUSSERANDOT.

Certifié conforme :

Le secrétaire général, H. Drouet.

———

Nous, préfet du département de la Marne,

Vu notre arrêté du 18 décembre 1871, notamment l'article 20, ainsi conçu :

Art. 20. — *L'importation des animaux de l'espèce bovine, autres que ceux livrés à la boucherie, est formellement interdite, jusqu'à nouvel ordre, dans le département de la Marne.*

Considérant que la peste bovine a cessé, depuis quelque temps, d'exercer des ravages dans le département ;

Vu l'avis de M. Reynal, directeur de l'École vétérinaire d'Alfort, inspecteur spécial désigné par M. le ministre de l'agriculture et du commerce ;

Arrêtons :

Article premier. — L'importation des animaux de l'espèce bovine, autres que ceux livrés à la boucherie, interdite par l'article 20 de l'arrêté du 18 décembre susvisé, est autorisée dans le département de la Marne, aux conditions suivantes :

1° Toute personne qui voudra introduire dans le département des animaux de l'espèce bovine pour le repeuplement des étables, devra n'acheter les animaux que dans les pays où la peste n'a pas sévi, ou dans ceux où elle a disparu depuis quarante-cinq jours au moins.

2° Les animaux devront être accompagnés de certificats d'origine et de santé, constatant en outre que le lieu d'origine est dans les conditions ci-dessus définies.

3° Les propriétaires devront avertir sur-le-champ l'autorité locale de toute introduction de bétail nouveau.

Les maires devront aussitôt faire visiter, aux frais du propriétaire, lesdits animaux par le vétérinaire délégué par l'administration.

4° Avant d'introduire aucun bétail nouveau, les propriétaires devront produire un certificat du vétérinaire constatant que les étables, ainsi que tous les objets que les animaux malades ont pu toucher ou approcher seulement, ont été convenablement désinfectés.

5° L'importation, dans les exploitations antérieurement infectées, ne pourra avoir lieu qu'après un délai de quarante-cinq jours au moins depuis la disparition de la peste bovine.

6° Les propriétaires devront tenir sous séquestre, pendant quinze jours au moins, soit dans un local séparé, soit dans les herbages où on les aura placés, les animaux nouvellement achetés, de manière à empêcher toute communication avec le bétail ancien, ou celui du voisinage, ou même celui qui ne fait que passer.

Art. 2. — Toute contravention aux précédentes dispositions sera poursuivie selon la rigueur des lois.

Le fait de ne pas avoir averti sur-le-champ l'autorité locale de toute introduction de bétail, ou de n'avoir pas produit, au préalable, un certificat constatant la désinfection des étables (article 1er, § 3 et 4) constitue une contravention qui devra être constatée par procès-verbal.

Art. 3. — Notre précédent arrêté du 18 décembre 1871, en tout ce qui n'est pas contraire aux présentes dispositions, demeure en vigueur.

Art. 4. — En cas de réapparition de la peste bovine dans la contrée, l'article 20 de l'arrêté du 18 décembre resterait en vigueur dans un rayon de 40 kilomètres de la commune infectée, et, à cet effet, un avis serait publié et affiché, à la diligence des maires, dans toutes les communes comprises dans ce rayon de 40 kilomètres.

Art. 5. — MM. les sous-préfets, les inspecteurs spéciaux, les maires, les officiers de police, les gendarmes, les gardes champêtres et les cantonniers sont chargés d'assurer l'exécution du présent arrêté.

Châlons, le 18 mars 1872.

Louis JOUSSERANDOT.

Désinfection des étables et usténsiles. — La désinfection ou la destruction des matières virulentes dans les locaux qui ont été habités par des animaux atteints du typhus, est une des mesures dont l'exécution est le plus impérieusement nécessaire. Nous renvoyons, pour l'indication des principes scientifiques sur lesquels s'appuient ces procédés d'exécution et des détails pratiques de ces procédés, au chapitre qui sera spécialement consacré à ce sujet, à la fin du volume.

CHAPITRE VII.

PÉRIPNEUMONIE CONTAGIEUSE DU GROS BÉTAIL.

I. — Description pathologique.

Définition. — On désigne sous le nom de péripneumonie, chez les bêtes bovines, une maladie générale, contagieuse et virulente, c'est-à-dire transmissible par cohabitation, inoculable, à caractère épidémique, dont les manifestations locales ont lieu soit sur les poumons et sur les plèvres, lorsqu'elle a été contractée par contagion, soit au point d'inoculation de la matière virulente, dans le cas où la transmission a été effectuée par cette voie.

Synonymie. — Longtemps connue sous les noms de *péripneumonie* ou de *pleuro-pneumonie maligne, épizootique, gangréneuse, contagieuse*, la maladie a reçu du professeur Gluge l'épithète d'*exsudative*, qui lui convient parfaitement, ainsi que nous le verrons.

Symptômes. — Il y a peu de maladies dont l'histoire pathologique soit aussi complète que celle de la péripneumonie. On trouve dans les annales françaises et étrangères de nombreux et importants travaux, parmi lesquels nous citerons en première ligne ceux de M. H. Bouley. En qualité de rapporteur de la Commission scientifique instituée, en 1849, par le ministre de l'agriculture, il a publié sur cette maladie un compte-rendu des plus remarquables auquel nous ferons de nombreux emprunts (1).

____

(1) *Recueil de médecine vétérinaire*, 4ᵉ série, t. III, p. 801.

Période de début. — Le début de cette maladie est presque toujours obscur et conséquemment difficile à saisir, surtout quand elle fait invasion pour la première fois dans une localité quelconque.

La bête bovine qui en ressent les premières atteintes est moins gaie, ou, pour mieux dire, plus triste que dans l'état normal ; c'est ainsi que, naturellement sauvage et craintive, surtout à l'approche d'un étranger, elle se montre moins impressionnable aux attouchements, et se livre, quand on l'aborde, à des mouvements moins brusques que dans les conditions de parfaite santé.

Son appétit est diminué ; mais ce premier indice, caractérisé seulement par des mouvements moins énergiques et moins précipités des mâchoires, n'est, la plupart du temps, appréciable que pour la personne habituée à soigner des animaux.

Souvent, à ce premier début de la maladie, on voit se produire par intermittences des météorisations causées par le dégagement de gaz dans la poche du rumen, premier symptôme que l'on attribue le plus ordinairement à une simple indigestion, et dont, par cela même, on méconnaît la grande importance diagnostique.

La rumination est rarement tout à fait suspendue, mais elle est moins fréquente que dans l'état normal, et elle s'exécute avec plus de lenteur.

Les matières excrémentitielles sont sèches et peu abondantes.

La respiration est plus fréquente que dans l'état de santé (25 à 30 par minute, au lieu de 15) ; elle s'accompagne souvent d'une sorte de plainte dont on détermine à volonté la manifestation en pressant avec les doigts la colonne vertébrale en arrière du garrot.

La toux est petite, sèche et douloureuse.

L'auscultation fait percevoir, de chaque côté, un bruit respiratoire plus intense que dans l'état normal, en raison des mouvements plus répétés de la respiration, mais qui n'a rien de particulièrement caractéristique.

La percussion donne partout une égale sonorité, mais elle est douloureuse et s'accompagne d'une plainte à l'expiration.

Quand la maladie tend à se localiser d'un seul côté, et lorsqu'elle s'exprime plus particulièrement par une inflammation pleurale, la douleur développée par la percussion est beaucoup plus manifeste de ce côté que de l'autre.

Le pouls est plein et accéléré (de 60 à 70 battements par minute), et les muqueuses apparentes, la conjonctive surtout, sont fortement injectées.

Chez les femelles laitières, la sécrétion mammaire diminue notablement dès le début de la maladie.

Il est des sujets chez lesquels, à cette période, la colonne vertébrale est tellement sensible, qu'ils s'affaissent presque jusqu'à terre à la moindre pression de la main; chez d'autres, au contraire, elle est raide et ne s'infléchit pas lorsqu'on la comprime.

Les animaux ne s'étirent plus après le décubitus comme dans l'état de santé; leur poil a perdu de son luisant; la peau est sèche, plus adhérente aux parties sous-jacentes.

Les hommes du métier attachent une grande importance à ce dernier signe, qui appartient à toutes les maladies graves des grands ruminants, et qui, pour ce motif, ne devient caractéristique du début de la péripneumonie, qu'autant qu'il se montre sur un individu placé au milieu d'un foyer épizootique.

Du reste, aucun, pris isolément parmi tous ceux que nous venons de passer en revue, ne peut être considéré comme véritablement pathognomonique du début de la maladie; mais lorsqu'ils se trouvent réunis, et surtout, ainsi que nous venons de le dire, alors qu'ils se présentent dans des conditions d'influence épidémique, les probabilités qu'ils entraînent équivalent presque à la certitude.

Il arrive même parfois qu'à ces seuls signes se borne la manifestation de la maladie chez certains sujets. Ce fait est très-important à connaître. Nous aurons plus tard à y revenir à propos de la contagion.

La durée de cette période est ordinairement de deux à cinq jours, rarement plus.

Chez les animaux de certaines races, notamment chez ceux de race bretonne, qui offrent une résistance plus grande aux atteintes de la contagion, la péripneumonie ne s'exprime assez fréquemment que par ces premiers symptômes; peu à peu, ils se dissipent, et, au bout d'une huitaine de jours, tous les signes de la santé reparaissent. Mais sur les races flamande, hollandaise, par exemple, qui sont moins réfractaires à l'influence de la contagion, la maladie, une fois qu'elle a débuté, suit une marche ascendante et se caractérise par des symptômes plus expressifs que nous allons faire connaître.

Période d'état. — Arrivée à cette période de la maladie, la bête devient d'une grande tristesse; elle s'éloigne de la crèche et ne manifeste aucun goût pour les aliments; la tête s'allonge un peu sur l'encolure, tout en étant portée bas; l'œil devient morne, et le malade demeure dans une immobilité complète, à quelques attouchements qu'on le soumette.

Les symptômes déjà signalés du côté de la fonction digestive s'aggravent; l'appétit cesse complétement, ainsi que la rumination; la salive, sécrétée en grande abon-

dance, coule de la bouche sous forme d'une bave mousseuse.

Les excréments, d'abord secs et coiffés, comme nous
l'avons vu, se ramollissent bientôt, et sur la fin de la maladie passent à l'état de diarrhée abondante et fétide.

Les mouvements respiratoires s'accélèrent de plus en
plus; on compte de 30, 35, 40, 50 à 60 respirations par
minute, suivant l'étendue du poumon envahi et l'ancienneté de la maladie.

Le malade se plaint et spontanément d'une manière
continue, ou bien ses plaintes sont provoquées par la percussion ou la pression des parois thoraciques. Il fait
entendre de temps en temps une toux petite, avortée, qui
est douloureuse et d'un timbre plus grave qu'au début;
cette toux s'accompagne quelquefois d'un jetage blanchâtre, spumeux et souvent mêlé de stries sanguines.

A l'auscultation, on perçoit le bruit supplémentaire dans
toutes les parties encore perméables du poumon, et l'intensité de ce bruit est proportionnelle à l'accélération de la
respiration. Au niveau des grosses divisions bronchiques,
lorsque le tissu est envahi par la maladie, un bruit de
souffle ou tubaire très-intense se fait entendre, et ce bruit
contraste avec le silence complet qui caractérise les parties atteintes qui ne sont pas immédiatement voisines de
ces grosses divisions; sur les limites des parties saines
et des parties affectées, on entend le râle crépitant humide, caractéristique des lésions inflammatoires du tissu
pulmonaire.

Cela dit, comme caractère général des signes fournis
par l'auscultation, nous emprunterons à M. H. Bouley les
particularités qui se font observer le plus souvent et qu'il
a parfaitement décrites :

Quelquefois, dit-il, le fluxus inflammatoire et l'exsudation qui l'accompagne, au lieu d'envahir le poumon dans une grande étendue, se concentre sur un seul point de l'organe ou sur plusieurs points isolés les uns des autres, superficiels ou profonds, inférieurs ou supérieurs.

Dans ces cas de pneumonies partielles plus ou moins circonscrites à un ou plusieurs lobules, les signes fournis par l'auscultation varient suivant le siége qu'occupe la lésion pulmonaire. Si cette lésion est située profondément, du côté des faces médiastine et diaphragmatique du poumon ou dans les lobes antérieurs, l'auscultation ne permet alors de reconnaître d'autre bruit que le bruit supplémentaire dans toute l'étendue des parois thoraciques de l'un et de l'autre côté ; que si, au contraire, cette lésion est superficielle et localisée en arrière des épaules, l'absence du bruit vésiculaire au point qu'elle occupe, le râle crépitant sur ses limites, le bruit tubaire dans son centre si elle est traversée par un gros tuyau bronchique, enfin le bruit supplémentaire au delà de sa circonférence, peuvent permettre d'en préciser le siége et l'étendue.

La percussion des parois thoraciques donne lieu à une manifestation de douleur, surtout accusée du côté malade, et plus particulièrement dans la région de ce côté que la maladie occupe. La sonorité et la matité sur l'une et l'autre paroi sont exactement correspondantes à l'étendue des poumons encore perméables à l'air ou actuellement densifiées par l'inflammation.

Quand il existe un épanchement, ce qui est commun, il est reconnaissable à la sensibilité plus grande des parois thoraciques, à la matité et à l'absence du bruit respiratoire sur une égale étendue de chaque côté, à moins de pneumonie coïncidente, supérieure à l'épanchement dans un des lobes pulmonaires ; au bruit de souffle au niveau des grosses divisions bronchiques ; à une crépitation particulière à la surface du liquide; enfin à un œdème sous-thoracique presque constant au moins dans la première période de l'épanchement.

Le pouls, à cette période de la maladie, est plein et fort: il bat de 70 à 80 fois par minute. Les muqueuses apparentes sont très-injectées et reflètent une teinte jaunâtre. La chaleur de la peau est intense; elle s'exagère surtout à la base des cornes, aux oreilles et au mufle, qui est sec. La température du corps, mesurée au thermomètre, marque 40 degrés, 40°.5 et même 41° C.

Les poils sont ternes et secs; la sensibilité générale est très-exagérée.

Marche, Durée, Terminaison. — A mesure que le mal progresse et marche vers sa terminaison funeste, le pouls faiblit et s'accélère au point de s'effacer à peu près complétement. En même temps, les muqueuses apparentes se décolorent; les mamelles, flasques et flétries, se tarissent; la sensibilité, qui était d'abord exagérée, ainsi que nous venons de le voir, va s'amoindrissant toujours, de même que la chaleur du corps, jusqu'à la cessation de la vie.

L'embonpoint dont pouvait être pourvu le malade, disparaît avec une telle rapidité que l'on a vu souvent, en moins de huit jours, les animaux perdre un tiers, la moitié même de leur poids en viande nette. Lorsque la maladie suit d'ailleurs son cours naturel, l'émaciation des chairs arrive toujours vers sa fin ; parvenue à cette période ultime, les animaux ne tardent pas à succomber.

C'est là la marche la plus générale de la pleuro-pneumonie exsudative considérée comme groupe de symptômes sévissant sur des individualités. On conçoit qu'elle puisse présenter une multitude de nuances différentes, suivant que les lobes pulmonaires seront envahis dans une étendue plus ou moins grande, ou que la maladie se trouvera localisée dans des régions plus circonscrites, suivant qu'elle sera concentrée sur les plèvres ou les poumons à la fois ; suivant encore les races qui sont atteintes de la maladie, l'âge des sujets, leur embonpoint, leur maigreur, l'état de plénitude des femelles.

Toutes ces conditions diverses modifient l'expression symptomatique de la péripneumonie. Nous n'avons pas à entrer ici dans tous les détails qu'elles comportent. Il nous suffit de caractériser la maladie principalement quant à sa nature, afin d'établir, s'il est possible, la prophylaxie.

Lorsque, au contraire, la maladie doit se terminer par une guérison plus ou moins complète, ce qui arrive dans les quatre cinquièmes des cas, ordinairement, et dans un temps qui est proportionné à l'étendue des lésions, cette guérison s'opère non par suite de la résolution des lésions inflammatoires, mais par l'arrêt de la maladie qui se limite au point des poumons ou des plèvres primitivement affectés.

Dans tous les cas, cette résorption des produits morbides n'est possible, qu'autant que les dites lésions n'ont atteint qu'un certain degré qui se caractérise par une légère exsudation du tissu cellulaire interlobulaire, laquelle n'a pas encore revêtu l'organisation qui la rend absolument incurable.

Dans le cas contraire, la maladie peut bien encore se terminer sans entraîner la mort du sujet, mais en laissant dans le poumon des désordres morbides dont nous parlerons plus loin.

DIAGNOSTIC. — Le diagnostic de la péripneumonie n'est pas exempt de difficultés; s'il est facile à établir lorsqu'elle est confirmée, il n'en est pas de même quand elle débute et qu'on n'est pas prévenu de son existence dans l'étable.

Pour prévenir les conséquences d'une erreur possible, il est toujours sage d'isoler les animaux qui présentent les signes d'une indisposition, particulièrement chez les propriétaires qui renouvellent fréquemment leur bétail. Ces précautions sont d'autant plus utiles que la péripneumonie débute parfois sous une forme très-insidieuse; tantôt elle se traduit par les symptômes d'une bronchite, tantôt par ceux d'une météorisation simple ou compliquée d'une indigestion ou d'une inflammation légère des intestins.

Pronostic. — Le pronostic de la péripneumonie épizootique est toujours grave; nous avons vu que lorsqu'elle débute dans une localité, elle entraîne la mort du cinquième, du quart et même de la moitié des animaux; il est vrai qu'avec le temps elle devient moins meurtrière, mais elle occasionne toujours des pertes matérielles importantes, par suite de la diminution du lait, de l'amaigrissement des animaux, de leur aptitude moins grande à l'engraissement et de la dépréciation qu'ils éprouvent comme bêtes de travail ou de boucherie.

Considérée sous le rapport économique, la péripneumonie présente une gravité bien autrement grande; par ses ravages, par son extension lente mais progressive sur toute l'étendue du territoire, elle menace la production animale, elle entrave l'amélioration et le perfectionnement du bétail, elle nuit à l'approvisionnement et à la consommation publique en produisant le renchérissement d'un aliment de première nécessité.

Nous avons dit que le chiffre de mortalité s'élevait en moyenne à 20 pour 100; mais il est loin d'être exact si on examine l'ensemble des pertes dans les différentes conditions d'hygiène, de régime, de race, de localité au milieu desquelles la maladie se développe ; pour ne citer qu'un exemple, nous rappellerons que les bêtes du nord de la France, en bon état d'embonpoint, soumises à la stabulation et nourries abondamment avec les produits des sucreries, des distilleries, sont atteintes dans une proportion beaucoup plus considérable.

D'après les documents publiés par Loiset, de 1830 à 1836, dans le tiers des communes du département du Nord, la mortalité causée par cette épizootie s'est élevée en moyenne, sur chacune des années précitées, à environ 4 centièmes de toute la population bovine du département ; mais cette perte se trouve inégalement répartie, suivant les conditions hygiéniques dans lesquelles les animaux se trouvent placés. Ainsi elle est de 12 centièmes pour les étables des genévriers, des sucriers, des nourrisseurs, et de 2 centièmes pour le bétail des exploitations rurales où la stabulation et l'alimentation ne sont pas les mêmes.

Dans les années les plus désastreuses, suivant Loiset, la mortalité, chez les nourrisseurs des grandes villes, se serait élevée au chiffre de 25 à 26 pour 100, et pendant plus de quinze ans elle n'aurait jamais été au-dessous de 10 pour 100.

D'après le relevé statistique des pertes causées par l'épizootie pendant sept années consécutives, dans 217 communes du département du Nord, on trouve que la mortalité annuelle, sur une population de 280,000 bêtes, s'est élevée à 11,200, ce qui ferait monter la somme de la mortalité subie pendant dix-neuf années à 212,800 bêtes, c'est-à-dire à une valeur d'environ 52 millions (1).

La statistique dressée par M. Yvart pendant le cours de

---

(1) Notice sur la péripneumonie épizootique de l'espèce bovine. — Lille 1847.

la mission qu'il a remplie dans les départements de l'Aveyron, du Cantal et de la Lozère, accuse des pertes beaucoup plus considérables ; elles se seraient élevées chez
plusieurs propriétaires à 30, 40, 50, 68, même à 77 pour
100 ; en moyenne, pour les trois départements, elle n'aurait pas été moindre de 35 pour 100 (1).

Ces chiffres de la mortalité, considérés dans leur ensemble et quoique variant dans une notable proportion,
n'ont rien qui doive étonner ; nous avons souvent vu des
étables composées de belles vaches, bien nourries, bien
soignées, payer un aussi large tribut à la péripneumonie.

A l'étranger, la mortalité causée par cette maladie
n'est pas moindre. Dans la seule ville d'Édimbourg,
on a estimé la perte en argent pendant une année à
200,375 liv. sterl. ; elle s'est élevée aussi haut à Londres,
Dublin, Liverpool, Newcastle.

ANATOMIE PATHOLOGIQUE. — Les lésions de la pleuropneumonie varient, quant à leur intensité, suivant le degré
de la maladie auquel on les examine, mais non point quant
à leur nature.

Nous allons les exposer en commençant par les moindres
degrés.

Ce qui frappe, dès qu'on ouvre la cavité thoracique
d'un animal atteint de la maladie, c'est l'existence d'un
épanchement pleural plus ou moins considérable.

Le liquide épanché, sanguinolent ou seulement séreux et citrin, présente souvent des flocons de matière
plastique analogue à celle qui sert à former ce que l'on
appelle des fausses membranes. Il existe en même temps
de celles-ci à la surface des plèvres, tantôt formant des
sortes de brides qui unissent l'un à l'autre les deux feuil-

____

(1) Rapport au ministre. — *Recueil*, année 1851.

lets du sac, le pariétal et le viscéral, tantôt libres par un de leurs bords. L'état amorphe, plus ou moins avancé en organisation de ces fausses membranes, dépend de la durée de la maladie.

Au milieu de ces lésions, le poumon apparaît avec une nuance rouge foncé ; son tissu est plus dense et crépitant sous le doigt.

Au commencement, ce tissu est simplement engoué, et les cloisons interlobulaires sont à peine dessinées par l'exsudation effectuée dans le tissu cellulaire qui les constitue. Assez ordinairement, lorsque, à ce degré du mal, on ouvre les grosses divisions bronchiques, on trouve, sur la muqueuse qui les tapisse, des rougeurs causées par l'injection de ses capillaires.

A un degré plus avancé, les cloisons interlobulaires ont acquis une épaisseur et une consistance plus grande. Leur couleur est en même temps plus tranchée, ce qui donne à la coupe du poumon un aspect marbré. Le tissu de celui-ci a pris également des caractères nouveaux. Au simple engouement a succédé une induration extrême et qui rappelle par son aspect l'induration rouge de la pneumonie du cheval. Le tissu est résistant, visiblement pénétré de l'exsudation plastique identique à celle qui forme les cloisons. Sa couleur est d'un rouge noirâtre, et il a absolument cessé d'être perméable à l'air dans une étendue variable, mais assez régulièrement limitée dans toute la hauteur du lobe envahi.

Ce sont là les lésions aiguës de la pleuro-pneumonie exsudative, dont l'ensemble, épanchement pleural, fausses membranes et exsudations pleurétiques, induration pulmonaire et exsudation interlobulaire, dont l'ensemble, disons-nous, se rencontre presque toujours sur chaque bête qui succombe à la maladie.

Chez celles au contraire qui, après avoir présenté des symptômes internes, ont cependant à peu près recouvré la santé, on trouve constamment à l'autopsie la trace de la lésion du tissu pulmonaire ; les parties primitivement envahies revêtent une texture particulière résultant de la condensation et de l'organisation des produits exsudés.

En général, les lésions de la péripneumonie se présentent sous trois états.

Sous l'influence du travail si abondamment exsudatif et de l'organisation du produit plastique, les cloisons cellulaires s'épaississent et produisent par ce fait le rétrécissement des alvéoles, dans lesquelles sont logés les lobules pulmonaires. Comprimés de partout, refoulés sur eux-mêmes par l'épaississement des cloisons cellulaires qui les séparent les uns des autres, les lobules pulmonaires se condensent et éprouvent une altération toute mécanique. Le premier effet de cette compression périphérique condensante des lobules pulmonaires est de les rendre imperméables à l'air par l'effacement de leurs vésicules et de mettre obstacle à la circulation capillaire dans leur tissu ; d'où la teinte rouge vif qu'ils reflètent à cette première période de la maladie.

Le deuxième état correspond à une période plus avancée : le liquide épanché dans la trame des cloisons interlobulaires s'y coagule et la transforme en un tissu blanchâtre, plus dense, plus résistant que le tissu cellulaire normal, qui refoule, en s'hypertrophiant sous l'influence continue de l'inflammation, la substance des lobules pulmonaires dans un espace de plus en plus resserré ; en même temps elle prend une couleur rouge plus foncée, presque brune, elle s'infiltre de plus en plus de sérosité, elle perd de son élasticité et devient à la fois plus dense et plus friable.

Le troisième état coïncide avec une période plus avan-cée de l'inflammation, les cloisons cellulaires continuant à augmenter de volume sous l'influence d'un travail très-actif d'organisation des produits exsudés; le tissu lobulaire subit une véritable atrophie, il se décolore graduellement et finit par refléter une teinte jaunâtre. C'est ordinaire-ment dans les parties inférieures du poumon qu'on observe les altérations les plus curieuses caractérisées par des teintes plus lavées du tissu pulmonaire, par l'induration plus avancée du tissu pulmonaire, et l'épaississement plus considérable des cloisons celluleuses ; dans les régions moyennes et supérieures, ce tissu reflète une couleur rouge-brun ou rouge vif, suivant le degré de l'inflammation. Il n'est pas rare de trouver des poumons sur lesquels les lé-sions sont juxta-posées l'une à l'autre et comme mélan-gées et éparses dans la masse de l'organe; l'inflammation dans ce cas s'est produite isolément sur un plus grand nombre de lobules et a progressé périphériquement ; la surface de la coupe présente alors un aspect multicolore. Entre les intersections blanches formées par les cloisons indurées se dessinent, étroitement encadrées par elles, les polygones irréguliers des coupes des lobules, avec leurs nuances variées, jaune, brune ou rouge, très nettement tranchantes les unes sur les autres, et sur la couleur blan-che des cloisons qui les séparent. Le poumon ainsi trans-formé par l'inflammation a une apparence marbrée très-caractéristique.

Entre autres altérations, on rencontre encore dans les bronches un liquide spumeux, des fausses membranes canaliculées ; dans les vaisseaux pulmonaires des caillots fortement condensés, décolorés et adhérents par leur cir-conférence, des infiltrations de sérosité souvent concrète autour des pneumogastriques.

Le sang est aussi modifié dans sa composition ; l'analyse chimique y démontre une notable prédominance de fibrine.

On sait que certains sujets résistent à la péripneumonie et finissent par récupérer tous les signes apparents de la santé, mais on sait aussi que les produits morbides épanchés dans la trame des poumons ne se résorbent pas ; la condensation, l'induration de ces tissus et des cloisons celluleuses persistent pendant toute la durée de la vie des animaux.

Nous avons dit ailleurs que lorsque les cloisons se sont épaissies et indurées par l'organisation des liquides épanchés dans leur trame et où consécutivement la substance des lobules pulmonaires, transformée par l'inflammation, a cessé d'être perméable à l'air et au sang, l'altération a acquis une telle fixité qu'elle ne disparaît jamais.

Dans cette condition, la partie du poumon ainsi transformée par l'inflammation éprouve des modifications qu'il importe de bien connaître, ou bien elle se transforme en un tissu induré, blanchâtre, criant sous le tranchant de l'instrument, dans la masse duquel la structure comme la couleur des lobules disparaît complétement.

L'induration peut persister dans cet état pendant un très-long temps. D'autres fois, et par suite de l'oblitération complète de tous les vaisseaux capillaires, elle se trouve frappée d'une véritable mortification.

Autour de ce fragment pulmonaire s'établit un travail d'inflammation disjonctive qui a pour résultat de rompre la continuité entre lui et les parties vivantes, et de le séquestrer dans une sorte de kyste à parois pseudo-membraneuses ; il peut se conserver dans cet état pendant un certain temps avec sa consistance et sa forme extérieure, à la manière d'un tissu momifié, l'influence décomposante

de l'air ne pouvant avoir aucune action sur lui par le fait
de l'oblitération complète des canaux bronchiques.

Ce fragment pulmonaire ainsi séquestré ne se conserve
pas cependant toujours avec les caractères de solidité qu'il
présente immédiatement après sa séparation d'avec les
tissus vivants.

Macéré dans le liquide muco-purulent que sécrètent
incessamment les parois du kyste qui le renferment, il
finit par se désagréger de sa périphérie vers le centre, et
par se fondre en une matière déliquescente qui se dissout
insensiblement dans le liquide du kyste et ne forme plus
avec lui qu'une pâte homogène d'une couleur jaune grisâtre, complétement inodore tant que les parois de cette
poche restent impénétrables à l'air. A cette période ultime
de la maladie, la cavité occupée primitivement par le
séquestre pulmonaire constitue une vaste tunique qui, le
plus ordinairement, reste complétement close, et par cela
même n'exerce aucune influence nuisible appréciable sur
la santé générale, ainsi qu'en témoignent l'état d'embonpoint, les facultés lactifères conservées, et même les
aptitudes au travail musculaire des animaux, dans les
poumons desquels ces cavités purulentes se rencontrent
presque constamment après une attaque un peu grave de
péripneumonie.

La présence de ces vomiques ne devient généralement
nuisible que lorsque, par exception, elles se mettent en
communication avec les bronches et versent au dehors la
matière accumulée dans leur intérieur. Alors surviennent
des complications graves, le plus ordinairement mortelles, conséquence de la décomposition putride des liquides
qu'elles renferment et de l'infection septique qui en
résulte.

Par cet exposé des lésions morbides, on voit que la

27

guérison de la péripneumonie n'est, à proprement parler, qu'un retour à la santé compatible avec la permanence irrémédiable d'une altération matérielle du poumon souvent très-étendue.

En résumé, il est évident que la lésion caractéristique de la pleuropneumonie contagieuse réside dans cette exsudation qui vient d'être signalée et qui envahit le tissu pulmonaire toujours, les plèvres le plus souvent, mais non dans tous les cas.

L'exposé de quelques observations particulières fera mieux saisir les diverses variétés d'altérations qui se présentent :

PREMIÈRE OBSERVATION.

Pleuropneumonie ; vache schwitz, âgée de sept ans, abattue pour la boucherie.

Lésions morbides. — La cavité pleurale contient une grande quantité de sérosité jaunâtre, citrine, parfaitement transparente.

Les plèvres pariétales et viscérales sont recouvertes de fausses membranes récentes, de couleur jaune pâle, un peu rosées par places, consistantes, ayant une épaisseur de plusieurs millimètres ; quelques-unes même circonscrivent des cavités dans lesquelles on trouve la sérosité signalée précédemment. Ces fausses membranes adhèrent assez intimement aux plèvres, desquelles on peut les séparer cependant, et qui sont rouges, fortement injectées et épaissies par leur face adhérente.

Le poumon ne s'affaisse pas après avoir été retiré de la cavité qui le renferme ; il est dur, résistant, plus dense que l'eau ; la plèvre qui le recouvre, fortement épaissie, est complétement opaque, dissimule sous elle les cloisons celluleuses interlobulaires si faciles à apercevoir dans l'état normal sur le poumon du bœuf (poumon droit).

Sur des coupes transversales, le parenchyme pulmonaire, de couleur très-foncée, rouge vif dans certains points, rouge foncé dans d'autres, presque noir même dans d'autres parties, ainsi marbré de tons différents, est divisé en polyèdres de formes très-irrégulières par les cloisons celluleuses considérablement épaissies par l'infiltration de sérosité citrine parfaitement transparente, donnant à ces cloisons une couleur jaune pâle qui tranche sur le reste du parenchyme. Dans les points qui correspondent au bord supérieur, là surtout où le poumon présente une coloration rouge vif, le tissu a encore conservé une certaine souplesse, une partie de sa résistance et de son élasticité et même une certaine perméabilité à l'air, car sa teinte s'éclaircit sous l'influence de l'oxydation de la coupe. Dans les parties plus foncées, au contraire, la coloration ne se modifie pas par l'exposition à l'air.

Les cloisons celluleuses sont plus épaisses, plus résistantes; les îlots de parenchyme circonscrits par ces cloisons forment des masses tout à fait compactes, dures, s'écrasant sous l'influence de la pression et se réduisant en un noyau de couleur brune. Autour des portions les plus denses, la plèvre présente une épaisseur d'environ 2 millimètres; à la partie supérieure, l'épaississement, quoique moindre, est cependant encore considérable. Le poumon gauche, moins profondément altéré, n'est hépatisé que dans son tiers inférieur environ. Toute la partie principale est encore perméable à l'air, mais elle est déjà le siége d'une infiltration cellulaire assez abondante. En comprimant légèrement ces parties encore peu modifiées par la maladie, on en fait sortir à la surface de la coupe une assez grande quantité de sérosité.

Le liquide clair, légèrement citrin et transparent, re-

cueilli dans le sac pleural et même dans les cavités cellulaires des fausses membranes, contient dans son sérum
quelques leucocythes de 1 centième de millimètre à
15 millièmes de millimètre de diamètre environ, et un
grand nombre de fines granulations moléculaires ayant
1 millième de millimètre de diamètre et animées du mouvement brownien (examen à un grossissement de 550 diamètres). Ce liquide, obtenu en pressant le poumon, est
parfaitement rouge et contient des globules de sang rouge
de 4 à 5 millièmes de millimètre de diamètre. Cette séro-
rité, traitée par l'acide picrique, se prend en une masse
finement granuleuse jaunâtre, emprisonnant les globules
rouges et blancs, ainsi que les granulations précédemment
indiquées.

L'acide acétique détermine aussi la coagulation du liquide en une masse finement granuleuse moins transparente. La glycérine n'exerce pas d'action coagulante sur
le liquide et rend transparents les différents éléments que
nous avons indiqués, aussi les granulations moléculaires
deviennent presque invisibles.

Cette sérosité, abandonnée dans un vase, a laissé déposer au fond, après six heures, un coagulum fibrineux,
jaune roussâtre, semi-diffluent, qui fut examiné au microscope.

Le caillot, examiné à un grossissement de 300 diamètres, se montre composé d'une masse fibrineuse très-fine-
ment granulée, emprisonnant une grande quantité de
globules rouges et de leucocythes presque aussi nombreux que ces derniers.

Les fausses membranes sont composées d'une masse
fibrineuse obscurément filamenteuse et finement granuleuse.

Après durcissement pendant quelques jours dans l'alcool, le poumon examiné sur des coupes à un grossissement de 100 diamètres montre dans les points complètement hépatisés les vésicules pulmonaires remplies par une matière fibrino-albumineuse finement granulée, dans laquelle existent en quantité considérable des leucocythes parfaitement caractérisés, ayant un diamètre de 6 à 9 millièmes de millimètre, granuleux dans toute leur étendue.

Les parois des vésicules pulmonaires ne sont pas sensiblement épaissies; les vaisseaux capillaires qui rampent dans leur épaisseur sont remplis de sang et représentent autant de petits cylindres pleins, par suite de la coagulation du sang dans leur intérieur, sous l'influence de l'alcool.

Les dernières divisions bronchiques, toujours dans les points du poumon entièrement indurés, sont, comme les vésicules pulmonaires, remplies d'une matière fibrino-albumineuse granulée et de leucocythes.

Sur les limites des parties complétement hépatisées et des parties encore perméables à l'air, on trouve quelques vésicules vides, d'autres, en partie ou complétement remplies de matière granulée, dans laquelle les leucocythes sont beaucoup moins abondants; il est même des points où ils font totalement défaut.

Les cloisons celluleuses épaissies montrent à un grossissement de 300 diamètres une multitude de noyaux et de cellules fibro-plastiques, à différents degrés de développement, ce qui donne à la coupe de ces cloisons une grande ressemblance avec celle des tumeurs sarcomateuses. Cette prolifération surabondante du tissu conjonctif rend parfaitement raison de l'épaississement et de la transformation fibreuse qu'éprouvent les cloisons du poumon du bœuf, à la suite de la péripneumonie.

DEUXIÈME OBSERVATION.

*Péripneumonie ; phthisie calcaire ; vache schwitz, âgée
de neuf ans, abattue pour la boucherie.*

Lésions de phthisie calcaire. — Cette vache fut atteinte
de la maladie le même jour que la vache de l'observation
précédente. Elle récupère peu à peu les signes apparents
de la santé ; malgré les conditions d'hygiène et d'alimentation au milieu desquelles elle vivait, cette vache resta
dans un état de maigreur qui suivit lentement, mais progressivement, une marche ascendante.

Cette observation offre cette curieuse particularité, démontrée par l'autopsie, que la phthisie s'est greffée sur et
autour des lésions chroniques de la pleuropneumonie.

La plus grande partie du poumon est envahie par la
néoplasie dans toute la moitié inférieure et l'appendice
antérieur ; le parenchyme pulmonaire a complétement disparu. On ne trouve plus qu'une masse de tumeurs tuberculoïdes de volume extrêmement variable, depuis celui
d'un grain de millet, jusqu'à celui d'une noix. Toutes ces
tumeurs, très-dures, pierreuses, de couleur jaunâtre,
sont séparées les unes des autres par des veines ou filaments de tissu lamineux épaissi dans lesquels rampent les
divisions vasculaires et ce qui reste des divisions bronchiques. Dans les plus petites, toute la masse contient des
grains de substance pierreuse, de formes très-irrégulières
et pouvant avoir jusqu'au volume d'un grain de millet.
Dans les tumeurs les plus volumineuses, la partie centrale
est un peu ramollie et s'écrase en un magma caséeux jaunâtre ; dans la partie supérieure du poumon, il reste
encore du parenchyme pulmonaire intact, ayant conservé
tous ses caractères de perméabilité, de souplesse, d'élasticité, et qui forme, lorsqu'on pratique une coupe transver-

sale de l'organe, des marbrures rosées dont la coloration contraste avec celle des masses tuberculeuses calcaires. Dans les points complétement détruits par la néoplasie, la vascularisation a considérablement diminué, ce
qu'il est facile de constater par la coloration pâle des
tissus; on ne retrouve plus de trace des petites divisions
bronchiques qui ont subi comme tout le parenchyme pulmonaire une résorption, sous l'influence de la compression
exercée par la néoplasie.

Dans le centre de ce même poumon, il y avait un séquestre du volume du poing, dur, ferme, résistant, contenu dans une poche à parois épaisses, dans la trame
desquelles il existait des infiltrations calcaires donnant
au toucher la sensation du sable.

Examen microscopique. — La partie centrale des grosses
tumeurs ramollies et caséeuses, étudiée à un grossissement
de 400 diamètres, ne présente plus guère d'éléments figurés. On peut y reconnaître cependant quelques noyaux
embryo-plastiques sphériques ou ovoïdes; mais la masse
principale est formée de granulations moléculaires et de
débris informes d'éléments imprégnés plus ou moins complétement de matière saline qui les rend opaques et les
fait paraître noirs lorsqu'on les examine à la lumière
directe.

En les traitant par l'acide acétique et surtout par l'acide
azotique ou chlorhydrique faible, on voit se produire une
effervescence qui accompagne la dissolution des sels calcaires, et les grumeaux primitivement opaques deviennent
transparents.

On peut alors apercevoir plus facilement dans la préparation quelques cellules fibro-plastiques ayant encore
conservé leur forme propre, mais dont les prolongements
sont cassés en polyèdres de formes variées, de couleur

rouge plus ou moins foncée, les uns rouge vif, les autres rouge brun, quelques-uns présentant des marbrures. Tous ces îlots de parenchyme pulmonaire induré sont séparés les uns des autres par de véritables cloisons fibreuses, résultant de l'hypertrophie et de l'induration des cloisons lamineuses normales.

Vers les parties supérieures de l'organe, dans le quart environ de son étendue, le parenchyme pulmonaire a complétement disparu ; il ne reste plus de la trame que les cloisons fibreuses hypertrophiées et indurées. Mais les aréoles qu'elles circonscrivent ne sont plus remplies de tissu pulmonaire frappé d'induration, elles forment des cavités très-anfractueuses et irrégulières contenant une matière puriforme blanc jaunâtre, de consistance caséeuse, sans odeur particulière et contenant déjà en très-petite quantité des grains de matière calcaire. En examinant attentivement les parois de ces cavités, qu'on prendrait à première vue pour des abcès et qui n'en sont pas, comme on le verra dans l'examen microscopique, on constate qu'elles sont revêtues d'une vraie membrane muqueuse en continuation directe avec celle des divisions bronchiques, et l'on peut constater en même temps que toutes ces cavités s'ouvrent dans un ou plusieurs tuyaux bronchiques, mais l'examen microscopique ne laisse aucun doute sur la membrane vraiment muqueuse qui revêt toutes ces cavités.

En examinant à un grossissement de 400 diamètres le liquide épais grumeleux et roussâtre que l'on obtient en râclant avec un instrument tranchant la coupe des parties indurées, on constate qu'il contient de très-fines granulations organiques ayant environ un millième de millimètre de diamètre, à peu près sphériques avec un centre réfringent, et qui ne disparaissent pas par l'acide acétique ;

d'autres semblables qui disparaissent sous l'action du même réactif; quelques granulations moléculaires de même volume, de couleur brune, résultant sans doute de la désagrégation des globules rouges du sang. Un assez grand nombre d'éléments nucléaires de volume extrêmement variable, de 2 à 6 millièmes de millimètre de diamètre, présentant un ou deux nucléoles brillants, visibles surtout lorsque la préparation a été traitée par l'acide acétique, possédant tous les caractères des noyaux embryoplastiques au premier degré de développement, des cellules fibro-plastiques fusiformes, ayant de 5 à 8 millièmes de millimètre de diamètre transversal et jusqu'à un dixième de millimètre de longueur, finement granuleuses, pourvues d'un gros noyau ovoïde remplissant la cellule dans sa partie moyenne, étant lui-même granuleux dans sa périphérie, et présentant au centre un nucléole brillant. Quelques-uns de ces éléments embryo-plastiques en très-petit nombre ont trois, et d'autres moins nombreux encore, quatre prolongements cylindro-coniques, et au lieu d'être fusiformes se trouvent être tricuspides ou quadricuspides, mais offrent du reste les caractères les plus tranchés des éléments fibro-plastiques.

On trouve encore de grandes cellules de forme irrégulièrement prismatique ou sphérique ayant de 10 à 25 millièmes de millimètre, avec un ou deux noyaux, et montrant dans toute leur étendue de nombreuses granulations graisseuses; quelques-unes sont échancrées plus ou moins profondément et en voie de désagrégation : ce sont des cellules épithéliales subissant la dégénérescence graisseuse. Enfin on trouve encore dans ce liquide très-complexe quelques leucocythes sphériques ayant 6 à 8 millièmes de millimètre, avec ou sans noyau visible.

Matière caséeuse puriforme contenue dans les cavités du

centre du poumon. — Cette matière, examinée à un grossissement de 550 diamètres, se montre composée, dans la
partie centrale des cavités, presque exclusivement de granulations ayant de 1 à 3 millièmes de millimètre de diamètre, à peu près régulièrement sphériques, à contour
obscur avec une partie centrale réfringente, comme les
granulations de matière sébacée; quelques leucocythes
présentant de nombreuses granulations graisseuses, les uns
entiers, d'autres échancrés et en voie de désagrégation.
Si l'on prend la matière dans la périphérie de la cavité,
dans les points en contact avec la membrane, on y trouve
de nombreuses cellules épithéliales cylindro-coniques à
cils vibratiles, ayant subi à un degré plus ou moins avancé
la dégénérescence graisseuse. Les unes ayant encore
conservé leur forme physiologique sont granuleuses dans
toute leur étendue, d'autres sont plus ou moins échancrées et présentent des granulations jusque sur le noyau,
enfin quelques-unes ne sont plus représentées que par
un amas de granulations qui seraient bientôt devenues
libres.

On trouve encore dans cette masse caséeuse en très-
petite quantité des grains irréguliers de carbonate de
chaux, qui sont opaques et disparaissent dans l'acide acétique en produisant une effervescence.

Coupes. — En pratiquant des coupes de la partie hépatisée, on constate que les vésicules pulmonaires, dont le
diamètre chez le bœuf est de 120 à 140 millièmes de
millimètre de diamètre, sont complétement remplies par
une masse solide formée de matière finement granuleuse
et de leucocythes en très-grand nombre mesurant de 7 à
10 millièmes de millimètre de diamètre. Les cloisons inter-
vésiculaires, dont le diamètre est de 18 à 22 millièmes de
millimètre, sont un peu épaissies et présentent dans leur

épaisseur de nombreux éléments fibro-plastiques fusiformes, très-allongés, avec un gros noyau ovoïde remplissant la partie centrale de la cellule. Les dernières divisions bronchiques sont, comme les vésicules pulmonaires, remplies de matière fibrino-albumineuse coagulée et de leucocythes. Sur les limites de la partie indurée et des portions saines, on trouve au milieu des vésicules pulmonaires complétement remplies, comme nous venons de l'indiquer, d'autres remplies en partie seulement et quelques-unes complétement vides.

Les vaisseaux capillaires sont plus volumineux dans les parties malades que dans les parties saines. En pratiquant des coupes minces des cloisons épaissies, on constate qu'elles contiennent des éléments nouveaux de tissu lamineux à tous les degrés de développement, depuis les fins noyaux embryo-plastiques, jusqu'aux éléments très-allongés fusiformes ou à trois ou quatre prolongements et ne se distinguant plus alors de ce qu'on appelle les cellules plasmatiques du tissu lamineux.

Enfin, on trouve encore dans ces cloisons, entre les éléments du tissu lamineux, une masse finement granuleuse dans laquelle se continue la prolifération.

Les divisions bronchiques et les gros vaisseaux qui cheminent dans ces cloisons paraissent avoir leurs parois épaissies par suite de l'épaississement et de l'induration de la couche de tissu lamineux qui les environne. En pratiquant des coupes des parois des abcès, on constate qu'elles sont formées d'une couche de 1 millimètre à 1 millimètre et demi d'épaisseur, de tissu embryonnaire identique à celui des fausses membranes de cicatrisation par deuxième intention, dans lequel se trouve creusé un réseau capillaire extrêmement riche dont les mailles n'ont pas plus de 10 centièmes de millimètre.

Les résultats de l'examen microscopique de ces lésions ne permettent pas de douter qu'elles ne soient d'anciennes lésions de la péripneumonie, auxquelles sont venues s'ajouter celles de la phthisie calcaire ; l'état antérieur de l'animal, qui nous était connu, ne nous permettait pas d'admettre que cette dernière maladie eût précédé la première. Il est plus probable cependant que les dernières lésions sont une conséquence des autres, ainsi qu'on va le voir par les observations suivantes.

TROISIÈME OBSERVATION.

Masse tuberculeuse développée autour des ganglions bronchiques d'une vache schwitz, âgée de neuf ans.

Les commémoratifs sont les mêmes que ceux de la vache de l'observation précédente. La bête appartenait à la même étable et fut abattue à la même date.

On trouve entre les deux poumons une tumeur énorme, située entre la trachée et l'œsophage, d'une part, et en rapport de chaque côté avec les lobes pulmonaires. Cette masse, de forme cylindro-conique, à extrémités mousses, dont le poids est de 2 kilogrammes 180 grammes, présente une longueur de 35 centimètres, et dans sa partie moyenne un diamètre transversal de 11 à 12 centimètres. Elle est blanc rosé à sa surface et présente de petites saillies tubéreuses du volume d'une petite noisette, de couleur jaunâtre et de consistance pierreuse. En pratiquant une incision longitudinale, on constate que cette tumeur est formée d'une masse blanchâtre, d'une sorte de stroma de tissu lamineux dans lequel se sont déposées des petites masses de volume très-variable, de forme sphérique, de substance saline de couleur jaune tranchant avec la couleur blanchâtre du stroma fibreux.

En disséquant attentivement ces petits tubercules calcaires, on constate qu'ils présentent des zones concentriques plus dures au centre qu'à la périphérie, où le tissu fibreux prédomine et se continue directement avec la masse environnante. Dans les parties superficielles de la tumeur, chacun de ces petits tubercules est parfaitement isolé; dans les parties plus profondes, ils sont plus rapprochés, se réunissent en masses mamelonnées, de forme et de volume très-variés, toujours à contour arrondi. Enfin, dans les parties centrales de la tumeur, ils sont réunis, confondus, forment une masse jaune, presque continue, dans laquelle le stroma fibreux n'est plus représenté que par quelques marbrures blanchâtres.

Dans quelques points du centre, la substance est ramollie et transformée en un magma de couleur jaune orangé, sans odeur particulière.

En disséquant, on trouve les ganglions bronchiques situés dans la masse de la tumeur, et dans un point assez voisin de la superficie; on les reconnaît à leur couleur gris rosé, à leur consistance, et à leurs éléments propres examinés au microscope; on les reconnaît aussi à leur forme sphérique, à leur diamètre de 5 à 7 millièmes de millimètre, à leur nucléole transparent.

Ces ganglions lymphatiques sont disséminés dans la couche périphérique, un peu augmentés de volume, interposés aux petites masses tuberculeuses; deux des plus gros présentent même des tubercules dans leur partie centrale, dont la couleur jaune tranche avec celle des ganglions.

Examen microscopique. — Le stroma de la tumeur, examiné à un grossissement de 400 diamètres, se montre composé de tissu lamineux assez compacte et dans lequel les filaments élastiques prédominent.

La masse ramollie ne présente plus d'éléments figurés

reconnaissables; on y trouve de fines granulations de 1 à
2 millièmes de millimètre, des débris granuleux sans formes déterminées, quelques grains de substance calcaire
qui se dissolvent dans l'acide azotique faible.

En pratiquant des coupes très-fines, passant par les
centres des tubercules, on constate que la périphérie est
formée de cellules fibro-plastiques à prolongements multiples, disposés en faisceaux, formant par leur réunion des
zones concentriques et présentant des noyaux ovoïdes peu
volumineux, qui deviennent évidents surtout quand on a
traité la coupe par l'acide acétique, rendant les cellules
et leurs prolongements complétement transparents. Ces
noyaux se présentent alors sous forme de corps ovoïdes
plus ou moins allongés, de 2 ou 3 millièmes de millimètre
de diamètre; quelques-uns, plus développés que les autres, sont échancrés dans leur partie centrale et en voie de
division. Sur d'autres, la scission est complète, et il en résulte deux noyaux contigus par leur extrémité la plus
volumineuse. En se rapprochant du centre des tubercules,
chacun de ces noyaux se montre enveloppé d'une couche
de matière saline qui le rend opaque, et il paraît alors,
lorsqu'on l'examine à la lumière directe, complétement
noir.

Dans les parties centrales, le dépôt est tellement abondant qu'on ne peut plus reconnaître la forme propre des
éléments.

Le poumon droit présentait plusieurs points indurés, de
volume variable, quelques-uns ramollis dans leur centre; il
était adhérent aux parois costales sur une étendue de plus
d'un décimètre. Les mêmes lésions existaient à un degré
moindre sur le poumon droit, mais les unes et les autres
étaient infiltrées de produits calcaires.

Dans cette observation comme dans la précédente, on

voit que la phthisie s'est greffée sur la pleuropneumonie dont nous avons pu suivre toutes les évolutions pendant une période de deux années.

Nous reviendrons sur ces faits au chapitre consacré à la phthisie calcaire.

NATURE DE LA MALADIE. — On s'est bien longtemps mépris sur la nature de la pleuro-pneumonie épizootique. La plupart des auteurs ne l'ont considérée, à l'égal de l'affection sporadique qui envahit les mêmes organes chez les animaux des autres espèces, que comme inflammatoire purement et simplement.

Le professeur Delafond est de ce nombre, et, dans la description qu'il en a donnée en 1844, il a essayé de lui trouver des formes aiguës et chroniques, suivant ceux des organes thoraciques qu'elle envahit principalement, des complications qui ne sauraient avoir rien de commun avec la maladie principale.

L'étude de la prophylaxie a rendu aujourd'hui nécessaire une recherche plus scientifique de la caractéristique de cette affection; et si l'on ne peut pas dire que l'on soit arrivé, sous ce rapport, à une solution complétement satisfaisante, du moins il est permis de croire que l'observation attentive autorise à ranger la péripneumonie parmi les affections générales éruptives, c'est-à-dire précédées d'un mouvement fébrile, dit d'incubation.

On a cherché dans l'exsudation par laquelle la maladie se caractérise principalement, des éléments particuliers, capables de lui donner une individualité propre; les résultats auxquels on est arrivé à cet égard n'autorisent point encore à établir cette distinction. Néanmoins, l'exsudation suffit à elle seule pour imprimer à la maladie son cachet particulier, du moment qu'il est bien établi que cette exsudation n'est que l'expression localisée d'un état général antérieur de l'économie, d'une maladie générale, comme toutes les grandes maladies contagieuses.

C'est là un fait important, sur lequel les travaux du docteur Willems ont appelé l'attention, et que de nouvelles recherches mettront sans doute encore plus en lumière.

Récidive. — La péripneumonie contagieuse n'atteint qu'une seule fois les animaux de l'espèce bovine ; tout au moins, les cas de récidive sont très-rares. Cette particularité, qui était connue de plusieurs praticiens, a été signalée, croyons-nous, pour la première fois, par M. Yvart, à la suite de la mission qu'il eut à remplir, il y a une vingtaine d'années, dans les montagnes de l'Auvergne. Nous l'avons nous-même constatée un grand nombre de fois et tout récemment sur une dixaine de vaches, trois ans après la première atteinte du mal contagieux. Plusieurs auteurs français et étrangers, parmi lesquels nous citerons Verheyen, Lafosse, Fabry, Willems, Rœll, ont également constaté cette immunité ; enfin, la Commission scientifique française a établi expérimentalement « que les ani« maux qui ont été atteints une première fois de la pé« ripneumonie ne paraissent plus susceptibles de la con« tracter de nouveau. »

Sous le rapport de la police sanitaire, ce fait a une grande importance.

Période d'incubation. — Sous le même rapport, il n'est pas moins important de connaître la durée de la période d'incubation de la péripneumonie ; c'est, en effet, de là que dépend la détermination du temps pendant lequel une bête suspecte doit être soumise à l'isolement.

La science ne possède actuellement que des données

très-incomplètes sur la durée de cette période ; la plupart des auteurs n'en font même pas mention.

Delafond, qui a le plus contribué à attirer l'attention sur la contagion de la péripneumonie, estime que le temps du stade évolutionnaire dure de six à soixante jours ; mais il fait observer que, le plus souvent, il ne dépasse pas le quarantième jour.

D'après Rœll, une fois que la contamination a eu lieu, la maladie se déclarerait entre quatre à six semaines, exceptionnellement entre huit à quatorze jours, et parfois de dix à seize semaines.

Suivant Verheyen, la durée serait indéterminée ; on l'a vue se prolonger du dixième au soixantième jour (1). A une date plus récente, Verheyen a cité l'exemple d'un taureau, acheté en Hollande, qui importa la péripneumonie au cap de Bonne-Espérance, où elle n'avait jamais sévi.

Dans le cours des expériences faites par la Commission française, en 1849, à Alfort et à Rambouillet, nous avons vu des vaches contracter la péripneumonie au bout de soixante-sept jours de cohabitation.

Ce terme peut aller jusqu'au quatre-vingt-dixième jour, ainsi que nous l'avons constaté sur des vaches qui avaient été isolées par nos soins pendant ce laps de temps ; elles importèrent la contagion dans une étable qui contenait une soixantaine d'animaux (2).

Le professeur Gamgee assigne à la période d'incubation une durée aussi longue que celle que nous avons reconnue nous-même. D'après cet auteur, la pleuropneumonie aurait apparu au bout de trois mois, en Australie, communiquée

---

(1) *Bulletin de l'Académie royale de Belgique*, t. XIII.
(2) *Recueil de médecine vétérinaire*, 1862, p. 893.

par des animaux importés de la Hollande. On sait que la traversée de ce pays au cap de Bonne-Espérance et à Melbourne est d'environ trois mois.

HISTORIQUE. — La péripneumonie épizootique n'a attiré l'attention d'une manière spéciale qu'au milieu du XIXe siècle; cependant, il est bien démontré qu'elle était connue dans l'antiquité. Les philosophes, les poètes latins, les agronomes en ont parlé dans plusieurs ouvrages. On en trouve aussi des traces dans les auteurs du moyen âge; mais la première description exacte qui en ait été donnée appartient à Bourgelat et a paru en 1769.

Longtemps la maladie dont il s'agit s'est bornée à sévir sur les bestiaux des pays de montagnes.

Dé 1765 jusqu'en 1792, on ne l'avait vue qu'en Suisse, dans le Jura, le Dauphiné, les Vosges, l'Auvergne, le Piémont, la Haute-Italie.

Exceptionnellement, il est vrai, elle s'était montrée dans quelques parties de la Champagne en 1769 et 1776, et du Bourbonnais en 1788. Elle ne causait alors à l'agriculture que des dommages partiels dont la fortune publique se ressentait à peine.

C'est à partir des années 1789, 90, 91, 92, que l'on voit la péripneumonie s'étendre dans les pays de plaine, et déterminer sur toute la surface de l'Europe de grandes mortalités. La suppression des entraves apportées aux relations commerciales, le mouvement et le déplacement du bétail pour les besoins divers des armées et des populations contribuèrent beaucoup à sa propagation.

C'est surtout dans les départements du nord et du nord-est que la maladie a fait le plus de ravages.

« Les deux cent quatre-vingt mille têtes de bétail de l'espèce bovine, entretenues dans les départements du nord, dit Loiset (1), ont particulièrement payé un large tribut à cette cause morbide de mortalité, et rien n'indique encore quel sera le terme des sacrifices qu'elle continuera de faire peser sur cet immense matériel vivant, source essentielle de la haute prospérité de nos riches et populeuses campagnes. »

La première apparition de cette épizootie dans le département du Nord remonte, d'après Delflache, vétérinaire à Avesnes, à 1822.

D'après cet auteur, elle se serait déclarée surtout sur des animaux transportés de la Franche-Comté dans le Nord et destinés à l'engraissement. En 1823, 24 et 25, la maladie apparut dans les mêmes lieux et dans les mêmes conditions.

Vers la même époque, Wirth et Fabre signalaient la péripneumonie en Suisse; Brogard et Michalon dans le Dauphiné, Grognier dans le Rhône, Tissot dans le Doubs, Sajous dans les Pyrénées.

En 1827 elle apparut de nouveau aux environs de Lille; on la vit bientôt dans les arrondissements de Dunkerque, de Hazebrouck, puis elle gagna ceux de Douai, de Valenciennes, Cambrai, et revint ensuite dans celui d'Avesnes. Depuis, elle est toujours restée dans le département.

Avant qu'elle ne parût à Lille, on l'avait vue en Belgique, sur les bords de la Lys. Toutefois, suivant Verheyen, elle ne se serait manifestée dans cette contrée, pour la première fois, qu'en 1827; jusque-là, tout au moins, elle était passée inaperçue.

Enfin, en 1840, elle s'est déclarée pour la première fois dans la vallée de Bray, dans les riches pâturages de l'ar-

---

(1) *Notice sur la pleuropneumonie épizootique de l'espèce bovine régnante dans le département du Nord*, Lille, 1847.

rondissement de Neufchâtel et dans la vallée de Dieppe.

Elle apparut d'abord chez un seul propriétaire.

On la vit à quelques lieues de là l'année suivante.

En 1842, 43, 44 et les années suivantes, elle s'est propagée dans plusieurs départements.

Depuis cette époque, on peut dire que cette maladie a régné constamment en France. Il est peu de contrées en Europe qui n'aient été témoins de son apparition.

En Italie, en Suisse, en Autriche et dans tout l'empire d'Allemagne, en Hollande, en Belgique, en Angleterre, la péripneumonie existe d'une manière permanente et a pu être étudiée et décrite par un très-grand nombre d'auteurs : Dieterichs, Busch, Wagensfeld, Gerlach, Numann, Verheyen, Delafond, le docteur Willems, etc.

Dans ces diverses contrées, la péripneumonie a suivi les importations du bétail ; ainsi, la Prusse l'a communiquée, en 1833, à la Hollande, et la Hollande à la Belgique, en 1837. La Hollande a encore propagé le mal en Angleterre vers 1840, et, plus récemment, au cap de Bonne-Espérance, en Amérique et en Australie.

Nous ne croyons pas utile d'indiquer minutieusement la marche de la péripneumonie, comme maladie épizootique, dans ces différents États de l'Europe et du Nouveau-Monde, ni même dans nos départements français où elle s'est répandue par suite des transactions commerciales.

Ce qu'il est bon de noter seulement, c'est que, quant à présent, elle paraît se montrer de préférence dans les localités où les bêtes bovines sont importées pour être nourries avec les résidus alimentaires des distilleries et des sucreries.

Ainsi, elle règne d'une manière plus générale dans nos départements du nord et dans certaines provinces de la Hollande et de la Belgique. C'est de ces contrées qu'elle est importée avec les animaux dans les étables des nourrisseurs de Paris, dans les pays de grande culture et chez les engraisseurs.

ÉTIOLOGIE. — Avant d'indiquer quelle est la véritable et unique cause capable de produire la péripneumonie, il est bon de passer en revue toutes les influences auxquelles ses manifestations ont été attribuées, et dont quelques-unes ne sont peut-être pas étrangères à son extension, en tant que causes secondaires.

Température. — L'état de la température, d'après quelques auteurs, aurait une grande influence sur le développement de la pleuropneumonie épizootique.

C'est, disent-ils, au printemps, à l'automne, alors que l'atmosphère subit de brusques variations, que l'on voit surtout sévir cette affection.

A ces époques, les animaux sont soumis à l'influence de brouillards épais, des pluies, des vents froids, des refroidissements, qui, en altérant les fonctions de la peau, altèrent également celles du poumon et peuvent prédisposer à contracter la péripneumonie ; mais nous avons hâte d'ajouter que ces causes sont impuissantes, seules, à la déterminer.

Influence des habitations. — Presque tous les auteurs ont attaché une grande importance à la construction vicieuse des étables, à leur insalubrité comme cause efficiente de la pleuropneumonie. Il en est quelques-uns, parmi lesquels nous citerons un cultivateur très-éclairé du nord, Demesmay, qui sont tellement convaincus de la puissance des habitations insalubres sur le développement de cette affection, qu'ils prétendent pouvoir la faire naître à volonté, par l'effet de cette seule cause.

Il en serait de même du manque de soins de propreté

dans l'intérieur des étables ; de l'aération incomplète ; de l'incurie des propriétaires qui laissent souvent le fumier à la porte des habitations. Généralement, dans les campagnes, les étables sont construites d'une manière vicieuse ; très-souvent la porte d'entrée est la seule voie par laquelle l'air puisse y pénétrer. Les animaux auraient donc à respirer constamment, dit-on, un air qui ne s'est pas renouvelé depuis longtemps ; aussi ne serait-il introduit dans les poumons qu'une quantité d'oxygène tout à fait insuffisante. Ajoutons à cela que le bétail est accumulé en beaucoup trop grande quantité dans les habitations, pour que chaque tête ait le cube d'air considéré comme suffisant.

Sans nous arrêter à ce que ces données, si généralement admises, n'ont jamais été déduites expérimentalement et ne sont que des inductions spéculatives, il suffit de constater que les conditions signalées se présentent partout et que cependant la péripneumonie ne se montre qu'en certains lieux, pour établir qu'elles ne sont pour rien dans son apparition, et tout au moins qu'elles ne sauraient l'engendrer.

Stabulation permanente. — La stabulation permanente a été aussi invoquée comme venant s'ajouter à l'influence des habitations. Les animaux placés dans les conditions précédemment indiquées et qui sortent pendant le jour respirent un air pur ; mais ceux qui sont constamment enfermés dans les étables, au milieu d'une atmosphère insuffisamment riche en oxygène, ceux-là seront dans des conditions bien plus défavorables que les précédents et deviendront bien plus rapidement malades.

La fréquence de la pleuropneumonie chez les nourrisseurs, les engraisseurs, les distillateurs, chez lesquels la stabulation est permanente, n'a pas peu contribué à faire croire qu'elle était une cause déterminante de cette affection ; mais une observation plus rigoureuse a démontré que, si elle était susceptible de concourir activement à sa propagation, elle ne pouvait la faire naître.

Alimentation. — Le mode de nourriture exercerait de même, d'après les auteurs, une très-grande influence sur le développement de la péripneumonie ; il est surtout sensible sur les bêtes soumises à la stabulation ; et ce qui a le plus contribué à faire croire, avec une apparence de raison, à la toute-puissance de ces deux causes réunies, c'est la fréquence de la maladie dans les exploitations où le bétail est nourri avec les résidus de distillerie, de brasserie et de sucrerie ; l'alimentation abondante et substantielle qu'il reçoit donne au sang une très-grande plasticité qui rend difficile la circulation dans les vaisseaux capillaires.

Or, comme le poumon est formé de ces derniers, il en résulte que le sang stagne dans l'organe. Ajoutons à cela que la respiration est pénible par suite de l'élévation de la température de l'étable, de la raréfaction de l'air, de son insuffisance et de sa viciation.

Il est possible que ces conditions favorisent le développement de la péripneumonie ; cela semble même résulter de nombreuses observations faites dans le nord de la France ; on cite, dit Loiset, des étables où la maladie aurait cessé de sévir à la suite de changements apportés au régime alimentaire, pour reparaître aussitôt que la nourriture première était de nouveau donnée. Toutefois, nous ne pensons pas qu'on puisse rattacher à cette cause l'évolution de la péripneumonie ; dans la détermination de son influence, on n'a pas tenu un compte suffisant des mutations continuelles opérées dans les étables des établissements industriels, des achats des animaux de toute provenance et de la longue durée de la période d'incubation.

Sécrétion laiteuse. — Des auteurs ont pensé qu'une sécrétion laiteuse trop abondante pouvait occasionner la péripneumonie. Il a été constaté en effet dans plusieurs localités où on se livre en grand à la production du lait, que ce sont les vaches les meilleures laitières qui sont plus particulièrement atteintes de la péripneumonie ; cette maladie y serait plus fréquente depuis le jour où les vaches, soit par suite de leurs qualités laitières, soit par l'abondance de la nourriture, soit par les conditions de stabulation dans lesquelles elles se trouvent placées, donnent du lait en très-forte proportion ; tandis qu'elle y était à peine connue à l'époque où les bêtes ne donnaient qu'une quantité moindre de lait. S'il est vrai que les relations fonctionnelles qui existent entre la sécrétion mammaire et la respiration prédisposent aux maladies de cet appareil, rien ne prouve que cette cause puisse être déterminante de la péripneumonie ; et, dans l'espèce, les auteurs qui l'ont admise n'ont pas recherché si l'augmentation même de la quantité de lait obtenue ne dépendait pas de l'introduction de nouvelles races dans lesdites localités, qui auraient en même temps importé la contagion. A défaut d'un tel renseignement, la coïncidence des deux faits n'a pas la valeur démonstrative qu'on lui a accordée, leur liaison nécessaire n'étant nullement établie.

Boissons. — Les eaux froides des puits, des citernes, les eaux vaseuses des mares, mêlées de jus de fumier, d'urine, de détritus végétaux et animaux, introduits dans l'appareil, peuvent sans doute produire des lésions des organes internes ; mais admettre avec les auteurs que ces boissons soient des causes occasionnelles ou déterminantes de la péripneumonie, c'est méconnaître les enseignements d'une saine et rigoureuse observation.

Travail. — Nous ferons la même remarque à l'égard du travail excessif des bœufs employés à des charrois et des marches longues et forcées auxquelles était soumis le bétail destiné à être engraissé.

Frappés par ce fait, que les animaux étaient le plus ordinairement atteints quelque temps après leur mise à l'herbe ou à la stabulation, les vétérinaires, les herbagers en avaient inféré que la péripneumonie trouvait dans ces influences les conditions de son évolution ; mais aujourd'hui qu'on connaît le mode d'importation et de propagation de cette maladie par la contagion, l'étiologie née d'un excès de travail ne saurait compter des partisans.

Hérédité. — Un animal atteint de la péripneumonie contagieuse est-il susceptible de la transmettre à ses descendants ?

Cette question est loin d'être élucidée, et les quelques observations qui ont été faites à ce sujet sont loin aussi d'avoir la valeur que les auteurs leur ont accordée.

Le professeur Fodéré (Académie royale de Belgique, 1833), Clément, Dieterichs, etc. (*Traité de la maladie de poitrine,* de Delafond), rapportent des cas dans lesquels les poumons de fœtus, extraits de la matrice de vaches sacrifiées pendant le cours de la péripneumonie, présentaient toutes les altérations caractéristiques de cette maladie. De ces faits, ces auteurs concluent que l'affection est héréditaire.

Dans l'un comme dans l'autre cas, la maladie que le fœtus a contractée dans le sein de sa mère est seulement le résultat de la contagion communiquée par la voie de la circulation.

Ce que nous venons de dire de l'hérédité s'applique à la prédisposition héréditaire, admise à tort en s'appuyant le plus souvent sur des faits de transmission de la phthisie.

Delafond, qui était pleinement convaincu que la péripneumonie est héréditaire, cite aussi des exemples de fœtus non à terme, et de veaux tués après la naissance, ayant, selon lui, contracté la maladie dans l'utérus de leur mère malade. Nous avons nous-même recueilli un assez grand nombre de faits semblables ; mais c'est les détourner de leur véritable signification que de les invoquer pour démontrer que la péripneumonie est une maladie héréditaire ; elles ne prouvent pas plus l'hérédité que les fœtus, atteints dans la matrice de leur mère de la clavelée, ne prouvent que cette maladie est héréditaire.

Il serait sans doute superflu d'entreprendre de démontrer que les influences énoncées, isolément ou ensemble, ne sont pas capables de produire la péripneumonie contagieuse. Ces causes banales, productrices de presque toutes les maladies, sont trop souvent invoquées. Il importe de se montrer plus rigoureux dans les recherches étiologiques et de ne se point contenter de suppositions. On est à présent fixé sur l'origine de la maladie. Douteuse pendant assez longtemps, la contagion est aujourd'hui bien démontrée, ainsi que nous allons le voir.

CONTAGION. — Il n'est pas toujours facile, en ne s'en tenant qu'à la pure observation des faits complexes, de déterminer exactement le caractère contagieux des maladies, surtout lorsque le théâtre des observations est le lieu même où celles-ci sévissent à l'état épizootique.

On conçoit, en effet, que pour tout esprit rigoureux et difficile sur l'exactitude des preuves, il est à peu près impossible de démêler, dans le résultat produit, la part qui revient à la contagion de celle qui revient aux circonstances générales qui peuvent en même temps avoir concouru à sa production.

C'est ce qui fait que, relativement à la péripneumonie comme à beaucoup d'autres maladies du même ordre, la question est demeurée incertaine jusqu'à ce qu'une démonstration rigoureuse et véritablement expérimentale l'eût tranchée dans le sens de la contagion.

Le professeur Delafond avait accumulé dans son *Traité sur la police sanitaire*, et dans son *Traité sur la maladie de poitrine du gros bétail*, un nombre considérable de faits qui, suivant lui, prouvaient surabondamment la contagion de la maladie. Il y avait joint une réfutation de tous les *faits négatifs* produits par différents auteurs (comme si, en pareille matière, ce que l'on appelle assez improprement des *faits négatifs* pouvait avoir la moindre valeur contre des observations positives bien faites). Les observations étaient tirées des caractères généraux de la maladie et de leur analogie avec ceux des maladies contagieuses. Malgré tout cela, beaucoup d'esprits doutaient encore, lorsque les expériences effectuées dans des conditions rigoureuses, par la commission instituée en 1849 par le ministre de l'agriculture, pour l'étude de la péripneumonie, sont venues résoudre la question. Les résultats de ces expériences, sommairement rapportés, vaudront mieux pour son éclaircissement que toutes les dissertations historiques ou critiques auxquelles nous pourrions nous livrer, et même que l'énumération circonstanciée des prétendus faits de contagion recueillis dans les pays infectés. Nous emprunterons ces résultats au rapport rédigé par M. H. Bouley, au nom de la commission française de la péripneumonie.

Cette commission, sur le point dont il s'agit, s'était proposé de résoudre les deux questions suivantes :

1° La péripneumonie épizootique du gros bétail est-elle

susceptible de se transmettre par voie de cohabitation des animaux qui en sont affectés aux animaux sains?

2° Dans le cas où la contagion de la péripneumonie s'opérerait par cette voie, tous les animaux de l'espèce bovine qui vivent dans un foyer d'infection contractent-ils la maladie, ou en est-il qui résistent à l'influence contagieuse?

Dans ce dernier cas, quelle est la proportion des animaux malades et des animaux sains?

Voici le résumé des expériences qui ont été faites par la commission, et les solutions auxquelles elles ont conduit.

En ce qui concerne la première question :

1° Un troupeau, composé de trois taureaux et de dix-sept vaches, est choisi avec le plus grand soin parmi des animaux originaires de pays où la péripneumonie n'a jamais existé, et dans des localités qui n'ont jamais été non plus envahies par la maladie.

2° Ce troupeau est divisé en deux lots égaux qui sont placés dans des compartiments, parfaitement isolés l'un de l'autre, d'une étable sise dans une localité où la péripneumonie n'a jamais fait son apparition.

3° Six vaches provenant de pays différents, mais bien reconnues atteintes de la péripneumonie, sont introduites, trois dans un des compartiments de l'étable habitée par des animaux sains, et trois dans l'autre.

4° Consécutivement à cette introduction, et au bout d'une période de temps variable entre six jours et trente-deux jours, seize animaux sur vingt furent affectés d'une toux particulière ; quatre conservèrent les caractères de la plus parfaite santé.

5° Sur les seize animaux présentant ce symptôme remarquable, dix, c'est-à-dire la moitié des sujets en expérience, furent attaqués de la péripneumonie avec des degrés différents d'intensité, dans une période de temps qui a varié entre seize et cinquante-sept jours. (*Recueil*, IVe série, tome Ier, page 182. *Rapport général des travaux de la commission scientifique instituée par le ministère de l'agriculture, etc., pour l'étude de la péripneumonie du gros bétail.*)

D'où il résulte bien manifestement que la péripneumonie est susceptible de se transmettre des animaux malades aux animaux sains, par voie de cohabitation, c'est-à-dire qu'elle est contagieuse. Des faits particuliers, relatés dans les détails des expériences dont il s'agit, établissent même qu'elle peut se transmettre à une certaine distance dans les étables.

Ces mêmes expériences, ainsi qu'on vient de le voir, permettaient de faire pressentir la solution de la deuxième question plus haut posée; mais la commission n'en a pas moins institué une nouvelle série d'expériences en vue de la résoudre rigoureusement, et, par trois fois consécutives, elle a constaté qu'il y a en effet des animaux complétement réfractaires à la contagion. La proportion de ces animaux, d'après les chiffres recueillis, s'élèverait à 20 pour 100.

Devant de pareils documents, on conçoit sans peine le peu de valeur que pourraient avoir des observations négatives recueillies sans contrôle; elles ne vaudraient certainement pas la moins probante des expériences positives que nous venons de rapporter et qui établissent d'une manière si solide la contagion de la péripneumonie.

Ce fait acquis, il suffit maintenant de se souvenir de ceux consignés dans l'historique établi sommairement plus haut, pour en déduire une conséquence importante, dont la police sanitaire doit faire son profit. L'histoire de la péripneumonie nous montre, en effet, que la maladie s'est d'abord manifestée dans les régions de l'est de notre pays,

et qu'elle s'est ensuite répandue avec le temps vers le
nord, le centre, l'ouest et le midi, dans le sens des courants commerciaux du bétail, absolument comme il en est
pour la peste bovine. En Allemagne, les hommes compétents sont convaincus que la péripneumonie est ce qu'ils
appellent une *contagion*, ce qui signifie chez les Allemands une maladie étrangère, ne pouvant pas prendre
naissance sur le territoire du pays. Un mémoire de Lidtin, lu en 1868 devant la réunion des vétérinaires du duché de Bade et communiqué au conseil médical, établit
que le grand-duché l'a reçue de la Suisse, avec le bétail
qu'il importe de ce pays. Il ne paraît pas douteux que
nous l'ayons reçue nous-mêmes de la Suisse, puisqu'elle
s'est manifestée pour la première fois chez nous dans les
montagnes du Jura. Notre département du Nord l'a manifestement reçue avec les bêtes de la Franche-Comté que
les fabricants de sucre introduisent pour les engraisser.
Voilà pourquoi elle s'est d'abord manifestée dans leurs
étables et comment la pulpe de betteraves a passé pour
l'engendrer.

L'histoire de l'introduction et des modes de propagation de la péripneumonie ressemble trop à celle de la peste
bovine pour qu'il soit nécessaire de beaucoup insister à
cet égard. Les deux affections ne diffèrent, au point de
vue de la police sanitaire, que par la subtilité de la contagion et par la mortalité qu'elles entraînent. Mais, en raison
de sa permanence dans notre pays, il n'est point sûr que
la péripneumonie ne soit pas en réalité plus préjudiciable.

II. — POLICE SANITAIRE.

La contagion de la péripneumonie bovine étant bien
démontrée, les animaux qui en sont atteints tombent nécessairement sous le coup des lois de police sanitaire.

Nous avons donc à voir dans quelles limites il convient, dans l'intérêt bien entendu de leur conservation, de leur faire l'application de ces lois; mais il est bon, au préalable, d'examiner ce qui concerne l'usage des produits de ces animaux pour la consommation, et de savoir scientifiquement si des inconvénients pourraient en résulter.

USAGE DE LA VIANDE. — Depuis que la péripneumonie sévit dans un grand nombre de contrées, bien des animaux malades ont été abattus et livrés au boucher dans la dernière période de leur maladie; cela s'est surtout effectué et s'effectue encore dans les environs de Paris, et à Paris même. Or, il n'est point à notre connaissance qu'aucun accident de nature quelconque en soit encore résulté.

Du reste, à part les lésions caractéristiques que nous avons dit exister dans la cavité thoracique, il serait bien impossible de constater, à l'ouverture d'un animal abattu, même dans la période extrême du mal, aucune trace capable de faire distinguer la viande d'un animal malade de celle d'un animal sain, à égal degré d'embonpoint, bien entendu.

Il n'y a donc aucune raison de repousser de la consommation les animaux atteints de péripneumonie.

La maladie, sans doute, comme tout état maladif général, déprécie la viande; mais l'important, à notre point de vue actuel, est de savoir si l'affection peut communiquer à celle-ci des propriétés nuisibles particulières. En ces termes, la question doit être, d'après toutes les observations recueillies jusqu'à ce jour, résolue par la négative.

En effet, l'usage de cette viande n'a jamais été suivi d'aucun effet malfaisant; si, à cet égard, des doutes pouvaient subsister encore, il suffirait, pour les faire disparaitre, de rappeler que, depuis vingt ans, elle est journellement livrée à la consommation dans Paris, dans le nord de la France et dans tous les pays où sévit le mal contagieux. Loiset, dans sa *Notice sur la péripneumonie*, en a constaté l'innocuité pendant une période qui n'embrasse pas moins de dix-neuf années. La seule ville de Lille a consommé la chair de plus de 18,000 vaches malades, et l'état sanitaire de la population n'en a pas éprouvé la plus légère atteinte. Afin de faire apprécier combien serait désastreuse pour les intéressés la restriction que certains auteurs voudraient voir apporter à la vente de cette viande, Loiset rappelle que la valeur des animaux morts ou abattus dans le seul département du Nord, peut être estimée, durant la période précitée, à 52 millions, soit, par an, à 2,700,000 francs. Or, ajoute Loiset, l'expérience ayant démontré qu'en livrant lesdits animaux à la boucherie, on en obtient en moyenne un peu plus de la moitié de leur valeur vénale, réduisant le sauvetage à 50 pour 100, il en résulte pour l'agriculture départementale du Nord une économie de 26 millions sur les 52 précités, ou, par an, 1,350,000 francs sur les 2,700,000 francs de perte annuelle.

En autorisant la consommation de cette viande, on atteint un double but : le premier, de fournir aux populations un aliment utile ; le second, de faciliter l'application des mesures prophylactiques de la contagion.

Des expériences que nous avons faites à Alfort, en 1868 et 1869, tendraient à prouver que la virulence péripneumonique n'est pas capable de se communiquer, même aux animaux d'espèce bovine, par les voies digestives. Des portions de poumon malade et plusieurs litres de sérosité ont été ingérés sans qu'il en soit rien résulté.

Usage du lait. — La péripneumonie sévissant presque

constamment dans les étables d'un grand nombre de nourrisseurs de Paris, si le lait avait été susceptible de contracter des propriétés nuisibles, nul doute que des observations nombreuses ne fussent venues l'établir. Nulle part,
au contraire, rien de semblable n'a jamais été constaté. Ni
par leur contact avec l'homme, ni par la consommation de
leurs produits, les animaux atteints de la péripneumonie
ne peuvent donc, en aucune façon, être nuisibles à l'intérêt social. Les observations recueillies jusqu'à présent
démontrent toutes que le lait ne possède aucune propriété
malfaisante. Loiset a été témoin, à l'abattoir public de
Lille, que les employés des bouveries le consommaient depuis un grand nombre d'années et sans le moindre inconvénient. La même remarque a été faite par nous et par un
grand nombre de médecins et de vétérinaires.

MESURES DE POLICE. — C'est donc seulement en vue
d'empêcher sa propagation aux animaux de l'espèce bovine, là où elle n'a pas encore paru, ou de l'éteindre là
où elle existe déjà, que l'autorité administrative doit s'é-
mouvoir. On sait que nos idées sur la police sanitaire sont
diamétralement opposées à celles des auteurs qui ne voient
d'intervention efficace de la part de l'autorité, qu'à la
condition qu'elle soit partout et toujours armée d'une
répression énergique.

L'expérience a trop de fois démontré l'inanité de pareilles mesures, qui sont le plus souvent inapplicables
dans les conditions actuelles du commerce du bétail. Aussi
tous les bons esprits sont maintenant convaincus qu'il
vaut mieux, pour le but que l'on poursuit, éclairer que
réprimer. Et c'est une conviction pareille qui a inspiré
toutes les considérations déjà proposées par nous au sujet
de la police sanitaire de la peste bovine, et que nous
avions déjà fait valoir dans des écrits antérieurs.

 POLICE SANITAIRE.

Cette conviction, du reste, a été aussi celle des auteurs du nouveau projet de Code rural, car en présentant, dans le rapport fait au Sénat, l'indemnité comme due à tout possesseur d'un animal succombant à une maladie épizootique et contagieuse, et aussi comme le meilleur moyen d'en arrêter les ravages, ils se sont montrés partisans de la police sanitaire nouvelle que nous préconisons depuis longtemps.

L'important, en effet, pour prévenir l'extension des maladies contagieuses, est que les premiers sujets atteints soient soumis à l'examen des hommes compétents, afin que la nature du mal ayant été bien déterminée, les précautions capables d'éviter sa communication puissent être prises en temps utile. Or, il n'est pas besoin de faire remarquer qu'entre l'éventualité d'une sanction pénale et la certitude d'une indemnité du dommage subi, en présence d'un fait dont l'appréciation est douteuse, il n'y a pas d'hésitation possible.

Aucune de ces mesures plus ou moins terrifiantes, en apparence, et qui ont pour but de provoquer de la part du possesseur d'animaux malades une déclaration à l'autorité, ne saurait donc valoir la certitude d'y trouver un avantage immédiat, en s'assurant par là, en cas de sinistre, l'indemnité de la perte de son bétail; elle ne saurait surtout valoir une bonne organisation du service sanitaire vétérinaire qui imposât, à ceux qui en feraient partie, l'obligation nécessaire et logique de veiller avec vigilance à la conservation du bétail. Leur premier soin, dans ce cas, serait de démontrer aux possesseurs d'animaux malades, que de tous les moyens le plus efficace et le moins onéreux pour tout le monde est de prendre aussitôt des mesures rigoureuses d'isolement à l'égard des animaux.

La contagion de la maladie, bien que certaine dans l'atmosphère restreinte d'une étable, ne s'exerce point, du moins d'après toutes les observations recueillies jusqu'aujourd'hui, en plein air. De nombreux faits semblent le prouver. M. Yvart, notamment, en a observé plusieurs en 1850, en Auvergne, qu'il a relatés dans son rapport, publié par le *Recueil* en 1851.

En isolant leurs animaux, soit dans les clôtures de la vallée, soit même dans les pacages de la montagne, certains propriétaires de ce pays auraient, d'après ce que rapporte M. Yvart, préservé ces animaux de la péripneumonie qui régnait dans le pays. Le même auteur attribue sa propagation rapide dans cette contrée à l'absence de clôtures et à l'existence des aiguades où les animaux vont s'abreuver en commun.

Dans toutes les circonstances possibles, d'ailleurs, il est de la logique la plus élémentaire que le meilleur moyen de s'opposer à la propagation du mal consiste à éviter les communications des malades avec les animaux sains.

Tout le monde est d'accord sur ce point, et veut poursuivre le même résultat; seulement, tandis que les uns n'hésitent pas à préconiser les moyens les plus violents, tels que l'obligation de la déclaration sous peine d'amende, la marque, l'abattage des bêtes malades et l'enfouissement de leurs dépouilles, etc., le tout sanctionné par la prison, en cas de contravention ; les autres, et nous sommes de ce nombre, pensent qu'il suffirait d'appeler l'attention des propriétaires sur quelques mesures très-simples, et beaucoup plus sûrement efficaces que tout ce fracas de défenses et de pénalités.

Ainsi, c'est le plus ordinairement par suite de l'introduction dans une étable d'un animal sous le coup de la maladie, que celle-ci s'y développe d'abord et s'y propage ensuite. Ce fait s'est produit à peu près dans tous les pays où la péripneumonie s'est successivement montrée. Il est, dans certaines conditions, facile d'éviter d'aller acheter ses animaux dans les localités ou les contrées infectées; mais le commerce ordinaire, qui comporte de fréquents et longs déplacements, ne permet pas une pareille précaution. Qui empêche alors, ainsi que sur nos conseils l'ont fait avec succès des nourrisseurs des environs de Paris, d'avoir une étable séparée, où les animaux nouvellement achetés demeurent en quarantaine pendant un mois à six semaines? Lorsqu'il paraît bien démontré qu'elles ne sont point sous le coup de la maladie, les bêtes nouvelles sont mêlées aux anciennes qui, par cette simple précaution, ne courent plus aucun risque d'être contaminées.

Du reste, on peut, sans trop de difficultés, mettre les cultivateurs en garde contre les animaux provenant de lieux infectés. Avec l'organisation vétérinaire dont nous parlions tout à l'heure, et une grande publicité donnée par la voie des affiches et des journaux à l'existence de la maladie, ceux-ci se tiendraient pour bien et dûment avertis. Il faut surtout compter, si l'on veut demeurer dans le vrai pratique, sur la vigilance des intérêts particuliers; et pour cela il importe beaucoup de ne pas endormir cette vigilance par le leurre d'une action administrative qui ne saurait jamais être ni assez éclairée, ni assez certaine. Il n'est pas bon que chaque citoyen ne soit pas mis en demeure de sauvegarder ses propres intérêts; il faut réserver l'action administrative pour les cas où elle ne pourrait être suppléée par l'initiative des intéressés.

C'est ainsi, par exemple, que dans le cas de péripneumonie, comme dans tous ceux de maladie contagieuse quelconque, l'accès des marchés ordinaires doit être interdit aux animaux provenant des localités infectées, et qu'une active surveillance doit veiller à ce que cette interdiction soit respectée. Dans les grandes villes, le mieux est de leur affecter un marché particulier, pour qu'ils puissent y être vendus au commerce de la boucherie. Mais cette mesure ne serait pas applicable aux campagnes. A Paris, où elle est en vigueur, elle a produit les meilleurs résultats. Il ne faudrait pas interdire, toutefois, l'abattage des animaux sur les lieux mêmes, dans les campagnes, sauf à les introduire ensuite, à l'état de viande nette, dans les étaux des bouchers.

La longue durée de la période de temps qui s'écoule parfois entre le moment où l'animal a été exposé à la contagion et celui où la maladie se manifeste chez lui, rend ici très-difficile l'application des mesures de police sanitaire prescrites par la législation générale, et notamment celles qui ont pour effet de mettre des entraves aux relations commerciales. Cette durée atteint dans quelques cas jusqu'à trois mois et même davantage. Comment songer, en vue d'éventualités après tout sujettes à bien des doutes, à suspendre d'autorité des transactions qui sont une des principales sources de la fortune publique ?

Il y a donc plutôt lieu de faire intervenir l'initiative privée, en la stimulant et en l'éclairant par la publication d'instructions où seront indiqués les faits sur lesquels l'attention doit se porter, afin d'éviter la propagation de la contagion. Ces instructions sont dans les attributions de l'autorité municipale. Après avoir fait connaître le caractère essentiellement contagieux de la maladie, elles insisteront sur la nécessité de ne jamais introduire au milieu de bêtes saines un animal nouvellement acheté et provenant d'une région où sévit cette maladie, sans lui avoir fait subir une quarantaine de trois mois au moins dans une

étable séparée. Elles feront comprendre aux propriétaires
tout l'intérêt qu'ils ont à déclarer immédiatement l'existence de la maladie chez eux, quand elle s'y montre, et à
faire abattre les animaux malades, pour livrer à la boucherie leur viande qui peut être consommée sans inconvénient.

C'est seulement lorsque le mal a pris une certaine extension qu'un arrêté doit prescrire l'inoculation, l'isolement des bêtes contaminées et la défense d'en vendre aucune pour une destination autre que celle de la boucherie.
Les décrets des 16-24 août 1790 et 6 octobre 1791, les
articles 459, 460, 461 et 462 du Code pénal arment l'autorité municipale du droit de déférer aux tribunaux les auteurs de ventes faites en contravention d'un tel arrêté et
qui, opérées par l'intervention de marchands malhonnêtes
excités par l'appât d'un gain illicite, contribuent le plus à
propager la contagion.

Que, dans les contrées où la péripneumonie n'a pas encore pénétré, comme en Normandie, en Algérie, ainsi
qu'on peut le voir sur la carte, l'abattage immédiat des
animaux importés sur lesquels elle viendrait à se manifester soit la mesure la plus sage, parce qu'elle serait la
plus sûrement efficace, c'est toutefois ce qu'il n'est pas
possible de contester.

Inoculation. — Mais il est une mesure préventive qui
rendrait nécessairement inutiles toutes celles dont il vient
d'être question : nous voulons parler de l'inoculation, pro-
posée en Belgique par le docteur Willems, expérimentée
depuis dans la plupart des États de l'Europe, et dont la
valeur a été longtemps l'objet de vives controverses, surtout, comme c'est d'usage, dans le pays où cette pratique
a été inventée.

Dans le voyage qu'il fit en 1850, pour étudier la péri-

pneumonie qui régnait dans ce pays, M. Yvart avait recueilli
certains renseignements qu'il consigna plus tard dans son
rapport (*Recueil*, 3ᵉ série, t. VIII) et d'après lesquels les
animaux, une fois atteints de la péripneumonie, seraient
demeurés indemnes désormais de la maladie, de quelque
façon qu'ils aient pu être exposés à la contagion. Ce fait
étant démontré expérimentalement, il devait nécessairement faire naître l'idée de procurer l'immunité au moyen
de l'inoculation; car l'analogie était tout à fait en faveur
de cette conception. Le docteur Willems poursuivit à
Hasselt des observations en ce sens sur le bétail de son
père, distillateur, et sur celui des autres distillateurs, ses
voisins. Ces observations lui démontrèrent, paraît-il, la
réalité du fait dont il s'agit, et il fut conduit à tenter
l'inoculation sur quelques-unes des bêtes de l'étable de
son père.

Les résultats obtenus lui ayant paru confirmatifs des
vues qui l'avaient conduit à tenter l'expérience, il mit
l'administration des principaux États et l'opinion publique
en demeure de vérifier la valeur de sa découverte, par
la publication d'un mémoire dans lequel toutes ses conditions étaient exposées.

Ainsi prit naissance la pratique de l'inoculation préventive de la péripneumonie, dont nous n'avons à nous occuper ici ni sous le rapport pathologique, ni sous le rapport
chirurgical, et que nous devons nous borner à étudier au
point de vue de sa valeur pour la police sanitaire.

Dans l'état actuel de la question, il est absolument impossible de se prononcer, d'une manière rigoureuse et
scientifique, sur l'efficacité de cette pratique; on peut dire
cependant que l'observation semble lui être favorable,
car si, parmi les vétérinaires qui en ont observé les effets
et qui ont publié les résultats de leurs observations, on

fait une enquête, on voit sans peine que le nombre de ceux qui s'en déclarent partisans est de beaucoup plus grand que celui des observateurs qui lui refusent toute vertu préventive.

En outre, des commissions officielles ont été instituées en Belgique, en France, dans divers États de l'Allemagne, en Hollande, en Italie, etc.; les conclusions de la plupart de ces commissions ont été favorables à l'inoculation, et il faut dire, pour être juste, que parmi les quelques-unes dont les conclusions ont toujours été défavorables, il ne semble point que ces conclusions soient tirées de faits produits d'une manière ni bien rigoureuse, ni bien impartiale.

Nous ne pouvons ni ne voulons à coup sûr résumer ici tous les documents qui ont été publiés sur les effets de l'inoculation de la matière péripneumonique. Beaucoup de vétérinaires français l'ont mise en pratique, et les faits recueillis, s'ils sont loin, pris isolément, de présenter les conditions de rigueur qui font que, lorsqu'il présente ces conditions, un seul fait positif suffit pour décider une question de cette nature; si, disons-nous, ces faits pris isolément ne sont pas propres à décider la question, il faut du moins reconnaître que leur nombre est aujourd'hui assez imposant pour qu'il soit permis de penser qu'il y a dans leur répétition autre chose qu'une simple coïncidence.

Il faut ajouter, du reste, que si les vétérinaires discutent encore à ce sujet, les propriétaires de bestiaux semblent, en général, être convaincus, et qu'en France notamment, la pratique de l'inoculation se généralise dans beaucoup de contrées.

Mais il appartient à l'expérience et au temps de faire cesser toute dissidence à cet endroit. On trouve dans l'histoire de toutes les questions de cette nature la répétition exacte des mêmes péripéties. Il se trouve toujours une catégorie de gens qui se croient obligés de repousser tout ce qui est nouveau ; une autre catégorie qui le repoussent pour l'unique raison qu'il ne vient pas d'eux ; enfin, une troisième, composée de ces faux philosophes qui prennent leur incrédulité systématique pour du doute, et ne se déclarent jamais convaincus, quelle que soit l'évidence des faits qu'on leur oppose, ils trouvent toujours qu'on ne leur a pas assez prouvé.

Théoriquement, l'inoculation de la péripneumonie a en sa faveur toutes les analogies. En effet, l'expérience a démontré bien des fois déjà que le renseignement recueilli en Auvergne par M. Yvart est exact ; c'est-à-dire que la péripneumonie n'est pas habituellement susceptible de récidiver, et que l'atteinte de cette maladie procure l'immunité aux animaux qui l'ont subie. Parmi les expérimentations qui ont été faites et suivies en vue de vérifier ce fait, il n'en est aucune qui présente des conditions plus satisfaisantes que celles de la Commission française, lesquelles tendent à démontrer de la manière la plus nette « que les animaux qui ont été atteints une première fois de la péripneumonie ne sont plus susceptibles de la contracter de nouveau. »

Cela étant admis, il restait encore à savoir si l'inoculation communique la maladie elle-même : ce que plusieurs ont nié, parce que dans presque tous les cas il ne se présente aucun phénomène pathologique du côté des organes respiratoires.

Quant à cela, il est à peine besoin de le réfuter ; car, après ce qui a été dit au paragraphe de la description de la maladie, il suffira de faire remarquer que, d'après tous les observateurs consciencieux et impartiaux, l'apparition des phénomènes locaux, à la suite de l'inoculation, est toujours précédée d'un mouvement fébrile plus ou moins intense, et souvent accompagnée de phénomènes du même ordre sur d'autres points de la surface du corps, mais ayant également leur siége dans le tissu cellulaire sous-cutané. C'est l'étude attentive de ces phénomènes qui donne la raison de l'efficacité de l'inoculation.

Du reste, un fait que nous avons observé nous-même lève à cet égard tous les doutes. Une génisse bretonne, inoculée par nous, a communiqué la péripneumonie à deux autres qui étaient placées à ses côtés dans une des écuries de l'École d'Alfort. Les lésions caractéristiques de la maladie ont été constatées, à l'autopsie, dans les poumons de ces deux génisses.

Les lésions observées au lieu d'insertion du liquide citrin extrait d'un poumon péripneumonique, dans le cas d'inoculation, présentent absolument les mêmes modifications fondamentales du tissu connectif que celles énoncées plus haut dans l'organe pulmonaire. Elles s'accompagnent aussi parfois d'éléments tuberculeux, ainsi qu'en témoignent les observations recueillies dans le duché de Bade par Lidtin (1), et aussi d'une prolifération excessive d'éléments fibro-plastiques.

Nous avons dû constater l'état de la question, et nous le résumerons en terminant, du moins pour le plus grand nombre des observateurs, par cette conclusion définitive de la Commission française :

« L'inoculation du liquide, extrait des poumons d'un animal malade de la péripneumonie, possède une vertu préservatrice; elle investit l'organisme du plus grand nombre des animaux sur lesquels on la pratique, d'une

---

(1) *Recueil*, année 1868, 5ᵉ série, t. V, p. 771.

immunité qui les protége contre la contagion de cette maladie pendant un temps indéterminé. »

Une telle question ne pouvant être éclairée que par les faits, nous joignons ici le tableau statistique de ceux qui ont été publiés en Europe jusqu'à ce jour. Il y a dans ce tableau de quoi se former une conviction sur la valeur pratique de l'inoculation, en y ajoutant que la mortalité de la péripneumonie, dans les conditions naturelles, est généralement évaluée à 35 pour 100 des animaux atteints. (Voir ce tableau statistique au *verso*, p. 460.)

THÉRAPEUTIQUE. — La mortalité relativement faible qu'entraîne la péripneumonie indique suffisamment qu'il y a lieu de faire intervenir la thérapeutique lorsqu'elle sévit, après avoir pris les mesures nécessaires d'isolement.

Il est toutefois extrêmement difficile de formuler d'une manière précise le traitement que l'on doit employer. On ne peut donner à cet égard que des indications plus ou moins vagues, reposant sur les observations faites par les vétérinaires praticiens.

Rœll recommande de placer les animaux dans de bonnes conditions hygiéniques, de les tenir chaudement, de les séparer des bêtes saines, et de leur donner, si l'appétit se conserve, des aliments de bonne qualité.

En somme, il n'y a point de traitement spécifique à opposer à la pneumonie. Donc, le vétérinaire doit s'inspirer de son expérience pour s'opposer autant que possible, par la médecine des symptômes, à ce que l'extension des lésions pulmonaires mette la vie du malade en péril. Ce qui présente les plus grandes chances d'efficacité, c'est d'insister sur l'emploi des révulsifs. Mais il importe surtout d'éviter les moyens de traitement qui pour-

TABLEAU général des inoculations de Péripneumonies faites en Europe.

NOMS des PUISSANCES.	BÊTES inoculées.	ÉTAT ANTÉRIEUR des ANIMAUX.					RÉSULTAT de L'INOCULATION.							ACCIDENTS.			MALADES après l'inoculation.	RÉINOCULATIONS.			
							Inoculations dont le résultat est inconnu.	INOCULATIONS dont le résultat est connu.											SYMPTÔMES.		
		Étables saines.	Animaux exposés à la contagion.	Animaux malades antérieurement.	Animaux malades au moment de l'inoculation.	Animaux sur lesquels on n'a pas de renseignement.		Pas de symptômes.	Animaux sains.	Exposé à la contagion.	Sans renseignement.	Malades avant l'inoculation.	Malades au moment de l'inoculation.	Chutes de queue.	Engorgements gangréneux.	Morts.		Animaux réinoculés.	Inoculés sans succès antérieurement.	Inoculés avec succès antérieurement.	Inoculés avec succès douteux antérieurement.
Belgique............	35137	2556	12045	2	19	20515	25974	1540	2056	2798	2767	»	4	682	22	237	540	77	71	1	5
France.............	6091	229	4472	»	15	1375	3910	523	59	1586	8	»	5	524	10	79	78	76	76	»	»
Hollande..........	13933	345	4690	1	1	8896	8878	2119	292	2388	3344	»	»	229	2	73	1012	»	»	»	»
Prusse.............	3176	39	1033	6	3	2095	1993	439	38	482	215	6	3	60	»	50	438	64	64	45	»
Italie.............	2274	56	945	5	32	1236	1983	66	»	24	200	»	1	50	18	37	66	60	60	»	»
Allemagne.. ⎫ Autriche.... ⎬...... Angleterre. ⎭	1749	»	1362	6	14	361	362	789	»	385	195	6	12	37	1	14	90	»	»	»	»
Total.........	62360	3225	24553	20	84	34478	43100	5476	»	»	6279	12	24	1582	51	478	2224	277	226	46	5

raient, au cas où la bête malade devrait être livrée à la boucherie, nuire à la qualité de la viande.

EXTINCTION RADICALE DE L'ÉPIZOOTIE. — S'il était rigoureusement établi que la péripneumonie est, comme la peste bovine, étrangère à notre pays, et qu'elle y a été introduite du dehors, la police sanitaire devrait se proposer pour but de la faire disparaître, en éteignant d'abord ses foyers d'infection actuels par tous les moyens recommandés dans le chapitre précédent, puis de mettre des obstacles permanents à son introduction nouvelle par la frontière. L'étude de la question ainsi posée serait l'un des premiers devoirs du service sanitaire vétérinaire organisé comme nous le proposons. En dressant, à l'aide des renseignements fournis par le personnel de ce service, la carte de ces foyers d'infection, le comité ou conseil central y lirait ensuite facilement la marche de la maladie, qui servirait de base à un plan d'attaque dont les résultats ne seraient point douteux, au cas probable où l'origine étrangère aurait été par là démontrée.

En attendant que ce travail désirable puisse être entrepris, on est obligé de se contenter des mesures propres à réduire au minimum les sévices de la maladie, en s'opposant à sa propagation. Nous répéterons en terminant que les pénalités comminatoires édictées par la législation n'ont dans cette œuvre qu'un rôle très-secondaire à remplir.

CHAPITRE VIII

FIÈVRE APHTHEUSE.

I. — DESCRIPTION PATHOLOGIQUE.

DÉFINITION. — La fièvre aphtheuse est une maladie éruptive, épizootique et contagieuse, sévissant sur toutes les espèces d'herbivores. Elle est caractérisée par le développement dans la bouche, sur les lèvres et dans l'espace interdigité, de petites ampoules ou phlyctènes, isolées ou confluentes. Le plus souvent le siége de l'éruption est limité à quelques points de la peau (mamelles, espace interdigité) et à la membrane muqueuse de la bouche. On trouve plus rarement des vésicules sur la muqueuse du nez, du larynx, du pharynx, des bronches et du tube digestif.

SYNONYMIE. — *Epizootie aphtheuse.* — *Cocotte.* — *Mal de bouche.* — *Stomatite aphtheuse.* — *Phlycténée glosso-pede* (Favre, de Genève). — *Exanthème inter-phalangé* (Lamberlicchi).

SYMPTÔMES. — L'affection désignée par ces noms divers est toujours caractérisée par l'éruption, sur les parties de la peau fines et dépourvues de poils, telles que celles qui recouvrent les mamelles et l'espace interdigité des ruminants, et aussi sur la muqueuse buccale, la face interne des lèvres, quelquefois la muqueuse nasale, de phlyctènes plus ou moins nombreuses. L'éruption de ces ampoules, contenant un liquide limpide qui s'épaissit à l'air et devient de consistance caséeuse dans l'espace interdigité surtout, est toujours précédée d'un mouvement fébrile plus ou moins prononcé, suivant l'irritabilité des individus.

Du reste, la fièvre aphtheuse accomplit son évolution en quatre périodes bien tranchées et que nous allons décrire successivement, après les avoir énumérées et définies.

1° La *période d'incubation*, qui serait mieux nommée *période fébrile*, parce que c'est celle des symptômes généraux;

2° La *période d'éruption*, pendant laquelle les vésicules apparaissent à mesure que la fièvre cesse;

3° La *période* improprement dite *d'ulcération*, et qui répond au moment où les vésicules, en se rompant, font place à de véritables aphthes;

4° Enfin, la *période de dessiccation*, ou de cicatrisation des aphthes.

Période fébrile. — Les symptômes qui se montrent dans cette période, tenant en grande partie à des changements dans l'habitude extérieure, il est bon de les examiner à part pour chaque espèce. C'est ce que nous allons faire.

Les animaux d'espèce bovine, chez lesquels la maladie aphtheuse va faire éruption, se montrent d'abord tristes, ils refusent la nourriture et sont pris de légers frissons. Le mufle est sec, la bouche sèche et chaude, souvent douloureuse; on entend des grincements de dents, et si l'on explore la cavité buccale, la muqueuse se montre rouge lorsqu'elle doit être le siége de l'éruption. Dans ce cas, elle se recouvre bientôt d'une salive épaisse et filante, et l'haleine exhale une odeur fétide. Souvent la station est difficile ; les animaux rapprochent les membres du centre de gravité, voussent la colonne vertébrale, et piétinent : c'est lorsque les pieds doivent être atteints.

Chez les vaches, cette période s'accompagne ordinairement de troubles notables du côté des mamelles.

Si elles sont laitières, la lactation se suspend, les mamelles deviennent rouges, tendues, surtout du côté des trayons qui sont gonflés et douloureux, lorsque l'organe doit être le siége du développement de quelques phlyctènes.

Suivant la période de l'épizootie, l'intensité de cet ensemble de symptômes fébriles varie. Au début et vers le déclin, la fièvre est généralement faible et passe même souvent inaperçue pour l'observateur peu attentif. Durant l'augment, au contraire, l'intensité des symptômes généraux contraste d'une manière frappante avec le peu de gravité réelle de l'éruption aphtheuse.

Chez le mouton, la fièvre s'accuse par des signes moins tranchés que dans l'espèce bovine. L'animal affecté se tient couché dans un coin de la bergerie, et c'est avec de grandes difficultés que l'on parvient à le faire relever. Il est, lui aussi, triste et abattu. Ses lèvres font des mouvements indiscontinus et claquent l'une contre l'autre. Du reste, la bouche est chaude, pâteuse ou remplie d'une salive gluante. Lorsqu'on est parvenu à le faire relever, sa marche est chancelante et incertaine.

Chez le porc, à part les symptômes ordinaires de la fièvre, on n'observe rien de bien particulier. Cependant, il est à remarquer que l'appareil locomoteur est généralement celui qui paraît le plus affecté.

La période fébrile, fort courte le plus souvent dans les deux dernières espèces que nous venons de voir, ne dure guère que vingt-quatre heures à quarante-huit heures chez le bœuf. Sa durée paraît du reste subordonnée à l'intensité de la fièvre.

La maladie ne se montre qu'exceptionnellement sur les chevaux.

Période d'éruption. — Suivant le lieu où elles se développent, les vésicules ou phlyctènes dont l'apparition caractérise cette dernière période de la maladie, font ou non cesser le mouvement fébrile qui appartient en propre à la première. Lorsque la bouche en est le siége principal, l'animal semble revenu à la santé et ne paraît plus atteint que d'une affection purement locale; si au contraire l'éruption s'est faite aux mamelles ou dans l'espace interdigité, la sensibilité particulière, excitée par la tuméfaction de la glande mammaire, la gêne de la locomotion, détermine sur l'économie une réaction qui entretient la fièvre.

Quoi qu'il en soit, les vésicules, considérées isolément, affectent des formes très-irrégulières, une étendue variable, et sont diversement groupées. Tantôt discrètes ou disséminées sur la surface qu'elles occupent; d'autres fois elles sont coufluentes, forment par leur réunion des sortes de plaques, d'abord d'une couleur grisâtre et plus tard blanches. Un peu proéminente vers son centre, chaque vésicule est ordinairement arrondie sur ses bords, et d'une grosseur variable, depuis celle d'un grain de millet jusqu'à celle d'une lentille et même davantage. Les plus petites sont celles qui apparaissent sur la peau du mufle et sur celle du grouin. Dans la bouche, elles sont le plus souvent confluentes et ne persistent que peu, car les mouvements continuels de la langue, dont l'épithélium rugueux les frotte incessamment, en déterminent promptement la rupture. Il s'en détache alors des pellicules plus ou moins larges, qui laissent sur le tissu de la muqueuse, des points dénudés dont la couleur rouge vif tranche sur la teinte gri-

sâtre des parties environnantes; c'est alors que la salive
paraît abondante et visqueuse, en raison du fluide aphtheux
qui s'écoule par suite de la rupture des phlyctènes. Ces
pellicules demeurent parfois adhérentes par un de leurs
bords et flottent dans la bouche, soit qu'elles tiennent à
la face interne des lèvres, à la surface des gencives ou à
celle de la langue qui, dans tous les cas, est l'objet de
mouvements continuels, jusqu'à ce que les animaux soient
parvenus à s'en débarrasser.

Sur les mamelles, les vésicules affectent une disposition
particulière. Les trayons en sont le plus souvent le siége,
et M. Huzard a remarqué que fréquemment il s'en trouve
une en forme de cercle autour de l'orifice du mamelon.
D'ailleurs, isolées ou agminées à la surface de l'organe,
elles y présentent, sous la première de ces formes, une
auréole d'un rouge pâle, qui circonscrit leur teinte blanc
jaunâtre et leur forme arrondie. A l'état de confluence,
elles y sont également très-irrégulières, et toujours fort
variables quant à leur nombre.

Aux pieds, elles apparaissent d'abord à la partie antérieure de l'espace interdigité, avec un volume plus ou
moins développé, gagnent ensuite en arrière, en s'accompagnant de tuméfaction du bourrelet, qu'elles envahissent
souvent, en déterminant le décollement de l'onglon. La
peau de la région prend un aspect blanchâtre et se couvre
bientôt d'une sorte de matière caséeuse, résultant de l'é-
paississement du fluide contenu dans les vésicules, dont la
rupture est très-prompte dans cette région.

Période aphtheuse. — Cette période commence au moment précis où les ampoules qui ont fait leur éruption
dans la précédente, laissent, en s'ouvrant, apparaître
les aphthes, par l'enlèvement de la pellicule épidermique
ou épithéliale dont le soulèvement les constitue. Ce mo-

ment n'est pas le même suivant la région d'élection des phlyctènes, car, provoquée dans la bouche, comme nous l'avons vu, par les mouvements continuels de la langue, et aux pieds par ceux des onglons, elle doit être au contraire spontanée, et, par conséquent, plus tardive aux mamelles. Dans ce dernier cas, elle ne se montre guère qu'au bout de trente-six ou quarante-huit heures, et même il arrive que les vésicules de cette région, lorsque la maladie est bénigne, ne se rupturent pas du tout; elles disparaissent par la résorption du liquide qu'elles contiennent; alors la pellicule épidermique se dessèche et se détache par squames, après que le travail de cicatrisation de la petite plaie, à laquelle elles forment ainsi un abri protecteur, s'est effectué. Lorsque la vésicule se rupture, au contraire, elle laisse à nu une petite surface dénudée, d'un rose vif, lisse ou granulée, qui ne tarde pas à se recouvrir d'un liquide séro-purulent, lequel se concrète à l'air en formant une croûte roussâtre et mince, qui favorise la cicatrisation de l'aphthe.

Dans la bouche et au pourtour de cette cavité, les vésicules se rompent presque dès leur apparition, et laissent à nu des surfaces ordinairement arrondies; mais quelquefois irrégulières, d'un rouge vif et saignantes. Leur rupture s'annonce au dehors par l'écoulement d'une salive filante et souvent striée de sang. Il arrive qu'en saisissant la langue pour explorer la cavité buccale et juger de l'étendue des aphthes, dont la salivation abondante accuse la présence, de larges plaques épidémiques s'en détachent comme si l'organe avait été plongé dans l'eau bouillante.

Période de dessiccation. — Cette période a à peine besoin d'être décrite, car tout le monde sait en quoi consiste la cicatrisation d'une petite plaie superficielle dont la réparation se borne à la formation d'une nouvelle couche d'épiderme. Lorsque l'aphthe s'est recouvert d'une croûte, elle commence au moment où celle-ci tombe pour faire place à une pellicule épithéliale mince et d'une couleur plombée. C'est le plus ordinairement du· huitième au dixième jour après l'apparition de la maladie, que le travail dont il s'agit commence.

Il s'accompagne ensuite de la disparition de tous les symptômes généraux.

ANATOMIE PATHOLOGIQUE. — Les caractères anatomiques des lésions qui constituent les maladies aphtheuses sont faciles à établir. Il ne s'agit en effet que d'un soulèvement épidermique ou épithélial, sous forme vésiculeuse, par un liquide séreux, limpide, lequel, par son accumulation, déchire l'enveloppe et laisse à nu une partie circonscrite, régulière ou irrégulière, du corps muqueux du tégument qui est le plus ordinairement intact. Cependant, dans certains cas, et dans l'espace interdigité du mouton, notamment, cette lésion, superficielle d'abord, attaque quelquefois le corps muqueux et devient une véritable ulcération qui fait confondre la maladie aphtheuse avec le piétin. Chez le bœuf, et dans cette même région, il arrive fréquemment que l'aphthe, simple d'abord, se complique aussi d'inflammation du corps muqueux, gagne les tissus sous-ongulés, provoque la chute du sabot, et parvient même jusqu'aux os des phalanges, dont il détermine la nécrose. C'est là une complication qui tient bien plus aux fonctions de la région qu'à la nature de la maladie elle-même, car elle ne se montre jamais ailleurs.

Lafosse fils a constaté la présence des vésicules aphtheuses sur le voile du palais, sur les muqueuses du pharynx, de la caillette et de l'intestin grêle. D'autres auteurs, dans ces derniers temps, ont signalé le même fait; mais on ne peut pas moins conclure que dans l'immense majorité des cas, à part les lieux d'élection des vésicules dont nous avons parlé dans la description des symptômes, on ne trouve aucune lésion dans les autres organes de l'économie. A l'autopsie de quelques animaux tués pour la boucherie, nous avons trouvé des infiltrations séreuses et sanguines dans les interstices musculaires et même dans l'épaisseur des muscles ; mais ces altérations étaient dues à des fatigues auxquelles les animaux avaient été soumis pour venir sur les marchés d'approvisionnement.

Diagnostic différentiel. — Il y a lieu de croire que les maladies aphtheuses, telles que nous venons d'en décrire les caractères, ont été quelquefois confondues avec le cow-pox et le faux cow-pox. Il est donc intéressant d'établir le diagnostic différentiel de ces affections, afin d'éviter à l'avenir une pareille confusion qui à divers égards serait regrettable.

En effet, en 1810, par exemple, sur un rapport d'Ozanne, plusieurs médecins tentèrent d'inoculer le liquide contenu dans les vésicules aphtheuses à l'homme, mais sans succès, et cela par suite d'une croyance à une analogie dans les maladies dont il s'agit.

D'autres essais, également non suivis de succès, furent tentés en 1825, à Berlin, à l'aide du liquide extrait de vésicules situées sur le pis de jeunes vaches, et que l'on avait prises pour du faux cow-pox.

Le docteur Gaspar, en 1834, fit en France la même tentative, dans le même ordre d'idées et avec les mêmes résultats. En 1839, Emery, Bousquet et Rayer la renouvelèrent à plusieurs reprises, et dans un seul cas, un enfant ainsi inoculé éprouva de la fièvre le troisième jour, et eut une éruption de vésicules analogues à celles de l'herpès au-dessous de l'oreille, à la face interne de la lèvre inférieure et sur l'épaule. Ces accidents se dissipèrent promptement. Rayer rapporte aussi que Londe a obtenu une éruption à la face, à la suite d'une pareille inoculation.

Sous le rapport de la possibilité, disons plutôt de la facilité d'inoculer, il y a donc une notable différence entre les vésicules aphtheuses du pis des vaches et les vésicules du vrai ou du faux cow-pox. Ces dernières, en outre, en diffèrent par leurs caractères physiques et anatomiques, ainsi que l'a fait justement remarquer Rayer en 1839, dans le travail qu'il a publié à cette époque dans le *Recueil de médecine vétérinaire*.

« Si, a-t-il dit, dans les maladies aphteuses, les élevures du pis, par leur siége sur les trayons des vaches, par leur forme aplatie et circulaire, ont quelque ressemblance avec la figure que Sacco a donnée du cow-pox, ces élevures diffèrent cependant des pustules du vrai cow-pox décrites par Jenner, en ce qu'elles ne sont pas, comme ces dernières, profondes, ombiliquées, entourées d'un engorgement inflammatoire, ni suivies d'ulcères phagédéniques, lorsqu'elles sont irritées. »

Ce qui a pu, d'ailleurs, favoriser la confusion, c'est que le cow-pox a dans quelques cas existé simultanément avec les vésicules aphtheuses sur les trayons des vaches. Levigney, dans l'épizootie qu'il a étudiée en 1842, en Normandie, a constaté ce fait : « Les vésicules des mamelles, dit-il, étaient blanchâtres, transparentes, cristallines à leur centre ; à mesure qu'elles s'éloignaient de l'époque du début, elles prenaient une teinte jaunâtre, puis enfin devenaient presque rouges sur leurs bords. » Et ce qui, à part la différence qui existe entre cette description et celle des vésicules aphtheuses, permet encore mieux d'en établir le diagnostic, c'est que, d'après ce même auteur, une asez grande quantité de vaches de différents troupeaux ont transmis leurs pustules aux personnes qui les trayaient habituellement et qui avaient des coupures ou des excoriations aux mains ou aux bras. Et ce qui est surtout remarquable, c'est que la maladie ne se communiquait qu'aux personnes qui n'avaient pas été vaccinées; sur les autres, l'éruption se bornait à de petites rougeurs et à une légère démangeaison. Le nombre des pustules s'est montré quelquefois très-considérable; elles sont devenues confluentes au point d'empêcher l'exécution de la traite.

Cela démontre que le cow-pox peut, dans certains cas, apparaître en même temps que la maladie aphtheuse, et doit engager les vétérinaires qui observent cette dernière à bien établir le diagnostic différentiel des éruptions qui se produisent aux mamelles.

Il est encore un autre fait qui a été avancé, c'est celui de savoir s'il est vrai, comme l'ont dit certains observateurs, que la fièvre aphtheuse n'attaque qu'une seule fois le même animal. C'est en 1812 que cette opinion a été émise pour la première fois, croyons-nous, par Raynard, dans les comptes-rendus de l'École de Lyon. Plus tard, Levigney a produit quelques observations qui tendraient à la confirmer; mais il en a ajouté d'autres en sens contraire. M. Magne a vu cette maladie attaquer de nouveau des animaux antérieurement atteints. Casset de Saint-Avold nous a assuré avoir fait plusieurs fois des remarques semblables, et quelques autres vétérinaires, au nombre desquels nous citerons M. Heu, ont également fait la même observation; en sorte qu'il paraît démontré que les maladies aphtheuses ne communiquent point l'immunité aux animaux qu'elles attaquent une première fois, et il y a lieu de croire que les auteurs qui ont avancé l'opinion contraire ont peut-être été induits en erreur, faute d'avoir suffisamment établi le diagnostic différentiel de la maladie;

car on sait que ce caractère appartient bien évidemment au cow-pox. Hildebrand, dans un rapport adressé au gouvernement, cite des faits en faveur de la non-communication de la fièvre aphtheuse aux animaux qui l'ont eue déjà une fois. Mais ayant constaté nous-même, en plusieurs occasions, la réapparition de la maladie sur des bêtes qui en avaient été atteintes quelques années auparavant, nous pensons que l'immunité n'est que temporaire. Des faits de ce genre se sont montrés particulièrement à l'ancienne ferme impériale de Vincennes. Il resterait par conséquent à déterminer d'une manière précise la durée certaine de cette immunité.

Nous devons examiner ici en passant une autre idée qui a été émise en 1851 par le professeur Lafosse, de l'École de Toulouse. Ce professeur avait remarqué, en 1849, que quelques bêtes bovines atteintes de la fièvre aphtheuse s'étaient montrées réfractaires à la péripneumonie contagieuse, bien quelles eussent été en contact prolongé avec d'autres de la même espèce, atteintes de cette maladie, et de là il avait conclu que peut-être l'inoculation de la fièvre aphtheuse serait le moyen préservatif de la péripneumonie (*Journal des vétérinaires du Midi*, 1851); mais ce n'était là qu'une hypothèse, et les faits ne sont point venus la confirmer. Peu de temps après, M. Noquet a publié, dans le *Recueil*, des observations établissant que beaucoup de bêtes bovines, ayant été antérieurement affectées de fièvre aphtheuse, n'en avaient pas moins succombé à la péripneumonie. Nous-même avons recueilli plusieurs observations semblables, et d'autres aussi qui prouvent que la péripneumonie, inversement, ne préserve pas non plus de la fièvre aphtheuse. Il en faut donc conclure que les remarques de M. Lafosse portaient sur de simples coïncidences de la maladie aphtheuse avec la qualité d'être réfractaires à la péripneumonie de quelques bêtes qu'il a observées.

Pronostic. — Comme gravité, les maladies aphtheuses, ainsi que la plupart des maladies contagieuses, doivent être considérées à deux points de vue.

En tant qu'affection individuelle et sous le rapport purement pathologique, la fièvre aphtheuse est peu grave, en ce sens qu'elle n'entraîne que bien rarement la mort. On peut dire même qu'elle ne se termine jamais de cette façon que par suite de complications, et cela s'explique facilement quand on songe que les lésions que nous avons décrites n'ont jamais leur siége sur des organes essentiels à la vie. Au moment de la période d'augment de l'épizootie, alors que le mouvement fébrile s'annonce avec les caractères les plus effrayants en apparence, il suffit des soins les plus simples pour triompher de l'éruption aphtheuse, et sur le déclin, celle-ci est ordinairement si bénigne qu'elle disparaît d'elle-même.

Cependant il est arrivé dans certaines circonstances exceptionnelles, que la maladie s'est montrée avec un caractère de gravité excessive, dû précisément à ce que l'éruption s'était faite à la fois et d'une façon confluente sur toute l'étendue de la muqueuse intestinale, ainsi que sur celle de la muqueuse respiratoire. C'est alors que cette éruption générale détermine, avec une fièvre plus intense, une diarrhée fétide et du coryza qui l'ont parfois fait confondre avec la peste bovine. Cette forme maligne a été décrite notamment par M. Zundel, d'après les auteurs russes et allemands. C'est à elle qu'il faut attribuer, à ses divers degrés, la mortalité signalée dans ces derniers temps, surtout chez les veaux.

Mais, en considération de ses résultats économiques, par les troubles qu'elle apporte dans les industries agricoles dont les animaux domestiques sont l'objet, l'épizootie aphtheuse ne laisse pas que d'avoir toujours une certaine gravité; soit qu'elle frappe, en effet, des animaux à l'engrais, des vaches laitières ou des animaux de travail, la perturbation qu'elle détermine en les faisant maigrir, en suspendant la sécrétion lactée et l'emploi de leurs forces, se traduit, pour la masse, par des pertes souvent considérables.

Cependant, nous devons faire observer que des soins faciles à prendre sont capables de réduire ces pertes à presque rien, sinon à rien. Durant l'existence de la ferme impériale de Vincennes, une comptabilité exacte nous a montré que la présence de la fièvre aphtheuse dans les étables de vaches laitières qu'on y entretenait, n'avait aucune conséquence économique sérieuse ; grâce aux mesures de propreté prises, les souffrances des malades ont été beaucoup atténuées, et la diminution subie par la quantité du lait produit fut en définitive à peu près compensée par la moindre dépense de nourriture.

La maladie emprunte surtout sa gravité aux milieux dans lesquels elle se développe. Elle sera plus grave, par exemple, pour des animaux à l'engrais placés dans des étables petites, malpropres, avec une couche épaisse de fumier, pour des animaux placés dans des pâturages humides, ou amenés de loin sur les marchés, ou qu'on force, étant déjà malades, à se rendre des fermes aux lieux d'embarquement. Ce qui prouve ces faits, c'est que la cocotte est beaucoup moins grave lorsqu'elle est localisée dans la bouche que dans l'espace interdigité ; dans ce dernier cas, la boue, le fumier, la marche, produisent avec une douleur très-intense, une fièvre très-vive, qui fatigue beaucoup le bétail, et qui a des conséquences sérieuses, surtout pour les animaux gras, auxquels elle fait perdre en peu de temps une partie de leur poids.

HISTORIQUE. — Dès l'antiquité, les maladies aphtheuses étaient connues des auteurs qui nous ont laissé des travaux sur les affections épizootiques du bétail, ainsi qu'en témoignent les écrits des hippiatres grecs. Au xvi° siècle, Francini, Ruini, les ont également observées, et depuis cette époque jusqu'à nos jours, si l'on s'en rapporte aux nombreux écrits auxquels elles ont donné lieu, l'on peut dire qu'elles se sont presque constamment montrées sur quelque point de l'Europe.

En 1763 et 1764, au rapport de Michel Sagar, elles ont attaqué les grands et les petits ruminants de la Moravie. Elles se montraient en même temps en Auvergne, dans le Périgord et aux environs de Paris, et sévissaient de plus jusque sur les chevaux. Dans les années 1765, 1776, 1785, ces maladies, d'après Baraillon, attaquaient encore les animaux de plusieurs cantons de la généralité de Moulins. Huzard père, Girard, l'École de Lyon, Dehain, Barera, nous ont laissé des descriptions de celles qui, en 1802, 1810, 1811 et 1812, se montrèrent dans la vallée d'Auge, dans les environs de Paris, dans le Rhône, les Ardennes, les Pyrénées-Orientales. Enfin, depuis cette époque, il ne s'est guère passé d'année sans que les maladies aphtheuses ne fissent leur apparition en quelque lieu et ne donnassent matière à quelques travaux de la part des vétérinaires qui les ont observées, soit en France, soit à l'étranger. Le nombre en est trop considérable pour que nous puissions les citer tous. Nous mentionnerons cependant les principaux. Barbier, en 1813; Girard, en 1827, qui fit un rapport sur les travaux de l'Italien Thomas Lamberlicchi; Fabre (de Genève), en 1838; Rayer, en 1839; à cette même époque parut le rapport du conseil de salubrité de la Seine au préfet de police; Mathieu (des Vosges); MM. Magne, Rodet, Lafosse, Tisserant; nous-même, en 1841, avons eu l'occasion d'étudier cette maladie, dans le département de la Moselle. Il y eut, à propos de la cocotte, une discussion assez longue en 1865, à la Société centrale d'agriculture, où M. Bella insista surtout sur l'existence permanente de cette affection dans les bouveries de Paris.

Elle donna lieu en Allemagne à un grand nombre de travaux, de rapports, dus à Hildebrant, de Magdebourg, en 1843; Hertwig, Héring, Villain, Rœll, Schrader, Scheurtrer, Steffens. Ces travaux s'occupent surtout de la contagion par le lait, la viande; les uns l'admettent, les autres la repoussent.

Lessona et Fossati, en 1852, traitent de la contagion du lait, sans arriver à une conclusion nette, les observations recueillies par eux étant contradictoires.

En outre, il s'est produit sur la fièvre aphtheuse, dans ces dernières années, un grand nombre d'écrits plus ou moins importants.

ÉTIOLOGIE. — Toutes les causes banales ont été indiquées pour expliquer l'apparition de la fièvre aphtheuse. Le froid, le chaud, le sec, l'humide, la mauvaise qualité des aliments, etc., comme pour toutes les maladies du même genre dont les conditions déterminantes nous restent inconnues. Il est évident que nous sommes en présence d'une de ces affections dont l'origine nous échappe aussi bien que la date de leur première apparition, et dont l'étiologie se réduit pour nous à la constatation de leur propriété contagieuse. Du reste, ce qui nous importe surtout, au point de vue de la police sanitaire, ce n'est pas de savoir comment naissent ces maladies, mais bien comment elles se propagent; en d'autres termes, d'étudier les conditions de leur contagion.

Avant d'examiner à fond ce qu'il en est à cet égard, relativement à la fièvre aphtheuse, nous devons faire une remarque qui vient à l'appui de ce que nous avons dit, en nous plaçant au point de vue général, sur l'importance qu'il y a, dans une étude de ce genre, à tenir compte du caractère épizootique pour arriver à une solution satisfaisante.

En effet, en jetant un coup d'œil d'ensemble sur les travaux que nous possédons sur ce sujet, on constate tout d'abord que quelques-uns des vétérinaires qui ont décrit des épizooties véritables de la fièvre aphtheuse, se prononcent en faveur de la non contagion de la maladie, tandis que ceux, au contraire, qui ont eu l'occasion de l'observer à diverses reprises au début de la manifestation, se montrent partisans de la contagion.

En ne s'en tenant qu'à ceux dont les descriptions parfaitement exactes et détaillées méritent toute créance, nous voyons, parmi les non contagionistes, Huzard, Girard père, Mathieu (d'Épinal), MM. Imlin et le professeur Tisserant. Or, ces vétérinaires ont étudié les maladies aphtheuses qui, de 1837 à 1855, ont sévi avec une certaine intensité dans les Vosges, le Bas-Rhin, la Seine et le Rhône. Pendant le cours de la maladie aphtheuse qui sévit en 1841, sur la presque totalité des animaux des espèces bovines, ovines et porcines de la Moselle, on ne put contester nulle part que sa manifestation dût être indubitablement attribuée à la contagion. Parmi les contagionistes, au contraire, Fabre (de Genève), MM. Marret, Magne, Charlier, qui, ayant vu pour la plupart la fièvre aphtheuse dans d'autres conditions et à diverses reprises, ont observé des faits dans lesquels, suivant eux, le développement de la maladie ne se pouvait expliquer d'une manière plausible qu'en admettant la contagion. Huzard, qui, en 1793, était contagioniste, cessa de l'être après avoir vu la maladie en 1810 dans la vallée d'Auge.

En présence de ces dissidences, il est donc indispensable d'examiner d'un peu près les faits qui leur ont donné naissance. Et d'abord nous devons faire observer que, dans une question de cette nature, les faits négatifs ne peuvent être d'une bien grande valeur pour trancher la difficulté. Un fait positif de bon aloi et bien constaté doit suffire pour les infirmer tous. Or, nous devons dire dès à présent qu'un grand nombre de vétérinaires contemporains en ont recueilli et publié qui ne nous paraissent guère laisser de place au doute et que nous examinerons tout à l'heure.

Presque tous les non contagionnistes s'appuient sur des cas dans lesquels un certain nombre d'animaux, habitant les mêmes étables ou ayant eu d'autre façon des rapports plus ou moins directs avec des bêtes affectées de la maladie, ne l'ont pas contractée. Nous nous abstiendrons de rapporter en détail les faits de ce genre, parce que, à notre sens, ils ne peuvent avoir aucune valeur, au moins en tant que probants de la non contagion absolue de la fièvre aphtheuse. Ils pourraient être très-nombreux, certes, sans pour cela en acquérir davantage de valeur; car il n'est aucune maladie bien manifestement contagieuse, à propos de laquelle on ne puisse en citer de semblables. Soit qu'ils tiennent à l'immunité individuelle, soit que, dans les circonstances où ils se sont produits, toutes les conditions de la contagion n'aient pas été réunies, toujours est-il qu'il est bien certain que l'on en observe du même genre au sujet des maladies les plus éminemment contagieuses.

Nous croyons devoir nous borner à consigner ici les faits de contagion, sauf, bien entendu, à les soumettre à une sévère critique, de manière à nous bien assurer de leur valeur.

Dans le canton de Vaud, dit Levrat (de Lausanne), « ce sont des porcs, des moutons et des chèvres achetés dans des endroits contaminés qui, ayant été transportés jusqu'à 4, 5 ou 6 lieues de distance, dans des écuries saines et dans les communes où le mal n'avait point encore paru, sont tombés malades au moment de leur arrivée ou peu de jours après, et les vaches des étables dans lesquelles on les avait placées, quoique séparées, n'ont pas tardé à être atteintes de la même maladie. »

Notre collègue, M. Bouley, a rapporté des faits du même genre. Il a vu, en 1839, la maladie aphtheuse apparaître d'abord sur quelques vaches de Durham, logées dans les écuries de l'École d'Alfort et se propager dans toute l'étable, et tous les animaux, vaches, taureaux, veaux, qui y étaient logés, en être atteints; de là elle s'est répandue dans la bergerie attenante à l'étable et a sévi sur tous les animaux qu'elle contenait, sans distinction d'âge, de sexe ou d'espèce; car trois chèvres qui étaient logées avec les béliers et les brebis mérinos en ont été affectées comme ces derniers; enfin les porcs, dont les toits étaient situés près de la vacherie, ont aussi, en petit nombre cependant, présenté les symptômes de cette maladie.

M. Magne, de son côté, a vu s'introduire la fièvre aphtheuse dans plusieurs étables du canton de Thizy, dans le département du Rhône, par des bêtes devenues malades peu de temps après avoir été achetées, et qui, placées au milieu de bêtes saines et en dehors de tout foyer épizootique, leur ont communiqué la maladie. Il ajoute même que quelques-unes ont contracté la fièvre aphtheuse en voyageant sur des chemins où avaient passé des animaux atteints.

Levigney, un des vétérinaires qui ont observé le plus de cas de fièvre aphtheuse, rapporte les faits suivants : « Dans le premier troupeau affecté, au milieu d'une contrée dans laquelle il n'y avait eu encore aucun malade, une vache, achetée à la fête de Balleroy, est introduite, et la maladie se montre sur elle. En quatre jours, ajoute l'auteur, tout le troupeau dans lequel on met cette vache est atteint. Le taureau passe avec quatre-vingts autres vaches. Au bout de six jours, elles étaient toutes malades, malgré la précaution prise par le vétérinaire, de retirer chaque vache dès l'instant où elle paraissait triste. Elles furent conduites à la ferme, où elles ne tardèrent pas à donner la maladie aux porcs, ainsi qu'à deux autres vacheries.

M. Briset, cultivateur à Saint-Clément, mène plusieurs vaches à la foire de Trivières : il en ramène une seule, la remet avec les autres ; c'est celle-là qui, la première, ressent les atteintes de la maladie, qu'elle communique à ses compagnes, et il faut bien remarquer que jusque-là il n'y avait eu aucun cas de cette maladie, ni dans la commune de Saint-Clément, ni dans celles environnantes. »

Hildebrant (de Magdebourg) cite de nombreux faits, à l'appui de la contagion, dans l'épizootie qui a sévi en Europe en 1841, 1842 et 1843, et qu'il a eu occasion d'étudier avec soin. Dans toutes les circonstances, il dit que la maladie s'est communiquée par voie de contagion, soit que les animaux aient été amenés dans les mêmes endroits que les animaux malades, soit qu'ils aient passé sur la même route. La maladie apparaissait dans une étable, commençait à un bout et se montrait successivement sur tous les animaux jusqu'à l'autre bout de l'étable. Il a vu la maladie être communiquée des bœufs aux moutons et aux porcs, même aux chevaux, et réciproquement de ces derniers animaux aux bœufs.

La question de la contagion de la fièvre aphtheuse ayant été mise de nouveau en doute par la publication d'un article dans le *Recueil*, Donnarieix, Duclos, Garreau, Lemaire fils, sont venus, chacun de son côté, produire des séries de faits par lesquels ils ont établi la possibilité de la communication de cette maladie de la manière la plus positive. Consigner ici tous ces faits, nous prendrait trop de place sans grande utilité. Il nous suffira de dire qu'ils sont tous de la même nature que ceux dont il vient d'être question, c'est-à-dire que, dans tous les cas, la maladie a été manifestement transportée dans un lieu où elle ne s'était pas encore montrée, et à une grande distance de tout foyer d'infection, par une bête étrangère primitivement atteinte, qui l'a ensuite communiquée aux autres.

Or, c'est ainsi que se comportent d'ordinaire les maladies contagieuses, dont il est toujours facile, en pareil cas, de saisir l'origine. Il est loin d'en être de même lorsque, débutant simultanément sur un certain nombre de bêtes, elles se montrent dans une localité. Alors on conçoit qu'il soit difficile de faire la part de la contagion, pour ce motif qu'il est toujours permis d'attribuer au prétendu génie épizootique, à ce qu'on appelle l'infection primitive, l'apparition et l'extension du mal.

Mais, encore une fois, après les faits dont il vient d'être question et qui sont acquis à la science, il ne nous semble plus permis, à l'heure qu'il est, de mettre en doute la contagion, en ce qui concerne les maladies aphtheuses. L'extension qu'elle a prise dans ces dernières années en Hollande, en Angleterre, en Belgique, en France, etc., a convaincu tout le monde. Il n'y a vraisemblablement plus aujourd'hui de vétérinaires dissidents.

Il resterait à déterminer aussi exactement que possible le degré de cette contagion, c'est-à-dire, pour nous servir d'une expression reçue, la subtilité du virus aphtheux. Les opinions sont partagées à cet égard. Tandis que, parmi les vétérinaires que nous avons cités, les uns se prononcent en faveur de la contagion à distance, d'autres, et c'est le plus grand nombre, inclinent, au contraire, à croire que le contact plus ou moins direct, et un certain concours de circonstances favorables, sont indispensables pour que la communication ait lieu. De nouvelles recherches sont nécessaires encore pour élucider complétement ce point de la question, sur lequel, du reste, pourront peut-être jeter quelque jour les essais d'inoculation tentés tant en France qu'en Suisse et en Allemagne, et qu'il nous reste à faire connaître.

Essais d'inoculation. — En France, nous ne connaissons guère que les expériences tentées en 1810, d'après Huzard, et qui établissent que c'est constamment sans résultat qu'on inocule « l'humeur qui s'écoulait des ampoules de la bouche même et sur la langue d'animaux de la même espèce et d'espèce différente. » Nous ajouterons que, dans le cours de l'épizootie qui régnait en 1841 dans la Moselle, et dont nous avons déjà parlé à plusieurs reprises, c'est également en vain que nous avons inoculé à des veaux, à des moutons, à des porcs et à des chevaux le liquide des vésicules aphtheuses.

Cependant Saloz prétend avoir transmis par inoculation la maladie à cinq vaches et à deux moutons en 1810.

Le vétérinaire Clerc, du canton de Vaud, l'aurait, d'après Fabre, toujours inoculée avec succès au moyen d'incisions pratiquées à la peau, sans choix de lieu.

Levrat assure, de son côté, l'avoir communiquée par l'introduction de la bave des bêtes atteintes dans la bouche de celles qui étaient bien portantes, à l'effet, a-t-il dit, de débarrasser promptement les animaux de la maladie et des soins qu'elle nécessite.

Tous ces auteurs ont-ils suffisamment tenu compte, dans l'interprétation de leurs résultats, de l'influence épizootique? C'est ce que nous ne saurions dire. Toujours est-il que, se fondant sur les effets constamment négatifs obtenus en France par l'inoculation de la fièvre aphtheuse, un jeune vétérinaire mettait récemment en doute la contagion même de cette maladie, et, par une erreur de logique, à notre sens, subordonnait cette question à de nouvelles expériences. L'expérimentation ne valut jamais la bonne observation, et la preuve, c'est que, précisément pour combattre l'assertion que nous venons de voir, les nombreux vétérinaires cités plus haut sont venus apporter des faits irrécusables de contagion.

Il faut bien remarquer aussi, que les essais mentionnés plus haut ne sont point de véritables inoculations, dans le sens exact du mot. La maladie peut se communiquer de cette façon sans qu'on lui reconnaisse pour cela la qualité d'être inoculable. Cette qualité s'entend de l'insertion, à l'aide de la lancette ou d'un instrument piquant quelconque, du liquide virulent sous l'épiderme. Des expériences que nous avons faites nous ont montré que le liquide aphtheux communique réellement la maladie par cette voie, à la condition qu'il soit pris dans une phlyctène récente et bien développée.

Modes de propagation. — On peut les réunir sous cinq chefs principaux :

1° La maladie se propage par les routes et les diverses voies de passage des bestiaux. Lorsque les animaux sont conduits, à certaines époques de l'année, vers des marchés ou à des foires importantes : souvent on les amène de loin pour se rendre au lieu de la vente, et il arrive qu'ils traversent des chemins où sont déjà passés, où passent tous les jours, si la maladie règne dans le pays, des animaux atteints de la fièvre aphtheuse; dans ce cas, ils contractent la maladie presque inévitablement. Nous pourrions, à cet égard, citer des exemples que nous avons vus en Prusse et en Autriche; peu de fermes, peu de localités situées sur les routes de passage, ont manqué de payer leur tribut à la maladie.

2° Dans les pâturages communs, où sont amenés journellement des bestiaux de différents petits propriétaires. Hildebrant, cité dans le rapport qu'il fut chargé de faire en 1843, sur l'épizootie aphtheuse qui régna en 1841, 1842 et 1843 en Prusse, beaucoup d'exemples de contagion par les pâturages. La maladie était introduite par de nouveaux bestiaux qu'on y amenait ou par des animaux qui, pour s'y rendre, avaient été obligés de passer sur des routes fréquentées par des animaux malades.

3° Dans les étables placées au voisinage des marchés ou des foires. En effet, sur les marchés ou foires qui durent plusieurs jours, les bestiaux exposés pendant le jour sont le plus ordinairement rentrés la nuit dans les étables du voisinage, et si la fièvre aphtheuse règne dans le pays, tous les animaux placés dans ces étables peuvent tomber malades. Il en est encore de même si on mène les animaux boire aux auges où se sont abreuvées des vaches atteintes de fièvre aphtheuse.

4° C'est souvent par l'introduction dans une étable, dans une ferme, d'animaux nouvellement achetés que la maladie apparaît. Ainsi, un propriétaire va acheter un ou plusieurs animaux dans un pays où règne la fièvre aphtheuse : il les ramène souvent sans les avoir examinés ou fait examiner par un vétérinaire; il ne prend même pas la précaution de les mettre à part pendant quelques jours; il les place aussitôt dans la même étable où sont ses autres animaux, et la maladie, dans ce cas, ne tarde pas d'apparaître : on comprend qu'elle se montre plus ou moins vite suivant les circonstances, et, non-seulement la contagion la communique aux grands ruminants, mais encore aux moutons, aux chèvres, aux porcs et même aux chevaux. Hildebrant, dans le rapport que nous avons cité plus haut, dit, comme preuve de ce mode de contagion, avoir vu la maladie atteindre successivement tous les animaux de l'étable, depuis celui qui était placé le plus près du malade jusqu'à l'autre extrémité.

5° Un des modes de propagation les plus communs et les plus sûrs, celui sur lequel la police sanitaire pourrait avoir le plus d'effet, c'est la contagion par les wagons. Ici la contagion est des plus sensibles; elle gagne tous les animaux qui sont conduits dans un même train où ont été des animaux malades. Du reste, les administrations de chemins de fer y mettent peu de bonne volonté et beaucoup de négligence. Les wagons à bestiaux, dits vachères, ne sont jamais ou presque jamais désinfectés; on ne prend même pas la précaution d'enlever la paille qui séjourne sur le plancher, de laver les parois du wagon; aussi tous les animaux passent-ils successivement dans des wagons contaminés. Tel troupeau qui part sain de son pays d'élevage est atteint de la maladie aphtheuse quand il arrive à destination.

Il n'est pas encore possible de déterminer avec certitude la distance à laquelle s'étend l'atmosphère contagieuse. Le rayon de celle-ci doit être subordonné aux mouvements atmosphériques, au déplacement plus ou moins rapide que les vents impriment aux éléments de la contagion.

II. — Police sanitaire.

Usage du lait. — Parmi les auteurs qui ont cru obser·ver que des hommes ayant consommé le lait provenant de vaches atteintes de la fièvre aphtheuse en avaient montré eux-mêmes les symptômes, nous trouvons d'abord Sagar; mais il n'est point du tout établi que l'épizootie de 1704, décrite par cet observateur, ait été de nature aphtheuse. Nous n'avons donc point à tenir compte ni de son opinion ni des faits sur lesquels elle repose, quoique d'ailleurs Delafond ait cru devoir l'adopter, et que Barbier fils l'eût, avant lui, appuyée de ses affirmations. Quelques vétérinaires allemands, Neuberburg, Tilgner et Lehnard, ont dit avoir, eux aussi, observé en 1834 des cas de transmission de la fièvre aphtheuse à l'homme par l'usage du lait; mais les faits de ce genre les plus propres, du moins en apparence, à faire naître le doute à cet égard, sont ceux résultant d'expériences faites par Hertwig, Thann et Villain, en Allemagne, expériences faites sur eux-mêmes.

Ces trois vétérinaires choisirent une vache gravement affectée depuis cinq ou six jours, et chacun d'eux prit lentement, durant trois jours de suite, une pinte du lait donné par elle. Le lendemain du premier jour, Hertwig éprouva des frissons, de la fièvre, de la chaleur à la bouche et un sentiment de démangeaisons à la peau des deux mains et aux doigts. Quatre jours après, la muqueuse buccale se gonfla, et le lendemain la langue, principalement sur ses bords; les lèvres et la face interne des joues se couvrirent de petites vésicules dont les plus grosses avaient le volume d'une lentille; elles étaient d'un blanc jaunâtre et contenaient un liquide blanchâtre. Aux mains et aux doigts, il se développa de même des vésicules de la grosseur d'un grain de millet, lesquelles déterminèrent des démangeaisons.

Ces vésicules, surtout celles de la bouche, augmentèrent d'abord de volume, puis se rompirent les jours suivants, se séchèrent ensuite, en même temps que la fièvre disparaissait, et une quinzaine de jours après l'épiderme se détachait des parties affectées.

Les accidents se bornèrent, chez Thann et Villain, à une éruption discrète de vésicules sur la muqueuse buccale.

Le résultat affirmatif de cette expérience serait, au point de vue purement scientifique, tout à fait décisif et concluant, si le diagnostic de la fièvre aphtheuse était suffisamment établi sur la vache qui a fourni le lait. Malheureusement il ne nous est pas possible de le tenir pour tel, en considération de ce fait, déjà rapporté par nous, qu'en Allemagne les affections aphtheuses se sont souvent compliquées d'éruptions de *faux-cowpox* sur le pis, et qu'il est dès lors admissible que tel pourrait être le cas de la vache dont il s'agit.

Cela enlèverait donc à l'expérience en question la plus grande partie de sa valeur, même, comme nous venons de le dire, au point de vue scientifique pur; mais, n'en fût-il pas ainsi, que, placés tout à fait en dehors des conditions ordinaires de la pratique par le fait de l'ingestion répétée d'une quantité relativement grande de lait non bouilli, les expérimentateurs ne seraient aucunement autorisés à tirer pour l'hygiène publique des conclusions rigoureuses des résultats obtenus par eux. Ces résultats, en effet, qu'ils soient dus à une erreur de diagnostic ou aux circonstances particulières dans lesquelles ils se sont produits, n'en demeurent pas moins exceptionnels, et aucun fait contemporain, parmi ceux observés en France et dont nous allons parler, n'est venu les confirmer.

D'autres auteurs, tant médecins que vétérinaires, ont cité des faits de contagion par l'usage du lait; mais ici, comme dans le cas précédent, toutes les observations que nous pourrions citer ont été recueillies en Allemagne, et nous venons de voir que l'on ne doit pas tenir pour certain le diagnostic porté sur la fièvre aphtheuse, puisque dans bien des cas elle s'y complique de *faux-cowpox* sur les mamelles.

Dans les *Annales des sciences médicales,* de Schmidt, Lessona cite des cas de contagion et des cas de non-contagion; il a remarqué que le lait ne donnait la maladie à l'homme que dans le cas où il y avait des vésicules sur les mamelles, et que par la traite on déchirait ces vésicules, dont le contenu se mêlait au lait.

Ce qui tendrait encore à confirmer ce que nous avons dit plus haut, au sujet de l'erreur de diagnostic commise, c'est que la plupart des auteurs partisans de la contagion s'accordent à dire que les lésions qui surviennent chez l'homme après l'usage du lait diffèrent notablement de celles qu'on remarque chez les animaux. Du reste, aucun d'eux ne cite un fait bien positif et bien certain de communication de la maladie par ce moyen.

Dès le commencement de ce siècle, Toggia avait remarqué que le lait de vaches atteintes de fièvre aphtheuse ne faisait aucun mal aux personnes qui le consommaient. Mathieu (d'Épinal), Levrat, Magne, Rayer, Tisserant, dans ces derniers temps, n'ont signalé non plus aucun fait prouvant le contraire, à propos des épizooties aphtheuses dont ils se sont occupés. Dans celles que nous avons observées en 1841 dans le canton de Saint-Avold, un grand nombre de familles consommaient, sous nos yeux, entièrement le lait des vaches malades, sans en éprouver la moindre indisposition. Nous en avons bu nous-même environ un quart de litre chaque matin, pendant une huitaine, sans en ressentir aucun inconvénient.

Durant l'exposition universelle d'animaux reproducteurs qui eut lieu en 1856 au Palais de l'Industrie, à Paris, le plus grand nombre de ces animaux furent atteints de la fièvre aphtheuse. Les vingt élèves de l'École d'Alfort que nous avions avec nous pour faire le service vétérinaire, ainsi que beaucoup de personnes de notre connaissance, firent usage du lait donné par les vaches malades sans qu'il en soit résulté aucun accident. Un membre du conseil de salubrité de la Seine surveilla attentivement plusieurs familles qui consommaient journellement de ce lait. Ni les femmes ni les enfants de ces familles ne lui présentèrent rien de particulier, pas plus que les hommes.

Pendant que la maladie sévissait sur la vacherie de la ferme impériale de Vincennes, tout le lait produit par cette vacherie a été consommé à l'asile des convalescents et à la maison de santé de Charenton. Les médecins des deux établissements, qui ont suivi avec attention les effets de ce lait, n'ont rien constaté qui pût être attribué à son influence.

M. Zundel, dans le mémoire qu'il a publié en 1865 sur la fièvre aphtheuse, a écrit ceci :

« Je n'ai pas pu observer que l'*usage du lait*, provenant de bêtes malades, ait produit un effet quelconque sur l'espèce humaine ; je sais qu'il a été consommé de ce lait non bouilli, et il n'en est pas résulté le moindre accident, pas le moindre malaise qui pût lui être attribué. J'ai questionné un grand nombre de médecins, et aucun n'a pu m'indiquer un cas pathologique qu'il crût devoir attribuer à la consommation du lait d'animaux aphtheux. Pendant quelque temps, le quart au moins du lait consommé à Mulhouse provenait de bêtes malades, et aucune indisposition n'a été observée chez les habitants, pas plus chez les enfants que chez les adultes. »

Ces remarques prouvent que le lait n'est point susceptible de communiquer la maladie, ni même rien de semblable, à ceux qui le consomment. Toutefois, chez les vaches gravement atteintes et qui souffrent beaucoup, surtout lorsque les pis sont malades, il arrive que le lait subit quelques altérations capables de diminuer sa qualité : il tourne facilement.

Les jeunes animaux, veaux ou porcelets, qui meurent après avoir fait usage du lait de vaches malades, succombent, dans tous les cas, par le fait de l'intensité de la fièvre et non par le lait qu'ils prennent, dans le milieu infecté où ils vivent. Nous avons fait à ce sujet des expériences concluantes sur les animaux de la ferme de Vincennes.

Toutes les vaches de la ferme, au nombre de cent, étaient atteintes de la fièvre aphtheuse, et plusieurs allaitaient des veaux. Quelques-uns de ces derniers moururent; nous en plaçâmes à l'École et dans une autre étable. Ils furent nourris avec le lait des vaches malades, et pas un ne montra le moindre signe de la fièvre aphtheuse. Ce fait démontre d'une façon évidente que le lait ne jouit nullement de propriétés contagieuses et que, chaque fois que son usage a été suivi d'accident, c'est que les vaches étaient excessivement malades, que la fièvre aphtheuse se caractérisait par une éruption abondante aux pis. Dans ce dernier cas, les vésicules étaient déchirées pendant la traite et le liquide qu'elles contiennent se mêlait au lait.

C'est ce que, du reste, nous avons constaté expérimentalement, en faisant consommer par des agneaux du lait de vache malade à ce degré, en ayant soin de l'éxtraire du pis au moyen de tubes trayeurs. Aucun n'a jamais contracté la maladie.

Nous avons fait, en même temps que ces études pathologiques sur le lait, qui a toujours donné à l'analyse chimique plus de beurre et de crème que le lait normal, des recherches au point de vue économique. Le résultat général en a été déjà mentionné à propos du pronostic. La perte qu'occasionnait dans ce cas la fièvre aphtheuse, s'est montrée très-minime, en tenant compte de l'économie de fourrages résultant de la diminution de l'appétit des animaux pendant le plus fort de la maladie. Nous avons trouvé ainsi que les animaux de la race Schwitz perdaient, par tête et par jour, 4 litres 23 centilitres de lait ; que ceux de la race d'Ayr perdaient 4 litres 61 centilitres, et ceux de la race bretonne 1 litre 3 centilitres. En comptant le lait à 0 fr. 25 le litre, la perte s'élevait, pour le nombre d'animaux qui, dans la ferme où nous avons expérimenté, donnaient du lait, à 41 francs par jour.

Mais, d'un autre côté, par suite de la diminution des rations consommées, la dépense journalière, en comptant le fourrage au prix du marché, était, par jour et par tête, de 0 fr. 84 en moins. Ce chiffre, multiplié par 61, nombre des bêtes malades, donne 52 francs. La perte était donc plus que compensée en ce qui concerne le revenu, mais elle devait se retrouver dans le dépérissement du capital amené par la perte de poids des bêtes qui ne mangeaient pas. C'est là un point que nous aurons à examiner plus loin.

D'ailleurs, la question que nous discutons a été soigneusement examinée par le Conseil de salubrité du département de la Seine, invité en 1839 par le préfet de police à éclairer ce magistrat au sujet de l'interdiction de la vente du lait des vaches malades de la fièvre aphtheuse. Nous extrayons du document rédigé par le Conseil à cette occasion les propositions suivantes, desquelles il résulte

« Que le lait diminue chez les vaches malades, mais que cette diminution est peu sensible sur celles qui ne sont que légèrement atteintes.

« Quant aux caractères extérieurs de ce liquide, un seul s'est présenté sur lequel on a été généralement d'accord : c'est qu'il paraissait donner plus de crème ; du reste, il avait tous les caractères du meilleur lait : à la vue, à l'odorat, au goût ; bouilli, il se comportait tout à fait de la même manière, et ensuite il était aussi agréable au goût..... Les globules que le microscope a fait voir dans le lait paraissaient semblables à ceux du lait des vaches saines, seulement ils étaient plus nombreux et peut-être plus gros ; chez quelques sujets, ce liquide contenait des globules de mucus et des masses floconneuses, plus grosses que les globules normaux et légèrement opaques. Au moment de la traite, le lait, essayé au moyen des papiers réactifs, était tantôt acide, tantôt alcalin..... Les principes immédiats séparés du lait, dans lequel le microscope n'indiquait aucune altération, et les laits qui offraient des globules de mucus n'ont présenté aucune différence dans les caractères..... Abandonnées comparativement à elles-mêmes, les diverses espèces de lait se sont coagulées plus ou moins rapidement, mais sans que les différences de temps aient offert de rapports bien saisissables avec les caractères microscopiques. »

Après avoir établi les caractères du lait examiné, le Conseil fait valoir les considérations suivantes, puisées dans l'observation :

« Quand la maladie a été connue dans Paris, comme maladie épizootique, il y avait déjà quelque temps qu'elle régnait; elle était à son maximum sous le rapport du nombre des bêtes malades; déjà le lait était consommé journellement, et cela depuis le commencement de la maladie, sans que l'attention eût été appelée par quelque dérangement dans la santé publique.

« Dans les années 1810, 1811, 1834, 1835, où la même maladie avait régné à Paris, il n'y avait aucune précaution prise pour interdire la vente du lait, et il avait été consommé comme dans les années ordinaires et aucune épidémie n'était apparue.

« Dans les provinces où elle règne depuis le commencement de l'année dernière, on n'a point interdit la vente du lait, et il n'y a eu aucun accident, aucune affection connue qu'on ait pu attribuer à la consommation de cet aliment. »

Le lait des vaches malades, donné au sortir du pis aux porcs, aux veaux mêmes, « n'a point eu d'inconvénient pour ces animaux, et si des veaux ont eu la maladie, il en est qui n'ont point été attaqués après s'en être nourris exclusivement pendant un laps de temps assez considérable. »

Enfin, de tous ces faits, le Conseil de salubrité conclut qu'il n'y a point lieu de défendre la vente du lait des vaches atteintes de la fièvre aphtheuse, pour cette raison que son usage n'a jamais causé nulle part d'incommodité bien constatée.

Les conclusions du Conseil de salubrité ont d'ailleurs pour elles l'autorité si considérable de M. Chevreul, qui, en même temps, constatait les mêmes faits et d'autres non moins importants, consignés par lui dans le rapport qu'il fit en 1839 sur une note de M. Donné.

On voit par là que les opinions de Sagar, de Barbier fils, de Delafond, et l'expérience des vétérinaires allemands que nous avons cités, ne peuvent être que d'un faible poids, et qu'il est impossible de s'en appuyer. D'autres témoignages, un grand nombre de faits usuels établissent trop bien l'innocuité complète du lait des vaches atteintes de fièvre aphtheuse, pour qu'il soit raisonnable de conserver à cet égard le moindre doute.

USAGE DE LA VIANDE. — *A priori*, en considérant que les maladies aphtheuses ne produisent aucune altération physique sensible dans les parties musculaires et viscérales, on serait autorisé à admettre que la chair des animaux qui en sont atteints peut être sans aucun danger livrée à la consommation. Mais encore à cet égard des faits nombreux sont venus nous éclairer, et nous pouvons conclure *a posteriori*.

En effet, à l'encontre même de ce que nous venons de voir concernant l'usage du lait, ici nous ne rencontrons point de dissidence. Tous ceux qui, ayant observé des épizooties aphtheuses, ont porté leur attention sur ce sujet, sont unanimes pour déclarer qu'ils n'ont jamais vu aucun accident résulter de l'ingestion de la viande provenant d'animaux malades. « Lorsque, dit M. Huzard à propos de celle de 1839, on fut prévenu de son existence, il avait été consommé un grand nombre de bêtes malades, et aucune affection de la population de la Seine pouvant se rattacher à cette consommation n'est venue donner l'éveil à qui que ce soit, ni aux médecins, ni aux vétérinaires, ni à l'autorité. On a continué à s'en alimenter, et il n'en est résulté aucun inconvénient. » M. Magne et M. Tisserant, à Lyon en 1839 et en 1855; Levigney en Normandie; Favre et Levrat en Suisse, n'ont jamais constaté aucun accident, et nulle part aucune mesure administrative n'est venue défendre la consommation de la viande.

Il y a plus : nous nous sommes personnellement trouvé sous ce rapport dans les meilleures conditions d'observation, non-seulement pour en avoir mangé nous-même, mais surtout pour avoir vu deux escadrons d'un régiment s'en nourrir pendant deux ou trois mois. Il eût été facile alors, on le conçoit, de noter des changements produits dans l'état sanitaire, s'il avait dû y en avoir, car on sait que, dans les régiments, il est tenu un registre exact des maladies. Eh bien ! rien n'est venu montrer que l'état sanitaire en eût subi la moindre atteinte.

On peut donc hardiment conclure sur ce point que la consommation de la viande des animaux atteints de maladies aphtheuses ne présente absolument aucun inconvénient.

Un point qu'il est important d'étudier toutefois, et qui doit être pris en grande considération pour la police sanitaire telle qu'il la faut comprendre à notre époque, où l'économie publique domine ces sortes de questions, c'est celui de la perte de poids que les animaux éprouvent dans le courant de la maladie. Nous avons fait, sous ce rapport, des recherches précises sur les animaux de la ferme de Vincennes, dont il a déjà été parlé plus haut. Nous avons trouvé que l'animal malade perd par jour 3, 4 et 5 kilogrammes de son poids, et qu'en moyenne la perte totale ne dépasse pas 10 à 15 kilogrammes.

Pour calculer cette diminution de poids, il est nécessaire d'ailleurs de tenir compte de toutes les circonstances et de remarquer que dans le poids initial est souvent compris celui des excréments qui ont été expulsés au moment où l'on calcule la différence. Nos chiffres, d'après cela, paraissent donc trop élevés, surtout si l'on songe qu'il s'agissait de vaches laitières et non point d'animaux gras.

La perte est en effet toujours plus forte lorsque la maladie sévit sur des animaux à l'engrais ou engraissés, et quand ceux-ci sont pris par les pieds, ce qui les oblige à rester dans un décubitus presque permanent. La maladie est encore aggravée par la malpropreté des étables et l'accumulation du fumier sous les pieds des animaux. Nous avons déjà signalé plus haut tous les inconvénients qu'il y a à laisser séjourner du fumier sous les pieds, en parlant du mode de propagation de la maladie par les chemins de fer.

En 1865, de plusieurs communications faites à la Société centrale d'agriculture sur la fièvre aphtheuse, il est résulté que la maladie règne d'une façon permanente dans les abattoirs de Paris, que beaucoup d'animaux arrivant dans cette ville en sont atteints. Voici à cet égard les chiffres donnés, mais dont l'exactitude ne saurait être garantie.

Il y aurait environ 50 pour 100 des animaux abattus atteints de la cocotte à divers degrés, et on pourrait estimer à 50 pour 100 le nombre de ceux qui sont très-gravement atteints. Mais nous avons constaté que les inconvénients étaient alors beaucoup moindres que ne les présentait l'auteur de ces communications.

MESURES GÉNÉRALES DE POLICE. — Quoique toutes les mesures de police sanitaire ne soient à peu près d'aucune efficacité pour arrêter le développement de la maladie, néanmoins nous devons indiquer les moyens par lesquels on peut essayer de la prévenir et, autant que possible, de l'empêcher de se propager.

Le principal est l'isolement des animaux malades. Il faut fermer avec soin les étables et empêcher les personnes qui se trouvent au contact des animaux atteints de communiquer avec celles qui ont des bestiaux sains. Ces personnes sont les bouviers, les bergers, en un mot tous les individus qui hantent les étables.

Il y a lieu de prévenir les arrêts du bétail étranger dans le voisinage de la ferme. Voici du reste à cet égard quelles sont les mesures prises en Suisse, au moyen des concordats. Dans le paragraphe intitulé : *Surlangue et claudication*, article 20, il est dit : « A l'apparition de la maladie dans les États voisins, tous les ruminants et les porcs en provenant ne pourront être introduits que par des routes désignées à cet effet et sur la production de certificats de santé datés de la veille du départ. En outre, l'état de santé des animaux imposés devra être constaté par une visite de vétérinaire faite à la station d'entrée. Les animaux pour lesquels il ne serait pas produit de certificats de santé en règle seront soumis à une quarantaine de huit jours à la frontière, mesure qui sera toujours appliquée aux moutons, chèvres et porcs, lorsque la maladie aura fait de grands progrès dans le pays voisin ou qu'elle régnera à proximité de la frontière. Toute espèce de bétail manifestant des symptômes de la maladie à son arrivée à la station d'entrée sera renvoyée. Si un animal faisant partie d'un troupeau est attaqué, le troupeau entier sera renvoyé.

« Article 21. — Lors de l'apparition de cette maladie à l'intérieur, les étables infectées seront mises en barre (séquestrées), et cette mesure ne pourra être révoquée que trois semaines après la disparition de la maladie. La barre devra aussi s'étendre aux étables les plus rapprochées de celles qui sont infectées et à celles qui renferment des animaux qui se sont trouvés en contact immédiat avec le bétail malade. Si l'épizootie se manifeste dans plusieurs étables de la même localité, il ne pourra être

vendu et emmené pour la boucherie que des animaux sé-
journant dans des étables épargnées par l'épizootie, et
seulement après qu'il aura été constaté qu'ils sont exempts
de la maladie par une visite de vétérinaire faite immédiatement avant la sortie. Dans les communes contiguës à une
localité où la surlangue (fièvre aphtheuse) s'est déclarée,
le commerce du bétail sera restreint, en ce sens que toute
pièce de bétail vendue ou conduite à la foire devra, immédiatement avant le départ, être visitée par un vétérinaire
et pourvue par lui d'un certificat de santé. Dans les localités infectées, de même que dans celles qui leur sont contiguës, il ne pourra être tenu de marché de bétail tant que
subsisteront les mesures de police; en général, les marchés
de bétail seront interdits, pendant toute la durée de l'épizootie, dans toute contrée où elle se sera manifestée au
moins dans trois localités. »

Nous avons déjà dit plus haut qu'il serait indispensable
que des mesures de police sanitaire fussent prises pour le
transport des bestiaux par les voies ferrées, afin d'apporter un remède à l'un des modes de propagation les plus
certains et les plus fréquents. Et il est surtout regrettable
que, puisque ces mesures n'existent pas, les administrations des chemins de fer ne prennent pas plus de soin
d'entretenir propres leurs wagons à bestiaux; il est plus
regrettable encore que les propriétaires, qui, pour le transport de leurs bestiaux, ont besoin de recourir aux voies
ferrées, ne soient pas plus exigeants sous le rapport de la
désinfection des trains.

Il devrait y avoir des agents, pris en dehors de l'administration, qui seraient chargés de surveiller la désinfection et d'examiner tous les animaux à leur arrivée dans
les grands centres et même à leur point de départ.

En Angleterre, on voit rarement se produire des faits de

ce genre, car les compagnies de chemins de fer, complétement en dehors de l'État, se font concurrence les unes aux autres; aussi, pour conserver, s'il est permis,de parler ainsi, la clientèle des grands marchands de bestiaux, prennent-elles toutes les précautions nécessaires pour éviter que les wagons puissent servir de moyen de contagion.

Dans les localités rurales où règne la fièvre aphtheuse, rien, jusqu'à présent du moins, ne saurait être efficacement opposé à sa marche. C'est dire assez que, parmi les mesures de police sanitaire applicables aux maladies contagieuses en général, aucune, si ce n'est l'obligation de déclarer à l'autorité l'existence de la maladie, ne saurait être raisonnablement appliquée à celle-ci : si bénigne qu'elle fût, elle dépasserait à coup sûr le but, ou serait impuissante à l'atteindre, tout en jetant une perturbation inutile dans les habitudes et les intérêts des propriétaires de bestiaux, en arrêtant les transactions commerciales.

MESURES PARTICULIÈRES. — L'intervention de l'autorité locale doit se borner, suivant nous, en pareil cas, à appeler l'attention de ses administrés sur les mesures hygiéniques qu'il leur convient de prendre eux-mêmes, et au nombre desquelles la propreté, l'aération des étables, l'appel immédiat de l'homme de l'art, sont les principales. Des instructions rédigées en ce sens et répandues dans les campagnes sont très-suffisantes, et ont, dans tous les cas, plus de chances de porter leurs fruits que les mesures coercitives. Du reste, tel a été l'avis du consei. de salubrité, consulté, comme nous l'avons dit, sur ce point et sur plusieurs autres en 1839. Nous n'y insisterons donc pas davantage.

Nous rappellerons à cet égard que, dans une affaire portée devant un tribunal, le sieur Dumesnil, accusé d'avoir amené dans un pâturage des vaches atteintes de la cocotte, fut acquitté, et le tribunal déclara qu'il n'était pas suffisamment prouvé que la maladie qui avait apparu sur les bestiaux de la commune était bien due à une communication avec les vaches de Dumesnil.

L'application de bonnes conditions hygiéniques empêche la cocotte de revêtir un caractère de gravité, comme cela se voit souvent. Tel est sur ce point notre conviction que, lorsque la cocotte apparaît dans une étable, si elle sévit sur une vache, convaincu qu'elle ne tardera pas à atteindre toutes les autres, au lieu de séparer la malade, nous la laissons dans l'étable même pour produire une sorte d'inoculation naturelle. Nous avons fait cette expérience à Vincennes sur un troupeau de 100 vaches dont il a été déjà question précédemment. On a vu, par ses résultats économiques constatés avec soin par la comptabilité, qu'en définitive la sauvegarde des intérêts privés, en présence de la fièvre aphtheuse, est bien plus du ressort de l'initiative individuelle, suffisamment éclairée, que de celui de l'autorité publique armée de la législation sanitaire.

CHAPITRE IX.

CLAVELÉE.

I. — DESCRIPTION PATHOLOGIQUE.

SYNONYMIE. — Tous les noms sous lesquels la maladie dont il s'agit ici a été successivement désignée sont dérivés du mot latin *clavus* (clou), à cause, sans doute, de la ressemblance que l'on a trouvée entre les croûtes desséchées des éruptions qui la caractérisent et une tête de clou ; de ce mot on a fait, par une suite de corruptions, ceux de *clavelée, claveau, claviau, clavelin, clavelle, glaviau, glavelle, cloupiau, cloubiau*. Quelques auteurs, avec plus de raison, frappés de l'analogie de nature et de la similitude de forme que présente cette maladie avec la *variole*, l'ont décrite sous ce nom ou ceux de *vérole, vérolin, variolin, picotte, picottin, rougeole*.

Bourgelat (1778), Daubenton, Teissier, Rozier, Chabert, Godine, Gilbert, Gohier, Girard avaient adopté l'expression de claveau. Vers 1820, le professeur Odier proposa de conserver le mot de *clavelée* à la maladie, et d'employer celui de *claveau* pour désigner le liquide virulent qui la transmet, en appliquant celui de *clavelisation* à l'opération par laquelle on la communique à des animaux sains. Cette idée était on ne peut plus simple et logique; aussi Hurtrel d'Arboval s'empressa-t-il de l'adopter dans son *Traité de la clavelée* (Paris, 1822, Huzard), qui est, sans contredit, la plus complète et la meilleure des monographies de cette maladie que nous possédions.

DÉFINITION. — Sous ces différents noms, au reste, on a toujours entendu désigner une maladie à forme épizootique, qui se caractérise d'abord par l'apparition de taches rouges à la peau, lesquelles sont remplacées par des pustules dont le siége est parfois sur toute la surface du corps, mais le plus ordinairement sur les seules régions dépourvues de laine.

Relativement à la forme et à la disposition qu'affectent ces pustules, les auteurs ont divisé la maladie en *clavelée discrète,* c'est-à-dire celle où les pustules, peu nombreuses, n'excèdent pas la grosseur d'une lentille et sont isolées ; en *clavelée confluente,* celle où les pustules, grosses et nombreuses, sont rapprochées, se confondent, et souvent disposées en sorte de chapelet.

Quant à la différence de gravité que présentent ces deux formes, on les a aussi désignées par les expressions correspondantes de *bénigne* et de *maligne.* Sans se préoccuper de la forme, la clavelée a été dite *naturelle, accidentelle* et *inoculée,* suivant le mode de son apparition, et aussi, pour la même raison, *volante, simple, cordée, pourprée,* de *première,* de *deuxième* ou de *troisième lunée.*

C'est Gilbert qui, le premier, a proposé de substituer à ce dédale d'expressions, au milieu desquelles on se perd, une division rationnelle que nous adoptons, et qui est inspirée par la marche de la maladie. L'observation a démontré que la clavelée parcourt ses périodes régulièrement ou est compliquée par des symptômes graves ou des accidents : de là, pour Gilbert, une *clavelée régulière* et une *clavelée irrégulière,* sans que, pour cela, la maladie cesse d'être identique au fond.

1° CLAVELÉE RÉGULIÈRE.

SYMPTÔMES. — D'Arboval a admis avec raison, dans la

marche symptomatique régulière de la clavelée, les cinq périodes successives appartenant aux maladies contagieuses, et qui vont être décrites.

A. *Incubation*. — Cette période est, comme on sait, toute virtuelle; elle commence à dater du moment où la matière virulente est introduite dans l'économie, d'une façon ou de l'autre, pour se terminer dès l'apparition des premiers symptômes. Sa durée est très-variable.

Suivant Girard père, elle serait de six à huit jours dans les temps chauds et plus longue dans les temps froids et humides. D'après d'Arboval, en été elle serait de dix à douze jours, en hiver de vingt à vingt-quatre, et de douze à quinze par les températures intermédiaires. C'est, à peu de chose près, la durée que lui ont reconnue tous les auteurs; mais, dans le cas où le liquide claveleux a été expérimentalement inoculé, ainsi que cela résulte des nombreux essais exécutés par Renault, l'incubation dure généralement beaucoup moins, et l'on voit apparaître les premiers symptômes du troisième au sixième jour en été, et du sixième au douzième jour en hiver. Exceptionnellement, ils ont été retardés jusqu'à un mois et deux mois dans deux cas suivis par Simunds. Du reste, ce ne sont là que des moyennes; car on conçoit que les circonstances climatériques et l'aptitude des individus peuvent apporter, à cet égard, de très-grandes variations.

B. *Invasion*. — Cette période est caractérisée par de la tristesse, de l'abattement comme premier signe. L'appétit se perd; un mouvement fébrile, accompagné, suivant la coutume, de soif, de chaleur à la peau, d'accélération de la respiration et de la circulation, se montre. Le corps est douloureux à la pression, surtout dans les régions du dos et des lombes. Les membres sont roides, et la marche s'exécute avec lenteur; les yeux sont mornes, les oreilles pendantes, et la tête semble lourde. Bientôt l'haleine exhale une odeur désagréable, et tous les symptômes s'accusent de plus en plus. Ils sont, du reste, plus marqués chez les antenais forts et pléthoriques que chez les jeunes agneaux et les animaux faibles, où c'est à peine si on les aperçoit.

On voit que ce mouvement fébrile, qui dure ordinairement de trois à six jours, n'a rien de caractéristique, et peut tout aussi bien appartenir à toute autre maladie générale qu'à la clavelée. Il ne prend une signification que dans le cas où cette maladie règne dans la contrée ; car alors il peut presque certainement être considéré comme le prélude de son développement.

C. *Éruption.* — Ainsi que nous l'avons dit en définissant la clavelée, cette période, vraiment caractéristique, s'annonce par le développement, souvent instantané, de petites taches ou points rouges, ne dépassant pas le niveau de la surface cutanée, et qui se montrent d'abord autour des yeux, sur la face, les lèvres, les ailes du nez, la face interne des cuisses, les aines, le fourreau, les mamelles, enfin sur toutes les régions dépourvues de laine. Cela, cependant, n'est pas absolu, tant s'en faut ; car, bien que les auteurs semblent considérer comme exceptionnel le développement des taches claveleuses sur les points de la peau recouverts par la toison, des observations assez nombreuses tendent à établir que ce phénomène est très-commun.

Quoi qu'il en soit, dans les premières vingt-quatre heures, ces taches s'agrandissent et deviennent d'une nuance plus vive, en présentant une légère saillie convexe qui varie de diamètre entre celui d'une lentille et celui d'une pièce de cinquante centimes ou d'un franc, et dont la forme est généralement celle d'un disque assez régulier. C'est l'état papuleux de la pustule, dans lequel nous avons constaté, contrairement à l'opinion de quelques auteurs, que le derme lui-même est intéressé.

Jusqu'au troisième jour, la saillie continue à se développer en s'arrondissant, en devenant résistante, et en offrant au toucher une nodosité hémisphérique qui intéresse toute l'épaisseur de la peau, ainsi qu'une auréole rouge plus ou moins étendue.

Arrivée à ce point, la pustule claveleuse prend un caractère relativement auquel les auteurs ne sont pas d'accord; ce qui tendrait à prouver que ce caractère peut varier. Les uns l'ont vue devenir conique dans son centre, les autres se déprimer. Quant à nous, nous pouvons affirmer, pour ce qui concerne la clavelée inoculée du moins, que jamais nous n'avons constaté ni proéminence ni dépression au centre de la pustule claveleuse, non plus que l'auréole dont parlent les auteurs qui ont décrit la clavelée épizootique. Nous avons toujours vu les pustules aplaties ou légèrement convexes, d'une teinte rouge plus ou moins vive et également intense sur toute la surface. Sur les limites de leur circonférence, la teinte pâle de la peau forme, au contraire d'une auréole rouge, un contraste tranché avec leur nuance, et ce contraste se dessine de plus en plus à mesure que l'on approche de la période suivante.

Pendant que l'éruption se prépare, la fièvre augmente d'intensité. Des recherches précises nous ont permis de constater que la température de l'animal, prise dans l'intérieur du rectum et de la bouche, s'élève jusqu'à 41 degrés. Dans un cas, elle a atteint $+41°.9$, soit d'environ 3 degrés au-dessus de la température normale. Nous avons constaté en même temps des diminutions corrélatives de poids, dont il sera parlé plus loin.

A mesure que l'éruption s'effectue complétement, les

phénomènes fébriles disparaissent, ou tout au moins diminuent beaucoup d'intensité. La peau se tuméfie, surtout aux membres et aux parties déclives de la tête et du corps, et la période est ordinairement accomplie entre le quatrième et le sixième jour.

Bien que la peau soit le lieu électif de l'éruption, celle-ci ne lui est pourtant pas exclusive. Elle s'effectue aussi, dans certains cas, sur les yeux, sur les muqueuses buccale, laryngienne, pharyngienne, digestive et même pulmonaire. On trouve aussi quelquefois des pustules sur le foie et sur la rate, mais plus rarement que dans le poumon. Il est facile de voir, d'ailleurs, que la clavelée est une affection éruptive de l'appareil tégumentaire, d'après ces faits.

D. *Sécrétion.* — C'est dans le courant de cette quatrième période que s'effectue la sécrétion du liquide virulent, laquelle se caractérise tout à la fois par un mouvement fébrile secondaire, celui qui précède l'éruption ayant alors cessé, comme nous l'avons vu, et par des signes particuliers qui se montrent dans la pustule elle-même. La fièvre, du reste, est de courte durée, et elle s'accuse par des signes qui lui sont propres dans tous les cas.

La pustule claveleuse devient alors moins douloureuse au toucher, la peau qui l'environne perd de sa tension, la saillie s'affaisse et semble s'étendre en circonférence; elle devient blanchâtre et molle. Une pellicule blanche, formée par l'épiderme gonflé et épaissi par de la sérosité qui l'imbibe, la recouvre, et, souvent, pour bien juger de sa nuance véritable, il est nécessaire de la débarrasser d'une couche de suint qui la recouvre. On trouve parfois, dans cette matière, des débris de laine fins et courts. Sous la pellicule, un liquide clair, limpide ordinairement, mais quelquefois roussâtre ou jaunâtre, est sécrété ; c'est, dans son plus grand degré de concentration, le principe virulent de la clavelée ou le *claveau*.

Dès qu'on enlève la pellicule, on le voit suinter sous forme de gouttelettes d'abord striées de sang, mais qui se montrent bientôt avec la limpidité et la couleur jaune-paille qui lui appartiennent. Épuisée de ce liquide par la pression à l'aide d'une éponge ou d'un linge fin, la pustule claveleuse offre une surface rouge et pointillée, en forme de cul de dé, et les petites vacuoles qui lui donnent cet aspect sont souvent occupées par une substance blanche, épaisse et purulente, qui est de nature albumineuse, et forme une couche à la face interne de la pellicule épidermique dont il a été parlé.

Le liquide virulent n'est pas seulement sécrété par cette surface, lorsque, la pustule étant arrivée à maturité, le travail de sécrétion est bien établi, mais encore par tous les points du tissu aréolaire qui la constitue. Aussi, il suffit de l'inciser dans n'importe quel sens pour voir sourdre, avec l'écoulement de la petite quantité de sang qui suit l'incision, une abondante quantité de sérosité virulente absolument semblable à celle qui s'écoule de la surface.

Pendant cette période de sécrétion, qui dure de trois à cinq jours, le mouvement fébrile s'accompagne parfois d'un état adynamique et de gonflement vers les parties déclives de la tête. La pituitaire se tuméfie, un jetage s'établit par les cavités nasales, et les bergers disent que les bêtes *se relâchent*, dès que, les pustules ayant accompli la période dont il s'agit, tous ces symptômes cessent. Il arrive même parfois que ce mouvement fébrile est signalé par une nouvelle éruption de pustules que l'on appelle *éruption secondaire;* mais ces pustules sont avortées, ne sécrètent point de liquide et disparaissent avant ou pendant la période de sécrétion.

E. Dessiccation ou desquamation. — Vers la fin de la période précédente, le liquide sécrété par les pustules se trouble, s'épaissit, devient blanc-grisâtre et purulent. Bientôt il se concrète en s'unissant à la couche épidermique pour former une croûte. C'est alors que commence la cinquième et dernière période du développement de la clavelée régulière. Ces caractères, bien entendu, se montrent d'abord sur les pustules dont l'éruption s'est faite en premier lieu, pour se continuer aux autres dans l'ordre de leur apparition.

Comme nous l'avons dit, les phénomènes fébriles ont alors complétement disparu. Les bêtes ont repris leur appétit et leur état de santé habituel, et la dessiccation des pustules claveleuses s'effectue sans y occasionner aucun trouble.

Cette dessiccation présente, dans certains cas, des variations de forme qu'il est bon d'indiquer. Ainsi, tantôt la pellicule se déchire, et alors le liquide se fait jour au dehors et se dessèche au contact de l'air ; tantôt cette pellicule demeure intacte et se ride seulement par le fait de l'affaissement de la pustule, qui se convertit en une croûte grisâtre. D'autres fois même, il n'y a pas à proprement parler formation de croûte : la pustule disparaît tout à coup par une sorte de résorption, et la pellicule se détache en écailles ou en poussière ; c'est là la véritable desquamation. Enfin, exceptionnellement, il y a dans quelques cas une sorte d'élimination disjonctive de la pustule tout entière, et il en résulte une perte de substance du tissu cutané qui laisse une plaie saignante difficile à cicatriser, et dont la cicatrice laisse une marque indélébile. Dans le cas de desquamation régulière, au contraire, la chute de la croûte ne fait voir qu'une tache vineuse persistant pendant un certain temps, il est vrai, mais à la suite de laquelle la peau ne manque jamais de reprendre entièrement son aspect normal.

Durée. — Ainsi qu'on vient de le voir, la durée totale de la clavelée régulière est en moyenne de dix-huit à trente jours pour chaque malade en particulier; mais il se présente à cet égard, sous l'influence de la température, des variations très-considérables. La maladie n'accomplit, en effet, son évolution complète, suivant la marche qui vient d'être décrite, que dans les saisons douces et uniformes du printemps et de l'automne. En été, elle est ordinairement hâtée, et souvent même, par le fait de l'élévation considérable de la température, elle se complique et la clavelée devient alors irrégulière, comme nous le dirons plus loin. En hiver, au contraire, elle est retardée, et elle peut même se suspendre complétement lorsque, l'irruption s'étant faite par un temps doux, un abaissement brusque de la température se produit. Girard père cite l'exemple d'un troupeau de cent bêtes atteint de clavelée pendant le mois de juin, et chez lequel une influence de ce genre fit disparaître les pustules claveleuses développées ou en voie de développement; vers le quinzième jour, le beau temps étant revenu, une nouvelle éruption se montra et ne fut complète que le vingtième jour. D'Arboval a fait, lui aussi, de semblables observations.

La marche de la clavelée est également modifiée par la disposition des bergeries dans lesquelles sont logés les animaux. Dans les locaux étroits, mal aérés, la fièvre se montre plus intense, la période d'éruption est entravée, et, en définitive, la maladie est à la fois plus grave et d'une durée plus longue.

Ces dispositions agissent, on le conçoit, dans le même sens que les saisons très-chaudes, et il n'est pas besoin d'insister pour faire comprendre le rôle qui appartient, dans l'évolution des affections éruptive, à la température ambiante.

Mais un des points les plus curieux en même temps que le plus important à notre point de vue actuel, de la marche de la clavelée, est celui qui se rapporte à l'évolution successive de cette maladie sur une collection d'individus réunis. Lorsqu'elle apparaît dans un troupeau, en effet, elle n'attaque jamais tous les individus à la fois. Elle commence par se montrer sur quelques bêtes, et avec un cachet de bénignité remarquable. C'est ce qu'on appelle la *période d'invasion de l'épizootie*, période qui dure environ un mois. Ensuite elle sévit avec une intensité beaucoup plus grande sur la plupart des autres bêtes, et cela pendant trente à quarante jours, temps qui embrasse la *période d'augment*; enfin, vers le troisième mois, le reste des animaux qui n'avaient pas été atteints jusqu'alors deviennent malades; mais dans cette dernière période comme dans la première, la maladie se montre avec son cachet de bénignité : c'est la *période de déclin*.

Les auteurs ont donné à ces périodes de l'épizootie les noms de *bouffées* ou de *lunées*; et bien que, en moyenne, elles s'accomplissent ordinairement en trois ou quatre mois, Teissier, Gilbert, Gayot et d'autres les ont vues durer six à sept mois, encore même que la clavelée affectât sur chaque individu une marche régulière et ne présentât aucune des complications dont nous allons à présent nous occuper.

2° CLAVELÉE IRRÉGULIÈRE.

SYMPTOMES. — La marche de la maladie est considérée comme irrégulière toutes les fois qu'elle ne suit pas exactement les périodes qui viennent d'être passées en revue.

Ainsi, dans la clavelée irrégulière, la période d'invasion
ne dure que deux ou trois jours, ou bien elle va jusqu'au
sixième, septième ou huitième jour. Alors la fièvre se
montre très-intense et s'accompagne d'une prostration
qui augmente à mesure que l'on s'éloigne du début. Les
animaux finissent par ne plus pouvoir se tenir debout :
les muqueuses apparentes pâlissent ; la laine s'arrache
avec la plus grande facilité et tombe même spontanément ;
la peau est rouge et très-douloureuse ; la tête est basse et
il s'écoule par la bouche une bave filante et par les narines une matière épaisse, jaunâtre ou grisâtre et striée
de sang, laquelle, en se concrétant et en présence de l'é-
paississement de la pituitaire, rend l'asphyxie toujours
imminente.

Contrairement à ce qui se produit dans la clavelée régulière, ici l'éruption ne fait cesser aucun des symptômes
que nous avons indiqués comme appartenant à la période
d'invasion. Cette éruption se manifeste sous la forme
de petites tumeurs réunies ou de plaques bosselées, qui
se montrent d'abord sur les parties dépourvues de laine,
pour gagner ensuite le reste du corps, où elles se répandent lorsqu'elle ne demeurent pas disposées par zônes.

Les pustules sont tantôt larges, aplaties, à peine saillantes au-dessus du niveau de la peau ; tantôt elles se
montrent petites, violettes, couleur lie de vin ou d'un noir
livide, en rendant la peau comme bosselée et marbrée par
leur saillie. Elles sont toujours confluentes et n'arrivent
que bien rarement à la période de sécrétion. Quelquefois
elles restent dures, insensibles et semblables à des corps
glanduleux blancs ; d'autres fois elles deviennent noires et
se dessèchent sans avoir rien sécrété.

Du reste, la sécrétion dont elles sont, dans le premier
cas, le siége, n'a aucune ressemblance avec celle qui ap-

partient aux pustules de la clavelée régulière. Au lieu de cette exsudation séreuse qui remplit les aréoles de celles-ci, la matière sécrétée est presque toujours épaisse, purulente, jaunâtre, exhalant une mauvaise odeur, et située immédiatement au-dessous de la pellicule épidermique. Celle-ci, étant enlevée, laisse à nu une plaie rouge, de mauvaise nature, peu saignante, qui quelquefois intéresse toute l'épaisseur de la peau et se montre alors livide et ulcéreuse.

L'éruption ne se borne pas toujours à la surface cutanée; souvent elle s'étend, dans la clavelée irrégulière, jusqu'aux muqueuses intestinale et pulmonaire. C'est au point que, dans certains cas, l'éruption commençant par là, les animaux meurent asphyxiés avant qu'aucune pustule se soit montrée à la peau, ou bien ils sont pris d'une diarrhée qui les épuise très-promptement.

Quelle que soit, du reste, la forme de la clavelée, qu'elle suive une marche régulière ou irrégulière, les pustules qui la caractérisent, par leur siége ou par leurs suites, sont susceptibles de présenter des complications qui sont très-intéressantes, sans doute, au point de vue de la pathologie pure, mais qu'il est inutile d'indiquer ici, où nous devons nous borner, dans l'histoire des maladies contagieuses, à tracer ceux de leurs traits généraux qui peuvent éclairer l'application des mesures de police sanitaire.

ANATOMIE PATHOLOGIQUE. — Les cadavres des animaux qui succombent à la clavelée se gonflent vite et exhalent promptement une odeur fétide particulière. La peau de la face est tuméfiée et couverte de pustules, notamment autour de la bouche et des yeux; les orifices des cavités nasales sont obstrués par du mucus concrété. La surface du corps présente des caractères que nous n'avons pas besoin de rappeler. Ce sont les mêmes que nous avons indiqués dans la description des symptômes. Lorsque la peau est enlevée, on constate à sa face interne des plaques rouges correspondant aux pustules, et ces plaques persistent longtemps après la dessiccation de la peau. Sur les points où elles se montrent, le derme est aminci plus ou moins. On y constate une dépression dont l'existence se fait remarquer encore après que la peau a été soumise aux préparations de la mégisserie, ce qui diminue considérablement sa valeur.

Le tissu cellulaire sous-cutané est infiltré de sérosité jaunâtre, et ses vaisseaux, gorgés d'un sang très-foncé, sont très-apparents. Les muscles sont flasques et décolorés.

Sur les premières portions de la muqueuse digestive jusqu'au pharynx inclusivement, on remarque parfois des pustules affaissées ou remplacées par des ulcérations arrondies, grisâtres, plus ou moins confluentes, et qui se bornent, dans certains cas, à de simples érosions de l'épiderme. Passé cette région, on ne trouve plus de pustules qu'à la surface interne de la caillette, de l'intestin grêle et du gros intestin. C'est surtout dans la clavelée confluente et irrégulière que ces lésions se font remarquer, et notamment dans les cas ou une diarrhée intense a précédé la mort. Un caractère particulier de ces pustules incomplètes, c'est que leur contenu ne paraît pas inoculable, si l'on s'en tient aux nombreux essais d'inoculation que nous avons faits.

On constate plus souvent des pustules sur la muqueuse respiratoire, et ordinairement dans les cavités nasales et le larynx elles sont confluentes, de manière à déterminer un gonflement de la muqueuse qui s'accompagne d'ulcérations s'étendant parfois jusqu'aux cartilages. La surface des poumons montre des pustules claveleuses sous l'aspect de taches blanches circulaires, recouvertes par la plèvre, et constituées par une sorte d'abcès métastatique dans la substance du poumon.

Les ganglions lymphatiques sont tuméfiés, friables, dans toutes les parties du corps. Les vaisseaux du système nerveux sont gorgés de sang noir, résultat de la mort par asphyxie.

Pronostic. — La clavelée est toujours une maladie grave, quelle que soit la forme sous laquelle elle sévit, en raison surtout de sa marche générale, laquelle place les troupeaux et ceux qui les soignent dans de fâcheuses conditions. Cette maladie, à certaines époques, a fait périr la moitié, les deux tiers et même plus, des animaux atteints, suivant Vitet, Sacco, etc. Les statistiques les plus récentes, dressées en France par H. d'Arboval et par Delafond, établissent que la mortalité y serait en moyenne de 20 pour 100. Le minimum serait de 15 pour 100 ; le maximum de 30 à 40. En Angleterre, d'après Simunds et Fielder, le chiffre des morts atteindrait 50 pour 100. D'après le capitaine Carr, ce serait, dans les cas graves, la presque totalité des troupeaux. Dans le Berry et la Sologne, au rapport de Guillaume, d'Issoudun, les pertes ne s'élèveraient qu'à 10 pour 100. A la suite d'une épizootie qui régnait aux environs de Francfort, en 1823, le relevé des morts fit constater que la mortalité n'avait été que de 7 pour 100 sur un effectif de 51,981 bêtes.

On voit donc par là que la gravité de la clavelée est fort variable suivant les circonstances au milieu desquelles elle sévit. Les animaux indigènes du lieu où règne habituellement cette maladie sont généralement moins atteints que ceux d'origine étrangère, qu'ils soient de race pure ou métis.

Il est inutile d'ajouter que les mauvaises conditions hygiéniques exercent ici comme partout une action qui fait varier la gravité réelle du pronostic. En général, on peut dire que la prostration des forces, au début, l'inappétence, le dégoût et une fièvre intense, sont pour chaque individu des signes qui doivent faire mal augurer de la terminaison du mal.

Mais ce n'est pas précisément en considérant l'individu en particulier que le pronostic de la clavelée peut être posé dans ses véritables conditions. On se rappelle que cette maladie sévit sur chaque troupeau par *bouffée*, c'est-à-dire par fraction du troupeau, ce qui la fait durer aux environs de quatre, cinq et six mois. Et il n'est pas besoin d'insister pour montrer ce qu'il y a de gênant et d'onéreux pour un propriétaire d'avoir pendant un si long temps un grand nombre de malades dans son troupeau, indépendamment des dépréciations de toutes sortes que les atteintes de la clavelée font subir aux produits de ce dernier. Quelque bénigne que soit la maladie, il est donc toujours fort grave, au point de vue économique, de la voir sévir sur un troupeau, surtout en raison de son caractère contagieux, dont nous nous occuperons tout à l'heure.

Historique. — Ce n'est que vers le commencement du xvie siècle que l'on commence à rencontrer des traces de la clavelée dans les ouvrages des auteurs. Les agronomes et hippiâtres grecs et latins n'en parlent point, ce qui semble une preuve de sa non existence à leur époque. C'est dans le livre de Laurent Joubert, sur la peste, que l'on trouve les premières traces dont il vient d'être parlé.

Dans le courant du siècle suivant, la maladie se fit observer sur plusieurs points de l'Europe. Ramazzini la vit en Italie et Reymann en Allemagne. Au xviiie siècle, elle fit encore plusieurs apparitions en France, notamment dans la généralité de Beauvais, dans les années 1754, 1761 et 1762.

Depuis ce temps, elle a continué ses ravages, et il ne se passe à présent guère d'années sans que, dans les localités de la France où les troupeaux sont nombreux, l'on n'ait à observer une épizootie claveleuse.

Depuis une dizaine d'années, suivant avec une attention particulière la marche des épizooties de clavelée dans notre pays, nous avons toujours pu constater que ces épizooties nous étaient amenées par des importations de moutons venus soit de l'Allemagne, soit de l'Algérie. En 1869-70, notamment, plus de soixante mille bêtes ovines en étaient frappées dans la Thessalie, où elle règne fréquemment, comme dans toutes les régions orientales.

Si l'on s'en rapporte au professeur Simunds, la date de la première apparition de la clavelée, en Angleterre, aurait une certaine importance pour l'histoire de la maladie. En effet, ce n'est qu'à partir de 1847, suivant lui, qu'elle y aurait été introduite par un troupeau de cinquante-cinq mérinos d'Espagne achetés par un fermier de Datchett, près de Windsor, et provenant du Danemark. Si ce fait était bien avéré, comme il semble l'être, du reste, on serait presque tenté d'en conclure que la clavelée, comme plusieurs autres maladies contagieuses du bétail, n'est point originaire de l'Europe occidentale, et qu'elle a, comme elles, un centre particulier d'apparition spontanée.

ÉTIOLOGIE. — Nous nous garderons bien d'attribuer au développement spontané de la clavelée ces causes banales invoquées trop souvent sans aucune espèce de raison. Nous devons seulement consacrer quelques mots à des idées qui ont eu cours vers le commencement de ce siècle. Ces idées étaient relatives à une succession de la clavelée à la variole de l'homme. Quelques médecins italiens, Marchalli, Manso, Segui, Sacco, etc., firent à ce sujet des expériences desquelles il semblait résulter que le claveau inoculé produisait des pustules semblables à celles de la vaccine. Des individus clavelisés auraient été préservés de la petite vérole.

Ces expériences furent répétées par Brugnone, qui obtint un résultat négatif ; Sacco lui-même fut impuissant à reproduire celui qu'il croyait avoir obtenu en 1844. En même temps, le docteur Voisin, de Versailles, répéta les mêmes essais avec des effets également négatifs.

On a attribué aussi à une maladie varioleuse des oiseaux, particulièrement des dindons, l'origine de la clavelée ovine. Dans la ferme de Ville-Evrard, où nous avons observé cette maladie sur les pigeons d'un colombier situé à côté de la bergerie, nous n'avons pas constaté sa communication aux moutons.

Sans nous arrêter à passer en revue les autres causes non moins hypothétiques qui ont été attribuées à la clavelée, il vaut mieux déclarer tout de suite que la cause positive nous échappe complétement. On ne sait bien qu'une chose, c'est que la contagion est le moyen par lequel elle se propage, et qu'elle sévit dans toutes les saisons et dans tous les climats sur les bêtes de toutes les races et quelle que soit leur constitution.

CONTAGION. — L'observation a démontré depuis longtemps que la maladie se transmet avec la plus grande facilité, aussi bien à distance que par contact immédiat. La contagion s'opère donc suivant les deux modes.

Le principe virulent de la clavelée réside principalement dans le liquide sécrété par les pustules, et qui se trouve dans les aréoles de leur tissu ; on le trouve aussi dans les croûtes qui succèdent à celles-ci. Ce principe communique la clavelée, paraît-il, par toutes les surfaces absorbantes, même par la muqueuse intestinale, si l'on en croit l'observation de Roche-Lubin. Mais cette observation a besoin d'être confirmée.

La contagion est presque infaillible par le seul contact de l'animal sain avec une surface quelconque imprégnéc de matière virulente, animal malade, auges, râteliers, murs, fourragcs, litière, etc.

Les troupeaux atteints de clavelée sont toujours environnés d'une atmosphère contaminée et contaminante, due sans doute aux émanations qui se dégagent des pustules, de la transpiration cutanée, de l'exhalation pulmonaire, etc., et qui est d'une subtilité telle qu'il suffit qu'un troupeau sain y soit exposé pour contracter aussitôt la maladie. Les hommes, les animaux, tous les corps solides, en un mot, placés dans cette atmosphère, s'imprègnent de la matière virulente, et peuvent transporter plus ou moins loin le principe contagieux.

Rien n'est mieux établi dans la science que cette prodigieuse facilité de la contagion claveleuse par le seul voisinage, sans le moindre contact, d'un troupeau sain avec un troupeau malade; de même que par le voisinage d'un parc ou cantonnement, d'une bergerie contenant des bêtes atteintes, de même aussi que par toutes les circonstances qui peuvent mettre des animaux sains en contact avec l'atmosphère dans laquelle auront séjourné ou même n'auront fait que passer des animaux malades.

Et ce n'est pas seulement sur le lieu même que cette atmosphère exerce son action : on l'a vue agir à de grandes distances, entraînée qu'elle était sans doute par le vent. C'est, en effet, sous le vent qu'on a toujours constaté la contagion à distance; mais les auteurs ne sont pas d'accord sur l'étendue de la sphère d'action de cette contagion. Gilbert pense que lorsque l'air est calme, un intervalle de 25 à 30 mètres entre les troupeaux suffit pour éviter la transmission de la clavelée ; dans le cas où l'air est agité, il ne faudrait pas, suivant lui, faire passer un troupeau sain sous le vent d'un troupeau affecté en deçà de 200 mètres de distance. La plupart des autres demeurent dans des termes très-vagues à cet égard. Ils croient que la distance est subordonnée à l'activité du foyer d'infection, à l'intensité des vents, à la direction qu'ils prennent et surtout à la configuration du sol. C'est ainsi que dans les vallées, dans les gorges, les courants d'air chargés de principes contagieux portent plus loin ces principes que dans les lieux accidentés par des coteaux, qui détournent nécessairement les courants et disséminent les fluides contagifères.

On conçoit donc que l'étendue de la sphère d'action de l'atmosphère contagieuse doit varier à l'infini, suivant les dispositions des lieux, et c'est ainsi que l'on peut s'expliquer les bizarreries de la marche de la contagion claveleuse, dans laquelle on voit parfois les troupeaux d'une vallée être décimés, tandis que ceux de la vallée voisine demeurent parfaitement indemnes.

Du reste, le temps pendant lequel cette même atmosphère demeure contagieuse sur le lieu même où elle a pris naissance n'est pas mieux connu ; et il est facile encore de s'apercevoir que cela est subordonné aux circonstances qui peuvent agir plus ou moins sur son maintien.

Paulet, dans ses *Recherches sur les maladies épizootiques*, donne comme étant d'observation que, lorsqu'un troupeau claveleux a séjourné dans un pâturage, celui qui vient après contracte la maladie. De son côté, H. d'Arboval rapporte que dans la commune de Callatine (Pas-de-Calais), toutes les bêtes à laine ont été infectées pour avoir *posé* sur des pâturages abandonnés par celles de la commune de la Magdeleine, lesquelles étaient atteintes de la clavelée.

Gilbert, lui, dit que *quelques jours* seulement après le passage d'un troupeau infecté sur une route, un autre peut y contracter la maladie. On sait cependant que certaines circonstances, telles que l'humidité, la pluie, la rosée, détruisent, en grande partie au moins, l'activité virulente de l'atmosphère claveleuse. Mais on ignore aussi pendant combien de temps un troupeau guéri peut encore exercer la contagion : question pourtant bien importante pour la police sanitaire. On ne trouve à ce sujet dans les auteurs que du vague et de l'incertitude, et il est même douteux qu'une pareille question puisse être résolue expérimentalement, en raison de la multitude de circonstances auxquelles elle est soumise.

Barrier ayant été consulté à ce sujet par un tribunal, répondit que, selon lui, trois mois après la guérison des dernières bêtes atteintes, un troupeau ne portait plus en lui aucun germe de contagion. La durée de la maladie étant environ de vingt à trente jours pour chaque animal, et sa marche comprenant ordinairement trois bouffées, Barrier en concluait qu'elle ne pouvait dépasser sur le troupeau une période totale de deux à trois mois. Cela ne se rapporte, bien entendu, qu'à la clavelée régulière, par conséquent à la règle, car les exceptions sont nombreuses, ainsi que nous l'avons vu, et Gilbert, Teissier et d'autres admettent que la maladie peut durer jusqu'à six mois.

Dans son *Traité de la clavelée*, H. d'Arboval parle d'un troupeau qui a communiqué la clavelée après une année de guérison. Une pareille assertion est-elle bien exacte ? Sur quoi se fonder pour affirmer que le développement de la maladie ne pouvait être attribué à une autre cause ?

Quoi qu'il en soit, il suffit de ces dissidences de la part d'hommes aussi autorisés pour que, dans le doute, on doive se conduire dans la pratique comme si de pareils faits étaient avérés, c'est-à-dire que l'isolement des animaux sur lesquels la clavelée a sévi doit être prolongé au delà de six mois.

On s'est demandé aussi si la clavelée est susceptible de se transmettre à toutes ses périodes, et, dans ce cas, quelle est celle dans laquelle sa contagion est plus active. Girard, Hurtrel, Delafond et d'autres, ont admis que cette contagion ne peut exister que depuis l'éruption jusqu'à la dessiccation, c'est-à-dire pendant le développement complet de la pustule. Cette opinion a pour base des essais d'inoculation qui ne sont peut-être pas suffisants; car on sait que toutes les maladies contagieuses ne sont pas susceptibles de s'inoculer infailliblement, et que presque toutes exigent, pour se développer, une économie préparée à les recevoir. Il peut donc se faire, et effectivement il en est ainsi, qu'en dehors de la période dont nous venons de parler, la clavelée se transmette aux troupeaux sains. Gilbert pensait que cette transmission pouvait avoir lieu par les écailles et la poussière provenant des croûtes. Les expériences de Paulet (T. II, p. 469) et celles de Belliol et Roche-Lubin tendraient à établir que l'ingestion de ces croûtes dans les voies digestives provoque le développement de la maladie. Mais, outre qu'un pareil mode de contagion répugne passablement au raisonnement, nous devons dire que Renault a administré sans résultat, à des bêtes saines, des croûtes claveleuses desséchées.

D'ailleurs, bien des points de la contagion de la clavelée restent encore à élucider. On a parlé des peaux, de la laine, etc., comme moyen actif de la transmission de la clavelée, mais sans appuyer cette assertion sur aucun fait bien avéré, sur aucune observation bien faite. En admettant provisoirement, dans la pratique, la nocuité de tout ce qui provient des animaux claveleux, nous devons dire, néanmoins, que les expériences poursuivies pendant long-temps par Renault tendent à prouver que les matières desséchées sont absolument sans action.

II. — POLICE SANITAIRE.

USAGE DE LA VIANDE. — Il n'est pas à notre connaissance personnelle que la viande provenant d'animaux atteints de la clavelée ait jamais occasionné aucun accident, bien qu'elle soit souvent consommée dans les fermes et vendue par les bouchers. Sous aucun rapport elle ne présente de différence avec la viande provenant des bêtes absolument saines.

Au milieu des circonstances douloureuses qui ont caractérisé le blocus de Paris par les armées allemandes, la clavelée s'est bientôt manifestée sur un grand nombre des moutons répartis sur divers points de la place, et elle a été inoculée à la plupart de ceux qui ne s'en montraient pas atteints. Tous ces moutons ont été consommés, sans exception, par la population, sans qu'on ait rien observé dans la santé publique qui pût être attribué à leur influence.

Pourtant Verheyen, avec quelques autres auteurs, prétend que la viande a, dans ce cas, une odeur fade et repoussante; mais il y a lieu de croire qu'une pareille assertion n'a pu être fondée que sur des observations exceptionnelles. Grognier l'a vu vendre, en 1810, dans le Rhône, et d'Arboval, en 1815, dans le Pas-de-Calais, sans qu'aucun accident en fût résulté; il en est de même de Delafond dans les environs de Paris.

Un troupeau appartenant à M. Labbé, de Maisons-Alfort, fut atteint de la clavelée en 1837, et, chez plusieurs bêtes, elle fut même irrégulière. Presque toutes les bêtes atteintes furent sacrifiées et livrées à la consommation. Les élèves de l'École vétérinaire en firent plusieurs repas sans qu'aucun en fût le moins du monde incommodé.

Rien donc de plus certain que l'innocuité parfaite de la viande des animaux claveleux. Tous les auteurs sont d'accord sur ce point; mais il n'en est plus de même lorsqu'il s'agit de résoudre la question de savoir si, malgré cela, l'autorité doit intervenir pour en réglementer ou en défendre la vente.

D'Arboval, Verheyen, Delafond, sont d'avis que cette vente devrait être interdite, pour le motif que les relations du commerce de la boucherie sont un moyen de propagation de la maladie.

C'est un fait observé assez souvent, que la facilité avec laquelle des mesures prohibitives de ce genre sont conseillées, sans se préoccuper le moins du monde des raisons qui rendent leur efficacité plus que douteuse. Il semblerait qu'il suffise, dans tous les cas, d'édicter une défense pour que la loi fût, sans conteste, obéie. Il n'en est assurément point ainsi. Une mesure administrative qui, tout en froissant de nombreux intérêts particuliers, n'a pour but que de sauvegarder un intérêt public très-problématique pour le plus grand nombre, a toutes les chances possibles pour n'être pas obéie, pour être éludée même avec une certaine affectation. Tel est précisément le cas de celle dont il s'agit; et, en admettant qu'il pût y avoir quelque danger pour la propagation de la maladie dans la faculté de vendre au boucher les animaux claveleux, dans quel cas ce danger serait-il moindre, de celui où cette vente s'effectuerait clandestinement et à vil prix, ou bien de celui où elle serait faite ouvertement et sous la surveillance directe de l'autorité?

Nous pensons que ce n'est pas tenir assez compte des faits de la pratique, que d'accorder tant d'importance, en police sanitaire, aux mesures prohibitives; du reste, il faut dire que de pareilles mesures n'ont plus, aujourd'hui, aucune chance d'être adoptées par l'Administration.

Mesures sanitaires spéciales. — Comme la clavelée, ainsi que nous l'avons dit, présente une subtilité de contagion exceptionnelle, elle a été l'objet de mesures spéciales qui ont pour but d'y mettre obstacle. Mais il faut dire, dès maintenant, que la maladie se joue ordinairement de toutes ces précautions sanitaires, dont le résultat le plus clair est une entrave onéreuse aux transactions et habitudes de l'agriculture. Fort heureusement qu'elles peuvent être rendues tout à fait inutiles par l'adoption généralisée d'une pratique sur laquelle nous insisterons.

L'arrêt spécial qui a été rendu concernant la clavelée date du 23 décembre 1778. Cet arrêt du Parlement impose aux propriétaires des bêtes ovines atteintes de clavelée les obligations suivantes :

1° La déclaration à l'autorité, sous peine de 100 francs d'amende, de l'existence de la maladie ;

2° La séparation des bêtes malades des bêtes saines ;

3° L'isolement des premières dans des habitations ou cantonnements indiqués par l'autorité ;

4° La défense de conduire les animaux des lieux où la maladie existe dans ceux où elle n'existe pas ;

5° La défense de vendre des moutons, à moins d'être en mesure de présenter aux autorités du lieu de la vente un certificat des officiers du lieu d'où ils auront été amenés, portant qu'il n'y a pas de clavelée à trois lieues à la ronde ; et cela, sous peine de 300 francs d'amende pour chaque contravention ;

6° La défense, sous les mêmes peines, d'exposer en vente des animaux malades, ainsi qu'aux bouchers de les tuer et débiter ;

7° La visite des troupeaux par une personne déléguée par l'autorité, avant de les conduire sur les foires et marchés;

8° La visite de ceux exposés en vente, et la défense d'en mêler, même les bêtes saines, avec celles des autres troupeaux, avant un isolement de huit jours au moins;

9° L'enfouissement des cadavres avec leur peau dans des fosses de *deux mètres* de profondeur, situées hors de l'enceinte des villes, bourgs et villages ;

10° Enfin la défense de jeter lesdites bêtes dans les rivières, de les exposer à la voirie, et de les enterrer dans les écuries, cours et jardins, et aussi de les déterrer pour vendre et travailler les peaux, sous peine de 300 francs d'amende.

Cet arrêt du Parlement, comme la plupart de ceux du même genre, est aujourd'hui tombé en désuétude. On s'en rapporte plus volontiers, maintenant, à une connaissance bien entendue de l'intérêt personnel, pour conserver les troupeaux, et l'on a, avec raison, plus confiance dans l'exécution rigoureuse des mesures préventives par suite d'encouragements bien conçus que par suite d'injonctions plus ou moins arbitraires et vexatoires.

Néanmoins, à deux reprises, depuis l'arrêt dont il vient d'être question, l'autorité administrative est intervenue pour obtenir l'exécution des mesures qu'il prescrit : la première fois, en 1811, par une ordonnance du préfet de police de Paris, rendue le 8 octobre; la seconde fois, le 5 octobre 1811, par un arrêté du préfet du Pas-de-Calais.

Quoi qu'il en soit, nous n'avons pas à revenir ici sur la manière dont le vétérinaire doit comprendre la mission qui lui est prescrite par cette législation ; il en est, à cet égard, de la clavelée comme de toutes les autres affections contagieuses, et ce qui a été dit en général, à ce sujet, s'y applique parfaitement. Du reste, il faut dire que de pareilles prescriptions ne sont plus guère mises en vigueur, et que la pratique dont il nous reste à nous occuper, a une autre valeur préventive que toutes celles dont il s'est agi jusqu'à présent.

CLAVELISATION. — La clavelée, de même que la variole humaine, n'attaque qu'une fois le même animal ; c'est là un fait incontestable, et qui a sans doute donné l'idée de l'inoculation de l'une comme de l'autre. Toujours est-il que cette idée ne remonte que jusque vers le milieu du XVIIIe siècle, en ce qui concerne la clavelée, tandis que, pour la variole, il en était depuis longtemps question en Europe.

C'est dans un ouvrage qui a pour titre : *Médecine des chevaux*, et qui est dû à Chalette, que l'on trouve le premier conseil relatif à cette opération, nommée à présent clavelisation, et qui consiste à inoculer le liquide claveleux, en vue de donner naissance à une clavelée bénigne et de préserver les bêtes sur lesquelles elle se développe des atteintes ultérieures de la maladie. C'est seulement deux ans plus tard, en 1765, que Bourgelat rédigea une instruction pour encourager la clavelisation, à l'occasion de ses notes au mémoire de Barberet sur les épizooties. Il paraîtrait, en outre, d'après la seconde lettre d'Amoreux à un magistrat de la cour des comptes de Montpellier (p. 70), que dans le haut Languedoc cette opération était déjà pratiquée depuis longtemps. D'ailleurs, pour ne s'en tenir qu'aux faits bien avérés, il faut dire que c'est vers l'époque de l'introduction des mérinos en France, peu d'années après la fondation des écoles vétérinaires, que les premières tentatives de clavelisation ont été faites en

même temps (1786) par Venel, de Montpellier, et par
Teissier.

Depuis, Chrétien, Thorel, Coste, Lullin de Châteauvieux,
Huzard, en France; Pessina et Holmeister en Autriche;
surtout les expériences faites à Versailles par le.docteur
Voisin, de 1805 à 1812, répandirent de plus en plus la
pratique de la clavelisation. Mais l'honneur d'en avoir démontré tous les avantages d'une manière irréfutable, et de
l'avoir fait passer dans la pratique comme l'unique moyen
de prévenir efficacement les ravages de la clavelée, revient
à Girard père et à Hurtrel d'Arboval; le premier par son
*Mémoire sur le claveau et sur les avantages de son inocula-
tion*, publié en 1818; le second, par son *Mémoire sur la
clavelée et la clavelisation*, qui a paru en 1822.

Ces avantages sont aujourd'hui bien appréciés par tous
les propriétaires de bêtes à laine. A part celui dont nous
avons déjà parlé et qui consiste en ce que l'opération communique une maladie généralement bénigne, en préservant d'une autre souvent meurtrière, un des principaux
est de permettre de choisir l'époque de la clavelisation et
de se rendre favorables les circonstances de lieu, d'âge,
de santé, de température, etc.; en un mot toutes les circonstances capables d'en assurer le succès. Mais celui
sur lequel l'attention doit surtout s'arrêter est le suivant :

Nous avons vu, en parlant de la marche de la clavelée,
que cette maladie ne se développe pas tout d'un coup sur
le troupeau et qu'elle sévit par bouffées, dont la durée
totale est d'environ quatre à cinq mois, pendant lesquels
on est astreint à des soins et à des précautions sanitaires
toujours onéreux et assujettissants. Or, dans le cas de clavelisation, la maladie se développe sur toutes les bêtes à
la fois et ne dure pas au delà d'un mois à cinq semaines,
passé lesquels le troupeau est désormais à l'abri de la

contagion et peut vaquer partout où les besoins de l'exploitation le rendent nécessaire.

On conçoit donc par là que si la clavelisation était universellement adoptée, elle rendrait absolument inutiles toutes les mesures sanitaires possibles. Mais il a été fait à la généralisation de cette pratique des objections que nous devons examiner.

On a prétendu d'abord que la mortalité occasionnée par l'inoculation n'était pas de beaucoup inférieure à celle de la maladie. Nous allons voir ce qu'il en est.

Dans la clavelée naturelle, le chiffre de la mortalité est de 40 pour 100, au maximum, et de 20 au minimum; donc de 30 en moyenne. En effet, Hurtrel d'Arboval a fait le relevé des pertes occasionnées sur un total de 20,567 bêtes, et il est arrivé au chiffre de 4,430, c'est-à-dire presque le quart de la totalité, et encore faut-il y ajouter, suivant lui, 519 bêtes qui sont restées mutilées ou infirmes. Dans certaines épizooties, la mortalité s'est élevée au delà de la moitié des animaux atteints.

En comparant à ces chiffres ceux qui ont été recueillis par rapport à la clavelisation, on est forcé de considérer ces derniers comme à peu près insignifiants. D'après d'Arboval, sur 32,121 bêtes clavelisées avec succès, 270 seulement sont mortes, c'est donc environ 0,85 pour 100.

En 1806, la mortalité s'est élevée chez le marquis de Barbançois à 1 pour 100 sur un total de 4,062 bêtes; de 1811 à 1819, sur 8,200, dont 2,000 agneaux environ, la perte s'est élevée à 1 pour 100; en 1820, sur 3,150, 19 seulement moururent.

De 1822 à 1824, Guillaume, d'Issoudun, clavelisa 9,443 moutons, avec une perte de 0,15 pour 100 seulement.

De 1820 (19 décembre) à 1823 (15 janvier), Miquel et Thomières inoculèrent 17,044 bêtes, et sur ce nombre ils n'eurent, disent-ils, que des pertes insignifiantes, mais dont ils ne font pas connaître le chiffre exact.

D'après Gayot, dans la Marne et la Haute-Marne, la clavelisation a été pratiquée sur 10,000 bêtes environ, et la perte ne s'est élevée qu'à 2 pour 100. Delafond élève ce chiffre à 3 pour 100, dans les relevés qu'il a faits de 10,416 bêtes inoculées, mais il faut ajouter que ces bêtes provenaient de troupeaux atteints de la clavelée.

Les faits recueillis à l'étranger concordent exactement avec ceux que nous venons de rapporter, et nous croyons par conséquent inutile de les reproduire.

En résumé, nous pensons que l'on peut évaluer à une moyenne de 1 pour 100 le chiffre de la mortalité occasionnée par la clavelisation. Or, si l'on compare ce chiffre avec celui de 30 reconnu comme appartenant à la clavelée naturelle, on saisit aussitôt le peu de valeur de l'assertion dont nous avons parlé, assertion qui, comme tant d'autres, a le tort de ne reposer sur aucune observation rigoureuse.

Mais il y a en outre un avantage résultant des recherches dont les premières conséquences ont été consignées dans la description pathologique et sur lesquelles nous devons revenir ici. Chez les bêtes atteintes de la clavelée naturelle, nous avons constaté expérimentalement, durant la période d'éruption, des pertes de poids qui se sont élevées jusqu'à 850 grammes par jour, soit, en moyenne, 4 kilogrammes pour la durée de la période. Chez celles atteintes de clavelée inoculée, étudiées comparativement, la perte de poids n'a, au contraire, pas dépassé 250 grammes par jour.

La clavelisation, a-t-on dit encore, ne préserve pas de la clavelée naturelle; et l'on a dit cela sans avoir non plus la moindre raison à l'appui.

En effet, la propriété préservatrice de l'inoculation jouit

d'un crédit tellement bien assis aujourd'hui, elle a acquis un degré de certitude si considérable, qu'il n'y aurait en vérité point lieu de s'y arrêter, n'était l'utilité de relater à cet égard les faits historiques.

76 bêtes inoculées d'un troupeau de Versailles ont été mises par Voisin sous les yeux de plusieurs membres de la Société d'agriculture de Seine-et-Oise, pendant longtemps avec des bêtes infectées naturellement, parmi lesquelles elles ont vécu pêle-mêle, sans avoir pu de nouveau contracter la maladie. L'abbé Teissier rapporte un exemple semblable : Un troupeau appartenant à Marius-Verdier, et qui avait eu la clavelée naturelle, s'est trouvé mêlé sans résultat, pendant plus de six semaines, avec celui qui avait été inoculé par une commission de la Société d'agriculture en 1806. Elias Veith rapporte que les nombreux troupeaux clavelisés en Hongrie et en Autriche par Pessina, bien qu'ils eussent été exposés à la contagion des troupeaux infectés, n'ont pas contracté la maladie de nouveau. En 1806, le marquis de Barbançois, qui a tant fait pour répandre la pratique de la clavelisation, a rapporté dans les *Éphémérides de la Société d'agriculture de l'Indre,* que 40 bêtes qui avaient eu la clavelée trois ans auparavant n'ont pu être inoculées avec succès. A ce fait déjà assez concluant, le même auteur ajoute cet autre, qui l'est encore davantage : En 1810, il fit de nouveau claveliser 640 bêtes qui avaient été déjà inoculées quatre années avant. Il n'y en eut pas dix qui le fussent avec succès cette seconde fois, et il faut remarquer que ce sont précisément celles qui l'avaient été sans succès la première fois.

Girard père a cité de nombreux faits du même genre, recueillis expérimentalement à l'École d'Alfort.

On voit donc par tout ce qui précède qu'aucun des reproches adressés à la clavelisation n'est fondé, et que, à tous les points de vue, il y a avantage à substituer cette opération à toutes les mesures de police sanitaire qui ont pour but d'entraver sa contagion, mesures qui, comme nous l'avons vu, sont, dans la plupart des cas, inefficaces, et toujours un obstacle sérieux aux transactions.

Cet avantage si évident a frappé depuis longtemps quelques représentants de l'autorité qui, au lieu de prendre, en présence de l'envahissement de la clavelée dans le pays dont l'administration leur était confiée, des dispositions répressives, se sont empressés de prescrire la mise en pratique générale de l'inoculation.

Ainsi firent, en 1806, Duplantier, préfet des Landes; en 1815, le préfet du Pas-de-Calais, après avoir pris l'avis de Chaussier, président du jury d'instruction des Écoles vétérinaires, de Girard père, directeur de l'École d'Alfort, de la Société d'agriculture de Boulogne, sur l'opportunité de cette mesure qui lui était conseillée par Hurtrel d'Arboval; enfin, après avoir consulté le ministre de l'intérieur, en 1822, le préfet de la Somme suivit cet exemple.

Ce fut dans le Pas-de-Calais, où la mesure, mûrement examinée par un grand nombre d'hommes compétents, prend un caractère plus sérieux; ce fut, disons-nous, le sous-préfet de Montreuil-sur-Mer qui rendit le premier arrêté relatif à la mise en pratique de la clavelisation générale des troupeaux. L'article 1er de cet arrêté, daté du 17 novembre 1815, était ainsi conçu :

« Il sera fait, d'abord par des vétérinaires et à leur
« défaut par des maréchaux instruits, désignés à cet
« effet, une tournée dans toutes les communes de l'arron-
« dissement où l'épizootie sur les moutons s'est mani-
« festée, continue, et se déclarera par la suite. Ils y opé-
« reront la clavelisation sur les troupeaux, en commen-
« çant par ceux qui sont encore sains et qui se trouvent

« menacés, et en finissant par ceux où l'infection com-
« mence; ils suivront le procédé et le traitement indi-
« qués, tant dans l'instruction ci-après que dans celles
« qui seront encore transmises, le tout aux frais des pro-
« priétaires, lesquels frais seront fixés à raison de dix
« francs pour chaque centaine de bêtes. »

Le 28 du même mois, le préfet du Pas-de-Calais con-
firma celui que l'on vient de lire par un arrêté dont voici
les principaux articles :

« Art. 1er. MM. les sous-préfets sont autorisés, dans
« leurs arrondissements respectifs, à faire claveliser, aux
« frais des propriétaires, tous les troupeaux qu'ils juge-
« ront convenable de soumettre à cette opération.

« Art. 5. En cas d'opposition de la part d'un proprié-
« taire à ce qu'il soit procédé à la clavelisation générale
« de son troupeau, il sera dressé procès-verbal, et le dé-
« linquant sera traduit devant les tribunaux pour être
« puni conformément aux lois. »

Pour rendre ces arrêtés, les autorités qui viennent
d'être citées, avaient visé :

1° Le décret des 16-24 août 1790 de l'Assemblée constituante, sur l'organisation judiciaire, titre II, qui détermine, art. 3, les objets de police confiés à l'autorité des
corps municipaux. Le § 5 de cet article est conçu de la
manière suivante : « Les soins de prévenir, par des précautions convenables, et celui de faire cesser, par la distribution des secours nécessaires, les accidents et les
fléaux calamiteux, les épizooties, en provoquant aussi,
dans ces deux cas, l'autorité des administrateurs des départements et du district. »

2° Le décret du 6 octobre 1791 de la même assemblée,
sur les biens et les usages ruraux, titre I, section IV, article 20, qui prescrit aux corps administratifs d'employer

particulièrement tous les moyens de prévenir et d'arrêter les épizooties.

Donc, la mesure dont il s'agit n'était pas seulement recommandée par son utilité même, elle avait en outre l'avantage d'être parfaitement légale; et il n'était encore venu à l'esprit de personne de la trouver attentatoire à l'esprit des lois qui viennent d'être citées, lorsqu'en 1847 et 1848 parurent, dans le *Recueil de médecine vétérinaire*, quatre articles signés du professeur Delafond, dans lesquels articles ce professeur qui, dans son *Traité de la police sanitaire*, avait partagé à cet égard l'avis général, vint déclarer qu'il s'était jusqu'alors trompé, et que, suivant lui et suivant quelques persones recommandables, Trébuchet, membre de l'Académie impériale de médecine et du Conseil de salubrité de la Seine, par exemple, les décrets des 16-24 août 1790 et du 6 octobre 1791 ne sauraient autoriser à prendre des arrêtés aussi absolus.

Les arguments que Delafond invoque à l'appui de cette nouvelle opinion ne nous semblent pas avoir une grande valeur. Il insiste beaucoup sur des reproches particuliers aux arrêtés pris dans le Pas-de-Calais, sans examiner ce qui est précisément la question, quant à présent et pour l'avenir, à savoir : si l'administration peut légalement prendre un arrêté dont le but soit de prescrire absolument la clavelisation.

Dans ces termes, il n'est pas possible de nier logiquement que la réponse doive être affirmative. Le décret des 16-24 août dit : § 5. *Les soins de* PRÉVENIR PAR DES PRÉCAUTIONS CONVENABLES..... LES ÉPIZOOTIES, *en provoquant* L'AUTORITÉ *des administrateurs des départements et du district;* celui du 6 octobre prescrit aux corps administratifs *d'employer* TOUS LES MOYENS DE PRÉVENIR *et d'arrêter les épizooties.*

Il est évident que jamais droit ne fut plus absolu, et l'on ne voit pas sur quoi il serait possible de s'appuyer, sur quel texte, sur quelle base logique même, pour contester ce droit. Nous n'avons donc pas à nous y arrêter davantage.

Le premier reproche que fait Delafond aux arrêtés rendus dans le Pas-de-Calais (ce qui, répétons-le, ne fait absolument rien à la question), c'est qu'ils seraient, à son avis, dépourvus de sanction pénale. Or, il y a là erreur de sa part. L'arrêté du préfet dit que « le délinquant sera traduit devant les tribunaux pour être puni conformément aux lois. » C'est bien là, si nous ne nous trompons, une sanction pénale, car, « conformément aux lois » veut dire sans doute conformément à l'article 471 du Code pénal, par exemple, qui dit : « Seront punis d'une amende, depuis 1 franc jusqu'à 5 francs inclusivement, ceux qui auraient contrevenu aux règlements légalement faits par l'autorité administrative, ou qui ne se seront pas conformés aux règlements où aux arrêtés publiés par l'autorité municipale, en vertu des art. 3 et 4, titre XI, de la loi des 16-24 août 1790, et de l'art. 46, titre I, de la loi des 19-22 juillet 1791; l'art. 474 prononce en outre, en cas de récidive, un emprisonnement de trois jours, au plus.

Delafond dit encore que la pratique de l'inoculation pouvant déterminer des pertes plus ou moins considérables, ce serait porter atteinte à la propriété immobilière que d'imposer cette pratique dans un intérêt public, sans une indemnité préalable. Il n'est pas facile de saisir à quel titre l'indemnité pourrait, dans ce cas, être attribuée. Il s'agit de mettre chacun dans l'impossibilité de nuire à autrui, et les exemples abondent pour prouver que l'autorité est intervenue dans le même but, sans que son droit ait pu être contesté.

Revenant enfin sur la première objection, Delafond prétend qu'il eût fallu, pour donner une force quelconque aux arrêtés dont il s'agit, que des condamnations intervinssent et missent la Cour suprême en mesure de se prononcer sur la légalité de l'arrêté.

Nous ne pouvons que revenir nous-même sur ce que nous avons déjà dit à cet égard. La législation est d'une clarté qui ne laisse aucun doute. Le droit des préfets est absolu dans ce cas, et la Cour suprême, par cela même qu'elle n'a pas eu à se prononcer sur ce point, n'a absolument rien à faire dans cette discussion.

En résumé, il est bien clair que les décrets de 1790 et 1791 donnent aux préfets le droit de prescrire la clavelisation générale, et il est à désirer qu'ils en usent toutes les fois qu'une épizootie claveleuse sera imminente.

CHAPITRE X.

―

HORSE-POX ET COW-POX OU VACCINE.

―

I. — DESCRIPTION PATHOLOGIQUE.

DÉFINITION. — Le horse-pox est une maladie virulente et contagieuse, caractérisée, d'une manière générale, par une éruption pustuleuse, qui se montre sur toute l'étendue du corps, jouissant de la propriété de se communiquer au cheval, à la vache et à l'homme, et d'agir sur la constitution de ce dernier en développant une maladie tout à fait bénigne, qui le préserve de la variole.

SYNONYMIE. — La date à laquelle on peut faire remonter les premières données précises sur cette maladie n'est pas encore très-éloignée. C'est en 1863, en effet, que M. Bouley a dit le dernier mot concernant la nature pathologique de cette maladie, et cependant on l'a décrite depuis beaucoup plus longtemps; mais, ignorant sa nature, on lui a donné des noms très-différents.

Dard, en 1840, l'a décrite sous le nom de *Rhinite pemphygoïde* (*Recueil de médecine vétérinaire*), confondant l'éruption pustuleuse avec la forme bulleuse ou vésiculeuse que revêt cette maladie. M. Bouley, trois ans après, en 1843 (*Recueil*, p. 799), l'a désignée sous le nom de *Rhinite* ou *herpès phlycténoïde*, suivant qu'elle avait son siége sur la pituitaire ou sur la peau. Jenner, dans son *Traité de la vaccine*, l'appelle *Grease;* mais, plus loin, il lui conserve un nom beaucoup plus vague et qui lui convient certainement mieux. C'est celui de *Sore-heels*. C'est ce *grease*, ce *sore-heels* (mal ou ulcère des talons), qui a été traduit diversement par les auteurs. On l'a considéré en France comme étant les *eaux-aux-jambes*, en se fondant surtout sur la description qu'en a donnée Percivall ; en Italie, comme étant le *javart* (Sacco) ; Brignolo l'a traduit par *giovardo-cavallino* ; Spinola, dans ses expériences, l'appelle *phymatose préservatrice*. Les Allemands l'appellent *Mauke*. On l'a souvent confondu et expérimenté avec le *farcin local, farcin volant*, croyant avoir affaire à cette maladie du cheval qui donne le *cow-pox* à la vache.

Renault fait remarquer que si la traduction latine de Bareno est exacte, la maladie dont parle Jenner ne serait autre chose que le *crapaud*. Voici la traduction : « *Planta pedis, inflammata tumet, unde materia peculiaris indoles profluit, quæ in corpore humero morbum variolis ita similem excitat ut glave, non dubitem varioles ipsas ab hoc materia eniginum traxisse.* » (Académie de médecine.) Si, en effet, c'est la *tuméfaction* douloureuse avec *suintement fétide* d'un organe situé sous la plante des pieds, que Jenner considère comme la maladie dont l'inoculation donne naissance au *cow-pox*, ce ne peut être que le crapaud auquel puisse s'appliquer cette dénomination.

Hertwig, de Berlin, prétend que la maladie vaccinogène du cheval est une *inflammation gangréneuse* qui sévit à la jambe du cheval.

M. Lafosse, de Toulouse, l'a nommée *maladie pustuleuse vaccinogène spontanée* (1860). M. Bouley l'a désignée de nouveau en juin 1863, dans les séances du 23 et du 30, sous le nom de *stomatite aphtheuse*, et enfin, le 17 novembre 1863, après une longue discussion à l'Académie de médecine, il annonçait, de la manière la plus formelle, que les différentes dénominations qui viennent d'être signalées devaient appartenir à une seule et même maladie, qu'il a appelée *Horse-pox*.

En résumé, le *horse-pox* a été désigné sous les noms successifs de : *Rhinite pemphygoïde*, *Rhinite* ou *herpès phlycténoïde*, *grease*, *sore-heels*, *javart*, *eaux-aux-jambes*, *giovardo cavallino*, *phymatose préservatrice*, *mauke*, *farcin local*, *farcin volant*, *crapaud*, *inflammation gangréneuse*, *maladie pustuleuse vaccinogène spontanée*, *stomatite aphtheuse*, et enfin *Horse-pox*, qui a pour synonymes *Equine*, ou *Vaccin du cheval*.

SYMPTOMES. — Parmi les auteurs qui ont décrit cette maladie, les uns ont reconnu (M. Depaul), comme dans les maladies éruptives en général, plusieurs périodes pour faciliter la description. D'autres, au contraire, ont décrit la maladie en énumérant tout simplement les symptômes qu'ils ont observés à partir de la formation des pustules et en suivant celles-ci jusqu'au moment de leur desquamation et de leur cicatrisation complète. A l'exemple des premiers, nous décrirons quatre périodes :

La première, ou *période d'incubation*, que l'on ne peut constater que dans le *horse-pox* expérimental ou inoculé.

La deuxième, ou *période d'invasion*, dans laquelle on observe quelques symptômes généraux, le plus souvent un peu de fièvre.

La troisième, ou *période d'éruption*, qui est caractérisée par l'apparition des pustules qui constituent essentiellement la maladie.

La quatrième, ou *période de desquamation*, pendant laquelle les pustules se vident de leur contenu et se trouvent remplacées par une petite cicatrice qui disparaît à son tour.

Quelques auteurs ont encore subdivisé la troisième période en deux périodes distinctes : 1° *période d'éruption proprement dite; 2° période de sécrétion.*

1° *Période d'incubation.* — Cette période est inconnue pour le *horse-pox* spontané, car ne connaissant pas encore les causes qui déterminent cette maladie, on n'a pu, par conséquent, se rendre compte du temps qui s'écoule entre la cause et son effet.

La durée est de cinq à huit jours pour le *horse-pox* inoculé. Au point inoculé, il se développe au bout de trois quarts d'heure à deux heures, une légère inflammation caractérisée par un peu de rougeur et de tuméfaction, au centre de laquelle on voit les parois divisées de l'épiderme qui a été soulevé. Cette inflammation persiste dix à douze heures et disparaît pour ne laisser qu'un petit point cicatrisé à la place même de l'inoculation. Dans la plupart des cas on n'observe rien autre chose. Le cinquième, sixième ou huitième jour apparaît un léger soulèvement de la peau et la maladie arrive d'emblée à la deuxième période.

2° *Période d'invasion.* — Caractérisée par un état généralement marqué par une fièvre légère. Il y a un peu d'inappétence, de tristesse et d'abattement qui disparaissent au moment où se manifestent les symptômes locaux.

Loy, en 1798, avait déjà indiqué ces symptômes. Il dit : « Les animaux eurent, au commencement de leur maladie, des symptômes de fièvre dont ils furent soulagés dès que le mal parut aux talons et qu'ils eurent une éruption sur la peau. »

Cette fièvre est nulle pour le *horse-pox* inoculé et même, dans la plupart des cas, les changements survenus dans l'état de l'animal sont tellement fugaces et d'une si courte durée, qu'on les admet plutôt par analogie de ce qui se passe dans toutes les maladies virulentes.

Dans d'autres circonstances, quand la maladie doit avoir son siége principal sur les membres, on constate un engorgement de ceux-ci ; le jarret est chaud, rouge, douloureux, et l'animal boite. La durée de cette période est de trois à cinq jours.

3° *Période d'éruption.* — L'éruption est un peu différente, selon que la maladie a été inoculée ou qu'elle est spontanée. Dans le premier cas, en effet, l'éruption est toute locale, et le nombre des pustules ne dépasse pas ordinairement en nombre celui des inoculations. Dans le second cas, l'éruption est plus générale et s'étend parfois (Depaul) de la tête à la croupe et des pieds au ventre. Souvent sur les narines, les lèvres, les muqueuses buccale, nasale, et la conjonctive. Mais c'est surtout autour des ouvertures naturelles, vers les pieds, les muqueuses et surtout où les poils sont rares et la peau fine que les pustules tendent à devenir confluentes.

Elles revêtent des caractères qui sont un peu différents, selon qu'on les examine sur la peau ou sur les muqueuses, et dans ce dernier cas, elles diffèrent encore sur la muqueuse nasale, où elles peuvent suivre régulièrement toute leur évolution, et sur la muqueuse buccale, où elles se trouvent détruites par le contact des corps étrangers que l'animal broie pour satisfaire sa faim.

Voyons-les d'abord sur la peau.

Au début, quand on passe la main sur le corps du cheval, on perçoit des granulations de la grosseur d'une lentille, et donnant la sensation de corps durs enchâtonnés dans le derme. Puis, bientôt l'épiderme se soulève par l'accumulation de sérosité à sa face interne, et on les voit alors sous la forme de gros pois ou d'une petite ellipse allongée. — Quelquefois, elles sont isolées, d'autres fois elles sont réunies en plus ou moins grand nombre.

Ces boutons, de couleur blanc-grisâtre, qui naissent à la place des points rouges, deviennent bientôt saillants, prennent, au bout de deux ou trois jours, le volume d'un bouton de chemise, avec les rebords parfaitement délimités, se développent encore, *s'ombiliquent* et atteignent, au bout de sept ou huit jours, le volume d'une grosse lentille et même d'une pièce de 50 centimes. Si, à ce moment, on ouvre la pustule, il en sort une petite quantité de pus de bonne nature.

Ces caractères sont très-percevables quand l'affection choisit, pour se développer, une région où les poils sont peu nombreux. Qand l'éruption vient sur un endroit fourni de poils, ceux-ci sont hérissés par petits paquets et se relèvent bientôt, si on cherche à les mettre dans leur direction normale.

En même temps, il y a une démangeaison assez vive. Lorsque les pustules se sont ouvertes, les poils tombent, les bulbes ayant été envahis de prime-abord par l'inflammation ou bien le liquide venant à se concentrer et à former des croûtes qui font adhérer les poils ; ceux-ci ne tombent que plus tard en même temps qu'eux.

4° *Période de desquamation ou de cicatrisation.* — Quand les poils sont tombés, on voit de petites surfaces parfaitement obrondes ou semi-lunaires ou bien linéaires dépourvues de poils, d'un rouge violacé, sensibles au toucher et pouvant rester le siége d'un prurit plus ou moins considérable. La peau peut paraître privée de son épiderme. Quelquefois l'inflammation se propage et il peut arriver de véritables ulcérations qui ont une grande tendance à se cicatriser. Quoi qu'il en soit, l'alopécie accidentelle ne tarde pas à disparaître par la formation de nouveaux poils.

La période de dessiccation commence du neuvième au

onzième jour, et les croûtes tombent du quinzième au vingtième jour, laissant à leur place de petites cicatrices de teinte ardoisée qui tranche sur la couleur de la peau. Cette dernière trace n'a qu'une durée éphémère et ne tarde pas à disparaître.

Voyons les caractères de l'éruption sur les muqueuses. On voit de petites ampoules de la grosseur moyenne d'un pois. Les unes circulaires, les autres allongées, dont la teinte opaline rosée tranche sur la couleur d'un rouge assez vif de la muqueuse qui leur sert de support. Ces vésicules sont lisses à leur surface, sans aucune dépression; sous le doigt elles donnent une sensation de tension rémittente, et l'animal paraît souffrir quand on comprime. L'épithélium, soulevé et déchiré quelquefois dans la bouche, par exemple, où les aliments fibreux entravent plus ou moins l'éruption, laisse à nu une plaie qui paraît être faite à l'emporte-pièce. Le fond en est finement granuleux. Il y a une salivation abondante, rendue spumeuse par les mouvements de la langue, qui remplit la cavité buccale et s'échappe en flocons par la commissure des lèvres.

Quand ces pustules suivent leur évolution ordinaire, elles deviennent successivement troubles, lactescentes et purulentes, puis elles se flétrissent et laissent à leur place une coloration ardoisée.

ANATOMIE PATHOLOGIQUE. — D'après M. Depaul, la structure est celle des pustules de la variole et des pustules vaccinales. L'épiderme épaissi n'est pas séparé complétement du derme. Il lui adhère surtout au centre; à la circonférence, il y a de nombreux filaments qui paraissent former des cellules multiples, ce qui devient facile à constater quand on les ouvre horizontalement avec une lancette.

C'est cette disposition anatomique qui donne au fond des pustules l'aspect pointillé en cul-de-dé.

Dans certaines circonstances, le liquide contenu dans les pustules est en quantité tellement grande qu'il s'écoule sur les parties déclives, de sorte que, quand l'affection siége sur le boulet, il y a un écoulement qui descend au pli du paturon. A mesure que le pus coule, l'engorgement se dissipe et la boiterie de la période d'invasion tend à disparaître. La nature de cet écoulement, sa consistance gommeuse, son odeur fétide, ammoniacale, coïncidant avec les poils hérissés, l'engorgement du membre jusqu'au jarret et la légère boiterie font ressembler de la manière la plus complète cette maladie avec les eaux-aux-jambes, et justifient l'erreur de diagnostic de M. Lafosse et de tant d'autres avant lui.

Quelquefois le horse-pox consiste tout simplement dans un engorgement chaud, douloureux du membre postérieur, sans suintement humoral en surface comme dans le grease, et se terminant par un abcès fournissant une matière dont l'inoculation produirait le cow-pox.

Quelquefois encore, il y a complication d'angioleucite et d'abcès sur le trajet des lymphatiques qui auraient pu le faire confondre avec le *farcin*.

Diagnostic différentiel. — Le horse-pox a été confondu avec la morve dans quelques cas où l'éruption était surtout confluente sur la muqueuse des cavités nasales. Afin de bien faire ressortir la différence qu'il y a entre les caractères de ces deux éruptions, nous allons reproduire ce qu'en a dit M. Bouley (*Recueil*, 1843, p. 799 et suivantes).

Pustule morveuse. — Au moment où la vésicule morveuse va se produire, la membrane nasale reflète une teinte safranée très-foncée et uniformément répandue à sa surface. Par places on voit apparaître des taches rouges circulaires ou elliptiques, circonscrites dans une étendue d'une pièce de 1 franc environ; puis à l'endroit de ces taches la membrane hyperhémiée se tuméfie et s'élève au-dessus de son propre niveau. Ces points exubérants constituent les pustules. D'abord saillantes, arrondies à leur sommet, elles reflètent une teinte rouge violacée qui tranche par sa nuance sur l'auréole d'un rouge plus vif qui les entoure; dures au toucher, ces pustules ne tardent pas à blanchir à leur sommet. Elles ont alors dans leur centre un aspect terne, plombé, qui contraste d'une manière caractéristique avec le cercle rouge de la circonférence. Arrivée à cette époque, la pustule s'ouvre et donne écoulement à un liquide séro-purulent, filant, albumineux, qui forme à sa surface une exsudation semi-transparente.

Une fois ouverte, la pustule est remplacée par un chancre d'abord, parfaitement proportionné à la surface qu'elle occupait; les bords de ce chancre sont rouges, boursouflés, saillants au-dessus du niveau de la membrane. Son fond a une teinte grisâtre et présente un aspect granuleux sur lequel se fige une matière séreuse demi-transparente. Ces granulations fixes s'injectent et saignent avec facilité; souvent le chancre s'élargit, creuse en profondeur, et, à mesure qu'il progresse, il transforme la surface de la pituitaire en une vaste plaie dont les bords et le fond présentent tout à fait l'aspect du chancre. L'éruption, quelquefois isolée, est souvent confluente; quand l'ulcération envahit les pustules agglomérées, elle les fond toutes ensemble dans un vaste chancre qui ne tarde pas à envahir toute la surface et la profondeur. Souvent les tissus osseux et cartilagineux sous-jacents se détruisent.

Les chancres de la morve se cicatrisent quelquefois, mais la membrane nasale ne se régénère jamais. Détruite à fond par le travail ulcérateur, elle est remplacée par un tissu blanchâtre très-dense, plus épais que la membrane dont il dépasse le niveau et formé par des fibres qui rayonnent du centre de la cicatrice à la circonférence.

Tels sont les caractères de la pustule morveuse.

Pustule de Horse-pox. — Voyons maintenant la pustule équine.

Avant l'éruption qui caractérise le vaccin du cheval, la membrane nasale a une teinte uniformément rouge qui témoigne de l'inflammation diffuse dont elle est le siége; puis on voit se dessiner de petites taches rouges, circonscrites, au centre desquelles l'épithélium ne tarde pas à être soulevé par l'accumulation de la sérosité.

Ces petites poches, entourées d'un cercle rouge que forme l'épithélium de la membrane nasale en se détachant des tissus environnants, constituent les pustules. Elles se développent, et d'un blanc jaunâtre d'abord, transparentes, elles deviennent bientôt jaunâtres par suite du trouble et de l'épaississement du liquide qu'elles contiennent; puis elles se flétrissent, s'ouvrent et donnent écoulement aux liquides qu'elles renferment. A la place qu'elles occupaient, on observe de petites plaies très-circonscrites et superficielles d'un rouge vif, sorte d'érosions de la membrane dépouillée de sa tunique épithéliale. En moins de vingt-quatre ou de trente heures, l'épithélium se régénère à la surface de ces plaies qui disparaissent sans laisser de traces.

Isolées les unes des autres, elles se distinguent facilement des pustules morveuses par la forme, le volume, l'aspect. Mais si plusieurs vésicules viennent à se grouper sur une surface très-circonscrite, la membrane qui leur sert de support se tuméfie un peu et revêt à distance l'aspect de grosses pustules. Mais au bout de quelques jours, quand l'éruption a suivi son évolution, le doute ne peut plus exister : la pustule doit être remplacée par un chancre et le groupe vaccinogène par une simple dénudation de la membrane qui, loin de produire les caractères chancreux, se dérobe bientôt sous une couche d'épithélium normalement formée.

On a confondu aussi le horse-pox avec le *furcin*. Dans certaines circonstances, il arrive que les pustules sont tellement confluentes que l'on obtient une plaie ulcéreuse à circonférence nette, mais avec le caractère tout particulier d'une grande *tendance à la cicatrisation* et laissant s'écouler un pus de bonne nature.

On distinguera toujours les *eaux-aux-jambes* du horse-pox par des caractères qui seront plus ou moins faciles à saisir. Quand on aura affaire à un cheval à poils rares et à peau fine, on pourra, dans quelques circonstances, suivre la formation des pustules vaccinales, qu'on ne pourra confondre avec les vésicules des eaux-aux-jambes. De plus, la maladie vaccinale, même abandonnée à elle-même, guérira toujours dans un temps assez limité, tandis que les eaux-aux-jambes résistent souvent pendant longtemps aux divers traitements que l'on peut employer.

Enfin, lorsqu'il y a doute, il reste un moyen décisif qui, malheureusement, ne peut donner d'indication qu'au bout de cinq à huit jours après l'avoir employé : c'est l'*inoculation* de la matière pustuleuse. On inoculera à la vache pour éviter toutes les chances de transmission d'une maladie étrangère au horse-pox, telle que le farcin, ce qui pourrait avoir des conséquences fâcheuses si on se servait comme sujets d'expérience de l'homme ou du cheval.

Durée. — La durée de la maladie est variable; mais en général on peut considérer comme de bonnes moyennes les nombres suivants :

Première période, invasion, trois jours; deuxième période, éruption, six à huit jours; troisième période, desquamation, six à neuf jours; durée des trois périodes, quinze à vingt jours.

Au bout de ce temps, les croûtes commencent à tomber sur la peau, et, trois ou quatre jours après, tout a disparu.

Cependant, il faut faire remarquer que quelquefois cette durée est trop faible, en ce sens qu'à une première éruption en succède une autre, qui a nécessairement la même durée; de sorte que la durée totale est augmentée du nombre de jours qui s'est écoulé entre la première et la deuxième éruption.

Pronostic. — Il est peu grave; c'est une maladie qui disparaît toujours sans traitement, dans un temps assez limité, comme nous venons de le voir.

Historique. — C'est Jenner qui, le premier, a parlé d'une maladie du cheval pouvant déterminer la vaccine chez la vache. Nous dirons à quelle cause le médecin anglais attribuait la propagation de la maladie à des individus d'espèces différentes; et comment cette maladie, suivant lui, était communiquée du cheval à la vache, au moyen des trayeurs de vaches ou *milkers*, lesquels étaient ensuite contaminés. C'est à Jenner que l'on doit attribuer, à juste titre, la découverte de la vaccination, qui a remplacé avec tant d'avantages l'opération analogue, mais moins convenable, de la variolisation. Il est vrai que la Perse et l'Inde connaissaient un moyen de préserver les hommes de la petite vérole; mais peu importe pour l'honneur de Jenner, puisque cette méthode n'a pas été dévoilée avant la sienne, et que nous ne la connaissons pas encore. Il est vrai aussi, d'après Bousquet, qu'avant de s'introduire dans la science, la vaccine était dans le peuple; mais celui-ci ne savait en faire son profit. C'était, en effet, une croyance très-répandue dans le comté de Gloucester, que ceux-là étaient exempts de la petite vérole qui avaient eu la picote des vaches. Mais il n'est pas généralement connu que c'est l'inoculation qui mit Jenner sur la voie de la découverte. En la répandant autour de Berkeley, où il exerçait, il ne fut pas peu surpris de rencontrer un certain nombre de sujets rebelles à cette pratique; et comme ces sujets étaient tous des valets de ferme employés à traire les vaches, il rapprocha ces faits de la tradition et commença ses recherches (1795).

Jenner, dans son livre sur la vaccine, fait voir de la manière la plus irrécusable qu'il connaissait la maladie vaccinogène du cheval. Nous citerons à l'appui quelques faits empruntés à la traduction de M. Bouley (Acad. méd., séance du 10 juin 1862. — *Recueil* 1862, p, 736).

« Il y a une maladie à laquelle le cheval est fréquemment sujet, par suite de son état de domesticité. Les maréchaux l'ont appelée *the grease*, c'est une inflammation et un gonflement dans le canon; il s'en écoule une matière qui possède des propriétés d'une espèce toute particulière, car elle *semble capable* d'engendrer dans le corps humain une maladie qui a une forte ressemblance avec le *small-pox* (petite vérole), et je considère comme très-probable qu'elle doit être la source de cette dernière. Mais auparavant il faut qu'elle ait éprouvé (cette matière provenant du cheval) une modification dont je parlerai tout à l'heure. »

Pour compléter, il dit plus loin :

« Dans cette contrée laitière, il y a un assez grand nombre de vaches, et le soin de les traire est confié indistinctement à des hommes et à des servantes. Il peut arriver que l'un de ceux-là, après avoir pansé les talons du cheval affecté du *grease*, n'ait pas le soin de se laver les mains, et se mette à traire les vaches, sur les mamelles desquelles ses doigts déposent quelque particule de la matière infectieuse qui y était restée adhérente. Lorsqu'il en est ainsi, une maladie est communiquée aux *vaches* et par les vaches aux *filles de ferme*, laquelle se propage dans toute la ferme, à tel point que le troupeau tout entier et tous les domestiques en ressentent les fâcheuses conséquences. »

On voit donc déjà, par ce dernier fait surtout, que Jenner avait la certitude que le mal du cheval pouvait se communiquer à l'homme ; mais une conviction fausse, que nous retrouvons plus loin et que Jenner a emportée dans la tombe, c'est que pour agir ce mal doit passer par la vache.

Il est bon de faire remarquer aussi qu'après ces deux observations le médecin de Berkeley ne se sert plus du mot *grease* pour désigner la maladie du cheval, et qu'il lui substitue le nom de *sore-heels* (mal, ulcère des talons), et le traducteur français Laroque (1800), ne sachant comment rendre ce mot *sore*, s'est enquis sans doute du nom que l'on donnait en France aux maladies ordinaires du talon du cheval, et ayant appris que la maladie la plus fréquente des talons était appelée *javart*, le *sore-heels* de Jenner est devenu, dans le texte français, synonime de javart.

Première observation. — « Joseph Murret, actuellement sous-garde du comté de Berkeley, était employé comme domestique dans une ferme près de Berkeley, en 1770, et de temps à autre il était chargé de traire les vaches. Plusieurs chevaux du fermier ayant contracté le *sore-heels*, ce fut Murret qui les pansa. Les vaches ne tardèrent pas à être affectées du cow-pox, et peu de temps après plusieurs ulcères apparurent sur les mains de Murret. » Jenner fait observer qu'avant l'apparition du cow-pox sur les vaches, aucune vache nouvelle n'avait été introduite dans la ferme, et qu'aucun domestique n'était affecté du cow-pox. Ce Murret, inoculé de la petite vérole vingt-cinq ans après, ne la contracta pas, et il resta sans la contracter dans un foyer d'infection.

Ici encore nous voyons l'éruption vaccinogène passer d'abord du *cheval* à la *vache* et de celle-ci à *l'homme*.

Deuxième observation.— « Wilhiam Smith, de Pyrson, fut affecté du cow-pox en 1780, alors qu'il était placé chez un fermier voisin. Un des chevaux de ce dernier avait le *mal des talons* et Wilhiam fut chargé de les panser. C'est par cette voie que la maladie fut transmise aux *vaches* et de ces animaux à *Smith*. »

Troisième observation. — « Simon Nichols fut chargé de panser un des chevaux de son maître, qui avait le mal des talons, et, en même temps, il dut traire les vaches. Par suite, ces vaches furent affectées, mais la maladie ne se montra sur leurs mamelles que plusieurs semaines après que Nichols avait commencé à panser le cheval. Il quitta le service et se rendit dans une autre ferme, sans présenter aucun ulcère sur lui. Mais là ses mains commencèrent à être malades; ayant caché la nature de sa maladie et ayant été employé à traire les vaches, le cow-pox fut communiqué à toutes les vaches. Quelques années après, l'inoculation de la petite vérole n'eut pas de prise sur Nichols...

« C'est un fait bien remarquable et bien connu d'un grand nombre de gens, que nous sommes bien souvent trompés dans nos efforts pour communiquer la petite vérole par inoculation aux ouvriers forgerons, qui dans ce pays-ci sont maréchaux-ferrants : ou bien ils résistent à la contagion, ou ne contractent la maladie que d'une manière irrégulière; quoique la constitution humaine semble mise à l'abri ou à peu près de l'infection varioleuse, par l'absorption des matières produites par les ulcères *des talons malades* des chevaux, cependant l'exemple suivant prouve *décidément* qu'il ne faut pas avoir entière confiance dans les vertus préservatrices de cette matière du cheval, à moins qu'elle n'ait engendré par son contact une maladie sur les mamelles de la vache, et qu'elle n'ait passé à travers ce médium aux sujets de l'espèce humaine.

« Abraham Reddifort, fermier, fut affecté d'ulcères sur les mains après avoir soigné un cheval atteint du mal des talons. Un chirurgien ayant constaté la nature de la maladie et ses effets sur la constitution de l'homme, lui assura qu'il était à l'abri de la petite vérole. Mais son pronostic ne se réalisa pas : car, vingt ans plus tard environ, cet homme contracta une variole bénigne et à marche irrégulière, et cependant sa maladie, inoculée à plusieurs membres de la famille, fit naître la petite vérole avec ses caractères ordinaires. »

Cette matière possède des vertus préservatrices au plus haut degré, quand elle a passé par les mamelles de la vache. « Je ne sens dans mon esprit aucune place pour l'hésitation et le doute relativement à l'origine du cow-pox, car je suis bien convaincu que cette maladie ne se développe jamais sur les vaches, à moins qu'elles n'aient été traitées par quelqu'un qui soigne en même temps un cheval affecté de la maladie des talons, ou à moins que cette maladie n'ait été communiquée à un troupeau par une vache déjà infectée ou par un domestique atteint lui-même de cow-pox. »

Il y a donc trois moyens de contagion : les trayeurs de vaches parfaitement sains, mais agissant comme agents mécaniques pour transporter le virus des mains de l'homme sur les mamelles ; la contagion directe d'une vache infectée à un troupeau sain ; la contagion directe encore de l'homme infecté à la vache.

Jenner fait observer que l'apparition du cow-pox, partout où il l'a observé, ne date que du moment où les hommes ont été employés comme *milkers* ou trayeurs de vaches. Tant que la fonction de palefrenier a été séparée de celle de vacher, la contagion n'a pu se manifester. La preuve qu'il en est ainsi, c'est qu'en Irlande le cow-pox n'est pas connu, et que, dans ce pays, le soin des laiteries fait l'occupation exclusive des femmes ; la position du dernier des valets deviendrait insoutenable vis-à-vis des autres s'il voulait remplir l'office de *milker*, et une prédiction très-curieuse de Jenner est celle-ci : .

« Les faits de contagion, quoique peu connus encore des fermiers, les ont cependant mis en éveil et ont produit de bons résultats ; il est probable que, par suite de précautions, on pourra faire diminuer la fréquence de cette maladie, sinon la faire disparaître tout à fait. »

Cette prédiction s'est réalisée de nos jours. Doit-on l'attribuer à la cause qu'en a donnée Jenner? Doit-on, au contraire, faire intervenir de nouvelles conditions d'air, de lieu, de régime? La question en est là.

Jenner fait remarquer que la maladie du cheval n'est pas toujours localisée aux talons, mais qu'elle peut revêtir une forme plus générale.

« Une inflammation étendue de *nature érysipélateuse* se manifesta sans cause apparente sur la partie supérieure de la cuisse d'un poulain et à la mamelle. L'inflammation dura plusieurs semaines et se termina à la fin par la formation de trois ou quatre petits abcès.

« Ce cheval fut pansé par la fille de ferme, un valet et la femme du fermier qui trayaient aussi les vaches.

« Le valet, qui avait déjà eu la petite vérole, ne fut presque pas atteint. La servante, qui avait eu la petite vérole, n'en ressentit les atteintes qu'à un faible degré ; mais la femme du fermier, qui n'avait eu ni l'une ni l'autre de ces maladies, fut très-gravement atteinte de celle que les vaches lui avaient donnée. »

Il résulte des faits que nous venons d'exposer que Jenner connaissait comme nous aujourd'hui :

1° L'influence que le cow-pox exerce sur la constitution de l'homme comme préservatif de la petite vérole ;

2° La contagion directe du cheval à l'homme, comme l'a confirmé le fait plus récent de Brissot ;

3° Que les maréchaux-ferrants et les valets de ferme sont souvent exempts de la variole, parce qu'ils s'inoculent le grease en ferrant les chevaux ;

4° Il savait que cette maladie était spontanée chez le cheval, et il attribuait son développement aux pluies froides du printemps ;

5° Il n'attribuait surtout le développement de cette maladie chez la vache qu'à la transmission par l'intermédiaire des mains des milkers, — et secondairement la contagion directe de la vache et de l'homme infectés au reste du troupeau ;

6° Il croyait à tort que le vaccin du cheval ne pouvait agir *sûrement* sur l'homme qu'après avoir passé chez la vache, expliquant de cette manière le fait observé sur Abraham ; tandis qu'aujourd'hui on sait que, chez certains individus, le vaccin n'a qu'une durée limitée et qu'il faut recourir à une revaccination ;

7° Il ignorait que la vache peut avoir le cow-pox spontané comme le cheval a le horse-pox;

8° Il savait que la maladie du cheval, localisée aux jambes, constituait chez lui une affection pathologique qu'il désigne *deux fois* sous le nom de grease, et les autres fois par sore-heels, — et que quelquefois cette maladie revêt une forme plus générale, a son siége sur la cuisse et les mamelles, et se termine par la formation de petits abcès.

A l'appui des faits que nous venons de citer comme résumant les connaissances de Jenner sur la maladie, nous ajouterons sa correspondance particulière avec de Carro (de Vienne) et Odier, de Genève (1820).

Maintenant commence, en quelque sorte, une deuxième période dans l'histoire de la vaccine.

Il s'agit, en effet, de savoir quel est ce grease, ce sore-heels de Jenner?

En étudiant les descriptions que les auteurs anglais ont données du grease, et notamment celles que Percivall nous a laissées, il est de toute évidence que cette maladie est ce que nous connaissons sous le nom d'eaux-aux-jambes.

Il suffisait donc de contrôler les faits annoncés par Jenner et cette fois en recourant à l'expérimentation, c'est-à-dire en inoculant ces eaux-aux-jambes sur la vache, afin de voir si on pourrait reproduire la vaccine. C'est ici surtout qu'on se trouve en présence de faits contradictoires. D'un côté se rangent Lery, Vibourg, Collmann, Tanner, Steinbeck, Kablert, Godine, Suston, Sacco, Birago, Carro, Ritter, Rosenthal, Bernot, Stockes, Pichot et Manoury, Hertwig, Cazenave, Biett, apportant des faits de transmission d'eaux-aux-jambes à l'homme. Mais les médecins d'opinion contraire ne sont pas moins nombreux, et ils ont également apporté les résultats de leur expérience. Ce sont : Woolville, Pearson, Simmons, Pilger, Lawrence,

Baron, Buniva, Luciano, Toggia, Guiffa, Barthélemy, Héring, Thouret, Tessier, Huzard, Bousquet, Leblanc, Feard, H. Bouley, l'Ecole de Lyon, Reynal, Rœll (1).

Maintenant, voici les expériences de Spinola et de Brugnolo.

Spinola, dans deux circonstances, a inoculé la *phymatose préservatrice* ou la variole du cheval et a produit des pustules chez le cheval et les vaches. Il prit du liquide dans les pustules du pli du paturon : une était encore remplie de lymphe.

A Padoue, Brugnolo constata l'existence du giovardo cavallino. On envoya de la lymphe au docteur Facen, qui l'inocula vingt jours après et obtint une éruption pustuleuse, d'où il conclut que :

« 1° La contagion de la vaccine développée sur l'homme n'exclut pas celle des eaux-aux-jambes, et réciproquement ;

« 2° La lymphe des eaux-aux-jambes peut être directement inoculée à l'homme, ou indirectement par l'intermédiaire de la vache et avec les *mêmes effets* ;

« 3° Cette lymphe inoculée est susceptible, comme le virus vaccin, de transmettre ses effets d'homme à homme. Elle est préservatrice de la variole comme la vaccine. »

Peut-on attribuer à quelques causes les insuccès de transmission signalés par les auteurs précités ?

Voici notre opinion à cet égard :

Jenner a reconnu que le cow-pox apparaissait le plus souvent sur les vaches qui viennent de mettre bas, qui ont les mamelles gonflées par le lait : c'est au printemps, au moment du passage de l'alimentation sèche à l'alimen-

---

(1) Voyez t. V, p. 260 du *Dictionnaire* de Bouley et Reynal, article EAUX-AUX-JAMBES de Reynal.

tation verte, que cette maladie s'observe. En dehors de ces conditions, la vaccine ne se montre qu'exceptionnellement. Elle est, pour ainsi dire, exclusive à la vache laitière; chez les mâles, les génisses, elle est très-rare.

Eh bien! quels sont les animaux *d'expérience?* Ce sont généralement des génisses, des mâles de l'espèce bovine, des vaches pleines, des vaches épuisées par l'âge, par les gestations successives et par le travail de la lactation.

S'il y a là une cause qui a son influence sur toutes les inoculations en général, il y en a d'autres qui avaient été soupçonnées par différents auteurs.

Hurtrel d'Arboval avait donné quelques indications sommaires sur la question. Il avait, en quelque sorte, tracé la nouvelle voie à suivre. Discutant et réfutant la division établie par les Anglais du grease en *constitutionnel*, pouvant produire la vaccine, et du grease *local*, il dit que les expérimentateurs ont dû puiser leur virus à des époques différentes et il attribue à cette cause les résultats contradictoires obtenus, et il dit (*Dictionnaire de médecine et de chirurgie vétérinaires*, 1827, t. I, page 456) :

« Il est certain qu'il y a des eaux-aux-jambes dans lesquelles il existe des *boutons* ou plutôt de très-petites élévations *pustuleuses* à l'origine de chaque poil, mais on ne les aperçoit pas dans tous les temps de la maladie, ni lorsque la maladie est très-nouvelle, et même sur les sujets jeunes et de bonne constitution, l'affection n'étant pas très-intense, la guérison a pu s'effectuer sans qu'on ait observé de ces élévations.....

« Il serait nécessaire de *rechercher* des eaux-aux-jambes dans lesquelles il existe des élévations vésiculaires à l'origine, des poils, et de saisir le moment où ces vésicules sont remplies de matière bien élaborée. »

Dupuy, professeur à Toulouse, disait en 1841 : « Il

me semble qu'on aurait dû faire des recherches afin
de découvrir s'il n'existe pas une maladie aiguë éruptive
exanthématique, analogue à la clavelée du mouton, qui
affecte l'espèce du cheval. Il faudrait s'assurer si, dans
les maladies cutanées du cheval, il ne s'en présenterait
pas en France une semblable à celle que Jenner avait
observée comme déterminant, en Angleterre, les pustules
sur les mains des palefreniers qui, ensuite, trayeurs de
vaches, donnaient naissance sur les mamelles aux pustules vaccinales. (*Journal pratique de médecine vétérinaire,*
page 538). C'est là l'opinion que M. Bouley mettait en
pratique vingt ans plus tard en inoculant toutes les maladies cutanées qui se présentaient à lui.

Les choses en étaient là lorsque éclata, à Rieumes, une
épizootie qui, nous le verrons tout à l'heure, n'était rien
autre chose que la maladie vaccinogène du cheval et qui
frappa plus de cent malades dans l'espace de trois semaines. D'après M. Sarrans, vétérinaire à Rieumes, qui
observait cette maladie, trois juments et deux chevaux
auraient contracté l'affection par les influences extérieures
et le reste l'aurait eue par contagion. M. Sarrans pos-
séde, à Rieumes, une station d'étalons. Du 10 au 16
avril 1860, quatre-vingts juments y furent présentées, et,
pour les maintenir, on leur passait des entraves de corde
dans le pli du paturon. Or, la maladie observée consistait essentiellement dans une éruption à l'extrémité des
membres, éruption qui laissait écouler, à une certaine
époque, de la sérosité qui imbibait les entraves. Nul doute
que cette sérosité ne fût virulente et contagieuse. On a
vu de ces chevaux se lécher, se mordre les parties malades, et s'inoculer la maladie à d'autres points. Les poulains ont pris la maladie sur les lèvres en tétant leurs
mères. (Aujourd'hui on sait que ces contagions indivi-

duelles sont dues à l'action même de la maladie.) Mais peut-on dire que cette contagion, au moyen d'entraves, est la cause de la maladie chez tous les animaux observés, alors qu'il s'agit d'individus qui respirent le même air, qui vivent dans le même milieu?

Cette maladie serait peut-être restée inaperçue, car M. Sarrans n'eût pas la pensée de l'inoculer, si elle ne s'était pas montrée à Toulouse. M. Corail possédait une jument dans la clientèle de M. Sarrans, et dans un voyage qu'elle fit à Toulouse, on la conduisit à l'École pour une gêne dans la locomotion. M. Lafosse constata un engorgement des membres et une gêne dans la flexion du jarret. Les poils coupés, on enleva des plaques épidermiques qui mirent à nu des ulcérations nombreuses, les unes en relief, les autres déprimées, la plupart circulaires, du diamètre d'une lentille à celui d'une pièce de cinquante centimes, laissant suinter un liquide gommeux exhalant une odeur ammoniacale. Le lendemain on vit des pustules aux lèvres; quinze jours après, tout avait disparu.

Mais pendant que la maladie était dans sa période d'éruption la plus complète, le 30 avril 1860, M. Lafosse prit du liquide des pustules de la jument de M. Corail, et l'inocula à une vache, en présence de tous les élèves. Huit jours s'écoulèrent, et on vit apparaître de magnifiques pustules de cow-pox, qui servirent à inoculer avec succès d'autres vaches. On inocula des enfants aussi facilement qu'avec le vaccin le mieux éprouvé. On obtint de magnifiques pustules au nez d'un cheval par l'inoculation.

Ces résultats furent communiqués à M. le préfet de la Haute-Garonne, qui nomma une commission dont M. Lafosse fut rapporteur, et en même temps le docteur Cayrol fut chargé de faire des expériences. Il se servit du premier virus inoculé au cheval pour vacciner des enfants. Il alla plus loin, il se servit comparativement, sur les deux bras du même individu, du vaccin d'origine équine et du vaccin ordinaire, et le nouveau virus donna des pustules plus larges, plus belles, plus lentes dans leur évolution que celles de son aîné. On voulut savoir aussi si le nouveau vaccin, tout en développant de belles pustules, était réellement préservateur de la variole, et pour cela on vaccina des enfants inoculés avec le vaccin en usage, et nul n'en souffrit. « Ils auraient offert la même résistance à la variole, car le vaccin s'exclut comme il exclut la variole. » (Bousquet.) Ces faits furent communiqués à l'Académie et furent l'objet d'un rapport très-remarquable de Bousquet. Dans ce rapport, Bousquet prévient les objections qu'on pourrait lui faire aux idées qu'il venait d'émettre, en les formulant et les réfutant. La nouveauté de la maladie me la rendant suspecte, dit-il, nous ne l'avons acceptée qu'avec défiance :

« 1° Nous nous sommes demandé si, par hasard, la lancette employée à l'inoculation n'avait pas servi à d'autres inoculations. Cela n'était guère probable dans une école de médecine comparée. Nous avons écrit à M. Lafosse, qui nous a répondu que la lancette de l'École n'avait jamais servi à cet usage.

« 2° Peut-on supposer que la vache inoculée fût à la veille d'avoir le cow-pox ? Le cow-pox est-il donc devenu si commun pour qu'il soit possible de l'attendre à toute heure ? Considérez encore que les boutons répondaient exactement aux piqûres et que tous ont conservé, dans leur évolution, les degrés de développement en rapport avec la date de l'inoculation. Tant d'ordre s'accorde-t-il avec l'idée d'une explosion libre et spontanée.

« Du reste, une lancette employée depuis huit jours et

ayant conservé du virus ne pourrait donner le vaccin.

« Quelle était maintenant la maladie dont Sarrans venait de donner la description? Quelle était celle qu'avait observée Lafosse? Ce dernier, par une erreur de diagnostic qui est, sans doute, bien excusable en présence d'un fait si nouveau et déjà tant discuté et controversé, l'appela eaux-aux-jambes. C'était donc là le *grease* de Jenner qui réussissait, après tant d'autres, entre les mains de M. Lafosse? Non, M. Lafosse aurait commis, je l'ai déjà dit, une erreur en portant son diagnostic.

« En effet : 1° l'affection décrite était pustuleuse, les eaux-aux-jambes sont vésiculaires; 2o cette maladie, ainsi que l'épizootie de Rieumes, a guéri dans l'espace de quinze à vingt jours, ce qui n'a jamais lieu pour les eaux-aux-jambes, qui constituent une affection assez rebelle; 3° les eaux-aux-jambes reconnaissent pour cause étiologique les boues âcres et irritantes, telles que celles des grandes villes. Cela est tellement vrai, que cette maladie a presque disparu à Paris depuis qu'on a transformé les chaussées et qu'on a aménagé des égouts de chaque côté des rues; qu'elle n'apparaît qu'en hiver, et que souvent elle disparaît en été pour revenir en automne et en hiver. Or, ce n'est pas l'apparition de boues âcres et irritantes dans la ville de Rieumes, en plein midi et en plein printemps, qui sera venue y occasionner la même maladie sur tant de chevaux. »

Mais M. Lafosse ne persista pas dans son erreur, et déjà lors du rapport de Bousquet à l'Académie, la nouvelle maladie était désignée sous le nom de *maladie pustuleuse vaccinogène spontanée.*

Tous ces faits furent discutés pendant longtemps à l'Académie, et notamment par MM. Depaul, Bousquet, Guérin, Bouley, Renault, Reynal, Leblanc, Bouvier, Devergie, etc. Mais tout en accordant aux conclusions du savant rapport de Bousquet toute leur importance, on ne pouvait encore s'expliquer comment Sacco avait pu inoculer le javart, et l'on ne pouvait se rendre compte de l'identité qu'il y avait entre cette dernière maladie et celle de Lafosse.

C'était à M. Bouley de dire le dernier mot sur cette question; l'honneur devait lui revenir d'établir définitivement l'existence de la maladie vaccinogène du cheval et de lui donner le nom de *horse-pox*.

M. Bouley fit en effet à l'Académie une communication sur la maladie qu'il venait d'observer à Alfort. Il donna la description d'une forme éruptive qui s'était manifestée sur une jument, et qui avait son siége à la face interne des lèvres, à la face inférieure de la langue, sur toute l'étendue de la partie libre, à la face interne des joues, dans le fond du canal où la langue est logée, notamment le long des canaux de Warthon. C'était pour lui la *stomatite aphtheuse*. On inocula une vache qui donna de magnifiques pustules, qui furent reconnues par M. Bouley et Marchant comme étant des pustules très-caractéristiques du cow-pox. On s'en servit pour inoculer deux enfants et une quinzaine d'élèves qui avaient encore des traces de vaccin, et on eut malgré cela une belle éruption de pustules sur quatre élèves et les deux enfants. On inocula un cheval sur une tache de ladre qui se trouvait sur le nez et on obtint des pustules vaccinales. Deux chevaux voisins de l'écurie où se trouvait le cheval, chez son propriétaire, furent atteints de la même maladie; et enfin on la communiqua encore à un cheval en lui faisant mâchonner un bâton entouré d'étoupes qui étaient imprégnées de la salive du cheval malade.

La conclusion de M. Bouley fut que c'était là une observation qui venait confirmer son opinion, à savoir que plusieurs maladies du cheval, identiques quant à leur nature, mais différentes par leur mode de manifestation, peuvent donner le cow-pox à la vache. Il ajoutait : « Nous avons vu coïncider l'éruption caractéristique avec le javart cutané et cartilagineux.

« Nous avons vu cette éruption si confluente, qu'elle simulait, à s'y méprendre, les eaux-aux-jambes.

« Nous l'avons vue se compliquer d'angioleucite, d'abcès sur le trajet des lymphatiques, qui auraient pu la faire confondre avec le farcin.

« Dans certains cas l'éruption était circonscrite très-étroitement à la région du pli du paturon.

« Dans d'autres, elle avait son siége *exclusif* dans la bouche. Dans d'autres, elle occupait l'extrémité de la tête et se prolongeait jusque dans les cavités nasales, de manière à avoir quelque analogie avec une éruption morvo-farcineuse.

« On eût dit que tous ces faits, obéissant à une sorte d'évocation magique, devaient venir, dans le même temps et dans le même lieu, se réunir en un faisceau compacte pour me faire voir dans le même moment tout ce que les observateurs disséminés dans l'espace et dans les temps ont vu depuis Jenner et enregistré dans les *Annales de la Science.* »

M. Bouley a vu aussi le grease contagieux de Jenner. Voici dans quelle circonstance : M. Amyot, élève de l'École, soignait un cheval affecté d'un javart opéré, sur la jambe duquel se déclara une éruption de pustules vaccinogènes, qui simulait à s'y méprendre les eaux-aux-jambes ; il se blessa, s'inocula la maladie. L'éruption fut précédée de symptômes généraux assez graves et suivis de lymphangite douloureuse du bras.

« Dans tous les cas c'est une même et unique maladie à laquelle on peut donner le nom de horse-pox. »

Étiologie. — M. Sarrans, vétérinaire à Rieumes, s'exprime ainsi au sujet de l'étiologie : « Rien au printemps de 1860 n'était modifié dans les conditions hygiéniques ordinaires des chevaux de Rieumes. Ces chevaux, par leur constitution, sont loin d'être exposés aux engorgements et aux sécrétions purulentes des membres, si communs chez les solipèdes lymphatiques de l'ouest et du nord de la France. Ils sont doués en effet d'un tempérament sanguin nerveux; la peau est fine, le tissu cellulaire rare et serré; les membres sont secs et nerveux. » De sorte que, pour M. Sarrans, la maladie s'est déclarée sous « *une influence épidémique qui se serait exercée sur l'homme et sur les animaux.* » Il constata en effet que la petite vérole avait sévi sur un sixième de la population de l'Araille et de Senaxe, et il est à remarquer que ces communes sont limitrophes de celle de Montastruc, où a été observée la première jument atteinte de l'épizootie. Bousquet dit que cette coïncidence semblait indiquer que le vent était aux *fièvres éruptives.*

Cette origine, attribuée hypothétiquement au horse-pox de Rieumes par M. Sarrans, fut acceptée sans hésitation par M. Depaul. Pour lui, l'affection éruptive du cheval, dont il s'agit, ne serait autre chose que la variole. Il attribue les différences objectives que présente l'éruption à l'influence exercée sur la maladie par l'organisme du cheval. L'opinion doctrinale partagée à cet égard par quelques autres médecins a été réfutée nettement par les résultats de l'expérimentation. De nombreuses inoculations de liquide variolique pris dans des pustules de l'homme, opérées sur des vaches par M. Chauveau, ont fait naître chez celles-ci des sortes de pustules papuleuses n'ayant que de l'analogie avec les vraies pustules du cow-pox, et dont le propre liquide, reporté sur l'homme, lui a donné la variole et non point la vaccine. La même expérience, répétée un grand nombre de fois, a toujours donné les mêmes résultats. Il n'y a donc rien de commun entre le horse-pox et la variole, si ce n'est que l'un et l'autre sont des maladies éruptives pustuleuses qui s'excluent réciproquement lorsque leurs manifestations se sont une fois produites sur l'individu.

C'est ici l'occasion de constater, toutefois, que la contagion varioleuse de l'homme aux animaux est chose possible et qu'il y a lieu de prendre à son sujet quelques précautions, surtout pour ce qui concerne les porcs. Ainsi, dans quelques expériences, nous avons observé la communication de la maladie à un animal d'espèce porcine par des linges qui avaient servi à un varioleux. Rien de semblable ne s'est produit cependant pour les ruminants et pour les chiens.

M. Bouley fait remarquer que chez les chevaux qui lui ont été présentés et qui lui ont fourni les symptômes qu'il a décrits comme appartenant à *l'herpès phlycténoïde*, la maladie s'est déclarée sous l'influence de la même cause, *le changement de climat*. C'étaient tous, en effet, des chevaux nouvellement achetés, par conséquent soumis à de nouvelles conditions d'air, de lieu et de régime. Jenner attribue le développement du horse-pox à l'action de pluies froides, ainsi qu'en témoignent les deux passages suivants, lus dans la discussion à l'Académie, par M. Bouley, le 10 juin 1862 :

« Là mes recherches furent interrompues jusqu'au printemps 1795, époque à laquelle, par suite de la *grande humidité* du commencement de cette saison, un grand nombre de chevaux de ferme du voisinage furent affectés du *mal des talons*, et le cow-pox fit invasion dans nos laiteries. »

Une particularité bien remarquable, c'est la fréquence, à l'époque où Jenner faisait ses recherches, de cette maladie des talons, dont l'apparition coïncide presque toujours avec les pluies au commencement du printemps, « Je m'étais proposé, dit-il, de compléter mes recherches au printemps 1797 ; il arrive en effet fréquemment que lorsque les chevaux des fermiers sont exposés aux pluies froides qui tombent à cette saison, leurs talons deviennent malades ; mais cette année je ne pus réaliser mes désirs à cause de la *sécheresse continuelle*. » (*Recueil* 1862, pages 741 et 743.)

Dard attribue à *l'insolation* le développement de la rhinite pemphygoïde? (*Recueil* 1840.)

Comme cause directe il y a encore *l'inoculation* et la *contagion* par contact direct d'un animal à l'autre, soit que ces animaux viennent successivement occuper la même stalle, soit qu'ils se trouvent placés dans des stalles voisines. Nous avons déjà cité une observation à l'appui de cette assertion ; en voici une autre, qui est aussi de M. Bouley : « Une série de chevaux ont contracté la maladie pustuleuse vaccinogène dans une écurie voisine de l'École, mais c'étaient ceux qui se succédaient dans la même stalle. En dehors de ceux-là les autres n'avaient rien, excepté ceux qui étaient immédiatement voisins. »

II. — Police sanitaire.

Le horse-pox et son dérivé le cow-pox ou vaccine ont trouvé place ici en leur qualité de maladies virulentes et contagieuses, non point à cause des mesures de police sanitaire dont elles pourraient ou devraient être l'objet.

En effet, loin que ces affections soient assimilables aux

fléaux contre lesquels la police sanitaire a pour but d'agir, afin de nous en préserver ou d'en borner les ravages, elles méritent plutôt d'être considérées comme des bienfaits, en raison des immenses services rendus à l'humanité par la vaccine dont elles sont la source. A ce point de vue, il y aurait donc lieu de prendre des mesures pour les entretenir et les conserver, et non pas pour les détruire.

Avant que fût exactement connue l'origine du cow-pox, l'autorité publique offrait des primes à ceux qui en faisaient connaître l'existence. Maintenant que cette origine ne nous échappe plus et que nous avons appris à connaître la maladie du cheval qui, en se communiquant à la vache, fait naître sur ses mamelles les précieuses pustules dont le liquide nous met à l'abri de la variole, il n'y a plus de crainte que ce liquide vaccinal vienne à nous faire défaut.

Du reste, en fût-il autrement, que, par leur bénignité même, le horse-pox ou équine et le cow-pox ne devraient pas nécessiter d'autres mesures sanitaires que celles qui dépendent de l'initiative individuelle et se bornent à l'isolement des malades et à leur traitement par de bons soins hygiéniques.

CHAPITRE XI.

MALADIES CHARBONNEUSES.

I. — DESCRIPTION PATHOLOGIQUE.

DÉFINITION. — Sous le nom de charbon, les anciens auteurs ont désigné un groupe de maladies virulentes et contagieuses, identiques quant à l'altération fondamentale qui les caractérise, mais se présentant avec des signes divers, selon le genre des animaux atteints et les influences épidémique et endémique qui ont fait naître cette altération.

Le charbon a été ainsi nommé en raison de la couleur noire attribuée aux tissus dans lesquels se produisent des lésions locales. Il consiste en une altération spéciale et primitive du sang. Il est particulier aux mammifères herbivores, aux oiseaux et aux espèces porcines. Il est transmissible par inoculation, non-seulement aux animaux de la même espèce, mais encore aux différentes espèces du règne animal, sans en excepter celles de l'homme. Il apparaît dans toutes les saisons, mais principalement durant et après les chaleurs de l'été, au commencement de l'automne. Il sévit à l'état épizootique et à l'état enzootique. Il n'est pas moins intéressant à étudier sous le rapport de l'hygiène publique que sous celui de la police sanitaire.

SYNONYMIE. — Des noms extrêmement variés ont été appliqués aux différentes formes sous lesquelles les maladies charbonneuses se montrent. Sous les noms de *fièvre putride, pestilentielle, pernicieuse, ataxique, adynamique, adeno-nerveuse, maligne, flogosogangréneuse,* on trouve dans les auteurs ce que nous décrirons sous le titre de *fièvre charbonneuse,* aujourd'hui consacré par l'usage. Quelques auteurs du XVIIIe siècle nomment aussi cette fièvre : *peste rouge, peste charbonneuse, typhus charbonneux.* A un degré de violence moindre, c'est-à-dire lorsque l'on rencontre à l'intérieur du corps des traces de localisation de la maladie, celle-ci était nommée : *charbon interne, splénite gangréneuse, congestion sanguine, maladie de sang, sang de rate, mal de montagne.*

Lorsque ces traces, au contraire, se montrent à l'extérieur sous forme de tumeurs, la maladie prenait le nom de *charbon externe, essentiel, symptomatique, anthrax rubens, glossanthrax* (lorsque la localisation était à la langue), ou bien encore, dans ce même cas : *mal de langue, charbon à la langue; d'avant-cœur, anti-cœur* (au poitrail); d'*étranguillon* (à la gorge); de *trousse-galant, araignée, noir-cuisse* (à la face interne des cuisses).

Ces dénominations si nombreuses et si bizarres n'ont pour nous qu'un intérêt purement historique. Nous ne les consignons ici qu'en vue de mettre les commençants en état d'entendre les auteurs du dernier siècle sur les affections charbonneuses qu'ils ont observées en si grand nombre, et décrites sous les noms dont il s'agit.

Symptômes. — Au point de vue descriptif, les dénominations qui viennent d'être rappelées ont une signification : chacune d'elles répond à une forme particulière de l'affection charbonneuse. Considérées par les anciens comme autant de maladies distinctes, ces formes ont été ramenées par Chabert, le premier, à trois principales, qu'il rattacha cependant à l'expression générique de charbon.

Ainsi, inspiré seulement par l'observation objective, Chabert admit un *charbon essentiel*, un *charbon symptomatique* et une *fièvre charbonneuse*. Gilbert, lui, pénétrant plus avant dans le sujet, s'aperçut que les modes de manifestation différents, en réalité, auxquels correspondaient les divisions de Chabert, n'en étaient pas moins l'expression d'un seul et même état pathologique.

Gilbert en conclut que toutes les maladies du genre de celles qu'on avait qualifiées de charbonneuses n'étaient qu'une véritable *fièvre putride gangréneuse*. Cette opinion, quant au fond du moins, est celle que les recherches les plus récentes confirment de la manière la plus positive. Nous l'adoptons donc pleinement, et, dans la description que nous allons donner des maladies charbonneuses, prenant pour type la fièvre charbonneuse de Chabert, il nous sera facile de rattacher à cette forme les deux autres admises par le même auteur. Nous étudierons :

1° La fièvre charbonneuse qui ne s'accompagne pas de localisations extérieures ; 2° celle qui se caractérise par l'apparition de tumeurs.

1° *Fièvre charbonneuse sans tumeurs extérieures.* — Cette forme du charbon est à proprement parler le type de la maladie, c'est-à-dire qu'aux divers degrés d'intensité avec lesquels elle se présente, les symptômes qui la caractérisent expriment essentiellement l'altération morbide qui la constitue, et que les manifestations qui, dans certains cas, viennent la modifier, ne sont que des épiphénomènes, des caractères accessoires dus aux circonstances ou aux individualités.

Les symptômes de la fièvre charbonneuse ne se présentent pas toujours, en effet, ni avec la même rapidité d'invasion, ni avec le même degré de développement. Foudroyants, pour ainsi dire, dans quelques cas, ils se montrent dans d'autres avec une marche rapide encore, il est vrai, mais cependant plus mitigée. Aussi, bien qu'en aient dit quelques auteurs, et Gilbert lui-même, est-il absolument impossible de saisir, dans aucune circonstance, le moindre signe précurseur de l'invasion du mal. Ceux que l'on a pris pour tels appartiennent précisément à cette invasion ; et de plus, il faut dire que, par eux-mêmes, ils n'ont absolument rien de caractéristique et qui appartienne en propre au charbon. Les symptômes dont il s'agit sont ceux qui accompagnent le début de toutes les affections générales graves ; débarrassés des circonstances locales antérieures, ils ne signifient absolument rien. Des faits précédents ayant éveillé l'attention de l'observateur, peuvent seuls éclairer son attention, et encore, bien entendu, à titre de probabilités plus ou moins fortes.

Quoi qu'il en soit, et malgré la similitude fondamentale que présente la symptomatologie de la fièvre charbonneuse chez les différents genres domestiques, nous la décrirons à part pour chacun d'eux, afin de donner à notre description une précision plus grande.

A. — *Espèces bovines.* — La fièvre charbonneuse affecte les animaux d'espèce bovine, dans des proportions à beaucoup près plus considérables que ceux des autres espèces.

C'est pour ce motif que nous commençons notre description par les symptômes qui sont propres aux bovinés.

Comme toutes les affections générales graves, la fièvre charbonneuse débute chez le bœuf par l'arrêt de la rumination et la perte de l'appétit. Peu après, l'animal éprouve des frissons, des sueurs partielles et des alternatives de chaleur et de froid à la peau ; celle-ci est en général sèche, les poils se piquent, puis des tremblements généraux se montrent et l'épine dorso-lombaire, la région des côtes, accusent à la pression une sensibilité très-vive. Bientôt

apparaissent des contractions cloniques dans quelques régions musculaires et principalement vers les muscles du
cou, lesquelles s'accompagnent souvent de mugissements
plaintifs. A mesure que ces contractions prennent de l'intensité, les forces de l'animal baissent et la prostration ne
tarde pas à se montrer. Si alors on essaie de faire déplacer
l'animal, sa marche est chancelante et presque impossible ;
il tombe souvent et l'on éprouve les plus grandes difficultés pour le faire relever.

C'est à ce moment qu'apparaît ordinairement une diarrhée fétide et sanguinolente, accompagnée de douleurs
abdominales que l'animal accuse en portant du côté des
flancs des regards devenus ternes et comme frappés de
stupeur, après avoir été vifs et animés dès les premières
atteintes du mal. Ce changement dans l'expression des
yeux a une grande valeur diagnostique pour l'observateur
attentif. En même temps, on constate que les battements
du cœur sont violents et peuvent être entendus à une certaine distance de la poitrine ; le pouls est vite, petit, irrégulier et souvent même intermittent ; la conjonctive est
d'un rouge violacé, noirâtre ; la respiration, suspirieuse et
plaintive d'abord, devient promptement haletante ; le mufle
est sec, la bouche froide, des grincements de dents se font
entendre et la langue, le plus ordinairement violacée et
pendante, se dessèche à l'air, tandis que la bouche est
pleine d'une salive écumeuse.

Souvent du sang sort par les naseaux, à mesure que le
ventre se ballonne et que l'animal, tombé sur le sol, se
livre à des mouvements indiscontinus et désordonnés de
ses membres, lesquels, chez certains individus, prennent
un tel caractère de surexcitation, qu'ils deviennent dangereux pour les personnes présentes. Le plus habituellement,
cependant, à ce point de la marche de la maladie, la pros-

tration est extrême. Le corps se refroidit complétement, et la mort survient, soit au milieu d'une exacerbation, soit pendant l'instant de calme qui lui succède. Ce dénouement presque inévitable arrive d'habitude entre la douzième et la vingt-quatrième heure; mais souvent tout est fini en moins de deux heures. Cela dépend de l'intensité de l'altération ou de la force de résistance que lui opposent les individus.

La marche de la fièvre charbonneuse n'est toutefois pas toujours aussi rapide que nous venons de l'indiquer. Il y a des cas où elle est, au contraire, plus ou moins lente, la mort ne survenant qu'après plusieurs jours, durant lesquels les symptômes généraux se montrent beaucoup moins intenses et passeraient même inaperçus pour un œil insuffisamment exercé.

La forme dont il s'agit est la règle, par exemple, dans les localités où le charbon règne depuis longtemps à l'état endémique. C'est le cas, notamment, pour les bêtes bovines qui passent la saison d'été sur les montagnes d'Auvergne, où la maladie porte le nom de *mal de montagne* et se montre chaque année depuis un siècle au moins. Le fait, déjà signalé au siècle dernier par Petit, a été mis hors de doute dans le rapport rédigé par M. A. Sanson, au nom de la commission chargée, en 1868, de l'étude de ce mal. Il y a là, du reste, quelque chose d'analogue à ce qui s'observe pour toutes les épizooties. Nous avons établi, en général, qu'elles s'affaiblissent en se prolongeant et en s'acclimatant, en quelque sorte.

B. — *Espèces chevalines.* — Dans ces espèces, le premier signe par lequel se manifeste l'envahissement de la fièvre charbonneuse consiste dans un état particulier de tristesse, d'abattement, de prostration des forces, qui s'accompagne fréquemment de légères coliques, accusées par des trépignements, par le port de la tête du côté des flancs, enfin par de l'inquiétude et des changements subits dans l'habitude du corps. Tantôt le malade semble dans un état profond de somnolence, la tête appuyée sur le fond de la mangeoire, tantôt il se couche et tantôt il se place debout à l'extrémité de sa longe et acculé sur le derrière.

Si l'on fait alors marcher l'animal, on remarque un affaissement considérable des forces musculaires, caractérisé par la vacillation des membres et de la région lombaire. La marche est fortement titubante. Alors la peau a cessé d'être souple ; elle est sèche, les poils sont hérissés et l'on constate, en la palpant sur le dos, les reins et les côtes, de la crépitation.

Comme chez le bœuf, des tremblements, des frissons partiels ou généraux se montrent ainsi que des sueurs alternativement froides et chaudes, à la base des oreilles, aux ars, en arrière du coude, aux flancs. Souvent on observe une augmentation de volume dans les ganglions lymphatiques du flanc et de l'aine. La stupeur, chez quelques individus nerveux, est remplacée par une violente surexcitation, qui les rend extrêmement irritables. Dans tous les cas, la respiration est tantôt profonde et tantôt grande ou accélérée, mais ses mouvements sont toujours irréguliers. Jusque-là, il arrive souvent qu'aucun trouble ne s'est montré du côté des fonctions digestives, ce qui fait que ces premiers signes passent souvent inaperçus.

Les conjonctives sont rouge jaunâtre, infiltrées, ordinairement sans pétéchies, bien qu'en aient dit quelques auteurs.

Le pouls, de même que chez le bœuf, est petit, vite, souvent presque insensible, tandis qu'au contraire le cœur bat avec violence et suivant un rhythme si précipité que ses pulsations semblent ne constituer qu'un bruit tumultueux, continu et d'un timbre métallique, sujet cependant, dans quelques cas, à des intermittences.

Ce contraste des pulsations cardiales et artérielles est du reste caractéristique des altérations profondes du liquide circulatoire et particulièrement de la fièvre charbonneuse.

Suivant l'issue que doit avoir la maladie, sa marche, à partir de ce point, varie. Dans quelques occasions rares, les symptômes que nous venons de voir peuvent insensiblement se dissiper. D'autres fois ils persistent pendant un certain temps sans acquérir de gravité, et c'est alors que la maladie doit se juger par une éruption critique. Le plus ordinairement enfin ils vont en s'aggravant, et tout à coup alors l'agitation devient extrême; les contractions cloniques des muscles prennent un caractère convulsif, les sueurs sont plus abondantes; on entend des claquements de dents; les coliques sont violentes. Les regards sont mornes et abattus, quelquefois hagards.

Les muqueuses apparentes reflètent une teinte brunâtre; une sérosité sanguinolente s'écoule en transsudant de la pituitaire, de la conjonctive et de la muqueuse rectale, renversée par l'expulsion continue de matières excrémentitielles très-liquides et mêlées de sang. La respiration devient tumultueuse, les naseaux se dilatent de plus en plus, la face se grippe, l'anxiété est extrême, le corps se refroidit, l'animal chancelle à chaque instant, finit par tomber sur le sol, en s'agitant convulsivement, et expire bientôt après.

Tous ces symptômes se succèdent dans l'espace de six à quarante-huit heures, suivant l'état d'embonpoint de l'animal et son âge. Les chevaux jeunes, vigoureux, gras et pléthoriques offrent au mal moins de résistance que ceux qui sont âgés ou maigres. Le plus ordinairement la durée de la fièvre charbonneuse est de douze à vingt-quatre heures. Dans certaines circonstances encore inappréciées, toutefois, et au début de l'épizootie, elle affecte une marche foudroyante et tue en quelques minutes seulement, sans le moindre prodrome.

C. *Espèces ovines.* — L'animal est frappé subitement, sans signes précurseurs apparents, ou tout au moins sans signes appréciables, à l'aide des moyens d'investigation ordinaires. Il refuse de manger, cesse d'uriner et porte bas la tête.

Lorsqu'on le saigne, la saignée est baveuse; le sang est noir, épais, sirupeux.

Si le troupeau est en mouvement, le malade reste en arrière et marche mollement, lentement.

Dans tous les cas, il est essoufflé; il a la conjonctive et la muqueuse nasale injectées; la muqueuse buccale, surtout à la partie qui tapisse la lèvre inférieure, est parsemée de plaques légèrement violacées, caractéristiques; le pouls est petit, précipité; les battements du cœur sont tumultueux; la température du corps, appréciée sur les parties dépourvues de laine, est sensiblement abaissée.

Ces symptômes, cependant bien tranchés, laissent-ils quelques doutes dans votre esprit, saisissez alors la bête suspecte, serrez-lui le nez avec les doigts pendant quelques secondes, et aussitôt vous la verrez uriner en se défendant; si vous avez affaire au sang de rate, l'urine sera sanguinolente.

Quelques instants après, la maladie arrive à son entier développement, et alors surviennent des tremblements généraux, l'impossibilité de se tenir debout, des pleurs abondants, le trouble de la vue, l'écoulement du sang en nature par le nez, l'anus, la vulve, et quelquefois des œdèmes froids au cou, au poitrail, à la région inguinale, à la mâchoire inférieure; enfin apparaissent les convulsions, qui sont bientôt suivies de la mort.

Tous ces symptômes se succèdent avec une excessive rapidité, la maladie ne durant guère qu'une, deux, trois heures, rarement plus et souvent moins, surtout pendant les grandes chaleurs de l'été.

Quand le troupeau comprend cent, deux cents, trois cents bêtes, comme cela se voit le plus ordinairement, un second, un troisième, un quatrième mouton est pris dans la même journée et subit en peu de temps le même sort.

Dans certaines circonstances exceptionnelles, il est vrai, la perte s'élève, en un jour, au vingtième, au quinzième et même au dixième du troupeau.

Le lendemain, le surlendemain et les jours suivants, le mal continue de sévir avec plus ou moins de violence, pour ne s'arrêter qu'après avoir causé la mort du tiers, du quart, du cinquième du troupeau; quelquefois même il continue de se manifester et ne s'arrête qu'avec l'émigration dont il sera parlé plus loin.

Le sang de rate attaque les jeunes bêtes comme les vieilles; il est toujours mortel. Autant d'animaux atteints, autant d'animaux perdus.

D. *Espèces porcines*. — Pour avoir été longtemps méconnue, la fièvre charbonneuse n'en existe pas moins chez le porc. Ainsi, ce que l'on trouve décrit sous le nom de *rouget*, de *mal rouge*, d'*érysipèle gangréneux*, de *gastro-entérite*, d'*apoplexie de la rate*, d'*inflammation gangréneuse*, se rapporte à la fièvre charbonneuse. Roche-Lubin l'a appelée *typhus charbonneux*, et Gellé, *fièvre typhoïde*. Félix, de Bergerac, l'a décrite (*Recueil*, 1828) sous le nom générique d'épizootie.

La raison qui a fait, pendant longtemps, méconnaître ainsi la similitude de la fièvre charbonneuse du porc avec celle qui atteint les autres animaux, réside dans quelques variétés de forme sous lesquelles elle se présente, variétés qui sont dues à l'organisation particulière de cet animal, laquelle se traduit par une vitalité moindre. Aussi la symptomatologie offre-t-elle des différences que nous devons signaler, afin d'éviter toute confusion dans le diagnostic.

Chez le porc, cependant, la fièvre charbonneuse affecte tantôt une marche rapide et tantôt une marche lente. Dans le premier cas, qui est très-ordinaire, les animaux tombent et meurent en une heure, en l'absence de tout signe précurseur ; la maladie se montre avec les symptômes suivants :

Perte subite de l'appétit, prostration générale, oreilles pendantes, rembrunies, douloureuses ; yeux saillants et hagards, groin porté en avant, caché dans la litière et d'une teinte sensiblement plombée ; anxiété, cris plaintifs, convulsions continuelles, précédant l'apparition de taches rougeâtres à la peau, lesquelles deviennent de plus en plus foncées aux oreilles, au ventre et à la face interne des cuisses ; paralysie du train postérieur, défécation involontaire et fétide.

La gueule est entr'ouverte, rougeâtre et écumeuse ; le plus souvent la respiration est fréquente et laborieuse ; le pouls est petit et fréquent, les conjonctives d'un rouge foncé. La température du corps s'abaisse, surtout sur les points où se sont montrées les tâches, qui se couvrent d'humidité et deviennent insensibles, ce dont on s'assure en arrachant les soies, qui cèdent facilement en entraînant l'épiderme, et en y plongeant un bistouri dont les incisions, suivies de l'écoulement d'une sérosité jaunâtre, n'y provoquent aucune douleur. La mort arrive bientôt en s'accompagnant de l'expulsion de matières alvines mélangées avec du sang fétide et très noir.

La seule différence qui soit capable de caractériser la marche lente de la fièvre charbonneuse du porc consiste en ce que les symptômes que nous venons de décrire, au lieu de se succéder d'une façon à peu près indiscontinue, se montrent, au contraire, à des intervalles plus ou moins éloignés. On saisit alors mieux les périodes ordinaires des maladies éruptives, et, après un certain temps de fièvre, on voit se faire l'éruption des taches ecchymotiques dont nous avons parlé. Ces taches, sur lesquelles l'attention des praticiens ne saurait trop s'arrêter, parce qu'elles sont l'élément principal du diagnostic, fournissent aussi, par leur marche, une base à peu près certaine au pronostic. Si, après la période d'état, elles tendent à pâlir, à diminuer d'étendue, le mal marche vers la résolution ; si, au contraire, leur intensité augmente et atteint les caractères que nous avons vus tout à l'heure, alors la mort est certaine.

Dans ce cas, la durée de la fièvre charbonneuse ne varie guère qu'entre vingt-quatre et quarante-huit heures.

E. *Oiseaux de basse-cour.* — On a, dans ces dernières années, décrit la fièvre charbonneuse des volailles, plusieurs épizooties en ayant été observées.

Ici encore se retrouvent dans la symptomatologie les principaux caractères qui appartiennent à la maladie chez toutes les espèces.

Ainsi, les premiers signes sont l'inappétence et la prostration accusée par le hérissement des plumes, les ailes traînantes, une marche difficile. Les volailles atteintes demeurent accroupies dans un coin du poulailler, sans chercher à percher ; et l'on constate une sensibilité excessive des extrémités et la voussure de l'épine dorsale.

Bientôt une diarrhée fétide se montre ; le bec et la crête deviennent noirs, des tumeurs ou des taches noirâtres se développent entre les doigts et dans les membranes palmaires. La gangrène s'empare promptement de ces parties, en s'accompagnant d'une turgescence particulière de la conjonctive, de la chute des plumes, de tremblements convulsifs et d'une diarhée coliquative continue qui emporte les malades en quelques heures.

2ᶜ *Fièvre charbonneuse avec éruption de tumeurs.* — Dans le cours de certaines épizooties, soit que l'intensité de l'altération morbide s'accuse avec des proportions moins grandes, soit que la force de résistance qui lui est opposée par les individus sur lesquels elle sévit ait été plus considérable, la fièvre charbonneuse revêt une forme qui se distingue, à certains égards, de celle que nous venons de voir.

Ainsi, au moment où les symptômes fébriles, par lesquels la maladie débute, sont arrivés à leur point culminant, tout à coup cet état se juge, pour ainsi dire, par une éruption critique de tumeurs extérieures, dont nous allons décrire les caractères. Ce sont ces tumeurs, auxquelles les auteurs anciens ont donné le nom de charbon, dont l'apparition constitue la forme de la maladie à laquelle Chabert réservait la désignation de charbon symptômatique.

Bien que le lieu de leur éruption soit indifférent pour la caractéristique de l'affection, il y a cependant, à cet égard, des points d'élection qui, avant que l'on eût saisi la signification pathologique de cette éruption, avaient fait considérer chaque forme de tumeur comme une affection distincte, comme un charbon particulier.

C'est ainsi que l'on distinguait le *glossanthrax* (charbon à la langue), l'*avant-cœur* (charbon du poitrail), le *noir-*

cuisse (charbon du plat de la cuisse), le *bubon* (charbon des ganglions lymphatiques), etc. Maintenant que l'on a de l'évolution de la maladie une conception plus juste, il est facile de s'apercevoir que ces diverses formes appartiennent à un seul et même état morbide général.

Nous ne reviendrons pas sur les symptômes de la fièvre charbonneuse proprement dite, qui ont été énumérés au paragraphe précédent. Ce retour nous conduirait à des répétitions inutiles. Il suffira d'étudier le siége ordinaire et le mode d'évolution des tumeurs.

Celles-ci se développent dans le tissu conjonctif sous-cutané, surtout là où il se montre abondant et lâche, ainsi que dans les organes musculaires dont les interstices en sont pourvus, et dans les ganglions lymphatiques. Les régions où elles se montrent ordinairement sont l'espace inter-maxillaire, les environs de la gorge, la partie inférieure de l'encolure, l'entrée de la poitrine, la partie inférieure du poitrail, les côtes en arrière de l'épaule, le dos, quelquefois le ventre, le pli de l'aine, la région inguinale, enfin l'épaisseur de la langue.

Dans le point où une tumeur charbonneuse doit se développer, on remarque tout d'abord le hérissement des poils, et si la main explore alors ce point, on y constate une exagération de sensibilité, et souvent une légère crépitation du tissu cellulaire.

Bientôt se montre une nodosité de la grosseur d'une noisette ou d'une noix, simple ou multiple, arrondie ou irrégulièrement délimitée. Cette nodosité, qui a son siége dans le tissu cellulaire ou dans la peau, est adhérente et comme pédonculée à sa base. Elle est ordinairement peu douloureuse par elle-même, et la douleur que les animaux témoignent lorsqu'on l'explore, tient à l'exagération de la sensibilité des tissus environnants. Quelquefois, au lieu de débuter ainsi par une nodosité, les tumeurs charbonneuses se montrent tout de suite sous la forme d'un empâtement mou, œdémateux, crépitant et non circonscrit. Si alors elles sont multiples, on les voit communiquer entre elles par une sorte de fusée de même nature, qui a une certaine analogie avec les cordes farcineuses.

Lorsqu'elles affectent ce mode de développement, les tumeurs se développent rapidement et envahissent en quelques heures toutes les parties environnantes. Leur envahissement s'opère dans tous les sens avec une égale rapidité ; et bientôt la peau qui les recouvre est tendue, crépitante et parcheminée. A mesure qu'elles prennent de l'extension, elles deviennent de plus en plus froides et insensibles, et ordinairement apparaissent à la surface de la peau qui les recouvre des phlyctènes en plus ou moins grand nombre, qui se crèvent bientôt et laissent écouler un liquide irritant et séreux. A ce moment, la main appliquée à leur surface perçoit une sorte de frémissement sous-cutané, qui a été indiqué pour la première fois par M. Goux (d'Agen) et attribué par lui à la crépitation produite par le dégagement des gaz qui résultent de la gangrène des tissus frappés de *charbon*. Ces gaz se réunissent dans les mailles du tissu cellulaire, qu'ils rendent emphysémateux. Nous partageons entièrement cette manière de voir et nous appelons particulièrement l'attention sur le phénomène dont il s'agit, parce qu'il est tout à fait spécial au *charbon*, attendu qu'on ne l'observe pas sur les engorgements de nature simplement gangréneuse.

Une incision pratiquée dans la tumeur arrivée à ce degré de développement ne provoque, de la part du malade, aucun signe de sensibilité. Il s'en échappe un fluide roussâtre ou noirâtre, extrêmement corrodant, et mêlé de gaz fétides, dont la sortie s'accompagne d'un bruissement particulier rappelant le froissement d'un papier entre les mains, ou l'ébullition de l'eau. Quelquefois une hémorrhagie passive se déclare et continue jusqu'à la mort.

Nous ne nous arrêterons point à décrire les variétés de forme que peuvent présenter les tumeurs charbonneuses, suivant le siége qu'elles occupent. Ces particularités, utiles sans contredit dans une étude pathologique complète du charbon, ne seraient ici qu'un luxe inutile. Il doit nous suffire de faire connaître les caractères fondamentaux de ces tumeurs, afin d'assurer le diagnostic de la fièvre charbonneuse à laquelle elles appartiennent. Cependant nous devons consacrer quelques mots au *glossanthrax*, qui diffère d'une manière bien nette des autres formes.

Lorsque la tumeur charbonneuse, en effet, a son siége à la langue, ses premiers symptômes se manifestent par le développement de phlyctènes de couleur grise ou jaune sur les parties latérales de l'organe, aux environs du frein, sur les gencives, au palais et à la face interne des lèvres. Ces vésicules reposent tantôt sur la surface même de la muqueuse, tantôt elles sont le sommet d'une petite tumeur sous-muqueuse.

Bientôt la langue s'engorge, devient pendante ou déborde seulement la limite des incisives qui lu compriment en y marquant leur empreinte, et prend une teinte bleuâtre ou noirâtre. Aux phlyctènes déchirées succèdent des ulcères déchiquetés, rouges au centre et noirs à la circonférence. Une salive épaisse, filante, striée de sang et mêlée au liquide ichoreux des ulcères, qui lui communique des propriétés corrosives, s'écoule de la bouche. Les lèvres et les joues s'engorgent d'abord ; bientôt l'engorgement gagne la base de la langue, l'arrière-bouche et les régions parotidiennes. Le libre accès de l'air se trouve ainsi interrompu, et les animaux atteints de cette forme de charbon, ne tardent pas à mourir asphyxiés, en dehors même des atteintes essentielles de la maladie.

Nous avons dit en commençant que l'éruption des tumeurs se fait ordinairement alors que les symptômes fébriles sont arrivés à leur point le plus élevé. Il y a cependant des cas dans lesquels ces tumeurs semblent apparaître sans avoir été précédées d'aucun symptôme général ; et c'est précisément la forme de la maladie connue des auteurs sous le nom de *Charbon essentiel*. On les remarque dans les épizoties très-bénignes, vers le déclin, aussi, de celles qui ont d'abord sévi avec une certaine intensité, ou encore à l'état sporadique. Mais il n'y a là que des apparences. En y regardant de plus près, on s'aperçoit que la fièvre, dans ce cas, a seulement passé inaperçue, à cause de son peu d'intensité. Elle est toujours proportionnée à la gravité de l'intoxication qui constitue les maladies charbonneuses.

Quoi qu'il en soit, la marche des tumeurs est toujours la même ; d'autant plus rapide, d'ailleurs, qu'elles ont apparu précisément à un moment plus rapproché de l'invasion. Elles acquièrent, dans un laps de deux à huit heures, un volume considérable, et les tissus se mortifient à mesure qu'ils sont envahis. Du reste, à mesure de leur envahissement, il semble que l'état général des animaux s'améliore. La fièvre tombe complétement pour faire place à un moment de calme et de bien-être, ce qui est, du reste, le propre de toutes les affections à forme éruptive.

Mais lorsque les tumeurs charbonneuses ont atteint un certain degré, on voit alors se produire des symptômes généraux différents, suivant la terminaison qu'elles doivent avoir et que nous allons examiner.

Dans quelques cas assez rares, et qui ont été notés surtout en Afrique, les produits épanchés qui constituent les tumeurs se résorbent tout à coup ; des sueurs abondantes, une sécrétion exagérée d'urine ou une diarrhée séreuse et fétide semblent être les voies d'élimination de l'agent morbide, et les malades recouvrent promptement la santé. C'est là une véritable délitescence. D'autres fois, sous l'influence de l'art, l'évolution des tumeurs est circonscrite à une certaine étendue; elles passent à la période de suppuration et finissent à la longue par disparaître par résolution. Enfin, le plus ordinairement, apprès l'espèce de temps d'arrêt qui suit l'éruption, l'organisme étant impuissant à éliminer l'agent morbide, les tumeurs disparaissent encore, mais il se produit alors ce que l'on est convenu d'appeler une métastase; et la maladie prend la marche que nous avons vue, dans l'article précédent, caractérisant la fièvre charbonneuse sans éruption de tumeurs extérieures.

Les symptômes généraux réapparaissent et se succèdent avec une effrayante rapidité, et la mort survient en moins de douze heures.

ANATOMIE PATHOLOGIQUE. — Ce qui frappe tout d'abord dans l'examen du cadavre des animaux qui ont succombé à l'une des formes des maladies charbonneuses, c'est la rapidité avec laquelle se montrent les signes caractéristiques de la putréfaction. Un développement considérable et immédiat de gaz dans l'abdomen et dans le tissu cellulaire sous-cutané, le dégagement d'une odeur infecte en sont les effets les plus saisissables. Dès que l'on incise la peau, un bruit de crépitation se fait entendre et un sang noir et liquide s'écoule en nappes des incisions.

Dans les points qui ont été le siége de tumeurs, l'enveloppe cutanée se détache par les seuls efforts d'une traction légère, et sa face interne est parsemée de taches sanguines d'une couleur rougeâtre et même noirâtre.

Des infiltrations séreuses, de couleur citrine le plus ordinairement, mais plus foncées lorsque l'autopsie a été un peu retardée, se font remarquer dans le tissu cellulaire de toutes les régious, notamment dans celui des interstices musculaires. Le tissu des muscles est lui-même d'une couleur rouge foncé, imprégné d'un sang très-noir; il est mou, sans consistance, friable et même susceptible de se réduire en deliquium lorsqu'on le malaxe.

Ces lésions sont surtout bien sensibles dans les régions qui ont été le siége de tumeurs charbonneuses. Celles-ci se montrent constituées par des amas d'une sérosité citrine, qui infiltre le tissu conjonctif sous-cutané et inter-musculaire, en pénétrant dans l'intimité des organes. A mesure qu'on divise les tissus, des gaz infects s'en dégagent, en même temps qu'une sérosité mousseuse.

Déjà plusieurs points sont en pleine décomposition, tandis que les autres montrent seulement la coloration foncée que nous avons dite et dans laquelle il est impossible de trouver la moindre trace d'inflammation.

Le phénomène le plus constant, dans l'anatomie pathologique du charbon, c'est l'état du sang. On le trouve partout noir, épais, comme poisseux, c'est-à-dire incoagulé et colorant fortement en rouge brun tous les corps avec lesquels il est mis en contact. Les gros vaisseaux en sont remplis et leur membrane interne, ainsi que celle du cœur, offre cette coloration que nous venons de dire, laquelle résiste au lavage et pénètre à une certaine profondeur dans le tissu, ce dont on peut s'assurer en pratiquant des coupes smccessives. Le cœur est mou, flasque et parsemé, à l'extérieur comme à l'intérieur, de taches noires qui s'étendent souvent jusque dans l'épaisseur de son tissus propre. Le péricarde contient souvent une certaine quantité de sérosité qui présente une coloration rouge plus ou moins foncée.

Les ganglions lymphatiques se montrent tous augmentés de volume et infiltrés, ecchymosés souvent, et entourés toujours d'une infiltration citrine ou sanguinolente, de la nature de celle qui constitue les tumeurs charbonneuses.

Les vaisseaux du même ordre qui viennent des tumeurs charrient une lymphe rougeâtre et abondante, dans laquelle, toutefois, on ne constate point de globules purulents.

Les généralités relatives aux lésions des systèmes circulatoires et musculaires nous dispenseront d'entrer dans de longs détails sur celles des appareils d'organes qu'il nous reste à examiner. Nous nous bornerons à signaler les principales parmi celles qui sont étrangères à ces généralités. La cavité abdominale contient ordinairement une certaine quantité de sérosité très-foncée en couleur, souvent sanguinolente. Mais c'est dans les replis péritonéaux, dans les mésentères de la région sous-lombaire, que l'on trouve des infiltrations tout à fait analogues à celles qui constituent les tumeurs extérieures. On y remarque, en outre, des amas de sang noir, d'une consistance molle, dont le siége est principalement dans la masse du tissu cellulaire qui entoure les reins, le pancréas, la veine cave postérieure et les ganglions sous-lombaires.

Les intestins présentent à l'extérieur la coloration rouge dont nous avons déjà parlé pour les autres organes.

A l'intérieur on trouve, dans l'épaisseur de la muqueuse, dans la plus grande partie de son étendue, des infiltrations sanguines qui ont de la ressemblance avec celles qui caractérisent les conjestions intestinales.

La rate est le siége d'une lésion dont la fréquence pourrait la faire considérer comme essentiellement caractéristique du charbon.

Sa surface, d'une couleur livide, bleuâtre ou noirâtre,

est tantôt unie et tantôt irrégulièrement bosselée. On y
voit souvent une ou plusieurs déchirures, siégeant précisément au niveau des bosselures dont il vient d'être parlé
et qui sont dues à une distension trop considérable de
l'enveloppe produite par elles. Il s'en écoule un sang noir
et diffluent, semblable à de l'encre de Chine, de même
que des incisions qu'on y peut pratiquer.

La putréfaction s'empare très-vite de la rate, même
lorsqu'elle est exempte de déchirures.

Le foie, de même que la rate, offre un volume beaucoup
plus considérable qu'à l'état normal, et cette augmentation de volume est encore due à l'accumulation dans son
tissu d'une grande quantité de sang qui, dans cet organe,
est cependant plus fluide, moins poisseux que celui qui
distend la rate. L'organe a perdu de sa consistance; il
est comme cuit et se déchire sous les doigts avec la plus
grande facilité.

Les organes contenus dans la cavité thoracique présentent des lésions identiques à celles que nous venons
de voir dans ceux de la cavité abdominale. Indépendamment de celles qui ont été signalées au cœur, on
trouve dans les sacs pleuraux une certaine quantité de
sérosité rougie par du sang, et les membranes qui les constituent sont parsemées de taches sanguines. Le tissu cellulaire sous-séreux est infiltré, et l'infiltration se continue
à celui qui sépare les lobules pulmonaires, lesquels sont
eux-mêmes plus crépitants que dans toute autre maladie
et également parsemés de ces taches noires dont il vient
d'être parlé, lesquelles se montrent, d'ailleurs, aussi sur
la muqueuse bronchique.

Ces infiltrations sanguines existent encore dans les différentes parties constituantes du système nerveux, dans
les enveloppes comme dans la substance nerveuse elle-

même. Elles resemblent, du reste, en résumé, à toutes les
altérations qui se rencontrent dans les différents appareils
d'organes des animaux qui ont succombé à la fièvre charbonneuse et sont dues, comme nous le verrons par la suite,
à une cause unique. Si leur aspect peut varier en raison
de la disposition particulière de l'organe dans lequel on
les observe, il n'en est pas moins vrai qu'au fond elles
ont une seule et même signification, ainsi que va nous
l'apprendre un examen plus approfondi de l'état du sang,
bien que les recherches entreprises jusqu'à présent, à
l'aide des moyens d'investigation que la chimie moderne
et le microscope ont mis à la disposition des observateurs, n'aient fait que confirmer les données acquises à
l'observation ancienne.

Cela pourrait bien tenir, ainsi que le faisait naguère
remarquer M. A. Sanson, à ce qu'elles n'ont pas été conduites dans une bonne direction, en ce qui concerne les
études chimiques, du moins. L'auteur dont le nom vient
d'être cité a écrit que, pour être fructueuses, les recherches hématologiques ne doivent pas être quantitatives,
mais bien qualitatives, c'est-à-dire se proposer pour but
de constater les modifications subies par chaque élément
du sang dans ses propriétés physiques et chimiques.

Quoi qu'il en soit de cette question de méthode que nous
n'avons pas à examiner plus avant ici, toujours est-il que
les analyses du sang des animaux charbonneux, si elles
sont propres comme il vient d'être dit, à donner la raison
des lésions matérielles constatées à l'autopsie, ces analyses n'ont point encore conduit à la connaissance indis-
cutable de l'altération essentielle qui constitue la maladie.
Nous allons, néanmoins, rapporter celles que nous avons
faites nous-mêmes et celles qui ont été faites par d'autres.

La première modification qui frappe est celle qui se

rapporte au changement de couleur qu'a subi le sang. Il est noir et a perdu de sa fluidité. Sa température baisse à mesure que l'altération fait des progrès, et nous l'avons vu descendre jusqu'à 37°. Sa densité varie de 1,050 à 1,064, tandis qu'à l'état normal elle est représentée par une moyenne de 1,046. Elle a donc subi une augmentation notable. Ce qui est digne de remarque, c'est que des recherches faites sur du sang provenant d'animaux ayant succombé à la gangrène traumatique, nous ont démontré que ce sang présente une densité semblable à celle du sang charbonneux. Quelques auteurs ont constaté dans celui-ci une odeur particulière, identique à celle qu'exhalent les tumeurs charbonneuses et qui est celle de la décomposition putride.

La quantité de fibrine obtenue de deux décilitres de sang charbonneux est à peine pondérable; elle est constituée par quelques filaments grêles, sans consistance, tandis que chez le cheval sain, par exemple, on obtient de la même quantité de sang en moyenne 4 grammes de fibrine humide qui, désséchés, pèsent 1 gramme. Ces quantités sont un peu plus fortes chez le bœuf, comme on sait. C'est sans doute à ce défaut de fibrine que sont dus les caractères que nous allons voir.

En effet, recueilli dans l'hématomètre, le sang charbonneux ne se coagule pas. Il reste fluide ou demi-fluide. Chez le cheval, la séparation de ses éléments s'opère lentement et d'une manière très-imparfaite; le plus ordinairement même le caillot se réduit en deliquium avant que le sérum ait eu le temps de s'en séparer, lors même qu'on a pris des précautions très-minutieuses. La partie séreuse reflète une teinte citrine et même souvent tout à fait brune, semblable à une décoction faible de café. Chez le bœuf, le sang se présente parfois sous forme de gélée peu consistante ; mais dans la plupart des cas graves il demeure constamment incoagulé chez tous les animaux et se putréfie avec une très-grande rapidité.

Dans les recherches nombreuses qu'il a poursuivies sur ce sujet, lorsqu'il était attaché à la chaire de chimie de l'École vétérinaire de Toulouse, M. A. Sanson est arrivé à constater, en s'inspirant du principe posé plus haut, qu'il n'y a en réalité aucune différence chimique entre ce sang charbonneux et celui qui, après avoir été extrait des vaisseaux d'un animal sain, a subi dans un vase un commencement de putréfaction. Comme ce dernier, par exemple, le sang charbonneux provoque rapidement, d'après lui, la transformation de l'amidon en dextrine et en glycose. Comme le sérum du sang en putréfaction, celui du sang charbonneux traverse facilement les membranes animales, ou, en d'autres termes, est devenu osmotique. Les globules en sont de même le plus souvent plus ou moins vidés de leur contenu et présentent des contours altérés. C'est ce qui les a fait désigner par plusieurs auteurs sous le nom de globules étoilés. Cette altération, paraît-il, ne se ferait observer qu'à un degré avancé de l'état morbide ; et elle ne se montre non plus dans le sang en putréfaction qu'à un degré avancé de la putridité.

Constatée il y a longtemps par Delafond, qui avait beaucoup étudié le sang charbonneux au microscope, elle a été depuis vérifiée par plusieurs observateurs, notamment par M. Davaine, dans le sang de moutons morts de sang de rate.

Delafond avait en outre, après Brauell (de Dorpat), annoncé l'existence, dans le sang charbonneux, de petits corpuscules allongés, considérés par Fuchs comme des vibrions et que le savant vétérinaire appelait des bâtonnets. M. Davaine, qui a déterminé ces corpuscules, les a d'abord considérés comme étant des bactéries, qui pullulent dans les infusions végétales, puis, finalement, il les en a distingués en leur donnant le nom de bactéridies.

La distinction serait fondée, d'après lui, sur ce que les corpuscules du sang charbonneux ne présentent aucune mobilité. Mais M. A. Sanson a montré que leur mobilité dépend de la consistance du milieu liquide dans lequel on les observe et non point de leur espèce. Les bactéries immobiles, dites bactéridies par M. Davaine, deviennent mobiles dès qu'on change la consistance de leur milieu en y ajoutant de l'eau.

D'un autre côté, la présence de ces bactéries immobiles est constante dans des cas qui n'ont même pas la moindre analogie avec les maladies charbonneuses. Il en faut donc conclure qu'elles sont une conséquence de l'altération caractéristique de ces maladies ou de la putréfaction, et que celle-ci peut exister et entraîner la mort avant que leur existence se manifeste.

L'auteur considère ces infusoires comme étant le point de départ des affections charbonneuses ; les recherches et les expériences exécutées en Auvergne sur le *mal de montagne*, par M. A. Sanson, ont fait voir que leur présence n'est point nécessaire pour que le sang manifeste sa propriété virulente. Cette présence paraît, en effet, constante chez les rongeurs, lapins et cobayes, que M. Davaine a le mieux étudiés. Il ne semble pas en être ainsi chez les ruminants grands et petits sur lesquels M. A. Sanson a expérimenté, d'après les faits très-circonstanciés qu'il a exposés dans son rapport (1). Toutefois, disons que, si les bactéridies ne sont pas un caractère essentiel du charbon, elles en constituent un caractère important.

En résumé, ce qui paraît hors de doute, quant à pré-

____

(1) Voy. *Recueil*, année 1869, p. 241, 321, 401.

sent, relativement aux caractères propres du sang charbonneux, s'exprime par les propositions suivantes :

1° Diminution des deux tiers au moins de la fibrine;

2° Comme conséquence, incoagulabilité;

3° Putréfaction très-prompte, accusée par l'odeur et par la consistance poisseuse, la couleur noirâtre.

Ces caractères, d'ailleurs, sont d'autant plus accusés que la maladie sévit avec une intensité plus grande et que la marche des symptômes a été plus rapide.

Diagnostic différentiel. — Il est certaines affections sporadiques sur la nature desquelles la science n'est pas encore bien fixée et qui peuvent être confondues avec la fièvre charbonneuse. Même rapidité de symptômes, même terminaison funeste, lésions internes analogues quant à la congestion sanguine des organes principaux, et surtout en ce qui se rapporte aux infiltrations séreuses du tissu cellulaire qui entoure les reins et les gros vaisseaux sous-lombaires. Cependant ces affections, d'après les vétérinaires qui les observent habituellement, ne seraient pas du charbon.

Un seul moyen nous semble propre à trancher la difficulté, en attendant que des signes différentiels, si tant est qu'il en existe, aient été saisis par une observation plus attentive, et ce moyen, c'est l'inoculation à un animal sain d'une faible partie des liquides provenant du malade. La contagion dans ce cas, comme nous le verrons tout à l'heure, étant propre aux affections charbonneuses, il devient dès lors facile par là de diagnostiquer d'une manière positive et de se mettre en garde contre les accidents ultérieurs qui pourraient résulter d'une erreur de diagnostic.

Mais nous devons faire remarquer que les travaux récents ne sont guère de nature à faire admettre qu'il y ait lieu d'établir, entre la fièvre charbonneuse et les formes morbides auxquelles nous venons de faire allusion, un diagnostic différentiel. Si l'on s'en rapporte aux idées bien des fois formulées par M. A. Sanson, en se fondant tout à la fois sur ses études chimiques et microscopiques du sang et sur des observations cliniques assez nombreuses, la limite tranchée entre les affections dites typhoïdes, par exemple, et la fièvre charbonneuse, serait fort difficile, sinon impossible, à déterminer. Il n'y aurait, à son avis, entre elles, qu'une question de degré de l'altération du sang, une question de rapidité plus ou moins grande des modifications qui constituent sa putréfaction, dépendant soit de l'intensité du phénomène, soit des conditions de résistance opposées par l'organisme qui subit ce phénomène. Au fond, il serait dans tous les cas toujours le même.

C'est du reste ce que les récentes expériences d'inoculation, répétées en si grand nombre, tendent à prouver.

Certaines tumeurs œdémateuses, qui surviennent autour de la gorge ou en avant du poitrail, peuvent aussi, en raison de leur marche rapide et de leur terminaison souvent mortelle, être prises pour des tumeurs charbonneuses. D'autres qui se montrent principalement chez le bœuf, dans certaines formes bénignes de la maladie, peuvent être confondues avec des phlegmons gangréneux. C'est ce qui est arrivé à M. Serres, qui a décrit pour tels des tumeurs que M. Lafosse a démontrées ensuite être charbonneuses. L'inoculation, dans ces circonstances encore, peut seule lever tous les doutes, bien que cependant les caractères propres aux tumeurs charbonneuses ne présentent point, pour être saisis, de bien grandes difficultés.

Pronostic. — Quelle que soit la forme sous laquelle elles se présentent, les maladies charbonneuses sont toujours graves. Toutefois, la fièvre charbonneuse proprement dite, c'est-à-dire celle qui ne s'accompagne pas de l'éruption extérieure, l'est toujours à beaucoup près davantage. Dans ce cas, la mort de presque tous les animaux atteints est à peu près certaine. Il n'en est pas de même sous l'autre forme, où les efforts de l'organisme, bien secondés par un traitement énergique, triomphent assez souvent du mal.

D'ailleurs, celui-ci emprunte aussi aux circonstances dans lesquelles il se montre une marche plus ou moins funeste. S'il règne à l'état épizootique, à nombre égal d'animaux atteints, les terminaisons fatales sont toujours plus considérables que dans le cas d'un développement accidentel.

Quoi qu'il en soit, on peut ranger les épizooties charbonneuses au nombre de celles qui causent à l'agriculture les plus grandes pertes. De toutes les maladies qui sévissent sur les bêtes à laine, celle dont il s'agit est la plus grave. En effet, dans les localités où le sang de rate se développe habituellement, en Beauce notamment, les pertes annuelles qu'il occasionne varient du vingtième au dixième des troupeaux; elles descendent rarement au-dessous de ce dernier chiffre.

L'arrondissement de Chartres, d'après les statistiques officielles, a perdu en moyenne, depuis 1862, c'est-à-dire dans les dix dernières années qui viennent de s'écouler, 22,250 bêtes à laine; si nous estimons que, sur ce nombre, un cinquième seulement des animaux succombe à des maladies autres que le sang de rate (et en cela nous ne nous éloignons certainement pas de la vérité), il reste, pour ce seul arrondissement, 17,800 victimes au compte du charbon.

La Beauce, située entre la Seine (de Vernon à Saint-Germain) et la Loire (de Blois à Orléans), d'une part, puis

entre l'ancienne province du Perche (de Vendôme à Bre-
zolles) et celle du Gâtinais (de Pithiviers à Montlhéry),
d'autre part, a une longueur, du nord au sud, de 200 kilomètres, et une largeur, de l'est à l'ouest, moitié moindre;
soit, 100 kilomètres.

Elle comprend donc 20,000 kilomètres carrés, lesquels,
réduits en mesure agraire, donnent 2,000,000 d'hec-
tares où le sol est homogène, où les soins, le logement,
le mode de culture, l'entretien du bétail, sont à peu près
uniformes et où, par conséquent, le mal frappe à peu près
ainsi avec une égale intensité.

L'arrondissement de Chartres, avec ses 200,000 hec-
tares environ, représentant en étendue le dixième de la
Beauce, on peut avoir le tableau approximatif de la mortalité déterminée par le charbon, dans les bergeries beau-
ceronnes, en multipliant par 10 le chiffre de 17,800 ci-
dessus; soit donc, 178,000 bêtes.

Ces 178,000 bêtes, au prix moyen de 30 francs l'une
(et aujourd'hui on ne peut pas le fixer plus bas), causent
donc une perte annuelle, pour une seule localité, de
5,340,000 francs.

Delafond, en 1842, à une époque où les moutons étaient
loin d'avoir la valeur commerciale qu'ils ont à présent,
mais où ils étaient plus nombreux, évaluait le désastre à
7,080,000 francs, c'est-à-dire, en réalité, à un chiffre assez
notablement supérieur au nôtre; mais cette différence s'explique quand on sait que le sang de rate détermine maintenant une mortalité moins grande que celle qu'il déter-
minait alors.

Disons en outre que le sang de rate n'est pas une maladie absolument spéciale à la Beauce, et que, pour ne
parler que de la France, on le rencontre très-souvent en
Brie; que, pour être plus fréquent que dans la Brie et sur-

tout dans la Beauce, deux pays de grande culture qui possèdent de riches et nombreux troupeaux, il n'en existe pas moins un peu partout, notamment dans la Champagne, le Berry, le Poitou, l'Auvergne, le Dauphiné, la Bourgogne, etc., etc.; et, cela étant, on conviendra avec nous que, non-seulement il est la plus terrible de toutes les maladies du mouton, mais encore l'une des affections les plus graves qui attaquent nos espèces domestiques.

Cela est d'autant plus vrai que le charbon est infiniment plus meurtrier sur les espèces ovines que sur les autres, puisque les statistiques et l'observation journalière s'accordent pour démontrer qu'il fait succomber en moyenne, dans la Beauce, cent moutons contre un cheval et deux vaches; d'où il résulte que le total des pertes qu'il occasionne sur les espèces chevalines et bovines, bien que la valeur vénale de chaque bête, vache ou cheval, soit relativement plus considérable, est cependant moins élevé que celui qu'éprouvent les espèces ovines seulement.

En présence des détails qui précèdent, est-il besoin de faire remarquer que le sang de rate exerce une influence fâcheuse, non-seulement sur la fortune particulière de nos cultivateurs, auxquels il enlève une notable partie de leur précieux bétail, déjà trop rare, mais encore sur la fortune publique, qu'il atteint en diminuant la masse des engrais dont la terre a si grand besoin et en nuisant à la production de la viande que, dans l'intérêt de la consommation générale, il faut nécessairement accroître?

Ajoutons enfin que le sang de rate ne borne pas là ses ravages, déjà cependant si redoutables. Les animaux, et surtout les moutons, une fois atteints ou morts, sont la cause la plus fréquente du charbon de l'homme, connu sous le nom de *pustule maligne*.

Ces détails suffiront pour faire comprendre au lecteur qu'il s'agit ici d'une des études les plus intéressantes que l'on puisse faire, au point de vue de la police sanitaire, dans le double intérêt de la conservation de l'homme et des animaux.

Historique. — Les anciens ne nous ont laissé aucune description des maladies charbonneuses; cependant, d'après les indications que l'on rencontre dans leurs ouvrages, il est permis d'avancer que ces maladies régnaient sur le bétail dès l'antiquité.

Mais pour avoir sur le charbon et sur les ravages exercés par les épizooties carbonculaires des renseignements précis, il faut arriver jusqu'au xviii siècle, qui s'est particulièrement fait remarquer par la fréquence et l'étendue de ces ravages en Europe.

Une épizootie de cette nature fut observée, en 1731, en Auvergne, où Petit la décrivit de nouveau en 1789 (*Instructions vétérinaires*), et où elle n'a pas cessé de sévir jusqu'à nos jours (*Recueil*, 1869. *Rapport de M. A. Sanson sur le Mal de montagne*); dans le Bourbonnais et le Languedoc, par Sauvage, et décrite par lui sous le nom de glossanthrax (*V. Nosologia methodica,* t. II, p. 360).

En 1757, Audouin de Chaignebrun l'observa en Brie; Nicoulau, en 1763, dans la généralité de Marennes (*V. Mém.* de Barberet), où la maladie règne encore aujourd'hui, même à l'état enzootique. Dans la même année, Bourgelat fit imprimer à Rouen une consultation sur les maladies charbonneuses, ce qui prouve qu'elles sévissaient dans ce pays.

En 1775, ces maladies se montrèrent sur les bestiaux des bords de la Dordogne, à sa réunion à la Garonne, et furent décrites par Belleroy. Darfeuille les étudia, en 1779, dans l'Agenais et le Bigorre. L'année suivante, c'est-à-dire en 1780, l'épizootie s'étendit presque à toute la France. Chabert et Bredin, directeurs des deux Écoles d'Alfort et de Lyon, se répandirent avec leurs nombreux élèves dans les provinces où, avec l'aide des vétérinaires déjà existants, ils combattirent le fléau.

De cette époque jusqu'à 1800, de nombreuses épizooties charbonneuses furent observées par Huzard, Desplas, Petit, Chabert, Godine, Gilbert, etc.

Du commencement du siècle jusqu'à présent, elles ne se sont pas montrées moins fréquemment. Les annales de la science contiennent des travaux de Gohier, Demoussy, Saussol, Pradal, Félix (de Bergerac), d'Arboval, Mathieu, Grognier, Roche-Lubin, MM. Goux, Dupont, Rey, Garreau, Delafond, Cruzel, Dubos, Caussé, Ardouin, Boutet, et enfin Renault.

Ces travaux sont, pour la plupart, relatifs aux grandes espèces animales. Ils établissent que, dans cette dernière période, les maladies charbonneuses se sont montrées à peu près sur tous les points de notre territoire et à diverses reprises.

Il est même certain, d'après les documents historiques que nous possédons, que, de toutes les épizooties, celles de nature charbonneuse ont fait éprouver à l'agriculture les plus grandes pertes par la mortalité qu'elles ont déterminée à toutes les époques sur le gros bétail. Mais ces documents ne concernent pas les bêtes ovines, qui ont eu cependant leur grande part dans la mortalité.

Le charbon du mouton est plus généralement connu sous le nom de maladie de sang et surtout sous celui de sang de rate, à cause du volume excessif et des lésions particulières de la rate des animaux qui en sont atteints.

Ce n'est pas une maladie nouvelle, tant s'en faut.

Il y a bien longtemps qu'elle a été, pour la première fois, signalée dans diverses localités.

Mais ce n'est guère qu'à la fin du dix-huitième siècle et au commencement du siècle actuel, que, les troupeaux s'étant multipliés par suite de la culture des prairies artificielles, et ayant atteint une plus grande valeur relative, après l'introduction des mérinos en France, cette affection a attiré l'attention des observateurs.

Barrier, Flandrin, Teissier, d'Arboval, de Gasparin, sont les premiers auteurs qui s'en soient occupés avec fruit.

Après eux, Delafond en a fait, en 1842, l'objet d'une étude complète dans un volume spécial ayant pour titre : *Traité de la maladie du sang des bêtes à laine.*

Viennent ensuite, de nos jours, plusieurs vétérinaires distingués, parmi lesquels il convient de citer au premier rang M. Garreau, de Châteauneuf, et M. Verrier, de Provins, qui, par de consciencieux écrits, ont appelé l'attention sur cette redoutable maladie et ont cherché à mettre en lumière plusieurs points jusque-là obscurs ; puis l'Association médicale d'Eure-et-Loir, société comprenant la majeure partie des médecins, des vétérinaires et des pharmaciens du département. Au moyen de nombreuses inoculations, cette association a, en 1852, dissipé tous les doutes sur la nature du mal et démontré que le sang de rate du mouton est une maladie complétement identique à la fièvre charbonneuse du cheval et à la maladie du sang de la vache, en d'autres termes, que le sang de rate c'est le charbon.

Enfin, le dernier mot a été dit par une commission officielle composée de médecins, de vétérinaires, de cultivateurs et d'un pharmacien, qui, sous la présidence de M. Yvart, alors inspecteur général des Écoles vétérinaires, a institué dans le département d'Eure-et-Loir, en 1857, une série d'expériences très-intéressantes sur l'étiologie et la contagion du sang de rate, expériences dont nous parlerons plus loin avec détails.

ÉTIOLOGIE. — Il serait fort important d'être en mesure d'indiquer positivement les causes du charbon. Malheureusement, malgré le grand nombre de travaux qui ont été entrepris sur cette question, il y règne encore bien de l'incertitude. Il est probable que les maladies charbonneuses doivent leur développement à un concours de circonstances agissant toutes dans un sens déterminé, mais que l'on n'a pu encore bien saisir.

Il ne peut entrer dans notre plan d'examiner à fond la part que prend chacune des influences accusées au développement des épizooties charbonneuses. Ce qui doit seulement attirer toute notre attention, parce que cela est entièrement du ressort de la police sanitaire, c'est la question de savoir comment elles se propagent, et, par conséquent, l'étude de leur mode de contagion.

Le sang de rate exerce le plus ordinairement ses ravages, en France, dans les localités élevées, déboisées, à sol ou sous-sol calcaire, argilo-calcaire, s'adonnant, au moyen de l'ancien et défectueux assolement triennal, à peu près exclusivement à la culture des céréales et des prairies artificielles, entretenant de nombreux troupeaux, soumis à la stabulation permanente de la Toussaint à la Saint-Jean, et vivant au parc, c'est-à-dire en plein air, le jour comme la nuit, pendant les chaleurs de l'été.

Par contre, il ménage les lieux situés dans des conditions tout opposées, les pays argileux ou argilo-siliceux, bas, humides, boisés, accidentés, à prairies naturelles, n'ayant que de petits et rares troupeaux, passant toutes les nuits à la bergerie et les jours au champ, si ce n'est par des temps de neige et de pluie : le Perche, la Normandie, la Bretagne, le Maine, etc., etc.

Là où il apparaît habituellement, il est fréquent en été, surtout quand l'été est chaud et sec ; il est relativement rare en hiver.

Mais pourquoi cette différence tranchée?

Pourquoi le mal sévit-il dans une localité et non dans une autre?

Pourquoi, dans les localités où il s'établit, existe-t-il ici et non là ; en été plutôt qu'en hiver?

Quelle est, en d'autres termes plus précis et plus clairs, la cause efficiente, la cause déterminante du sang de rate ?

Les avis, à ce sujet, sont excessivement partagés, et le plus souvent contradictoires.

Les uns, Delafond en tête, prétendant à tort que la maladie est due à une pléthore sanguine « résultant d'une « proportion trop forte dans le sang des principes orga- « niques nommés globules, fibrine et albumine, et d'une « petite proportion d'eau, » ont accusé les propriétés trop succulentes des plantes céréales et légumineuses.

Aujourd'hui qu'il est admis par tout le monde que le sang de rate se transmet par inoculation, non-seulement du mouton malade au mouton sain, mais encore au cheval, au lapin, etc., etc., en donnant à ces animaux une maladie identique ; qu'en un mot, le sang de rate c'est le charbon, cette explication n'a plus le moindre fondement.

Delafond s'était trompé en regardant le sang de rate comme le résultat « d'un trop plein, d'un excès de sang « circulant dans l'intérieur des vaisseaux, et surtout de la « plus grande quantité de globules que ce fluide paraît « contenir. » Il croyait que le mal n'était autre chose qu'une simple apoplexie de la rate, qu'une fluxion sanguine générale, ayant principalement son siége sur les organes digestifs. Partant de là, il devait nécessairement commettre, et il a en effet commis, une erreur correspondante dans son étude étiologique.

L'immunité de la nourriture poussant à la pléthore, de celle des céréales et des légumineuses notamment, ressort d'ailleurs surabondamment des nombreuses expériences faites en Eure-et-Loir par la commission du sang de rate, dont nous avons déjà parlé plus haut. Mais ne suffit-il pas de savoir que la maladie sévit chaque année dans l'Allemagne du Nord, notamment dans la province prussienne de Saxe, où ne se trouvent point du tout les conditions accusées, pour écarter immédiatement l'étiologie admise par Delafond? Ce qui est vrai, seulement, c'est qu'il y a un antagonisme bien net entre les affections cachectiques et le charbon, et que les animaux vigoureusement constitués sont ceux qui subissent le plus facilement ses atteintes.

Avouons donc franchement notre ignorance sur ce sujet, et déclarons que, malgré toutes les études qui en ont été faites, la cause déterminante du sang de rate nous est encore inconnue.

Tout ce que l'on peut dire en termes vagues sur ce point, c'est que le sang de rate, après avoir exercé ses ravages pendant un certain temps dans une localité, devient relativement bénin ; qu'il empiète ensuite sur les localités voisines, jusque-là privilégiées ; que c'est en vertu de cette loi générale qu'il est beaucoup moins fréquent aujourd'hui, en Beauce, qu'il ne l'était il y a vingt-cinq ans, et que, par contre, il a envahi les communes limitrophes du Perche ; qu'il y a des contrées où, dans certaines fermes, il n'est pas possible de faire parquer les moutons sans aussitôt les voir succomber au sang de rate ; que c'est lorsqu'on enfouit dans les champs en abondance les engrais et les marnes, comme aussi lorsqu'on exécute d'importants travaux d'amélioration ou de défoncement du sol, ou bien après que des bois ont été défrichés, etc., etc., que c'est alors que les ravages du charbon sont le plus étendus.

CONTAGION DES MALADIES CHARBONNEUSES. — Si, parmi les auteurs qui se sont occupés du charbon, il règne quelques dissidences au sujet des modes suivant lesquels s'effectue la contagion de cette maladie, aucun n'a mis en doute encore la réalité de cette contagion.

Tout le monde admet aujourd'hui la virulence des affections charbonneuses et la possibilité de leur propagation d'une espèce à une autre. Les faits qui le démontrent sont pour ainsi dire innombrables.

Mais il faut dire que cette unanimité ne se fait remarquer qu'à l'endroit de la contagion par contact immédiatement. La discussion commence dès qu'il s'agit de la contagion à distance. C'est par les faits que de pareilles questions peuvent être éclairées. Nous allons donc rappeler ceux qui ont été recueillis, en n'insistant pas sur ceux qui établissent le premier mode ; car, ainsi que nous l'avons dit, il est acquis à la science et à la pratique.

En effet, il est vulgaire que des vétérinaires, des bouchers, des bergers, etc., ont contracté la *pustule maligne* en faisant l'ouverture, ou seulement en enlevant la peau des animaux ayant succombé au charbon. Il avait suffi pour cela qu'ils portassent leurs mains teintes de sang à leur visage ou sur toute autre partie du corps revêtue d'une peau fine, ou, en ce qui concerne les vétérinaires, qu'ils aient introduit leur bras dans le rectum ou le vagin d'animaux charbonneux, ou bien encore qu'ils aient pratiqué sur eux des opérations ayant quelque partie de la peau de leur main dénudée.

Dans beaucoup de cas, la manipulation des dépouilles ou des débris cadavériques des animaux morts de charbon ont suffi, et, sur cinquante-un individus traités de la pustule maligne par M. le docteur Poulain, de Châteauneuf, (Eure-et-Loir), il a été positivement établi, par exemple, que quarante-sept avaient eu des rapports directs avec des animaux charbonneux ou leurs produits.

Du reste, l'infaillibilité presque constante de l'inoculation expérimentale suffirait à elle seule pour résoudre cette question. La plus faible parcelle de sang charbonneux introduite sous l'épiderme de n'importe quelle espèce, provoque à peu près à coup sûr le développement de la maladie. Il serait donc bien inutile, après cela, d'invoquer d'autres preuves.

Un point, cependant, serait intéressant à éclaircir : c'est celui de savoir si tous les liquides de l'économie jouissent de la même faculté. Jusqu'alors, ce qui est seulement bien démontré, c'est que le sang et la sérosité qui constituent ou entourent les tumeurs, qui infiltrent le tissu cellulaire, sont les seuls dont l'activité infectante soit certaine, par le simple contact avec une surface absorbante. Roche-Lubin a avancé que la salive, les mucosités nasales et l'urine n'étaient point des véhicules du virus charbonneux ; mais cette assertion aurait besoin d'être appuyée sur de nouvelles expériences que nous nous bornerons à indiquer aux vétérinaires bien placés pour les effectuer, c'est-à-dire à ceux qui exercent dans des pays où le charbon sévit.

En somme, il n'en est pas moins bon d'admettre jusqu'à nouvel ordre, dans la pratique, la virulence de tout ce qui provient d'un animal charbonneux. Cela est commandé par la prudence la plus élémentaire.

Voyons maintenant ce qu'il faut penser de la contagion à distance. Cette question, fort controversée, a été, en 1847, l'objet d'une longue discussion au sein de la Société centrale de médecine vétérinaire, discussion qui nous fournira plusieurs éléments pour l'éclaircir.

Il faut dire tout d'abord que la plupart des auteurs se montrent partisans de cette contagion, et ils invoquent à l'appui de leur opinion des faits propres à prouver, suivant eux, qu'elle s'effectue : 1° par les animaux malades; 2° par les locaux infectés; 3° par les débris cadavériques. Nous allons les passer rapidement en revue.

1° Il suffit, dit Chabert (*Traité du charbon*, *Instructions vétérinaires*, t. Ier, p. 161), du passage d'un animal infecté dans un lieu habité par des animaux sains, pour qu'il (le charbon) se répande sur eux, et nous pourrions citer plusieurs exemples qui prouvent qu'un animal infecté, introduit furtivement dans une commune, a occasionné la perte entière de ses troupeaux. »

Des nombreux vétérinaires qui ont partagé et partagent encore cette croyance de Chabert, les uns se sont bornés à émettre sur ce point leur opinion, les autres l'ont confirmée par des observations, ce qui ne saurait jamais nuire. Dans la première catégorie il faut placer Gilbert (*Instructions vétérinaires*), Mathieu (d'Espinal) (*Annales d'agriculture*, 2e série, t. XXVI); Philippe Festal (*Annales de la Société vétérinaire de Libourne*, 1846); Grognier (*Recueil de médecine vétérinaire*, t. VII); Saussol et Pradal (*Rapport au Sous-Préfet de Chartres*, 1822); Delafond (*Police sanitaire* et *Traité sur la maladie de sang*).

Parmi les faits cités par les auteurs de la seconde catégorie, nous recueillerons seulement les suivants, observés par des contemporains.

Roche-Lubin rapporte que des porcs en bonne santé, placés dans des porcheries où se trouvaient d'autres porcs atteints de charbon, ont contracté la maladie. Il ajoute qu'un bouc et une brebis, placés à 8 mètres de deux vaches charbonneuses, sont morts de la même affection, le bouc après le dixième jour, et la brebis le treizième.

M. Boutet, vétérinaire à Chartres, dit avoir transmis le charbon à un mouton sain, par le seul fait de sa cohabitation avec des animaux malades. (*Recueil* 1852.)

M. Noquet, vétérinaire à Maroilles (Nord), a vu la maladie se communiquer à un âne et à un poulain logés dans une écurie qui communiquait avec une étable dans laquelle se trouvaient des vaches qui en étaient atteintes.

Mais de tous les vétérinaires instruits qui ont fait une étude suivie du charbon, M. Garreau est sans contredit celui dont la conviction est la plus profonde relativement à la contagion à distance, et qui a recueilli le plus d'observations en faveur de cette opinion. Il a toujours vu, en Beauce, les maladies charbonneuses se développer dans les étables saines, à la suite d'une introduction d'un animal malade, de n'importe quelle espèce, et il en invoque pour preuve que le plus ordinairement ce fait se produit avec des animaux nouvellement achetés. Non-seulement M. Garreau a affirmé cette contagion dans ses différents écrits sur la matière (Voir *Mémoire couronné par la Société centrale vétérinaire* et *Rapport de M. Delafond*, 1851), mais encore elle résulterait de communications verbales nombreuses et des témoignages recueillis par nous auprès de plusieurs propriétaires dignes de foi. Voici quelques-uns de ces cas de contagion, qui se rapportent autant à ce qui concerne les lieux infectés qu'à l'influence actuelle des animaux malades.

En 1839, dit M. Garreau, chez M. Bataille, cultivateur, trois vachent meurent du charbon en quarante-huit heures, et là se bornent les pertes pour l'instant. Ce cultivateur fait nettoyer et désinfecter son étable par des lavages et des fumigations aromatiques. Deux jeunes vaches sont achetées par lui dans un pays où le charbon ne règne pas, et placées à l'entrée de l'étable, tandis que les anciennes vaches occupent le fond. Deux jours après, la fièvre charbonneuse se déclare de nouveau, et parmi les victimes qu'elle fait comptent les deux jeunes vaches. Ce que voyant, M. Bataille fait détruire ladite étable pour en faire construire une nouvelle dans un autre lieu. A partir de ce moment, le charbon disparut de la ferme.

M. Garreau, dans le mémoire cité, produit sept autres faits de la même nature, c'est-à-dire semblant établir que des animaux nouvellement achetés et provenant de localités indemnes du charbon, ont succombé à la maladie pour avoir habité des *lieux infectés* par la présence d'animaux charbonneux.

Mathieu (d'Epinal) a vu, de son côté, des animaux mourir du charbon, après avoir été introduits bien portants dans des étables ayant contenu des malades, bien qu'elles eussent été lavées, ratissées, blanchies à la chaux et demeurées vides depuis soixante-dix jours.

D'après Roche-Lubin, un cultivateur de l'Aveyron, après avoir perdu six vaches sur huit qui habitaient la même étable, introduisit quatre nouvelles vaches dans cette étable, le trente-deuxième jour. Ces vaches provenaient d'un pays exempt de la maladie, et cependant trois moururent dans l'espace de vingt-deux jours. Un autre propriétaire de la même localité, qui avait perdu deux vaches du charbon, fit nettoyer, râcler, badigeonner son étable, et y brûla des plantes aromatiques, puis la laissa ouverte pendant la nuit durant trente et un jours. Au bout de ce temps, le fils du propriétaire fit séjourner dans cette même étable, et cela l'espace de quelques heures seulement, un petit troupeau de trente moutons. Le surlendemain on y comptait quatorze victimes.

A l'appui de ces faits, le même auteur rapporte les expériences suivantes :

Dix-neuf bœufs étaient morts de la fièvre charbonneuse en vingt-huit jours, dans une étable de 24 mètres de longueur sur 12 de largeur. L'étable fut fermée le plus exactement possible, sans avoir été désinfectée, et après vingt jours on y logea quatre brebis, dont trois succombèrent le cinquième jour de leur présence. L'étable fut refermée, et le trentième jour on y introduisit de nouveau deux brebis, un porc et une ânesse. Celle-ci succomba le onzième jour et les deux brebis le quatorzième.

C'est encore à M. Garreau et à Roche-Lubin que nous empruntons les faits qui prouvent, suivant eux, que le charbon peut se communiquer à distance par l'intermédiaire des débris cadavériques des animaux morts de cette affection.

Un cheval atteint d'une phlébite séjourne, dit M. Garreau, pendant trois heures dans une écurie où l'autopsie d'un mouton charbonneux a été faite. Il meurt du charbon le cinquième jour. Un autre cheval succombe encore le cinquième jour à la même maladie, après avoir été attaché pendant une heure à la porte entr'ouverte d'une écurie contenant le cadavre d'un mouton charbonneux.

On fait émigrer un troupeau dans lequel régnait le charbon, dans une ferme qui en avait jusqu'alors été exempte, et deux cadavres sont enfouis dans un champ. En labourant ce champ, la charrue ramène à la surface les débris des cadavres, et neuf jours après, les deux chevaux qui la traînaient succombent au charbon. Là encore un taureau s'échappe et va flairer la terre encore fraîche qui recouvre la fosse dans laquelle a été enterré, depuis vingt jours, un cheval charbonneux. Ce taureau meurt du charbon quarante heures après et infecte l'étable qu'il habitait.

Des nombreux faits de même nature recueillis par M. Garreau, nous ne disons rien, à cause de leur identité avec ceux-ci ; nous nous bornerons à faire remarquer qu'ils ont tous été observés dans les mêmes conditions, c'est-à-dire dans des localités où jamais encore le charbon n'avait été vu avant l'arrivée des animaux atteints. Nous nous abstiendrons également de citer en détail ceux rapportés par Gilbert, Roche-Lubin, MM. Boutet et Noquet, et cela pour la même raison. En fait de contagion, nous l'avons dit, la qualité des faits vaut mieux que leur quantité. Cependant, nous donnerons place encore aux deux suivants, à cause des conditions particulières qui les accompagnent.

Le premier est emprunté à Roche-Lubin, et a été recueilli après la mort des dix-neuf bœufs dont il a été déjà parlé. « De concert avec M. Anduze, dit cet auteur, huit jours après l'enfouissement du dix-neuvième bœuf, nous attachâmes deux brebis à quarante pas de distance des fosses qui contenaient les dix-neuf victimes. Le vent du nord souffla peu d'heures après, et par hasard les deux brebis se trouvèrent placées sous son influence contagifère pendant huit heures ; le *septième jour*, les brebis sont infectées et succombent. *Les fosses avaient trois pieds de prodeur, bien recouvertes avec la terre*, des buissons et des pierres pour éloigner les chiens et les oiseaux de proie.

Le second fait est consigné dans une brochure publiée il y a quelques années, sur le charbon, par M. Gillet, vétérinaire à Valençay (Indre). En voici les détails. En octobre 1855, M. Dugomy, sur les conseils de deux vétérinaires, dit M. Gillet, fit émigrer un troupeau de deux cents bêtes ovines, atteintes de charbon, dans le domaine voisin de celui de M. Thury, de Famerville, lequel comporte une vaste étendue de landes de bruyère. M. Sibou, régisseur de M. Thury, accepte ce troupeau, sur l'affirmation de M. Dugomy, qui assure que les vétérinaires consultés ont déclaré que la maladie n'est pas contagieuse. Le troupeau malade est placé dans une bergerie attenante à celle où loge le troupeau de M. Thury. Trois des bêtes émigrées meurent dans la première semaine, et huit du troupeau de Famerville, que M. Dugomy achète alors en entier et conduit dans sa ferme.

Malgré le départ de son troupeau, M. Thury ne trouva pas moins, deux jours après, une vache morte du charbon dans son étable, puis, dans la même semaine, trois autres vaches, puis un bœuf, puis deux juments.

Après de pareils faits, il semblerait que la question de contagion à distance ne puisse pas être considérée comme douteuse. Pourtant telle n'est point l'opinion de tous les vétérinaires, et, comme nous l'allons voir, il s'en faut de beaucoup que cette question soit complétement résolue, ainsi que le prouva la discussion qui eut lieu il y a quelques années, à cet égard, à la Société centrale de médecine vétérinaire.

Bon nombre d'exemples négatifs ont été produits à cette occasion. Sans leur accorder plus d'importance qu'ils n'en ont réellement, nous devons cependant les rapporter ici.

Barthélemy aîné, ancien professeur à Alfort, ne croyait point du tout à la contagion du charbon, et il appuyait sa conviction sur de nombreuses expériences dans lesquels il avait fait cohabiter des animaux sains avec d'autres auxquels il avait inoculé la maladie, sans avoir pu jamais la faire naître chez les premiers.

Les mêmes expériences ont été répétées avec les mêmes resultats par Renault. De plus, dans un local de 6 mètres carrés, habité par des moutons, des débris cadavériques charbonneux ont été placés au-dessus de la tête de ces animaux, où ils étaient suspendus; on les a renouvelés pendant une quinzaine de jours, et jamais aucun fait de contagion ne s'est produit. La même expérience a été répétée un grand nombre de fois, et toujours avec un résultat pareil, dans des années et des saisons différentes. En outre, dans l'épizootie charbonneuse qu'il a été appelé à observer dans la Nièvre et dans l'Allier, aucun fait de contagion volatile n'a non plus été constaté.

De leur côté, MM. Magne, dans la dissertation qu'il a faite devant la Société centrale, en 1847; Ardouin, vétérinaire à Rochefort, dans le bon mémoire qu'il a publié sur le charbon enzootique du marais de Marennes; Caussé, de Castelnaudary (*Journal des vétérinaires du Midi*); Goux (*Rapport au préfet de Lot-et-Garonne*); Donnariex, vétérinaire à Saint-Fargeau (Yonne) (*Mémoire récompensé par la Société centrale*, 1857), se prononcent sans la moindre hésitation pour la non-contagion.

Nous savons que les négations, en fait de contagion, n'ont pas par elles-mêmes une grande valeur, et qu'en présence de faits positifs bien observés, cette valeur devient tout à fait nulle. Mais il suffit d'une sérieuse dissidence sur ce point pour rendre indispensable un examen approfondi de ces derniers. Or, ainsi qu'on vient de le voir, c'est ici précisément le cas. Nous devons donc discuter la validité des faits de contagion que nous avons rapportés, afin de savoir jusqu'à quel point ils sont bien réels et ne pourraient pas être plus logiquement attribués à une autre cause.

Une chose frappe tout d'abord, lorsqu'on les examine de près. C'est qu'ils ont la plupart pour point de départ des cas de *charbon épizootique*, et que, par conséquent, il est bien difficile de savoir au juste si le développement de la maladie sur les animaux sains en apparence n'est pas dû à cette dernière influence, plutôt qu'à la contagion. Les exemples de non-contagion, au contraire, ceux surtout qui ont un cachet véritablement expérimental, sont relatifs au charbon sporadique développé spontanément ou par suite d'une inoculation directe. Et puis, dans les faits de contagion cités, on voit le charbon apparaître après quelques heures, suivant les uns; après douze, vingt-quatre, trente-six heures, suivant les autres, et même les animaux succomber dans ce court espace de temps. Or, dans le cas d'une inoculation directe, le charbon ne se montre ordinairemnet, au plus tôt, qu'après vingt-quatre à trente-six heures, ainsi que cela résulte des expériences de M. Garreau, comme de celles de Renault; et de plus, dans ce cas, les animaux ne meurent guère que quatre à cinq jours, au plus, après avoir été inoculés. Dans d'autre cas, l'influence contagieuse invoquée remonte à une époque tellement éloignée qu'il n'est pas possible de l'admettre. Peut-on, en effet, croire qu'elle persiste au delà d'un an, ainsi que cela aurait eu lieu dans les faits rapportés par Cabantous (de Rhodez), Roche-Lubin, Gellé? Évidemment non, et, dans toutes ces circonstances, il est tout aussi rationnel d'attribuer l'apparition du charbon à l'influence épizootique, aux causes ordinaires de cette maladie, dont l'absence n'a d'ailleurs pas été notée, qu'à la contagion, comme l'établissait fort bien, du reste, M. Magne, au sein de la Société centrale, en répondant à des faits cités par M. Delafond. Il s'exprimait ainsi :

« M. Delafond a parlé, dans une des dernières séances, de trois moutons qui auraient contracté le charbon en passant dans un chemin où l'on avait traîné, le matin, des vaches mortes de la maladie. Mais comment n'y aurait-il eu que trois moutons de malades sur un troupeau de cent treize? Comment surtout ces trois malades n'ont-ils pas communiqué leur affection à une partie du troupeau? Voilà trois moutons qui absorbent assez de virus, en traversant un chemin, pour contracter le charbon, quoique le mauvais temps, qui avait obligé à déparquer ce jour-là, eût été peu favorable à la conservation du virus, et ils ne communiquent pas leur affection à d'autres moutons avec lesquels ils sont logés! On ne peut pas supposer qu'il y ait eu séparation avant la maladie, car le fermier, ignorant que ces moutons étaient malades, ne les a pas suffisamment surveillés pour s'apercevoir des premiers signes du mal. Cent dix moutons ont donc pu impunément respirer à pleines narines de l'air empoisonné, et il a suffi à trois autres animaux de la même espèce d'en flairer une gorgée en plein air pour devenir malades. N'est-il pas plus probable, s'il y a eu contagion, de l'attribuer à ce que les trois moutons ont foulé ou flairé, dans le chemin, un débris des cadavres infectés, ou qu'un animal vivant, un chien, un homme, un insecte, leur a communiqué le germe du mal qui les a fait mourir? » (*Recueil* 1847. *Discussion sur la contagion du charbon.*)

Ce raisonnement nous paraît inattaquable, et on peut l'opposer à la plupart des cas cités en faveur de la contagion indirecte du charbon, que nous ne voulons pas nier cependant. Pour nous, seulement, la question n'est pas résolue, et nous croyons qu'il est sage de conserver à cet égard des doutes, qui ont l'avantage de faire porter l'attention sur les autres causes de propagation du charbon, lesquelles sont toujours plus importantes que la contagion, quand même celle-ci serait réelle. Une croyance trop prononcée à cet égard aurait en outre l'inconvénient de porter l'administration à l'adoption de mesures sanitaires rigoureuses, dont les effets immédiats sont souvent plus dommageables aux intérêts publics que la maladie elle-même.

Toutefois, il ne nous répugnerait point d'admettre que le voisinage d'animaux malades, à une très-petite distance et dans un air confiné, pût entraîner des conséquences fâcheuses pour les animaux sains. Un animal malade exhale toujours, par les surfaces pulmonaire et cutanée, des matières qui ne peuvent être que nuisibles, et, dans le cas de charbon, ces matières peuvent fort bien être assez malfaisantes pour faire naître la même maladie, ainsi que tendent à l'établir les observations très-consciencieuses et si nombreuses de M. Garreau. On peut objecter qu'il ne s'agit pas alors de contagion véritable, mais bien d'infection. Il n'importe pour la pratique, car le résultat est le même, et nous n'avons pas à nous arrêter ici sur ces distinctions du langage scientifique.

Quant à la contagion par inoculation, elle est presque toujours certaine et ne fait plus doute pour personne. Toutefois, les expériences que nous avons tentées tendraient à établir que le virus du charbon perd de son activité à la suite de transmissions successives.

Les effets se produisent sûrement, que l'inoculation soit expérimentale ou accidentelle, peu importe.

Ainsi, le sang de rate se communique parfaitement par les morsures des chiens.

On sait comment les choses se passent le plus souvent dans les campagnes.

Un mouton meurt du charbon soit à la ferme, soit au parc ; il est, quelques instants après, dépouillé, puis il sert de pâture aux chiens ; les chiens, les dents encore ensanglantées, par conséquent imprégnées de virus charbonneux, s'en vont ensuite mordre un autre mouton, et de cette sorte l'inoculation charbonneuse est pratiquée.

Mais il est juste, il est sage de ne pas exagérer outre mesure les conséquences possibles de ces morsures de chiens.

Il ne suffit pas, en effet, dit M. Raimbert (*Congrès scientifique de France*, 36ᵉ session, tenue à Chartres, année 1869, p. 328), « que le virus soit mis en contact avec la peau pour produire le charbon, il faut encore qu'il en traverse les diverses couches épidermiques et atteigne le derme ; » autrement, s'il reste sur la peau ou sur la toison, il est complétement sans action.

C'est dire que, pour transmettre le mal, la morsure doit avoir lieu sur une partie du corps non couverte de laine, et ces parties sont assez rares chez le mouton, surtout chez les mérinos, qui composent presque exclusivement les troupeaux des localités à sang de rate, lesquels mérinos ont des toisons qui descendent jusqu'au bout des pattes.

Après avoir parlé des morsures de chiens, nous sommes tout naturellement amené à parler également des piqûres de mouches.

On a, dans ces derniers temps, fait beaucoup de bruit sur ces piqûres, et on leur a attribué dans le développement du charbon sur les animaux domestiques une part d'action qu'elles n'ont bien certainement pas.

Les expériences de MM. Raimbert et Davaine (Voir *Recueil de médecine vétérinaire*, année 1870, p. 152 et suiv.) sont très-curieuses, très-intéressantes sans doute, au point de vue scientifique ; mais au point de vue de la question dont il s'agit ici, elles n'ont qu'une très-mince valeur relative.

En effet, M. Raimbert « a enlevé à deux mouches bleues, qui étaient restées de douze à vingt-quatre heures sous une cloche avec du sang charbonneux, leur trompe, leurs ailes, et leurs pattes de devant et de derrière ; il a ensuite

inoculé à un cobaye *une trompe, deux ailes et quatre pattes,
et à un autre seulement une aile et deux pattes.* Ces deux
animaux sont morts au bout de soixante heures. Le sang
de leur rate et de leur cœur contenait de nombreuses bactéridies. »

M. Davaine, de son côté, a enlevé « *un lambeau de peau
gros comme une lentille* sur le cou d'un cobaye, près de la
nuque. Il a placé sur la plaie le bout des pattes, c'est-à-
dire le tarse et le métatarse de trois mouches qui avaient
été maintenues depuis la veille sous une cloche de verre
avec du sang charbonneux. Ce cobaye est ensuite placé
seul dans une cage, afin que d'autres ne le lèchent pas. Le
lendemain, un gonflement œdémateux très-prononcé existe
à la base de la plaie, et l'animal meurt au bout de trente-
quatre heures. L'autopsie et l'examen microscopique ont
permis de constater tous les caractères du charbon. »

Le même auteur a « introduit sous la peau d'un cobaye,
derrière l'oreille, *par une piqûre faite avec une aiguille à cataracte,* le suçoir d'une mouche qui avait été placée sous
une cloche de verre, depuis la veille, avec du sang charbonneux. — Au bout de vingt-quatre heures, une tumeur
œdémateuse s'est formée autour de la piqûre, et l'animal
est mort cinquante-trois heures après l'opération. — Par
l'autopsie et l'examen microscopique, tous les caractères
du charbon ont été reconnus. La tumeur développée au
point inoculé, dans ce cas comme dans le précédent,
était formée par de la sérosité qui contenait un grand
nombre de bactéridies. »

Est-ce ainsi que les choses se passent dans la pratique ?
Évidemment non.

Est-ce que, par hasard, les piqûres de mouches introduisent et laissent ensuite dans l'épaisseur de la peau du

mouton piqué *une trompe, une ou deux ailes et deux ou quatre pattes ?*

Est-ce que ces mêmes piqûres sont précédées d'*une extirpation d'un lambeau de peau quelconque,* de façon à avoir une petite plaie qui recevra et conservera, comme dans une véritable poche, le tarse et le métatarse de trois mouches ?

Est-ce que les mouches qui vont piquer les moutons ont *une aiguille à cataracte dont elles se servent pour faire un avant-trou* dans lequel elles déposent le virus charbonneux ?

Est-ce que, à défaut de cette aiguille, leur trompe peut traverser la peau du mouton pour déposer le virus dans son épaisseur ?

Puis, est-ce qu'il ne faut pas pour tuer un mouton une plus grande quantité de virus que pour tuer un cobaye, ainsi que l'a très-judicieusement observé M. Colin? (*Recueil de médecine vétérinaire,* année 1870, p. 199.)

Et si ce sont les mouches qui propagent le mal, comment expliquerait-on le développement du sang de rate en hiver, c'est-à-dire à une époque où il n'y a pas de mouches qui peuvent piquer ?

Comment expliquera-t-on également la cessation subite de la maladie à la suite de l'émigration, quand cependant le troupeau infecté rencontre dans la nouvelle ferme qu'il habite tout autant de mouches qu'il en existait dans celle qu'il a quittée ?

Enfin, des trois grandes espèces domestiques qui peuplent nos fermes, l'espèce ovine est celle qui, à cause de sa toison épaisse enveloppant tout le corps, est la [plus difficile à piquer par les mouches.

C'est, en outre, celle qui est la moins exposée aux plaies, l'espèce chevaline et l'espèce bovine ayant souvent des blessures, des excoriations dues à la pression du licol, de la selle, du collier, du joug, ou à des accidents survenus dans le travail, etc., etc., blessures sur lesquelles les mouches peuvent aisément et efficacement déposer le virus.

Eh bien! si les mouches ont auprès de nos animaux l'influence fâcheuse qu'on leur accorde, bien à tort selon nous, l'espèce qui fera le moins de pertes par suite du mal charbonneux, ce sera assurément l'espèce ovine, puisque c'est elle qui offre le moins de prise à leur piqûre.

Malheureusement pour la thèse que nous combattons, c'est le contraire qui a lieu, car les statistiques officielles établissent, ainsi que nous l'avons déjà dit, qu'il meurt du charbon cent moutons contre deux vaches et un cheval.

Convenons donc que, si les piqûres de mouches jouent un rôle quelconque dans la propagation du sang de rate, ce rôle est de la plus minime importance.

Enfin le sang de rate se communique non-seulement, ainsi que nous l'avons dit, du mouton au mouton, du mouton au cheval, au lapin, etc., mais encore, et ce n'est pas le côté le moins intéressant de la question qui nous occupe, il se communique du mouton à l'homme.

Le charbon de l'homme, plus connu sous le nom de *pustule maligne*, se liant ainsi par son origine au sang de rate, nous ne pouvons pas n'en pas dire ici quelques mots.

Le diagnostic de la pustule maligne est difficile au début; cependant on s'accorde à admettre que, dès les premiers instants, le mal s'accompagne d'une démangeaison agaçante qui excite fortement le malade à se gratter.

Là où se remarque cette démangeaison il survient aussitôt une petite vésicule ombiliquée, grosse comme un grain de millet, une tête d'épingle, vésicule qui contient une gouttelette de sérosité roussâtre ou citrine et qui est vite déchirée par le frottement qu'amène la sensation prurigineuse ci-dessus.

Au-dessous de la vésicule et à son centre, la peau, habituellement jaunâtre, devient brune, puis noire.

Ce point noir est dur, coriace.

Bientôt il apparaît de nouvelles vésicules qui décrivent autour de la première une auréole, un cercle plus ou moins régulier.

Le mal n'est pas douloureux à la pression des doigts.

Le tissu cellulaire sous-cutané présente un gonflement flasque, peu apparent d'abord, plutôt élastique qu'œdémateux.

Le centre de la petite tumeur est complétement exsangue quand, au contraire, les tissus sous-jacents sont le siége d'une vascularisation si développée que, à la suite des piqûres ou de l'extirpation par l'instrument tranchant, l'hémorrhagie est relativement considérable et presque toujours longtemps prolongée.

Enfin, le gonflement élastique augmente sensiblement. Les symptômes généraux viennent s'ajouter aux symptômes locaux, l'intoxication charbonneuse est complète ; le malade a des défaillances, son pouls est faible et irrégulier, il vomit des matières bilieuses en abondance, il a des sueurs froides, et, au bout de cinq, six, sept jours en moyenne, il meurt asphyxié si un traitement énergique et spécial, la cautérisation profonde, n'est pas venu apporter au mal un prompt et énergique remède.

Les caractères physiques qui précèdent sont ceux du véritable charbon.

Mais les médecins confondent et les auteurs décrivent souvent bien des maladies différentes ; il y a le charbon bénin, le charbon malin, etc.

C'est là une erreur analogue à celle des vétérinaires qui

reconnaissent deux variétés de sang de rate, celui dû à une pléthore sanguine et celui dû à une altération septique du sang.

De même que nous avons dit qu'il n'y avait qu'un seul charbon chez le mouton, le sang de rate ; de même aussi nous disons que, s'il y a quelques variantes dans la forme de la pustule maligne, variantes qui tiennent à la différence des diverses régions du corps sur lesquelles elle se développe, la maladie, malgré cela, est une.

Pour mettre fin à la confusion, il y a un moyen simple, c'est l'inoculation au cheval, au mouton, au lapin, l'Association médicale d'Eure-et-Loir, dans ses travaux déjà cités, ayant démontré que la pustule maligne de l'homme recèle en elle-même le principe septique inoculable préexistant chez les animaux qui le lui ont communiqué.

Toute pustule maligne qui ne s'inocule pas de l'homme aux animaux ne doit pas être regardée comme telle.

Si on veut bien maintenant considérer, ce qui n'est contesté par personne :

1° Que la pustule maligne existe dans les mêmes lieux que le charbon sur les animaux ; que, comme le charbon du bétail, elle est fréquente à la campagne, et rare à la ville ;

2° Qu'elle exerce ses ravages à la même époque que le charbon des animaux, en été et non en hiver, à moins de circonstances exceptionnelles ;

3° Qu'elle sévit sur les personnes qui, par la nature de leur profession, ont des rapports directs avec les animaux ou avec leurs dépouilles (vachers, bergers, tanneurs, bouchers, vétérinaires, etc., etc.);

4° Qu'elle attaque exclusivement les parties découvertes du corps : la main, le cou, la face, etc. ;

5° Qu'il suffit d'un traitement topique local, la cautérisation, pour la faire disparaître ;

On conviendra avec nous que le charbon de l'homme est primitivement local ; qu'il ne devient une maladie générale que consécutivement ; qu'il est le résultat de la contagion ; qu'il ne se produit et ne peut se produire spontanément.

Nous n'ignorons pas qu'il y a, à propos de la pustule maligne, quelques rares partisans de la doctrine de la spontanéité qui prétendent que le mal procède d'une cause interne, d'une altération générale de toute l'économie, dont la pustule maligne n'est qu'un caractère, qu'un symptôme extérieur ; mais, pour nous convaincre, nos adversaires devraient bien nous expliquer, ce qu'explique très-bien, très-clairement la doctrine contraire, celle de la contagion, pourquoi la pustule maligne sévit plutôt sur des personnes d'une profession déterminée que sur certaines autres ; pourquoi enfin une simple cautérisation locale, quand elle est faite à temps, suffit pour détruire complétement le mal.

Tant que cette explication ne sera pas fournie, nous ne pourrons pas admettre la spontanéité.

La logique, le bon sens, la saine raison, tout nous autorise jusqu'à présent à être et à rester contagioniste.

En résumé, donc, s'il n'est pas possible de nier la contagion directe des maladies charbonneuses, contagion qui s'effectue presque infailliblement par l'inoculation, la contagion à distance, dite par virus volatil, ne doit être admise dans la pratique que sous toutes réserves et en ne lui faisant qu'une part bien minime dans l'appréciation des causes de la maladie, jusqu'à ce que de nouvelles expériences ou des observations bien recueillies soient venues en démontrer l'existence mieux que cela n'a pu être fait jusqu'à présent.

II. — POLICE SANITAIRE.

USAGE DU LAIT. — Ce n'est guère que d'une manière accidentelle que le lait provenant de bêtes charbonneuses a pu être consommé ; car, sous l'influence de la maladie, la sécrétion laiteuse subit de telles modifications, le lait lui-même s'altère si promptement dans ses caractères physiques, que l'apparence seule doit suffire pour l'éloigner de la consommation.

Pourtant Gohier, dans ses *Mémoires*, rapporte qu'il a vu survenir une forte diarrhée chez un homme qui avait consommé du lait d'une vache charbonneuse. Il a vu le même fait se produire sur une famille de cinq personnes, et cela a été également constaté par M. Morris (*Compte-rendu de Lyon*, 1824).

Crisholm (*Recueil*, 1824) parle d'une petite fille de trois ans qui aurait présenté tous les symptômes du charbon pour avoir bu du lait d'une vache atteinte de la maladie.

Desplas, en outre (*Instructions vétérinaires*, t. II), a cité quelques exemples de transmission du charbon aux animaux par le lait, observés pendant le cours de l'épizootie du Quercy. Il est à regretter que des expériences n'aient pas été faites en vue de constater d'une manière précise les altérations que subit le lait dans ce cas et le degré de sa virulence aux diverses périodes de l'affection. C'est un point que nous signalons à l'attention des vétérinaires qui observent fréquemment des maladies charbonneuses.

USAGE DE LA VIANDE. — Ce que nous avons dit de l'anatomie pathologique des maladies charbonneuses et de la presque infaillibilité de leur contagion par le contact immédiat des matières imprégnées du virus charbonneux, suffirait pour faire prévoir que la viande des animaux qui en sont atteints ne doit pas être livrée à la consommation. La question de contagion à part, du reste, les modifications profondes qui se produisent dans les tissus, la rapidité avec laquelle la putréfaction s'empare de ceux-ci, aussitôt après la mort, sont des motifs suffisants pour qu'on ne cherche point à les exposer en vente. Néanmoins, pour rendre encore plus évidente la nécessité d'une abstention absolue, il est bon de relater les faits qui témoignent des dangers qui résulteraient pour l'hygiène publique de l'usage de la viande dont il s'agit.

Barbet (*Mémoire sur les épizooties*, p. 27) rapporte que, lors de l'épizootie charbonneuse qui régna à l'île Minorque, en 1756, tous les bouviers qui se nourrirent de cette viande succombèrent aux suites d'une *fièvre maligne*, accompagnée de *gangrène* au coude et au talon notamment.

Bertin (Paulet, t. II, p. 103) assure que, lors de l'épizootie de la Guadeloupe en 1774, les nègres qui mangèrent de la chair cuite des animaux atteints moururent après *deux ou trois accès de fièvre qui ressemblaient à ceux des fièvres humorales ordinaires*.

Worloch (*Epizootie de Saint-Dominique*) et Chisholm (*Épizootie de 1783 dans l'île de Grenade*) signalent des faits du même genre (*Recueil*, 1826).

Dans leur *Mémoire sur la pustule maligne*, Enaux et Chaussier citent l'exemple d'un homme qui succomba à une maladie de l'estomac après avoir mangé de la viande d'un animal mort du charbon.

Fauvel, vétérinaire à Rome (*Mémoires de la Société d'agriculture*, 1820), Verheyen (*Recueil*, 1847) rapportent des faits analogues. Le premier a vu périr trois des membres d'une famille composée de sept personnes, pour avoir consommé de la viande charbonneuse. Le second a puisé les faits qu'il cite dans les ouvrages allemands.

Il existe également des exemples qui prouvent que les carnassiers subissent, comme l'homme, l'influence pernicieuse dont il est question. Ainsi, Gilbert a vu le même jour mourir deux ours et un loup qui avaient mangé de la chair d'animaux charbonneux. A titre d'expérience, il en a fait consommer à des chiens qui ont également succombé. (*Mémoire sur les maladies charbonneuses.*) Desplas, Worloch, Godine (*loc. cit.*), Monsir (*Bulletin de la Société vétérinaire*, p. 175), Guillaume (*Société d'agriculture*, 1821), Thomas (*Comptes-rendus de Lyon*, 1816), H. Bouley (*Bulletin de la Société vétérinaire*, 1852), ont rapporté des faits semblables, et le dernier en ce qui concerne surtout l'usage de la viande par les porcs.

Tous ces faits sont donc suffisamment probants pour établir que, dans la pratique, il y a le plus grand danger à permettre la consommation des viandes provenant d'animaux charbonneux. A ce point de vue, il serait presque coupable de chercher à en atténuer la valeur. Mais il n'y en aurait pas moins de grands inconvénients à leur accorder scientifiquement plus de portée qu'ils n'on ont, et de les exagérer comme cela a été fait, pour en faire ressortir la nécessité de l'enfouissement absolu des cadavres prescrit par l'arrêt du 16 juillet 1784. Il importe en ceci, comme en tout, d'être bien fixé sur la réalité des choses, et de savoir, par conséquent, dans quelles limites les accidents dont il vient d'être parlé sont possibles. Nous verrons ensuite quelles conclusions il y aura lieu de tirer des connaissances acquises à ce sujet.

Duhamel parle d'un bœuf atteint de charbon qui communiqua la pustule maligne à quatre personnes, et dont la viande fut ensuite livrée à la consommation, après avoir été bien préparée par un boucher. Cette viande, ajoute-t-il, a été mangée rôtie ou bouillie par plus de cent personnes, qui l'ont trouvée fort bonne, et dont aucune n'en ressentit la moindre indisposition. (*Mémoires de l'Académie des sciences*, 1768, p. 315.)

Le même fait s'est reproduit en Bourgogne, au rapport de Thomassin. La chair d'un bœuf, dit cet auteur (*Dissertation sur la pustule maligne de la Bourgogne*), qui avait communiqué la pustule maligne au boucher qui l'avait préparée pour la consommation, fut mangée entièrement dans un village, et personne n'en fut incommodé. On trouve également dans les *Mémoires de l'Académie des sciences* (1767) un fait du même genre, rapporté par le chirurgien Morand. Deux bouchers avaient contracté la pustule maligne en dépeçant un bœuf dont la viande, mangée dans l'hôtel des Invalides, fut trouvée bonne par tout le monde, et n'incommoda personne.

Meyer, Mangin de (Verdun), M. Goux (d'Agen), ont cité des faits absolument identiques, et Parent-Duchatelet (*Rapport* lu à l'Académie de médecine en 1832) s'est prononcé pour la parfaite innocuité des viandes des animaux morts de n'importe quelle maladie. Du reste, dans les pays où règne le sang de rate, en Beauce notamment, il est de notoriété publique que les bergers, les équarrisseurs consomment et font consommer à leurs chiens de la viande ou des débris encore chauds des animaux qui ont été égorgés en plein état maladif ou en sont morts, et que jamais aucun accident n'en est résulté. Cela nous a été assuré sur les lieux mêmes. En outre, on sait que les animaux du Jardin des plantes sont impunément nourris avec de la chair provenant des bœufs, des vaches, etc., morts du charbon.

Si l'observation a fourni des faits nombreux d'accidents

occasionnés par la consommation des viandes charbonneuses, il faut donc reconnaître également, après cela,
qu'elle en a fourni qui montrent aussi l'innocuité de cette
consommation, et, par leur nombre, rendaient indispensable une étude plus approfondie de la question.

Déjà Barthélemy aîné avait expérimentalement fait consommer des viandes charbonneuses par des chiens et par
des cochons, sans avoir pu réussir à déterminer chez eux
le développement du charbon, lorsque Renault entreprit
une série d'expériences longues et minutieuses sur le même
sujet, et dont les résultats ont été communiqués à l'Académie des sciences en 1852. Ces résultats établissent de
la manière la plus formelle que le chien et le cochon peuvent manger, sans le moindre danger, de la viande charbonneuse. Il doit donc, à plus forte raison, en être ainsi
de l'homme, en considérant surtout que celui-ci ne la consomme qu'après une cuisson qui est le destructeur par
excellence de tout principe virulent; et, d'ailleurs, en
examinant de près les faits qui montrent que cette consommation a eu lieu sans accident, il est facile de s'apercevoir
qu'ils sont plus probants, mieux circonstanciés que ceux
qui tendent à établir le contraire.

Est-ce à dire, pour cela, qu'il faille autoriser la vente
des viandes provenant d'animaux charbonneux? Non, assurément, et la raison en est simple. C'est que, si, dans les
fermes où ces viandes ont été consommées sans danger,
dans les expériences qui ont été faites, leur innocuité a été
constatée, cela tient, à n'en pas douter, à ce que l'on était
bien fixé sur leur nature, et que des précautions ont été
prises pour leur manipulation. En laissant la liberté de
leur exploitation, on exposerait à contracter la pustule
maligne les personnes qui, ignorant leur provenance, se
mettraient, sans précaution, en contact avec elles. Lorsque

les animaux ont été tués au début de la maladie, il est le plus ordinairement impossible de constater dans la viande aucun signe capable d'en faire reconnaître la nature, et, comme cette viande s'altère avec la plus grande rapidité, ce serait exposer l'hygiène publique à des dangers réels.

Sans donc prétendre, comme cela a été soutenu, que des mesures doivent être maintenues pour rendre absolument impossible la consommation de la viande des animaux charbonneux, nous pensons qu'il suffirait de ne pas autoriser leur mise en vente; car, s'il est vrai, comme nous croyons l'avoir démontré, que l'observation et l'expérience se réunissent pour prouver que, dans des conditions données, cette consommation est sans danger, les inconvénients qui résulteraient d'une interdiction absolue, ainsi que nous le montrerons tout à l'heure, seraient bien plus graves que ceux qui peuvent accompagner accidentellement les infractions aux règlements en vigueur.

USAGE DES DÉBRIS CADAVÉRIQUES. — Aux termes de la législation, les peaux des animaux charbonneux devraient être tailladées et les cadavres enfouis dans des fosses de trois mètres de profondeur. Ainsi le prescrivent, comme on l'a dit, l'arrêt du conseil d'État du roi du 10 avril 1714, et celui du 16 juillet 1784. Mais ces arrêts sont, depuis longtemps, tombés en désuétude par la tolérance de l'autorité, et l'on voit aujourd'hui utiliser les débris charbonneux sur tous les points de la France, par les équarrisseurs, sans qu'il en résulte des inconvénients sensibles. Ces équarrisseurs, en gens du métier, prennent, à cet égard, des précautions dictées par l'intérêt de leur propre conservation : les peaux sont enlevées avec soin et desséchées dans un local spécial ; les chairs sont jetées dans de vastes chaudières ou soumises à des préparations qui doivent les transformer en engrais ; et il faut dire que ces manipulations sont, au demeurant, bien moins dangereuses pour la salubrité publique que ne le serait l'enfouissement des cadavres opéré par des personnes étrangères à la profession d'équarrisseur.

Du reste, l'avis que nous émettons à cet égard a été celui de l'Académie de médecine, consultée en 1832 par le ministre de l'agriculture sur cette question. La commission chargée de répondre au ministre conclut unanimement, par l'organe de Parent-Duchatelet, son rapporteur, que l'utilisation des débris cadavériques provenant des animaux atteints de maladies charbonneuses pouvait être tolérée sans inconvénient, et que, par conséquent, il n'y avait pas lieu de maintenir les dispositions rigoureuses de l'art. 6 de l'arrêt du 16 juillet 1784.

Cette opinion n'était point celle de Delafond. Dans son *Traité de la police sanitaire*, il la critique vivement, et conseille, au contraire, aux autorités de maintenir ces dispositions dans toute leur sévérité. Il ne semble point que ce conseil ait été suivi, bien que bon nombre de vétérinaires, dans leurs rapports administratifs, s'en soient inspirés. Et ce qui paraîtra au moins contradictoire, c'est que ce soient précisément ceux qui se montrent les plus grands partisans de la contagion par les émanations cadavériques qui se fassent les promoteurs de pareilles mesures. Il est pourtant bien certain qu'à ce point de vue même les dangers seraient bien amoindris en livrant tous les cadavres aux équarrisseurs.

Et puis, quand il s'agit de soustraire à la fortune publique une partie de ses ressources, de priver les malheureux qui perdent leur bétail de la compensation que leur offre le parti qu'ils peuvent tirer des débris, il y a lieu de s'assurer, avant d'adopter une pareille mesure, si le mal que l'on veut ainsi prévenir n'est pas bien minime et bien

aléatoire, en comparaison de celui que l'on produit à coup
sûr pour l'éviter. Or, ainsi que nous l'avons vu, l'usage
s'est montré en cela plus intelligent que la législation, et il
est désirable que celle-ci soit mise bientôt en conformité
avec lui.

MESURES DE POLICE SANITAIRE. — Les mesures législatives applicables aux maladies charbonneuses en particulier sont celles qui sont implicitement prescrites :

1° Par les arrêts du conseil d'État du roi du 10 avril
1714 et du 16 juillet 1784 ;

2° Par le décret de l'Assemblée constituante concernant les biens et usages ruraux du 6 octobre 1791 ;

3° Par les articles 459, 460, 461, 462 du Code pénal ;

4° Par le décret de l'Assemblée constituante, rendu sur
l'organisation judiciaire, des 16-24 août 1790, titre II,
article 3, lequel confie à la vigilance de l'autorité le soin
de prévenir et d'arrêter, par des précautions convenables,
les maladies épizootiques et contagieuses. Ces mesures,
dans toute leur rigueur, comporteraient l'obligation de la
déclaration, de l'*isolement* et de la *séquestration*, de la
marque, de l'*abattage*, de l'*enfouissement* et par conséquent
la défense de livrer à la consommation les animaux malades et d'utiliser leurs débris cadavériques. Elles enjoi-
gnent également la désinfection des lieux qui ont été
occupés par ces mêmes animaux.

De tout ce que nous avons dit précédemment, il résulte que, suivant nous, les seules de ces mesures qui
doivent être utilement appliquées sont celles qui se rapportent à la déclaration et à l'isolement. Ces deux précautions, en mettant le public et les possesseurs des animaux
en garde contre les dangers que pourrait leur faire courir
la contagion, sont suffisantes pour éviter les accidents, et
elles ont l'avantage de ne point porter atteinte aux inté-

rêts privés, au delà de ce qui est nécessaire pour sauvegarder l'intérêt général. Et encore y a-t-il lieu, selon nous, de faire une restriction pour ce qui concerne les bêtes à laine et de n'appliquer ces mesures que pour le gros bétail atteint de maladie charbonneuse.

Comment pourrait-on admettre, en effet, que, pour chaque mouton qui viendra à mourir dans un troupeau, il fallût aller faire une *déclaration* au maire de la commune, quelquefois à 3, 4, 5 kilomètres de distance, et employer à ce singulier service d'estafette un homme dont on aurait souvent le plus grand besoin pour des travaux urgents?

Comment! lors de la belle saison, un mouton étant mort, il faudrait abandonner la plaine pour ramener aussitôt le troupeau à la bergerie, afin de l'*isoler*, de le *séquestrer*, conformément à la loi; et le cultivateur, déjà bien malheureux, puisqu'il perd son bétail, serait en outre contraint d'abandonner le parc, le glanage, le parcours, la vaine pâture, c'est-à-dire le moyen de fumer ses champs et tout à la fois de nourrir ses bêtes de la façon la plus économique?

Avec la meilleure volonté du monde, nous ne pouvons pas admettre qu'il en soit ainsi.

Nous croyons, au contraire, qu'il faut tolérer l'émigration comme nous avons conseillé la tolérance pour la vente des dépouilles, ainsi que pour celle des troupeaux suspects ou malades, et voici nos raisons :

Le seul moyen efficace, jusqu'à ce jour, pour se débarrasser du sang de rate, lorsqu'un troupeau en est atteint, c'est l'émigration. Il y a là un effet dont l'explication scientifique n'a pas encore été fournie, mais néanmoins un effet certain, assuré, presque instantané.

Dans les premiers jours qui suivent le départ des lieux

infectés, il meurt, en route, quelques bêtes, 1 ou 2 pour
100 au plus, et, vingt-quatre ou quarante-huit heures
après l'arrivée du troupeau dans la nouvelle localité,
la mortalité cesse le plus souvent comme par enchante-
ment.

Et c'est en présence d'un pareil résultat si précieux,
résultat qu'on est à peu près sûr d'atteindre quatre-vingt-
dix-neuf fois sur cent, c'est, disons-nous, en présence d'un
avantage si marqué qu'on voudrait s'opposer aux bienfaits de l'émigration! Cela n'est pas possible.

Voici, en effet, ce qui adviendrait, bien certainement, si
l'on forçait à séquestrer les troupeaux atteints du sang de
rate. Les moutons restant dans le même milieu, soumis
aux mêmes influences locales, aux mêmes causes de maladie, continueraient de mourir; on condamnerait par là le
troupeau à perdre le quart, le tiers, la moitié des bêtes
qui le composent, quelquefois plus. Et cette mortalité
effrayante, occasionnée qu'elle serait par une maladie contagieuse, envahirait un beau matin l'étable, puis l'écurie,
puis la maison d'habitation.

Que serait-ce, comme cela aurait très-probablement lieu,
si à la séquestration l'on joignait l'enfouissement obligatoire, cette autre mesure du même temps, émanant de la
même erreur? La ferme deviendrait alors un véritable
foyer d'infection pour l'homme, comme pour les animaux,
dans tout le voisinage.

Ce ne serait pas tout. Après avoir perdu une grande
partie du troupeau, il faudrait bien combler les vides et
se procurer d'autres bêtes pour faire des engrais, à moins
de se résigner à n'avoir dans l'avenir que des récoltes
maigres, insuffisamment rémunératrices, et par conséquent de se voir une seconde fois frappé sérieusement
dans ses intérêts les plus chers. Que deviendraient les

nouvelles bêtes, quand on les aurait ainsi introduites dans une ferme qui recélerait en elle de si nombreux, de si puissants germes de contagion?

La gravité de la mesure saute à tous les yeux : nous n'avons pas besoin d'insister.

Mais est-ce à dire, pour cela, qu'il n'y ait à prendre aucune précaution? Loin de nous une pareille pensée.

Et d'abord faisons remarquer que, pour être efficace, l'émigration doit avoir lieu vers un lieu dont le sol offre une certaine différence avec celui du lieu qui a été abandonné; autant que possible vers une localité boisée, à sol humide, ou tout au moins frais, située au moins à 10, 15, 20 kilomètres. A cette distance, le troupeau malade n'ayant pas, en règle générale, le moindre droit de parcours ni de vaine pâture, on n'a pas à craindre qu'il vienne semer la contagion dans les diverses communes qu'il traverse, parmi les animaux disséminés au milieu des champs.

Faisons remarquer en outre que le troupeau qui émigre échappe à la surveillance du maître; qu'il se fatigue par la marche continuelle; qu'il est réduit à vivre de quelques brins d'herbe qu'il rencontre sur son chemin ou dans les fossés; qu'en conséquence il perd une certaine partie de son embonpoint; qu'enfin il ne produit pas le moindre engrais pour les besoins de la ferme. On comprendra aisément par là que l'émigration coûte cher au fermier qui y a recours et que, dès lors, elle ne peut pas dégénérer en abus.

Ces deux points importants étant bien établis, disons que, si dans le trajet parcouru il meurt quelques bêtes, le berger doit les enfouir profondément dans un champ voisin, ou, ce qui serait préférable, les faire enlever par l'équarrisseur, sans quoi il encourt l'application de l'article 6 de l'arrêt du conseil d'État du roi, du 16 juillet 1784 (500 francs d'amende).

Ajoutons encore que, si par suite de l'émigration blâmable dans un lieu non isolé, sur des terrains vagues et communaux, etc., etc., la contagion portait le sang de rate dans des troupeaux sains, le propriétaire des bêtes émigrées pourrait être civilement et correctionnellement responsable.

En résumé, s'il y a pour les troupeaux charbonneux quelques petits dangers à user de l'émigration, il y en a de plus grands à n'en pas user; aussi le Congrès scientifique de France, dans sa trente-sixième session tenue à Chartres, au mois de septembre 1869, a-t-il eu grandement raison d'émettre le vœu « que, malgré la contagion qui paraît constatée, il soit permis aux propriétaires d'animaux atteints du sang de rate de profiter des avantages incontestables de l'émigration, sans tomber sous l'application des règlements de police sanitaire, tout en restant dans le droit commun sous le rapport de la responsabilité civile. »

CHAPITRE XII.

MALADIE DU COÏT.

—

I. — Description pathologique.

Définition. — La maladie du coït est une affection peu connue dans sa nature, et qui se transmet, comme l'indique son nom, par l'acte de la génération. Elle ne reste pas limitée aux organes génitaux, elle envahit tout l'organisme, et y produit des désordres très-graves. Cette maladie n'attaque que les étalons et les juments ayant eu des rapports sexuels.

Synonymie. — La maladie du coït a reçu un grand nombre de dénominations : les unes sont fondées sur l'analogie de cette affection avec la syphilis ; les autres sont tirées de la prédominance de certains symptômes, qui ont plus particulièrement frappé les observateurs. Elle a été nommée par les Allemands : *maladie de concupiscence, maladie des Français* (Franzœsische krankeit), *syphilis, vérole, typhus vénérien.*

Erdely l'a appelée : *maladie pustuleuse et chancreuse maligne* (frambœsia morbus pustulosus) ; *maladie du Hanôvre* (Erdmann), parce qu'elle a fait de grands ravages dans cette contrée ; *épizootie chancreuse* (Héring) ; *maladie vénérienne du cheval* (ques venerea equis) ; *maladie chancreuse* (Pheit) ; *maladie de l'étalon* (Hertwig) ; *eczéma contagieux*

(Darsot) ; *maladie sourde du système nerveux, maladie de l'étalon, de l'accouplement* (Haxhausen) ; *maladie paralytique du cheval, paralysie épizootique, paraplégie épizootique* (Signol) ; *morve de l'appareil de la génération, cachexie lymphatico-nerveuse, phthisie nerveuse.* Les Arabes l'appellent *Dœauridh* (Signol), *el dourine* (général Dumas), *dourinu* (Bonsol).

SYMPTÔMES. — Au point de vue de la symptomatolgie, nous diviserons la maladie qui nous occupe en maladie bénigne et maligne. Nous l'étudierons chez la jument et l'étalon, et nous ferons ressortir la différence qu'il y a entre cette maladie étudiée en France et en Allemagne.

Maladie bénigne. — Jument. — Les symptômes généraux du début de la maladie sont souvent si peu accusés qu'ils n'attirent pas l'attention des propriétaires. Ils apparaissent généralement de vingt-quatre heures à huit ou dix jours après que la jument a été saillie. Celle-ci trépigne des membres postérieurs, agite la queue d'un côté à l'autre, se campe fréquemment pour uriner, et ne rejette qu'une petite quantité d'urine à la fois. Elle se frotte les lèvres de la vulve avec la base de la queue, et lorsqu'elle s'accule contre un mur, elle éprouve une sensation voluptueuse en se grattant. Le clitoris est souvent en érection, et vient faire saillie alternativement entre les deux lèvres de la vulve ; en un mot, il y a tous les caractères des chaleurs utérines. Or, comme c'est là un fait assez commun chez les juments aux époques du rut, il passe souvent inaperçu. On a beau renvoyer les juments aux étalons, l'orgasme génital ne se calme pas. C'est là un caractère qui doit éveiller l'attention de l'observateur, lorsque la maladie règne dans la contrée. Souvent, au début, on voit aussi un peu d'agitation, d'inquiétude, d'inappétence, de constipation ; mais ces symptômes sont si peu accusés qu'ils passent inaperçus dans la plupart des cas.

Les symptômes locaux consistent d'abord en une rougeur plus marquée de la muqueuse vaginale, une tuméfaction des deux lèvres de la vulve ; mais, ce qui frappe le plus, c'est l'écoulement de muco-pus par cet orifice. Il est d'abord peu abondant, et ne fait que rendre visqueuse la muqueuse vaginale et vulvaire. Puis il augmente, devient épais, gluant, blanc ou jaunâtre, ne tarde pas à se concréter autour de l'orifice vaginal, et salit même les parties environnantes telles que le périnée et la queue.

La muqueuse du vagin se fonce, devient rouge ou rouge violacée ; elle s'épaissit par l'infiltration de sa trame, de même que les lèvres de la vulve ; souvent un léger œdème descend plus ou moins bas dans la région périnéale.

C'est alors qu'on voit apparaître, non pas dans tous les cas, sur la muqueuse du vagin, de la vulve et du clitoris, de petites pustules miliaires se changeant bientôt en petits ulcères superficiels de 5 millimètres au plus d'étendue dans leur plus grande dimension. Ces ulcérations ne tardent pas à se cicatriser ; d'autres les remplacent, et s'accumulent ordinairement comme les premières sur le clitoris, dans la fossette naviculaire et près de la marge de la vulve.

Ces symptômes sont intermittents. Ils disparaissent pour quelques jours et reparaissent ensuite, mais il est à remarquer que, dans la plupart des cas, c'est pour s'amoindrir et disparaître enfin tout à fait.

Quelquefois la maladie bénigne s'accompagne de symptômes généraux qui la rapprochent un peu de la maladie dite maligne ; car, entre ces deux types, il n'y a pas une transition brusque, mais une transition insensible, qui fait que l'on va de l'une à l'autre par gradation, selon la gravité des symptômes généraux ou locaux. Ces symptômes généraux consistent en diminution de l'appétit, amaigrissement, faiblesse générale, flexion subite des membres postérieurs, empâtement de l'auge, éruption ecthymateuse.

La maladie bénigne guérit avec assez de facilité. Les symptômes diminuent de plus en plus et finissent par disparaître, sans laisser de traces de l'affection. Cependant, quelquefois après trois ou quatre mois, on peut encore voir un épaississement de la muqueuse vaginale. Ordinairement la maladie dure quatorze jours au moins et deux mois au plus.

Enfin, elle peut s'aggraver, surtout si les juments sont remises en contact sexuel avec des étalons malades ; c'est ce qui arrive lorsqu'elle a été méconnue : alors elle devient maligne.

Étalon. — Chez les étalons, les symptômes de la maladie bénigne ne sont pas aussi faciles à saisir. Il se passe quelquefois plusieurs semaines avant la manifestation d'aucun symptôme. D'autres fois, on voit apparaître, quelques jours après le coït, une inflammation œdémateuse indolente du fourreau. Cet engorgement est intermittent. On a vu dans quelques cas un œdème avec collapsus du pénis. La maladie bénigne de l'étalon peut s'aggraver et devenir maligne de la même manière que chez la jument.

Maladie maligne. — *Jument.* — La forme maligne, chez la jument, présente au début les mêmes symptômes que la forme bénigne : chaleurs utérines, léger engorgement des lèvres de la vulve, rougeur de la muqueuse, écoulement, etc., etc. Après trois ou quatre semaines, les symptômes s'accusent davantage. L'engorgement primitif de la vulve augmente et diminue tour à tour ; tantôt il reste limité aux lèvres, à la commissure inférieure; tantôt il descend dans la région du périnée jusqu'aux mamelles; d'autres fois il est unilatéral et donne un aspect difforme à la vulve.

La muqueuse est rouge, tuméfiée, avec des taches plus ou moins foncées d'un rouge bleuâtre et des rides très-accusées. On y voit les pustules miliaires et les cicatrices déjà signalées dans la maladie bénigne; la température de l'intérieur du vagin est augmentée. Sur la face externe des lèvres, le périnée, la face interne des fesses, on a vu souvent des pustules ecthymateuses lenticulaires auxquelles succèdent de petites plaies circulaires qui se cicatrisent facilement.

Il y a un écoulement catarrhal, par la vulve, d'une matière visqueuse, gluante, d'un blanc sale, souvent sans odeur bien marquée. Il augmente surtout après l'accouplement, après des efforts tels que ceux occasionnés par la toux, la marche, l'émission de l'urine, qu'il précède, accompagne ou suit. La matière qui s'écoule adhère aux poils, salit la queue, le périnée, la face interne des cuisses, les jarrets; elle s'y dessèche en formant des croûtes jaunâtres ou brunâtres. Plus tard, elle est douée de propriétés irritantes, ce qui est dû à un acide libre, et elle produit des dépilations dans les points où elle est en contact avec la peau.

Puis le flux change de caractères, devient épais, purulent, jaune verdâtre ou rougeâtre, et dégage une odeur forte et désagréable.

La vulve et la muqueuse vaginale se modifient également et prennent une teinte marbrée; les lèvres s'écartent, le clitoris hypertrophié apparaît à la commissure inférieure; tous ces organes ont une consistance lardacée;

enfin l'ouverture vaginale, difforme et béante, ressemble à l'anus des vieux chevaux.

Les juments qui ont conçu avortent ordinairement vers le troisième ou le quatrième mois de la gestation, mais la maladie n'en suit pas moins sa marche. Lorsque le fœtus se développe complétement et que le terme de la gestation arrive, les juments ne mettent bas que des poulains chétifs, mal conformés, morts-nés ou qui meurent quelques heures après. Les exceptions sont fort rares.

L'émission de l'urine produit un prurit et réveille les chaleurs utérines au début de la maladie; au fur et à mesure que cette dernière progresse, l'urine devient épaisse, filante, chargée de sels qui se déposent sur les lèvres de la vulve, la fossette naviculaire et le clitoris.

Voilà l'exposé des symptômes locaux les plus saillants de la maladie maligne. Ils ne se présentent pas tous, et, dans tous les cas, avec la même intensité; il y a à cet égard de grandes différences individuelles, et il arrive même, dans quelques cas, que les symptômes locaux sont à peine visibles. Quant aux symptômes généraux, ils marchent dans l'ordre suivant : amaigrissement, boiterie, perversion du système nerveux, paralysie, marasme, morve, farcin, mort.

Si la guérison arrive, c'est que la maladie n'a pas été très-accusée. Les phénomènes morbides diminuent, l'amaigrissement s'arrête, la vigueur revient; enfin les symptômes disparaissent tout à fait ou à peu près, car il reste souvent une paralysie des lèvres de la vulve, avec un gonflement de la muqueuse du vagin. Cette guérison assez rare peut survenir après sept, huit, dix mois et même plus. M. Lafosse, dans ses expériences, a vu un cas de guérison n'arriver qu'après dix-neuf mois.

La durée de la maladie maligne est très-variable. On a

vu survenir la mort après cinq mois, un an et même deux ans de maladie. Souvent on en abrége le cours en sacrifiant les animaux ; quelquefois aussi des maladies intercurrentes viennent hâter la terminaison.

Étalon. — Les symptômes du début sont souvent si peu marqués chez l'étalon, qu'ils passent inaperçus, surtout lorsqu'on n'est pas prévenu que la maladie existe dans la contrée. C'est qu'elle est bizarre dans ses premières manifestations ; tantôt elle apparaît d'emblée, ou elle reste inaperçue pendant un temps très-long ; d'autres fois, après être restée latente, elle ne se réveille qu'à la suite de l'excitation des organes génitaux dans le coït.

Un des premiers symptômes est l'engorgement œdémateux du fourreau ; ce repli cutané augmente de volume ; l'infiltration s'étend en arrière jusqu'au niveau des bourses, qui restent saines ou s'engorgent légèrement ; en avant, l'œdème reste limité à la région prépuciale, et forme un bourrelet demi-circulaire ; quelquefois l'engorgement se propage sous le ventre et jusqu'au sternum ; la peau de ces régions est alors infiltrée et épaissie.

L'œdème du fourreau est pâteux, indolent ; la peau est luisante et comme vernissée ; à la surface, on ne voit ni élevures, ni érosions, ni cicatrices.

Ce symptôme reste souvent le seul visible pendant un temps très-long. On a vu des étalons ne présenter qu'un engorgement œdémateux du fourreau pendant huit, dix, douze mois, et cependant être atteints de la maladie du coït, dont les autres caractères se sont révélés plus tard.

A la surface externe du fourreau, on a remarqué, dans un cas, à l'École d'Alfort, deux petites surfaces dénudées, arrondies et d'un diamètre de 1 centimètre. La cicatrisation a été rapide.

Ces symptômes locaux s'accompagnent, après uu certain

temps, de symptômes généraux ; il y a un peu de tristesse, de piétinement, de maigreur, mais l'appétit est conservé.

Plus tard, l'observation démontre que les caractères tirés des organes génitaux sont loin d'être uniformes. Chez les uns, les testicules restent sains, insensibles, roulants dans leurs enveloppes, lesquelles sont souples et étrangères à l'infiltration du fourreau ; chez les autres, ils sont plus volumineux, pendants, et accusent une sensibilité morbide plus ou moins prononcée.

Pour examiner le pénis, le moyen le plus simple est de présenter des juments aux étalons. Au début de la maladie, ils ont encore conservé tout leur ardeur ; mais, plus tard, cette ardeur diminue, et ce n'est souvent qu'après un temps assez long de préparation et des essais infructueux qu'ils peuvent s'accoupler.

La verge, dans son état complet d'érection, ne présente, dans beaucoup de cas, rien d'anormal. Quelquefois la muqueuse est plus rouge, surtout au niveau des rides transversales ; elle saigne même parfois sur quelques points ; mais ce n'est pas là une véritable lésion de la maladie du coït ; car elle est commune, pendant la monte, sur les étalons qui saillissent souvent. D'autres fois la verge reflète une teinte légèrement bleuâtre, violacée. Sur ce fond se dessinent de larges plaques de forme généralement elliptique, dont le plus grand diamètre varie de 1 à 2 centimètres ; elles ont une couleur beaucoup plus foncée que le reste de la muqueuse : on dirait des taches ecchymotiques ; elles ne font ni saillies ni dépressions. -- D'autres taches bien apparentes, d'autant plus nombreuses qu'on les considère plus près de la tête du pénis, se dessinent avec des caractères particuliers ; elles ont une teinte d'un blanc jaunâtre qui tranche sur la couleur de la muqueuse ; leur diamètre varie de 2 à 4 millimètres. Les bords sont nets et de niveau avec les parties environnantes. Ces taches rappellent très-bien des cicatrices de petits ulcères superficiels. Il est bien probable qu'elles proviennent de vésicules qui se sont détruites.

Jamais on n'a vu dans la plaine de Tarbes, comme l'ont signalé Erdely, Pheitz et Wirth, en Allemagne, ni ulcères chancreux, ni tumeurs paraissant être de la nature du champignon.

Le pénis s'infiltre assez souvent, la tête augmente considérablement de volume, au point de rendre la saillie difficile et même impossible. Des observateurs ont constaté une atrophie du pénis et des testicules.

Lorsque les étalons viennent de couvrir les juments, on a remarqué, après que l'orgasme génital s'est dissipé, que la verge ne rentre pas complétement dans le fourreau; on voit alors un état de demi-érection qui dure des heures enières; le pénis, mou et ridé, est pendant d'une longueur de 8 à 10 centimètres.

Généralement, l'expulsion de l'urine est assez fréquente, elle exige un temps de préparation quelquefois très-long, et des efforts qui ont paru pénibles chez des étalons. L'animal se campe, écarte les membres abdominaux, la verge devient pendante, et ce n'est souvent qu'après la répétition de ces manœuvres que l'urine s'écoule. L'émission a lieu par un jet petit, non interrompu, de la grosseur d'un tuyau de plume. L'urine est épaisse, jaune, filante, elle ressemble à de la synovie. Nous y avons souvent constaté la présence de l'albumine.

Après que l'urine s'est écoulée, l'animal trépigne comme si la présence de ce liquide dans le canal de l'urèthre avait occasionné de la douleur.

Tels sont les symptômes locaux; revenons maintenant aux symptômes généraux.

La maladie peut rester pendant longtemps limitée à l'engorgement du fourreau ; mais, plus tard, on s'aperçoit que les animaux ont moins de vigueur, qu'ils restent couchés plus longtemps, et manifestent une ardeur moins soutenue à l'approche des juments. Cependant l'appétit est bon, et la digestion se fait comme à l'état normal. Néanmoins, les animaux maigrissent, non pas rapidement, mais d'une manière insensible, et qui ne devient évidente qu'après plusieurs semaines ou plusieurs mois. La peau est adhérente, les poils sont ternes et piqués. Les reins sont très-sensibles et s'abaissent à la moindre pression.

On voit bientôt survenir dans la marche une difficulté accusée. L'irrégularité consiste d'abord en un balancement de la croupe et une faiblesse de tout le train postérieur. Au repos, la station est fatigante. Les animaux reposent alternativement sur les deux membres abdominaux, mais l'appui est de courte durée, et on l'a vu se renouveler vingt à trente fois par minute.

Plus tard, les animaux exercés au trot semblent affectés d'un effort de reins ; la croupe est vacillante, elle fléchit, ainsi que les jarrets, quand on arrête brusquement les animaux. Il y a une boiterie très-accusée des membres postérieurs ou d'un membre antérieur, mais, le plus souvent, la boiterie a son siége dans le membre postérieur droit. Les articulations des hanches sont douloureuses ; à chaque battue, les pieds postérieurs se relèvent subitement comme dans les éparvins secs ; quelquefois la faiblesse est telle que les animaux se laissent tomber sur le sol comme une masse inerte.

Ces symptômes sont intermittents : tel cheval qui boite aujourd'hui a une marche régulière après deux ou trois semaines ; puis la boiterie reparaît, diminue ou augmente jusqu'à ce qu'enfin la faiblesse soit telle que la mort s'en suive.

Il y a engorgement et tuméfaction des ganglions de l'auge et de l'aine ; un léger jetage par les deux narines ou par une seule. Les yeux sont pleureurs.

Lorsque la maladie a fait des progrès, l'appétit est très-variable, capricieux ; les animaux mangent avec lenteur, oublient souvent entre leurs lèvres le foin qu'ils ont tiré du ratelier ; on dirait que leurs mâchoires sont fatiguées.

La muqueuse buccale devient pâle ou d'un jaune plombé ; on a vu dans un cas une ulcération à la mâchoire supérieure et au-dessus des incisives ; mais la cicatrisation en a été rapide. La digestion est bonne, ou il y a de légères constipations.

La respiration est normale jusqu'au dernier moment de la vie, à moins qu'il ne survienne des complications du côté des voies respiratoires. La pituitaire reflète une teinte jaune comme la muqueuse buccale ; des points rouges sont disséminés à sa surface. Il y a un jetage muqueux plus ou moins abondant.

Au début et dans la période d'augment, rien d'anormal dans la circulation ; mais, avec la maigreur, le pouls devient accéléré, petit et mou. Les conjonctives infiltrées ont une teinte rouge jaunâtre avec un reflet terne. Les yeux sont pleureurs et chassieux, les paupières abaissées, sensibles et tuméfiées ; en un mot, il y a tous les signes d'une conjonctivite symptomatique dont l'intensité est très-variable.

Dans le courant de la maladie, on a vu survenir chez quelques étalons des symptômes assez remarquables : ce sont des démangeaisons aux membres postérieurs qui persistent jusqu'à la mort, et qui portent les étalons à se mordre le paturon et la fourchette au point de faire naître des plaies très-graves. D'autres fois les étalons saisissent à pleines dents les barreaux de leur box, en secouant violemment la tête comme pour les arracher; on a vu ainsi les dents se briser dans leurs alvéoles.

MARCHE. — DURÉE. — La marche de la maladie est lente, et elle n'arrive à sa fin heureuse ou malheureuse qu'après plusieurs mois et même plusieurs années. Elle est sujette à des intermittences, des rémissions ou des paroxysmes.

Ainsi, la maladie peut rester limitée pendant cinq, huit mois et même un an au fourreau, où elle se manifeste par un engorgement, puis l'œdème diminue, peut même disparaître et faire croire à une guérison. Il n'en est rien, la maladie se réveille sous l'influence de certaines causes, et apparaît avec des caractères plus tranchés.

Ainsi donc, il faut se méfier de la guérison apparente de cette maladie qui est lente, insidieuse, chronique dans sa marche, et qui, quelquefois, se larve si bien qu'il est difficile, impossible même d'être assuré de son existence. Aussi la conséquence pratique à en tirer est de veiller avec attention sur les animaux qui ont le fourreau engorgé depuis longtemps, sans causes connues, qui faiblissent du train postérieur, boitent, maigrissent tout en conservant l'appétit, qui proviennent de localités où la maladie a régné ou lorsque celle-ci règne dans la localité même, car la maladie, quoique latente, n'en a pas moins ses propriétés contagieuses.

La durée est très-variable; elle est comprise entre trois mois au moins et trois ans au plus. Voici, d'ailleurs, un tableau qui en donnera un aperçu. Les quatre étalons qui suivent sont venus mourir à Alfort. Nous possédons les commémoratifs très-bien détallliés du début de la maladie.

ÉTALONS.	DATE à laquelle ils ont été reconnus malades.	DATE de leur entrée à l'Ecole d'Alfort.	DATE de la mort.	DURÉE de la maladie.
Aureilhan.......	août 1856.	18 février 1858.	6 octobre 1858.	2 ans 2 mois.
Meschcd........	12 août 1856.	29 mars 1858.	5 juillet 1858.	1 an 11 mois.
Aba-Leileh	1er sept. 1857.	17 février 1858.	27 mai 1858.	1 an 8 mois.
Fitz-Carolus....	1er juillet 1857.	27 mars 1858.	24 mai 1858.	11 mois.

TERMINAISON. — La terminaison est presque toujours funeste. Ce qui frappe vers la fin de la vie, c'est la maigreur extrême, le marasme hideux des animaux ; tout le système osseux est en saillie ; la région spinale est tranchante, les hanches sont pointues, et les côtes font ressortir la profondeur des espaces intercostaux. Ce qu'il y a de remarquable dans cet amaigrissement, c'est que le train postérieur a diminué dans une proportion bien plus sensible que le train antérieur ; quelquefois même un des côtés de la croupe est plus émacié que l'autre.

Les ganglions ont encore augmenté de volume. Dans la plupart des cas, aucun symptôme nouveau n'apparaît du côté des organes génitaux. L'urine devient plus épaisse, filante, sanguinolente dans les derniers moments. La chaleur et l'acide azotique ne produisent aucun précipité, preuve évidente qu'elle ne contient plus d'albumine ; il se forme seulement un léger flocon qui surnage, et qui est dû aux épithéliums des conduits urinaires.

On a vu apparaître, dans la dernière période de la maladie, des abcès des ganglions de l'auge, de l'anus, le trouble des yeux avec opacité et ulcération de la cornée, des fractures des côtes, des sueurs visqueuses agglutinant les poils, des pustules ecthymauses sur différentes parties du corps.

La paralysie du train postérieur s'accuse davantage ;

quelquefois il survient une paralysie des oreilles, des lèvres, des paupières, qui peut revêtir les caractères de l'hé-
miplégie.

Quelques étalons ont présenté des symptômes nerveux
remarquables. A l'approche d'une jument, ils sont saisis
d'un tremblement général qui a quelque chose de spasmo-
dique, et qui est sans doute dû à l'excitation vénérienne ;
les muscles de l'encolure se dessinent sous la peau ; la tête,
étendue sur le cou, est ébranlée convulsivement ; les mâchoires rapprochées exécutent des mouvements de latéra-
lité ; on entend des grincements de dents ; les paupières,
fortement écartées, laissent à découvert une grande partie du globe oculaire, et la sclérotique se montre avec une
teinte jaune clair ; comme dans les accès épileptiformes,
les yeux pirouettent sur leur axe ; la respiration est ron-
flante, nerveuse, les naseaux dilatés Ces phénomènes persistent jusqu'à ce que la surexcitation ait donné aux étalons assez de force pour essayer d'accomplir le coït.

Plus tard, l'approche d'une jument ne produit plus que
des tremblements nerveux ; l'ingestion de l'eau froide les
fait naître aussi. L'appétit pour les solides diminue, la soif
augmente. La voix, dont le timbre a diminué de sonorité
au fur et à mesure que la maladie a progressé, ne s'entend plus qu'à une faible distance : c'est un hennissement
rauque et nasillé.

Les battements du cœur sont forts, le pouls petit et
serré. Le sang, retiré de la jugulaire, se divise en deux
caillots dont la séparation n'est pas bien tranchée ; la
couenne ne présente que le tiers ou la moitié du caillot
noir ; après vingt-quatre heures, on constate beaucoup de
sérum.

Les examens microscopiques du sang pendant la vie
sont peu nombreux ; on a remarqué cependant qu'à une

période avancée de la maladie les globules se réunissent en groupes de forme polygonale. Ils sont foncés; leur noyau a disparu, leur contour est chagriné.

Enfin, il arrive un moment où l'épuisement des animaux est tel qu'ils s'affaissent sur leurs membres postérieurs, et prennent l'attitude du chien assis sur ses fesses.

Les membres abdominaux sont placés dans l'abduction la plus complète, ce qui ferait croire à une fracture des deux fémurs, au voisinage des articulations coxo-fémorales, ou encore à la rupture des ligaments coxo et pubio-fémoraux. La face décharnée, grippée, les yeux caves expriment la souffrance et l'agonie. Les animaux reposant sur le pubis et l'abdomen, font d'inutiles efforts pour se relever. Si on les aide, à peine sont-ils debout qu'ils retombent dans leur position première. La respiration devient profonde, les battements du cœur sont forts, la chaleur diminue. Des piqûres profondes dans la région postérieure ne déterminent plus de douleur. La mort ne tarde pas à mettre fin à cet état.

Dans la plupart des cas, les affections morvo-farcineuses viennent terminer la maladie, et, en provoquant la mort des animaux, avancent de quelques semaines la terminaison fatale. On voit alors une glande de morve avec des caractères très-accusés, des cordes et des boutons farcineux, des ulcérations, un jetage jaune verdâtre, glaireux, adhérent; en un mot, les lésions caractéristiques de la morve et du farcin.

Le symptôme le plus saillant qui différencie la maladie du coït observée en France de celle décrite en Allemagne, c'est l'apparition de tumeurs cutanées dès le début de la maladie. Les Allemands, en effet, ont parlé de ces tumeurs circonscrites dans la peau, qui apparaissent d'abord sur la croupe et ensuite sur le reste du corps. Ces tumeurs se distinguent de celles du farcin en ce qu'elles ont leur siége dans la peau, tandis que les tumeurs farcineuses sont placées sous le derme. Elles sont circulaires, mesurent 3 à 9 centimètres de diamètre; les bords sont bien délimités et jamais confluents.

Cette apparition de tumeurs coïncide avec la période d'incubation et d'invasion.

Mais ces tumeurs ne persistent pas durant toute la maladie; il y a délitescence, réapparition.

La sensibilité de la peau n'a pas augmenté dans les points tuméfiés; elle est un peu épaissie, et le tissu cellulaire sous-cutané infiltré de sérosité.

Quelquefois ces tumeurs sont accompagnées d'une inflammation érysipélateuse sur l'une ou l'autre partie du corps, et il n'est pas rare de voir apparaître la phymatôse.

Les autres symptômes généraux ou locaux sont les mêmes à peu près. Cependant il y a des auteurs allemands qui ont singulièrement exagéré les symptômes locaux. Persuadés que la maladie du coït avait la plus grande analogie avec la syphilis, ils ont reconnu un écoulement blennorrhagique et des chancres sur le pénis. Cela pourrait bien être des tumeurs fibreuses (cancroïdes) et non de véritables chancres.

ANATOMIE PATHOLOGIQUE. — *Tissus musculaire et cellulaire.* — Le tissu cellulaire sous-cutané se montre avec une teinte jaunâtre; des épanchements sanguins, résultat de l'hypostase cadavérique existent sur le côté resté en contact avec le sol. Tous les muscles, et surtout ceux des régions croupienne, crurale antérieure, crurale interne, lombaire, ont une teinte lavée; ils ressemblent à de la viande bouillie par leur couleur pâle et la facilité avec laquelle les doigts les pénètrent. Plusieurs ont subi la régression graisseuse que l'on observe dans les paralysies anciennes.

Quelquefois on voit dans les interstices musculaires une sérosité abondante, jaunâtre et gélatiniforme (gommes syphilitiques); d'autres fois, ce sont des infiltrations noires, véritables dépôts hémorrhagiques, que l'on observe jusque dans la profondeur des muscles.

Appareil digestif. — Rien du côté des intestins. Le foie est plus friable; sa couleur est d'un brun foncé. On a vu, dans la plaine de Tarbes, l'inflammation, l'épaississement, le ramollissement et même l'ulcération de la muqueuse stomacale. Il est juste de dire aussi qu'on avait administré pendant longtemps, dans un but médical et à des doses exagérées, la liqueur de Van-Swieten, qui est, comme on sait, à base de bichlorure de mercure.

Appareil respiratoire. — Un liquide spumeux venant des bronches, mélangé au jetage de la morve, obstrue les cavités nasales. La pituitaire a une teinte plombée avec des pointillés rouges, des érosions, des chancres; les sinus renferment souvent un liquide huileux, jaunâtre; il y a des mucosités dans la trachée et les bronches, rien dans le poumon, à moins qu'il y ait eu complication de morve.

Appareil circulatoire. — En détachant la peau, il s'écoule un sang noir dont la consistance est celle d'une gelée de groseille. Le tissu musculaire du cœur est ramolli, il a une teinte jaune pâle comme les autres muscles. Les séreuses auriculaires, ventriculaires et celles des gros vaisseaux reflètent cette teinte. Le cœur renferme des caillots fibrineux, jaunes, consistants, et des coagulums noirs et diffluents. La rate est normale ou a augmenté de volume.

Appareils osseux et tendineux. — En faisant les autopsies, on a cru remarquer qu'en désarticulant les côtes, les os se fracturaient avec une grande facilité. Les fémurs surtout ont été plusieurs fois d'une remarquable fragilité ; il suffisait d'un choc peu violent pour en séparer le trochanter. Le tissu spongieux ramolli offrait, ainsi que la moelle, de larges marbrures rouge brun qui se détachaient vivement sur un fond en général jaunâtre. La coloration brune sur des surfaces limitées du tissu spongieux a été retrouvée dans toute l'étendue du tissu osseux.

Les articulations coxo-fémorales ont fait voir de graves altérations. Les ligaments coxo-fémoral et pubio-fémoral sont plus volumineux, rouges, pointillés dans leur épaisseur, ramollis et quelquefois rupturés. Les capsules synoriales, dans la marge articulaire et les glandes de Havers, sont injectées en rouge brun ; ces dernières forment même de longues houppes nageant dans la synovie qui est abondante, rouge trouble et même couleur de sang. Les cartilages diarthrodiaux sont jaunes, ramollis, et quelquefois ils ont disparu dans une étendue plus ou moins grande de la surface articulaire.

Appareil génito-urinaire. — Une coupe faite dans l'épaisseur du fourreau fait reconnaître un tissu homogène, jaunâtre, dur, criant sous l'instrument tranchant, présentant çà et là des fibres dirigées dans tous les sens, qui circonscrivent des aréoles remplies de sérosité transparente.

La gaîne vaginale renferme souvent de la sérosité citrine ; on a vu sur le feuillet viscéral de petits prolongements blanchâtres ou fausses membranes rudimentaires.

Les cordons testiculaires sont engorgés; on les a vus parsemés de petites granulations dures, calcaires et occupant l'épaisseur des vaisseaux sanguins. Knauert a signalé en Allemagne des ulcères scorbutiques dans les cordons.

Les testicules sont sains, atrophiés ou hypertrophiés; dans ce dernier cas, ils contiennent une sérosité jaunâtre dans leur intérieur. Épididymes sains ou infiltrés. Rien dans le canal déférent, les vésicules séminales, les prostates et les glandes de Cowper.

Le canal de l'urèthre renferme un liquide filant, jaune, huileux. La muqueuse est lisse, plus ou moins épaissie, et on l'a vue former un bourrelet à l'extrémité du tube uréthral; elle reflète une teinte jaune, et ne présente ni élevures, ni érosions, ni cicatrisations.

Le pénis est sorti en partie du fourreau, il est infiltré, surtout vers la tête. On l'a vu livide, gonflé, entouré de veines renfermant un sang noir; on a même remarqué, principalement à l'extrémité terminale, de nombreux pointillements du volume d'une tête d'épingle, paraissant être de petits coagulums sanguins desséchés.

Rarement le pénis a présenté des élevures blanches de petite dimension, espèces de vésicules formées par l'infiltration de la sérosité sous l'épithélium.

Chez la jument, la muqueuse de la matrice et du vagin est épaissie, injectée, d'une teinte rouge-brun; à la surface interne existe une matière muco-purulente d'un blanc jaunâtre ou de couleur chocolat, analogue à celle qui s'écoulait de la vulve pendant le cours de la maladie. On a vu, dans quelques cas, des collections purulentes dans la matrice.

Les reins sont sains ou hypertrophiés; le bassinet rénal renferme une matière blanchâtre comme du blanc d'œuf.

La muqueuse vésicale est infiltrée, épaissie et de couleur jaune.

Système lymphatique. — Les ganglions sous-glossiens, mésentériques, sous-lombaires, ceux de l'aine, du fourreau et de l'entrée de la poitrine ont augmenté de volume. Les uns sont d'un rouge vif, les autres ont une teinte jaune; les premiers sont infiltrés d'une matière purulente, épaisse, couleur lie de vin ; leur substance est ramollie et friable.

Système nerveux. — Dans quelques cas, on a remarqué des lésions nerveuses donnant l'explication des troubles de l'innervation dans la dernière période de la maladie.

La masse cérébrale n'a pas diminué de consistance, les ventricules cérébraux contiennent un liquide ambré ; les corps striés, les grands hypocampes, les couches optiques n'offrent rien d'anormal ; rien non plus d'anormal dans le mésocéphale et le cervelet.

Le liquide sous-arachnoïdien est abondant et de couleur jaune ; il est, dans certains points, épaissi et gélatiniforme.

Les enveloppes sont injectées ; la substance médullaire est ramollie dans une étendue plus ou moins grande ; dans la plupart des cas, ce ramollissement se remarque à la région lombaire.

Cés lésions sont loin d'être constantes ; il en est de même de l'augmentation de volume du plexus lombo-sacré et des nerfs sciatiques, résultat de l'infiltration séreuse du névrilème.

Un examen microscopique des centres nerveux, qui n'a pas encore été fait, mettrait sans doute en évidence des lésions intéressantes.

Nature de la maladie. — La nature de la maladie n'est pas nettement révélée d'après les symptômes et les lésions pathologiques. Les uns l'appellent une névrose, les autres une affection cachectique, enfin d'autres auteurs la rangent parmi les maladies de l'appareil de la génération.

On ne peut cependant pas la considérer comme une vaginite, une néphrite, une angéite. S'il est vrai que les symptômes et l'anatomie pathologique démontrent que ces états existent, il faut reconnaître qu'ils sont consécutifs à l'affection, qu'ils n'en forment pas la base, et qu'elle n'est pas limitée aux organes tels que le vagin, les reins, la moelle, etc., etc.; car, s'il en était ainsi, d'après la description de la maladie, on la verrait changer trop souvent de nature.

On l'avait rangée dans l'ordre des maladies inflammatoires ; mais elle en est toute différente. Dans les inflammations, la circulation s'accélère, et la plasticité du sang augmente ; dans la maladie du coït, au contraire, le pouls est lent, le sang est moins plastique ; il y a collapsus des vaisseaux et non turgescense, et, par conséquent, aucune analogie entre ces deux états.

Non-seulement le sang est moins plastique, mais il est profondément altéré dans ses propriétés physiques, ses principes constituants ; il est noir, ne se coagule plus, prend la consistance d'une gelée de groseille, en un mot, il a perdu de ses propriétés vitales et excitantes, qualités indispensables aux libres fonctions de la nutrition, et il présente des caractères identiques à celui des affections épidémiques typhoïdes. C'est du moins l'opinion de la commission de Tarbes.

Les Allemands, frappés des symptômes nerveux qui se montrent aux dernières périodes de la maladie, l'ont considérée comme une *névrose*, et comme elle s'accompagne presque toujours d'altérations de l'appareil lymphatique, ils l'ont encore appelée *cachexie lymphatico-nerveuse*.

D'autres l'ont regardée comme une scrophulôse, une phthisie nerveuse, une affection scorbutique.

La nature syphilitique a été admise et rejetée : admise en se fondant sur l'analogie de quelques symptômes locaux, et rejetée, à cause de la non-transmissibilité de la syphilis de l'homme au cheval par inoculation, et de l'inefficacité des mercuriaux dans le traitement.

Quoi qu'il en soit de ces opinions, vraies ou erronées,

sur la nature intime de l'affection, il n'en est pas moins vrai qu'elle est lente dans sa marche, rémittente, et qu'elle affecte le caractère de la chronicité. C'est une maladie contagieuse communiquée par le coït et par conséquent par virus fixe, car la cohabitation n'a aucune influence sur son développement. Elle ne reste pas limitée aux organes génitaux, mais elle se répand dans toute l'économie, y germe, s'y développe, altère les humeurs, l'innervation et conséquemment la nutrition, apporte des troubles dans tous les organes, attaque la vie par tous les points, produit une consomption hideuse et la mort.

DIAGNOSTIC. — Le diagnostic est difficile au début, et plus encore chez l'étalon que chez la jument. Chez l'étalon, on ne voit rien, si ce n'est une légère tuméfaction du prépuce. Ce caractère, qui semble de peu d'importance, et qui pourrait être aussi bien le résultat de la stabulation permanente que de l'invasion de la maladie du coït, doit cependant être examiné avec soin.

C'est surtout quand il se présente chez des étalons nouvellement importés, qu'il persiste, que les étalons proviennent du pays où la maladie règne ou qu'ils ont fait la monte dans ces pays ; c'est surtout dans ces cas que l'observateur devra se préoccuper de la maladie dont il est question. Le doute existant, la prudence exige la cessation de la monte. Plus tard, si l'on voit de la nonchalance dans les saillies, si l'œdème du fourreau persiste, se propage aux testicules, à la peau du ventre et au pénis; s'il y a des trépignements, une faiblesse du train postérieur et une boiterie; si enfin la maigreur arrive malgré le bon appétit, on peut alors diagnostiquer sûrement la maladie du coït.

Chez la jument, la tuméfaction de la vulve, l'écoulement, les chaleurs persistantes, le piétinement, etc., étant survenus après des rapports sexuels, font reconnaître la maladie.

Pronostic. — Le pronostic est grave, car la maladie entraîne souvent la mort des animaux. Si elle est bénigne, et si elle est reconnue à temps, on peut espérer la guérison en suivant un traitement convenable. Quoique bénigne, la maladie ne guérit même qu'exceptionnellement. Quand elle est maligne, le pronostic est toujours grave ; la mort arrive presque toujours après un temps variable, mais généralement très-long ; aussi on sacrifie généralement les malades, dès que l'on a abandonné tout espoir de guérison, en se plaçant au point de vue économique.

Historique. — La maladie du coït n'est connue que depuis le commencement de ce siècle. Dans l'antiquité et les temps modernes, chez les agronomes et les poëtes, on ne trouve aucune trace de cette affection.

Les hippiâtres du siècle dernier et les premiers auteurs vétérinaires ne la connaissaient pas, car ils n'en font mention nulle part. Ainsi, Lafosse, Solleysel, Garsault, Bourgelat, Chabert, ne l'ont pas connue.

La première relation de cette maladie date de 1796. Le vétérinaire J. Ammon l'a consignée dans ses rapports faits en 1796 et 1799 ; il l'avait observée sur plusieurs juments et étalons du district de Trakehnen.

Elle persista jusqu'en 1801, époque à laquelle le comte de Lindenau, chef des écuries du roi de Prusse, la fit étudier par le professeur Reckleben.

Dans la *Gazette hippologique* de Tenneker, 3ᵉ vol., 1803, Ammon et Dickhauser en ont donné une description.

De 1801 à 1807, la maladie disparut de la Prusse ; elle s'avança plus au nord, et vint exercer ses ravages en Lithuanie.

Elle revint en 1807 dans le district de Trakehnen, et elle y fut étudiée par G. Ammon.

En 1815, le vétérinaire Woltersdorf, du district de Bomberg, l'observa aux environs de Wauhau.

Le professeur Havemann, directeur de l'École vétérinaire du Hanovre, l'a remarquée en 1816 sur un étalon des environs de Blockley. Cet étalon infecta plusieurs juments qui, à leur tour, ont propagé la maladie; aussi a-t-elle régné dans le pays jusqu'en 1820.

En 1817-1818, elle se raviva en Lithuanie, et en 1819 elle réapparut à Oberschliessen, arrondissement de Liebschütz.

Elle apparut en 1821 près de Steiermarck et de Pharau, où elle attaqua un grand nombre d'animaux; elle se montra aussi en Silésie et au haras de Lembus.

En 1826, elle reparut en Silésie sur un petit nombre d'animaux et avec des caractères bénins.

De 1827 à 1830, elle causa une grande mortalité en Bohême. C'est aussi au printemps de l'année 1830 qu'elle apparut pour la première fois en Suisse, dans le canton de Berne.

Il semblera donc bien singulier, d'après ces faits, que les auteurs allemands lui aient donné, en ces derniers temps, le nom de maladie française (*Franzœsische Krankeit*).

Le vétérinaire français Latour l'a vue en France, en effet, pour la première fois, de 1830 à 1832, et son observation a été insérée au *Recueil* de 1835 (page 153); mais cette affection éruptive des organes génitaux ne paraît pas être la véritable maladie du coït.

Elle a apparu en 1833 à Oberschliessen, sur la frontière de l'Autriche; en 1835, dans les provinces de Liebschütz et d'Oeltz; et, en 1836, elle exerça des ravages dans cette dernière province, principalement dans les arrondissements de Striegau, Oeltz, Beissz, Grotthau, Liegnitz, Fauer et Friestadt.

En 1839, on vit la maladie bénigne en Poméranie.

En 1840, elle reparut en Silésie avec des caractères malins, et en Prusse avec des caractères bénins, dans les districts de Bartenstein et Schippenbeif.

Elle régnait encore en Silésie en 1841 ; à cette époque, on l'a revue à Gumbinnen, en Lithuanie.

A partir de 1841, la maladie diminua de gravité, et, en même temps, devint moins fréquente en Allemagne. Cela doit sans doute être le résultat des règlements sévères adoptés par le gouvernement et d'une prophylaxie mieux comprise et mieux observée. Aussi, quand la maladie se montra, ce ne fut que dans des cas isolés et sans importance.

Dans le Wurtemberg, Héring n'a vu que quelques cas bénins de cette maladie.

Elle a régné aussi, à diverses époques, qu'il est impossible de préciser, dans la partie méridionale de la Russie. Kenner, qui a traduit du français le Dictionnaire d'Hurtrel d'Arboval, et le vétérinaire Kersting fils, l'ont étudiée dans les haras impériaux de Skopin, dans les gouvernements de Kazan, de Pottchinkof et de Nischcgorod. Les vétérinaires russes pensent qu'elle provient des chevaux anglais qui sont répandus dans les haras impériaux.

En Angleterre, en Belgique, en Italie, en Espagne, nul n'a cité cette maladie. Elle a été observée en Afrique, en 1847, par M. Signol, alors vétérinaire militaire. Il en a fait le sujet d'une note ayant pour titre : *Paraplégie épizootique ayant sévi dans la tribu des Rigas* (province de Constantine), note envoyée à la Société centrale de médecine vétérinaire, en janvier 1852, dont la lecture fut faite par M. Bouley, et la discussion qui s'en suivit, insérée dans le *Recueil* de 1854. En présence de cette maladie toute nouvelle pour lui, M. Signol, qui ne connaissait pas les observations des Allemands, l'a décrite sous le nom de paraplégie épizootique. C'est ainsi qu'il érigeait en maladie le symptôme prédominant. Selon lui, les Arabes connaissent cette affection depuis longtemps et l'appelaient *dœaurith*. En 1847, elle fit périr environ six cents animaux de la tribu des Rigas; il paraît que tous les quinze ou vingt ans, au dire des Arabes, cette crise se renouvelle.

M. le général Daumas, l'auteur des *Chevaux du Sahara*, parle de cette maladie dans une lettre adressée à M. Magne, lettre lue à la Société de médecine vétérinaire, et reproduite dans le *Recueil* de 1855 (p. 476).

Elle est fréquente, dit-il, surtout dans les tribus de la province de Constantine, où elle exerce souvent des ravages; les Arabes la nomment *el dourinn*.

Nous avons encore sous la main une note sur le *dourinn* (maladie du coït) observé en Afrique par le vétérinaire Bonjol. Cette maladie règne ordinairement, dit-il, dans la province de Constantine; en 1848, elle a fait de grands ravages dans la tribu des Bhiras; en 1852, elle a enlevé bon nombre de juments dans le cercle de Bou-Arreridj; en 1853, c'est dans le cercle de Sétif qu'elle sévit.

C'est seulement au printemps de l'année 1851 que la maladie du coït apparut en France, dans la plaine Tarbes, et qu'elle attira, pour la première fois, l'attention des vétérinaires français. Elle fut principalement étudiée par Roturier et Louchard, vétérinaires militaires, et par une commission officielle formée de quatre vétérinaires et de quatre médecins. Le rapport de cette commission et l'analyse de O. Delafond se trouvent dans le *Recueil* de 1852.

En 1851, la maladie était cantonnée dans trente et une

communes situées autour de Tarbes. D'après la statistique de Louchard, cette partie nourrit 1,874 juments.

En décembre 1851, Louchard reconnaissait 127 juments malades saillies par les étalons du gouvernement et baudets des particuliers.

Les étalons du gouvernement avaient sailli 750 juments, et 100 étaient devenues malades; les 27 autres avaient puisé la maladie chez les étalons des particuliers. Sur le nombre total des juments malades, 127, il en est mort 52.

En 1852, la maladie s'est montrée dans la vallée de Lourdes et près d'Argelès; elle avait presque cessé à Tarbes.

A cette époque, MM. Yvart et Lafosse entreprirent, à l'école de Toulouse, une série d'expériences pour prouver la contagion de cette maladie. Le rapport qu'ils ont adressé au Ministre se trouve tout entier dans le *Recueil* de 1853.

Enfin, en 1856, 1857, 1858, la maladie reparut sur quelques étalons et juments de Tarbes. C'est alors que nous avons pu l'étudier là et à l'École d'Alfort sur quatre étalons malades qui avaient été envoyés comme sujets d'expérience.

Ainsi donc, on voit d'après l'historique de cette maladie qu'elle a surtout été commune en Silésie, en Hongrie, en Poméranie, en Lithuanie et dans quelques tribus de la province de Constantine. Tantôt elle a apparu avec des caractères bénins; d'autres fois elle a exercé de grands ravages; elle a été limitée à des localités où elle a pris un caractère épizootique.

ÉTIOLOGIE. — Les causes premières de la maladie du coït sont encore entourées d'une certaine obscurité.

Roloff admet comme cause générale de la maladie,

tout en conservant des doutes, une constiton atmosphérique épizootique. Sous l'influence de cette cause, l'économie animale se modifierait peu à peu jusqu'à ce qu'enfin
l'évolution de la maladie fût possible. Il a également invoqué les influences cosmo-telluriques. S'appuyant sur
ces causes, il se demande si la fréquence des orages dans
les montagnes de la Bohême et de la Silésie n'auraient
pas contribué à y rendre l'affection plus commune qu'ailleurs. Roloff croit aussi que l'hérédité, un état catarrhal,
des exanthèmes cutanés annonçant une dyscrasie lymphatique, sont autant de causes prédisposantes. Ce qui
détermine l'évolution de la maladie dans les deux sexes,
ce sont les saillies fréquentes entraînant, par le frottement des organes sexuels, des surexcitations locales ;
c'est aussi la non satisfaction de l'orgasme vénérien, lorsque l'éveil réitéré par l'approche d'un sexe différent vient
mettre trop souvent en jeu la sensibilité générale.

Ces explications sont loin d'être satisfaisantes ; car, si
les causes indiquées étaient aussi générales, la maladie
du coït devrait être plus fréquente.

La Commission nommée pour étudier la maladie dans
la plaine de Tarbes, en 1851, reconnaît aussi comme
causes prédisposantes les influences atmosphériques.

Dans son résumé, elle indique comme causes prédisposantes les circonstances atmosphériques, diététiques et
les habitations ; et comme cause déterminante, le coït.

Strauss base l'étiologie et la pathogénie sur l'abâtar-
dissement des races et l'élève *« en serre chaude »* des reproducteurs.

M. Signol, dans son Mémoire, discute longuement sur
les mêmes causes banales.

Ces causes banales, que l'on a seules invoquées, ne sont
pas de nature à développer la maladie, car elle devrait

être plus fréquente, et, de plus, elle devrait s'attaquer aux étalons et aux juments qui n'ont eu aucun rapport sexuel. C'est justement le contraire qui arrive : la maladie est rare, et elle n'attaque que les animaux ayant sailli ou été saillis. On a voulu citer un ou deux exemples contraires à ce dernier fait ; on a même dit que des chevaux hongres avaient présenté la maladie ; mais ces fais sont si peu avérés, que ceux qui les relatent en doutent.

D'après Hertwig, on ne pourrait attribuer la maladie qu'à la fornication ou bestialité. Cette opinion, admise pour la première fois par le docteur Reinner, a aussi été renouvelée par le général Daumas, dans une lettre adressée à M. Magne, et insérée dans le *Recueil* de 1853 (page 476).

. . . . . . « Les Arabes la croient contagieuse. Ils pensent que c'est le baudet qui la communique à la jument. Ils n'ont pu la guérir.

« Eh bien ! ne serait-ce pas tout simplement une maladie vénérienne communiquée à l'ânesse par le crime de bestialité, assez commun en Afrique, prise par le baudet, donnée à la jument quand on veut lui faire jeter des mulets, et par celle-ci à l'étalon. Je crois l'avoir entendu dire à des Arabes.

« Ce qui me confirme encore dans la pensée que je viens d'émettre, c'est qu'il est de notoriété publique en Algérie que certains Arabes croient pouvoir se guérir de la maladie vénérienne en forniquant avec une ânesse. »

M. Lafosse, dans son *Traité de pathologie*, fait une longue dissertation sur l'influence que les croisements, la fusion des races, les migrations, les changements de climat, ont pu avoir sur l'étiologie de la maladie. Jamais, en effet, dans aucun siècle, il n'y a eu tant de mouvements que dans celui-ci, grâce aux moyens que le génie de l'homme a inventés. Les races se sont fusionnées, améliorées, et il est à remarquer que le sang oriental, c'est-à-dire le sang étranger, a joué un grand rôle dans cette réformation.

M. Lafosse en conclut que ce mélange du sang oriental avec celui de nos races européennes a pu modifier l'économie dans ses maladies, comme il l'a modifié dans ses formes et ses aptitudes, et qu'il a pu même la préparer à l'évolution de maladies nouvelles et jusqu'alors inconnues. Il cite comme exemple à l'appui de sa proposition le scorbut, le typhus des camps, la peste, la lèpre, la syphilis.

Toutes ces explications inductives et hypothétiques ne sont en vérité guère satisfaisantes, et montrent seulement avec quelle difficulté l'homme se résigne à convenir de son impuissance. Il faut bien avouer, pourtant, que nous ne connaissons rien des conditions déterminantes de la maladie du coït. Mais si l'origine première de cette maladie est encore entourée de mystère, on connaît l'époque à laquelle elle sévit de préférence. C'est toujours au printemps que la maladie se montre ou qu'elle redouble ses ravages. C'est ce qu'ont observé MM. Signol, le général Daumas, en Afrique ; les vétérinaires français dans la plaine de Tarbes, et les Allemands. Comme à cette époque les phénomènes atmosphériques sont très-variables, on avait cru trouver dans ce fait la principale cause de la maladie.

On a remarqué que les étalons des races distinguées sont plus facilement atteints que ceux des races communes. Ainsi on a vu des étalons communs saillir des juments malades et ne pas gagner la maladie, tandis qu'ils la communiquaient à une jument saillie dans la même journée. Sa contagion, seule, n'est point douteuse.

Contagion. — La contagion de la maladie a été cependant tour à tour admise et niée. Aujourd'hui la voie expérimentale a tranché la question. Néanmoins il n'est pas superflu de relater les faits pour et contre, car la question n'en sera que plus éclairée.

En 1844, le professeur Strauss, de Vienne, nia la contagion, qui, jusqu'à cette époqne, avait été admise par la plupart des vétérinaires allemands. Son opinion se fondait sur des inoculations restées sans résultat.

La commission des Hautes-Pyrénées déclare également l'affection non trasmissible. Voici les expériences qu'elle a faites : Un cheval de bas prix est acheté, on le place dans l'écurie où sont déjà quatre juments en observation. Le lendemain de son entrée, ce cheval saillit celle des juments dont l'écoulement par la vulve est le plus considérable. Dans lespace de dix-huit jours, ce cheval a eu dix accouplements avec deux juments malades. Après trente-cinq jours, le cheval ne présente aucune altération sur les organes génitaux; sa santé générale s'est, au contraire, améliorée, grâce au repos et à la bonne nourriture.

Des inoculations pratiquées avec le même liquide sortant de la vulve sur diverses parties de la face, n'ont eu aucun résultat.

Des brebis soumises également à des inoculations pareilles sur les parties internes des cuisses, n'ont offert aucune altération.

M. Escorne, lorsqu'il était aide-vétérinaire à l'École de dressage du Gibaud, a observé pendant six mois huit juments saillies par des étalons malades, de Tarbes; il n'a vu aucune trace de la maladie.

Ces faits sont loin d'avoir l'importance qu'on leur a attribuée. De ce qu'une maladie ne se transmet pas toujours et dans tous les cas, peut-on en déduire qu'elle n'est pas contagieuse? Non. Ce n'est pas une particularité ayant rapport à la maladie du coït seulement, puisque l'observation démontre qu'il en est de même pour toutes les autres maladies virulentes, dont la contagiosité ne souffre plus aucun doute. Quelle que soit, en effet, la virulence d'une maladie, il est des sujets chez lesquels elle ne germe pas, qui sont réfractaires ou doués d'une immunité.

Aujourd'hui, il est prouvé par l'observation et l'expérience que la contagion existe. En effet, c'est au printemps que la maladie apparaît, c'est-à-dire à l'époque de la reproduction. Restée latente et inaperçue, elle se réveille sous l'influence de l'orgasme génital. C'est alors qu'elle se propage des étalons aux juments, et de celles-ci aux premiers. Le caractère épizootique de la maladie ne vient pas exclusivement d'une constitutien épizootique, mais de la contagion. Le rôle des influences atmosphériques de la saison est alors diminué. Il n'en est pas moins vrai que toutes les causes atmosphériques, diététiques, et les habitations jouent un certain rôle, car si elles affaiblissent l'économie, elles la rendent plus apte aux modifications pathologiques.

La contagion est connue des Allemands, malgré les opinions de Strauss. Nous parlons de la contagion par le coït, et non de la contagion par simple cohabitation, car l'expérience a prouvé que le contact des animaux malades n'avait aucune espèce d'influence sur l'étiologie de la maladie.

Roloff cite l'exemple suivant de contagion : des étalons malades de la station de Siérakowo, ont sailli 107 juments. Sur ce nombre, 54 périrent, et la plupart des autres n'avaient pas encore recouvré la santé un an après. Les Arabes croient à la contagion. C'est ce que nous ont fait savoir Bonsol, dans une note sur le *dourinn*, Rossignol, dans un mémoire déjà cité, et le général Daumas, dans sa lettre à M. Magne. Les Arabes, frappés de ce que la paraplégie attaque les juments qui sont saillies plusieurs fois avant de retenir, tandis que celles qui retiennent après une première saillie sont davantage épargnées, croient à la contagion, puisqu'elle sévit d'autant plus que les rapports sexuels sont plus répétés.

Les exemples de la plaine de Tarbes sont pour la contagion : car, sur 750 juments saillies, 127 sont devenues malades et 52 sont mortes.

Il est vrai que, pour nier la contagion, on a fait de nombreuses inoculations avec le liquide sortant de la vulve des juments affectées et qu'on n'a obtenu que des résultats négatifs. Cependant, Hertwig est parvenu à inoculer une fois la maladie. Peut-être aurait-on plus de chances de transmission si l'on faisait les inoculations à l'époque du rut. Les expériences n'ont pas été tentées.

Deux expériences ont été faites au haras de Tarbes en 1858. *Aureilhan*, étalon malade depuis le mois d'août 1856, n'a pas fait la monte en 1857. Il a été envoyé aux eaux thermales de Cauterets à deux reprises, dans le but de dissiper un engorgement de fourreau qui a persisté. Du 4 décembre 1857 au 5 janvier 1858, il a sailli à peu près deux fois par jour une jument saine de huit ans, appartenant au 10ᵉ chasseurs. Cette jument a contracté une tuméfaction des lèvres de la vulve, avec pustules sur leur face interne, rougeur et épaississement de la muqueuse vaginale, en un mot, on a eu affaire à la maladie dite bénigne, qui n'a pas tardé à guérir. La jument, revue au bout de cinq mois, ne présentait aucune trace de la maladie.

Une autre expérience a été faite avec l'étalon *Aba-Leileh*. Il présentait depuis longtemps un engorgement du fourreau, qui le faisait regarder comme suspect de la maladie du coït. Les pansements énergiques, les boissons nitrées, les fomentations aromatiques, les pointes de feu pénétrantes, n'ont pu dissiper cet engorgement et confirment le diagnostic.

On lui fait saillir, à plusieurs reprises, une jument du 10ᵉ d'artillerie. Cette jument a présenté des symptômes plus graves que celle saillie par *Aureilhan*, car il y a eu de plus un catarrhe utérin avec écoulement purulent. Après cinq mois, la maladie n'était pas encore complètement guérie.

Ainsi, ces deux juments ont été atteintes à un faible degré de la maladie du coït, maladie transmise par deux étalons soupçonnés malades et avec raison. Ils l'étaient en effet et sont venus mourir de cette maladie huit mois plus tard aux hôpitaux de l'École d'Alfort.

Enfin, il reste à citer, pour établir la contagion, les expériences si concluantes faites par MM. Yvart et Lafosse. Ces expériences, entreprises à Toulouse, c'est-à-dire loin du foyer de l'épizootie, comprennent deux séries.

Dans la première, les expérimentateurs se sont proposé de rechercher quels seraient les effets produits par les rapports sexuels de chevaux affectés de la maladie supposée contagieuse avec des juments reconnues parfaitement saines. Dans la deuxième série d'épreuves, procédant en sens inverse, ils ont voulu constater ce qui arriverait en faisant saillir des juments atteintes de la maladie du coït par des étalons jouissant d'une parfaite santé.

Première série : Juments saines saillies par des étalons malades. — Les juments qui ont servi à ces épreuves sont au nombre de 15. Ce sont des juments de l'armée de différentes races; elles sont âgées de huit à quatorze ans et sont proposées pour la réforme. Leurs tares consistent en défaut d'aplomb, usure des membres, etc., etc.; mais elles sont exemptes de maladies qui peuvent influer sur celle qu'on va leur communiquer.

Les étalons auxquels on livre les juments sont au nombre de quatre : *Soliman, Chélif, Mascate* et *Patrocle.* Voici en quel état ils se trouvent :

Soliman est un peu maigre, il boite du membre antérieur droit;

Chélif est en bon état, on ne constate qu'un léger engorgement du fourreau;

Mascate, un peu maigre, la verge légèrement bleuâtre;

Patrocle a le fourreau engorgé.

Les saillies ont lieu du 11 avril 1853 au 10 juillet de la même année.

Soliman a sailli sept jument différentes, et chacune d'elles a reçu l'étalon au minimum une et au maximum quatre fois.

Chélif a sailli six juments, chacune une fois au moins et trois fois au plus.

Mascate a couvert six fois la même jument.

Patrocle n'a fait que trois saillies, et n'a eu de rapports qu'avec deux juments.

Pour exposer avec méthode les résultats obtenus, on a divisé les juments en trois groupes.

Le premier groupe comprend celles qui sont restées réfractaires à la contagion. Elles sont au nombre de cinq.

Dans le deuxième groupe sont placées les juments qui ont offert les caractères de la maladie du coït à un faible degré : il y en a cinq. Les symptômes qu'elles ont présentés sont : écoulement vaginal épais, gluant, formant des croûtes au pourtour de la vulve; infiltration et rougeur de la muqueuse vaginale, pustules miliaires, engorgement de la vulve, intermittence des symptômes, disparition des pustules au bout d'un mois, persistance de l'engorgement et de l'écoulement, diminution de l'appétit, amaigrissement, faiblesse, en un mot, les caractères de la maladie bénigne.

Au bout de deux mois au plus et de quatorze jours au moins, tous les symptômes avaient disparu.

Le troisième groupe comprend les juments très-fortement contaminées, qui sont mortes de la maladie ou qui en ont guéri. Ces juments sont au nombre de cinq.

La maladie a débuté par l'infiltration, la rougeur des organes génitaux; puis on a vu successivement de petites ulcérations, des pustules ecthymateuses, un écoulement, une sensibilité exagérée des jambes, la faiblesse, la boiterie, l'inappétence, l'amaigrissement, le marasme, la paralysie et la mort. La première est morte après cent quarante-trois jours de maladie; une autre n'a succombé qu'après dix-neuf mois moins dix jours.

Une seule jument a paru guérie. Lorsqu'elle est sortie de l'infirmerie, toutes les autres avaient succombé; mais il restait une paralysie des lèvres d'un seul côté.

Il résulte de ces expériences que la maladie du coït est contagieuse des étalons aux juments, puisque sur quinze juments saines, saillies par des étalons malades, dix ont offert, à des degrés différents, les symptômes de la maladie à laquelle quatre ont succombé.

Non-seulement les étalons peuvent communiquer la maladie du coït, lorsqu'ils sont visiblement malades, mais encore lontemps après que la maladie a fait chez eux son invasion et alors même qu'ils paraissent jouir d'une santé générale parfaite.

C'est ce qui est arrivé pour les étalons *Chélif, Soliman* et *Mascate*, qui présentaient en apparence une très-bonne santé à l'époque où ils ont été employés aux expériences.

Ce n'est qu'après avoir sailli que la maladie s'est ravivée avec assez de violence pour faire périr les deux premiers et produire chez le troisième de tels désordres, qu'il a dû être réformé.

Il résulte de ces faits que toutes les fois que la maladie sévira dans un pays, tout étalon qui présentera un léger engorgement du fourreau, soit qu'il persiste ou qu'il soit intermittent, devra être regardé comme suspect et mis hors d'état de servir, du moins pendant un certain temps, à la reproduction.

Deuxième série : Étalons mis en rapport avec des juments malades. — Pour compléter les premières expériences, deux chevaux entiers, *Kazan* et *Géricault*, provenant du dépôt de Villeneuve, où la maladie du coït est inconnue, ont été envoyés à l'école de Toulouse, pour que des juments malades leur soient livrées.

A leur arrivée, 30 novembre 1853, ils sont dans l'état suivant :

Géricault, cheval anglais, âgé de dix-huit ans, offre toutes les apparences d'une bonne santé.

Kazan, cheval anglo-normand, âgé de neuf ans, est dans un état d'embonpoint satisfaisant ; il tique et a un léger coryza.

Kazan a sailli trois juments malades ; l'une neuf fois, l'autre cinq fois et la troisième quatre fois ; en tout, dix-huit sauts exécutés du 6 novembre 1853 au 18 mai 1854.

Malgré ces nombreux rapports avec des juments très-gravement malades, il est douteux qu'il ait subi les effets de la contagion, ou au moins n'a-t-il été affecté de la maladie qu'à un faible degré. Il est survenu un engorgement du fourreau qui a augmenté, diminué, et a fini par disparaître ; un léger jetage, une boiterie intermittente qui s'est aggravée, mais qui tenait au resserrement des talons. Un an après le commencement de l'expérience, aucun symptôme de la maladie.

L'étalon *Géricault* a sailli dix fois la même jument. La maladie n'a pas tardé à se déclarer : œdème du fourreau, ventre et bourses; gonflement du pénis, jetage, sensibilité des reins....., et la mort après cent soixante jours de maladie. Si les phénomènes observés sur *Kazan* ne sont ni assez prononcés ni assez nombreux pour ne pas laisser quelques doutes sur la question de savoir s'il a été atteint de la maladie du coït, il n'en est pas de même de l'étalon *Géricault*. Les symptômes que ce dernier a présentés, les lésions pathologiques donnent la certitude qu'il a succombé à cette affection.

Ce seul fait, en raison des conditions dans lesquelles il s'est produit, paraît suffisant pour autoriser à conclure que la maladie du coït est contagieuse de la jument à l'étalon. Il n'existait à Toulouse ni dans les environs aucune influence épizootique, puisque la maladie y était tout à fait inconnue. Ainsi donc, la seule cause de la maladie de *Géricault* est son rapprochement sexuel avec une jument contaminée, et c'est ce rapprochement qui a produit la contagion.

En résumé, il résulte des expériences de Toulouse :

1° Que sur quinze juments saines saillies par des étalons atteints de la maladie du coït, cinq ont été gravement affectées de cette maladie ;

2° Que sur ces cinq juments gravement malades, une seule a guéri sans le secours d'aucune médication ;

3° Que cinq autres juments n'ont offert qu'à un faible degré les symptômes de l'affection contagieuse, et en ont guéri spontanément ;

4° Que les cinq dernières juments se sont montrées réfractaires à la contagion ;

5° Enfin, que sur deux étalons sains mis en rapport avec des juments malades, un a contracté manifestement la maladie, tandis que l'autre ne paraît pas en avoir été évidemment atteint.

Ces expériences si concluantes de MM. Yvart et Lafosse, expériences relatées dans un Mémoire adressé au Ministre de l'agriculture, sont plus que suffisantes pour dissiper tous les doutes.

Il est à remarquer aussi que la transmission de la maladie s'effectue plus facilement et plus rapidement chez la jument que chez l'étalon. Cela tient à la différence anatomique des organes sexuels.

En effet, la membrane absorbante chez la jument est représentée par toute la surface du vagin; la muqueuse est assez favorable à la fonction physiologique de l'absorption; tandis que chez l'étalon la muqueuse qui recouvre le pénis est épaisse et enduite de matière sebacée, et ce n'est que par la muqueuse du tube uréthral que l'absorption peut s'effectuer avec facilité.

II. — POLICE SANITAIRE.

MESURES DE POLICE. — L'étude qui précède montre comme conséquence pratique que la police sanitaire de la maladie du coït est nécessairement d'une grande simplicité. Cette maladie ne pouvant se propager que par la voie des rapports sexuels, les mesures de police, autorisées par la législation générale, doivent avoir pour unique but d'empêcher que les sujets atteints puissent être livrés à la reproduction. L'obligation de la déclaration des malades étant la première de toutes, il suffira, une fois connus, de les mettre en interdit, sous les peines prévues. En outre, ici comme toujours, l'intérêt privé, suffisamment éclairé par un avertissement qu'il est du devoir des autorités compétentes de donnner par la voie des affiches, rendra en grande partie superflues les défenses comminatoires.

Nous sommes trop souvent revenu sur ce point de vue de la police sanitaire actuelle pour qu'il soit nécessaire d'y insister de nouveau à cette occasion.

En Prusse, une décision ministérielle, prise le 22 septembre 1840, a prescrit diverses mesures de ce genre, dont les principales ont pour but d'assurer la déclaration à l'autorité de l'existence de la maladie chez les étalons atteints et de faire reconnaître ceux-ci par une marque spéciale appliquée sur une partie de leur corps. Il est interdit de les faire changer de lieu durant les trois années qui suivent leur guérison. Lorsque la maladie règne dans un cercle, son existence est portée à la connaissance du public par la feuille officielle. A partir de la publication, nul étalon ne peut faire la monte sans que son possesseur soit pourvu d'un certificat de santé délivré par le vétérinaire et ne remontant pas au delà d'une date de quatorze jours. Il en est de même pour les juments; mais, en ce qui les concerne, le certificat ne peut pas avoir plus de quatre jours de date.

CHAPITRE XIII.

PHTHISIE TUBERCULEUSE.

I. — DESCRIPTION PATHOLOGIQUE.

DÉFINITION. — La phthisie tuberculeuse est une maladie propre aux espèces bovines.

Les auteurs qui ont décrit cette affection chez les espèces ovines ont évidemment pris pour elle l'affection vermineuse résultant de la pullulation des strongles filaires dans le poumon du mouton. L'erreur est d'autant plus facile à commettre, et par conséquent excusable, lorsqu'on examine les animaux vivants, que les symptômes généraux des deux affections présentent une très-grande analogie. En effet, elles s'accompagnent l'une et l'autre de faiblesse générale, d'accélération de la respiration, de troubles de plus en plus marqués de la nutrition, d'anémie, etc, etc., permettant difficilement de différencier l'affection parasitaire de l'autre.

Mais ce n'est pas seulement la symptomatologie qui a causé jusqu'à présent la confusion dont il s'agit, les caractères anatomiques étudiés à la simple vue ont une certaine similitude qui a contribué à propager cette erreur.

A l'époque où M. Villemin venait de faire connaître à l'Académie de médecine les résultats qu'il croyait avoir obtenus en inoculant à différents animaux la tuberculose de l'homme, nous inoculâmes, avec M. Trasbot, à la clinique de l'École, le même produit pathologique à un certain nombre de sujets de différentes espèces, parmi lesquels était un mouton. Quelque temps après l'inoculation, celui-ci, qui cependant recevait à peu près à discrétion du foin et de l'avoine, commença à dépérir, s'affaiblit, cessa de se nourrir bien, et arrivait à l'étisie quand, au bout de deux mois et demi, nous le sacrifiâmes, ne doutant pas le moins du monde qu'il ne fût sous le coup de la phthisie tuberculeuse.

En ouvrant la poitrine de cet animal, nous trouvâmes les poumons littéralement farcis de petites tumeurs miliaires qui nous parurent bien d'abord être constituées par des éléments tuberculeux. M. Villemin lui-même, présent à l'autopsie que nous faisions, était ravi du résultat que paraissait avoir donné notre expérience. Elle venait, croyions-nous, d'apporter un fait de plus à l'appui de sa doctrine de l'inoculabilité de la tuberculose. Mais l'illusion à laquelle nous nous étions laissé aller tomba complétement à la suite d'un examen plus minutieux. En disséquant soigneusement les petites tumeurs pulmonaires et en examinant au microscope leur partie centrale, nous reconnûmes bien vite qu'elles contenaient toutes des strongles filaires et une multitude d'œufs de ces hématoïdes.

Depuis cette époque, nous avons bien des fois étudié des poumons semblables de moutons sacrifiés pour la boucherie, et jamais nous n'avons manqué de trouver les vers sus-indiqués dans les petites masses tuberculoïdes qui ont été longtemps, et sont sans doute encore aujourd'hui considérées comme de vraies productions tuberculeuses par la plupart des observateurs.

On est donc autorisé à douter de l'existence de la tuberculose chez le mouton. Aussi, la description symptomatologique et anatomique qui suit ne s'applique-t-elle nullement à cette espèce.

La tuberculose existe-t-elle chez le cochon? C'est là une question qui, à l'époque où nous écrivons, n'est pas encore résolue.

Il est hors de doute déjà que le porc peut être atteint d'une phthisie vermineuse. Les travaux de M. G. Colin, de M. Vulpian et autres ont établi ce fait d'une façon irréfragable. Mais on a rencontré en outre dans le poumon de cet animal une lésion qui présente une assez grande analogie avec le tubercule de l'homme. Elle paraît être rare cependant, car jusqu'à ce jour une simple observation, insérée dans le *Recueil de médecine vétérinaire* (année 1868, page 528) a été recueillie sur ce sujet.

Toujours enclin à une grande réserve à l'égard des conclusions hâtives, qui, dans les sciences naturelles notamment, ont si souvent fait errer les meilleurs esprits, nous préférons signaler une lacune, laisser l'édifice inachevé, plutôt que d'utiliser à sa construction des matériaux dont la solidité n'est pas bien prouvée.

SYNONYMIE. — *Phthisie tuberculeuse ; Phthisie calcaire ; Pommelière ; Tuberculose.*

SYMPTÔMES. — La phthisie tuberculeuse des bêtes bovines est susceptible de revêtir, sous le rapport de sa symptomatologie et même de l'anatomie pathologique, certaines formes qu'il serait difficile de représenter d'une façon nette dans une description unique. Cependant, la plupart des auteurs qui ont écrit sur cette maladie, Huzard, Dupuy, d'Arboval, Gellé, etc., n'ont pas fait de distinctions sous ce rapport. Delafond, le premier, d'abord dans son *Traité de pathologie générale* publié en 1841, et plus tard en 1844, dans le mémoire considérable où il a rassemblé ses travaux sur la péripneumonie du gros bétail, a décrit trois espèces de phthisie qu'il a nommées ·

phthisie péripneumonite, phthisie tuberculeuse et phthisie calcaire.

M. Lafosse n'a pas accepté cette division ; il dit (page 646, tome III de son *Traité de pathologie*) : « Nous n'imiterons pas sous ce rapport la division de notre savant maître Delafond, qui considère comme espèces morbides distinctes, d'abord la phthisie tuberculeuse et la phthisie calcaire. » Et plus loin : « Quant à la maladie que Delafond appelle phthisie péripneumonite, ce n'est autre chose que la péripneumonite chronique. »

M. Cruzel, dans son *Traité des maladies de l'espèce bovine*, a imité sous ce rapport le savant professeur de Toulouse.

Il nous paraît également impossible de séparer la phthisie calcaire de la phthisie tuberculeuse, l'étude minutieuse que nous avons faite de ces deux variétés nous ayant démontré que la première forme, admise par Delafond comme une espèce distincte, n'est en réalité qu'une époque de la maladie. Il est vrai que, suivant le régime auquel les animaux sont soumis, l'infiltration calcaire est plus ou moins abondante. Elle est généralement considérable chez les vaches des nourrisseurs de Paris, par exemple, à cause de la nature des aliments que les bêtes reçoivent, et beaucoup moins accusée chez les bœufs qui, à la campagne, sont épuisés par un travail excessif, non compensé par une alimentation réparatrice. Mais il n'en est pas moins incontestable qu'il n'y a qu'une différence de quantité, dans le dépôt d'un produit dont la présence au sein de la néoplasie ne change en rien la nature essentielle de celle-ci.

Nous ne conserverons donc pas la division formulée par Delafond. Mais nous ne pouvons accepter davantage l'opinion de M. Lafosse qui éloigne de la phthisie la péripneumonie chronique. Dans tous les cas où nous avons pu suivre assez longtemps les animaux nous avons vu celle-ci

se transformer en celle-là. Peu nous importe, par conséquent, le commencement quand la fin est la même. Pour
nous il n'y a qu'une phthisie tuberculeuse apparaissant
d'emblée ou terminant une maladie aiguë, mais ayant toujours son identité propre.

Cette maladie, à marche généralement très-lente, est
loin de se déceler constamment par un ensemble de symptômes d'une signification bien nette. Suivant l'époque
pendant laquelle on la considère, elle est plus ou moins
reconnaissable. Tandis que le diagnostic en est facile
quand elle a déjà produit des désordres graves dans l'économie, il est hérissé de difficultés et reste souvent incer-
tain quand, au contraire, ses lésions sont encore limitées,
bien qu'elle existe déjà depuis longtemps.

Aussi, pour mettre autant de précision qu'il nous sera
possible dans le tableau que nous allons en faire, nous diviserons sa symptomatologie en trois périodes que nous
appellerons : 1° d'apparition; 2° d'état; 3° de terminaison.

Cette division arbitraire comme toutes celles qui coupent
la marche des maladies à type continu et dont les phases
se fondent sans se séparer jamais, nous permettra d'ac-
centuer davantage quelques-uns des traits qui lui donnent
sa physionomie spéciale et peuvent servir à la faire reconnaître.

1° *Période d'apparition.* — Le début véritable, le phénomène initial de la maladie qui nous occupe passe toujours inaperçu. Elle existe déjà depuis des mois probablement quand apparaissent les symptômes que l'on indique
comme signalant son commencement. Tous ceux qui ont
cherché dans les abattoirs ont eu l'occasion de trouver
des tubercules dans les poumons des bêtes bovines qu'on
n'aurait pas soupçonnées d'être atteintes d'un mal irrémé-

diable. Vivantes, elles auraient paru parfaitement saines à l'œil le plus clairvoyant : elles avaient engraissé comme si elles eussent été dans l'état physiologique le plus parfait.

Il n'y a donc pas de symptômes qui annoncent réellement le début de l'affection; c'est pourquoi nous avons préféré la désignation de période d'apparition à celle de période de début de la phthisie, comme étant l'expression la plus exacte de la vérité. On constate d'abord quelques modifications légères dans le caractère et l'habitude extérieur des bêtes malades. Elles sont moins vives, moins alertes lorsqu'on les sort pour les mener au pâturage. Au lieu de la gaîté qu'elles manifestent ordinairement par des bonds et des courses au moment où elles sortent de l'étable, elles paraissent un peu indifférentes et nonchalantes. Les bêtes de trait sont moins actives, moins énergiques, plus tôt essoufflées et fatiguées par le travail. Mais tous ces symptômes sont peu marqués, visibles seulement pour un œil très-exercé, et passent presque toujours inaperçus des personnes mêmes qui soignent les animaux.

Le système nerveux périphérique est sensiblement surexcité. Le pincement de la peau, surtout dans la région du garrot, du dos et des lombes, est plus fortement perçu par les malades qui s'infléchissent d'une façon très-remarquable sous l'influence de cette exploration. L'exaltation de la sensibilité se traduit presque toujours en outre par une exagération de l'instinct génésique. Des chaleurs répétées, et le plus souvent infructueuses, ont fait donner aux vaches le qualificatif pittoresque et très-expressif de taurelières. Il en est pourtant qui sont fécondées après un temps plus ou moins long, notamment, lorsque dans la belle saison elles passent la journée dans le pâturage avec un mâle. Alors une amélioration appréciable de l'état général si vague que nous venons de signaler, accompagne momentanément le commencement de la gestation. Mais celle-ci, comme nous le dirons plus loin, arrive rarement à son terme.

A part les quelques phénomènes généraux que nous venons d'indiquer, on ne voit rien autre chose d'insolite.

L'appétit est conservé ; la digestion s'exécute régulièrement, la nutrition est assez active pour que les bêtes puissent s'engraisser et donner du lait comme dans les conditions de santé les plus favorables. On a même affirmé que la plupart ont une propension plus marquée à l'engraissement ou à donner abondamment du lait, ce que l'on a cru pouvoir attribuer à la diminution de l'hématose. C'est là une explication physiologique qui paraîtra un peu hasardée aujourd'hui. Il est bien constaté maintenant que la combustion des matières hydro-carbonées a lieu dans toute l'économie et non pas dans le poumon exclusivement, comme le croyait Lavoisier ; aussi, nous le prouvons plus loin, l'interprétation dont il s'agit n'est plus acceptable.

S'il est discutable que, pendant la première période de la phthisie, l'aptitude à prendre la graisse soit plus marquée chez les bœufs, et la sécrétion des matières nutritives plus active chez les vaches laitières, il ne l'est pas, au moins, que la masse totale du lait est un peu plus forte que pendant la santé parfaite. Mais, ainsi que cela résulte des travaux de Labillardière (1), Delafond et Lassaigne (2), ce liquide est plus aqueux, prend un aspect bleuâtre, limpide, est plus chargé de sels alcalins, et moins riche, au contraire, en matières azotées, grasses et sucrées que dans

---

(1) Dupuy, *De l'affection tuberculeuse*, p. 257.
(2) Delafond, *Traité sur la maladie de poitrine du gros bétail connue sous le nom de* PÉRIPNEUMONIE CONTAGIEUSE, p. 93.

l'état normal, ce qui, comme on le voit, est singulièrement en contradiction avec l'assertion précédente.

Que les bêtes bovines sous le coup de la phthisie commençante puissent encore engraisser, cela n'est nullement douteux. Mais qu'elles y soient plus aptes, rien n'est moins démontré.

N'est-ce pas *a priori*, et par suite d'une fausse conception physiologique, que l'on a émis cette idée?

On s'est dit, quand on croyait que le poumon était le foyer de combustion, celui-ci étant en partie détruit, il fonctionne moins activement; alors les matières combustibles sont moins usées, donc elles doivent être déposées plus abondamment dans les tissus; par conséquent, les animaux sont plus aptes à l'engraissement. C'est en raisonnant ainsi que bien des auteurs, partant d'une donnée inexacte, ont répandu des erreurs que d'autres ont propagées, et qu'il était ensuite d'autant plus difficile de détruire qu'elles avaient été plus souvent répétées.

Il est invraisemblable d'ailleurs qu'un organisme altéré fonctionne mieux que lorsqu'il est dans sa parfaite intégrité. Quand même la digestion continuerait à s'effectuer, l'élaboration, l'absorption et l'assimilation des produits ingérés resteront toujours imparfaites.

Pour les raisons qu'on vient de voir, nous élevons donc des doutes sur la réalité du symptôme signalé dans la plupart des écrits qui traitent de la phthisie, à savoir : la tendance des animaux à prendre la graisse.

Les symptômes que nous venons de passer en revue sont jusque-là extrêmement vagues. Ils se réduisent en somme à ceci : diminution légère de la gaîté et de l'énergie inhérente au bien-être physiologique; conservation de l'appétit avec assimilation moins complète des produits ingérés, ainsi que le montre l'altération du lait; troubles nerveux peu marqués se traduisant par une excitation génésique et l'exaltation de la sensibilité tactile.

Ces manifestations générales s'accompagnent de symptômes locaux qui, pour être peu accentués, n'en sont pas moins intéressants à bien connaître.

Le premier et le plus important que l'on puisse observer est une toux sèche, profonde et faible qui se produit généralement par quintes peu prolongées, le matin, lorsque, au sortir de l'étable, les animaux passent brusquement d'une atmosphère tiède à l'air froid extérieur ; ou le soir, à leur rentrée, sous l'influence de l'atmosphère des gaz irritants qui se dégagent des fumiers. Sur les animaux de travail ce sont fréquemment les efforts qui la déterminent. Enfin, on la provoque facilement par la pression de la partie moyenne de la trachée.

Cette toux n'a rien en soi de bien caractéristique : elle exprime seulement que la muqueuse bronchique est le siége d'une irritation commençante avec dessiccation plus ou moins complète de sa surface par suite d'arrêt dans la secrétion dont elle est normalement le siége. On peut l'entendre tout à fait semblable dans un assez grand nombre d'affections des voies respiratoires. .

Une simple bronchite à son début, l'emphysème pulmonaire, une affection vermineuse du poumon, etc., peuvent en être accompagnées. Mais quand elle se manifeste avec l'état général que nous avons essayé de dépeindre et les symptômes locaux qu'il nous reste à faire connaître, elle prend un sens particulier et concourt pour une assez large part à étayer le diagnostic.

Généralement, pendant cette période, la toux n'est pas accompagnée d'expectoration, et aucun jetage n'apparaît non plus dans les nasaux. Cependant, M. Lafosse, bien placé pour étudier la maladie sur les bœufs de travail, dit que, dans la plupart des cas, l'exercice détermine l'écoulement de mucosités comme glaireuses associées à des stries, des grumeaux plus épais qui s'accumulent à l'entrée des narines.

La secrétion muqueuse dont il s'agit ne doit pas se produire pourtant quand la toux est sèche, au commencement de l'affection. Il est impossible, en effet, de concevoir la simultanéité de deux symptômes aussi absolument contradictoires.

En ce qui nous concerne, nous n'avons jamais vu le jetage apparaître qu'à une époque déjà avancée de la maladie et coïncider avec une transformation complète de la toux qui était devenue forte, fréquente et grasse.

Les mouvements respiratoires ne sont pas modifiés d'une façon appréciable dans leur nombre ni dans leur rhythme, au moins sur les bêtes en stabulation. Ce n'est que pendant le travail ou après les repas que la respiration s'accélère, devient irrégulière et entrecoupée. Encore n'est-ce pas là un fait constant.

L'examen de la poitrine à l'aide de la percussion et de l'auscultation ne fournissent que des signes assez peu précis et qui, s'ils étaient isolés, n'auraient presque aucune valeur.

Les parois pectorales sont sensibles à la percussion, les sujets cherchent à se dérober à ce mode d'exploration et font presque toujours entendre une plainte légère au moment où on l'exécute.

La résonnance est, en apparence, normale sur toute la surface de la poitrine. Quand nous avons pu, même en nous servant du plessimètre, qui permet toujours de délimiter plus étroitement les points sur lesquels le bruit est modifié, constater un peu de matité, la maladie était déjà très-avancée. Il ne faut pas, nous semble-t-il, à moins

peut-être de posséder une finesse d'ouïe tout exceptionnelle, compter sur la constatation de ce symptôme pendant
la période dont nous parlons.

L'auscultation ne fournit pas non plus de signes bien pathognomoniques. Quelquefois le murmure respiratoire est
comme râpeux, un peu plus sonore et ronflant que dans les
conditions normales. D'autres fois on observe une différence dans l'intensité de ce bruit, qui paraît un peu plus
fort dans un point et plus faible dans un autre : on comprend d'ailleurs très-bien que, suivant la position qu'occupent les portions du parenchyme pulmonaire ou de la
plèvre primitivement atteintes, ces nuances seront percep-
tibles ou non.

Mais tout cela, il faut en être bien prévenu, est si peu
accentué que volontiers nous dirions : on le devine plutôt
par une sorte d'intuition qu'on ne le constate réellement.

A fortiori ne doit-on pas espérer d'entendre alors des
râles sibilants muqueux, du souffle bronchique, ni même
du frottement pleural ; les deux premiers de ces bruits pathologiques signalant la période d'état et non le début de
la phthisie, et le dernier ne se produisant à aucune époque.

La circulation est, par moments seulement, un peu accélérée. Le cœur bat vite et fort, l'artère est tendue, le
pouls est dur. En même temps la peau devient chaude et
sèche, surtout à la base des cornes et des oreilles : il y a
de légers accès de fièvre. Ceux-ci se développent particulièrement sous l'influence du travail et des marches prolongées.

Enfin, on peut voir quelquefois des épistaxis intermit-
tentes, des douleurs sourdes des membres, s'exprimant par
des boiteries légères et souvent ambulatoires ; des engorgements des ganglions lymphatiques de l'auge, de l'entrée
de la poitrine, du flanc, etc., accompagner les symptômes

dont nous venons d'essayer d'esquisser les traits, et acquérir par leur coïncidence avec eux une signification qu'ils n'auraient pas seuls.

En somme, de tout ce qui précède, on voit qu'il n'y a pas de symptômes caractérisant réellement la phase d'apparition de la tuberculose bovine. C'est l'ensemble, observé sur des bœufs épuisés de travail, sur des vaches très-bonnes laitières, surtout quand les uns et les autres de ces animaux sont mal conformés, à corps long et décousu, à poitrine étroite, etc., qui peut faire soupçonner, mais jamais reconnaître sûrement que le mal a commencé.

Cette période d'apparition est très-variable dans sa durée. Tantôt, la maladie progressant insensiblement, son état latent se prolonge pendant des mois ; tantôt, au contraire, une cause intercurrente, comme un refroidissement brusque, un arrêt de transpiration, une fatigue excessive survenant, un fluxus accidentel se concentre sur l'appareil respiratoire, et le processus primitivement endormi se réveille, précipite sa marche et se révèle enfin par un cortége de manifestations qui ne permettent plus de le méconnaitre. L'affection, lentement ou brusquement, est arrivée à la période d'état.

2° *Période d'état.* — Si, comme on vient de le voir, pendant le temps qui s'est écoulé jusque-là, il a été très-difficile, presque impossible quelquefois, de faire le diagnostic de la phthisie, il n'en est plus ainsi quand celle-ci est arrivée à sa période d'état. Les symptômes premiers, si obscurs d'abord, grandis maintenant, décuplés dans leur intensité, et des symptômes nouveaux réellement pathognomoniques qui viennent s'y ajouter, ne laissent plus planer le moindre doute sur la nature du mal.

Les sujets ont maigri sensiblement ; ils sont tristes, faibles, indolents et peu sensibles aux excitants extérieurs.

L'influx nerveux, qui, ainsi qu'on l'a vu, prédominait dans les premiers temps, est amoindri, comme épuisé par sa suractivité antérieure.

Le faciès est morne, sans expression, et les yeux, enfoncés dans les orbites, manquent d'animation. La peau est sèche, raide, adhérente aux côtes, et les poils qui la recouvrent, notamment sur toute la moitié supérieure du tronc, sont longs, secs, ternes, piqués et lavés à leur extrémité, comme l'est, à l'arrivée du printemps, la fourrure d'hiver des animaux qui sont restés dans les pâturages.

Le travail est pénible et détermine en quelques instants des sueurs abondantes, un essoufflement excessif et une lassitude telle, que les bêtes s'arrêtent la tête basse et comme pendante à l'extrémité de l'encolure ; les membres, alternativement demi-fléchis, se reposent successivement et indiquent par leurs attitudes qu'il y a une diminution, une dépression considérable de la puissance musculaire.

En examinant les muqueuses apparentes, on constate qu'elles sont pâles, légèrement jaunâtres, terreuses et infiltrées : ce qui dénote une anémie avancée.

L'appétit est diminué et surtout capricieux. La ration est mangée moins rapidement et avec des intervalles de repos pendant lesquels les animaux sont somnolents. La digestion est pénible, irrégulière, et presque toujours accompagnée d'un peu de météorisation suivant immédiatement le repas ; souvent aussi des alternatives de constipation et de diarrhée révèlent l'atonie de l'appareil digestif.

La sécrétion lactée, si intimement dépendante de l'activité des phénomènes d'absorption et d'élaboration, est notablement diminuée ; et en outre, le lait a perdu la plus grande partie de ses qualités nutritives. Il est clair, bleuâtre, séreux, pauvre en matières azotées, grasses et sucrées, et chargé au contraire de substances minérales, lorsque surtout les vaches reçoivent de fortes quantités de grains et de son, comme cela a lieu chez les nourrisseurs. Ces matières ne font pour ainsi dire alors que traverser la machine animée sans y être incorporées à la substance propre. Cette altération si remarquable d'un des produits sécrémentitiels les plus animalisés est la preuve palpable que les forces assimilatrices de l'économie ont éprouvé une atteinte profonde et ne s'exercent plus que dans une limite restreinte.

L'affaiblissement général se signale encore chez les femelles qui, au début et après des copulations répétées, ont été fécondées, par l'avortement presque fatal, suivi d'une aggravation marquée de tous les symptômes que nous venons de passer en revue. Si, ce qui est rare, la gestation arrive à son terme, la parturition produit les mêmes effets désastreux ; de plus le veau est chétif, malingre, souffreteux et à peine viable. Il apporte avec lui en naissant le germe destructeur qui a miné l'organisme de sa mère.

La toux, facile à provoquer artificiellement par la pression de la trachée, se fait entendre spontanément à de courts intervalles, sous forme de quintes prolongées. Elle est alors ordinairement grasse et accompagnée de l'expulsion de matières muco-purulentes visqueuses et quelquefois chargées de grumeaux blanc jaunâtre, d'aspect caséeux. Ce jetage est le plus souvent inodore, quelquefois pourtant il exhale une odeur fétide, indiquant un commencement de fermentation putride qui s'effectue dans la profondeur de l'appareil respiratoire.

La respiration est accélérée d'une façon très-appréciable, au repos, après les repas et, à plus forte raison, à la suite du moindre exercice. De plus, les mouvements d'inspiration et d'expiration sont interrompus dans leur évolution par un temps d'arrêt semblable à celui qui se produit lors de l'existence de l'emphysème pulmonaire. Toutefois, le soubresaut véritable est souvent à peine visible ou manque complétement.

La percussion, à cette époque, permet toujours de reconnaître, là une diminution de la résonnance ou une matité absolue, ici une sonorité normale. La surface de la cavité pectorale est comme parsemée d'îlots sourds, plus ou moins larges et nombreux, qui sont disséminés à la périphérie de la caisse résonnante.

Nous n'avons jamais pu constater bien nettement sur la région costale l'existence de la sensibilité insolite, qui a été indiquée par quelques auteurs.

En auscultant, on perçoit et des modifications importantes des bruits respiratoires physiologiques, et certains bruits anormaux qui empruntent aux circonstances dans lesquelles ils se produisent un sens tout particulier.

Le murmure respiratoire, sous l'influence de l'accélération de la respiration, est plus fort dans les points du poumon qui sont restés perméables. Il semble, en effet, que les portions de l'organe où la fonction s'accomplit encore doivent suppléer à celles qui y sont soustraites par leur imperméabilité.

Dans d'autres endroits, ceux sur lesquels on a constaté à la percussion une diminution de la résonnance, ou la matité, ce bruit est atténué ou entièrement nul. Là cependant le poumon n'est pas toujours complétement muet, il s'y produit parfois des bruits divers qui sont, tantôt des râles sibilants humides ou muqueux et des gargouillements bronchiques assez intenses. Toutefois, ceux-ci sont loin d'être constants. Ils sont en quelque sorte fugaces, peuvent disparaître momentanément. On les entend aujourd'hui où ils ne se produisaient pas quelques jours avant et réciproquement. Ces mutations ont lieu sous l'influence d'accès de toux, déplaçant ou éliminant au dehors les mucosités contenues dans les canaux aériens et leurs diverticulums, ou évacuant en totalité le contenu de cavernes bronchiques formées par le mécanisme que nous indiquerons au paragraphe de l'anatomie pathologique.

Quant au bruit tubaire indiqué par tous les auteurs qui ont écrit sur la maladie qui nous occupe, comme pouvant être entendu constamment à la période d'état de celle-ci, il est tout à fait exceptionnel pour les cas où la phthisie est la terminaison de la péripneumonie. Le plus ordinairement il nous a été impossible d'observer autre chose qu'une espèce de souffle ronflant, fondu avec les bruits physiologiques et pathologiques qui précèdent; et nous pouvons même ajouter que jamais nous ne l'avons rencontré avec la netteté qu'il a dans la péripneumonie lobaire ou la péripneumonie contagieuse. Il est d'ailleurs impossible qu'il en soit autrement, car lors même que le parenchyme pulmonaire est farci de tubercules, il reste toujours dans la portion envahie des filons nombreux dans lesquels l'air continue de pénétrer.

Sur quelques sujets les bruits pathologiques qui se produisent dans le poumon sont d'un ordre tout différent. Dans la forme que l'on pourrait appeler sèche et que l'on rencontre fréquemment chez les vaches des nourrisseurs de Paris et dont Delafond avait fait une espèce qu'il avait nommée phthisie calcaire, au lieu de bruits humides on peut entendre des râles crépitant et sibilant secs, fondus avec un souffle laryngien d'un timbre très-rude. Comme ces symptômes indiquent un état de dessiccation de la muqueuse bronchique et de l'emphystème vésiculaire et interlobulaire, il va de soi qu'en même temps qu'ils existent, la toux reste sèche, petite, peu sonore, telle qu'elle était pendant la première période visible de l'affection.

Tous les bruits que nous venons de mentionner peuvent se produire dans une partie quelconque du poumon. Mais il est des régions qui en sont le siége le plus ordinaire parce qu'elles sont pour ainsi dire des lieux d'élection pour le dévelopement des masses tuberculeuses. En première ligne il faut placer l'appendice antérieur de chaque lobe, et ensuite la zone moyenne de la poitrine immédiatement en arrière de l'épaule jusque vers la neuvième ou la dixième côte. On peut explorer le premier point en portant fortement le membre thoracique en arrière afin de découvrir les premières côtes. Presque toujours dans la zone supérieure on entend le murmure vésiculaire supplémentaire, et dans l'inférieure, au contraire, on n'entend à peu près aucun bruit.

Les battements du cœur vites, forts et retentissants, l'artère molle, le pouls petit et filant coïncidant avec la pâleur et l'infiltration des muqueuses apparentes, sont des symptômes univoques de l'anémie dont nous avons déjà parlé.

Les engorgements des ganglions lymphatiques superficiels deviennent de plus en plus tangibles.

Parfois des gonflements indurés et douloureux, déterminant des claudications persistantes, viennent s'ajouter aux manifestations extérieures dont nous avons tenté de faire la relation, et fournir un élément de plus·au diagnostic.

Enfin, pendant cette période, on observe quelquefois des paroxysmes sous l'influence desquels les animaux paraissent être en proie à des maladies inflammatoires graves des organes respiratoires. Une fièvre intense, des sueurs profuses, de l'abattement et de la dyspnée, caractérisent ces exacerbations brusques qui sont presque toujours suivies d'une aggravation notable et persistante de l'état général.

3° *Période de terminaison*. — Arrivée à sa fin, la phthisie se montre avec l'ensemble grandi des troubles essentiels et concomitants que nous venons de passer en revue.

La tristesse, l'abattement, l'aspect morne et sans animation de la physionomie, l'enfoncement des yeux sous les arcades orbitaires qui alors se dessinent en reliefs saillants en bas des fosses temporales par suite de l'émaciation des crotaphites, la maigreur et la faiblesse, sont arrivées à leur maximum d'intensité.

Un mouvement fébrile obscur, mais continu, présentant seulement quelques heures de rémission dans la journée, est le signe avant-coureur d'une terminaison prochaine.

La digestion est comme toutes les autres fonctions viscérales à peu près arrêtée ; car bien que jusqu'au dernier moment un peu d'appétit soit conservé, les aliments ingérés en petite quantité traversent rapidement le tube digestif ; ils sont éliminés sous forme d'une diarrhée noirâtre et fétide accompagnée d'un léger météorisme plus accusé immédiatement après le repas.

Les quintes de toux sont très-fréquentes, prolongées, et déterminent l'afflux au dehors d'un jetage abondant muqueux, avec ou sans grumeaux caséeux, presque inodore ou fétide suivant les circonstances. La percussion n'indique rien de bien caractéristique ; mais en auscultant on peut percevoir des bruits pathologiques variés qui sont produits dans le poumon ou les plèvres, et d'autres qui ne sont que l'écho de ceux du larynx ou de la bouche.

Avec les râles sibilant, humide et bronchique, on peut entendre quelquefois des souffles caverneux et amphoriques, des sifflements et gargouillements laryngiens et même le retentissement des grincements de dents.

L'anhémie arrivée à son dernier degré se caractérise par la pâleur extrême des muqueuses, les battements tumultueux du cœur contrastant avec la petitesse extrême et l'état filant du pouls, et souvent par des œdèmes des parties déclives.

On a signalé encore comme pouvant se manifester à cette dernière phase de l'affection, des ulcérations par suite du ramollissement des tuméfactions articulaires et ganglionnaires. Nous pensons que des désordres semblables doivent se produire rarement, au moins dans les environs de Paris, car nous n'avons pas eu jusqu'à ce jour l'occasion d'en observer. Du reste, le marasme, l'étisie, le dessèchement complet avant la manifestation de ces dernières complications ont ordinairement fait sacrifier, ne fût-ce que pour l'équarrissage, les animaux dont l'existence misérable ne pouvait plus se prolonger que peu de temps et sans aucun espoir d'amélioration.

COMPLICATIONS. — Pendant sa période d'état et surtout vers sa fin, la phthisie se complique quelquefois de broncho-pneumonite, de pneumonie lobaire et lobulaire ou de pleurésie par perforation de la séreuse, qui déterminent rapidement la mort. Des sujets qui paraissaient devoir résister encore longtemps succombent dans l'espace de quelques jours.

Ces maladies intercurrentes se reconnaissent aux symptômes particuliers qui les caractérisent ici comme dans tous les autres cas, et que nous ne croyons pas utile de décrire à cette place, notre programme ne comprenant pas toute la pathologie de l'appareil respiratoire.

D'autres complications également graves, quoique moins nécessairement fatales à court délai, peuvent encore être observées aux mêmes époques. Ainsi il n'est pas rare de voir se manifester un cornage très-fort accompagné de dyspnée, indiquant l'infiltration tuberculeuse des ganglions bronchiques suivie d'une paralysie plus ou moins complète des nerfs récurrents.

MARCHE ET DURÉE. — La phthisie tuberculeuse des espèces bovines est une affection à marche lente ; et sous ce rapport elle ne fait pas exception à la plupart des maladies constitutionnelles. Elle peut exister depuis des mois sans avoir occasionné de troubles bien profonds des grandes fonctions viscérales. Quand les animaux sont soumis à un régime très-régulier qui les préserve des refroidissements brusques ou prolongés, des fatigues excessives, des écarts d'hygiène, etc., ce n'est guère qu'après six mois, un an, quelquefois plus qu'elle se manifeste avec une certaine évidence ; mais si elle ne fait que des progrès ordinairement très-lents dans la forme la plus commune, elle continue d'une manière incessante à détruire les organes dans lesquels elle s'implante comme un parasite étranger. Les exemples qui la montrent avec des temps d'arrêt, pendant lesquels on peut croire à une tendance vers la guérison, par suite de la calcification et de l'enkystement des tubercules formés, sont extrêmement rares et jamais bien durables. Que les conditions hygiéniques favorables et l'alimentation riche en même temps que bien distribuée fassent défaut, on la verra prendre un nouvel essor et précipiter sa marche avec une rapidité exceptionnelle. Nous ajouterons même que nous n'avons jamais observé d'une façon bien évidente ces temps d'arrêt sur les vaches des nourrisseurs parisiens ; et ici cependant l'infiltration calcaire des productions tuberculeuses est le fait le plus ordinaire.

Est-il possible, ainsi que l'ont indiqué des auteurs d'une

grande notoriété, que la tuberculose commencée s'arrête absolument dans son mouvement et guérisse réellement à la suite de l'ulcération dans les bronches des premiers tubercules formés, et de leur cicatrisation ultérieure après l'évacuation totale des parties ramollies? Nous sommes peu porté à le croire. Ce nous paraît être là une assertion *a priori*, bien plus qu'une opinion basée sur l'observation rigoureuse.

Il nous semble que, quand on a étudié minutieusement la physiologie pathologique de la phthisie, maladie si fatalement continue dans son évolution, ainsi que le prouve l'âge différent des lésions que l'on rencontre à toutes les autopsies, il est impossible d'accepter l'opinion sus-énoncée. Et d'ailleurs, rien n'est moins prouvé que la possibilité de l'ouverture dans les bronches et la cicatrisation des tubercules ramollis. Contrairement à ce qui est affirmé par tous les auteurs, nous avons toujours constaté, comme nous l'exposons dans le chapitre des lésions, que les cavernes communiquant par les canaux bronchiques avec l'extérieur étaient des diverticulums de la muqueuse qui tapisse ceux-ci, et non des cavités creusées dans les masses tuberculeuses.

Anatomie pathologique — La plus grande confusion a régné jusqu'à ces derniers temps, sur les caractères anatomiques essentiels et la nature de l'affection tuberculeuse des bêtes bovines. Quand on lit les ouvrages anciens qui traitent de cette maladie, on s'aperçoit facilement que leurs auteurs ont compris sous son nom une foule d'affections qui en sont absolument distinctes. Ainsi Dupuy (1) l'assimile à la morve du cheval, et range à côté d'elle les altérations pulmonaires produites par les échinocoques,

______

(1) *De l'affection tuberculeuse*, p. 253 et suivantes.

la ladrerie du porc, des lésions probablement cancéreuses trouvées à l'autopsie des chiens, etc. D'Arboval a répété cette erreur, et si les autres vétérinaires, Huzard et Gellé ne l'ont pas commise, ils n'ont pas su non plus distinguer d'une façon nette ce qui est fondamental de ce qui est accessoire dans les altérations anatomiques de la phthisie pulmonaire du bœuf.

Delafond, en faisant une espèce particulière, sous le nom de phthisie calcaire, de la tuberculose avec imprégnation des tubercules par les sels de chaux, a encore augmenté l'obscurité qui environnait l'anatomie pathologique de cette affection. Il est le premier cependant qui, en France, ait tenté d'ajouter à l'examen par la simple vue, les renseignements qui peuvent être obtenus à l'aide du microscope. Mais, dominé qu'il était par les idées de Lebert, alors en grande faveur à l'École de Paris, il voulut trouver aussi un élément spécifique, analogue à celui que le savant micrographe avait décrit dans le tubercule de l'homme. Il n'est pas besoin aujourd'hui de faire le procès de cette théorie de l'hétéromorphisme, jugée en dernier ressort et depuis longtemps déjà par Virchow, Robin et tous leurs élèves, et il serait également superflu de combattre maintenant l'identité anatomique des tuberculoses de l'homme et des espèces bovines, bien que des tentatives de rapprochement de ces deux affections aient été faites récemment encore par certains auteurs d'une grande notoriété, à propos de l'inoculabilité de la première.

Il y a environ quinze ans, Gürlt (1) fit connaître en grande partie les caractères histologiques des tubercules des espèces bovines, qu'il décrivit sous le nom de tumeurs

____

(1) Gürtl, *Handbuch*, t. I, p. 283.

perlées (perlsucht). Un peu plus tard, Virchow (1) ajouta à cette description quelques détails d'organisation qui lui firent ranger les tubercules du bœuf, ou tumeurs perlées de Gürlt, dans la catégorie des sarcômatoses.

En 1866, MM. Cornil et Trasbot, dans plusieurs communications faites à la Société de biologie, ont confirmé, en ce qui concerne la forme des éléments anatomiques, l'exactitude de cette opinion.

Ce qui va suivre, sur l'anatomie pathologique de la tuberculose du bœuf, a été rédigé d'après des notes qu'a bien voulu nous fournir le dernier de ces observateurs. Cela doit être considéré comme le résultat de ses recherches personnelles. Nous nous plaisons à lui en laisser le mérite et nous lui en adressons nos remerciments.

Nous nous étonnons donc à bon droit de lire, dans les publications récentes, certaines descriptions d'éléments hétéromorphes qui n'ont jamais existé dans les productions tuberculeuses des bœufs. On serait tenté de croire, en méditant les analyses anatomiques auxquelles nous faisons allusion, que leurs auteurs ne se sont pas donné la peine d'étudier eux-mêmes, et qu'ils se sont inspirés seulement des erreurs de l'histologie humaine, lorsque cette science était dans l'enfance. Car, s'il est permis de critiquer, de contester même, les idées théoriques déduites des découvertes si remarquables de Gürlt et Virchow; il ne nous paraît pas possible, en raison de leur importance en physiologie pathologique générale, de les passer complétement sous silence. Pour nous, elles ont au moins jeté un peu de jour sur un des points les moins éclairés de l'anatomie pathologique des animaux domestiques, dont tant d'inconnues restent encore à trouver.

____

(1) Virchow, *Würtzburger Verhandlungen*, t. VII, p. 143. — *Pathologie des tumeurs*, traduit par Paul Aronssohn, t. II, p. 253.

Cette courte introduction historique suffira sans doute à indiquer aux lecteurs que nous ne reproduirons pas ici la plupart des opinions fantaisistes, et des confusions que tous les auteurs vétérinaires ont imprimées successivement en copiant leurs devanciers Huzard, Dupuy, Delafond, etc., qui, eux, n'avaient pas à leur disposition les moyens d'étude rigoureuse que nous possédons aujourd'hui, et ne pouvaient faire ce que nous devons accomplir.

Nous ne conserverons pas, par conséquent, les divisions partout reproduites et empruntées aux ouvrages anciens de pathologie humaine, en granulations grises, granulations jaunes, infiltrations tuberculeuses, etc.

L'étude minutieuse que nous avons faite des productions tuberculeuses du bœuf, nous ayant prouvé que partout elles ont une structure identique, et que les caractères extérieurs de consistance, de coloration, de forme et de transformation dernière, n'impliquent nullement une différence d'organisation primitive ; il ne faut pas en inférer, cependant, que nous considérions comme absolument du même ordre toutes les lésions que l'on peut rencontrer dans les viscères. Nous reconnaissons, au contraire, entre elles, des différences fondamentales qui n'ont pas été vues jusqu'alors.

L'une des lésions est l'essence même de la maladie : c'est le tubercule ; les autres, nombreuses et variées dans leurs formes, ne sont que contingentes, se rattachent à l'inflammation aiguë ou chronique du tissu envahi, ou à des cachexies parasitaires, mais nullement à la néoplasie fondamentale. Pour apporter autant de clarté qu'il nous sera possible, nous étudierons donc successivement :

1° Le tubercule en général et dans chaque organe où il aura été rencontré ;

2° Les lésions de nature inflammatoire qui peuvent accidentellement s'ajouter aux premières.

Tubercule en général. — Nous désignons sous ce nom les petites tumeurs miliaires arrondies, de consistance variable, qui se développent dans le poumon, les plèvres, les ganglions lymphatiques et presque tous les viscères. C'est pour nous la seule lésion essentielle, caractéristique de la maladie. Nous croyons qu'il est indispensable d'être bien absolu sur ce point, parce que jusqu'à ce jour, tous les vétérinaires ont confondu, à propos de la phthisie, le principal et l'accessoire.

Le tubercule peut se présenter sous différents aspects physiques qui ont servi de base à des distinctions qu'il nous semble inutile de conserver. Cependant nous indiquerons d'abord les caractères du tubercule, que presque tous les auteurs ont dit être à l'état de crudité et que nous appellerons jeune, et ensuite nous ferons connaître les transformations qu'il est susceptible d'éprouver sous l'influence du temps : la calcification et le ramollissement.

A. *Tubercule jeune*. — Le tubercule récent est constitué par une nodosité petite, généralement sphérique quand elle est isolée, dont le volume varie depuis un point à peine visible à l'œil nu, jusqu'à celui d'un grain de millet ou de chénevis.

Tous les auteurs qui ont écrit avant nous, disent que les tubercules peuvent atteindre la grosseur d'une noisette, d'une noix et bien plus encore. Nous ne pouvons partager cette opinion. L'étude détaillée que nous avons faite du tissu tuberculeux, nous a permis de constater que toutes les tumeurs dont le diamètre est aussi considérable que celui qui vient d'être indiqué, sont formées par l'agrégation d'un nombre plus ou moins grand de tubercules simples, que l'on peut séparer par une dissection minutieuse.

Chaque petite masse isolée est dense, tenace, un peu élastique et difficile à écraser entre deux corps résistants ou à dilacérer à l'aide d'aiguilles ou de scapels, ce qui montre la cohésion intime de ses éléments constituants ; de plus, elle ne se sépare qu'avec difficulté des parties environnantes, et ne présente jamais l'enkystement indiqué par la plupart des écrivains vétérinaires. On voit toujours, au contraire, une continuité parfaite entre elle et le tissu périphérique. Sa couleur est d'abord blanc-grisâtre et demi-translucide, mais lorsqu'elle a acquis tout son développement, elle devient un peu jaunâtre et opaque. Quand un tubercule est isolé et nullement gêné dans son accroissement, il est toujours régulièrement arrondi ; et, s'il existe dans l'épaisseur d'une séreuse, par exemple, il forme à la surface de celle-ci une petite éminence hémisphérique dont la forme est tout à fait caractéristique. Si, au contraire, plusieurs sont réunis en une seule masse plus ou moins volumineuse, ils deviennent un peu polyédriques par pressions réciproques, et la tumeur qu'ils constituent par leur agglomération est finement mamelonnée sur toute sa surface. Ce caractère a fait croire à ceux qui, à la suite d'un examen superficiel, ont pris cet agrégat pour un tubercule simple, que celui-ci est bossué et irrégulier dans son contour.

Examen microscopique. — En examinant au microscope un tubercule jeune, on voit d'abord, à l'aide d'un faible grossissement, 20 à 50 diamètres, qu'il est développé le long d'une petite branche artérielle, plus souvent dans l'angle d'émergence d'une dernière division, quelquefois autour d'un capillaire sur lequel il dessine un véritable collier, ou dans un lacis d'anastomoses qui l'enveloppent de tous côtés. Tous ces faits peuvent être facilement constatés en choisissant pour l'étude la plus fine nodosité visible existant dans l'épaisseur d'une séreuse. Il suffit alors de placer la membrane sur la plaque de verre, et d'ajouter quelques gouttes d'acide acétique, pour apercevoir d'une façon nette ce que nous venons de signaler.

Si maintenant on dilacère le tissu à l'aide d'aiguilles, ce qui, comme nous l'avons dit, ne s'obtient qu'avec un peu de difficulté, on sépare quelques parcelles très-fines que, en raison de leur transparence, on peut examiner à un fort grossissement, on parvient à saisir facilement la forme et le volume des éléments constituants.

En colorant avec le carminate d'ammoniaque, et en traitant ensuite la préparation par l'acide acétique, ou, à défaut de ces deux réactifs, en versant seulement quelques gouttes d'acide picrique, on constate que tout le tissu tuberculeux est formé de cellules à noyaux absolument identiques aux éléments fibro-plastiques de Lebert et Ch. Robin, et d'une substance conjonctive à filaments épais qui les réunit très-intimement.

Ces cellules fibro-plastiques sont ici très-grandes, et mesurent jusqu'à environ 0.006 à 0.007 de millimètre de diamètre transversal, ce qui est en rapport, sans doute, avec le volume normal des éléments du bœuf dont les tissus sont moins denses, d'une structure moins fine que ceux d'autres animaux, du cheval, par exemple. Elles contiennent un ou plusieurs noyaux ovoïdes, volumineux et résistant à l'action de l'acide acétique, qui rend transparent le protoplasma ou corps des cellules.

Les noyaux libres sont presque sphéroïdes ou ovoïdes, et parfaitement semblables à ceux qui existent dans le centre des cellules. Ils sont d'autant plus abondants que le processus est en voie d'accroissement plus rapide.

Les filaments de tissu conjonctif, interposés entre les éléments, cellules et noyaux, n'offrent à la vue rien de particulier. Ils représentent vraisemblablement le tissu préexistant dans lequel le tissu nouveau s'est développé.

On ne trouve jamais ici les petites cellules rondes, ridées, granuleuses, opaques (cytoblastions de Robin), qui forment toujours la partie centrale de la granulation tuberculeuse de l'homme, et que Lebert avait considérées comme hétéromorphes et spécifiques.

On n'est donc nullement autorisé à rapprocher ces deux affections, qui sont parfaitement différentes au point de vue anatomique, et qui paraissent similaires seulement à un examen, que volontiers nous appellerions grossier ou au moins incomplet.

Nous ajouterons, pour terminer la description histologique du tubercule, que jamais, lorsqu'il a accompli son organisation, il ne contient de vaisseaux dans son intérieur. Quand la granulation a débuté autour d'un capillaire, celui-ci a sans doute été détruit et effacé par la néoplasie, car on n'en trouve plus alors de vestige. Les matériaux nutritifs y sont conséquemment apportés exclusivement par les vaisseaux environnants qui sont toujours plus riches autour des nodosités et dans les cloisons ou interstices des grosses masses tuberculeuses que dans le tissu conjonctif sain. Il y a là une vascularisation un peu exagérée qui a été prise à tort par beaucoup d'observateurs pour un léger état inflammatoire.

Cette absence complète de vaisseaux nutritifs dans le tissu propre des tubercules explique pourquoi ceux-ci, se nourrissant exclusivement à leur périphérie, ne peuvent nécessairement acquérir qu'un très-petit volume avant que commence la nécrobiose centrale; particularité spéciale qui les distingue des tumeurs sarcomateuses avec lesquelles Virchow les a assimilées sans restrictions. Aussi, malgré le respect que nous avons pour les opinions du savant histologiste que nous venons de nommer, ne pouvons-nous nous résoudre à accepter dans toute son étendue sa manière de voir. Les éléments du tubercule de l'espèce bovine sont identiques à ceux des tumeurs sarco-mateuses, cela est incontestable, mais l'absence de vaisseaux nutritifs dans le premier, et, pour cette raison, le volume déterminé qu'il ne peut jamais dépasser, sont deux motifs suffisants, selon nous, pour le séparer des dernières.

Ainsi, pour nous, cette néoplasie n'est ni la même que la tuberculose humaine, comme l'ont dit la plupart des écrivains, ni une espèce du genre sarcôme, comme on l'a affirmé de l'autre côté du Rhin. C'est une lésion-type ayant sa forme et son individualité propre, appartenant exclusivement à une espèce animale, et incapable d'être transportée chez une autre, contrairement à ce qui a été affirmé encore.

En exprimant que le tubercule est toujours nécessairement limité dans son volume, nous n'avons en vue qu'un tubercule pris isolément, cela va de soi, et nous n'entendons certainement pas dire qu'il ne puisse s'en former une multitude dans un point quelconque pour constituer des masses énormes. C'est même là ce qui se passe presque invariablement. Autour d'une nodosité miliaire primitive, en apparaissent bientôt de nouvelles qui acquièrent le même volume, sont ensuite environnées de plus récentes, et ainsi sans fin, jusqu'à la mort du sujet. De sorte que chaque bloc, mamelonné et recouvert partout de productions jeunes, s'accroît indéfiniment, et peut arriver à un poids de plusieurs kilogrammes. Cet agrégat, on le comprend, n'est plus alors une tumeur simple, mais bien la réunion d'une infinité de petits tubercules entre lesquels cheminent des vaisseaux plus ou moins abondants, suivant l'activité végétative de la néoplasie. Nous reviendrons, du reste, sur ce point, quand nous parlerons de la dissémination des tubercules dans chaque organe en particulier.

B. *Calcification*. — Les tubercules, dont le développement est terminé, éprouvent, comme tous les tissus pathologiques qui ne peuvent disparaître par résorption ou fonte purulente, des modifications successives qui transforment tellement leurs caractères que bon nombre d'observateurs, comme nous l'avons dit précédemment, ont pu en nier l'identité. La première, qui se produit dans certaines conditions, est la calcification ou imprégnation du tissu par des sels de chaux.

De même qu'elle peut exister ou faire défaut, elle peut être plus ou moins étendue. Dans certains cas, elle a envahi toute la masse tuberculeuse, d'autrefois elle est à peine sensible; et, entre les deux extrêmes, on peut voir tous les degrés intermédiaires; il est possible également qu'elle soit fortement marquée dans un point, et qu'il n'y en ait pas de traces ailleurs.

Le tubercule calcifié est notablement modifié dans ses apparences extérieures et toutes ses propriétés physiques.

Il a ordinairement le volume maximum qu'il peut atteindre, celui d'un grain de chènevis ou d'un petit pois; il est blanc jaunâtre, absolument opaque, très-dur et donnant au toucher la sensation d'une petite pierre arrondie logée dans le tissu; il s'écrase avec une extrême difficulté en donnant un résidu d'apparence crayeuse. Il résiste beaucoup à l'action de l'instrument tranchant sous lequel il fait entendre un bruit particulier semblable à celui d'un moellon que l'on entame. Quand on l'a incisé dans son milieu et séparé en deux moitiés à peu près symétriques, on voit sur chaque coupe une partie centrale la plus considérable assez irrégulièrement délimitée, tout à fait pierreuse, qui est contenue dans une zône périphérique encore fibreuse. C'est, à n'en pas douter, l'aspect différent de ces deux parties qui a fait dire à tous les auteurs anciens que le tubercule est enkysté; erreur que l'on aurait facilement évitée à notre époque, si, au lieu de copier les devanciers, on avait examiné avec plus de soin qu'on ne l'a fait. Il est, en effet, facile de se rendre compte, en disséquant attentivement, qu'il y a continuité entre les deux parties et le tissu ambiant.

L'énucléation que l'on croit obtenir ici par la pression n'est que le résultat d'une déchirure du tissu pathologique sur la limite de la portion infiltrée.

Du reste, celle-ci est plus ou moins large, suivant le degré auquel est parvenue la transformation. Il peut exister seulement un petit grain central ou un envahissement complet ne laissant plus qu'une couche extrêmement mince de tissu mou à la périphérie.

A cette époque, nous n'avons pas besoin de le répéter, les tubercules ne sont jamais isolés, puisque la lésion est déjà ancienne. Ils sont presque partout réunis en masses de grosseur extrêmement variable, dont chacune représente un ensemble de petites pierres réunies entre elles et comme enchâtonnées dans la substance conjonctive intermédiaire qui sert de support aux vaisseaux artériels capillaires ou veineux de tous calibres.

Examen microscopique. — En examinant à des grossissements de 50 à 250 diamètres le magma crétacé obtenu par l'écrasement de la partie centrale d'un tubercule, on ne retrouve plus d'éléments bien figurés. Ceux-ci se sont brisés sous l'influence de l'action mécanique, en grains jaunâtres à la lumière réfléchie, et paraissant noirs, à cause de leur opacité, à la lumière transmise. Le volume de ces fragments n'a rien de fixe. Il y en a qui sont aussi petits que les plus fines granulations moléculaires, d'autres qui sont gros comme des grains de sable. Quelques-uns ont l'apparence cristalline, avec des bords et des angles nets, mais la plupart revêtent des formes tellement irrégulières, qu'elles échappent à toute description.

En traitant ce résidu par l'acide acétique, on voit se produire sous l'objectif une vive effervescence ; de nombreuses bulles de gaz apparaissent entre les lames du verre et la préparation s'éclaircit notablement au bout de quelques instants. Toutefois, les grains opaques ne sont pas tous immédiatement dissous, il en reste encore pendant longtemps. Il faut, pour les faire disparaître plus vite, employer l'acide chlorhydrique qui les dissout, et alors sans effervescence nouvelle. Ce qui prouve qu'il y a là deux sels calcaires à acides différents, comme l'ont déjà fait connaître tous les chimistes, Lassaigne en particulier, qui ont étudié la composition chimique de ce produit pathologique.

Quand la préparation a été ainsi modifiée par l'action des acides, on reconnaît les débris des cellules dont nous avons parlé, et surtout les noyaux ovoïdes, la plupart intacts et maintenant très-visibles en raison de la transparence acquise par le protoplasma qui les entoure.

Cette étude suffit à montrer que les éléments histologiques sont le siége d'un dépôt minéral, mais elle ne permet pas d'en saisir le mécanisme. Pour le découvrir, il est nécessaire de faire des coupes minces de tubercules dans lesquels la transformation commence, et que l'on a préalablement fait durcir dans l'alcool. Si on a la chance d'avoir fait une bonne coupe, on peut voir alors, sur la limite de la calcification, des cellules présentant dans leur milieu une proportion plus ou moins large qui est absolument opaque.

45

En traitant par l'acide chlorhydrique, une légère effervescence se produit, les points sombres qui existaient dans les éléments s'effacent peu à peu et les noyaux bien formés apparaissent en même temps que s'opère la dissolution de la zône calcaire qui les enveloppait. C'est donc dans le protoplasma ou corps de cellules, et d'abord autour des noyaux, que se déposent les sels de chaux.

Maintenant, sous l'influence de quelle force physiologique pervertie sont apportés là les matériaux dont il s'agit? Telle est la première question qui se pose d'elle-même à l'esprit et à laquelle aujourd'hui il est impossible de répondre. Ce secret, d'ailleurs, comme celui de toutes les causes premières en biologie, sera probablement toujours impénétrable pour nous.

La calcification se produit-elle aussi dans l'épaisseur de la substance conjonctive intermédiaire aux éléments figurés comme dans ceux-ci? C'est là un dernier point que nous n'avons pu élucider, car lorsque la métamorphose a envahi toute la substance d'un tubercule, il n'est plus possible d'en faire des coupes. Cependant la compacité du tissu, dans ce dernier cas, nous porte à admettre cette hypothèse.

C. *Ramollissement.* — Quand les tubercules sont anciens, que depuis longtemps la vitalité est obscure ou a cessé en eux, soit qu'ils aient éprouvé la calcification que nous venons d'étudier ou que cette transformation primitive de leur tissu n'ait pas eu lieu, ils subissent la dégénérescence granulo-graisseuse, nécrobiose de Virchow, dont la fin est le ramollissement caséeux.

Cette métamorphose dernière commence au centre et gagne vers la circonférence jusqu'à ce qu'il ne reste plus autour d'elle que le tissu conjonctif environnant. A cette époque, on pourrait facilement croire à l'enkystement du tubercule. Il se forme une cavité mal déterminée, il est vrai, mais dont le contenu, se détachant assez facilement, vous ferait illusion si l'on n'avait suivi l'évolution du processus sous tous ses états. Quelquefois plusieurs tubercules contigus se désagrégent simultatément, ainsi que les cloisons conjonctives qui les séparent et constituent des logettes ayant parfois la largeur d'une noisette et plus. Ce sont ces cavités, de formes et de diamètres variés, que les anatomo-pathologistes ont nommées vomiques, en les confondant avec d'autres cavernes creusées sous l'influence de mécanismes très-différents et dont nous donnerons la description plus loin.

Celles qui nous occupent maintenant n'ont pas de parois propres, elles se fondent avec le tissu conjonctif plus ou moins induré constituant le stroma, la charpente des masses tuberculeuses. Leur surface interne n'est ni bourgeonneuse ni vasculaire, comme l'est celle des cavités inflammatoires. La délimitation entre elles et leur contenu se fait sans démarcation naturelle, par une gradation insensible et non de la façon nette qui caractérise les kystes et les abcès.

La matière centrale plus ou moins cohérente, suivant le degré de ramollissement auquel elle est arrivée, est d'une couleur blanchâtre et plâtreuse, si la calcification a précédé le ramollissement; et gris jaunâtre, caséeuse, dans le cas contraire.

Ce détritus crétacé ou pyoïde est ce que les anciens avaient nommé improprement matière tuberculeuse. En réalité, ce n'est qu'un résidu informe, ne possédant plus aucun caractère spécial et qui peut être trouvé absolument identique dans des tumeurs très-anciennes, de toutes natures, dans des abcès indurés après la résorption totale du sérum du pus et dans les athéromes.

Aussi croyons-nous devoir rejeter formellement cette appellation, tirée de l'examen superficiel d'un produit mort, en voie de destruction lente et de disparition définitive. Ici, comme toujours, pour acquérir une idée exacte d'un état pathologique, il faut en suivre les mutations depuis le début, et non se borner à en voir la fin, ainsi que trop souvent on s'est contenté de le faire.

Examen microscopique. — Étudiée à un grossissement de 250 diamètres, la matière ramollie des tubercules présente des aspects différents, suivant qu'elle est ou non mélangée de grains calcaires.

Dans le premier cas, avec les grains sableux dont nous avons parlé déjà et qu'on obtient en écrasant le tissu avant son ramollissement, on voit des granulations graisseuses plus ou moins abondantes.

Ces dernières existent seules lorsque le ramollissement n'a pas été précédé de la calcification. Elles ont de 0,001 à 0,003 millimètres de diamètre, sont grises dans leur contour et transparentes dans leur centre; résistent à l'action de l'acide acétique, qui les pâlit seulement un peu, et ne se dissolvent que dans l'éther. Elles sont isolées ou accolées et réunies en groupes qui rappellent en partie pur leur forme les éléments préexistants.

Le mécanisme de cette destruction du tissu est le même ici que partout. On s'en assure en examinant des coupes minces faites sur les tubercules encore peu altérés et préalablement durcis. Avec des grossissements de 100 à 250 diamètres environ, on voit une partie centrale exclusivement granuleuse, une zone moyenne dans laquelle les cellules fusiformes sont parsemées de très-fines gouttelettes transparentes et réfringentes; enfin, une couche extérieure où les éléments ont conservé leur intégrité morphologique. Ces trois départements se fondent par une dégradation qui ne laisse pas distinguer de démarcation entre eux. En résumé, ce qui s'accomplit ici est la dégénérescence granulo-graisseuse, la même qui se produit dans tous les tissus pathologiques qui ne peuvent être résorbés ou détruits par la suppuration. De sorte que si les sujets pouvaient vivre assez longtemps, et surtout si, autour de la lésion première et dans une infinité de points, la néoplasie ne progressait incessamment à mesure et bien plus rapidement qu'elle ne se détruit dans d'autres, elle finirait par disparaître, car les granulations crétacées ou caséeuses se métamorphoseraient en principes immédiats qui seraient résorbés, et enfin éliminés avec les autres produits de déchets par les sécrétions naturelles.

Tubercules dans les séreuses. — Toutes les membranes séreuses ne sont pas également prédisposées à être le siége du développement des tubercules. La plèvre est toujours affectée, le péritoine est souvent intéressé, et les autres séreuses ne sont qu'exceptionnellement atteintes. Aussi, allons-nous nous occuper surtout de la première, et les indications que nous allons donner à son sujet pourront être appliquées aux autres membranes de même nature dans les cas où elles seront altérées.

Les tubercules de la plèvre commencent toujours dans le derme séreux. Nous ne pourrions dire si c'est plutôt dans le feuillet viscéral que dans l'autre, car, jusqu'à présent, il ne nous a pas été possible de nous renseigner sur ce point. Les nodosités, extrémement fines d'abord, croissent, se multiplient, se touchent bientôt et forment enfin des masses lisses et recouvertes d'épithélium à leur surface libre. Celles-ci sont quelquefois tubéreuses et *richement* mamelonnées ou disposées en grappes dont les grains, plus ou moins confondus à leur base, ou nettement séparés et comme appendus à des pédoncules vasculaires, donnent à la membrane les aspects physiques les plus variés. D'autres fois, toute la surface libre des deux feuillets est parsemée de tumeurs arrondies ou bossuées, formées par un ou une multitude de tubercules réunis, constituant des éminences à contours irréguliers, grosses comme des noisettes, des pommes, etc., qui ont fait donner à l'affection le nom de pommelière par les anciens, et celui de cachexie perlée par Gürlt et Virchow.

Assez fréquemment, les végétations du feuillet viscéral se sont accolées et soudées à celles du pariétal, et alors, dans des points plus ou moins larges et nombreux, le poumon est fixé aux côtes par des adhérences plus ou moins dures, suivant l'époque de la maladie, et qu'on ne peut détruire, dans tous les cas, qu'à l'aide d'instruments tranchants.

La totalité de toutes les tumeurs pleurales est quelquefois assez considérable pour atteindre le poids de 5 à 6 kilogrammes, comme nous en avons observé un grand nombre d'exemples.

Elles peuvent se présenter simultanément sous les trois états : jeune, calcifié et ramolli, que nous avons antérieurement décrits. Le tissu nouveau est à l'extérieur, la partie crétacée dans la zone moyenne, et celle qui est désagrégée occupe le centre de la même tumeur. C'est ainsi, au moins, qu'on rencontre le plus ordinairement les lésions chez les vaches laitières qui sont sacrifiées pour la boucherie de Paris.

Outre ces altérations de la surface, on trouve encore des modifications importantes du tissu propre de la plèvre. Il est toujours notablement épaissi, induré et beaucoup plus vasculaire que dans les conditions physiologiques. Il y a là une richesse d'organisation appropriée à la suractivité formatrice inhérente à l'état nosologique.

Dans le poumon, les premières nodosités apparaissent dans la portion corticale, toujours au sein du tissu conjonctif sous-pleural et interlobulaire. Elles se multiplient et gagnent de proche en proche vers la profondeur, en formant des filons nombreux et ramifiés qui compriment d'abord et finissent par effacer complétement les vésicules pulmonaires ; de sorte qu'il arrive une époque où des îlots considérables du poumon, comprimés de toutes parts, s'atrophient et sont remplacés par le tissu morbide. Alors une partie de l'organe, de plus en plus considérable, est véritablement supprimée, et la fonction respiratoire diminuée en proportion. Les filons tuberculeux que nous venons d'indiquer constituent les infiltrations des auteurs anciens. Ils peuvent devenir tellement nombreux que les lobes pulmonaires sont doublés et quintuplés de poids : nous avons vu des poumons ainsi indurés qui pesaient jusqu'à 18 et 20 kilogrammes, étaient compacts, durs et criants sous l'instrument tranchant, dans les trois quarts au moins de leur parenchyme. Dans ces conditions, nous n'avons pas besoin de le dire, la plus grande partie du tissu tuberculeux était calcifiée par plans, ramollie ailleurs, et formait des vomiques plus ou moins larges, dans lesquelles on trouvait le détritus que nous avons décrit déjà.

Celles-ci nous ont toujours paru bien closes et sans aucune communication avec les bronches ou les sacs pleuraux. Nous ne pensons pas, par conséquent, qu'elles puissent s'ulcérer et se vider comme l'indiquent la plupart des écrivains vétérinaires. Les cavités ouvertes dans les tuyaux bronchiques ou les plèvres sont, ainsi que nous le dirons plus loin, des lésions d'ordre inflammatoire dont le développement suit la marche particulière à ce processus.

Tubercules dans les ganglions lymphatiques. — Dans les ganglions lympathiques des bronches, les tubercules ne manquent jamais ; on en voit quelquefois dans ceux de l'entrée de la poitrine, et plus souvent dans ceux du mésentère et de la région sous-lombaire. Les autres sont plus rarements atteints.

Dans les ganglions bronchiques, on peut rencontrer des masses énormes. Nous en avons conservé autour desquels la tumeur développée avait près de 0.30 centimètres de long et un poids de 3 kil. 700 gr., après avoir été disséqués avec soin et séparés des organes voisins.

Les nodosités tuberculeuses commencent à se former dans le tissu conjonctif qui constitue la gangue au milieu de laquelle les ganglions sont logés. Par leur accroissement et leur multiplication, elles repoussent ces derniers sur un des côtés de la tumeur, où on les retrouve toujours avec leurs caractères propres. C'est ce que nous avons pu voir clairement dans l'exemple cité plus haut et dans beaucoup d'autres semblables. Il y a encore dans ce fait une particularité importante à noter, qui concourt à différencier la tuberculose du bœuf et celle de l'homme. En effet, il paraît que, dans notre espèce, le tubercule se forme au sein même des ganglions lymphatiques et au milieu des cellules normales.

Tubercules dans les viscères abdominaux. — Dans le foie et la rate, on rencontre encore assez souvent des tubercules. Ils n'y sont pourtant jamais bien nombreux, ni en masses très-considérables, et ne présentent rien de particulier à noter. Dans le rein et les autres glandes, il s'en forme très-rarement. Il en est autrement dans l'intérieur, où les masses tuberculeuses atteignent parfois un volume considérable.

Nous ne saurions affirmer ou nier s'il peut s'en former dans d'autres tissus de l'économie. Jusqu'à ce jour, les quelques faits qui ont été signalés ne nous paraissent pas assez bien circonstanciés pour être acceptés sans réserve ; et nous préférons rester un peu incomplet plutôt que de formuler des assertions qui pourraient être réfutées ultérieurement. Comme nous avons pour principe de ne croire que ce qui est bien constaté et que nous n'avons pas vu, dans de nombreuses autopsies, les tubercules envahir les muscles et les os, nous sommes fondé à penser que ces derniers organes y sont fort peu exposés.

Lésions contingentes. — Ces altérations sont toujours confondues avec les lésions essentielles que nous avons décrites, bien qu'elles soient, par leur nature, complétement différentes.

Ce sont :

A. La *pleurésie aiguë* ou chronique ;

B. La *bronchite chronique* avec cavernes formées par la muqueuse refoulée dans le tissu conjonctif du poumon ;

C. Les *pneumonies lobulaires* avec infiltrations caséeuses, abcès ouverts ou non dans les plèvres ; après la péripneumonie, les indurations et les cavernes gangréneuses ou séquestres du parenchyme pulmonaire ;

D. L'*entérite* à la fin de la maladie.

A. La *pleuresie aiguë* vient bien rarement compliquer la phthisie, et nous n'avons jamais eu l'occasion de l'observer personnellement. Quelques auteurs, cependant, la signalent et en attribuent le développement à l'ulcération des tubercules dans l'un ou l'autre des sacs pleuraux. Nous avons déjà dit antérieurement que cette prétendue ulcération est invraisemblable.

Nous doutons donc de sa réalisation, et si des cavités viennent à s'ouvrir dans les plèvres, ce ne peuvent être que des abcès formés par suite de l'inflammation accidentelle du parenchyme pulmonaire ; et encore, ne sommes-nous pas bien sûr que la chose ait jamais été observée.

Si nous ne sommes pas bien convaincu que la pleurésie aiguë puisse survenir comme lésion contingente de la phthisie, nous pouvons affirmer avoir vu assez souvent la pleurésie chronique ou l'hydrothorax.

Cette complication ne fait jamais défaut quand la phthisie a été la terminaison dernière de la péripneumonie passant à l'état chronique, comme nous l'avons si souvent constaté. Mais elle peut survenir encore également dans les autres cas. Avec une vascularisation très-riche de la plèvre et de la surface des tumeurs tuberculeuses, on trouve, dans un ou dans les deux sacs pleuraux, 4, 6, 10 litres d'un liquide citrin clair, transparent, qui ne diffère en rien de celui qu'on rencontre dans tous les cas d'hydrothorax. Nous n'examinerons pas plus longuement ici ces lésions pour l'étude desquelles nous renvoyons aux ouvrages qui en traitent spécialement.

B. La *bronchite chronique* ne manque jamais de compliquer la tuberculose. Elle existe d'une manière si constante, qu'on pourrait presque la considérer comme faisant partie intégrante de la phthisie, ainsi que l'ont fait nos prédécesseurs, sans en soupçonner la nature.

Elle se caractérise anatomiquement par des altérations de la muqueuse, avec sécrétion purulente abondante à sa surface et formation, sous l'influence de cette sécrétion et de la toux qui l'accompagne, des cavernes résultant du refoulement de la membrane dans le tissu environnant.

La muqueuse bronchique est épaissie dans presque toute son étendue à des degrés divers. Dans les divisions de second et de troisième ordre surtout, elle peut avoir le double et plus de son épaisseur normale.

La surface doit être sèche au début. Nous disons doit être, parce que nous n'avons pas eu l'occasion de l'examiner à cette époque. Plus tard, elle est recouverte d'une couche plus ou moins épaisse de matière muco-purulente, d'une odeur fade ou à peu près inodore, qui adhère faiblement. Si on enlève par le lavage cet enduit épais, on voit que dans des points nombreux sa surface libre est dépolie et dépourvue de son vernis normal.

En incisant avec des ciseaux, de la racine du poumon jusque vers la périphérie, les divisions de l'arbre bronchique, on arrive dans des cavités avec lesquelles elles communiquent directement. Ce sont les cavernes bronchiques qui étaient confondues par tous les auteurs avec les vomiques formés par le ramollissement du tissu tuberculeux, et qui, elles, restent toujours parfaitement closes, sans aucune communication avec le monde extérieur.

Les cavernes bronchiques, c'est la dénomination que nous croyons devoir adopter pour les désigner, sont généralement peu nombreuses; il est rare qu'on en trouve plus de deux ou trois dans chaque lobe; mais elles acquièrent souvent un diamètre assez considérable. Nous en avons vu qui avaient plus d'un décimètre de large. Elles sont très-irrégulières dans leur contour et présentent des diverticulums nombreux, des espèces de culs-de-sac à col plus ou moins effilé, qui donnent à la cavité des variétés infinies de formes. Elles sont en partie ou complétement remplies d'une masse muco-purulente épaisse, blanc jaunâtre, comme caséeuse, inodore ou fétide, suivant que la cavité est obstruée totalement ou non. Dans ce dernier cas, l'air se mettant en contact avec la matière sécrétée, détermine toujours un commencement de fermentation dans celle-ci. Si on débarrasse la cavité de son contenu, on trouve partout autour d'elle une membrane muqueuse parfaitement organisée, qui ne ressemble en rien aux surfaces bourgeonneuses des abcès.

En dehors de cette membrane, le parenchyme pulmonaire est induré et infiltré de tubercules qui peuvent exister sous les troits états différents que nous avons fait connaître, et dont la présence autour de la caverne explique bien pourquoi on n'a pas, avant nous, distingué celle-ci des vomiques ; distinction qu'il nous a été facile d'établir par l'examen microscopique qui suit.

Examen microscopique. — En étudiant à un fort grossissement le muco-pus des bronches, on voit qu'il est formé par un liquide albumineux épais, coagulable par l'acide picrique, qui contient des granulations moléculaires, des leucocytes et des cellules épithéliales de la muqueuse.

Les granulations en très-grande quantité sont, les unes très-fines, grises, solubles dans l'acide acétique et la glycérine ; les autres, de même volume ou plus grosses, sont réfringentes au centre, contiennent une matière graisseuse et ne disparaissent pas sous l'action des mêmes réactifs. Toutes représentent le reste d'éléments cellulaires qui se sont détruits ici par dégénérescence granulo-graisseuse, comme cela a lieu dans tous les produits des sécrétions chroniques des muqueuses.

Les leucocytes bien formés sont peu nombreux. Ils sont plus ou moins granuleux et désagrégés. Quelques-uns ne sont plus représentés que par un petit amas de granulations prêtes à se séparer pour devenir libres.

Les cellules épithéliales sont en quantité variable, quelquefois plus grande que celle des leucocytes. Quelques-unes se montrent intactes avec leur couronnement de cils vibratiles parfaitement visibles ; mais le plus grand nombre ont subi diverses altérations. On en voit qui sont gonflées et laissent apercevoir dans leur intérieur des vacuoles remplies d'une matière réfringente. D'autres sont granuleuses partout et plus ou moins échancrées dans leur contour. Il est possible de rencontrer ici, du reste, toutes les

altérations des éléments qui caractérisent les inflammations catarrhales anciennes.

La matière des cavernes, bien que plus dense en général, est identiquement la même. L'aspect différent qu'elle
présente résulte seulement du défaut presque absolu du
liquide qui sert de véhicule aux parties figurées dans la
matière des grandes divisions bronchiques.

Cette identité est déjà une preuve que les cavernes dont
nous parlons sont bien réellement des diverticulums de la
muqueuse. Mais cela ressort d'une manière plus incontestable encore de l'étude de la membrane même qui entoure
ces cavités. Elle est revêtue partout d'un épithélium à cils
vibratiles. Il n'est pas possible, par conséquent, d'en méconnaître la nature.

Comment ces cavernes se développent-elles dans le poumon? Telle est la question à laquelle nous voudrions répondre d'une façon définitive, mais dont la solution ne
nous est pas donnée d'une façon rigoureuse, faute d'avoir
pu en suivre le développement.

Nous pensons qu'elles débutent dans une fine division
des bronches dont la sécrétion incessante dilate la cavité,
et refoule périphériquement la membrane dans le tissu environnant, qui s'atrophie et se résorbe sous l'influence de
la compression qu'il subit. Quoi qu'il en soit, la composition du contenu de ces cavernes, et surtout l'organisation
de leur membrane limitante, ne permettent pas de les
assimiler aux voniques closes et sans délimitation nette,
qui sont creusées dans les masses tuberculeuses par ramollissement de leur partie centrale.

Dans quelques circonstances, probablement sous l'influence de refroidissements, un mouvement inflammatoire
intercurrent, aigu d'abord, et qui passe bientôt à l'état
chronique, peut se produire dans le tissu même du pou-

mon. On trouve alors des îlots plus ou moins larges de parenchyme hépatisé. Ils sont rouge-brun parsemé de petits points blancjaunâtre, friables et semi-liquides. Ce sont des pneumonies lobulaires avec infiltration purulente. Plus tard, les points blanchâtres, en s'étendant, se réunissent par la dissolution du parenchyme qui les sépare, en même temps que la périphérie du lobule enflammé s'indure de plus en plus. Il en résulte enfin de petits infractus plus ou moins nombreux semblables aux abcès froids par la consistance de leurs parois.

L'examen microscopique de ces portions enflammées, fait sur des coupes minces après durcissement préalable, montre que le pus se forme dans la cavité même des lobules, tandis que l'induration fibreuse ultérieure, qui signale la persistance de l'inflammation à l'état chronique, a son siége dans les cloisons interlobulaires de tissu conjonctif. Il faut ici, comme partout, pour saisir la marche du processus, étudier des lésions de même nature à des âges différents, et surtout au moment initial de leur production; car, en se bornant à examiner les foyers purulents à parois indurées qui sont la fin des pneumonies lobulaires, il serait impossible de soupçonner le mécanisme de leur formation.

A cette époque, en effet, la matière caséeuse intérieure n'est plus qu'un amas de granulations et de débris informes des éléments, et les parois, masses fibreuses plus ou moins denses, sont presque toujours parsemées de nodosités tuberculeuses, et ne rappellent même pas, par leur disposition physique, l'organisation primitive du parenchyme pulmonaire.

Les abcès dont nous venons de parler peuvent-ils, lorsqu'ils sont à l'état aigu et situés près de la surface du poumon, s'ouvrir spontanément dans les plèvres, et y déterminer des pleurites rapidement mortelles?

Plusieurs auteurs signalent cette terminaison ; quelques-uns même semblent la croire assez fréquente. Nous avouons ne l'avoir jamais observée. Aussi, sans nier qu'elle puisse se présenter, nous la regardons au moins comme fort rare.

Nous avons pu voir dans les poumons de bêtes phthisiques, à la suite de la péripneumonie, des altérations d'une autre forme encore, consistant en un véritable séquestre du tissu pulmonaire. Une fois entre autres, nous avons constaté l'existence d'une caverne comprenant presque toute la moitié inférieure du lobe pulmonaire gauche. Elle était très-irrégulière et anfractueuse, absolument close, à parois très-résistantes, et en continuité dans le pourtour avec les filons tuberculeux qui avaient envahi la plus grande partie de l'organe. La face interne de cette cavité était lisse, fortement pigmentée et assez richement vascularisée. Elle contenait plus d'un litre de liquide purulent dans lequel était flottante une masse centrale isolée de toutes parts, mais moulée dans son intérieur.

Le pus, très-liquide, rempli de grumeaux informes, avait une couleur grisâtre un peu ardoisée, et n'exhalait aucune odeur particulière.

La masse centrale très-compacte, également inodore, s'écrasait facilement en grumeaux caséeux à sa superficie. Dans son centre, elle était plus résistante, et renfermait des tronçons de bronches qui, n'ayant pas cédé encore à la désagrégation gangréneuse, lui constituaient une sorte de charpente.

Il y avait eu là, sous l'influence de l'inflammation aiguë de la pneumonie, une gangrène de la moitié d'un lobe du poumon. Cette gangrène s'était parfaitement délimitée en cavité close, et le tissu mortifié, n'ayant pas éprouvé la fermentation putride, était en voie de dissolution, comme cela se produit dans tous les cas de séquestre.

Nous n'avons pas besoin d'ajouter que l'examen microscopique de ce détritus ne nous a rien montré de particulier. Dans le pus, il existait des granulations et des leucocytes plus ou moins avancés en dégénérescence; et, dans les grumeaux de la masse centrale, des débris des éléments préexistants.

L'observation dont nous venons de résumer très-sommairement un des points anatomo-pathologiques intéressants a été recueillie sur une vache que nous suivions depuis environ un an. Elle fut atteinte de la péripneumonie contagieuse, qui, chez elle, persista à l'état chronique, et se compliqua, ainsi que nous le constatâmes à l'autopsie, de la tuberculose la plus complète qu'on puisse observer.

Cet exemple, et beaucoup d'autres semblables, nous ont convaincu de la transformation presque fatale de la péripneumonie chronique en phthisie tuberculeuse.

Enfin, pour en revenir aux lésions concomitantes de la tuberculose, si la maladie est abandonnée à sa marche naturelle, et que la mort termine la scène morbide, on trouve, à l'autopsie, un peu d'inflammation de la muqueuse digestive, des œdèmes des parties déclives, etc., etc., ainsi que cela se voit toujours à la suite des affections épuisantes. Désirant nous renfermer dans notre cadre, nous ne pensons pas devoir décrire ici toutes ces altérations.

En résumé, les lésions de la phthisie bovine sont : les unes essentielles, comprenant les tubercules et les vomiques closes qui résultent du ramollissement central de ceux-ci; les autres accessoires, comprenant l'inflammation ou chronique ou aiguë des plèvres, la bronchite avec dilatations caverneuses; les pneumonies lobulaires, avec infarctus purulents finissant par de petits abcès indurés, et des cavernes gangréneuses à la suite de la péripneumonie.

Nous avons nommé ces dernières accessoires ou contingentes, parce que, malgré leur fréquence, elles ne sont pas un effet nécessaire de la maladie, mais le résultat d'un épiphénomène qui vient, en quelque sorte, s'ajouter au fait fondemental sans en faire partie intégrante.

PRONOSTIC. — Les lésions sur lesquelles nous venons d'insister indiquent assez qu'au point de vue purement pathologique, la tuberculose est une maladie toujours très-grave et qui conduirait toujours fatalement à une mort plus ou moins prompte l'animal qui en est atteint. Sa marche est lente ou rapide, selon les individus et les circonstances, selon surtout l'importance physiologique de l'organe ou des organes qui sont le siége des tubercules. Mais quelles que soient les conditions, elle emprunte surtout sa gravité au trouble qu'elle apporte dans la fonction économique de l'animal. S'il s'agit d'une vache laitière, elle arrête ou diminue considérablement la sécrétion du lait; s'il s'agit d'une bête de boucherie, elle met obstacle, dans le plus grand nombre des cas, à son engraissement. Bien qu'on ne lui laisse point le temps d'entraîner la mort, sur des sujets dont la durée d'existence est limitée par les conditions mêmes de leur exploitation, elle cause donc toujours des pertes plus ou moins fortes, auxquelles elle emprunte sa gravité, car elle oblige, une fois constatée, à sacrifier les animaux, quel que soit leur état d'embonpoint, pour éviter une perte plus grande, qui serait infaillible si on lui laissait suivre sa marche fatale.

ÉTIOLOGIE. — L'hérédité de la phthisie, chez les bêtes bovines, comme chez l'homme, ne paraît pas douteuse. C'est à son influence que son dus la plupart des cas qu'on en observe. Mais de nombreuses observations permettent d'affirmer, sans hésitation, qu'en dehors de toute influence héréditaire, le travail pathologique dont la production des tubercules est la conséquence peut-être provoqué par les circonstances extérieures. Deux de ces circonstances sont surtout faciles à saisir et ne laissent aucune place au doute.

La première, qui se présente le plus fréquemment, est celle d'une lactation excessive se produisant dans les conditions d'une alimentation d'entretien insuffisante et d'une absence d'exercice musculaire. Les vaches laitières exploitées dans les étables de ceux que, dans les grandes villes, on appelle des nourrisseurs, payent à la tuberculose un fort tribut. Leur ration alimentaire, combinée pour favoriser l'abondance de la sécrétion du lait, sans préoccupation d'assurer la bonne qualité de celui-ci, ne compense point les pertes en éléments protéiques qu'occasionne la fonction surexcitée des mamelles. Il en résulte bientôt un trouble dans la nutrition, qui engendre le processus plus haut décrit avec soin.

Ce ne serait pas ici le lieu d'entrer, à cet égard, dans de longs détails ; il suffit de constater le fait qui est incontestable, bien qu'il ait été diversement expliqué, notamment en faisant intervenir à tort l'atmosphère confinée et viciée des étables dont il s'agit. M. A. Sanson a montré qu'une telle intervention ne pouvait point supporter l'examen expérimental (1). En effet, dans les pays de montagnes, en Suisse et en Auvergne, les animaux passent l'hiver dans des étables où ils sont bien plus à l'étroit que dans celles des nourrisseurs, sans y contracter la phthisie.

La seconde circonstance, dans laquelle la phthisie se

---

(1) *Journal de l'agriculture*, 1871, t. III, p. 423, 462.

produit presque infailliblement, est celle du passage d'un climat doux ou chaud dans un climat froid. Sans parler de ce qui s'observe constamment pour les animaux des tropiques transportés en Europe, il suffit de rappeler, d'après l'auteur que nous venons de citer, ce qu'il est advenu des reproducteurs de la variété bovine anglaise de Devon, introduits, après la suppression de l'Institut agronomique de Versailles, à la vacherie expérimentale de Saint-Angeau, en Auvergne, située à une altitude élevée. Tous ces reproducteurs, ainsi que les produits de leur croisement avec les vaches auvergnates, ont successivement succombé à la phthisie, minés qu'ils furent par le climat froid auquel leur constitution n'était point accommodée, comme l'est de longue date celle des animaux auvergnats. Pour suffire aux besoins d'une calorification excessive, ils s'épuisèrent rapidement et ne purent résister au refroidissement.

La multiplicité des cas de tuberculose qui se présentèrent bientôt dans la vacherie fit entrer dans l'esprit des observateurs locaux la conviction que la phthisie bovine était une maladie contagieuse. La vérité est qu'elle se produisait sous l'influence d'une condition à laquelle aucun animal n'était, par les habitudes physiologiques de sa race, en état d'échapper.

Cette opinion, sur le caractère contagieux de la tuberculose, s'est d'ailleurs produite en d'autres occasions. Elle est partagée par plusieurs praticiens; mais il n'a jamais été invoqué en sa faveur aucun argument valable. Nous ne croyons pas nécessaire de la discuter. Une doctrine plus sérieuse, parce qu'elle est appuyée par des expérimentations nombreuses, est celle qui tendrait à faire considérer la phthisie comme inoculable, par conséquent à la faire entrer dans le cadre des maladies virulentes. La

granulation tuberculeuse, insérée sous la peau, repullu-
lerait, non pas seulement au lieu de l'inoculation, mais
encore au lieu principal d'élection de la tuberculose, c'est-
à-dire dans les poumons. M. Villemin, après avoir effectué un très-grand nombre d'inoculations de ce genre, a
consacré tout un volume à la tuberculose envisagée à ce
point de vue nouveau. Ses conclusions, tirées surtout
d'expériences faites sur des lapins, n'ont pas été vérifiées
par les nombreux expérimentateurs qui les ont contrôlées.
Il a été reconnu que les lésions pulmonaires observées à
la suite de l'inoculation de la matière tuberculeuse n'é-
taient point particulières à celle-ci et qu'elles se manifestent de même lorsqu'on inocule aux lapins du pus au
lieu de granulations. Un examen microscopique attentif a
montré en outre que les petites masses constatées en ces
cas dans le poumon ne sont point des tubercules vrais.

A un autre point de vue, qui nous intéresse encore davantage ici, on a été beaucoup plus loin en prétendant
que la phthisie peut se communiquer par l'ingestion de
matières tuberculeuses dans l'estomac. Les résultats de
quelques expériences communiquées à l'Académie de médecine par M. Chauveau, tendaient à l'établir. Ces expériences, effectuées sur de jeunes bêtes bovines, ont été
tout de suite contestées en se fondant à la fois sur leur
petit nombre et sur la fréquence de la tuberculose spontanée sur les sujets de l'espèce dont il s'agit. Bien que
M. Chauveau n'en ait pas moins persisté à en maintenir la
validité, nous ne pouvons consentir à les admettre comme
probants, ayant plusieurs fois répété l'expérience avec des
résultats différents. Nous avons fait avaler à de jeunes
bêtes bovines bretonnes et à des coqs, à plusieurs reprises,
des fragments de poumons tuberculeux. A l'autopsie de
ces animaux, pratiquée longtemps après, aucune lésion

tuberculeuse n'a été trouvée dans leurs organes. Avant
donc d'admettre la transmissibilité de la tuberculose, soit
par l'inoculation sous-dermique, soit par introduction dans
les voies digestives, et de consentir à considérer la phthisie comme une maladie contagieuse, nous attendrons que
cette transmissibilité ait été démontrée. Des affirmations
analogiques et purement doctrinales ne sauraient nous
suffire pour cela ; d'autant moins qu'une conclusion positive à cet égard devrait nous conduire, au point de vue où
nous sommes placés ici, à des conséquences pratiques et
économique d'une gravité excessive.

II. — Police sanitaire.

Usage de la viande. — Ce qui vient d'être dit au sujet
de l'étiologie de la tuberculose indique dans quel sens la
police sanitaire est intéressée à l'étude de la maladie. La
contagion médiate ou immédiate de cette maladie, entre
animaux de même espèce ou d'espèces différentes, ne pouvant pas être admise, sa description n'a dû trouver place ici
qu'en raison de ce qui a été soutenu concernant sa transmissibilité possible par les voies digestives. C'est pourquoi
nous avons surtout accordé une grande attention à l'étude
anatomique de ses lésions caractéristiques, en visant plutôt l'hygiène publique que la police sanitaire proprement
dite. Il s'agit, en effet, de savoir si la viande des animaux
tuberculeux peut être, sans danger, livrée à la consommation.

Quel que doive être le résultat ultérieur des recherches
sur la question de doctrine soulevée par les expériences
dont il a été parlé plus haut, il y a d'abord un premier fait
important pour la pratique. Chaque jour sont abattus et
dépecés pour la boucherie un grand nombre d'animaux
phthisiques à des degrés divers, sans qu'il y ait lieu de

penser que la santé publique en ait aucunement à souffrir. Lors même que serait établie, dans le laboratoire, la transmissibilité expérimentale de l'élément tuberculeux, soit par inoculation, soit par son absorption dans les voies digestives, ce fait serait au moins une forte présomption que, dans les conditions où la viande de bœuf se consomme, ne se trouvent pas réunies les circonstances qui pourraient favoriser la transmission. L'anatomie pathologique nous a montré, d'ailleurs, que les tubercules ne siégent point, du moins habituellement, dans les tissus qui forment la viande. Les recherches attentives et prolongées de M. Trasbot ne les ont fait découvrir ni dans les muscles ni dans les os. Il suffirait, par conséquent, au pis aller, d'éloigner de la consommation les poumons et les autres organes tuberculeux, pour éloigner les dangers ; et c'est ce qu'on ne manque jamais de faire, pour des raisons indépendantes, du reste, de toute considération comme celle dont nous nous occupons.

Sur la foi de quelques résultats de laboratoire fort sujets à contestation, il ne saurait donc être sage de présenter comme devant être administrativement interdite la consommation des viandes provenant des animaux atteints de phthisie tuberculeuse. Ceux qui se laissent aller à une telle précipitation sur des sujets de cet ordre, sans tenir le moindre compte des considérations complexes et fort diverses qu'ils soulèvent, font preuve d'une confiance exagérée en soi, ou d'une grande absence de sens pratique. Avant d'arriver à une conclusion qui doit avoir pour conséquence immédiate et certaine d'atteindre la fortune publique, il faut au moins s'être entouré de toutes les preuves capables de démontrer que le sacrifice est absolument nécessaire pour éviter un préjudice non moins assuré.

Dans l'état actuel de la science, rien n'autorise à craindre que la consommation de la viande des animaux phthisiques puisse faire courir aucun risque à la santé publique.

En conséquence, la police sanitaire n'a rien à voir en ce qui concerne ces animaux. Au point de vue dela qualité de la viande, ou de sa valeur nutritive propre, ainsi que de la qualité des abats dans lesquels peuvent se trouver des tubercules, l'autorité des inspecteurs des abattoirs peut intervenir; mais son intervention est fondée sur des considérations autres que celles qui guident la police sanitaire proprement dite.

USAGE DU LAIT. — L'existence de la phthisie tuberculeuse, chez la vache laitière, exerce sur la qualité ou sur la richesse du lait une influence non douteuse. Ce lait est moins riche en matières solides, notamment en beurre, surtout lorsque la maladie est arrivée à une période avancée de sa marche. Il est fortement aqueux et, par conséquent, d'une teinte bleuâtre. Mais aucun fait bien observé n'autorise à le considérer comme ayant des propriétés particulièrement nuisibles et, par conséquent, comme pouvant donner lieu à des mesures dont le but serait de le soustraire à la consommation.

Il appartient aux particuliers éclairés de repousser, pour leur usage, le lait dont il s'agit, en tant que c'est une marchandise de qualité inférieure, dont les effets nutritifs ne sont pas en rapport avec la dépense qu'elle occasionne. Mais la vente de ce lait est une opération purement commerciale et licite, dans laquelle les pouvoirs publics n'ont pas à s'immiscer, pour la raison qu'à aucun égard la phthisie pulmonaire des vaches ne peut entrer dans le cadre des maladies auxquelles s'applique la législation sur la police sanitaire et sur l'hygiène publique.

Il n'y a, du reste (on peut le dire à cette occasion), point de procédés valables pour reconnaître d'une manière certaine le lait provenant d'une vache phthisique. La richesse du lait en matières grasses, caséeuses et salines est tellement variable, selon les races et les individualités, qu'il est impossible de tirer de l'analyse chimique des conclusions formelles à cet égard, à plus forte raison de l'application des procédés de densimétrie qui ont été proposés. Mais nous n'avons pas à nous étendre davantage sur ces sujets qui sortent de notre cadre. Il suffit de bien constater que rien, dans l'état actuel de la science, n'autorise à admettre que le lait de vache phthisique peut être nuisible à la santé de ceux qui le consomment, autrement qu'en sa qualité d'aliment d'une faible valeur nutritive.

CHAPITRE XIV.

___

MORVE ET FARCIN.

—

I. — Description pathologique.

Définition. — La morve et le farcin, ou les affections
morvo-farcineuses des auteurs contemporains, constituent
l'un des états pathologiques le plus généralement incurable qui puisse affecter l'organisme des solipèdes. Malgré
les différences de leurs manifestations extérieures, les deux
affections anciennement distinguées, sont essentiellement
identiques; elles se développent souvent d'emblée sous
l'influence de graves atteintes portées à la nutrition générale et peuvent en outre se propager par contagion,
soit par inoculation directe, soit par simple cohabitation,
aux animaux du même genre et même à d'autres qui
en sont très-éloignés dans la classification zoologique,
comme le genre homme, par exemple. Elle sont donc à
la fois virulentes et contagieuses.

Nous nous bornerons à dire que la diathèse morvo-farcineuse est une affection générale, propre aux solipèdes,
pouvant être inoculée à l'homme, caractérisée extérieurement quand l'expression de la maladie est complète, sur la
peau et la muqueuse des premières voies respiratoires, par
des ulcérations plus ou moins larges et nombreuses, desquelles s'écoule un pus d'un aspect particulier, et par des
engorgements des vaisseaux lymphathiques les plus pro-

chains, avec induration des ganglions auxquels ceux-ci
se rendent.

Synonymie. — Outre les noms de μᾱλις, *malleus*, qui
lui avaient été donnés par les Grecs et les Latins, noms
qu'ils appliquaient, du reste, en les faisant suivre de
qualificatifs divers, à plusieurs maladies contagieuses, la
morve a été désignée encore par des expressions nombreuses qui ont plus ou moins la prétention de déterminer
la nature du mal qu'elle constitue. Ainsi Elliotson a appelé *equina nasalis* la morve proprement dite, *equina apos-
timatos*, le farcin.

Dupuy, l'assimilant à la tuberculose humaine, l'a désignée sous le nom d'*affection tuberculeuse* ; Bérard, sous
celui d'*affection morveuse* ; Marchand, sous celui d'affection
farcino-morveuse ; les Anglais la nomment *glanders*.

Aujourd'hui nous la nommons *morve* et *farcin*, suivant
sa forme, ou *diathèse morvo-farcineuse*, d'une manière générale.

Symptômes. — Il a été déjà suffisamment établi que,
pour nous, la morve et le farcin ne sont qu'une seule et
même chose, et l'on peut inférer de là que, pour être absolument logique, nous devrions étudier ensemble et dans
une description unique toutes les formes de la diathèse
morvo-farcineuse. Cependant, pour mettre plus de précision dans l'exposition des faits dont nous allons nous occuper, et donner à notre travail plus de portée pratique,
nous croyons nécessaire d'examiner d'abord successivement d'une façon analytique chacune des variétés de
l'affection morvo-farcineuse, pour ensuite, dans un résumé synthétique, essayer de prouver que, dans tous les
cas, l'état pathologique dont il s'agit est au fond toujours
le même.

De tout temps, ou au moins depuis qu'on a étudié un peu exactement les affections morvo-farcineuses, on les a divisées en morve et farcin, et chacune de ces formes en aiguë et chronique.

Nous conserverons cette division, bien qu'elle soit absolument arbitraire, car la délimitation entre l'état aigu et l'état chronique, de même que la séparation de la morve et du farcin, sont rarement bien nettes ; mais parce qu'elles forment un cadre dans lequel on peut facilement ranger tous les phénomènes, et pour procéder du simple au complexe, nous considérerons d'abord le farcin, puis la morve chronique, et enfin la morve et le farcin aigus.

A. *Farcin chronique.* — Le farcin chronique est la forme la moins grave de la diathèse morvo-farcineuse, en raison de la situation extérieure des lésions et de leur marche très-lente. C'est l'éruption morveuse localisée d'abord à la peau, sous forme d'ulcérations plus ou moins larges et nombreuses, qui sont creusées dans le tissu propre de cette membrane.

Le farcin chronique est une des formes fréquentes de l'affection. Il se manifeste particulièrement sur les chevaux communs, d'un tempérament mou, arrivés à un âge déjà avancé, et épuisés par des travaux excessifs. On le voit rarement, au contraire, sur ceux d'un tempérament sanguin et nerveux, jeunes et vigoureux, et sur les ânes et les mulets.

Il se caractérise par des symptômes locaux, spécifiques ou accessoires, et par un mouvement fébrile général, souvent rémittent, presque toujours assez peu accusé pour passer inaperçu, et qui n'a jamais, du reste, une signification précise. Aussi, pour donner d'abord une idée exacte de l'aspect objectif du farcin, indiquerons-nous en premier lieu les phénomènes locaux qui en sont l'expression la plus complète.

Ceux-ci sont représentés par des tuméfactions extérieures, superficielles ou sus-cutanées, qui, la plupart, arrivent rapidement à l'ulcération, pour constituer le chancre, signe spécifique de la diathèse. Elles ont été divisées, par M. H. Bouley, en boutons, cordes, tumeurs et engorgements. Cette division, si bien conçue au point de vue purement clinique, semble pourtant incomplète, sous le rapport de l'anatomie pathologique. En effet, elle comprend, d'après M. Trasbot, sous le même nom de tumeurs, deux lésions anatomiquement très-différentes, savoir : les indurations ganglionnaires et les poches purulentes sous-cutanées. Il nous paraît, par cela même, plus juste de distinguer ces deux altérations et de les étudier chacune sous une rubrique particulière. Nous divisons donc les symptômes extérieurs du farcin en boutons, cordes, indurations ganglionnaires ou glandes représentant les phénomènes véritablement essentiels, tumeurs proprement dites, et engorgements, qui, pour nous, sont des faits contingents pouvant manquer ou exister en dehors de la diathèse.

Les *boutons* du farcin se montrent primitivement sous forme de nodosités hémisphériques, dont le diamètre varie entre celui d'une lentille, d'une noisette ou d'une petite noix, qui apparaissent brusquement. Les plus petits sont situés exclusivement dans l'épaisseur de la membrane tégumentaire ; ils s'étendent, au contraire, jusque dans le tissu conjonctif sous-cutané, s'ils sont volumineux. Quelques-uns même commencent tout à fait sous la peau, qui est intéressée seulement lorsqu'ils sont près de s'ulcérer. Ils peuvent être isolés, disséminés partout ou confluents et réunis en groupes sur de très-étroites surfaces. Dans ce cas, ils sont à la fois étroits et tout à fait superficiels, sur toute la surface du corps; mais il est des régions qui en sont, pour ainsi dire, le lieu d'élection. Ce sont toutes celles où la peau est mince, d'une texture fine et d'une organisation plus vasculaire et nerveuse, comme sur la face, notamment autour des yeux, des naseaux et des lèvres, dans la gouttière de la jugulaire, en dedans des membres, au poitrail, aux ars, aux flancs et aux aines. Après les points que nous venons de citer, ceux qui en sont le plus souvent le siége sont le ventre, la partie supérieure de l'épaule, les côtés du garrot et l'attache de la queue.

Leur nombre n'est pas moins variable que la place qu'ils occupent. Dans quelques circonstances, on n'en voit au début qu'un seul, puis deux, quatre, puis un plus grand nombre qui apparaissent successivement, et plus ou moins rapidement suivant la constitution du sujet, bien plus que la qualité même de l'affection. D'autres fois ils sont d'emblée si multipliés, que toute la peau en est farcie, ce qui justifie bien le nom de *farciminium* (du latin *farcire*), que Végèce a donné à l'affection.

Du reste, lorsqu'au lieu de se présenter de prime-saut sous cette forme grave, la maladie débute lentement, si elle est abandonnée à sa marche naturelle, elle arrive presque toujours au bout d'un temps plus ou moins long, tantôt plusieurs semaines, tantôt des mois, à se répandre et envahir des points nombreux de la surface du corps.

Les boutons farcineux, une fois developpés, ne restent pas stationnaires, quelle que soit la région qu'ils occupent, ils éprouvent des modifications incessantes qui aboutissent invariablement à l'ulcération.

Dans les premiers moments, chaque bouton, considéré isolément, constitue une petite masse faisant à peine saillie à la surface de la peau, et dont on constate plutôt l'existence par le toucher que par la vue. En passant le doigt sur le point correspondant, on perçoit dans l'épaisseur du derme ou au-dessous un petit noyau lenticulaire dur, rénittent, généralement insensible, quelquefois très-douloureux à la pression, environné et comme noyé au milieu d'un léger engorgement pâteux de deux ou trois centimètres de diamètre, qui se dégrade dans sa périphérie et se fond avec les tissus sains circonvoisins. Au bout de vingt-quatre heures, deux ou trois jours au plus, l'induration centrale, limitée d'abord et formant un tout petit point, a gagné dans tous les sens, s'est montrée en relief, a envahi, s'est substituée en quelque sorte à l'infiltration séreuse qui l'enveloppait. Alors, par l'accroissement du noyau central et la résorption du liquide primitivement épanché autour de lui, le bouton apparaît dur dans toutes ses parties, un peu saillant et nettement délimité dans son contour. Parvenu à cet état, il continue à s'étendre dans son pourtour, en même temps que son centre se ramollit et éprouve, pour nous servir d'une expression figurée, une véritable fonte purulente. De sorte qu'après quatre ou cinq jours, quelquefois plus tard, huit, dix jours, quand le processus est très-lent, on trouve un point mou et fluctuant où existait primitivement le tissu dense. Si, à cette époque, on ponctionne avec le bistouri ce point central, on voit sortir une goutte de pus, très-liquide, jaunâtre et huileux, d'un aspect tout à fait caractéristique et toujours reconnaissable, quand une fois on l'a bien examiné, et que, dans le langage pratique, on désigne depuis longtemps sous le nom d'*huile du farcin*.

Quand, au lieu d'ouvrir le bouton farcineux, on le laisse passer par tous ses stades de développement pour arriver à sa fin dernière, on voit bientôt son centre devenir plus saillant et plus mou, tandis que l'induration continue à s'étendre lentement par la circonférence, et forme autour du point fluctuant un bourrelet résistant, de plus en plus large, semblable à celui qui existe autour d'un petit abcès arrivé à sa maturité. Puis bientôt la peau réduite à une mince couche extérieure pelliculaire se dépile sur le sommet, se montre humide et de couleur brunâtre, et enfin s'ouvre sous l'effort de poussée du liquide produit sous elle, pour laisser celui-ci s'écouler au dehors. Cette ulcération peut se produire suivant deux mécanismes différents. Ou bien la pellicule cutanée se déchire en lanières qui ne tardent pas à être elles-mêmes détruites ou éliminées, ou bien elle se délimite, se rupture dans son contour et tombe comme un petit disque taillé à l'emporte-pièce. Dans l'un et l'autre cas, du reste, la plaie présente identiquement les mêmes caractères. Elle est assez régulièrement circulaire, légèrement déchiquetée, excavée en cupule, et d'un diamètre qui varie entre un demi et un centimètre environ. Les bords et le fond sont d'un jaune blafard ou grisâtres, finement pointillés en cul de dé et assez peu vasculaires. Tout son contour et sa base sont notablement indurés, de sorte qu'elle se trouve en réalité creusée dans l'épaisseur même de l'induration. Le pus qui s'en écoule est relativement abondant et présente les caractères que nous avons indiqués déjà. Assez souvent le liquide coagulé, desséché, agglutiné aux poils environnants, forme à la surface du chancre une croûte jaunâtre, qui le recouvre sans y adhérer beaucoup, mais qui le dissimule complétement.

Ce revêtement acquiert quelquefois une épaisseur assez considérable. Sous l'influence de la sécrétion purulente qui ne cesse d'avoir lieu, le liquide produit s'écoule bientôt sur un ou plusieurs points de la croûte primitivement formée, et vient s'ajouter goutte à goutte à sa surface. De telle sorte que, dans quelques cas, on trouve des espèces de macarons jaunâtres et ridés, dont le diamètre peut être sensiblement plus grand que celui des ulcères qu'ils recouvrent et qui n'ont, d'ailleurs, rien de caractéristique dans leur forme extérieure. Mais si on les enlève en grattant légèrement avec la lame des ciseaux ou la spatule de la sonde, on découvre sous eux les chancres avec la physionomie spéciale que nous avons indiquée.

Une fois ouvert, le chancre farcineux ne tend pas vers la cicatrisation comme les plaies simples; il ne reste même pas dans ses limites primitives s'il est abandonné à sa marche naturelle. On le voit détruire périphériquement le tissu dans lequel il est creusé, et finir par occuper une surface assez large du tégument. Lorsque surtout des chancres nombreux sont confluents sur une même région, ils rongent rapidement le tissu sain qui les sépare et se réunissent à un moment donné pour constituer de larges plaques ulcéreuses qui suppurent abondamment. Celles-ci peuvent revêtir les aspects les plus variés, sous le rapport de l'étendue et de la forme générale. On en voit qui recouvrent parfois la moitié supérieure de l'épaule, la plus grande partie de la gouttière jugulaire ou de la surface d'un membre, et qui résultent de la fusion de plusieurs plaques un moment séparées, qui ont marché l'une vers l'autre en rongeant les lambeaux de peau intermédiaires. Elles sont alors si tourmentées et si irrégulierement festonnées dans leur contour, qu'elles échappent à toute comparaison avec une figure géométrique quelconque.

Mais ceci ne les empêche pas de conserver toujours les signes spécifiques de l'affection. Les qualités du pus qu'elles fournissent, la découpure de leurs bords, l'induration environnant ceux-ci et les précédant en quelque sorte fidèlement dans leurs dessins, la disposition légère-

ment vallonnée et pointillée du fond reposant sur une base
sclérosée, ne permettent nullement de les méconnaître.

Les altérations que nous venons de décrire prennent un
temps variable pour leur accomplissement. Plus tôt produites quand les chancres sont tout à fait superficiels;
limités à l'épaisseur de la peau, elles ne parviennent
quelquefois à leur état ultime qu'après des semaines et
même des mois, lorsque les boutons commencent sous le
tégument. Mais, toujours, l'évolution est identiquement
la même, et finit comme on vient de le voir. Il n'y a jamais,
en somme, qu'une différence dans la rapidité de la destruction.

En même temps, ou immédiatement après un ou plusieurs boutons farcineux, on voit apparaître sous la peau,
et plus ou moins en saillie, des tuméfactions allongées,
rectilignes ou sinueuses que, en raison de leur forme fu-
niculaire, on a désignées sous le nom de *cordes farcineuses*.
Ces renflements peuvent se montrer partout à la surface
du corps, parce qu'aucune région n'est absolument privée
des vaisseaux lymphatiques qui en sont la base, ainsi que
nous le dirons plus loin. Mais il est pourtant des lieux
d'élection pour les cordes : ce sont tous ceux où les vaisseaux blancs, immédiatement sous-cutanés, peuvent facilement être aperçus quand ils sont gonflés. Telles sont les
parties latérales de l'encolure, des épaules, les côtes, la
face interne des membres, etc. Toujours les cordes du
farcin partent d'un bouton où elles commencent et dont
elles sont un effet immédiat, pour se rendre aux ganglions
les plus prochains où elles se terminent.

Quelquefois elles sont rectilignes, et leur longueur est
assez exactement mesurée par la distance qui sépare les
extrémités. D'autres fois, elles sont infléchies d'un côté et

47

de l'autre, et décrivent des sinuosités qui en augmentent un peu l'étendue.

Dans le principe de leur formation, elles sont larges de plusieurs centimètres, soulèvent la peau d'une façon peu visible, et sont assez mal dessinées. Cependant, si on palpe avec attention la traînée œdémateuse qui les constitue, on perçoit en elles un cordon dense et résistant qui la parcourt. Plus tard, elles se délimitent plus exactement, et se montrent plus en relief par la résorption sous-cutanée, simultanément avec l'augmentation d'épaisseur de leur cordon intérieur. De sorte qu'après quelques jours, chacune d'elles est représentée par un renflement parfaitement cylindrique, méritant bien le nom qui lui a été donné. La corde farcineuse a alors le volume d'un gros crayon ou un peu plus ; elle est uniformément dure et résistante et fortement douloureuse à la pression sur tous les points.

Elle ne reste pas longtemps dans cet état. On la voit bientôt se renfler de distance en distance, et prendre l'aspect d'un chapelet à gros grains. Puis toutes ces saillies hémisphériques, d'abord complétement dures, se ramollissent, deviennent fluctuantes dans leur centre, et finissent par s'ulcérer, suivant le mécanisme des boutons primitifs, en donnant comme eux, en abondance, le pus huileux propre à l'affection. Alors la corde de farcin est remplacée par une série linéaire de chancres, suivant en tous points la marche des premiers formés. En se multipliant et rongeant dans tous les sens, ils finissent quelquefois par se toucher, se fondre les uns dans les autres, et constituer ensemble une tranchée ulcéreuse profonde, un véritable ruisseau purulent, continu ou interrompu dans quelques places où des lambeaux de peau ont été conservés. Une fois ce sillon creusé dans la base indurée, qui, antérieurement, constituait la corde, il tend généralement, comme les ulcérations d'une autre forme, à s'élargir de plus en plus. Quelquefois, cependant, on voit se développer en lui des bourgeons charnus qui deviennent même exubérants, mais ne se cicatrisent définitivement qu'avec difficulté, et souvent avec une extrême lenteur. Ils restent longtemps mollasses, friables et faciles à dilacérer avant de prendre la consistance ferme des bourgeonnements de bonne nature qui recouvrent les plaies simples.

Les cordes du farcin chronique ne suivent pas toujours absolument la marche que nous venons de tracer. Parfois, lorsque l'affection est très-lente dans son évolution, elles restent cylindriques sans devenir monoliformes, s'indurent de plus en plus en se rétrécissant insensiblement, et persistent sous cet état pendant un temps très-long. Il peut arriver même, si les boutons primitifs d'où elles émanent se cicatrisent, qu'elles disparaissent complétement par résorption, sans avoir manifesté la moindre tendance vers le ramollissement et l'ulcération qui en est la suite. Mais nous nous empressons de le faire remarquer, ces exemples sont fort rares. Ils nous semblent indiquer un temps d'arrêt dans le progrès du mal, une sorte d'effort de l'organisme réagissant contre l'agent destructeur. Malheureusement l'effort réparateur reste ici le plus souvent impuissant et sans effet durable. Les sujets sur lesquels on a pu observer quelque chose de semblable, et que beaucoup de praticiens considèrent comme étant désormais à l'abri des conséquences de la maladie, succombent infailliblement à une époque plus ou moins éloignée. C'est au moins ce que nous avons presque toujours vu, quand nous avons suivi les animaux pendant leur existence ultérieure.

Les *indurations ganglionnaires* ou les *glandes* sont des tumeurs qui se développent, ainsi que l'indique la qualification que nous leur donnons, dans les ganglions lymphatiques. Elles n'apparaissent jamais qu'après les boutons et les cordes dont elles sont une conséquence fatale. On peut les rencontrer partout où existent des paquets de ganglions lymphatiques placés assez près de la peau : dans l'auge, à l'entrée de la poitrine, dans les aines. Elles sont d'abord, comme les autres lésions qui les précèdent, entourées d'une infiltration inflammatoire les dissimulant plus ou moins. Cependant, en pressant méthodiquement ces œdèmes périphériques, on perçoit dans leur profondeur, dès les premiers moments, une masse de forme irrégulière du volume d'une noix ou d'une petite pomme, confusément délimitée. Celle-ci, généralement très-douloureuse à la pression, donne aux doigts qui la compriment la sensation d'un noyau dense et ferme plutôt que vraiment bien dur. Mais, plus tard, l'engorgement qui disparaît graduellement en même temps que le paquet ganglionnaire s'hypertrophie, s'indure de plus en plus, et prend tous les caractères propres à la glande de morve chronique. Il est bossué sur toute sa surface, fortement induré, adhérent aux parties environnantes, d'une sensibilité très-obscure, et persiste indéfiniment sous cette forme, en augmentant très-lentement de volume. Jamais la glande de farcin chronique ne se ramollit pour s'ulcérer. Sa marche est donc identiquement celle de la glande de morve proprement dite, et complétement différente de celle du bouton et de la corde qui, le premier surtout, se terminent nécessairement par un chancre, dont ils ne sont d'ailleurs que le premier stade de développement.

Les indurations ganglionnaires, que nous venons de signaler, ne sont pas toujours bien faciles à percevoir à cause de la situation éloignée de la peau. Dans la région inguinale, par exemple, on doit introduire la main profondément, en refoulant la peau, pour trouver la glande de farcin, et lui reconnaître les caractères que nous avons tenté de peindre.

Les symptômes locaux du farcin chronique, que M. Trasbot désigne sous le nom de contingents, parce que, d'une part, on ne les observe pas constamment, et que, de l'autre, ils seraient insuffisants s'ils existaient seuls, pour faire reconnaître la maladie, sont : les tumeurs proprement dites et les engorgements.

On désigne, dans le langage pratique, sous le nom de *tumeurs farcineuses*, des éminences hémisphériques ayant depuis le volume d'un œuf jusqu'à celui du poing d'un homme, qui, d'abord dures, se ramollissent brusquement, et persistent indéfiniment sous la forme de kystes purulents.

Ces tumeurs sont loin d'exister dans tous les cas, on peut même dire qu'elles sont assez rares. Aussi, bien que les qualités du liquide qu'elles contiennent à un moment donné les rattachent bien évidemment à l'infection farcineuse, nous ne croyons pas pouvoir les ranger dans les signes essentiels, caractéristiques de celle-ci. Elles n'en sont, pour l'auteur que nous venons de citer, qu'un épiphénomène qui, peut-être, demande pour sa manifestation l'intervention d'une cause accidentelle irritante, agissant localement pour provoquer un fluxus inflammatoire. Leur situation toujours superficielle, sur les régions les plus exposées aux contusions, aux froissements, etc., nous paraît justifier pleinement cette manière de voir. En effet, on les rencontre le plus souvent sur la partie moyenne des côtes, quelquefois sur les hanches et la croupe, rarement sur les faces latérales de l'encolure, et jamais sur des régions qui ne sont pas par leur position

ou leur conformation plus ou moins exposées au contact
des corps extérieurs.

Nous pensons, par conséquent, que les frottements
énergiques et répétés qui se produisent successivement
pendant le décubitus latéral, et les contusions de toute
nature dont les effets se font facilement ressentir sur les
points culminants que nous avons indiqués, ne sont pas
sans influence sur leur apparition. Quoi qu'il en soit, un
fait bien établi est que ces tumeurs ne montrent pas la
moindre tendance vers l'ulcération, fin caractéristique et
invariable des lésions tégumentaires essentielles de la
diathèse morvo-farcineuse. Leur terminaison, d'ailleurs,
n'est pas absolument la même dans tous les cas. Elles apparaissent avec une grande soudaineté, ce qui les rapproche des kystes séreux et nous porte à penser qu'elles
dépendent de causes occasionnelles semblables. Elles sont
d'abord assez dures et résistantes, un peu douloureuses à
la pression ou douées d'une sensibilité à peine exagérée,
Toujours elles sont parfaitement circonscrites et prennent
pour ainsi dire d'emblée les dimensions qu'elles sont susceptibles d'acquérir. Elles ne s'étendent pas périphériquement, et ne présentent non plus aucune trace de l'infiltration périphérique, inhérente au premier stade de développement des boutons, des cordes et des glandes.

Un autre trait qui concourt encore à les rapprocher des
kystes simples, est la rapidité de leur ramollissement. Cette
transformation s'opère en elles si promptement, qu'une
de ces tumeurs, solide et résistante à un moment donné,
se montre le lendemain molle et fluctuante dans toutes ses
parties, sans qu'elle ait cessé d'être parfaitement indolente comme elle était la veille. Arrivées à cette période,
les tumeurs farcineuses conservent indéfiniment le volume
et les qualités physiques qu'elles viennent de revêtir. On

n'en a pas observé jusqu'à ce jour qui se soient ouvertes spontanément. La peau reste indéfiniment à leur surface avec toute son épaisseur, sa souplesse et sa ténacité. Cependant, si on les ponctionne, on voit s'écouler de leur intérieur, en quantité exactement proportionnelle à leurs dimensions, car leurs parois sont toujours très-minces, un liquide épais, filant, jaunâtre et huileux, qui ne diffère pas d'une façon appréciable de celui qui sort des boutons ramollis. Après l'évacuation, les lèvres de la plaie s'agglutinent par la coagulation du liquide qui les revêt et sa poche se remplit de nouveau en très-peu de temps. Mais par suite de la sécrétion qui continue de s'effectuer, le pus vient bientôt faire effort sur l'ouverture, en décoller les bords et se répandre au dehors en longues traînées salissant les poils, sur lesquels il se dessèche en formant des croûtes jaunâtres. Dans quelques circonstances même, l'exhalaison est si abondante dans l'intérieur du kyste, que la plaie ne peut plus se fermer et persiste à l'état fistuleux pendant une longue série de semaines et parfois jusqu'à la fin du sujet. Alors la tumeur reste affaissée par suite de l'écoulement continu du liquide épanché à mesure de sa production, et en même temps il peut arriver de plus que l'ouverture s'évase sur ses bords et prenne l'apparence ulcéreuse. D'autre fois, au contraire, la plaie résultant de la ponction se cicatrise complétement. et le kyste farcineux reprend et conserve indéfiniment sa forme, comme s'il n'avait pas été intéressé dans sa continuité. Enfin, dans quelques circonstances, soit que la tumeur farcineuse ait d'abord été ponctionnée et vidée du liquide qu'elle contenait, soit qu'elle ait été irritée par l'application d'un topique vésicant, soit même qu'elle ait été abandonnée à sa marche naturelle, elle se resserre graduellement et finit par disparaître. Ses parois adhèrent l'une à.

l'autre et se cicatrisent lentement de la périphérie au centre. Pendant longtemps on trouve encore à la place qu'elle occupait une induration du tissu conjonctif sous-cutané, dont la disparition totale est bien rare à observer, parce qu'une économie bien entendue a fait sacrifier les animaux farcineux longtemps avant que de semblables métamorphoses aient eu le temps de s'accomplir.

Les caractères dont nous venons de faire l'esquisse montrent d'une façon évidente que les tumeurs farci-neuses proprement dites ne se distinguent des kystes ordi-naires que par les qualités particulières du liquide qu'elles contiennent, qualités qui dépendent incontestablement de la diathèse sous l'influence de laquelle se trouve l'écono-mie ; mais leurs modes d'apparition, de ramollissement et de résolution dans quelques cas, prouvent bien qu'elles ne sont en réalité que des accidents contingents, réclamant pour leur développement l'intervention accidentelle d'une irritation locale.

Les *engorgements farcineux* sont des tuméfactions de na-ture inflammatoire qui se développent sur les membres, les postérieurs le plus souvent. Quelquefois ils sont con-centrés autour d'une articulation seulement, le boulet, le genou ou le jarret. D'autres fois ils occupent, dès leur dé-but, la presque totalité d'une des colonnes de soutien, de-puis l'ars ou l'aine jusqu'au sabot. Un seul membre en est ordinairement atteint et il est tout à fait exceptionnel de les voir sur deux à la fois.

En revanche, sur celui où il a fait son éruption, l'en-gorgement farcineux s'étend rapidement dans tous les sens et finit bien vite par l'occuper en entier. Il constitue alors une vaste infiltration œdémateuse, qui distend la peau outre mesure, efface plus ou moins complétement les creux et les reliefs des articulations et donne au membre malade,

suivant l'heureuse expression de M. H. Bouley, l'aspect
d'un poteau grossièrement façonné. Dans le principe, il
est le siége d'une sensibilité tellement exagérée que les
animaux cherchent à fuir et même à se mettre en défense
contre le plus léger contact. La douleur résultant de l'exploration est si accusée sur certains sujets, que ceux-ci,
pour l'éviter, soulèvent le membre en le portant dans l'abduction, assez brusquement parfois pour se renverser
complétement sur le côté opposé. Enfin, elle se traduit
encore par une claudication des plus intenses. Le membre
malade, devenu rigide à l'excès par suite de l'obstacle
mécanique qu'apporte à la flexion de ses articulations
l'infiltration qui distend la peau outre mesure, est déplacé
péniblement en décrivant dans son ensemble et comme
une colonne inflexible, une courbe étendue en dehors.
D'autres fois, la boiterie dont il s'agit apparaît avant l'engorgement sus-indiqué, et en est, pour ainsi dire, un prodrome. Elle est due dans ces circonstances, sans doute,
à une forme particulière d'arthralgie qui coïncide très-souvent avec les premières manifestations de la diathèse
morvo-farcineuse, et dont nous parlerons avec plus de détail à propos de la morve.

Les symptômes d'extrême douleur qui accompagnent
toujours l'apparition d'un engorgement farcineux ne sont
pas ordinairement de longue durée. Le plus souvent, après
quelques jours écoulés, ils commencent à s'atténuer graduellement pour disparaître complétement dans l'espace
de deux ou trois semaines. Alors l'engorgement est beaucoup plus dense, à peu près froid et indolent, comme sont
les indurations anciennes des membres que M. Lafosse a
nommées lymphangites chroniques et qui sont si fréquentes sur les chevaux grossiers exposés, par leur mode

d'utilisation, à des irritations répétées de la peau des extrémités.

Aussi les engorgements farcineux, dans bien des cas, ne présentent-ils rien de particulier dans leur forme, et sont-ils incapables de caractériser à eux seuls la diathèse dont ils peuvent être, il est vrai, un des modes d'expression. Comme, d'autre part, ils peuvent faire défaut, qu'ils manquent le plus souvent même, nous pensons qu'il est plus exact, ainsi que nous l'avons fait, de les classer parmi les symptômes contingents du farcin chronique.

Dans quelques circonstances, la présence de chancres ou de cordes à leur surface révèle nettement leur nature, qui, sans eux, reste presque toujours douteuse. Ces altérations nouvelles peuvent se montrer à une époque plus ou moins rapprochée et avec des degrés variables d'activité. Toujours, d'ailleurs, elles affectent la physionomie particulière qui les distingue d'une façon si remarquable.

Les cordes ne manquent probablement jamais, bien que dans un assez bon nombre d'exemples elles soient absolument dissimulées, noyées dans l'épaisseur de la masse œdémateuse. Elles apparaissent de très-bonne heure, et suivent immédiatement dans son développement l'infiltration inflammatoire. Leur siége habituel est la face interne du membre, là où cheminent les gros troncs veineux, accompagnés toujours dans leur trajet de quelques lymphatiques de calibre assez considérable. Dans cette situation, elles restent presque toujours indurées ; elles ne se terminent par l'ulcération que dans les cas, les moins fréquents du reste, où elles présentent un chancre a leur origine. Mais on peut les voir également sur toute l'étendue de l'engorgement et dirigées en différents sens, pour converger vers les ganglions de l'ars ou de l'aine, quand

des boutons ou chancres en voie d'évolution ou tout
formés existent sur l'engorgement. Alors elles revêtent
les caractères spéciaux que nous leur avons assignés antérieurement.

Les boutons ou chancres peuvent se montrer aussi ou
faire absolument défaut. Ordinairement, lorsqu'ils doivent
faire éruption, on les voit apparaître dès les premiers
jours avant que l'engorgement soit devenu froid et induré. On peut en rencontrer sur toute la surface du membre; mais, comme les cordes, ils occupent plutôt sa face
interne que les autres points, ce que l'on doit attribuer
sans doute à la finesse de texture et à la riche vascularisation de la membrane cutanée de ce côté. Tantôt ils sont
isolés, peu nombreux et disséminés de loin en loin; d'autres fois ils sont confluents sur une surface étroite, et finis
sent alors par se réunir pour former de larges plaques
ulcéreuses, semblables à celles que nous avons décrites.

A part ces altérations spécifiques, en dehors d'elles et
surtout lorsqu'aucun des chancres ne s'ouvre sur les engorgements, ceux-ci peuvent se terminer de différentes
manières. Leur marche, que l'on pourrait qualifier de naturelle en raison de sa fréquence, est l'induration progressive s'accusant de jour en jour davantage. Mais ils
peuvent disparaître brusquement, dans les premiers jours
qui suivent leur production, par une véritable métastase.
Alors, en même temps que le membre affecté reprend, du
jour au lendemain, pour ainsi dire, sa forme naturelle,
une éruption de morve s'opère dans les poumons et les cavités nasales, sous l'influence d'un mouvement fébrile assez vif. Il y a quelque temps, nous avons pu observer un
fait semblable. Mais cette terminaison rapide d'un engorgement farcineux par un véritable transport de l'inflammation spécifique de la périphérie vers la profondeur,

se manifeste très-rarement. Le plus souvent la disparition, lorsqu'elle s'effectue, est lente et mériterait le nom de résolution, si elle était l'expression de la guérison. Cependant, il est loin d'en être ainsi, et dans ce dernier cas encore, à mesure que les lésions commençantes s'effacent à l'extérieur, d'autres se constituent à l'intérieur. Dans toutes les circonstances donc, il y a, à notre avis au moins, une dérivation rapide ou lente du processus pathologique ; et nous exprimerons exactement notre manière de voir à cet égard en disant que la morve se transporte de dehors en dedans.

Nous aurons, plus loin, l'occasion de revenir sur cette question et de montrer, en étudiant l'anatomie pathologique de l'affection, que les lésions du poumon sont, en étendue, inversement proportionnelles à celles de la peau et de la muqueuse nasale.

L'éruption farcineuse ne s'opère sans doute jamais sans qu'un mouvement fébrile n'en soit la cause immédiatement efficiente. Mais celui-ci, lorsque la maladie est très-lente dans sa marche, passe le plus souvent inaperçu, et tout reste insaisissable pour les personnes chargées de donner les soins aux animaux. Pourtant, il ne manque jamais ; il peut toujours être reconnu lorsque les sujets se trouvent placés sous l'œil exercé d'un praticien sagace, et nous devrions ici, pour compléter notre tableau symptomatique, faire connaître les symptômes généraux vagues qui le traduisent, s'ils n'étaient identiquement ceux qui se manifestent au début et pendant l'évolution de la morve chronique. Aussi, pour éviter une répétition inutile, nous les examinerons plus loin dans leur ensemble avec tous les détails qu'ils comportent.

En résumé, le farcin chronique est essentiellement caractérisé par des boutons ou chancres à la peau, qui four-

nissent un pus particulier ; par des engorgements, suivis ou non d'ulcérations des vaisseaux lymphatiques contigus ; et enfin, par des indurations non ulcéreuses des ganglions auxquels ceux-ci se terminent. Telle est la conclusion qui découle déjà très-évidemment de l'exposé analytique que nous venons de faire, et sur laquelle nous appelons dès maintenant l'attention du lecteur. Plus loin, quand nous rassemblerons les faits pour établir l'identité symptomatique et anatomique de la morve sous toutes ses formes, on comprendra pourquoi nous nous sommes efforcé de mettre en relief, de faire ressortir ces *phénomènes essentiels*, de l'ensemble de ceux qui les accompagnent accessoirement.

B. *Morve chronique.* — La morve chronique est la forme la plus commune de la diathèse morveuse, dans nos contrées au moins et sur les chevaux que nous voyons en plus grand nombre. Elle est, comme le farcin chronique, fréquente surtout chez les chevaux grossiers, vieux et épuisés, et rare, au contraire, chez les sujets fins, à tempérament sanguin et nerveux. Elle se traduit par un ensemble de symptômes locaux qui sont, les uns essentiels, constants, fondamentaux, les autres contingents, accessoires, accidentels, et par des symptômes généraux qui signalent un mouvement fébrile plus ou moins accusé, suivant les instants et les circonstances capables d'influencer les sujets malades.

Les symptômes locaux essentiels, caractéristiques de la morve chronique sont : les ulcérations de la pituitaire, le jetage et la glande.

Les ulcérations de la pituitaire sont de deux ordres différents; les unes sont des chancres véritables, les autres, de simples destructions de l'épithélium de cette membrane. Les chancres de la morve chronique sont le plus souvent en petit nombre et existent dans un seul na-

seau, sous le repli de l'aile interne du nez, et sur l'extrémité de la branche supérieure du grand cornet, qui en
est comme le lieu d'élection. Cependant, on peut en rencontrer des deux côtés et sur toute l'étendue de la muqueuse nasale visible à l'extérieur. Ils peuvent même
occuper les parties cachées aux regards, en raison de
leur situation profonde, ainsi que le montre l'autopsie.
Ils commencent tous par un bouton induré, développé
dans l'épaisseur de la membrane, et que Dupuy a désigné
sous le nom de tubercule.

Les boutons se présentent d'abord sous la forme de
nodosités sphériques, grosses comme un grain de millet,
de chènevis ou un petit pois et parfaitement circonscrites,
qui donnent, sous la pulpe du doigt, la sensation de corps
étrangers logés dans l'épaisseur du derme muqueux.
Quand ils sont situés exclusivement sous le repli de l'aile
interne du nez, en déroulant celle-ci sur la face palmaire
du pouce, on les perçoit facilement et on les reconnaît en
quelque sorte avant de les voir, à leurs caractères physiques de corps durs et résistants. En les examinant attentivement, on voit qu'ils forment à la surface de la membrane de légères saillies hémisphériques très-étroites,
d'une couleur jaunâtre lavée et un peu brillantes sur leur
point le plus culminant. A leur pourtour, la muqueuse
peut être uniformément pâle, glacée ou un peu injectée et
formant une étroite auréole inflammatoire, suivant que la
maladie progresse d'une façon extrêmement lente ou plus
rapide. Du reste, on serait embarrassé quelquefois pour
déclarer si tel exemple doit être considéré comme appartenant au type chronique ou au type aigu, tellement le
passage de l'un à l'autre est insensiblement gradué.

Ces boutons se développent très rapidement et incontestablement plus vite, dans tous les cas, que ceux que

nous avons étudiés sur la peau. Du jour au lendemain, ils ont acquis à peu près le maximum de volume qu'ils sont susceptibles d'atteindre avant de s'ulcérer. Ce que l'on doit attribuer, sans doute, à leurs étroites dimensions d'abord, et surtout à la vitalité très-grande de la membrane dans laquelle ils se forment. Aussi, ne restent-ils pas longtemps à l'état de corps compacts et pleins. Après deux ou trois jours, leur centre se ramollit, devient plus blanc et opaque, et l'épithélium qui le recouvre se détache en entraînant avec lui une gouttelette de pus qui laisse à la place qu'elle occupait une petite cavité creusée en cupule.

Cette plaie, assez régulièrement circulaire et comme taillée à l'emporte-pièce, suivant l'expression classique, est finement déchiquetée sur son contour et pointillée dans son fond. Sa couleur est gris plombé ou blafard, quelquefois parsemée de petites stries rouge pâle, décelant une vascularisation un peu plus riche. Enfin, quand elle affecte une marche qui la rapproche de l'état aigu, elle peut être rouge vif ou violacé. Autour d'elle on trouve invariablement un étroit bourrelet, dur et résistant à la presssion du doigt, légèrement saillant à la surface de la muqueuse et qui se continue profondément avec la base fibroïde sur laquelle repose le chancre.

Celui-ci, une fois produit, continue à suppurer, et le liquide qui s'en écoule, en quantité considérable relativement à son étendue, se coagule parfois, pour former à sa surface une croûte jaunâtre, qui le recouvre sans y adhérer beaucoup et que le moindre contact suffit à détacher.

Non-seulement le chancre morveux persiste sans montrer la moindre tendance vers la cicatrisation, mais, de plus, il s'étend incessamment en rongeant dans toute sa périphérie. De sorte qu'il peut atteindre, à un moment donné, plusieurs millimètres de diamètre. Si même un certain nombre d'ulcères se trouvent groupés sur une surface limitée, ils peuvent finir par se confondre et former ensemble des plaques ulcéreuses plus ou moins larges, festonnées dans leur contour et de figures variées à l'infini, qui conservent toujours, malgré leur étendue, les caractères spécifiques des ulcérations primitives, c'est-à-dire, des bords taillés à pic dans un bourrelet exubérant et induré comme le fond. Car, à mesure que la destruction s'effectue à l'intérieur, l'induration s'étend dans le tissu sain environnant.

Pourtant, dans quelques circonstances fort rares, les chancres peuvent se cicatriser. Ils se rétrécissent et se comblent par l'accroissement des bourgeons charnus, ceux-ci finissent par se recouvrir d'épithélium, et en résultat dernier il se produit une plaque fibreuse, arrondie ou rayonnée, dont la couleur blanche tranche sur celle du reste de la membrane. Cette terminaison, heureuse en apparence, est le résultat, probablement, d'un temps d'arrêt dans la marche de la maladie, d'un effort de l'organisme vers le retour aux conditions normales de nutrition. Mais c'est un effort impuissant, incapable de produire dans aucun cas une guérison réelle. Car le chancre, s'il est bien l'expression extérieure la plus caractéristique de la diathèse, n'en est pas la lésion fondamentale; lorsqu'il a disparu, il reste encore dans le poumon des tubercules qui ne se résorberont jamais, et, dans toute l'économie, la propriété virulente qui, alors latente, manifestera de nouveau ses effets à une époque plus ou moins éloignée, par une seconde poussée de boutons ulcéreux.

Ce que nous venons de dire du chancre de morve chronique prouve, d'une façon irréfutable, qu'entre lui et l'ulcère du farcin sous le même type, il n'y a que des différences de dimensions ; et cela ressortira d'une façon plus absolue encore, s'il est possible, de son étude anatomique que nous ferons plus loin.

Outre les chancres proprement dits, on peut voir encore à la surface de la pituitaire, dans certains cas de morve très-ancienne, des érosions superficielles qu'on a nommées ulcérations *larvées*, parce qu'elles sont peu visibles et difficilement reconnaissables. Elles sont représentées par des plaques très-irrégulières dans leur contour, qu'on ne peut comparer à aucune figure géométrique et sur lesquelles l'épithélium de la membrane est détruit comme s'il avait été rongé par un ver qui se serait promenée à sa surface. On les rencontre notamment sur la partie moyenne de la cloison cartilagineuse, qui se montre là, rouge terne, dépourvue de son vernis normal, et quelquefois recouverte en partie d'un enduit purulent ou pultacé, qu'on enlève avec la plus grande facilité en frottant très-doucement avec le doigt.

Le *jetage* est l'écoulement par le nez d'une humeur morbide qui a valu à la maladie le nom sous lequel on l'a désignée depuis un temps immémorial. Il est le plus souvent unilatéral, comme l'éruption chancreuse. Quelquefois il s'effectue par les deux naseaux également, ou plus abondamment d'un côté, et alors on trouve des ulcérations de part et d'autre.

Dans quelques circonstances exceptionnelles, il paraît manquer complétement, ce que les anciens vétérinaires exprimaient en disant que la morve était sèche. Mais pourtant il ne fait jamais complétement défaut ; on voit toujours s'écouler en très-petite quantité, par la commissure inférieure de l'une au moins des narines, un liquide séreux, à peine opalin, qui est le premier degré du jetage morveux.

Le plus souvent, du reste, à la période initiale de la maladie, il est peu abondant et produit seulement, selon toute probalité, par la cavité suppurante des ulcérations. Il ne s'écoule en quantité considérable, et alors il est généralement moins caractéristique, que quand la muqueuse de l'appareil respiratoire est enflammée dans une partie plus ou moins grande de son étendue, ce qui arrive fréquemment chez les sujets morveux.

Le liquide qui le constitue est visqueux, s'agglutine comme une matière emplastique aux poils qui bordent les naseaux et y forme des croûtes molles et poisseuses, de couleur brun foncé, qui collent aux doigts lorsqu'on les touche. Quand le jetage de la morve commence à devenir purulent, il réflète une teinte légèrement *verdâtre* qui, de tout temps, a été signalée comme caractéristique et l'est effectivement ; cette teinte ne s'efface que lorsque la morve est très-ancienne et que le jetage est abondant.

Quelquefois, en conservant toujours sa viscosité particulière, il prend une teinte légèrement rouillée ou 'se montre strié de sang : c'est que la maladie accélère sa marche, se rapproche du type aigu et que des chancres nouveaux plus vasculaires viennent de s'ouvrir dans la profondeur des cavités nasales. Le plus généralement il est inodore ou n'exhale qu'une faible odeur un peu fade: mais d'autres fois il devient très-fétide par suite de son accumulation dans les sinus, où il reste longtemps au contact de l'air et peut éprouver un commencement de fermentation avant d'être éliminé.

Pour nous, par conséquent, contrairement à l'opinion exprimée par plusieurs auteurs, la fétidité de la matière du jetage n'est pas un signe absolument éliminateur de la morve, lorsque le liquide a en outre les qualités physiques que nous avons signalées.

La *glande* de morve, inséparable des ulcérations de la

pituitaire, se montre avec des caractères un peu différents, suivant son ancienneté, et suit très-exactement, d'ailleurs, la marche des indurations ganglionnaires du farcin. Elle a pour base les ganglions de l'espace intermaxillaire, d'un seul ou des deux côtés, et se trouve simple ou double, selon que le jetage est unilatéral ou bilatéral.

Dans tous les cas, elle est située haut dans l'auge ; tantôt la peau lui est adhérente et tantôt elle est libre et peut facilement glisser sur elle. Son volume et sa forme varient sans lui enlever sa signification précise. Quelquefois elle est grosse comme une noix, d'autres fois comme une pomme ou le poing d'un enfant.

Elle est le plus souvent allongée, suivant l'axe de la tête ; toutefois, elle peut se rapprocher de la forme globuleuse. Mais toujours, et c'est là un de ses traits caractéristiques, elle est mamelonnée et bossuée à toutes sa surface. Sa consistance n'est pas la même dans toutes ses périodes. D'abord, elle est un peu molle et pâteuse, état éphémère qui disparaît en quelques jours, pour faire place à une induration générale et complète, qui la fixe, dans la profondeur, aux organes sous-jacents par un pédoncule fibreux et quelquefois aussi à la branche du maxillaire.

D'une sensibilité assez vive à son début, elle devient bientôt à peu près indolente. Jamais elle ne se ramollit pour s'ulcérer. La glande de morve ne suppure pas, dit un vieil adage parfaitement juste, qu'ont formulé les hippiâtres.

Ainsi, la glande de morve chronique une fois développée est et reste éloignée de la peau, bien délimitée, bossuée et dure dans toutes ses parties, adhérente aux organes profonds, comme pédonculée et peu sensible à la pression.

Quelquefois elle a été défigurée par les traitements

qu'on lui a appliqués dans le but de la faire disparaître, et elle n'est plus reconnaissable. Cependant, quand, à la suite des frictions vésicantes et des cautérisations, elle ne s'est pas résorbée ou abcédée et qu'on retrouve longtemps après, dans la région, une masse indurée qui alors est mal délimitée, et unie intimement à la peau, on peut la reconnaître encore.

En résumé, les symptômes locaux essentiels de la morve chronique, que nous venons d'étudier successivement dans l'ordre de leur importance spécifique, sont : le chancre, le jetage et la glande ; c'est-à-dire les mêmes exactement que ceux du farcin. La corde semble manquer, il est vrai ; mais elle existe réellement, ainsi que nous le verrons plus loin. Elle est seulement cachée sur l'animal vivant, à cause de la situation des vaisseaux qui peuvent en former la base, et se trouve à la dissection du cadavre.

De sorte qu'en réalité il n'y a, à part les dimensions réduites des ulcérations, qu'un déplacement des altérations, sans aucun changement de leurs caractères fondamentaux. Nous tenons à bien faire remarquer la vérité de cette proposition pour effacer, d'une façon définitive, la séparation qu'on a si souvent établie entre ces deux formes du même état pathologique.

Comme le farcin, la morve est précédée ou accompagnée parfois de plusieurs altérations qui en dépendent bien certainement, mais sans pouvoir toutefois en révéler clairement l'existence lorsqu'ils existent indépendamment de ceux qui précèdent. Ce sont : le sarcocèle, les inflammations et les douleurs rhumatoïdes des synoviales tendineuses ou articulaires, la friabilité des os, les œdèmes des parties déclives, les épistaxis, plus rarement la toux, le soubresaut des mouvements du flanc, quelques modifications des bruits respiratoires, et enfin, dit-on, le gonflement des sinus d'un côté de la tête. Nous allons passer maintenant une revue sommaire de tous ces épiphénomènes, qui peuvent manquer le plus souvent, et surtout exister en dehors de l'affection qui nous occupe.

L'*orchite*, l'*épididymite* ou la *vaginite* que, dans le langage pratique, on désigne d'une manière générale sous le nom de sarcocèle, sont un des prodromes les plus ordinaires de l'éruption morveuse. Ils peuvent aussi, mais plus rarement, l'accompagner dans son évolution et se manifester, un temps plus ou moins long après ses symptômes essentiels. Dans tous les cas, le sarcocèle apparaît très-soudainement à la suite d'un mouvement fébrile assez intense, qui cesse aussitôt que le gonflement testiculaire a commencé à s'effectuer. Alors les sujets, très-malades et privés d'appétit la veille, semblent avoir le lendemain récupéré la santé la plus parfaite. Ils conservent tout au plus un peu de raideur des reins, de la difficulté dans les mouvements des membres postérieurs, et moins d'énergie au travail. Quelque chose d'analogue à la première période des maladies éruptives s'est accompli ici.

Quand le sarcocèle s'est manifesté de cette manière, il permet de prévoir l'apparition probable de la morve complétement exprimée, sans pourtant en fournir la certitude. Car il peut n'être qu'une affection locale, sans aucune relation avec un état diathésique, et s'être produit sous l'influence d'un coup, d'un froissement, d'un effort violent, etc., qui ont été inaperçus. Il n'est donc qu'une cause de suspicion, ou, si l'affection est déjà caractérisée d'autre part, un fait adjuvant, mais jamais caractéristique.

L'inflammation qui s'établit quelquefois dans la gaîne vaginale, comme nous venons de le voir, peut également faire irruption dans une membrane synoviale tendineuse ou articulaire, soit avant l'apparition, soit pendant le cours de la morve confirmée.

Du jour au lendemain, une gaîne tendineuse ou une articulation se gonfle, devient douloureuse à l'excès, et une boiterie des plus intenses, qu'aucune influence extérieure ne vient expliquer, s'est tout à coup manifestée. Parfois, cette inflammation arrivée si brusquement, se déplace avec la même rapidité, et vient se développer sur une autre région du même membre ou sur un membre différent. Dans d'autres circonstances, des douleurs aussi violentes et également ambulatoires se font sentir et se traduisent par des claudications extrêmement fortes, tantôt d'une extrémité, tantôt d'une autre, sans qu'aucune altération matérielle puisse être constatée. Ces espèces de rhumatismes aigus sont évidemment analogues aux douleurs que l'homme, victime d'une inoculation morveuse, ressent dans les articulations et dans les os.

Indiquent-elles qu'il y ait dans ces organes une altération anatomique particulière en voie d'évolution? Sont-elles simplement une névralgie? il est impossible aujourd'hui de répondre à cette question d'une façon satisfaisante, et nous devons attendre que des éclaircissements nouveaux nous soient apportés par la physiologie, l'histologie et la chimie organique.

Les phénomènes que nous venons de relater établissent encore, surtout si on les observe sur des animaux débilités, épuisés par la fatigue et un mauvais régime, la présomption très-fondée que la morve ne tardera pas à se montrer avec tout son cortége de symptômes essentiels, si ceux-ci même ne les ont pas précédés. Mais à leur égard nous répéterons ce que nous avons dit pour le sarcocèle, ils établissent seulement la suspicion de morve.

Quant à la friabilité des os, qui se décèle par des frac-

tures des côtes pendant le décubitus, et même des pâtu-
rons sous les efforts de traction, elle est encore moins
spéciale que les faits ci-dessus, bien qu'elle ait été souvent observée pendant la morve ancienne. On sait aujour-
d'hui qu'il y a des cachexies ossifrages, parfaitement indépendantes de la diathèse en question, et sous l'influence
desquelles des fractures multiples se produisent sans
causes apparentes.

Les œdèmes des parties déclives ne sont, en réalité, que
le signe de l'anémie qui accompagne la fin de toutes les
maladies cachectiques, apportant une entrave à la nutrition générale. On peut les rencontrer à l'extrémité des
membres, sous le ventre, etc. Ils revêtent l'aspect de
toutes les infiltrations séreuses froides.

Les hémorrhagies nasales sont bien plus que les symptômes précédents propres à la morve. Mais elles sont
rares, de courte durée, ordinairement peu abondantes,
sans aucune influence sur la marche de la maladie et capables de se produire sous l'influence de causes agissant
directement comme les chocs sur le chanfrein. On ne doit
donc, dans aucun cas, compter sur ces épistaxis pour
établir le diagnostic. Le sang qu'elles fournissent s'écoule
parfaitement limpide et incoagulé par une seule narine
plus rarement par les deux. Quelquefois elles sont le
prélude de l'éruption chancreuse ; le plus souvent elles
l'ont suivie et sont l'indice de l'existence d'ulcérations situées profondément sur les parties inaccessibles à la vue
et au toucher.

La toux se fait entendre quelquefois et en affectant des
timbres variés. Tantôt elle est fréquente, grasse, accompagnée d'une expectoration abondante et d'une sensibilité
marquée du larynx. Elle signale, dans ce cas, une inflammation chronique catarrhale du larynx et même des bron-

ches, qui est venue, non pas compliquer la morve, mais s'y ajouter, ou la présence de chancres sur la muqueuse laryngienne. Ce qui, pour certains praticiens, constitue une variété morbide qu'ils désignent improprement sous le nom de morve du larynx.

D'autres fois, la toux est petite, sèche et quinteuse, comme dans l'emphysème pulmonaire. On constate alors en même temps un soubresaut du flanc, de la dyspnée pendant l'exercice, de l'atténuation disséminée du murmure respiratoire à l'auscultation, et même par places un léger râle crépitant sec.

Tous ces symptômes, qui appartiennent à la pousse, caractérisent, pour les mêmes auteurs, la morve du poumon. Il faut avouer que, seuls, ils ne conduiraient jamais le clinicien le plus habile à la simple hypothèse de l'existence de cette maladie, à moins qu'ils ne soient observés dans un groupe d'animaux où des cas de morve se sont déjà manifestés. Il suffit, par conséquent, de savoir qu'ils peuvent conduire, dans quelques cas particuliers au diagnostic de la maladie.

Enfin le gonflement et la matité des sinus indiquant l'accumulation de pus dans les cavités, peuvent dans quelques cas se manifester. Ils caractérisent la variété qu'on a nommée morve des sinus.

Nous avons renvoyé à ce moment pour parler en même temps des *symptômes généraux* du farcin et de la morve chroniques, parce qu'ils ne diffèrent en rien.

Ces deux modes de manifestation de la diathèse ne parviennent jamais à s'exprimer au dehors sans être précédés d'un mouvement fébrile, qui est la cause immédiate de leur éruption. Il peut naître sans cause apparente, ou sous l'influence d'une circonstance accidentelle qui a momentanément troublé, chez un sujet prédisposé de longue date, l'accomplissement régulier des grandes fonctions organiques. Une fatigue excessive, résultant d'un travail exagéré, un refroidissement subit, qui, incontestablement, ne peuvent pas être considérés comme des causes efficientes de la diathèse, suffisent quelquefois, lorsque celle-ci est latente et dissimulée à l'état d'incubation, pour la faire apparaître avec tous ses symptômes essentiels. Combien n'a-t-on pas vu d'animaux, précédemment épuisés par une hygiène mal entendue, être saisis, à la suite d'une course forcée ou d'un arrêt de transpiration, etc., d'une fièvre obscure qui se juge, après deux ou trois jours, par une éruption de chancres à la peau ou sur la pituitaire? Ces faits sont trop nombreux et trop bien constatés aujourd'hui pour que leurs effets puissent être mis en doute. Nous n'hésitons donc pas à leur attribuer l'influence évidente qu'ils possèdent et à présenter les écarts de régime comme le coup de fouet excitateur, qui accélère la marche de la maladie et hâte son éclosion. Mais d'autres fois, nous nous empressons de le faire remarquer, rien d'appréciable n'est intervenu pour stimuler le développement du germe morbide et la fièvre d'éruption passe inaperçue, au moins aux yeux des personnes étrangères à l'art. Mais, dans ce cas encore, elle n'en existe pas moins, et l'observateur attentif découvre facilement, dans les troubles très-légers quelquefois des grandes fonctions organiques, le signe avant-coureur de perturbations graves qui mineront l'économie. Du reste, ces phénomènes morbides sont parfois si obscurs, qu'il y a sur bien des sujets un passage insensible de la santé parfaite à l'état pyrexique se déterminant par la confirmation du mal.

Peu à peu les sujets ont montré moins d'appétit; ils ont quelquefois refusé ou mangé incomplétement leur ration, ou ne l'ont prise qu'en plusieurs fois et lentement.

Leur digestion est capricieuse, de légers météorismes se produisent dans certains cas, à la suite des repas. Au repos, à l'écurie, les animaux sont tristes, somnolents, à bout de longe, la tête pendante; ils reposent seulement sur un bipède diagonal, les autres membres restant demifléchis, en attendant qu'ils remplacent les premiers dans leur rôle de colonnes de support. Tout, dans l'attitude, exprime le défaut d'énergie, la lassitude musculaire et comme un état d'affaissement, de dépression générale. La robe est sèche, terne et moirée de nuances sombres, résultant du hérissement des poils, et leur donnant un aspect tout spécial. En même temps que cette horripilation disséminée ou générale, on saisit par instants des mouvements de tremblements obscurs et passagers dans les masses musculaires des épaules, des cuisses, de la croupe, etc. Ces frissons peuvent même être généraux, s'étendre sur les régions du dos et des côtes et imprimer à la peau des frémissements qui, pour être fort légers, n'en sont pas moins expressifs. Si on met les animaux au travail, on s'aperçoit qu'ils manquent d'activité et de vigueur; ils sont indolents, mous et peu sensibles à l'excitation de la voix ou du fouet, ils manifestent un besoin exagéré de repos, et ne suffisent que difficilement à leur service habituel; ils sont bientôt essoufflés, haletants, couverts de sueur à la suite de l'exercice le plus ordinaire; et à les voir ainsi épuisés de fatigue, on supposerait qu'ils ont dû produire des efforts considérables.

A ces phénomènes très-vagues, mais qui révèlent clairement qu'une atteinte profonde est portée aux sources mêmes de la vie, s'ajoutent ceux qui en sont le corollaire nécessaire : l'amaigrissement et l'anhémie. Dans l'espace de quelques semaines, de quelques jours même, les ani-

maux maigrissent d'une façon inexplicable et perdent parfois 50 pour 100 kilogr. de leur poids.

En même temps que l'étisie et le marasme s'accentuent
par les progrès cachés du mal, le sang s'appauvrit de jour
en jour, en diminuant de quantité et en perdant ses qualités physiologiques. Les muqueuses deviennent pâles, légèrement jaunâtres et infiltrées; l'artère est molle, et le
pouls filant contraste avec la force accrue des battements
du cœur.

Dans cet état d'usure générale, l'économie a perdu une
grande partie de la force de résistance qu'elle oppose normalement à l'action des influences perturbatrices capables
de troubler l'équilibre des fonctions. Aussi, le travail un
peu prolongé et toutes les causes occasionnelles de maladies viscérales provoquent-ils des exacerbations pendant lesquelles le mouvement fébrile s'exagère et se traduit par l'accélération de la respiration et de la circulation, l'élévation de la température du corps, le refus complet des aliments, etc., etc. C'est presque toujours à la fin
d'un de ces accès que l'éruption morvo-farcineuse opère
son évolution.

Celle-ci est suivie invariablement d'une amélioration
frappante : on croirait, à voir la transformation rapide qui
s'est accomplie dans l'état général, que l'organisme s'est
débarrassé du principe morbifique qui en gênait le mécanisme régulier. En effet, aussitôt après cette crise qu'ils
viennent de subir, les sujets ont repris l'appétit, la gaieté
et presque toute leur puissance musculaire.

Mais, ce bien-être qui offre une certaine analogie avec
celui qu'on observe à la dernière période des maladies
éruptives, n'est que momentané et de courte durée. L'élément morveux, malgré une première élimination au dehors, continue ses ravages, et la maladie, paraissant re-

tardée un instant, reprend son cours habituel, en se compliquant, à des intervalles plus ou moins éloignés, d'exacerbations qui amènent de nouvelles poussées de lésions. Souvent même, la morve et le farcin chronique s'exaltent à un moment donné, d'une manière si brusque, qu'ils emportent les animaux en quelques jours. Car la marche de cette diathèse, contraire à celle de la plupart des maladies, est généralement ascendante et plus rapide à mesure qu'elle est plus ancienne. C'est cette accélération finale, qui ne manquerait sans doute jamais de se produire si les animaux n'étaient sacrifiés avant, que beaucoup d'auteurs ont désignée par l'expression impropre de rescision de la morve, et que d'autres ont nommée improprement aussi complication de morve aiguë.

Cette dernière façon d'apprécier le phénomème est, à notre avis, un contre-sens clinique. Car, comme nous l'avons dit déjà, entre les deux points extrême de l'échelle, il y a une infinité de degrés intermédiaires qui suppriment toute démarcation naturelle; et, nous le répétons, c'est uniquement pour avoir un cadre dans lequel nous pouvions plus facilement ranger tous les faits, que nous avons accepté la division classique, sans que dans notre pensée il y ait la moindre différence fondamentale entre toutes les formes de la diathèse.

C. *Farcin aigu.* — Le farcin aigu se traduit par des symptômes locaux et des symptômes généraux. Les symptômes généraux sont beaucoup plus accusés que ceux qui annoncent le farcin chronique. Avant les manifestations locales particulières au farcin, on observe nn ensemble de troubles fonctionnels qui dénotent que les animaux ne sont plus dans leur état habituel de santé; leur appétit est diminué et devenu capricieux, ils boudent sur les aliments; ils sont très-abattus, moins sensibles aux excitants extérieurs ; ils maigrissent à vue d'œil ; les poils perdent leur luisant, ils sont ternes, piqués ; malgré le pansement, la peau reste crasseuse ; la température du corps est plus élevée que dans les conditions normales ; d'après des recherches faites par M. Trasbot, elle atteint dans le rectum jusqu'à 42°.8. Les chevaux ont perdu de leur énergie ; les efforts de traction provoquent des sueurs, un essoufflement et un état extrême de lassitude ; parfois même ils sont atteints de claudication sans cause connue et sans siége déterminé. Au repos, ils éprouvent des frissons, des tremblements et un état de lassitude qui se traduit par un décubitus prolongé.

La sécrétion de l'urine est augmentée d'une manière notable ; ce liquide est clair, aqueux, et contient souvent de l'albumine ; la respiration est accélérée et tremblotante ; les battements du cœur sont forts, retentissants, accompagnés d'un tintement métallique ; le pouls est petit, vite, l'artère molle et flasque ; les muqueuses apparentes, notamment la pituitaire et la conjonctive, revêtent une teinte jaune safranée.

Ce mouvement fébrile, dont l'intensité varie suivant les tempéraments individuels, dure de deux à cinq jours ; mais une particularité digne de remarque, c'est que les déterminations locales du farcin coïncident toujours avec une amélioration dans l'état général, analogue à celle que l'on observe à la période d'éruption des maladies varioleuses. C'est ainsi que les animaux recouvrent l'appétit, la gaieté, et une partie de leur vigueur première. Cette amélioration, qui peut persister pendant un temps plus ou moins long chez l'animal atteint du farcin chronique, est de courte durée chez celui qui en est affecté sous la forme aiguë ; bientôt, en effet, la fièvre se rallume, les altérations se généralisent et arrivent rapidement à leur période ultime.

Les boutons apparaissent très-soudainement, en nombre considérable et souvent confluent sur une surface étroite. Du jour au lendemain, ils constituent une tumeur grosse comme une noix, ramollie dans son centre et prête à s'ulcérer.

Très-chauds et sensibles à leur début, ils sont, en outre, entourés d'une large infiltration œdémateuse, diffuse, formant une tuméfaction mal délimitée pouvant occuper toute l'étendue d'une région. Ainsi, aux membres, il y a presque toujours un engorgement énorme et très-douloureux qui s'est développé avant ou en même temps que les boutons spécifiques, occupe toute la colonne de soutien, et occasionne une boiterie des plus intenses.

L'ulcération qui s'ouvre au sommet de chaque bouton, le deuxième ou le troisième jour, est large, profonde, et s'étend rapidement. Le pus qui s'en écoule est toujours abondant, visqueux et ordinairement strié de sang ou couleur lie de vin. Le fond et les bords des chancres sont revêtus de bourgeons charnus, mollasses, friables, violacés, exubérants, et qui saignent au moindre contact.

La destruction périphérique marche avec la même rapidité que l'éruption. Dans l'espace de quelques jours, les plaies s'élargissent de toutes parts, et, si elles sont confluentes sur une même surface, elles se réunissent et forment bientôt de larges plaques festonnées, à bords déchiquetés et renversés, à vif dans quelques points, couvertes de croûtes brunes, molles et peu adhérentes dans d'autres, du plus vilain aspect. Parfois le quart et même la moitié d'une épaule, d'un des côtés de la tête ou de l'encolure, etc., se trouve littéralement dépouillé par le travail destructeur.

En même temps que ces phénomènes s'accomplissent, sur les parties ulcérées, des cordes volumineuses se dessinent entre celles-ci et les ganglions les plus voisins, cordes chaudes, œdémateuses et douloureuses comme les chancres et les engorgements qui les précèdent de très-près, et dont elles ne tardent pas à suivre la marche ulcéreuse. En effet, bien plus souvent que les lymphangites du farcin chronique, celles-ci se montrent noueuses, fluctuantes et ouvertes sur des points nombreux qui finissent par se réunir pour former une longue tranchée ulcéreuse d'où le pus visqueux et sanguinolent s'écoule en abondance.

Les ganglions lymphatiques où elles aboutissent sont rapidement gonflés, douloureux à la pression et noyés dans une infiltration inflammatoire considérable. Mais encore, dans ce cas, et c'est une caractéristique essentielle de la morve, ces glandes, malgré l'inflammation très-vive dont elles sont le siége, ne s'abcèdent jamais, et s'indurent au contraire de plus en plus.

Avec les symptômes propres que nous venons d'esquisser très rapidement, on observe souvent, pendant le cours du farcin aigu, d'autres faits contingents qui, pour n'être pas caractéristiques, ne laissent pas d'être importants. Ce sont : des arthrites aiguës avec gonflement énorme et très-douloureux des articulations; des œdèmes chauds des parties déclives, comme la partie inférieure de la poitrine, de la tête et des membres, que nous croyons seulement devoir signaler sans les décrire complétement.

Pendant que toutes les altérations ci-dessus opèrent leur évolution, la fièvre, calmée un moment, se rallume par intermittence; des exacerbations se produisent à des intervalles plus ou moins longs; des lésions que nous étudions plus loin, sous la rubrique de morve aiguë, se montrent dans les cavités nasales et se décèlent dans le poumon par des symptômes particuliers. Les animaux maigrissent rapidement, il en est qui perdent par jour 15 à 20 kilogr. de leur poids, tombent dans le dernier degré de l'épuisement et meurent, enfin, si on ne les a sacrifiés plus tôt.

D. *Morve aiguë.* — L'apparition dé la diathèse, sous la dernière forme qu'il nous reste à examiner, est encore signalée par une fièvre intense dont la durée est de deux à quatre jours, pendant lesquels les animaux paraissent sous le coup d'une affection viscérale des plus graves. Avec les symptômes généraux que nous avons indiqués à propos du farcin aigu, on constate presque toujours une accélération de la respiration. Les mouvements respiratoires sont portés aux nombres de 40, 50 et plus par minute, et sont entrecoupés d'un soubresaut fortement accusé. Parfois, un fort bruit de cornage se fait entendre, s'accompagnant de dyspnée et même de suffocation. Alors la respiration devient très-rapide, tumultueuse et difficile à compter. Les muqueuses apparentes, fortement injectées, présentent d'abord une teinte rouge safranée, qui devient plus sombre et violacée pendant les accès de suffocation.

Sous l'influence de ces troubles généraux, après deux à quatre jours, des lésions locales essentielles et accessoires effectuent leur éruption, qui coïncide, comme dans le cas de farcin, avec un amendement notable, mais éphémère, du mouvement fébrile.

On voit apparaître des pustules nasales qui deviennent rapidement de larges ulcérations, un jetage ordinairement abondant, et un gonflement plus ou moins volumineux des ganglions de l'auge. Les boutons ou pustules des cavités nasales se développent presque soudainement; dans l'espace d'une journée elles acquièrent leur

volume maximum. Le plus souvent elles sont nombreuses
des deux côtés des cavités nasales, quelquefois disséminées sur la cloison et sous les ailes du nez, mais le plus
fréquemment elles sont rassemblées en groupe sur une
surface étroite et recouvrent littéralement la partie correspondante de la muqueuse.

Considérées isolément, elles forment d'abord chacune
une éminence hémisphérique, large comme un grain de
chènevis ou un gros pois, d'un blanc jaunâtre sur la partie
saillante et entourées d'une auréole inflammatoire d'un
rouge très-vif. Au bout de un ou deux jours, le point culminant se ramollit et s'élimine en entraînant l'épithélium qui
le recouvre pour laisser, à la place, un chancre profond,
à bords déchiquetés et saillants, garnis, ainsi que le fond
de l'ulcère, de bourgeons charnus exubérants, renversés,
d'un rouge violacé, friables, et qui saignent sous le moindre
contact.

Ces chancres, une fois ouverts, rongent la muqueuse
avec une grande rapidité, en surface et même en profondeur. De sorte qu'ils finissent bientôt par se réunir pour
constituer des plaies ulcéreuses très-vastes, à contours
irrégulièrement festonnés, dont la forme échappe à toute
description précise, et dans lesquelles souvent le tissu
cartilagineux de la cloison se rencontre à nu sur plusieurs
points. Il arrive même parfois que le cartilage se nécrose
dans les portions découvertes et présente la teinte verdâtre
particulière qui signale la mortification. Enfin si les sujets
sont conservés quelques semaines, il peut résulter de ce
travail destructeur une perforation complète de la cloison
et une communication directe entre les deux cavités nasales. Il est vrai qu'on a rarement l'occasion d'observer cette
dernière altération parce que, le plus souvent, ou bien les

animaux meurent en quelques jours, ou bien on les sacrifie aussitôt que la maladie est reconnue.

En même temps que s'accomplit l'évolution des chancres dont nous venons de parler, un jetage abondant s'établit par un seul ou par les deux naseaux. La matière qui le constitue présente des caractères variés suivant le moment où on l'examine. D'abord, c'est ordinairement un liquide épais, visqueux, jaunâtre, dont la couleur est assez analogue à celle du jetage rouillé du début de la pneumomie, puis ce liquide devient à la fois plus abondant et plus dense, tout à fait purulent, strié de sang ou uniformément de couleur lie de vin.

Fréquemment encore, des hémorrhagies abondantes ont lieu par l'un ou les deux naseaux, soit après, et à des intervalles plus ou moins longs, soit avant l'éruption des chancres sur les parties extérieurement visibles de la muqueuse pituitaire.

Le troisième symptôme pathognomonique de la morve, l'engorgement des ganglions lymphatiques de l'auge suit ou plutôt accompagne l'évolution des chancres. Le plus souvent bilatérale, comme les lésions spécifiques de la pituitaire, la glande est d'abord molle, flexible, un peu infiltrée à sa périphérie et douloureuse à la pression. Au bout de quelques jours, elle est mieux délimitée et plus dure, finit par prendre tous les caractères que nous lui avons appliqués en étudiant le type chronique.

La diathèse morveuse, sous le type aigu, se manifeste presque toujours avec un ensemble de faits accessoires capables de la modifier assez profondément dans son expression symptomatique. Ainsi, outre les symptômes spécifiques du farcin aigu qui s'ajoutent presque toujours à ceux de la morve aiguë proprement dite, les précèdent ou les suivent, on voit encore des inflammations très-intenses

des synoviales des articulations, et surtout des pneumonies lobulaires, caractérisées par des modifications des
bruits physiologiques du poumon et la production de certains bruits pathologiques. A l'auscultation, en effet, on
constate de l'atténuation ou l'absence complète du murmure respiratoire, remplacé alors par du râle crépitant
humide et même par du souffle tubaire, si une large portion du parenchyme pulmonaire est hépatisée. A la percussion, on constate sur les points correspondants, ou une
diminution de la résonnance ou une matité complète.
Nous ne faisons que signaler ici tous ces phénomènes contingents, parce qu'ils ne présentent rien de spécifique, et
peuvent se rencontrer indépendamment de la maladie qui
nous occupe.

La morve aiguë fait souvent périr les animaux dans
l'espace de quelques jours. La fièvre, qui s'était calmée
au moment de l'éruption des premiers chancres, se rallume bientôt avec une nouvelle intensité, d'autres ulcérations s'ouvrent incessamment, non-seulement sur la pituitaire, mais sur la peau, et suppurent en abondance. Le
poumon enflammé s'infiltre de pus, les animaux maigrissent avec une rapidité surprenante et meurent, ou bien
d'épuisement au bout de huit ou quinze jours, ou bien plus
tôt, par asphyxie, quand des pustules nombreuses se développent rapidement dans le larynx, qu'elles obstruent;
ou bien, enfin, aux suites des lésions pulmonaires.

Anatomie pathologique. — En suivant, pour l'étude
anatomique des lésions de la diathèse morveuse, la méthode que nous avons adoptée pour la description de ses
symptômes, nous rencontrons d'abord le farcin chronique. Mais avant d'aller plus loin, nous devons dire que,
dans cette étude, M. Trasbot a bien voulu nous donner
son concours et nous fournir des notes pour ce qui va

suivre, particulièrement en ce qui concerne les examens microscopiques.

A. *Farcin chronique*. — Disséqué à son premier stade d'évolution ou sous la forme de *bouton*, le *chancre* constitue un petit noyau inflammatoire, logé exclusivement dans l'épaisseur de la peau, ou s'étendant dans le tissu conjonctif sous-cutané. Il forme une masse lenticulaire, légèrement hémisphérique sur ses deux faces, dont le diamètre varie de quelques millimètres à deux ou trois centimètres, qui possède des qualités physiques différentes au centre et à la périphérie. Le centre, gros comme un grain de millet ou une lentille, est dense, compact, jaunâtre et peu vasculaire, comme le tissu conjonctif jeune, produit sous l'influence d'une irritation anormale quelconque. Si on l'examine en couche mince et à la lumière directe, il est légèrement translucide. Sa ténacité, d'abord assez grande et presque égale à celle du tissu ancien, diminue et n'est bientôt plus assez accusée pour opposer une résistance marquée à la dilacération que l'on opère avec la pointe d'un instrument acéré. En même temps qu'il devient plus friable, ce point central apparaît plus blanc et plus opaque.

La périphérie est formée par une infiltration de liquide jaunâtre et citrin qui distend les mailles du tissu conjonctif, et détermine seul l'épaississement du tégument. Cette zone, dégradée dans son contour et sans délimitation précise avec le tissu sain environnant, se fond insensiblement et sans démarcation d'autre part avec le point central. Plus tard, l'épaississement, la densification du tissu qui était limitée au point central du bouton, la gagne, l'envahit progressivement et se substitue en quelque sorte à la simple infiltration du blastème. En même temps, elle se vascularise de plus en plus et se montre bientôt dense, compacte, assez tenace et d'un rouge vif qui décèle en elle une vitalité active.

Un peu plus tard, quarante-huit heures, trois jours après son apparition, le chancre farcineux se trouve assez nettement délimité par suite de l'induration progressive de toute la zone d'abord simplement infiltrée.

Si on l'incise en travers, à cette deuxième période, on constate que le point qui, le premier, s'était densifié, a perdu toute sa ténacité dans son milieu ou déjà s'est complétement ramolli, par suite de la désagrégation de la substance fondamentale du tissu préexistant. De sorte qu'il se creuse, par le mécanisme de cette liquéfaction, une logette très-étroite, remplie de pus jaunâtre huileux, quelquefois un peu strié de sang, dont nous avons fait connaître les caractères antérieurement.

Quelquefois, ce n'est pas par un point unique que commence la suppuration ; cinq ou six petites cavités se forment d'abord et se réunissent bientôt, par la fonte de leurs parois de séparation, pour en constituer une seule. A une époque un peu plus avancée, le ramollissement qui, comme l'induration, a gagné dans tous les sens, arrive jusqu'à la couche profonde de l'épiderme. Alors, le bouton présente à la dissection une cavité creusée dans son milieu, d'un diamètre transversal qui varie entre deux ou trois millimètres et un centimètre, et dont les parois sont d'un gris rougeâtre, finement pointillées sur leur surface libre, et plus ou moins vasculaires, suivant la rapidité d'évolution du processus. Partout, autour de cette cavité, excepté du côté de la face libre de la peau, où la paroi peut être réduite à l'épiderme, on voit une induration fibreuse dans laquelle elle est creusée.

Les caractères que nous venons d'indiquer permettent bien d'assimiler, au point de vue anatomique, le chancre

farcineux jusqu'à son ulcération exclusivement, à un abcès de petites dimensions. En un mot, la spécificité de la
cause n'imprime ici au processus inflammatoire rien de
particulier dans sa forme. Cependant, quand cet abcès est
ouvert, loin de se fermer après l'évacuation du liquide,
l'ouverture qui a donné à celui-ci accès au dehors reste
stationnaire dans ses dimensions, et le plus souvent même
elle s'étend, lentement il est vrai, mais indéfiniment, sans
jamais manifester de tendance vers la cicatrisation. Les
bords et le fond de la plaie restent entourés d'une induration qui gagne dans son pourtour à mesure que le travail ulcérateur la détruit à l'intérieur. De telle sorte que
le chancre de farcin, quel que soit le diamètre qu'il ait acquis, repose toujours sur une base fibroïde, et reste entouré d'un bourrelet de même nature présentant invariablement la même largeur.

Pas plus que l'examen à la simple vue, l'étude histologique du chancre de farcin ne révèle le secret de sa
marche caractéristique. Au début, on ne trouve en examinant, à des grossissements variés et sur des coupes minces,
le tissu préalablement durci du bouton, que les caractères
propres à l'inflammation. Le phénomène initial est le
gonflement des noyaux du tissu conjonctif cutané et sous-
cutané, et leur prolifération exagérée, se traduisant dans
le point central par la présence d'éléments embryo-plastiques (Ch. Robin), constituant la plus grande partie du
tissu nouveau. En dehors de ce point, on voit une première zone où les éléments gonflés et entourés encore du
blastème nutritif granuleux, coagulé par le liquide dur-
cissant, commencent à se diviser. Enfin, dans la couche la
plus excentrique, on voit seulement cette même exsudation qui remplit et distend les aréoles du tissu normal.

Tous ces détails anatomiques peuvent être facilement

aperçus, en choisissant pour l'étude les boutons les plus
jeunes. On les fait durcir dans l'acide chromique à 2 millièmes pendant quatre ou cinq jours. On pratique, avec le
rasoir, des coupes perpendiculaires à la surface de la peau,
on traite par le carminate d'ammoniaque, d'abord, et
l'acide acétique ensuite. Examinant la préparation à des
grossissements de 20, 50 et jusqu'à 180 diamètres, on
voit se dessiner assez nettement les faits que nous venons
d'indiquer. Cependant, pour avoir une idée exacte de la
forme des éléments, il faut dilacérer une parcelle du tissu
du bouton dans chacune de ses zones, et l'examiner à un
fort grossissement : 250 à 400 diamètres.

Plus tard, lorsque le bouton, par suite du ramollissement de sa partie centrale, est près de s'ouvrir, on trouve
dans la cavité qu'il forme un pus relativement pauvre en
éléments figurés, ce qui donne l'explication de ses caractères physiques. Mais ces éléments anatomiques ne présentent, du reste, rien de particulier quant à leur volume
et à leur aspect. Il serait impossible, jusqu'à présent, de
les distinguer des leucocytes ordinaires, produits par
l'irritation obscure qui se traduit par l'inflammation chronique.

Outre les globules blancs, le pus farcineux renfermé
dans les boutons contient encore quelques rares globules
rouges, intacts ou déjà ridés, et en voie de désagrégation,
et une quantité considérable de granulations moléculaires
grises, qui se dissolvent dans l'acide acétique et la glycérine ; et parfois aussi, quelques granulations graisseuses
réfringentes, qui résistent à l'action des mêmes réactifs.
Nous ne pensons pas devoir insister longuement sur les
caractères propres à ces différents éléments, parce qu'ils
n'ont absolument rien de spécifique, et qu'on peut les

retrouver dans tous les cas de processus irritant, à marche lente.

Le sérum du pus farcineux, en même temps qu'il est abondant, relativement à la quantité d'éléments figurés qu'il contient, est très-épais, et se coagule immédiatement en une masse granuleuse, lorsqu'on le traite par un liquide acide et surtout par l'acide picrique, qui le transforme immédiatement en un corps solide jaunâtre. Cette coagulabilité si remarquable est-elle due, comme on serait porté à l'admettre, à l'abondance de l'albumine dans son intérieur? Nous n'osons pas l'affirmer. C'est aux chimistes à nous éclairer sur ce point. Ne voulant point formuler de conclusion à *priori*, nous nous bornons à indiquer le fait sans l'interpréter. Il y a longtemps que Magendie a démontré, dans ses leçons au Collége de France, que certains liquides animaux, très-coagulables par la chaleur et les acides, ne contiennent pourtant pas d'albumine. Il est possible que celui dont il s'agit soit dans ce cas.

Les parois de la cavité du bouton, avant comme après son ouverture, sont constituées par le tissu embryo-plastique de l'inflammation. Cependant, sur leur surface libre, dans l'épaisseur des bourgeons charnus gris plombés qui forment la couche suppurante, les éléments embryonnaires présentent un caractère qui mérite d'être noté. Au lieu de contenir un beau noyau sphérique et remplissant la plus grande partie de la cellule, comme les éléments des bourgeons charnus de bonne nature, la plupart de ceux qu'on détache en raclant légèrement l'ulcère ont leur noyau divisé en granulations opaques comme les éléments nécrosés. Il semblerait que le liquide abondant, que laissent écouler les capillaires, est doué de propriétés toxiques qui font mourir les éléments anatomiques avant qu'ils soient parvenus à leur forme définitive. N'est-ce pas là la raison de l'extension graduelle de l'ulcération? Si oui, pourquoi ce liquide est-il ainsi destructeur? Telles sont les questions qui se présentent immédiatement à l'esprit et auxquelles, dans l'état actuel de la science, il est impossible de répondre. Peut-être qu'un jour la chimie organique et la micrographie, se prêtant un mutuel secours, nous révéleront ces secrets. En attendant, bornons-nous à poser les problèmes dont la solution reste à trouver.

Un dernier point doit encore être examiné pour compléter ce que nous savons aujourd'hui sur l'anatomie du chancre farcineux. Commence-t-il, comme l'ont supposé quelques auteurs, dans une lacune ou un réseau, origine d'un vaisseau lymphatique? Il est superflu de répondre à cette question après l'analyse anatomique que nous venons de faire. N'allons pas au delà de ce qui est possible aujourd'hui, car la science ne peut se former que de faits bien circonstanciés.

S'il n'est nullement établi qu'un chancre farcineux commence par l'inflammation d'une lacune ou d'un réseau capillaire lymphatique, il est absolument certain qu'une *corde* a toujours et invariablement pour base un vaisseau blanc. C'est à proprement parler, et au point de vue purement anatomique, une lymphangite. Au début, on constate que le vaisseau est dilaté par l'abondance exceptionnelle de la lymphe qu'il renferme. De plus, celle-ci est trouble, opaline ou blanchâtre et notablement plus épaisse que dans l'état normal. En dehors du conduit, le tissu conjonctif est infiltré de sérosité citrine dans une étendue peu considérable. Un peu plus tard, ces phénomènes morbides grandissent et s'accusent davantage. La lymphe est tout à fait purulente et charrie de petits grumeaux fibrino-albumineux; le vaisseau s'élargit de plus en plus, ses parois s'épaississent, s'unissent étroitement, se fondent avec le tissu environnant qui, primitivement œdémateux, est alors épaissi et densifié. Si on incise en long le lymphatique ainsi modifié, on constate que sa face interne n'est plus blanche et lisse comme dans l'état physiologique; elle est, au contraire dépourvue de son endothélium, rouge, vasculaire et bourgeonneuse, par places seulement ou dans toute sa longueur.

Le liquide examiné à des grossissements de 300 à 450 diamètres, montre des leucocytes nombreux, granuleux et opaques, des lambeaux d'endothélium détachés de la membrane séreuse et des granulations libres en grande quantité. Le sérum est, comme celui du pus des chancres, fortement coagulable.

A une période plus avancée, le vaisseau est métamorphosé en un véritable conduit fistuleux à parois résistantes et indurées. Il peut être ou complétement clos ou parsemé sur son trajet d'ulcérations nombreuses, qui ont suivi la marche et présentent tous les caractères des chancres primitifs. Enfin, ces ulcérations elles-mêmes peuvent s'être réunies, et constituent, en résultat dernier, une tranchée profonde creusée dans un cordon dur de tissu fibroïde jaunâtre rosé, et plus ou moins richement vasculaire, suivant la rapidité avec laquelle l'affection progresse.

L'examen microscopique de la corde à ces différents stades d'évolution montre qu'elle résulte d'un processus inflammatoire identique à celui qui se traduit par la formation des chancres. L'induration est constituée par des éléments embryo-plastiques et fibro-plastiques, ne différant en rien de ceux qui entrent dans l'organisation du bourrelet induré qui circonscrit les chancres, et de la base sur laquelle ils sont creusés.

L'altération morbide, dans les tumeurs ganglionnaires

du farcin, ne se distingue pas, au point de vue anatomique, de celle de la glande de morve proprement dite.

La région où elle siége est différente et variée, suivant
la position qu'occupent à la surface de la peau les ulcérations farcineuses, mais ses caractères extérieurs et son
organisation étudiée à la simple vue ou à l'aide des instruments grossissants, ne présentent absolument rien de
particulier. Nous renvoyons, par conséquent, sa description à celle de la glande de morve, afin d'éviter une répétition.

Il nous reste maintenant à faire connaître les caractères
anatomiques des lésions contingentes du farcin chronique
qui n'offrent du reste rien de spécifique.

Nous n'avons pas eu, jusqu'à ce jour, l'occasion d'étudier personnellement les *tumeurs* ou *kystes superficiels*, à
l'état d'induration ; et si des auteurs d'une autorité incontestable, dont l'affirmation ne peut point être mise en doute,
ne déclaraient l'avoir rencontrée ainsi, nous croirions
qu'elle se montre d'emblée sous la forme de poches à parois plus ou moins résistantes, il est vrai, mais sans passer
préalablement par une autre manière d'être. Du reste, leur
état solide est très-éphémère, de l'avis même des praticiens qui les décrivent, et aucun d'eux n'a donné une description anatomique du tissu morbide qui les constitue à
cette première période. Nous ne pouvons donc les considérer que sous la forme cystique.

Elles forment des cavités aplaties d'un côté à l'autre,
dont la largeur peut atteindre 10 et 15 centimètres, assez
régulières dans leur contour, qui est nettement délimité.
Leurs parois, dont l'épaisseur est de deux à cinq millimètres, ne sont formées que par du tissu conjonctif densifié, qui se continue avec celui des parties voisines. La
paroi profonde est à peu près plane, et la superficielle est

au contraire concave, suivant ses deux diamètres et à courbe très-surbaissée. Elles se réunissent dans le pourtour, en formant l'une sur l'autre un angle mousse plus ou moins étroit. Leur face interne est lisse, rosée ou rouge, et plus ou moins vasculaire, suivant leur ancienneté.

Les *engorgements farcineux*, à leur période de début, ne diffèrent nullement des œdèmes chauds. Le tissu conjonctif sous-cutané et inter-musculaire se montre très-injecté et imprégné d'un liquide citrin et transparent, qui en distend les aréoles, comme le fait l'eau qu'on y introduit de force par les procédés dits hydrotomiques. Ce liquide coule abondammment des coupes que l'on pratique en différents sens, et après son élimination au dehors, il se coagule de la même manière que tous les blastèmes inflammatoires, en formant une masse jaunâtre molle et translucide.

Examiné au microscope, avant sa coagulation, il montre seulement, dans son intérieur, des granulations moléculaires qu'on ne peut apercevoir qu'avec de forts grossissements, et des leucocytes très-rares, d'abord peu visibles à cause de leur transparence, mais qui deviennent en quelques heures plus opaques et granuleux.

Ce blastème, comme on le voit, n'a rien qui le différencie, jusqu'à présent au moins, de tous ceux qui s'épanchent au début des inflammations ; et il serait impossible, si on n'en savait la provenance, de le déterminer à l'aide des moyens d'exploration dont nous disposons actuellement.

A une époque plus avancée, l'œdème est remplacé par une induration de tout le tissu conjonctif primitivement infiltré. L'engorgement, qui s'est de plus en plus densifié, est alors constitué par du tissu fibreux jeune, blanc jaunâtre, très-vasculaire, qui continue à se durcir par l'achèvement graduel de l'organisation. Quand il est très-ancien, il résiste à la dilacération, crie sous l'instrument tranchant, et se montre composé de faisceaux fibreux, flexueux, tourbillonnés et entrecroisés en différents sens d'une façon inextricable.

Dans l'intérieur de ce tissu nouveau, on rencontre souvent de petits foyers purulents parfaitement clos, disséminés en nombre variable, contenant un pus semblable à celui que nous avons étudié, et qui, peut-être, finiraient par s'ulcérer si les sujets vivaient un temps suffisant. Mais comme presque toujours, avant cette terminaison dernière, les animaux succombent ou sont, par une raison d'économie, livrés à l'équarrisseur, nous ne pouvons que supposer et non affirmer ce qui vraisemblablement serait la fin de ces lésions.

Quant aux chancres qui peuvent exister à la surface des engorgements farcineux et aux cordes qui sont une conséquence fatale des uns et des autres, nous n'avons rien à ajouter à ce que nous en avons dit déjà.

En résumé, de la courte analyse que nous venons de faire des tumeurs et engorgements farcineux, il ressort clairement qu'ils ne possèdent en eux-mêmes aucun signe caractéristique de la diathèse farcino-morveuse. On n'y reconnaît, en réalité, à la simple vue et au microscope, que les altérations de l'inflammation sub-aiguë.

Pour terminer maintenant l'anatomie pathologique du farcin chronique, nous ajouterons que le poumon renferme ordinairement, toujours même si l'affection est un peu ancienne, des tubercules spécifiques à différents degrés de développement, et que la pituitaire est souvent parsemée d'ulcérations. Nous bornons ici à cette simple indication ce qui concerne les lésions viscérales, que nous étudierons plus loin avec tous les détails qu'elles comportent, en même temps que nous ferons l'examen anatomique et chimique du sang.

B. *Morve chronique.* — L'étude anatomo-pathologique est ce qui peut montrer avec la plus grande évidence, qu'en ce qui concerne la morve, la séparation du type chronique de l'aigu est absolument arbitraire. Les exemples sont bien rares, en effet, s'il s'en rencontre, ce que pour notre part nous n'oserions affirmer, où les altérations anciennes ne sont accompagnées d'aucune lésion de date récente. Nous en avons toujours vu à différents stades de développement. Aussi peut-on en quelque sorte suivre dans une seule autopsie, le processus essentiel dans toutes ses mutations. Les lésions de la morve chronique ou aiguë sont plus souvent localisées dans l'appareil respiratoire et les portions du système lymphatique qui s'y relient physiologiquement. Il peut en exister pourtant dans un grand nombre d'organes. Pour rester dans le plan que nous nous sommes tracé, nous les diviserons comme les symptômes, en essentielles et contingentes. Les premières, de nature spécifique et seules caractéristiques, ne font jamais défaut. Les autres, d'ordre inflammatoire ou anémique, ne portent en elles rien de propre à l'affection et peuvent manquer dans bon nombre de cas.

Les lésions essentielles sont : les tubercules, les chancres, les cordes lymphatiques et les glandes.

Les *tubercules morveux* se rencontrent toujours dans le poumon en très-grande quantité, mais nulle part ailleurs. Nous ne considérons pas, en effet, comme des tubercules certaines petites nodosités fibreuses qui existent parfois dans la rate, le foie et peut-être d'autres viscères, parce qu'elles n'ont ni la même base ni la même organisation. Ce ne sont, contrairement à ce qui est affirmé par la plupart des auteurs, qui, sur ce point comme sur beaucoup d'autres, se sont copiés successivement, que des productions inflammatoires, analogues aux épaississements des plèvres, du péritoine, etc. Nous renvoyons donc leur examen au paragraphe de ces altérations.

Les tubercules véritables sont disséminés dans tout le parenchyme pulmonaire, depuis la superficie, où on peut les voir et les toucher pour ainsi dire à travers la plèvre, jusqu'à la racine des poumons, où on les perçoit sous le doigt comprimant le tissu, comme des corps étrangers qui y seraient disséminés. Toujours on en trouve, sur un même organe, de différents âges et présentant des caractères physiques particuliers, suivant le stade de développement auquel ils sont parvenus. Néanmoins, ceux qui ont achevé leur évolution sont, dans tous les cas, incomparablement plus grands que les autres, si la morve est chronique ; ce qui indiquerait, selon toute vraisemblance, que longtemps avant sa manifestation extérieure, la virulence avait fait sentir ses effets sur l'organe principal de la respiration.

A leur première période, les tubercules morveux sont représentés par de petits îlots hyperhémiés, assez régulièrement sphéroïdes et d'un diamètre de trois à six millimètres environ, qui sont rouge vif d'abord, puis plus sombre un peu après. Si on examine attentivement ces petits foyers d'injection vasculaire, on constate qu'ils sont le siége d'une infiltration séreuse abondante, et cependant le tissu en eux est encore assez souple, élastique, dépressible et presque aussi tenace que celui qui est sain au pourtour. L'inflammation qui l'a atteint ne lui donne pas la compacité et la friabilité qui caractérisent l'hépatisation. A une période plus avancée, on aperçoit au centre de chacun d'eux un point blanc grisâtre, d'abord à peine visible, mais qui acquiert très-rapidement le volume d'un grain de millet, puis celui d'un grain de chènevis et quelquefois un peu plus. Il conserve encore autour de lui l'aréole hyperhémique, et ne s'isole pas du tissu qui l'entoure et avec lequel il est en continuité parfaite. Si on l'extrait artificiellement de la place qu'il occupe, il se montre comme un petit globe arrondi, filamenteux, à sa surface un peu élastique, s'écrasant avec quelque difficulté, de couleur blanc grisâtre et légèrement translucide.

Plus tard encore, il se densifie, sa couche extérieure s'organise et se transforme en une paroi fibreuse résistante, en même temps que sa circonférence enflammée se rétrécit graduellement et finit par disparaître. Alors il est complétement formé, bien délimité, dense, résistant à la pression, opaque dans son centre, et entouré d'une paroi qui possède la ténacité du tissu fibreux ordinaire. Mais, contrairement à l'opinion généralement reçue, il n'est jamais enkysté. Sa coque conserve toujours, au contraire, une continuité parfaite avec le tissu conjonctif qui l'entoure, et elle émet, d'autre part, des prolongements fins qui se perdent et s'entrecroisent dans son intérieur et l'unissent intimement au contenu qu'elle renferme.

Tous ces détails sont si faciles à constater à la simple vue, quand on se donne la peine de disséquer avec quelque attention, que nous ne pouvons concevoir comment presque tous les auteurs, les uns après les autres, ont fait des descriptions si inexactes du tubercule morveux.

Arrivé à l'apogée de son développement, le tubercule, comme toutes les néoplasies persistantes et dépourvues de vaisseaux nutritifs, éprouve des métamorphoses très-lentes, qui aboutiraient cependant à sa destruction, si les sujets vivaient un temps suffisamment long, et surtout si de nouvelles lésions ne se constituaient incessamment, sous l'influence toujours agissante du principe inconnu qui pervertit la puissance nutritive. Ces métamorphoses sont : la dégénérescence granulo-graisseuse et la calcification.

La première de ces modifications est signalée par l'aspect opaque et caséeux que revêt le centre de la nodosité. Celui-ci peut alors être énucléé de la coque qui le renferme et se réduit en une bouillie épaisse sous la pression d'un corps quelconque. C'est ce ramollissement central qui a beaucoup contribué, sans doute, à propager l'erreur que nous signalions plus haut, à savoir : que le tubercule est enkysté. Ici, comme on l'a trop souvent fait, on a considéré la destruction et non le mode de formation du produit pathologique.

A la suite de la désagrégation caséeuse, ou en même temps qu'elle s'accomplit, il se dépose souvent dans la substance du tubercule morveux, des sels de chaux qui en modifient notablement la consistance. Dans la partie centrale, on les trouve sous forme de petits grains irréguliers, donnant au toucher la sensation d'un sable très-fin qui se trouverait mélangé à la matière caséeuse Dans la coque fibreuse, ils sont intimement incorporés au tissu et lui donnent la consistance osseuse. De sorte que lorsque la crétification est très-avancée, chaque tubercule représente comme une pierre arrondie et très-dure qui se coupe très-difficilement en criant sous le tranchant de l'instrument. L'imprégnation minérale dont nous venons d'esquisser les traits, en quelques mots, s'observe très-rarement, parce qu'il faut un temps fort long pour qu'elle puisse s'effectuer. Ce n'est que chez quelques animaux vieux, qui ont vécu des années après de premières manifestations très-obscures et méconnues de la maladie, que des faits semblables peuvent être recueillis. Ils ne sont intéressants, du reste, que sous le rapport de la pathologie générale.

Les tubercules de la morve se développent dans l'épais-

seur même de la muqueuse d'une très-petite bronche et
dans le tissu conjonctif qui lui est sous-jacent, dans l'angle
de division des dernières ramifications de l'arbre bronchique, ou, mais plus rarement, autour d'un vaisseau. En
cela, ils se rapprochent tout à fait des chancres de la peau
qui ont pour siége le derme cutané et le tissu contigu, et
des chancres de la pituitaire, qui, comme nous le dirons
plus loin, ont également pour base la membrane tégumentaire ou la couche conjonctive qui l'unit aux organes
qu'elle recouvre. Pour voir ce que nous venons de signaler, il suffit de pratiquer des coupes minces de tubercules
durcis dans l'acide chromique et de les examiner à de
faibles grossissements. Au centre du plus grand nombre,
on trouve une petite bronche remplie par une masse solide
ou ramollie qui l'obstrue entièrement; ou bien le tuyau
aérien est refoulé sur l'un des côtés du nodule, ou enfin
celui-ci est enserré dans l'angle de division. Quand on fait
une coupe dans un tubercule en voie de formation, on constate que dans l'auréole hyperhémiée les alvéoles pulmonaires sont vides comme à l'état normal, et qu'ils sont seulement un peu rétrécis par l'épaississement de leurs parois
infiltrées. Il n'y a donc pas là, comme on l'a dit *a priori*,
et sans jamais s'en être rendu compte, une hépatisation
lobulaire.

Quant au tubercule, il présente quelques modifications
suivant la position qu'il occupe. Celui qui a pour base
une petite bronche, présente une masse centrale assez
molle, composée de globules purulents et de filaments de
mucus qui résistent à l'action de l'acide acétique et forment
une espèce de réseau, emprisonnant les globules et donnant à l'ensemble une consistance élastique analogue à
celle du gluten. Il montre, en outre, fréquemment dans

son intérieur quelques fragments de cellules cylindro-coniques, à cils vibratiles détachés de la muqueuse.

Le tissu propre du tubercule est représenté, dans la muqueuse, par un épaississement qui gagne de proche en proche et forme bientôt un anneau complet et très-régulier, qui entoure toute la bronche, dont la cavité est remplie par la matière que nous venons de décrire. Examiné à un faible grossissement, ce tissu hétéroplasique paraît granuleux, mais quand la coupe est assez fine pour être étudiée à un grossissement de 250 à 400 diamètres, on constate la disposition suivante : des fibres lamineuses et élastiques, qui se continuent avec le tissu conjonctif circonvoisin, forment un réseau très-serré, dans chaque maille duquel on aperçoit trois ou quatre noyaux embryoplastiques, plus ou moins avancés dans leur developpement. Si le tissu morbide est jeune, ces noyaux sont petits, mesurent $0^{mm}004$ à $0^{mm}005$ de diamètre et ont encore une forme régulièrement arrondie. Plus tard, ils sont plus volumineux, s'entourent d'une couche protoplasmique, s'allongent un peu pour prendre la forme de cellules fibro-plastiques. Mais la plupart de ces éléments anatomiques sont arrêtés à ce point de développement, parce que le tissu propre du tubercule ne contient pas de vaisseaux nutritifs. De sorte que la couche superficielle seulement, se nourrissant aux dépens des vaisseaux voisins, achève son organisation et forme enfin la coque résistante extérieure, tandis que dans les parties profondes les éléments anatomiques subissent cette forme particulière de mortification que Virchow a désignée sous le nom de nécrobiose. Ils se ratatinent, se rident, deviennent granuleux, et finissent par éprouver la dégénérescence caséeuse que nous avons signalée. A cette dernière époque, ils se désagrégent et laissent à leur place des granulations de $0^{mm}.001$ à $0^{mm}.002$ de diamètre.

Ceux qui sont très-anciens et ont éprouvé la calcification, contiennent, mélangés aux granulations précédentes, des grains calcaires très-fins et de formes indescriptibles, qui paraissent noirs à la lumière transmise, à cause de leur opacité. La coque elle-même est infiltrée de matière minérale et ne présente plus d'éléments morphologiques reconnaissables.

Les tubercules développés en dehors des tuyaux bronchiques, dans le tissu conjonctif interlobulaire et sous-pleural, le long des artères, etc., présentent d'abord une disposition différente. Leur tissu propre, au lieu de former un anneau autour d'une bronche, est rassemblé en une petite sphère régulière. Mais, du reste, il a identiquement les mêmes caractères histologiques et subit exactement les mêmes métamorphoses.

Les *ulcérations morveuses*, ainsi que nous l'avons déjà indiqué au paragraphe de la symptomatologie, sont de deux ordres : les unes, identiques aux chancres de farcin, les autres, constituées par de simples destructions épithéliales.

Les chancres proprement dits existent sur la cloison nasale, les cornets, et le plus souvent d'un seul côté ; quelquefois on en rencontre dans les deux cavités, parfois même jusque dans la trachée. Il est un point où ils ne manquent presque jamais et qui en est comme le lieu d'élection, c'est le repli de l'aile interne du nez. Tantôt ils sont isolés et peu nombreux, tantôt, au contraire, ils sont disposés en séries linéaires ou groupés en nombre considérable sur une surface étroite. On les voit souvent ainsi sur les cornets, dont ils recouvrent la plus grande partie. Ils sont représentés d'abord par une petite nodosité sphéroïde, grosse comme un grain de millet ou un petit pois, logée dans l'épaisseur de la muqueuse ou dans le tissu conjonctif sous-jacent, qui donne sous le doigt la sensation d'un corps dur caché sous l'épiderme. Quand la maladie marche lentement, ces petits boutons indurés et très-bien circonscrits sont d'une teinte jaunâtre lavée, plus pâle que la couleur normale de la muqueuse et sur laquelle elle tranche sensiblement.

Dans le cas où l'état morbide a pris une certaine acuité, on peut trouver autour de chacun une légère auréole d'hypérémie et d'infiltration œdémateuse, d'autant plus accusée, que le processus est plus rapide. Mais dans cette dernière circonstance, du reste, l'œdème primitif disparaît bientôt pour laisser se dessiner nettement le tubercule de la muqueuse. Si, à cette époque, on incise celui-ci, on constate que son tissu est uniformément dense, résistant, gris-clair, translucide et d'une résistance à la déchirure à peu près égale à celle du tissu fibreux jeune. Plus tard, chaque tubercule ou bouton de morve montre, sur son point le plus culminant, une coloration blanc-jaunâtre et opaque; l'épithélium qui le recouvre est gonflé ou déjà éliminé, et le point central est devenu friable, pyoïde et facile à écraser depuis le milieu du tissu jusqu'à la surface. Enfin, quand le chancre est parvenu à son dernier stade d'évolution, cette partie ramollie et éliminée sous forme de pus, laisse à sa place une petite cavité de un à trois ou quatre millimètres de diamètre, qu'on dirait creusée à l'emporte-pièce : elle est entourée d'un fin bourrelet induré, repose sur une base également résistante et présente tous les caractères physiques que nous avons fait connaître déjà.

Les chancres morveux, au lieu d'être isolés comme nous venons de les décrire, peuvent se toucher et se confondre par leurs bords pour former de larges plaques ulcéreuses, dont les figures et les dimensions varient à l'infini, mais qui conservent toujours sous elles et dans leur périphérie l'induration caractéristique.

L'étude histologique des nodosités morveuses de la pituitaire, des muqueuses laryngienne et trachéale, fait reconnaître que leur tissu, avant et après l'ulcération, a la même organisation que celui des tubercules du poumon. La différence objective résultant de l'ulcération dépend exclusivement de ce que, ici, le point ramolli central se trouvant par un côté en communication avec le monde extérieur, s'élimine et laisse une plaie dont les bourgeons charnus sont en quelque sorte frappés d'impuissance réparatrice. Il semble que le sérum du pus exhalé à leur surface, soit doué de propriétés toxiques à l'égard des éléments anatomiques, et que ceux-ci, destitués de la force nutritive sous l'influence de laquelle ils accomplissent leur organisation physiologique, meurent immédiatement après leur formation. Aussi, en raclant légèrement le fond du chancre on constate que les éléments embryonnaires les plus superficiels, formant là une couche pultacée peu épaisse, ont tous leur noyau divisé, réduit en quatre ou cinq granulations, comme toutes les cellules mortes.

Outre les chancres proprement dits, on trouve encore presque toujours à la surface de la pituitaire, dans le cas de morve ancienne, de larges ulcérations superficielles par destruction de l'épithélium. Dans certains cas, la muqueuse présente cette altération particulière dans une grande partie de son étendue, notamment à la surface de la cloison.

Nous comprenons sous le nom de *cordes morveuses* les renflements linéaires, ayant pour base un vaisseau lymphatique enflammé, qui sillonnent, de l'ouverture vers le fond de la cavité nasale, la membrane pituitaire. On peut aussi les retrouver au-dessus du paquet ganglionnaire de l'auge. Ce n'est plus là une corde isolée qui reparaît, mais bien un faisceau plus ou moins gros, dont les cordons sont noyés dans le tissu environnant très-abondant de cette région et qui est alors épaissi et induré autour des vaisseaux.

A une époque plus éloignée du début, l'infiltration qui environnait la corde morveuse disparaît, et celle-ci, réduite de proportions, se montre mieux délimitée et donne alors, au doigt pressant la muqueuse pituitaire, la sensation d'une ligne résistante et indurée, qui serait logée dans ses couches profondes.

Outre les lésions que nous venons de voir, la morve est encore caractérisée, anatomiquement, par l'induration des ganglions lymphatiques de l'auge et des bronches. Dans l'un et l'autre point, comme dans les ganglions de l'entrée de la poitrine et de l'aine, dans le cas de farcin, les ulcérations sont situées sur les régions dont les vaisseaux blancs aboutissent à l'un de ces paquets ganglionnaires.

On a l'habitude, dans la pratique, de donner le nom de glande seulement à la tumeur formée par les ganglions sous-linguaux; comme nous l'avons déjà dit, nous croyons devoir appliquer cette désignation aussi bien aux altérations ganglionnaires du farcin ; car la différence de siége n'est, à nos yeux, qu'un fait absolument secondaire. Aussi l'étude que nous allons faire de la glande de morve s'appliquera non-seulement à la tumeur de l'auge, mais en même temps à celles des bronches et des autres régions du corps.

La *glande de morve*, qu'on l'étudie dans l'auge ou sur un autre point, présente des caractères anatomiques variables, suivant le temps de son développement pendant lequel on la considère, mais qui tous, en dernière analyse, l'identifient complétement aux autres lésions essentielles de la diathèse.

Au début, les ganglions sont le siége d'un processus irritatif qui, à première vue, ne paraît nullement spécifique. Ils se présentent comme une masse dont le volume varie depuis celui d'une petite noix à une pomme ordinaire, généralement un peu allongée dans le sens du grand axe de la tête, légèrement mamelonnée à sa surface, et d'une consistance molle et élastique. En incisant chaque peloton ganglionnaire, on constate qu'il est un peu hyperhémié et infiltré abondamment d'un blastème nutritif, jaune citron, qui s'étend à la périphérie dans le tissu conjonctif circonvoisin. Malgré cet état inflammatoire évident, le tissu n'a pas perdu, d'une façon appréciable, sa ténacité normale. Il est flexible, élastique, et résiste à la dilacération à peu près comme dans les conditions physiologiques, contrairement à ce qui se manifeste dans tous les tissus sous l'influence de l'inflammation simple.

Deux ou trois jours après le début de cette altération anatomique, les ganglions ont un volume plus considérable ; ils sont déjà denses, résistent à la pression, se délimitent plus nettement dans leur pourtour, et prennent un aspect bossué plus accusé. Le faisceau de vaisseaux blancs, qui aboutit à la partie profonde, alors gonflée et indurée, constitue une espèce de pédoncule auquel ils sont appendus, qui les fixe à la langue et même à la branche correspondante du maxillaire, quand l'induration du tissu conjonctif s'étend jusqu'au périoste.

En pratiquant des incisions en différents sens dans la tumeur formée par le paquet ganglionnaire, on constate qu'elle est creusée d'une multitude de logettes très-étroites, dont le diamètre ne dépasse pas ordinairement 1 à 2 millimètres, remplies de pus épais et visqueux que l'on fait sourdre en gouttelettes sur toute la surface des coupes, par une pression latérale. Autour de ces cavités, dont chacune représente sans doute un follicule particulier en voie de suppuration, le tissu conjonctif intermédiaire est encore très-vascularisé et déjà fortement épaissi. Comme le centre de la glande, le faisceau de vaisseaux afférents, coupé en travers, laisse écouler sous l'influence de la pression, par de nombreux et fins pertuis représentant chacun un lymphatique enflammé, de très-petites gouttes de pus visqueux et jaunâtre.

A une époque plus avancée, la glande est, à l'extérieur, tout à fait dure, irrégulièrement bosselée, et criant sous l'instrument tranchant quand on l'incise. Chacune des petites cavités intérieures creusées dans sa masse est un peu resserrée, entourée d'une substance fibreuse plus compacte, plus résistante et moins vasculaire. Le pus renfermé dans les excavations est plus épais, jaunâtre, caséeux et comme onctueux au toucher.

Loin de suivre la marche habituelle des abcès, de s'étendre périphériquement, de se fondre avec ceux qui l'environnent pour constituer une cavité unique, destinée à s'ouvrir au dehors, chaque petit foyer se rétrécit en quelque sorte sous l'influence de l'induration incessamment croissante du tissu intermédiaire, et les éléments qu'il contient subissent bientôt la dégénérescence granulo-graisseuse.

Si les animaux vivent assez longtemps, d'autres transformations plus profondes peuvent s'accomplir dans la glande : ce sont celles qui caractérisent l'infiltration calcaire. On trouve alors des grains pierreux dans les foyers multiples, disséminés dans toute la masse, et le pus, de caséeux qu'il était, devient crétacé et donne aux doigts la sensation d'une masse plâtreuse.

L'examen microscopique des glandes montre que leur processus est analogue à celui qui produit les tubercules du poumon et les chancres des membranes tégumentaires, peau et muqueuse pituitaire. En même temps que les cellules formant la masse centrale de chaque follicule ganglionnaire se multiplient pour fournir des globules de pus, les éléments du tissu conjonctif intermédiaire entrent également en prolifération plus active, sous l'influence de l'action irritante de la lymphe altérée qui les baigne. Mais, comme les noyaux embryo-plastiques, qui sont produits par le tissu intermédiaire, reçoivent, des capillaires sanguins, les matériaux nécessaires à leur nutrition, leur organisation s'achève complétement, et ils forment bientôt, autour de chaque point purulent, une coque fibreuse analogue à celle des tubercules pulmonaires, et d'autant plus résistante qu'elle est plus ancienne. Quant aux transformations ultérieures : dégénérescence graisseuse et calcification, c'est identiquement comme dans les tubercules du poumon qu'elles s'effectuent ici.

Outre les altérations anatomiques dont il vient d'être question, et qui caractérisent essentiellement la morve, on trouve encore parfois, dans différentes régions et certains tissus, des lésions qui sont bien un effet de la maladie, mais peuvent manquer ou se présenter en dehors d'elle, et que, pour cette raison, nous nommons contingentes. Ce sont : les collections purulentes des sinus, des indurations des plèvres, du parenchyme pulmonaire et de quelques viscères, ; enfin, quelquefois, les altérations générales de l'anhémie.

Les collections purulentes dans les sinus et la cavité des cornets font rarement défaut. C'est seulement quand les

sujets ont été sacrifiés dès les premières manifestations
du mal qu'elles peuvent manquer. Le liquide contenu est
en quantité plus ou moins grande; il remplit souvent
presque entièrement les cavités dont il s'agit. Ses qualités
physiques le différencient très-bien du pus produit sous
l'influence d'une inflammation franche. Il est épais, visqueux, filant, de couleur jaunâtre et généralement inodore.
En l'examinant au microscope, on trouve dans ce liquide,
dont le plasma est épais et très-coagulable, une grande
quantité de cellules épithéliales cylindro-coniques à cils
vibratiles, qui proviennent de la muqueuse, et relativement
peu de globules purulents bien formés. La muqueuse des
sinus est partout épaissie, dépourvue par places de son
poli normal, comme bourgeonneuse, mais sans présenter
jamais d'altérations véritablement ulcéreuses. L'examen
microscopique montre qu'elle a subi seulement l'épaississement résultant d'une inflammation chronique.

Dans les plèvres, on trouve quelquefois, lorsque la maladie est de date ancienne, un peu de sérosité transparente et presque incolore, et sur la membrane elle-même,
notamment sur le feuillet viscéral, des plaques irrégulières
blanchâtres et opaques, au niveau desquelles la séreuse est
épaissie et sclérosée. Dans le poumon, on trouve fréquemment, occupant surtout le bord inférieur et l'appendice
antérieur de chaque lobe, des îlots plus ou moins larges
d'induration blanche, mal délimitée dans le contour, et
parsemée de petits foyers purulents, dont le liquide possède toujours les qualités particulières du pus morveux.

On rencontre encore dans certains cas, mais plus rarement, dans d'autres viscères parenchymateux, le foie et la
rate par exemple, quelques petites tumeurs arrondies,
grosses comme un pois ou une noisette, de couleur blanc
jaunâtre, denses et résistantes, avec ou sans foyer ramolli

dans leur centre, et que beaucoup d'auteurs ont considérées à tort comme des tubercules. Elles n'en ont ni la forme
exacte, ni l'organisation anatomique, et se rapprochent
bien plus de très-petits abcès froids.

Quand la morve et le farcin chroniques sont très-anciens,
le sang est toujours plus ou moins appauvri : les globules
rouges sont plus rares, les globules blancs relativement
plus nombreux et le plasma est plus fluide, comme dans
tous les cas d'affections persistantes, ayant apporté une
entrave à l'exécution régulière de la nutrition. Comme
conséquence de cette anhémie, il s'est produit un peu d'infiltration froide du tissu conjonctif des parties déclives :
paroi inférieure de la poitrine, membres, etc.

C. *Farcin aigu.* — Les lésions du farcin ne présentent
aucune différence essentielle, que la maladie revête le
type aigu ou le type chronique. Les seules modifications
apparentes, que l'on puisse constater dans les altérations
anatomiques, résultent exclusivement d'un état inflammatoire plus élevé dans le premier cas que dans le second.
Aussi croyons-nous inutile de répéter ce que nous avons
dit antérieurement sur tout ce qui, à l'autopsie, caractérise le farcin, et nous bornerons-nous à ajouter ici quelques mots complémentaires.

En disséquant les cordes et les boutons du farcin, on
rencontre à leur périphérie une vascularisation très-riche,
une abondante infiltration de sérosité citrine et un épaississement mollasse du tissu conjonctif périphérique. Mais
rien, du reste, d'essentiellement dissemblable de ce que
nous avons étudié antérieurement. Quant aux œdèmes
chauds, engorgement des membres, etc., ils ne présentent
aucun caractère spécifique, et ne se distinguent pas anatomiquement des mêmes lésions développées sous l'influence de causes accidentelles, ayant exercé une action

purement locale. Nous ne pensons pas devoir en faire une
étude très-minutieuse. Ils sont ici, comme partout, le produit d'une inflammation assez vive du tissu sous-cutané,
qui se montre fortement vascularisé et distendu à l'excès
par la sérosité épanchée dans ses aréoles.

D. *Morve aiguë.* — Nous ne répéterons pas ici ce que
nous avons dit antérieurement des lésions de la morve.
Comme dans l'étude des lésions du farcin aigu, nous ajouterons seulement quelques mots complémentaires sur les
altérations essentielles, et décrirons ensuite sommairement
celles qui, ne se rencontrant jamais quand la maladie revêt la forme chronique, n'ont pas trouvé leur place dans
ce qui précède.

Les tubercules du poumon existent à la première ou
seulement à la seconde période de leur développement, et
avec les caractères que nous leur avons assignés déjà.
Il en est même un grand nombre qui ne sont encore re-
représentés que par de petites taches rouges, disséminées
dans le parenchyme ou à la surface de l'organe, où on les
aperçoit à l'extérieur par la transparence de la plèvre.
Elles ont, à première vue, l'apparence d'ecchymoses plus
ou moins larges. Nous disons l'apparence, car, en effet, et
quoi qu'en disent certains auteurs, elles ne sont pas constituées, comme les pétéchies véritables, par des hémorrhagies interstitielles, mais bien, ainsi que le prouve
l'examen microscopique, par une hyperhémie commençante
des capillaires dans de petits îlots du tissu pulmonaire. Du
reste, entre les plus fines de ces taches rouges et les tubercules, facilement reconnaissables, il y a tous les degrés
intermédiaires.

Les chancres des cavités nasales sont généralement
très-abondants. On en trouve fréquemment des deux côtés
et jusque dans le larynx, et même dans le commencement

de la trachée. Ils se présentent sous la forme de pustules hémisphériques, blanc jaunâtre à leur sommet, où il y a des ulcères plus ou moins profondément creusés. Il est exceptionnel que l'éruption n'ait pas été confluente sur un ou plusieurs points de la pituitaire, qui se présente alors vivement enflammée et couverte de petites éminences lenticulaires, blanchâtres, friables et se réduisant en un noyau purulent ou d'ulcérations réunies en une plaque irrégulière entourée de bourgeons charnus, saillants, violacés et mollasses.

D'ailleurs, à part ces différences superficielles résultant d'un état inflammatoire plus élevé, les caractères histologiques sont toujours identiquement les mêmes.

Dans les cornets et les sinus, le pus est ordinairement épais, visqueux, rempli de grumeaux fibrino-albumineux, et de stries sanguines résultant d'hémorrhagies effectuées à la surface et au pourtour des chancres.

Quant aux ganglions sous-glossiens, ils sont à leur pourtour infiltrés de sérosité jaunâtre, et fortement vascularisés dans leur tissu propre, qui n'a pas encore subi une induration avancée.

Quand les animaux succombent ou sont abattus pendant le cours de la morve aiguë, on ne manque jamais de rencontrer, avec les lésions essentielles que nous avons déjà fait connaître dans les paragraphes précédents, des pneumonies lobulaires et une altération très-appréciable du sang.

Les pneumonies lobulaires, que quelques auteurs ont à tort désignées sous le nom d'abcès métastatiques, et que d'autres ont confondues avec les tubercules à leur début, font rarement défaut dans la morve aiguë. Elles peuvent même exister en grand nombre et occuper ensemble une assez forte proportion du parenchyme pulmonaire. Cha-

cune d'elles forme une masse grosse comme une noix ou
une pomme, dans laquelle le tissu est d'abord complètement hépatisé, rouge sombre, compacte, friable, à déchirure granuleuse et plus lourd que l'eau. Quelques jours
plus tard, dans l'épaisseur de cet îlot, on aperçoit de petits
foyers purulents multiples, plus ou moins larges, qui dans
d'autres points, où la lésion est plus âgée, sont réunis en
une cavité unique. Le pus contenu dans celle-ci est épais,
couleur lie de vin et chargé de grumeaux résultant de la
gangrène du tissu. Ce sont surtout ces grands foyers purulents qu'on a nommés abcès métastatiques, parce qu'on
ne s'était pas rendu compte qu'ils sont toujours la fin des
pneumonies lobulaires. Parfois on rencontre encore dans
ces foyers purulents et à leur périphérie, les restes d'hémorrhagies interstitielles.

Si les altérations inflammatoires dont il vient d'être
question sont abondantes, le poumon entier peut se montrer rempli d'un sang noir, épais, visqueux, comme dans
tous les cas d'asphyxie. Enfin, pour compléter l'étude
anatomo-pathologique de la morve aiguë, nous ajouterons
quelques mots sur les modifications éprouvées par le sang.

Ce liquide, recueilli dans l'hématomètre pendant la vie,
se coagule plus rapidement et le caillot rouge qu'il donne
est plus volumineux que l'autre. Ce qu'il ne faudrait pas
attribuer à une augmentation des globules rouges, car ils
sont au contraire relativement moins abondants que les
leucocytes. Ceux-ci, en effet, au lieu d'être dans la proportion de $1/300$ environ, existent dans celles de $1/100$, $1/30$ et
même plus, et forment parfois à la surface du caillot rouge
une couche pyoïde blanc jaunâtre.

Après la mort, le sang présente les mêmes altérations,
quand les sujets ont été sacrifiés. Si, au contraire, ils ont
succombé naturellement aux suites de l'affection, il offre

ordinairement, avec l'augmentation des globules blancs, les caractères qu'il revêt dans tous les cas d'asphyxie; c'est-à-dire qu'il est noir, boueux, incoagulé ou complétement coagulé.

Telles sont, très-sommairement relatées, les lésions souvent très-étendues et graves qui s'ajoutent aux lésions essentielles de la morve aiguë, mais qui ne peuvent en aucun cas la caractériser, puisqu'elles se rencontrent également, avec des qualités identiques, dans des affections très-dissemblables.

Même les pneumonies lobulaires, qui manquent bien rarement quand l'évolution de la maladie est rapide, ne sont nullement caractéristiques, quoi qu'en aient dit quelques auteurs d'une grande notoriété. Elles ne sont qu'un épiphénomène et peuvent exister en dehors de la diathèse morveuse, comme complication de la gourme, par exemple, avec tous les mêmes caractères anatomiques et histologiques. Nous insistons sur ce point pour détruire une grosse erreur anatomo-pathologique universellement répandue jusqu'à ce jour.

DIAGNOSTIC DIFFÉRENTIEL. — Lorsqu'il se présente avec tout le cortége des symptômes que nous avons relatés, le farcin chronique ne peut pas être méconnu. Il n'est pas moins nettement exprimé quand un seul chancre, accompagné d'une corde qui le réunit à une induration ganglionnaire, se montre sur la peau. Dans ce cas encore, les trois symptômes univoques de la diathèse sous toutes ses formes suffisent pour ne laisser aucun doute sur le diagnostic. Mais, quelquefois, le farcin commence et se traduit pendant plusieurs jours, exclusivement par un engorgement d'un membre, qui à lui seul est insuffisant pour baser un diagnostic certain. Sans doute, si l'engorgement s'est développé d'une manière soudaine, s'il est très-douloureux à la pression et détermine une claudication intense, si avec cela l'animal est vieux, épuisé, etc., il y a de très-fortes présomptions qu'il annonce le début du farcin, mais jamais une certitude absolue. Le jugement définitif doit donc être suspendu jusqu'à l'apparition des symptômes essentiels, qui, d'ailleurs, ne se feront jamais longtemps attendre. Le diagnostic ne sera ainsi différé que de quelques jours, et l'on aura évité sûrement une erreur qui aurait pu être commise même par le praticien le plus habile et le plus expérimenté.

Mais le farcin chronique est toujours reconnaissable soit immédiatement, soit après des examens répétés et une sage attente qui a permis de voir se dessiner tous les traits qui le caractérisent; il peut arriver pourtant qu'on prenne pour lui des maladies de nature très-dissemblable, qui à première vue en ont plus ou moins complétement les apparences extérieures. Tels sont : le horse-pox, la lymphangite résultant de diverses lésions locales, l'engorgement œdémateux simple et le fibrôme éléphantiasique des membres.

Le horse-pox, à cause de la rapidité de son évolution, ne peut être confondu avec le farcin chronique. C'est plutôt avec le type aigu qu'il a une certaine similitude superficielle. Aussi, est-ce au paragraphe consacré à cette forme de la diathèse que nous en ferons remarquer les signes distinctifs. Il nous suffira de dire ici que quelques jours d'ajournement dans le diagnostic permettront toujours de le poser avec exactitude, les plaies de horse-pox n'ayant qu'une durée limitée, après laquelle elles se cicatrisent spontanément.

Ce sont surtout les lymphangites suite de contusions, blessures, maladies de pied, etc., qui ont souvent été considérées comme appartenant au farcin. Il suffit, pour s'en convaincre, de jeter un coup d'œil sur certaines statistiques qui vous donnent comme résultats $^{80}/_{100}$ et quelquefois plus, de guérisons de chevaux farcineux. Pour tous ceux qui ont un peu d'expérience clinique, il n'est pas douteux que l'immense majorité des prétendus cas de farcin n'étaient rien autre chose que de simples lymphangites locales. Il n'y a pas bien longtemps encore que l'un des praticiens les plus habiles, possédant au plus haut degré le tact clinique, ne savait pas éviter cette confusion et croyait à la guérison du farcin dans un bon nombre de cas. On ne saurait donc être trop circonspect lorsqu'il s'agit de déterminer la signification d'une corde lymphatique, ni apporter trop d'attention dans l'appréciation de ses caractères et des modifications, si légères qu'elles soient, qu'elle est susceptible de laisser voir.

A la suite d'une blessure ou d'une simple contusion de la région du garrot, on voit quelquefois se montrer en relief des cordons sinueux formés par des lymphatiques enflammés. Dans le cas de maladies de pied, de javarts cutanés, etc., des lymphangites analogues se produisent souvent à la face interne des membres, depuis le sabot ou le boulet jusqu'à l'ars ou l'aine. Toutes ces lésions ressemblent assez bien, à première vue, à des cordes farcineuses et peuvent faire commettre des erreurs de diagnostic; mais si on les examine minutieusement, on s'aperçoit qu'elles n'ont pas une ulcération pour point d'origine, et qu'elles partent seulement d'un phlegmon en voie de formation ou d'une plaie quelconque. Jamais elles ne sont noueuses ni indurées; si on les ouvre, le liquide qui s'en écoule est du pus épais, blanc, crémeux, différant complétement de l'huile du farcin. D'autre part, les ganglions auxquels elles aboutissent ne sont nullement indurés. Ils sont parfois gonflés, douloureux à la pression, et alors ils finissent par s'abcéder, ce qui n'arrive dans aucun cas aux glandes de farcin.

Enfin, l'influence du traitement méthodique appliqué sur le point malade, comme un simple cataplasme sur le garrot lorsqu'il y a une foulure de cette région, suffit pour les faire disparaître du jour au lendemain, si elles sont à leur début et non suppuratives à l'intérieur.

Ce sont sans doute ces lymphangites locales que les hippiatres et les anciens vétérinaires qualifiaient de farcin volant, pour exprimer leur peu de gravité, et qui, réunies aux cordes farcineuses véritables, ont faussé d'une façon si remarquable les renseignements que nous ont transmis nos devanciers.

Les engorgements simples des membres qui peuvent se produire à la suite de tiraillements violents, d'entorses, de dilacérations musculaires, etc., simulent assez bien aussi l'un des modes d'expression de la diathèse que nous étudions. Ils peuvent être tendus, chauds, douloureux, occasionner une boiterie intense ; et si, comme nous en avons observé un assez grand nombre d'exemples, un ou plusieurs abcès se forment dans leur profondeur, ils se revêtent de cordes lymphatiques dirigées en différents sens, l'illusion est très-facile. L'absence de boutons ou chancres à leur surface, lorsque les abcès ne sont pas assez superficiels pour se déceler par de la fluctuation évidente, sur une surface plus ou moins large, est le seul caractère bien réellement et certainement différentiel ; et comme les ulcérations peuvent manquer pendant quelques jours, bien qu'il y ait déjà un engorgement véritablement farcineux, le diagnostic est nécessairement suspendu. Il faut alors essayer des ponctions exploratrices qui conduisent quelquefois dans une cavité purulente, dont le liquide en s'écoulant au dehors révèle, par ses qualités physiques, la nature du mal et lève toutes les incertitudes.

Une autre tuméfaction des membres que vraisemblablement on a encore considérée comme étant le farcin, puisque les anciens la nommaient farcin de rivière, est le gonflement induré du tissu conjonctif sous-cutané, que M. Lafosse appelle lymphangite chronique, et que nous croyons devoir désigner sous le nom de fibrôme éléphantiasique, à cause de la forme si étrange qu'il donne à l'extrémité malade. Cette lésion se distingue facilement de l'engorgement farcineux même densifié, par sa dureté uniforme et toujours la même, son insensibilité complète, sa marche lente mais continue, et son augmentation graduelle et incessante, qui lui fait acquérir avec le temps un volume énorme et monstrueux. Quant aux tumeurs farcineuses, leur contenu seul a quelque chose de spécial dans son aspect, et encore il est possible de rencontrer un liquide semblable dans certains kystes muqueux.

En somme, comme on vient de le voir et nous insistons sur cette idée, le farcin n'est véritablement et incontestablement caractérisé que par le chancre que nous avons décrit, le pus particulier qui s'écoule de celui-ci et l'induration ganglionnaire qui en est la conséquence forcée. Ainsi : ulcération, liquide exhalé et glande sont les seuls symptômes qui ne peuvent jamais induire en erreur. La corde même, quand elle n'est pas adjointe à un ou plusieurs boutons, ulcérés ou non, n'a pas une signification absolue. Ce n'est que par sa coïncidence avec les altérations spécifiques qu'elle acquiert un sens précis.

A plus forte raison les autres symptômes, que nous avons qualifiés de contingents, sont-ils encore beaucoup moins déterminatifs ; et sans les premiers, ils établissent seulement la suspicion du mal et ne permettent nullement l'affirmation de son existence.

Le diagnostic du farcin aigu est généralement facile. La forme des plaies, leur marche envahissante et les qualités physiques du pus qui s'en écoule, laissent bien rarement des doutes dans l'esprit du praticien sur la nature de la maladie. Quelques affections cependant peuvent, à leur début, être confondues avec elle. Ce sont surtout l'anasarque et le horse-pox.

Les tumeurs œdémateuses du début de l'anasarque simulent quelquefois assez bien les engorgements du farcin aigu. Comme eux, elles sont un peu pâteuses et sensibles à la pression. Mais la présence d'ecchymoses sur la pituitaire et la conjonctive et le défaut d'ulcérations différencient suffisamment ces dernières. Tout au plus le jugement pourrait-il être suspendu pendant un jour ou deux, si les pétéchies n'étaient pas apparentes dans la première période.

Le horse-pox compliqué de lymphangites purulentes ressemble bien plus au farcin aigu que l'anasarque.

Ici, en effet, on peut voir simultanément un jetage abondant, des pustules sur la face et jusque dans les naseaux, avec engorgement des vaisseaux et des ganglions lymphatiques de l'auge, en un mot, tout ce qui en apparence caractérise le farcin. Nous pensons même que beaucoup des prétendus cas de farcin de la face, décrits par les anciens comme relativement très-bénins, n'étaient autres que des exemples de horse-pox. Car, pour nous, la morve ou le farcin a toujours la même gravité, quelles que soient la forme et le siége des lésions.

Étant prévenu de la possibilité de l'erreur que nous signalons, on distinguera toujours le horse-pox à l'aspect des plaies qui, bien que suppurantes dans certaines cir-

constances, ne sont jamais ulcéreuses et se cicatrisent, au
contraire, spontanément ; aux qualités du pus, toujours de
bonne nature, et enfin à l'abcédation des ganglions de
l'auge, tous caractères qu'on ne rencontre jamais dans le
farcin véritable.

Si pendant quelques jours on conservait une certaine
indécision, la marche vers la guérison de la première maladie, et d'autre part, la présence de pustules bien caractérisées sur des points plus ou moins éloignés de celui où
existent les pustules défigurées par les irritations, les éraill-
ures ayant occasionné les lymphangites ci-dessus mentionnées, feraient bientôt tomber tous les doutes.

De même que celui du farcin aigu, le diagnostic de la
morve aiguë est généralement facile. Elle s'exprime le plus
souvent avec un ensemble de symptômes tellement graves
et caractéristiques que le doute est bien rarement permis.
Quelques auteurs pensent qu'on peut confondre avec elle
la gourme maligne et parfois même l'anasarque, au début.
La gourme se présente en effet, dans certains cas, accompagnée de complications graves, qui la défigurent en partie
et peuvent la faire méconnaître. Ainsi, quand il se forme
des abcès dans le poumon, et surtout quand, avec un jetage abondant, il se développe autour des naseaux et dans
leur intérieur des pustules de horse-pox et des lymphangites sur la face, on peut croire un instant qu'on a affaire
à une éruption simultanée de morve et de farcin. Mais un
examen minutieux des plaies et du pus qui s'en écoule
éclaire bien vite le praticien.

Quant à l'anasarque, au début, avec jetage rouillé ou
sanguinolent, la présence des pétéchies sur la conjonctive
et l'apparition d'engorgement au même niveau, sur toutes
les parties déclives, la différencient suffisamment pour que

l'erreur de diagnostic portant sur elle soit facilement évitée.

Si des confusions sont faites dans quelques circonstances, c'est bien plus, pensons-nous, parce que la morve aiguë, en raison de ses propriétés éminemment contagieuses, inspire une certaine terreur au praticien qui, alors regarde mal, dans la crainte d'être victime d'une inoculation, que parce qu'elle n'est pas nettement caractérisée. Tout au plus le jugement peut-il être différé un jour ou deux, quand on n'aperçoit pas de chancres à un premier examen.

Pronostic. — Il ne sera sans doute point nécessaire d'insister sur la gravité du pronostic de la diathèse morveuse. Si, sous la forme du farcin chronique et peu intense, elle paraît guérir quelquefois, ce n'est là qu'une apparence momentanée. Peu de temps après, elle se montre de nouveau pour ne plus disparaître. Promptement mortelle sous la forme de morve aiguë ou d'affection morvo-farcineuse, sous les formes de farcin et de morve chroniques, elle peut laisser vivre le sujet qui en est atteint durant des années, mais en faisant courir le risque presque certain d'une contagion plus grave, au point de vue économique, que ne l'est la maladie elle-même. En outre, la possibilité de cette contagion à l'homme est encore la considération la plus digne d'attention, quant au pronostic. Elle dispenserait, le mal ne fût-il pas reconnu comme radicalement incurable, de toute discussion prolongée sur l'objet dont il s'agit. La raison d'humanité prime ici toute autre considération.

Historique. — La morve et le farcin ont été connus de toute antiquité, car le μαλις ou μαλεος d'Aristote était bien évidemment la morve. C'est encore cette même affection qui a été désignée au IVe siècle de l'ère chrétienne sous les mêmes noms par Absyrthe. Un peu plus tard, Végèce a signalé sept ou huit espèces de malléus, dans lesquelles on reconnaît facilement la morve et le farcin. Mais, à partir de cette époque jusqu'à la fin du moyen âge, alors que les sciences étaient complétement abandonnées, et que quelques moines seulement, renfermés dans des couvents, se livraient à l'étude de la littérature ancienne et nous en conservaient les monuments immortels, le reste de la population, dont l'ignorance égalait la superstition, n'était guère en état de recueillir pour nous les transmettre des renseignements de quelque valeur sur les maladies des animaux. Aussi aucun document précis ne nous est parvenu de cette longue période, qui commence à la fin de l'ère romaine pour finir au siècle de Louis XIV. Il n'est pas vraisemblable, cependant, que pendant les siècles qui la composent, les animaux domestiques n'aient pas été plusieurs fois décimés par des maladies contagieuses, et en ce qui concerne la morve, par exemple, on trouve dans l'ouvrage si plein d'érudition que nous a laissé Paulet, plusieurs passages qui semblent bien s'y rapporter ; tel est celui où il est fait mention de la maladie qui se manifesta sur les chevaux d'Arnoul, en 896, à son retour d'Italie.

Tous ces documents, on le comprend du reste, n'ont pour nous qu'un intérêt historique assez limité ; ils servent à établir seulement que l'affection qui nous occupe s'est montrée aux époques les plus reculées ; et nous ne croyons pas nous avancer trop en disant qu'elle a dû faire son apparition aussitôt que le cheval a été soumis à la domesticité.

Depuis le xviiᵉ siècle, cette maladie a été l'objet de travaux nombreux en France, en Angleterre, en Allemagne, etc. Nous ne voulons pas ici faire l'énumération de tous les ouvrages dont elle a formé le sujet, ce serait long et fastidieux, et d'ailleurs assez dépourvu d'intérêt.

Il serait superflu de faire connaître les phases distinctes par lesquelles la question a passé aux différentes époques de la médecine et suivant les idées dominantes du moment. Une telle revue ne serait pas plus féconde en enseignements qu'une sèche énumération chronologique d'ouvrages dont un grand nombre répètent ceux qui leur sont antérieurs ; elle nous fournirait seulement l'occasion de discuter et d'apprécier les œuvres de nos prédécesseurs et de montrer ce qui en elles est d'observation véritable et ce qui, au contraire, est de pure spéculation ou entièrement imaginaire. Mais cela ne serait pas ici à sa place, du moment que nous n'en pourrions tirer aucun enseignement pour notre objet principal.

ÉTIOLOGIE. — Jusqu'à ces derniers temps, personne n'avait mis en doute, parmi les vétérinaires, que la diathèse morvo-farcineuse pût être déterminée, dans l'organisme de l'animal d'espèce équine, par un concours de circonstances dépendant des causes morbides générales; en d'autres termes, tout le monde était convaincu que la morve peut se manifester spontanément, en l'absence de toute contagion. Les faits qui en témoignent sont si nombreux, si concordants, si faciles à observer sur les groupes de chevaux formant la cavalerie de l'armée ou des grandes administrations publiques ou privées, ils se sont manifestés si souvent dans les mêmes conditions, que leur signification n'a pu échapper à aucun praticien attentif.

Mais, dans les discussions de l'Académie de médecine, un sophisme est venu, il y a quelques années, obscurcir la question qui était claire jusque-là. Depuis, la prétendue découverte de l'élément virulent n'a pas peu contribué à ébranler les convictions qui, à cet égard, semblaient devoir être les plus solides. On a dit que la morve, en sa qualité de maladie virulente et contagieuse, était nécessairement spécifique; qu'une espèce morbide ne pouvant s'engendrer spontanément, pas plus qu'une espèce naturelle quelconque, les causes banales, telles que le chaud et le froid, le sec et l'humide, etc., devaient être nécessairement étrangères à sa production; que l'élément virulent de la morve étant un être organisé, il a été créé comme tous les autres, une fois pour toutes, et qu'il se reproduit comme eux par des générations successives, en se transmettant du sujet malade au sujet sain dans l'organisme duquel son germe est déposé, comme le germe ou la graine de la plante dans le sol.

Il ne manque à un tel raisonnement que la démonstration; il y manque l'exacte définition de l'élément virulent. Si c'était ici le lieu, nous montrerions facilement, en prenant les termes mêmes des auteurs de la conception qui vient d'être énoncée, que leur sophisme consiste en une confusion entre l'être qu'ils supposent et la propriété qu'ils lui reconnaissent, et que seule cette propriété est une réalité. Nous montrerions que le problème posé est de déterminer la condition de cette propriété et non point celle de l'être imaginaire qui la manifeste. Mais une telle discussion nous entraînerait au delà du cadre dans lequel nous devons nous maintenir. Il ne faut pas oublier que la pathologie ne peut utilement intervenir dans le présent ouvrage que dans la mesure nécessaire pour éclairer la police sanitaire. On se bornera par conséquent à établir par les faits que la diathèse morvo-farcineuse se manifeste fréquemment en dehors de toute possibilité de contagion, afin de faire voir que ce ne serait pas se mettre suffisamment en garde contre ses atteintes de prendre seulement des mesures contre sa propagation, afin de faire voir que le rôle de l'hygiène, en ce qui la concerne, est encore plus grand et plus important que celui de la police sanitaire.

Auparavant, il sera bon de réduire à sa valeur une prétention insoutenable des défenseurs de la spécificité, dans l'argumentation qu'ils opposent le plus souvent à ceux que nous·appellerons les partisans de la spontanéité. Pour soutenir leur thèse, ils prétendent exiger qu'on leur prouve que les sujets chez lesquels la morve se manifeste spontanément n'ont pas pu être en rapport ou en contact, à aucun moment de leur vie, avec un individu morveux, et ils triomphent de ce que la preuve ne leur en est point fournie. Ils oublient que nul n'est jamais tenu, en aucun cas, de faire la preuve négative, et que c'est à eux qu'incombe l'obligation de justifier leur affirmation. C'est là un principe élémentaire de méthode, sur lequel il ne sera sans doute pas nécessaire d'insister. Il est évident qu'en y contrevenant on est dupe du sophisme dont nous parlions en commençant, et que, au lieu de rester dans les voies de l'observation exacte et de la critique rigoureuse, on se paye de suppositions et de mots creux qui n'ont même pas le mérite d'être ingénieux.

L'apparition de la diathèse morvo-farcineuse, rare chez les animaux qui vivent et travaillent isolément ou par petits groupes, à la campagne ou à la ville, dans l'agriculture ou dans l'industrie, chez les chevaux de service personnel ou de luxe, est au contraire relativement fréquente sur les groupes nombreux exploités d'une manière intensive. Elle l'était beaucoup plus qu'à présent, alors que ses conditions déterminantes n'avaient pas encore été si bien étudiées qu'elles le furent depuis une trentaine d'années. L'impulsion vers les études de ce genre a été donnée après 1840, à propos des chevaux de l'armée surtout, par la polémique vive et prolongée que nous avons eue personnellement à soutenir, contre les principaux personnages qui dirigeaient alors le choix et l'hygiène des chevaux de troupe (1). A ce moment, la morve faisait de grands ravages dans l'armée et dans les administrations de transport des marchandises et des voyageurs, et non pas seulement parce que la propriété contagieuse de la maladie y était méconnue, comme nous le verrons plus loin. Après l'introduction d'un nombre plus ou moins considérable de chevaux neufs, la plupart jeunes et arrivés en parfait état de santé, il suffisait du concours des circonstances dites banales pour que, au bout d'un certain temps, la morve fît son apparition.

Il serait superflu de relater ici tous les faits du même genre qui ont été observés et constatés en si grand nombre dans les conditions les plus diverses par les praticiens les plus autorisés. On les trouvera consignés, par exemple, dans les *Bulletins de la Société centrale de médecine vétérinaire*, où ils ont été produits, chaque fois que la question s'est présentée, par des praticiens comme les Barthélemy, les Bouley jeune, les Renault, les Leblanc, etc. Alors, par exemple, que le service des voitures omnibus de Paris et de sa banlieue était fait par des entrepreneurs divers, dont l'administration ne pouvait être nécessairement aussi bien conduite que l'est celle de la grande Compagnie actuelle, il suffisait d'un surcroît de travail, exigé durant quelque temps par une détérioration ou un chargement récent de la voie parcourue, pour qu'on observât aussitôt des cas de morve parmi les attelages ; et cela sans qu'on pût expliquer leur apparition par l'introduction d'animaux nouveaux dans les écuries. M. H. Bouley a rapporté un fait de ce genre, observé, avec Villate, chez l'entrepreneur des voi-

____

(1) Voy. *Recueil de médecine vétérinaire*, année 1843 et suivantes.

tures appelées *Gondoles parisiennes*, et qui est surtout démonstratif.

La reproduction constante du même phénomène, dans les mêmes conditions, ne peut laisser aucune place au doute. On hésite vraiment à poursuivre la démonstration d'une vérité si claire et dont pas un observateur ayant l'esprit libre de tout préjugé doctrinal n'a besoin évidemment d'être convaincu, surtout parmi les vétérinaires militaires, qui ont si souvent prévu la manifestation ultérieure de la morve, comme conséquence de circonstances autres que la contagion. Dans ces derniers temps, les guerres de Crimée et d'Italie, la campagne si funeste contre l'Allemagne, nous en ont fourni de nouveau des exemples frappants. Après les affections cutanées plus ou moins prolongées et tenaces, la morve : cela est infaillible.

Les armées allemandes qui nous ont envahis avaient amené en France une magnifique cavalerie, dans laquelle n'existait évidemment aucun cheval morveux. On ne met pas en campagne les chevaux suspects de morve. A la fin de la campagne, au su de tous ceux qui ont pu les observer, les régiments allemands étaient tous plus ou moins infectés. Ils avaient subi la loi commune, contre laquelle les nécessités et les difficultés de la guerre laissent l'hygiène à peu près complétement désarmée.

Ces faits, sur lesquels, encore une fois, il serait superflu d'insister, démontrent évidemment que dans les circonstances générales ou banales au milieu desquelles vivent les chevaux se trouve la condition déterminante de la manifestation ou du développement de la diathèse morvofarcineuse. Quelle est cette condition? L'analyse des faits va nous la montrer.

Nous ne passerons pas en revue toutes les influences

morbides auxquelles le développement de la morve a été attribué. Parmi ces influences, les unes sont principales, les autres ne sont qu'accessoires ou secondaires. Les arrêts de transpiration, qui ont joué un si grand rôle dans les anciennes discussions sur l'étiologie de la morve, appartiennent à la dernière catégorie. L'état actuel de la physiologie normale et pathologique ne permet plus de s'arrêter aux explications qui ont été données de leur action. Nous savons maintenant que le refroidissement extérieur du corps n'arrête point la perspiration cutanée, au contraire, et qu'il occasionne seulement une dépense plus forte de la chaleur animale; en quoi il contribue à seconder l'action de la seule influence réelle, véritable, qui est la condition déterminante unique et infaillible de la morve, et dont nous allons parler.

L'idée de cette condition a été nettement formulée pour la première fois par M. H. Bouley. Sans nous arrêter à l'explication théorique qu'il en a donnée et qui devait nécessairement se ressentir de l'état de la science du moment, nous devons déclarer que sa justesse nous paraît incontestable. Elle consiste en ce que le développement de l'état pathologique caractéristique de la diathèse morvo-farcineuse est la conséquence nécessaire du travail excessif, c'est-à-dire d'un défaut d'équilibre entre la dépense de force et la réparation de la source où cette force se puise. Pour peu qu'un tel état se prolonge, dans l'organisme du cheval, la morve est engendrée. C'est là un processus pathologique tout à fait analogue à celui de la phthisie, engendrée par ce que Bouchardat a nommé la misère physiologique. La morve, à vrai dire, n'est-elle pas la phthisie des équidés?

Dans l'état actuel de la science, il semble facile d'indiquer la direction dans laquelle les recherches devraient être conduites pour trouver, de ce processus, une explication satisfaisante. Nous avons vu que les lésions caractéristiques se manifestent surtout dans le système des vaisseaux lymphatiques, où se produit une irritation particulièrement destructive des tissus. Par une étude chimique suffisante des produits contenus dans la lymphe morveuse, on arriverait vraisemblablement à déterminer l'élément irritant ; et il ne semble pas douteux que cet élément serait reconnu comme étant l'un de ceux qui, dans le tissu musculaire, sont produits en présence de l'oxygène par les mutations dont l'une des conséquences est la force vive qui, par la contraction musculaire, se transforme en travail mécanique. Tant que la source de cette force vive est suffisamment alimentée par l'apport des matériaux nutritifs, dont l'assimilation dégage la chaleur nécessaire à son entretien, l'organisme fonctionne sans trouble et se maintient en santé. Dès que l'alimentation devient insuffisante, eu égard à la force mécanique consommée en travail, alors commence le processus morbide dont il s'agit.

En analysant avec soin les observations dont nous avons mentionné plus haut les principales, on y trouve toujours présent ce fait caractéristique d'un défaut d'équilibre entre la dépense de force et sa réparation, dont l'évidence d'action est rendue manifeste maintenant par l'état de nos connaissances sur la thermo-dynamique en général, et sur la thermique animale en particulier. Il ne sera donc pas nécessaire de s'y étendre davantage. Nous en conclurons que l'étiologie essentielle, fondamentale de la diathèse morvo-farcineuse est, conformément à l'avis depuis longtemps formulé par les observateurs les plus autorisés, dans le travail excessif. Toutes les autres circonstances qui concourent au résultat n'interviennent qu'en tant qu'elles ont pour effet de favoriser cette action du travail, en affaiblissant l'organisme et en le mettant dans le cas de résister moins efficacement ou moins longtemps à l'influence de la condition déterminante. Au premier rang de ces circonstances secondaires se trouve l'alimentation insuffisante, soit par sa quantité, soit par sa qualité. Ce dernier point de vue a une importance considérable, surtout en ce qui concerne les tentatives de substitution dans la ration alimentaire des chevaux. S'il s'agit, par exemple, de remplacer l'avoine, leur aliment de force par excellence, par une proportion prétendue équivalente d'une autre semence quelconque, alors, la somme de travail qu'on exige d'eux, sans être modifiée, devient en réalité excessive, eu égard à la force dont ils peuvent disposer, par cela seul que leur alimentation est devenue elle-même insuffisante.

La diathèse morvo-farcineuse, ainsi engendrée par sa condition déterminante unique, mise hors de doute par l'observation, est susceptible, comme nous le savons, de se propager par transmission. Nous avons donc à étudier maintenant les conditions de sa propagation, qui sont celles dont l'intérêt est le plus considérable, au point de vue où nous sommes ici placés.

Contagion. — La contagion de la morve, admise sans restriction jusqu'au XVIIe siècle, a été depuis cette époque l'objet de controverses nombreuses. Solleysel et de Garsault, bien que partisans l'un et l'autre de la contagion, firent remarquer qu'elle n'avait pas toujours lieu; puis vint Lafosse père, qui distingua la morve *en morve proprement dite* et en *morve improprement dite*, la première seule étant pour lui contagieuse. Lafosse fils partagea les idées de son père. A partir de cette époque, le doute pénétra dans les esprits, et le problème était si peu résolu que, vingt ans plus tard, la Société royale des sciences de Gœttingue mit au concours la question de savoir si la morve était ou n'était pas contagieuse. La démonstration ne ressortit pas encore d'une façon incontestable des travaux qui furent produits alors, et le désaccord persista en France comme en Allemagne.

Aussi chez nous, tandis que Bourgelat affirmait la transmissibilité de la maladie, quelques-uns de ses élèves, Chaumontel, Fromage de Feugré, et même Chabert, qu'ils avaient rallié à leur opinion, la niaient absolument. Bientôt, Bracken et Roberts (Angleterre), pour expliquer la différence des résultats observés, distinguèrent la morve en aiguë et chronique : distinction déjà faite dans l'antiquité par Absyrthe et entrevue également par Lafosse père. Cette manière de voir, acceptée et soutenue par Gilbert, Godine, Dupuy et autres, effaça pour un moment les dissidences. Mais elles se produisirent de nouveau à la suite des expériences exécutées à l'École vétérinaire de Lyon (1) par Gohier, et desquelles il résultait pour lui et ses partisans que la morve sous les deux types était inoculable.

C'est qu'en effet ces expériences étaient loin de porter en elles le cachet de précision rigoureuse qui leur permet de résister à une sévère analyse critique. A mesure qu'on discutait chaque fait, on arrivait à pouvoir logiquement en contester les conclusions. Il se fit alors une réaction qui, comme toujours, dépassa la vérité. On arriva à nier complétement la transmissibilité de la morve, même quand elle revêt le type aigu. Deux camps se formèrent alors, celui des contagionistes et celui des non-contagionistes, qui discutèrent beaucoup sans se convaincre réciproquement. Cependant, les derniers virent bientôt qu'ils avaient dépassé le but en déclarant la morve une maladie nullement

---

(1) L'École de Lyon, comme l'a démontré M. Saint-Cyr dans une série d'articles publiés sur la morve, resta toujours contagioniste.

contagieuse, car des observations nombreuses de contamination, non-seulement aux solipèdes, mais encore à
l'homme, ainsi que Rayer, le premier en France, le prouva
en 1837, démontrèrent surabondamment qu'on avait erré.
On reconnut bientôt que la morve et le farcin aigus sont re-
marquablement contagieux. Ceci ressortit surtout en pleine
évidence des expériences nombreuses faites à Alfort par
Renault. Dans une série d'articles publiés depuis 1838 sur
ce sujet, dans les *Comptes-rendus* de l'École d'Alfort, la
question fut complétement élucidée.

Pour nous, cependant, le praticien éclairé que nous venons de nommer attacha un peu trop d'importance à l'état
d'acuité plus ou moins prononcé de la diathèse, car la démarcation entre le type aigu et le type chronique n'est pas
tranchée, et, comme nous l'avons établi antérieurement, le
dernier s'accélère facilement sous l'influence de causes
extérieures inappréciables, pour prendre tous les caractères de l'autre. Aussi, bien que jusqu'à ce jour, ni dans
les expériences de Gohier, dont on a tant parlé, ni dans
les faits ultérieurs, de pure observation, ni même dans les
expériences plus probantes entreprises à Lyon et publiées
par M. Saint-Cyr dans les dernières années du *Journal* de
l'École où il professe, il n'y ait de démonstration irréfutable de la transmissibilité de la morve et du farcin, bien
réellement chroniques; malgré cela l'animal malade doit
toujours être considéré comme contagifère, car s'il ne l'est
pas sûrement à un moment donné, il l'est toujours virtuellement en quelque sorte, et pourra le devenir effectivement le lendemain. C'est là l'opinion des hommes les plus
considérables de la science ; opinion que nous partageons
et contre laquelle on ne saurait aujourd'hui fournir aucun
argument irréfutable.

La morve, sous les deux formes et les deux types, doit

donc être considérée, dans tous les cas, comme une affection contagieuse.

Nous reproduisons ici les résultats des expériences, à nos yeux tout à fait concluantes, qui ont été faites à Alfort sous la direction de Renault. Ils sont résumés dans les propositions suivantes :

1° Que, toujours, les produits morbides de la morve et du farcin aigus bien caractérisés, dans quelque organe ou sur quelque surface qu'on les ait recueillis, font naître indifféremment l'une ou l'autre de ces deux formes de la même maladie sur les chevaux à qui on les a inoculés ;

2° Que le siége principal des lésions de la morve aiguë, développée par inoculation, ne dépend en aucune façon de la provenance du produit inoculé. Ainsi, l'inoculation de la matière fournie par les abcès morveux pulmonaires pourra faire développer sur le sujet inoculé une morve dans laquelle les principales, et quelquefois les seules lésions apparentes, se présentent sur la muqueuse nasale, et *vice versâ*; ainsi, de la matière virulente puisée sur un abcès cutané de farcin aigu, pourra donner naissance à une morve aiguë dans laquelle les lésions les plus sensibles seront dans les poumons ou les cavités nasales, et *vice versâ*, etc... Ce qui démontre que la morve et le farcin aigus sont une seule et même maladie, quel que soit l'organe ou les organes qu'ils paraissent affecter plus particulièrement.

Nous consignerons ici une remarque faite pendant le cours des expériences : c'est que, lorsque les pustules morveuses abondent dans les cavités nasales, il est rare que les autres organes, le poumon, la peau, etc., soient gravement altérés; et réciproquement, quand les poumons sont farcis d'abcès morveux, les cavités nasales sont peu affectées, etc.;

3° Que, lorsque la matière de la morve ou du farcin aigu, en certaine quantité, est simplement déposée sans frottement sur une surface cutanée ou muqueuse, elle fait quelquefois naître, soit localement, soit généralement, l'affection morveuse ou farcineuse ; elle la fait naître surtout, si la partie de peau sur laquelle ce dépôt a eu lieu est fine et dépourvue de poils ;

Que si le dépôt de la matière virulente a été fait avec frottement, de manière à ramollir ou amincir beaucoup l'épiderme ou l'épithélium, l'affection morveuse se développera dans le plus grand nombre des sujets soumis à l'expérience.

Le résultat de cette série d'expériences explique une foule de cas qui se rencontrent dans la pratique ;

4° Que l'air expiré par les chevaux affectés de la morve la plus aiguë, même de celle dont les lésions sont particulièrement concentrées dans les cavités nasales, inspiré par des chevaux sains pendant une heure ou deux heures de suite par jour, et pendant six à sept jours et plus, ne fait pas naître la morve sur ces derniers. Tel a été, du moins, le résultat de huit expériences faites en 1850 et 1851, avec une rigueur d'autant plus grande que ce résultat paraissait plus surprenant. D'après le procédé très-simple mis en usage, le cheval sain, qui inspire l'air expiré par le cheval morveux, l'inspire à pleine poitrine sans être exposé à avoir aucun contact avec aucune partie du corps ou aucun produit fixe de ce dernier. Ce résultat explique le suivant :

5° Qu'un cheval sain, dans de bonnes conditions de santé, peut cohabiter impunément dans une même écurie avec un cheval affecté de morve aiguë, pourvu que ce local soit sain, que la distance qui sépare les deux animaux ne permette pas de contact direct possible, et qu'on évite

avec soin que des excrétions morbides, cutanées ou nasales, soient transportées du cheval malade au cheval
sain. (Six expériences ont été faites, dans lesquelles celui
des chevaux qui était sain a cohabité au moins six jours,
et a été gardé au moins quarante-sept jours après la cessation de sa cohabitation, puis a été ouvert avec soin quand
on l'a sacrifié.)

6° Que dans quinze expériences de cohabitation, avec
voisinage et rapport direct permanent entre un cheval atteint de morve aiguë et un cheval sain, neuf fois la morve
s'est développée au bout d'un temps qui a varié de sept à
dix-huit jours après le commencemeut de l'expérience :
six fois le cheval sain n'a éprouvé aucun effet fâcheux de
la cohabitation, après avoir été gardé un temps suffisamment long après l'expérience, et avoir été ensuite ouvert
pour constater ce résultat ;

7° Que des licols de cuir et de chanvre et des couvertures de laine et de toile, qui avaient été portés par des
chevaux atteints de morve ou de farcin aigus jusqu'au
moment de leur mort, ont ensuite été portés, étant parfaitement secs, sans avoir subi aucun lavage ni avoir été
soumis à aucune fumigation, par des chevaux sains à qui
il n'est survenu par suite aucun accident local ou général.
(Huit expériences toutes suffisamment prolongées pour
que les résultats en soient garantis.)

Ce résultat se trouve, du reste, parfaitement concordant
avec tous ceux obtenus dans les expériences sur les effets
de la dessiccation sur les propriétés de plusieurs matières
virulentes.

8° Que des crottins et de l'urine rendus naturellement
par des chevaux morveux, ou recueillis dans leur intestin et dans leur vessie immédiatement après leur mort,
n'ont pas fait naître la morve aiguë sur neuf chevaux à la

surface du corps desquels on en a appliqué, et sous l'épiderme desquels on en a inoculé en même temps.

D'où il suit, *a fortiori*, qu'il n'y aurait aucun danger à
garder et utiliser les fumiers provenant d'écuries d'animaux affectés de cette maladie;

9° Que de la chair musculaire recueillie par le grattage,
même dans le centre des muscles les plus sains en apparence d'un cheval mort de la morve aiguë, a donné cette
maladie à quatre chevaux sur lesquels on l'a inoculée.

Le même résultat a été obtenu de l'inoculation sur deux
chevaux du produit obtenu par le râclement, avec le dos
d'un scalpel, sur des os frais de chevaux ayant succombé
à cette maladie;

Ce qui explique le danger auquel sont exposées les
personnes qui se coupent en faisant l'autopsie d'individus
morts de la morve aiguë, ou qui ont aux mains des blessures récentes ou des plaies quand elles font ces autopsies;

10° Que la puissance et l'activité du virus de la morve
aiguë ne s'affaiblit pas par des transmissions successives.
Ainsi, dans une série d'expériences, du virus puisé sur un
cheval affecté de la morve aiguë spontanée a été inoculé
à un cheval sain et lui a transmis cette maladie. Repris
sur celui-ci et transporté sur un autre cheval sain, il a
donné rapidement naissance à la morve aiguë sur ce dernier, et ainsi de suite. On s'est arrêté à la dixième transmission, qui a été tout aussi énergique et tout aussi complète que la première;

11° Que toutes les espèces domestiques n'auraient pas la
même aptitude à contracter la morve aiguë, même sous
l'influence de l'inoculation. Ainsi :

Sur cinq porcs inoculés chacun à différentes reprises,
aux parties les plus fines de la peau et mis pendant plu-

sieurs jours dans l'impossibilité de se frotter ou de se baigner, non-seulement aucun n'a contracté la morve, mais aucun travail local n'a été remarqué sur les points où avait eu lieu le dépôt de la matière virulente.

Sur trois vaches et sur quatre poules, le résultat a été le même que sur les porcs.

Sur quatre moutons et un chevreau inoculés, ce dernier et trois des moutons ont eu des ulcères morveux dans le nez et dans les poumons, et ont succombé après plusieurs mois de maladie. Ce qui a confirmé que c'était bien la morve qu'ils avaient contractée, c'est que de la matière prise sur les ulcères de chacun de ces quatre animaux a donné la morve aiguë aux chevaux sur lesquels on l'a inoculée.

Sur six chiens inoculés, deux ont contracté l'affection morveuse qui a fait mourir l'un d'eux, trois mois et demi après son développement local; l'autre n'est mort que dans le courant du cinquième mois. L'inoculation efficace sur deux chevaux de la matière prise sur les ulcères de ces deux chiens, n'a laissé aucun doute sur la nature de la maladie qu'ils avaient contractée;

12° Que la transfusion dans les veines de trois chevaux sains, d'une certaine quantité (de 4 à 10 décilitres) de sang sortant de la jugulaire de chevaux vivants affectés de morve aiguë, a donné très-rapidement cette maladie à ces trois chevaux.

Comparativement on a, à diverses époques, versé dans les veines de plusieurs chevaux bien portants, des quantités semblables de sang de chevaux bien portants eux-mêmes, sans que la santé des premiers en ait été sensiblement altérée;

13° Que la morve aiguë a été également transmise très-rapidement à des chevaux sains, en injectant dans leurs veines de très-petites quantités de pus de morve aiguë, délayé dans huit ou seize fois son volume d'eau à la température du corps ;

14° Que parmi les divers produits de sécrétion recueillis aussi purs que possible sur des chevaux affectés de morve aiguë, soit dans leurs canaux excréteurs, soit dans leurs réservoirs propres, et immédiatement inoculés, la salive, l'urine, la bile, l'humeur aqueuse n'ont pas transmis la maladie aux chevaux sur lesquels on les a inoculés ;

Que, au contraire, la synovie, le sperme, la sérosité de la gaîne vaginale du testicule, recueillis avec les mêmes soins sur des chevaux ayant la morve aiguë, ont fait naître cette maladie sur cinq chevaux auxquels on les a inoculés.

Il est très-remarquable que ceux des produits de sécrétion qui ont manifesté des propriétés virulentes dans ces expérimentations, sont précisément ceux fournis par des organes ou des membranes qui sont souvent altérés dans la morve aiguë ; tandis que ceux qui n'ont rien produit émanaient de glandes ou de membranes qui n'ont jamais été trouvées malades dans cette affection ;

15° Que le pus fourni par les plaies ou par l'écoulement des sétons que peuvent porter les chevaux affectés de morve aiguë, a des propriétés virulentes aussi actives que le jetage ou la matière des abcès propres de cette maladie ;

16° Que l'inoculation du pus recueilli, soit sur des chevaux sains, soit sur des chevaux atteints de maladies quelconques qui ne sont pas la morve ou le farcin, peut donner naissance quelquefois à des accidents locaux, mais qu'il ne produit jamais ni le farcin ni la morve ;

17° Enfin, que le virus morveux semble, en traversant l'organisation de l'homme, y puiser une énergie nouvelle ;

car, de toutes les inoculations de morve aiguë qui ont été faites, aucune n'a produit de résultats plus rapides et de lésions plus profondes, que celles qui ont été faites avec des matières recueillies sur des hommes morveux. Or, ces inoculations ont été, à Alfort, au nombre de six.

En résumé, il résulte de ce qui précède que les voies principales de la propagation des manifestations de la diathèse morvo-farcineuse sont celles par lesquelles la contagion peut s'opérer le plus parfaitement, lorsque les animaux d'espèce chevaline habitent ensemble et travaillent en commun. C'est qu'alors il y a répétition fréquente des contacts de toute sorte, directs ou indirects, par l'intermédiaire desquels s'effectue l'introduction des matières virulentes dans l'organisme sain. Il ne s'agit donc pas là d'une de ces contagions subtiles et presque infaillibles, sur lesquelles le doute n'a jamais existé.

II. — POLICE SANITAIRE.

Les prescriptions de la législation sanitaire relatives à la diathèse morvo-farineuse ont été exposées en général. Il serait donc superflu de les rappeller ici. Sa contagion à l'homme, maintenant connue de tout le monde à peu près, a du reste plus fait pour prévenir son extension que la crainte des pénalités les plus graves. Cette circonstance, jointe aux risques de dommages-intérêts, sur lesquels la jurisprudence est maintenant bien fixée, rend leur application moins fréquente que par le passé. Nous devons donc nous borner à l'indication des précautions à recommander, afin d'éviter la contagion.

Les propriétaires de chevaux morveux et farcineux ou suspectés de ces maladies devront en faire la déclaration à l'autorité. Ces chevaux seront isolés et séquestrés.

Les chevaux morveux et farcineux seront immédiatement abattus.

Les dépouilles des chevaux morveux et farcineux aigus
ne devraient point être utilisées sans autorisation spéciale;
mais pour les raisons que nous avons déjà fait valoir à
propos d'autres maladies, il y aura tout avantage à ce que
cette autorisation soit accordée toutes les fois qu'il s'agira
d'établissements industriels dans lesquels les débris cadavériques subissent des préparations méthodiques.

Aucun animal morveux et farcineux ne devrait être traité
sans une autorisation semblable.

Il devrait être défendu, sous des peines très-sévères,
d'exposer en vente, de vendre et d'employer à un service
quelconque, et surtout de conduire sur la voie publique,
des chevaux morveux ou farcineux, ou suspectés de ces
maladies.

Les écuries et autres lieux dans lesquels auraient séjourné des chevaux suspectés ou atteints de morve ou de
farcin, devraient être aérées et désinfectées sous la surveillance de l'autorité.

Pour prévenir la contagion à l'homme, les palefreniers,
les cochers, les conducteurs de chevaux, ou toute autre
personne, ne devront point coucher dans les écuries renfermant des chevaux atteints de morve ou de farcin, et
même suspectés de ces maladies.

Dans les infirmeries autorisées, ainsi que cela a lieu
dans les casernes de régiments de cavalerie, les écoles vétérinaires et quelques grands établissements, le gardien
aura une chambre ne communiquant pas avec l'écurie. La
surveillance s'exercera au moyen d'un châssis vitré. Aucun
objet de pansement ayant servi aux animaux malades ne
devra être déposé dans la chambre du gardien.

On éloignera du service des animaux malades les hommes

insouciants qui refuseront de se soumettre à ces précautions sanitaires, ceux qui seront faibles, d'une mauvaise constitution, ou qui ont eu des maladies antérieures incomplétement guéries, enfin ceux qui se livreront à toutes sortes d'excès, et surtout à l'ivrognerie.

On interdira temporairement le service de l'infirmerie aux hommes qui auront des plaies, des crevasses, des écorchures aux mains, aux bras ou à la figure.

Les infirmiers devront toujours avoir les jambes chaussées avec des bas ou des guêtres. Ils devront se laver tous les jours les mains et la figure après le pansement.

Le lavage des naseaux des chevaux morveux ou suspectés de morve se fera avec une éponge et à grande eau. Cette éponge sera souvent nettoyée.

Le pansement des ulcères, des plaies farcineuses sera fait avec attention et avec des pinces.

Les piqûres, les plaies, les écorchures faites en opérant, pansant, nettoyant, ouvrant, disséquant des chevaux morveux ou farcineux, seront immédiatement cautérisées au fer rouge.

CHAPITRE XV.

GALE.

I. — DESCRIPTION PATHOLOGIQUE.

DÉFINITION. — La gale est une maladie éruptive, prurigineuse de la peau de presque tous les animaux, provoquée par des acariens et transmissible par eux. Pour la bien définir, il est nécessaire de remonter dans le passé, afin d'y trouver la signification précise, historique, du nom que nous conservons pour désigner la lésion qui la caractérise.

La gale a été connue de toute antiquité ; elle a dû exercer ses ravages sur les animaux domestiques, dès qu'ils ont été soumis à la domination de l'homme. Le législateur des Hébreux exclut les bêtes galeuses des sacrifices offerts au Seigneur (*Levit.*, chap. XXII, p. 22).

Les Grecs et les Romains connaissaient la gale, sa contagiosité et les ravages qu'elle commet dans les troupeaux. Les auteurs latins qui se sont occupés d'agriculture, Virgile, Celse, Columelle, indiquent même les moyens de la prévenir et de la guérir ; mais ils confondaient et désignaient sous le nom de gale (*scabies*) toutes les affections de la peau.

Au moyen âge, un médecin arabe, Ben-Sohr, plus connu sous le nom d'Avenzoar, signala la présence d'un animal très-petit qui sort de la peau quand on l'écorche.

Avenzoar s'était inspiré d'une pratique populaire : dans

le Midi, les vieilles matrones guérissaient très-habilement la gale, en extirpant le parasite à l'aide de fines aiguilles.

Cette pratique se perpétua jusqu'à nos jours, dans certains pays et notamment en Corse et en Italie; il y a lieu de s'étonner que les médecins l'aient ignorée si longtemps, ou que, la connaissant, ils n'y aient pas attaché plus d'importance.

Après Avenzoar, on retrouve des traces de sa découverte dans les ouvrages de quelques médecins de la Renaissance; Joubert, Ambroise Paré, Vidus Vidius, présentaient l'acarus, le ciron, comme cause du prurit de la gale; mais ce dernier le fait naître du sang ou de la pituite altérée, à laquelle s'ajouterait un peu de bile jaune ou noire. C'est l'origine de la doctrine humorale de la gale qui fleurit jusqu'à nos jours.

Cependant, quelques médecins italiens, Redi, Cestoni, Bonomo, s'élevaient contre la théorie de la génération spontanée de l'acarus de la gale, indiquaient les moyens de l'extraire et en donnaient la première bonne description.

Linné et ses élèves, Nyauder, Avelin, donnèrent le premier coup à la théorie humorale de la gale, en décrivant soigneusement les acariens de la gale de l'homme et du mouton. Alors s'éleva une violente polémique. Quelques médecins admettant l'animalcule, d'autres le repoussant absolument, d'autres encore reconnaissant l'existence d'une gale parasitaire et d'une gale humorale, d'un vice, d'une sorte de diathèse psorique.

Malgré les travaux de Pickemann, de Videbaut, de Walz, de nombreux médecins, Selle, Pinel, Hertwig, ne se ralliaient pas sans réserve à la théorie acarienne, et continuaient (surtout Pinel) de préconiser le traitement interne.

En 1812 et 1814, Gohier recueillit des acares sur un

cheval galeux et sur des bœufs hongrois, amenés par les alliés pour la subsistance de leurs armées ; Saint-Didier en donna une bonne description.

Vers la même époque, Galès décrivit et figura des animalcules qu'il prétendait être des sarcoptes recueillis dans les vésicules de la gale de l'homme ; mais quelque temps après, Raspail démontra que Galès avait joué et mystifié indignement le public médical, en décrivant la mite du fromage et de la farine comme étant l'acare de la gale. Alors on se reprit à douter de son existence, d'autant plus qu'on s'obstinait à chercher le sarcopte dans les vésicules, c'est-à-dire là où il ne se trouve jamais. Heureusement les travaux expérimentaux de Renucci, Hering, Gerlach, Delafond et Bourguignon vinrent démontrer jusqu'à l'évidence que la gale doit être, dans tous les cas, attribuée à des parasites appartenant à la grande classe des arachnides et la plupart à la famille des acariens.

Le travail le plus exact que nous ayons sur l'histoire naturelle des acares de la gale, est de Ch. Robin, qui en fit l'objet de nombreux articles dans la *Gazette médicale*, le *Dictionnaire* de d'Orbigny, et de plusieurs communications à l'Académie des sciences.

Enfin, en 1872, M. Mégnin a publié dans le *Recueil de Médecine vétérinaire*, une excellente monographie des trois formes de la gale chez le cheval.

Les acares de la gale, chez les différents animaux, peuvent être rattachés à trois types, à trois genres de la grande famille des acariens : le genre sarcopte, le genre dermatodecte ou psoropte, et le genre symbiote.

Nous ne nous occuperons pas de l'histoire naturelle de ces parasites ; renvoyant aux ouvrages spéciaux, nous devons nous borner ici au nécessaire, et par conséquent nous décrirons seulement les diverses formes de la gale chez chacun des genres d'animaux qui nous intéressent.

Chez les équidés, nous connaissons trois sortes de gale : la sarcoptique, la dermatodectique et la symbiotique ; chez les ovinés, deux sortes : la dermatodectique et la symbiotique ; chez les ovinés, deux sortes également : la sarcoptique et la dermatodectique ; enfin, chez les autres genres on observe surtout la sarcoptique.

SYMPTOMES. — *Équidés.* — 1° *Gale sarcoptique.* — Le premier symptôme qui apparaisse, c'est la démangeaison ; démangeaison excessivement vive que l'animal cherche à calmer en se grattant avec la dent, avec le pied, ou en se frottant contre les aspérités de sa stalle, de la mangeoire ou du râtelier. Le prurit est très-vif, et l'action de l'étrille ou simplement de l'ongle produit chez l'animal une sorte de jouissance qu'il manifeste en étendant la tête sur le cou, en fléchissant les reins et les jarrets, en agitant et en allongeant vivement la lèvre supérieure.

Le prurit augmente la nuit, pendant le repos qui suit le travail, après les repas. Il paraît être causé par un liquide irritant, venimeux, sorte de salive que le sarcopte verserait dans la plaie que ses mandibules ont creusée ; il est tout à fait analogue à celui que produit la piqûre du cousin, qui est manifestement venimeux ; du reste, il est facile de le prouver en inoculant le suc obtenu par l'écrasement des acares ; on produit à la fois le prurit et la vésicule consécutive à la piqûre ; ce n'est certes pas la piqûre de l'acare qui cause cette douleur si cuisante, presque intolérable ; la piqûre du taon ou du stomoxe n'est pas si douloureuse, quoique leur aiguillon soit loin d'être aussi fin que les mandibules du sarcopte.

Le deuxième symptôme qui se manifeste, c'est le bouton de la gale ; en passant la main sur une région galeuse, on sent un grand nombre de petits corps hémisphériques, nodules du volume d'un grain de plomb, qui semblent enchâssés dans l'épaisseur de l'épiderme ; en écartant les poils, on met à découvert une petite croûte hémisphérique de deux ou trois millimètres de diamètre, à laquelle adhèrent quelques poils ; si l'on fait tomber cette croûte (elle entraîne les poils avec elle), on met à nu une petite surface arrondie, dénudée, rougeâtre, humide, formant une très-légère saillie à la surface du derme ; c'est la vésicule de la gale ; elle renferme un peu de sérosité âcre et irritante, jaune, citrine, bientôt purulente ; on ne la rencontre que là où le cheval ne peut pas se mordre ou se frotter ; elle est surtout facile à voir chez les chevaux blancs, sur le dos et dans la région des reins.

Mais, quoi qu'en aient dit certains auteurs, le sarcopte du cheval ne trace pas de sillons dans l'épiderme, ou bien le sillon n'est pas visible, soit à cause de l'épaisseur de l'épiderme ou des grattages incessants auxquels se livre l'animal, soit à cause du pigment dont la peau est imprégnée chez presque tous les individus de l'espèce chevaline.

A une période plus avancée, de grandes surfaces de la peau sont dépilées, mais toujours irrégulièrement, tandis que dans la gale dermatodectique la dépilation s'étend toujours à la périphérie de la plaque galeuse, comme une goutte d'huile sur une étoffe de drap ; puis sur ces plaques dénudées on trouve des excoriations plus ou moins étendues, des croûtes plus ou moins épaisses, formées de squames épidermiques et de la concrétion des liquides exhalés à la surface de la peau, soit à la suite des piqûres irritantes des sarcoptes, soit surtout à la suite des frottements et des grattages incessants auxquels se livre l'animal en proie à un prurit intense.

Ces croûtes de la gale sarcoptique sont sèches, farineuses, furfuracées, tandis que dans la gale psoroptique elles sont épaisses, humides, visqueuses, analogues aux plaques de psoriasis.

Enfin, à une période plus avancée et quand la gale est très-ancienne et invétérée, la peau s'infiltre, s'épaissit, se plisse, se durcit, se fendille et prend l'aspect de celle du rhinocéros ; c'est sans doute à cette époque que certains auteurs ont confondu la gale avec un lichen chronique.

Le dernier symptôme, qu'on peut appeler pathognomonique et sans lequel le diagnostic est toujours peu certain, c'est la présence de l'acare et la détermination de son espèce.

La gale sarcoptique se montre d'abord au garrot, d'où elle s'irradie dans toutes les directions, le long du cou, des épaules, des côtes et du dos ; la tête et les membres finissent par être envahis et par être dépilés comme le reste du corps ; mais les régions occupées par les crins sont souvent épargnées par le sarcopte, et, contrairement à ce qui se passe dans la forme dermatodectique, les crins ne tombent pas ; ils restent solidement implantés dans l'épaisseur de la peau.

Lente à son début, cette gale marche bientôt avec une effrayante rapidité ; en moins de huit jours, elle peut avoir envahi tout le corps de l'animal, ce qui est, du reste, en rapport avec la multiplication rapide des parasites et avec les habitudes peu sociables et erratiques des sarcoptes.

La durée de la gale est indéterminée ; on n'a jamais expérimenté à ce sujet ; il doit y avoir évidemment des différences individuelles considérables. Certains chevaux conservent un embonpoint remarquable avec une gale tout à fait généralisée ; toutefois il n'y a pas à douter que l'altération, sinon la suspension complète de la fonction d'un organe aussi important que la peau, doive amener à la fin un trouble considérable dans la nutrition de l'animal, l'épuiser rapidement et puisse enfin causer sa mort; mais il n'est nullement démontré, quoi qu'on ait dit, que la gale puisse se terminer par la morve ou le farcin.

Lorsque la gale est guérie, si le traitement n'a pas été par trop incendiaire, la peau reprend ses fonctions, le poil repousse avec une grande rapidité, mais il n'a plus sa couleur primitive; il est toujours un peu plus foncé; il semble que le venin du sarcopte ait exercé une certaine action spécifique sur le bulbe pileux. (Mégnin.)

2° *Gale dermatodectique.* — Le premier symptôme de l'affection qui est la gale commune, appelée gale humide, psore, roux vieux, est encore un prurit extrêmement vif, bien plus marqué que dans la forme sarcoptique, dû au liquide sécrété par l'acare que Gerlach, Delafond et Bourguignon nomment *Dermatodectes equi*, Fürstenberg *Dermatokopte* et Gervais *Psoroptes equi.* Ce liquide étant bien plus âcre, plus irritant que celui du sarcopte, les animaux se mordent, se grattent, se frottent avec fureur; il en résulte de nombreuses excoriations et de larges plaies à la surface de la peau.

La lésion initiale de cette forme de gale est une papule de 8 à 10 millimètres de diamètre, légèrement saillante, à la surface de laquelle se développe bientôt une sorte de vésicule qui crève et laisse écouler un liquide séro-sanguinolent qui se concrète à la surface; mais la papule ouverte continue de sécréter, en sorte que la croûte augmente sans cesse de volume, se soulève, arrache les poils compris dans sa masse, et reste humide et visqueuse, tandis que la croûte de la gale sarcoptique reste sèche et furfuracée.

Mais la papule ne reste pas isolée; les acares, se multipliant et restant sur le même espace limité (car ils vivent en colonie et non plus isolés comme les sarcoptes), le nombre des boutons augmente, les croûtes deviennent confluentes, le derme s'enflamme et s'épaissit, l'épiderme s'exfolie et concourt à former des croûtes qui constituent de véritables abris protecteurs pour les acares; bientôt on peut voir de larges plaques galeuses s'étendant graduellement sur la périphérie comme une goutte d'huile sur une étoffe de drap (Gerlach), tout à fait analogues aux plaques de psoriasis. Il existe toujours une délimitation très-nette entre la plaque galeuse et la partie saine de la peau.

L'âcreté plus grande du venin des psoroptes, leurs mandibules plus longues, leur permettant d'atteindre plus profondément, expliquent bien la tuméfaction de la peau, l'exsudation plus considérable et l'apparence plus grave des lésions. Tous les bulbes pileux sont atteints et les crins tombent aussi bien que les poils.

La maladie envahit d'abord le bord supérieur de l'encolure et la base de la queue; la peau s'épaissit, s'irrite, se plisse; entre les plis, un suintement séreux apparaît, les poils et les crins tombent sous l'influence des morsures des acares et des frottements incessants de l'animal. De là, elle gagne, mais lentement, au fur et à mesure de la multiplication des acares, le toupet, le garrot, le dos, les reins, puis s'étend sur les côtés de l'encolure, des épaules, de la poitrine, de la croupe, pour en dernier lieu gagner le ventre et la face interne des membres.

Lorsque la gale est ancienne et généralisée, les morsures, les frottements violents et incessants des parties malades excorient la peau, la contusionnent, la déchirent, provoquent une exsudation abondante qui empêche le fonctionnement normal; des ulcérations plus ou moins profondes, des crevasses, des fistules, des furoncles, puis des maux de taupe ou de garrot se manifestent; enfin, si l'animal est laissé à lui-même, il maigrit rapidement, la nutrition ne s'accomplit plus, il tombe dans le marasme et meurt; tandis que de simples soins de propreté, un pansage énergique et régulier, une bonne nourriture et quelques lotions parasiticides, suffisent pour le guérir complétement et radicalement.

Le dernier symptôme est la constatation de la présence des acares, que l'on peut voir par un beau soleil grouiller à la surface des croûtes, car ils sont bien plus nombreux et bien plus gros que les sarcoptes.

La gale dermatodectique est moins grave que la gale sarcoptique, parce qu'elle est moins contagieuse, moins susceptible de s'étendre aussi rapidement et d'envahir des contrées entières, parce qu'elle est plus facile à guérir et qu'elle sévit rarement sur un grand nombre d'individus à la fois.

3° *Gale symbiotique.* — Le siége de la gale symbiotique est le pli du paturon et le fanon, où les parasites vivent en colonies.

Le premier symptôme qui frappe l'observateur, ce n'est plus le prurit, si vif dans les formes sarcoptique et psoroptique; ici la démangeaison est très-faible. On n'a pas encore observé la lésion primitive de cette gale; il est probable que c'est une papule analogue à celle du dermatodecte; on pourrait, du reste, s'en assurer expérimentalement en déposant des symbiotes dans le paturon d'un cheval qu'on surveillerait ensuite avec soin.

Les régions envahies sont recouvertes de croûtes (squames épidermiques englobées dans de la sérosité concrétée), qui ne tardent pas à devenir confluentes et à présenter l'aspect de véritables plaques de psoriasis; seulement les croûtes ne sont plus humides et visqueuses comme dans la gale dermatodectique, elles sont sèches et farineuses ; l'acare doit perforer la peau moins profondément, et sa salive doit être moins irritante ; c'est ce que l'on pouvait prévoir tout d'abord rien qu'en voyant la forme de son rostre.

Un peu plus tard, la peau s'épaissit, le tissu cellulaire sous-cutané s'infiltre et s'indure, la peau se crevasse dans le pli du paturon et le long du tendon ; chaque fissure renferme un peu de sérosité sanguinolente dans laquelle on trouve un grand nombre d'acares. Avec une gale plus ancienne et invétérée, la peau est encore plus profondément altérée : elle est recouverte de prolongements papilliformes, entourés de crevasses profondes et surmontés d'une couche cornée plus ou moins épaisse, mais toujours friable ; chacun de ces bourgeons correspond à une papille hypertrophiée.

Le prurit, qui est très-faible, se montre surtout pendant la nuit ou pendant le repos qui succède au travail. L'animal remue sans cesse les pieds, frappe le sol, se gratte le boulet avec le pied opposé, y porte quelquefois la dent ; mais, dans tous les cas, les démangeaisons et les frottements sont peu intenses, et les lésions qui en proviennent sont, pour ainsi dire, insignifiantes.

La marche de cette affection psorique est très-lente : les symbiotes, loin de rechercher les parties saines de la peau, vivent en société au milieu des croûtes, sur les parties malades ; ce n'est que lorsque leur population augmente dans une proportion considérable, qu'ils envahissent les régions voisines ; aussi faut-il des années pour que cette gale s'élève au-dessus du genou et du jarret ; si on trouve des acares sur la peau de l'abdomen, c'est que pendant le décubitus, cette région est forcément en contact avec les parties contaminées et que les acares passent alors facilement d'une région sur l'autre.

Il est remarquable que cette affection semble guérir spontanémeut en été, et qu'à l'approche de l'hiver elle réapparaît tout à coup avec une puissance inaccoutumée. Quel est l'agent de cette poussée nouvelle? Sont-ce des œufs fécondés qui auraient besoin d'une incubation aussi longue? ou bien quelques femelles qui ne vivraient pendant l'été que des produits normaux d'exhalaison beaucoup plus abondants, du reste, que pendant l'hiver? On ne sait rien de certain à ce sujet.

Bovinés. — 1° *Gale dermatodectique*. — Les symptômes sont à peu près les mêmes que pour la gale psoroptique du cheval.

Au début, démangeaisons intenses, se produisant en même temps qu'apparaissent les vésico-papules consécutives à la piqûre des acares. Ce prurit porte les bœufs à se gratter avec les pieds, à se frotter contre les murs, les mangeoires, les râteliers, à se lécher avec leur langue aussi rugueuse qu'une râpe; d'où des écorchures, des excoriations nombreuses et saignantes, l'irritation de la peau, l'exsudation de produits plastiques qui se concrètent, englobent des squames épidermiques et forment avec elles des croûtes épaisses et visqueuses sous lesquelles se blottissent les parasites.

Dans les régions galeuses, la peau est dépilée, épaissie, indurée, plissée, fendillée, crevassée.

La gale qui se montre d'abord au garrot et vers la base de la queue, ne tarde pas à s'irradier, à envahir les faces latérales du cou, la tête, le dos, les reins, les épaules, les côtes et en dernier lieu le corps tout entier, les membres exceptés.

2° *Gale symbiotique*. — Le bœuf peut encore présenter

une gale occasionnée par un symbiote qui paraît analogue à celui du cheval; cependant on ne le rencontre pas à la même région, il affectionne spécialement la base de la queue, la peau fine du périnée et de la face interne des cuisses; de plus, déposé dans le pli du pâturon du cheval, il n'y cause ni prurit, ni éruption. C'est une gale peu contagieuse, purement locale et individuelle, qui disparaît devant un traitement très-simple, devant même de simples soins de propreté, un pansage énergique, ou qui, tout au moins, reste confinée au point qu'elle a envahi d'abord, sans y causer de lésions graves ou une gêne considérable; elle a donc fort peu d'importance.

Ovinés. — 1° *Gale commune ou dermatodectique.* — Le premier symptôme qu'on observe, c'est le prurit, la démangeaison violente qu'éprouvent les animaux galeux, ils se mordent, se grattent avec le pied, se frottent contre les râteliers ou les buissons, ils ne peuvent rester en place.

Là où ils se grattent, les mèches de laine s'écartent, s'allongent, se déroulent, font saillie à la surface de la toison, qui d'ordinaire est régulièrement fermée; on dit alors que la laine est *mécheuse*; si l'on écarte la laine à cet endroit, on peut remarquer à la surface de la peau un point légèrement en saillie, une sorte de papule du volume d'une lentille, d'une couleur jaune-rougeâtre; bientôt à sa surface se développe une petite vésicule qui crève et laisse écouler le liquide séreux qu'elle renferme, ce liquide se coagule à la surface en formant une petite croûte jaune-rougeâtre; à une petite distance de ce *bouton* de gale, on peut voir, entre les brins de laine, le dermatodecte qui l'a produit.

Si l'on gratte avec l'ongle pour enlever la croûte, l'animal éprouve une sorte de jouissance qu'il manifeste en allongeant la tête, en remuant les lèvres d'une façon convulsive, en mordillant les vêtements de l'observateur.

La gale commence ordinairement sur le dos ou sur les côtes, d'où elle s'irradie le long du cou, de la croupe et sur les épaules ; mais rarement elle gagne l'ars, l'aîne, le ventre et la face interne des membres.

Les boutons, d'abord isolés, ne tardent pas à devenir confluents par suite de la multiplication des acares ; le grattage, les frottements incessants arrachent les mèches de laine, irritent la peau, l'excorient, provoquent une exsudation plus abondante, qui se concrète, augmente l'épaisseur des croûtes, et les réunit en une seule plaque de psoriasis.

Ces croûtes peuvent avoir une épaisseur considérable, de plus d'un centimètre, par suite de la production exagérée de l'épiderme, de son exfoliation continue et de l'exhalaison plastique dont le derme est le siége.

Sur la limite de ces croûtes, la peau est, dans une étendue variable, le siége d'une inflammation assez vive due aux nombreuses piqûres des acares qui émigrent au fur et à mesure que ces plaques épaisses se forment.

A une période plus avancée, quand la gale est généralisée, la peau s'épaissit considérablement, se plisse, se crevasse, s'ulcère ; les ganglions lymphatiques s'engorgent à l'auge, à l'ars, à l'aine, etc..., les muqueuses pâlissent, les moutons maigrissent, tombent dans le marasme et meurent en offrant à l'autopsie toutes les lésions de la cachexie portée à son plus haut degré.

Enfin, le dernier symptôme est la présence de l'acare, qui est facile à constater, vu son volume et le nombre considérable d'individus ; on le trouve entre les brins de laine, à la surface de la peau, mais toujours à la périphérie des croûtes épaisses et desséchées ; quelquefois sous une croûte légère qui vient de se former et qui est encore humide.

2° *Gale sarcoptique.* — Elle est connue sous les noms vulgaires de *noir-museau*, de *dartre* (Chabert). Elle se montre d'abord à la lèvre supérieure, autour des naseaux, rarement aux paupières ou autour des oreilles.

La lésion primitive est une vésicule parfaitement délimitée, entourée d'une auréole rougeâtre. Un prurit très-intense porte l'animal à se lécher, à se frotter contre l'auge, les râteliers, les buissons, ou à se gratter avec les pieds antérieurs ou postérieurs. Le bouton écorché par ces manœuvres laisse écouler un peu de sérosité jaunâtre qui se concrète et forme une croûte arrondie et assez résistante.

Bientôt des boutons analogues se montrent aux membres qui ont servi à déchirer les premiers; puis ces régions se recouvrent de croûtes dures et grisâtres sous lesquelles les sarcoptes s'abritent et pullulent. Plus tard, la maladie envahit la face, le chanfrein, les joues, les paupières, la partie inférieure des membres; mais elle respecte toujours les parties couvertes de laine; puis les régions malades augmentent d'étendue, se rapprochent, se réunissent, se confondent, et toute la face ne forme bientôt plus qu'une large surface croûteuse recouvrant une peau épaisse, indurée, ridée, plissée, crevassée, ulcérée, sanguinolente.

A cette période avancée, la respiration, la vision, la préhension des aliments peuvent être gênées par l'épaisseur des croûtes et la tuméfaction des téguments des orifices naturels, mais jamais cette forme de gale n'a amené la mort.

La chèvre a souvent une gale causée par un symbiote et quelquefois une gale sarcoptique.

Autres genres d'animaux. — Le chien est fréquemment

atteint d'une gale sarcoptique qui affecte des formes extrêmement variées, suivant le tempérament et le service des individus, et quelquefois d'une gale particulière très-tenace, qui envahit les follicules et les bulbes pileux, et qui est causée par un arachnide distinct des sarcoptides : le *Demodex folliculorum.*

Le chat présente aussi quelquefois une gale sarcoptique.

Il en est de même du cochon.

Enfin les oiseaux de basse-cour ont assez fréquemment une gale causée par le *Sarcoptes mutans* (Lanquetin, Reynal, Robin) ou *Anacanthe* (Delafond), qui envahit la crête et les pattes ; ce parasite peut émigrer sur le cheval, y causer un prurit très-vif et des lésions cutanées assez graves, à la condition de pouvoir se renouveler incessamment, car il ne vit pas et ne se reproduit pas sur la peau du cheval.

Aucune de ces affections n'est grave au point de vue qui nous occupe ; aucune n'a de tendance à se généraliser dans tout un pays, à affecter les formes enzootique et épizootique ; elles se communiquent difficilement à l'homme ou aux animaux d'espèces différentes.

Seules, les gales sarcoptiques peuvent occasionner chez l'homme des démangeaisons peu intenses et une éruption peu étendue et de très-courte durée.

Il n'y a donc pas lieu de s'en occuper plus longuement.

ÉTIOLOGIE. — Chez les équidés, les causes de la gale sarcoptique doivent être divisées en prédisposantes et déterminantes.

La cause déterminante unique, c'est le sarcopte de la gale (*Sarcoptes equi*, de Gerlach ; *Sarcoptes scabiei* de Delafond et Bourguignon; *Sarcoptes scabiei uncinatus* de Mégnin).

Longtemps on a prétendu que si le sarcopte se rencontrait dans la gale, il n'en était pas la cause nécessaire, et qu'il ne fallait voir là qu'une simple coïncidence; on a été jusqu'à dire (et à une époque qui n'est pas très-éloignée de nous) que « l'acarus n'était qu'un produit particulier de l'éruption (1); » mais toutes ces théories, dernier vestige d'un humorisme suranné, n'ont plus cours aujourd'hui, et il est admis par tout le monde que cette forme de la gale du cheval est sous la dépendance exclusive du sarcopte.

La cause prédisposante par excellence est l'*épuisement*, qui peut, du reste, être le résultat de l'affection psorique laissée à elle-même jusqu'à envahissement complet de la surface de la peau. Toutes les causes qui peuvent amener la débilité, affaiblir les fonctions et surtout la nutrition, les privations, les fatigues, le manque de soins, l'alimentation malsaine et insuffisante, doivent être considérées comme prédisposantes de la gale; c'est ce qui explique, on pourrait dire les épizooties psoriques qui ont frappé tous les chevaux de l'armée et du pays après les guerres de 1856 et 1860, et surtout après les invasions de 1814, 1815, 1870-71. Mais il ne faut pas pousser les choses à l'extrême et dire comme autrefois que ces causes suffisent à produire la gale, ou tout au moins s'en accompagnent fatalement; car, à Metz, les chevaux de l'armée se sont trouvés dans les plus mauvaises conditions hygiéniques qu'on puisse maginer, et cependant on n'eut pas de gale.

Le jeune âge peut être compté au nombre des causes prédisposantes : les jeunes chevaux, surtout ceux d'un

______

(1) Devergie, *Traité pratique des maladies de la peau*. Paris, 1854.

tempérament mou, sont contagionnés beaucoup plus vite et restent galeux bien plus longtemps que les chevaux adultes.

Peut-être y a-t-il des causes prédisposantes purement individuelles, indépendantes de l'âge, du tempérament, de l'état d'embonpoint, car il n'est pas rare de voir des chevaux très-gras contracter la gale beaucoup plus vite et être le siége d'une éruption bien plus intense que d'autres en moins bon état.

Des trois gales du cheval, la gale sarcoptique paraît être celle qui se transmet le plus facilement du cheval au cheval, et c'est la seule qui soit transmissible à l'homme.'

La raison de cette contagiosité plus grande doit être attribuée à ce fait que le sarcopte creuse l'épiderme pour s'enfoncer dans son épaisseur, dès qu'il est déposé à la surface de la peau, tandis que les autres acariens restent à la surface de la peau jusqu'à ce qu'ils aient provoqué l'exsudation d'une certaine quantité de liquide plastique qui se concrète, et l'exfoliation de quelques squames épidermiques, le tout formant des croûtes protectrices sous lesquelles ils se glissent; jusque-là, la brosse, l'étrille, les diverses manœuvres du pansage peuvent facilement en débarrasser la peau.

Le contact immédiat des animaux, les harnais, les couvertes, les instruments de pansage, les litières et même les bat-flancs, doivent être considérés comme des agents de transmission de la gale sarcoptique.

Déposé à la surface de la peau des autres espèces domestiques, le sarcopte du cheval n'y détermine qu'une éruption et qu'un prurit tout à fait passagers.

Il n'en est plus de même pour la contagion du cheval à l'homme; de nombreux observateurs, Chabert, Delabère-Blaine, Sick, Gohier, Hertwig, etc., ont signalé un grand

nombre de faits de contagion à des soldats ou à des palefreniers qui pansaient des chevaux galeux ; d'autres observateurs cherchèrent à contrôler expérimentalement ces
faits ; mais comme ils employaient l'acare de la gale commune du cheval (la seule qu'on connût alors), ils ne purent
constater la contagion ; d'où des discussions intermina-
bles, ne pouvant résoudre la question, puisqu'on discutait
sur des faits différents. Ce n'est qu'en 1856 que Delafond
mit le fait hors de doute en démontrant que le cheval peut
être affecté d'une gale causée par un sarcopte très-ana-
logue, sinon identique à celui de l'homme et capable de
causer chez l'homme une gale semblable à la gale commune.

Toutefois, il est à peu près certain que cette contagion
est infiniment moins active du cheval à l'homme que du
cheval aux animaux de son espèce ; d'un autre côté, de
nombreuses expériences ont démontré que des sarcoptes
pris sur l'homme ne déterminaient chez le cheval qu'une
gale peu intense et s'éteignant d'elle-même au bout de
quelque temps.

Du reste, il résulte des recherches de M. Mégnin, contrôlées par M. Robin, que le sarcopte du cheval n'est pas
tout à fait semblable à celui de l'homme, et qu'il doit former une espèce particulière.

Pour la gale dermatodectique, les causes sont de même
prédisposantes et déterminantes. La cause déterminante
unique est encore l'acare, le dermatodecte. Les causes prédisposantes sont les mêmes que pour la gale sarcoptique ;
toutes celles qui peuvent amener la débilité : le manque de
soins hygiéniques, la mauvaise nourriture, les fourrages
altérés, vasés, moisis ; le séjour prolongé dans les écuries
malsaines, où le fumier n'est jamais enlevé et les litières
rarement renouvelées, paraissent favoriser le développe-

ment et l'extension de cette affection ; et ces causes semblent avoir ici une influence encore plus marquée, puisque Gerlach a prétendu avoir guéri des animaux galeux par une bonne nourriture et des soins hygiéniques bien entendus.

Les chevaux gras, à encolure lourde, chargée, à crinière épaisse, à tempérament mou, y sont plus particulièrement prédisposés (roux vieux); et chez ces animaux la gale se montre très-persistante, très-tenace, au point qu'on la croyait autrefois sous la dépendance d'une sorte de diathèse, d'un vice constitutionnel.

Enfin, la gale dermatodectique est plus fréquente et sa marche est plus rapide chez les jeunes chevaux à tempérament mou.

La contagion est évidente et très-facile du cheval au cheval, elle s'effectue par le contact direct, les harnais, les instruments de pansage, les litières et même les bat-flancs et les mangeoires, car le dermatodecte vit pendant près d'un mois dans les litières des écuries; il résiste bien plus longtemps que le sarcopte hors de l'organisme qui le nourrit, mais il reste plus longtemps à la surface de la peau : le pansage peut l'en débarrasser plus facilement, l'action des médicaments antipsoriques est plus facile et la gale guérit plus vite.

Il ne vit pas longtemps et ne cause qu'un léger prurit et une éruption insignifiante sur la peau de l'homme et des autres espèces domestiques.

Quant à la gale symbiotique, la cause déterminante unique est toujours un acare : le *Symbiotes equi*, de Gerlach (*Psoroptes*, de Gervais. *Sarco-dermatodecte*, de Delafond). Ce qui le démontre, c'est que cette gale guérit par les seuls soins de propreté, les pansages réguliers et bien faits qui éliminent les acares, à moins que la gale ne soit très-ancienne et compliquée de lésions de la peau.

Les causes prédisposantes sont purement individuelles, car elle ne se rencontre jamais sous la forme épizootique ou enzootique; les privations, le manque de soins, la mauvaise nourriture, peuvent bien être inscrits au nombre des causes prédisposantes, mais il en est d'autres qui paraissent avoir plus d'influence.

Le jeune âge uni à un tempérament mou, les saisons froides agissent avec plus d'énergie, non pas à cause d'une action directe du froid, mais parce que dans ces saisons les membres se couvrent d'une fourrure fine, épaisse et feutrée que les symbiotes semblent affectionner particulièrement. En outre, pendant l'hiver, les animaux sont entretenus dans des écuries chaudes, humides, sur un fumier peu fréquemment renouvelé, nourris de fourrages secs, peu alibiles et souvent altérés; le pansage se fait moins complétement et moins régulièrement, toutes conditions qui favorisent la multiplication des acares et l'extension de la gale; au contraire, en été, la gale s'arrête, diminue d'étendue et d'intensité, et en quelques cas semble disparaître complétement.

La contagion de cette forme psorique est peu marquée; on voit bien la gale passer d'un membre au membre congénère, d'un bipède à un autre, mais il n'est pas rare de voir des chevaux cohabiter longtemps avec des galeux sans être envahis eux-mêmes par cette affection, et cependant il n'est pas d'acare qui ait une résistance vitale aussi marquée; le symbiote vit pendant plusieurs mois dans la litière chaude et humide des écuries; c'est une condition qui devrait favoriser la contagion; mais ces acares restant à la surface de la peau, le moindre soin de pansage les élimine rapidement.

Sur la peau des autres animaux domestiques et sur celle

de l'homme le symbiote n'a jamais produit qu'une faible démangeaison.

La *gale du mouton* a été connue de toute antiquité ; c'est d'elle que parlent les agriculteurs romains et le législateur des Hébreux. Elle a pour cause déterminante unique un dermatodecte qu'on prétend identique à celui du cheval et du bœuf, mais qui doit cependant être différent, puisque, déposé sur la peau de ces animaux, il ne peut y vivre et s'y propager.

Les causes prédisposantes sont fort nombreuses ; longtemps elles ont passé pour déterminer directement la gale ; il n'y a pas encore longtemps qu'on le prétendait (Chabert, Huzard fils).

Il est reconnu que les pluies froides de l'automne ou de l'hiver, que le séjour constant dans des bergeries basses, étroites, chaudes et humides ; que l'alimentation toujours sèche et parcimonieuse en hiver, trop souvent grossière et altérée, favorisent le développement de la gale, la pullulation des acares, la contagion et l'extension rapide de la maladie. Il n'en est pas moins certain que la bonne nourriture, le régime du pâturage suffisent, sinon pour guérir un troupeau galeux, comme l'ont prétendu Gerlach et Hering, du moins pour arrêter les progrès de la maladie et souvent pour en atténuer considérablement l'étendue et la gravité.

D'un autre côté, les toisons longues, peu serrées, imprégnées d'une faible quantité de suint semblent être affectionnées par les acares, qui s'y installent plus volontiers et s'y multiplient avec une rapidité vraiment prodigieuse ; toutefois, le mérinos, malgré le tassé de sa toison et l'extrême abondance du suint qui l'imprègne, est loin d'être exempt de la gale ; il se montre seulement un peu plus réfractaire à la contagion, et la gale suit chez lui une marche moins rapide.

Il est à remarquer que la gale du mouton prend la forme enzootique dans tous les pays où l'agriculture est moins avancée, où les troupeaux sont mal soignés, mal nourris, où surtout ils transhument et pâturent en commun, parce que ces pratiques favorisent la contagion. Enfin, il est des individus qui, tout en étant débilités et placés dans les conditions les plus défavorables, en contact avec des animaux galeux, résistent parfaitement à la contagion, tandis que d'autres, au contraire, dans le meilleur état d'embonpoint, la contractent avec la plus grande facilité (Gerlach). Ainsi, il est des bergers qui prétendent que les béliers ne contractent jamais la gale, qu'ils ont, en quelque sorte, l'immunité : c'est évidemment exagéré.

La gale du mouton est éminemment contagieuse ; les brebis galeuses ont, de tout temps, été mises à l'écart ; une seule peut infecter tout le troupeau ; les expériences de Gerlach, Hering et surtout celles de Delafond et Bourguignon ont démontré que le dermatodecte est le seul agent de la contagion ; ni le liquide irritant des vésicules, ni les croûtes ne peuvent donner la gale. La contagion est favorisée par toutes les circonstances signalées dans l'étiologie, et d'autant plus que les moutons sont en plus grand nombre dans une bergerie plus étroite ; ce contact incessant, et la haute température des toisons favorisent le passage des acares d'un mouton sur l'autre.

Bien que le dermatodecte du mouton ressemble beaucoup à ceux du cheval et du bœuf, au point qu'on a prétendu que les trois ne forment qu'une seule espèce, il n'a jamais produit de gale persistante sur la peau de ces animaux, pas plus que sur celle de l'homme.

Longtemps on a prétendu que le noir-museau provenait des excoriations, des déchirures que se font les moutons à l'extrémité de la face en s'accrochant aux buissons, aux ronces et aux chaumes de blé. On n'admet aujourd'hui comme cause déterminante de cette affection, que le dépôt du sarcopte à la surface de la peau. Ce sarcopte du mouton a été découvert en 1858, par Delafond, sur les animaux napolitains atteints de l'affection appelée noir-museau par les anciens auteurs. Cette affection est très-contagieuse, car elle peut envahir rapidement toute une bergerie. On n'a fait aucune expérience sur sa contagiosité aux autres animaux domestiques ; mais Delafond a observé et cité un fait de contagion à l'homme qui tend à faire croire qu'elle est causée par le même sarcopte que celle de l'homme.

Les études qu'on a faites de la *gale du bœuf* laissent beaucoup à désirer ; toutefois, on peut dire qu'elle n'a pas beaucoup d'importance dans notre pays ; elle ne s'y montre pas à l'état epizootique, comme elle le fait dans l'Autriche orientale, la Hongrie et les steppes de la Russie méridionale.

L'acare est la cause déterminante unique. Les causes prédisposantes sont toutes celles qui affaiblissent l'organisme et amènent la débilité.

La gale, qui s'amende pendant l'été, semble éprouver une sorte de recrudescence pendant l'hiver ; ce fait s'observe surtout sur les bœufs de montagne qui restent enfermés pendant de longs mois dans des écuries étroites, humides, où la litière est rarement renouvelée ; le régime du pâturage, les travaux du printemps, amènent une guérison apparente.

Facilement transmissible aux animaux de même espèce, la gale du bœuf ne paraît pas se communiquer, d'après Muller, à l'homme ni aux autres espèces domestiques.

II. — POLICE SANITAIRE.

Appliquer aux diverses formes de la gale des animaux domestiques la législation sur les maladies contagieuses serait dépasser de beaucoup le but pratique de cette législation. Il convient de s'en rapporter, pour prévenir l'extension des acariens .qui la propagent, à l'initiative éclairée des premiers intéressés, toujours suffisante. Leur transmission ne s'effectuant le plus ordinairement que par un contact tout à fait immédiat et même prolongé, des mesures préventives générales, imposées par l'autorité, auraient pour effet certain de causer des dommages à coup sûr bien plus grands que celui du risque contre lequel ces mesures auraient pour objet de mettre en garde. Aussi les prescriptions de police sanitaire, l'isolement excepté, sont-elles partout, en ce qui concerne la gale, laissées en désuétude, et c'est avec grande raison. C'est à la thérapeutique qu'il appartient d'intervenir pour guérir la maladie, à l'hygiène pour la prévenir et à la désinfection pour poursuivre la destruction des acares et de leurs germes, sur tous les objets qui ont touché, approché ou servi à l'usage des bêtes galeuses. Les intéressés n'y manquent point. Les progrès de l'exploitation du bétail ont fait d'ailleurs que, pour les animaux qui vivent en troupeaux et par lesquels la maladie pourrait être le plus facilement propagée, la gale est devenue beaucoup moins fréquente que par le passé.

Si donc nous lui avons donné place ici, c'est uniquement pour éviter l'apparence d'une lacune qui, ainsi qu'on le voit, n'eût pas existé en réalité, quand même nous nous serions abstenus.

CHAPITRE XVI.

PIÉTIN.

I. — Description pathologique.

Définition. — On désigne sous le nom de piétin une affection du pied, chez les moutons, caractérisée par le décollement d'une partie plus ou moins étendue de l'ongle, du côté de l'espace interdigité, et s'accompagnant de la production d'une matière purulente d'odeur infecte. Cette affection se manifeste par une boiterie intense. Elle est généralement considérée comme analogue au *crapaud* du cheval et réputée ulcéreuse. Ce n'est, en réalité, pas autre chose qu'une manifestation de la fièvre aphtheuse ou cocotte des ovinés, localisée au pied, et, à ce titre, contagieuse, par conséquent, de l'avis même de la plupart des auteurs. C'est pourquoi elle doit avoir sa place ici.

Synonymie. — Le *piétin* a été successivement appelé *crapaud, pourriture des pieds, mal de pied, pied pourri, mal de patte, pérogne, fourchet, limace, claudication*. On trouve la maladie que nous allons décrire nommée de ces diverses façons dans les écrits consacrés aux troupeaux depuis le siècle dernier.

Symptômes. — Le premier signe par lequel la maladie se manifeste est une faible boiterie, sans que l'examen du pied fasse encore découvrir rien d'anormal. Au bout de quelques jours, il se manifeste un peu d'engorgement aux parties inférieures du membre, surtout autour du bourrelet. L'exploration du pied accuse alors une sensibilité exagérée, qui se manifeste particulièrement quand on écarte les ongles l'un de l'autre. Bientôt existe, dans le fond de l'espace interdigité, une matière d'apparence caséeuse, d'une odeur fétide, sous laquelle on trouve de petites ulcérations dont la couleur contraste avec la blancheur des parties circonvoisines. Ces ulcérations gagnent de proche en proche. Après trois semaines ou un mois, le biseau de corne est décollé vers sa partie postérieure, et à la face interne de la corne décollée, on trouve une matière onctueuse, noirâtre et d'une odeur infecte.

Le décollement progresse ensuite toujours d'arrière en avant, les faces latérales restant inaltérées. Arrivé à la période de trente à trente-cinq jours, le talon est à peu près cicatrisé; mais, au fond de l'espace interdigité, l'ulcération s'est encore étendue, s'est taillée à pic, et est devenue encore plus douloureuse. Si on enlève la corne décollée, les tissus sous-ongulés se montrent d'un rouge vif et couverts par une matière blanchâtre et odorante. La souffrance s'est alors accrue; la bête boite plus fortement, elle a même peine à se soutenir debout; elle devient triste, se couche ou se tient sur les genoux pour paître, lorsque ce sont les pieds antérieurs qui ont été atteints.

Parfois, en progressant, l'altération décolle l'ongle tout à fait, ou il ne se maintient en place qu'à la faveur d'une corne nouvelle poussée en quelques points isolés. Il arrive aussi que, sous l'influence de l'irritation du tissu podophylleux, il y a une exagération de formation cornée, et que l'ongle devient énorme et tout à fait difforme. Puis, l'irritation augmentant, il en résulte assez souvent une production d'abcès dans la région du pâturon.

Enfin, les progrès du mal continuant encore, la suppuration devient abondante, les tissus se désorganisent, des fistules s'établissent, il se forme des clapiers purulents, les tendons et les ligaments se nécrosent et sont éliminés par lambeaux. Le canal biflexe est envahi, il se tuméfie, suppure, et le pus gagne l'articulation dont la capsule se détruit, puis l'os du pied qui se carie. Dans cet état, la douleur est devenue très-intense, une fièvre continue mine le sujet qui en perd complétement l'appétit, tombe dans le marasme et meurt. Avant d'en arriver là, il s'est écoulé une longue période de quatre à huit mois.

PRONOSTIC. — D'après ce qui précède, on voit qu'au point de vue purement pathologique, le piétin ne laisse pas que de présenter une certaine gravité. Au point de vue économique, il mériterait quand même une grande attention; car sa présence, si peu grave qu'il pût être en soi, a pour conséquence nécessaire d'entraver la fonction des bêtes ovines, qui est de tirer le meilleur parti possible des aliments qu'elles consomment. Toute souffrance, toute gêne dans la marche se traduit chez elles par une perte de poids ou par une réduction de leur accroissement normal. Il y a donc lieu de les leur éviter avec soin, soit par des mesures d'hygiène, soit par une police sanitaire bien entendue.

HISTORIQUE. — Le piétin n'est pas connu depuis bien longtemps en France. C'est Chabert qui, le premier, l'a décrit, en 1791, sous le nom de crapaud du mouton, en confondant ensemble toutes les affections qui atteignent le pied de cet animal, et en méconnaissant ses propriétés contagieuses. Tessier, par respect pour Chabert, l'a décrit lui-même sous le même nom, mais en y ajoutant toutefois celui de piétin.

Il faut arriver jusqu'à 1805 pour en trouver une bonne description donnée par Pictet, qui reconnut sa contagion.

Gohier, qui l'observa à la même époque et jusqu'en 1808, la reconnut aussi. Depuis lors, Chaumontel, de Gasparin, Girard, Favre (de Genève) et enfin Sorillon en ont successivement fourni des descriptions exactes.

Étiologie. — On s'est demandé si toutes les races de moutons sont également prédisposées au piétin, pour la raison que la maladie n'a attiré l'attention que depuis l'introduction des mérinos dans notre pays. Ne serait-ce point que les grands troupeaux datent précisément, chez nous, du moment où cette introduction s'est effectuée? En dehors de la transmission par contagion, l'étiologie de cette maladie est fort obscure. Ici, comme toujours, on a fait intervenir tour à tour toutes les causes banales. On accuse surtout l'humidité et la malpropreté des bergeries, les boues irritantes des cours de ferme.

Morel de Vindé l'a attribuée à un animalcule qui élirait domicile dans l'espace interdigité. Il serait superflu, étant donné que le piétin est une des formes de la maladie aphtheuse déjà décrite pour les races bovines, de nous arrêter à discuter cette étiologie, en faveur de laquelle aucun argument valable n'a jamais été fourni par personne. Il convient de nous tenir à l'examen de ses modes de propagation par contagion.

Contagion. — Ainsi que nous l'avons déjà dit, c'est Pictet qui, en 1805, parla le premier de la contagion du piétin, et en fournit la démonstration. Il reçut du Piémont 200 brebis métisses, dont quelques-unes étaient boiteuses pour cause de cette maladie. Elles furent placées avec une centaine d'autres métisses sur une montagne peu élevée, dont le pâturage était sain et de bonne qualité. Bientôt ces dernières devinrent malades, ainsi, du reste, que tout le troupeau des 300 bêtes. Des béliers qu'on y joignit furent également atteints.

Ces faits une fois publiés, l'idée de la contagion se répandit en France, et fut appuyée notamment par Girard. Le professeur Gohier entreprit des expériences, après avoir, à son tour, publié des observations confirmatives. Il enleva des plaques de corne sur des pieds malades et les plaça entre les ongles d'animaux sains qui, ensuite, se montrèrent atteints du piétin. Alors, la Société d'agriculture de Paris mit au concours la question de la contagion du piétin, et le prix fut décerné à Favre (de Genève) et à Sorillon. Favre (Mémoires de la Société, 1823) rapporte, dans son Mémoire couronné, des expériences concluantes. Sur 32 bêtes, la matière du piétin fut déposée simplement entre les ongles, et 21 d'entre elles contractèrent l'affection. Les faits notés par Sorillon (*Recueil*, t. VIII, p. 338) ne sont pas moins évidents.

Depuis, Félix (de Bergerac), Chaumontel, Mathieu de Dombasle, Delafond, Charlier, ont publié des faits semblables. Nous avons nous-même fait des observations nombreuses, et répété des expériences directes entièrement confirmatives. Il ne peut donc plus y avoir de doute au sujet de la contagion. Les bêtes ovines qui séjournent sur un lieu imprégné de la matière provenant des pieds atteints du piétin contractent, presque à coup sûr, la maladie. Certains auteurs vont même jusqu'à prétendre que le passage sur des chemins fréquentés par des animaux malades suffit pour déterminer la contagion. Cela est sans doute exagéré; mais ce qui doit surtout appeler l'attention, c'est la propagation du piétin par les wagons qui servent au transport des moutons.

II. — POLICE SANITAIRE.

Le piétin étant, pour nous, la forme particulière, pour le mouton, de la maladie aphtheuse des bêtes bovines décrite précédemment avec tous les détails qu'elle comporte, il va sans dire que, toutes proportions gardées, la police sanitaire de cette maladie lui est applicable. Nous pouvons donc nous borner à renvoyer au chapitre spécial de la cocotte (Voy. p. 462) pour compléter, à cet égard, l'étude du piétin. Revenir ici sur ce sujet serait une répétition sans utilité. Mais nous devons insister sur la réserve que commande, dans l'application de la législation sanitaire, le caractère propre de la lésion locale qui appartient aux bêtes ovines, lésion qui ne paraît point pouvoir se communiquer autrement que par le contact direct ou immédiat de la matière virulente, par le dépôt de cette matière sur les pieds des animaux sains de la même espèce. Évidemment il n'y a pas lieu, dans ce cas, de recourir à des mesures d'isolement aussi sévères que celles commandées par la possibilité d'une transmission par plusieurs autres voies.

CHAPITRE XVII.

RAGE.

I. — DESCRIPTION PATHOLOGIQUE.

DÉFINITION. — La rage est une maladie virulente qui, parmi les animaux domestiques, ne se montre spontanément que chez les carnassiers des genres *Canis* et *Felis* (chiens et chats), mais qui se communique avec la plus grande facilité aux herbivores et aux omnivores (chevaux, bœufs, moutons, chèvres et porcs). La transmission a lieu seulement par l'inoculation directe des liquides virulents. La simple cohabitation est sans danger, l'élément virulent n'étant point susceptible de se disséminer dans l'air ambiant. La rage n'est donc point une maladie infectieuse ou transmissible par la contagion proprement dite.

Elle est essentiellement caractérisée par le besoin insurmontable qu'éprouve le malade, à un certain degré du développement de la maladie, de se servir de ses armes offensives, sous l'influence de la moindre excitation extérieure. En l'absence de celle-ci, le mal peut suivre son cours jusqu'à la mort, plus ou moins prompte mais toujours infaillible, sans la manifestation d'aucun accès de rage ou de fureur. Il ne faut donc pas prendre dans un sens absolu le nom sous lequel il est le plus généralement connu. L'élément virulent, encore indéterminé, qu'élaborent particulièrement les glandes salivaires ou qu'elles éliminent (car cela soulève une question non résolue), est, pour le système nerveux, un poison dont les effets se traduisent par une excitabilité pathologique bientôt suivie de la paralysie des muscles de la déglutition, puis de ceux de la mastication et enfin de ceux du train postérieur.

SYNONYMIE. — Les noms divers sous lesquels la maladie dont il s'agit a été désignée en français et en latin, sont tous tirés de ses manifestations symptomatiques les plus immédiatement saisissables. Ils sont tous plus ou moins impropres, en raison des grandes variations que présentent ces manifestations, selon les individus et selon les circonstances dans lesquelles elle suit son cours. Ils offrent le danger, par leur signification accentuée et trop restreinte, de faire méconnaître l'existence réelle de la maladie, quand le symptôme qu'ils désignent ne se montre point, ce qui arrive assez souvent dans le cours complet de la maladie, et toujours à son début, alors qu'il importe le plus d'établir le diagnostic.

Les synonymes de *rage* sont les termes *rabies*, *rabisme*, *hydrophobie*. Le plus impropre et le plus dangereux, parce qu'il est radicalement erroné, c'est le dernier, ainsi que nous le verrons. En aucun cas l'animal enragé n'éprouve une véritable répulsion ou une véritable horreur de l'eau. Chez l'homme, où le phénomène qu'exprime ce terme a été constaté, il se présente, en outre, dans des cas qui n'ont rien de commun avec la maladie qui nous occupe. Il suffit que la déglutition des liquides soit très-douloureuse pour que ceux-ci inspirent au malade une invincible répulsion qui provoque, quand on insiste, un réel accès de fureur simulant le véritable accès rabique.

SYMPTÔMES. — Pour mettre de l'ordre dans la description symptomatologique de la rage, que nous bornerons, d'ailleurs, à ce qui est indispensable, au point de vue où nous sommes ici placés, nous passerons en revue les principales fonctions physiologiques, en indiquant à mesure les troubles qu'y détermine la maladie, et en insistant surtout sur ceux qui en marquent le début.

Au point de vue symptomatologique, la rage est aujourd'hui une maladie bien connue. C'est à Youatt, savant vétérinaire anglais, qu'il faut attribuer le mérite d'avoir, le premier, fidèlement exposé les caractères de la rage du chien. M. H. Bouley, dans la traduction qu'il a donnée du chapitre du livre de Youatt où il est question de cette maladie, a continué par ses observations personnelles celles de cet auteur. C'est à dater de ce moment que la rage du chien a commencé à être bien connue en France dans la série de ses manifestations, qui ne sont pas toutes des manifestations toujours furieuses, comme les descriptions des auteurs antérieurs le donnaient à penser.

M. A. Sanson, s'inspirant de la description de Youatt, complétée par M. H. Bouley, a publié en 1860 un opuscule intitulé : *Le meilleur préservatif de la rage*, où les caractères de cette maladie se trouvent exposés d'une manière plus complète encore que Youatt et M. Bouley ne l'avaient fait. M. Sanson, désirant mettre son ouvrage à la portée des gens du monde, qu'il est destiné à éclairer, a eu soin d'y rassembler une série de faits émouvants qui en rendent la lecture attrayante.

De son côté, M. H. Bouley, reprenant ce sujet, a donné de la rage canine une très-remarquable description, dans un rapport lu à l'Académie de médecine en 1863, et dans une conférence qu'il fut appelé à faire, en 1869, à une des soirées de la Sorbonne.

M. le professeur Tardieu (*Dictionnaire d'hygiène publique et de salubrité*), M. Vernois (*Bulletin de l'Académie*), Boudin (*Annales d'hyiène publique*) ont réuni des renseignements statistiques du plus haut intérêt relatifs au grave sujet de la prophylaxie de la rage.

Outre ces documents, nous nous sommes servi, pour l'exposé qui va suivre, des faits nombreux que M. Bourrel, vétérinaire à Paris, a recueillis dans l'établissement spécial qu'il dirige, et qu'il a rassemblés dans un mémoire publié par lui, dans le but principal de préconiser une opération qu'il a imaginée pour rendre les chiens inoffensifs. — Nous ne devons pas oublier, dans cette énumération, les études expérimentales de Renault, les documents consignés dans les anciens comptes-rendus annuels des cliniques des Écoles vétérinaires, et notamment de celle de Lyon, où se trouvent réunis les résultats d'observations et d'expériences nombreuses sur cette maladie. — Cela dit, procédons maintenant à l'exposé des symptômes de la rage canine.

Pendant plusieurs heures consécutives, dit Youatt, le chien malade se retire dans son panier ou dans sa niche. Il ne montre aucune disposition à mordre, et il obéit encore, quoique avec lenteur, à la voix qui l'appelle. Il est comme crispé sur lui-même, et sa tête est cachée profondément entre la poitrine et les pattes de devant. Bientôt il commence à devenir inquiet, il cherche une nouvelle place pour se reposer, et ne tarde pas à la quitter pour en chercher une autre, puis il retourne à son lit, dans lequel il s'agite continuellement, ne pouvant trouver une position qui lui convienne. Du fond de son lit, il jette autour de lui un regard dont l'expression est étrange. Son attitude est sombre et suspecte. Il va d'un membre de la famille à l'autre, fixe sur chacun des yeux résolus, et semble demander à tous alternativement un remède au mal qu'il ressent.

Tous les auteurs cités plus haut ont insisté, avec beaucoup

de raison, sur l'importance de ces remarques de Youatt, M. H. Bouley surtout, en s'arrêtant sur le peu de propension que montre le chien enragé à mordre son maître ou les personnes qui l'entourent. Comme on le voit, cela, en vérité, ne ressemble guère aux anciennes descriptions classiques, notamment à celle de Delafond, présentant les chiens enragés comme empressés de fuir la maison pour gagner la campagne et errer, en suivant de préférence le cours des ruisseaux et des rivières. « Il est bien avéré maintenant, dit M. A. Sanson, que le chien enragé ne manifeste aucune de ces tendances, aussi longtemps qu'il n'a pas été excité par des causes extérieures dont nous aurons à faire connaître les principales. Le pauvre animal demeure au logis, et il succomberait infailliblement sans avoir donné aucun signe de frénésie, s'il était entièrement soustrait à ces causes d'excitation. Tout se bornerait à des modifications caractéristiques dans son habitude extérieure. »

Youatt a signalé le premier la manifestation d'un délire avec de véritables hallucinations de la vue et de l'ouïe, fort analogue, sinon tout à fait semblable, à celui que les aliénistes ont nommé, dans ces derniers temps, *délire des persécutions*. Le chien enragé, en effet, semble se croire entouré d'ennemis, car, bien qu'il soit parfaitement seul, on le voit tout à coup se jeter en avant et exécuter le mouvement de la morsure, comme s'il voulait combattre. Il regarde autour de lui avec une expression sauvage, happe comme pour saisir un objet à la portée de sa dent, aboie et hurle d'une façon particulière sur laquelle nous reviendrons tout à l'heure. L'intensité des manifestations de ce délire est d'ailleurs en raison du caractère initial de l'animal. S'il était naturellement doux et soumis, elles ne se manifestent que faiblement et à de rares intervalles, en dehors de toute provocation. S'il s'agit, au contraire, d'un caractère hargneux et méchant, habitué à la lutte, ce signe, qui est fondamental, devient permanent, et donne à l'animal un aspect terrifiant.

La dépravation de l'appétit est au nombre des symptômes les plus constants de la rage. Les sujets qui sont sous le coup de la maladie manifestent d'ordinaire du dégoût pour leur nourriture habituelle, ou bien ils se jettent brusquement dessus pour l'avaler goulûment; mais leur préférence est le plus souvent pour les matières étrangères à leur alimentation, telles que la paille, le bois, le cuir, les crins, le charbon. Pour mieux dire, ils dévorent tout ce qui se trouve à leur portée. Contrairement au préjugé si répandu, tous les observateurs attentifs ont constaté que, peu après le début de la maladie, il se manifeste une soif intense, que Youatt qualifie d'ardente et de tout à fait inextinguible. Cette soif est due sans doute à la dessiccation produite dans la gorge par la paralysie commençante, qui rend d'ailleurs difficile la déglutition des liquides. Aussi, loin de fuir l'eau, comme on le croit, le chien enragé fait de grands efforts pour l'avaler ; il enfonce son museau dans le vase où elle se trouve, au lieu de happer le liquide avec sa langue.

La douleur que les efforts de déglutition lui causent se manifeste par des mouvements qui ont souvent fait prendre le change sur le véritable état de l'animal, et ont causé de nombreux accidents. Il se frotte violemment la région de la gorge avec ses pattes, comme s'il voulait se débarrasser d'un corps étranger qui y serait arrêté. L'erreur de diagnostic est encore rendue plus facile par ce fait que bientôt les progrès de la paralysie font tenir la gueule plus ou moins ouverte, le maxillaire ne pouvant plus être maintenu par la contraction des masséters. La première idée qui se présente alors à l'esprit des personnes non prévenues, c'est celle de la présence d'un os, par exemple, arrêté dans le pharynx. La bave filante qui s'écoule de la bouche, ne pouvant plus être déglutie, contribue à l'erreur sur laquelle l'attention ne saurait trop s'arrêter.

C'est au même phénomène que doit être attribué le changement si caractéristique produit par l'existence de la rage dans le timbre de la voix. Ce changement est tel qu'il n'est plus possible, une fois qu'on l'a bien constaté, de s'y méprendre désormais.

Les modifications subies par la voix sont de deux sortes : celles qui concernent le timbre et celles qui sont relatives aux modulations de l'aboiement et du hurlement.

Quant au timbre, on ne peut pas mieux le caractériser qu'en le disant fêlé. Tout le monde comprend la signification de ce mot. Au lieu de l'éclat sonore qui, dans l'état normal, appartient à la voix du chien qui aboie, le son est ici, en quelque sorte, voilé et rauque. On l'a qualifié de *voix de coq;* et, en effet, c'est bien le même timbre, qui s'observe encore dans la toux de l'enfant atteint du croup.

Pour ce qui est des modulations, il faut emprunter à Youatt la description qu'il en a donnée. Nul, mieux que cet auteur, n'a caractérisé le *hurlement rabique*, signe véritablement pathognomonique de la maladie. L'animal, lorsqu'il le fait entendre, est, dit-il, le plus ordinairement debout, quelquefois assis, le museau porté en l'air. Il commence par un aboiement ordinaire, qui se termine tout à coup et d'une manière tout à fait singulière en un hurlement à cinq, six ou huit tons plus élevés que le commencement. On entend quelquefois les chiens hurler, ajoute l'auteur; mais, dans le cas de rage, le son produit est un aboiement parfait auquel succède tout à coup, brusquement, un hurlement prolongé.

Cependant, tous les chiens enragés n'aboient pas. Il en est qui sont complétement *muets* dès le début de la maladie, à laquelle on a donné pour cela le nom de *rage muette*, par corruption *rage mue*. Dans cette variété de rage, l'émission des sons est rendue impossible par la paralysie des mâchoires, qui empêche en même temps les animaux de mordre, ce à quoi, du reste, ils ne semblent pas avoir de propension.

Il existe toujours, dans la rage, une anesthésie périphérique plus ou moins prononcée, avec une excitabilité centrale exagérée. Cette anesthésie va parfois jusqu'à l'insensibilité complète. On a souvent vu le chien enragé se précipiter sur un fer rouge qu'on lui présentait, le mordre et ne point lâcher prise, malgré la cautérisation. Il ne sent point, en ce cas, la brûlure, pourtant si douloureuse dans l'état normal ; à plus forte raison les contusions ou les simples blessures qu'il se fait d'ailleurs lui-même assez fréquemment. Une diminution de la sensibilité périphérique peut donc être considérée comme un signe diagnostique d'une certaine valeur.

C'est là, du reste, un fait de physiologie pathologique bien connu, et qui n'est pas particulier à l'affection rabique. Il n'y a donc pas lieu d'y insister, si ce n'est pour faire remarquer la valeur du signe correspondant, du côté des centres nerveux. Celui-ci nous fournit une interprétation scientifique de l'état pathologique dont il s'agit, en mettant à son vrai rang la propension à mordre, considérée par les anciens auteurs comme caractéristique de la rage. Cette propension n'est même point nécessaire chez les carnassiers canides et félins. Elle ne se manifeste chez eux qu'en raison de ce que les dents sont leurs seules armes offensives et défensives. On ne la constate nullement chez les ruminants, qui, dans le cas, n'attaquent

qu'avec leurs cornes, tandis que le cheval attaque indifféremment avec ses dents ou avec ses pieds. Il s'agit donc
purement et simplement d'une excitabilité centrale pathologique, qui a pour effet de rendre le malade irrésistible-
ment agressif. On le constate bien chez l'homme qui, jusqu'au dernier moment, en conserve la conscience.

Ce besoin insurmontable d'agression, véritablement
caractéristique de l'affection rabique, se manifeste surtout,
chez les chiens, à l'égard des animaux de leur espèce.
Aussi la présence d'un de ces animaux est-il le réactif le
plus sûr, dans les cas douteux, pour provoquer la manifestation de l'accès. Quelques faits consignés dans les annales de la science semblent devoir porter à admettre
qu'il en est ainsi, même pour les herbivores, lorsqu'ils ont
contracté la maladie à la suite de la morsure d'un chien.
M. H. Bouley et M. A. Sanson en ont cité plusieurs qui
sont démonstratifs.

La marche des symptômes de la rage est variable. Elle
dépend de la fréquence des accès, et celle-ci dépend elle-
même, à la fois, du caractère du sujet et des causes extérieures d'excitation. D'après quelques auteurs, il y aurait
dans la rage des périodes de rémission pendant lesquelles
l'animal reviendrait à son état normal. Cette opinion ne
s'étaye, que nous sachions, sur aucun fait bien observé ;
nous ne le reproduisons à cette place qu'afin de premuir
contre le danger des morsures les personnes qui, imbues
de cette croyance, approcheraient sans précaution les
chiens pendant cette période dite *de remission*. Dans tous
les cas, la rage se termine par la paralysie progressive, procédant des parties antérieures vers les parties
postérieures. Les cordons sensitifs de la moelle sont les
premiers atteints, puis l'altération gagne les moteurs. La

paraplégie s'accuse de plus en plus, et le malade succombe enfin asphyxié.

Anatomie pathologique. — L'étude histologique des lésions du système nerveux dans la rage n'a pas encore été faite. Elle n'a, en vérité, qu'un intérêt de science pure; car il est peu probable qu'elle puisse conduire à des conséquences immédiatement pratiques, c'est-à-dire à des conséquences thérapeutiques. Il n'en serait pas moins intéressant de l'entreprendre. En attendant, il faut s'en tenir aux lésions visibles à l'œil nu qui, à l'autopsie, permettent de reconnaître, avec de très-grandes probabilités, équivalant presque à la certitude, l'existence de la maladie durant la vie de l'animal qui les présente. Le diagnostic *post mortem* est, dans beaucoup de cas, d'un grand intérêt pour la police sanitaire.

La lésion la plus constante, c'est la rougeur et la turgescence de la muqueuse buccale. Les amygdales sont gonflées, ainsi que le pharynx, et d'une teinte violacée. L'épiglotte est injectée et épaissie. La muqueuse du larynx est rouge, surtout aux environs des lèvres de la glotte et sur les membranes vocales. C'est ce qui explique la modification subie par le timbre de la voix du chien enragé.

Ces lésions sont celles de l'angine simple. Isolément, elles ne peuvent, par conséquent, avoir rien de caractéristique. Elles sont accompagnées d'altérations semblables dans la muqueuse de la trachée et des bronches, et d'une congestion du tissu pulmonaire et du tissu du cœur, qui est le signe de la mort par asphyxie.

Sur la muqueuse de l'estomac, on constate souvent des traces inflammatoires ; mais ce sont surtout les matières contenues dans le viscère qui ont une grande valeur pour le diagnostic, jointes aux lésions précédentes. Si, dit Youatt avec grande raison, on y rencontre un mélange étrange de crins, de foin, de paille, d'excréments, de terre ou de restes d'aliments, on peut affirmer, sans crainte de beaucoup d'erreur, que le chien est mort enragé, car ce n'est que sous l'influence de la dépravation d'appétit, qui est le propre de la rage, que cet amas de substances a pu être dévoré. Toutefois, ajoute-t-il, toutes les matières étrangères, rencontrées dans l'estomac, n'ont pas la même valeur diagnostique. Ce qui autorise surtout à affirmer l'existence de la rage, c'est la présence de ce mélange singulier de paille, de crins, de foin et de matières de toutes sortes qui viennent d'être énumérées. Lorsqu'on ne rencontre pas dans l'estomac de matières étrangères à l'alimentation, mais un fluide composé principalement de bile corrompue et de sang extravasé, on est fortement fondé à soupçonner l'existence de la rage. Le soupçon se transforme en certitude, s'il existe dans le duodénum ou le jéjunum quelques débris de matières indigestes. C'est qu'alors le reste a été rejeté par le vomissement, et l'auteur conseille de s'enquérir de la nature des matières qui ont été rendues pendant la vie.

Nous devons dire un mot maintenant des petites vésicules remplies d'un liquide clair et spécifique signalées par Marochetti de chaque côté du frein de la langue, et auxquelles il a donné le nom de *lysses*. L'attention a été appelée de nouveau naguère sur ce point par Auzias-Turenne; mais aucun observateur attentif n'a pu véritablement en constater la réalité. Marochetti a évidemment pris les follicules muqueux de cette région, en état de turgescence, pour des vésicules rabiques. Nous n'en parlons, en conséquence, que pour ne rien négliger.

En somme, on voit que, dans l'état actuel de la science, l'anatomie pathologique de la rage, c'est-à-dire les lésions propres à la maladie dont il s'agit, se réduisent à

peu de chose. Si nous passions la revue de tous les viscères de l'économie, nous y trouverions des altérations
plus ou moins accentuées, mais qui toutes accuseraient
seulement le genre de mort de l'animal, sans nous fournir
aucun éclaircissement sur la cause prochaine même de ce
genre de mort. Il serait donc sans intérêt de prolonger
par là notre description, dont la partie utile est bornée,
en définitive, à ce qui concerne l'état de l'estomac, joint à
celui des premières voies digestives et des premières voies
respiratoires. Les autopsies les plus minutieuses, n'ayant
pas été accompagnées de l'examen microscopique de la
moelle et de l'encéphale, n'ont rien pu y ajouter.

ÉTIOLOGIE. — Ici, comme pour toutes les maladies virulentes, la première question qui se pose est celle de savoir
si la rage peut ou non se manifester chez l'animal des
genres *felis* et *canis* en l'absence de toute inoculation.
Tout le monde sait qu'en ce qui concerne les herbivores,
cette question n'est point douteuse. On ne leur a jamais
reconnu la faculté d'engendrer spontanément la virulence
rabique. Il en est autrement pour les animaux des genres
félin et canin.

Il en est autrement pour les animaux des genres *felis*
et *canis*. On admet pour eux la possibilité que la rage se
développe *spontanément*, ou autrement dit, en dehors de
l'inoculation. Le chien peut devenir enragé sans que la
maladie lui ait été transmise : voilà l'opinion à laquelle se
rallient le plus grand nombre des observateurs.

Mais dans quelles conditions et dans quelle mesure?

La réponse à la première de ces questions n'est pas possible à donner dans l'état actuel de nos connaissances, ou,
pour parler plus exactement, dans l'état actuel de notre
ignorance. Nous ne savons rien encore des causes qui peuvent donner lieu, en dehors de l'inoculation, au dévelop-

pement de la rage sur le chien. L'influence des fortes chaleurs, auxquelles on a voulu faire jouer un rôle, est plus que problématique, car on ne voit pas que la rage soit la maladie des pays chauds et des saisons chaudes. Au contraire, les statistiques démontrent qu'on l'observe plus communément dans les pays tempérés que dans les régions tropicales, et elles ne démontrent pas que dans ceux-là elle soit plus fréquente à l'époque des fortes chaleurs que dans d'autres saisons. Quant aux privations de toutes sortes que l'on a invoquées comme conditions génératrices de la rage, tout ce que nous pouvons dire à ce sujet, c'est que les expériences tentées par Bourgelat, plus tard par Magendie et par d'autres expérimentateurs n'ont donné que des résultats négatifs. Cependant, à l'égard des excitations sexuelles et de leurs conséquences possibles sur l'organisme du chien, des auteurs expriment une certaine reserve. Dans la discussion, devant l'Académie, à laquelle a donné lieu le rapport de M. H. Bouley en 1863, U. Leblanc a reproduit cette opinion déjà ancienne que la privation des actes générateurs est une cause déterminante de la rage. S'inspirant plutôt de ses convictions que de faits d'observation et d'expériences directes, il a fortement insisté sur l'influence génésique, à l'égard de cette maladie, de la non-satisfaction des besoins sexuels. Sans vouloir formuler sur ce point une opinion absolue, nous ferons cependant remarquer que cette cause serait, dans tous les cas, beaucoup moins efficiente que ne le pense U. Leblanc. S'il en était ainsi, les cas de rage spontanée s'observeraient beaucoup plus fréquemment qu'on ne les observe en réalité. Renault, pendant trente ans, assure n'avoir recueilli que trois faits de rage spontanée chez le chien, et encore, pour deux cas, les renseignements n'étaient pas entièrement confirmatifs ; de notre côté, les enquêtes minutieuses auxquelles nous nous sommes livré pour connaître l'origine de plus de deux mille cas de rage canine, nous avons reconnu que toutes, à part quelques rares exceptions, pour lesquelles le doute était commandé, se rattachaient à l'inoculation par morsures.

Quel est, maintenant, dans le nombre total des chiens enragés, la part qui revient aux cas dits spontanés? Nul ne serait en mesure, dans l'état actuel de la science, de répondre à une telle interrogation. Les faits bien recueillis nous manquent. L'étiologie de la rage, nous l'avons dit, en dehors de l'inoculation rabique, est encore entourée d'une très-grande obscurité. Sous le rapport de la police sanitaire, ce point, qui ressort évident de toutes les statistiques, est celui qu'il importe le plus de connaître, comme nous le verrons par la suite.

Le comité consultatif d'hygiène publique, établi au ministère de l'agriculture et du commerce, recueille des documents qui font ensuite l'objet de rapports dans lesquels ces documents sont classés pour conduire à des conclusions. De leur côté, les Écolos vétérinaires, notamment celle de Lyon, ont produit qnelques statistiques. Enfin, M. Bourrel (1), vétérinaire distingué de Paris, dont nous avons déjà eu l'occasion de citer les travaux, a recuilli des renseignements très-significatifs que nous allons reproduire ici parce qu'ils sont plus complets et qu'ils établissent les rapports entre le nombre absolu des cas de rage avec la statistique générale des animaux du même genre sains ou malades, et qu'ils indiquent la race, le sexe et l'âge des animaux atteints de la rage.

Dans une première période comprenant les années 1859 à 1866, 8,639 chiens malades ont été reçus dans l'établis-

____

(1) *De la rage; moyens de l'éviter;* par M. Bourrel. — Brochure in-8°, 1re édition, Paris 1867; 2e édition, Paris 1873.

sement de M. Bourrel. Sur ce nombre, 393 étaient enragés. Cela donne un peu plus de 4 enragés sur 100 cas de maladie. Sur ces 393 animaux, 31 étaient âgés de moins d'une année. Les tableaux suivants montrent leur répartition par âge et par sexe.

Tableau Iᵉʳ., — 1ʳᵉ Pᴇ́ʀɪᴏᴅᴇ. — *Répartition par âge de zéro u dix mois.*

SEXES.	Un mois.	Deux mois.	Trois mois.	Quatre mois.	Cinq mois.	Six mois.	Sept mois.	Huit mois.	Neuf mois.	Dix mois.	TOTAUX.
Mâles..........	»	»	2	1	2	4	3	8	1	5	26
Femelles.........	»	»	»	»	»	1	1	1	2	»	5
Tᴏᴛᴀᴜx.......	»	»	2	1	2	5	4	9	3	5	31

Tableau II. — 1ʳᵉ Pᴇ́ʀɪᴏᴅᴇ. — *Répartition par âge de un à quinze ans.*

SEXES.	Un an.	Deux ans.	Trois ans.	Quatre ans.	Cinq ans.	Six ans.	Sept ans.	Huit ans.	Neuf ans.	Dix ans.	Onze ans.	Douze ans.	Treize ans.	Quatorze ans.	Quinze ans.	TOTAUX.
Mâles....	42	64	53	36	40	32	16	12	6	9	1	4	»	2	1	318
Femelles.	3	11	7	8	4	4	3	1	1	»	1	1	»	»	»	44
Tᴏᴛᴀᴜx.	45	75	60	44	44	36	19	13	7	9	2	5	»	2	1	362

Ces nombres sont les plus grands qui aient été rassemblés jusqu'à présent. Ils peuvent donc fournir des probabilités assez sérieuses. Ils établissent, d'abord, d'une façon péremptoire, que la rage attaque le chien à tout âge.

Mais réservons les conclusions jusqu'au moment où nous aurons exposé tous les faits relevés. Voici maintenant un tableau qui donne la répartition par mois et toujours par sexe.

Tableau III. — 1re Période. — *Répartition par mois.*

SEXES.	Janvier.	Février.	Mars.	Avril.	Mai.	Juin.	Juillet.	Août.	Septembre.	Octobre.	Novembre.	Décembre.	TOTAUX.
Mâles....	31	28	22	31	27	35	30	26	29	36	21	26	342
Femelles..	5	3	4	1	5	7	2	4	6	3	3	6	49
Totaux.	36	31	26	32	32	42	32	30	35	39	24	32	3`1
	1er trimestre. 93			2e trimestre. 106			3e trimestre. 97			4e trimestre. 95			391

M. Bourrel a eu aussi l'idée de tenir compte, dans sa statistique, des sortes de chiens. En voici la répartition dans ce quatrième tableau :

Tableau IV. — 1er Période. — *Répartition par variétés.*

VARIÉTÉS DE CHIENS.	MALES.	FEMELLES.	TOTAUX.
Métis............	102	8	110
Loups, dits *Loulous*........	76	8	84
Terriers...........	61	16	77
De Chasse...........	47	8	55
Griffons...........	19	6	25
Épagneuls (petite espèce).......	22	2	24
Barbets, Caniches........	5	»	5
Terre-Neuve..........	5	»	5
Lévriers..........	3	»	3
Métis Carlin.........	1	1	2
Bichons...........	2	»	2
Danois...........	1	»	1
Totaux........	311	49	393

Dans la seconde période, comprenant les années 1866 à 1872 inclus, 11,558 chiens malades, dont 8,209 mâles et 3,349 femelles, sont entrés dans les infirmeries de M. Bourrel. Sur ce nombre total, 948 étaient enragés, dont 810 mâles et 138 femelles seulement. C'est donc une proportion de 8.2 enragés pour 100 malades, proportion juste le double de la précédente, pour la période de 1859 à 1866.

Ces 948 enragés se répartissent comme l'indiquent les tableaux suivants, dressés sur le modèle de ceux qu'on vient de voir :

Tableau V. — 2ᵉ Période. — *Répartition par âge de zéro à un an.*

SEXES.	Un mois.	Deux mois.	Trois mois.	Quatre mois.	Cinq mois.	Six mois.	Sept mois.	Huit mois.	Neuf mois.	Dix mois.	TOTAUX.
Mâles............	»	1	4	4	7	19	7	14	8	16	80
Femelles........	»	»	»	»	1	1	5	1	3	4	15
Totaux........	»	1	4	4	8	20	12	15	11	20	95

Tableau VI. — 2ᵉ Période. — *Répartition par âge de un à quinze ans.*

SEXES.	Un an.	Deux ans.	Trois ans.	Quatre ans.	Cinq ans.	Six ans.	Sept ans.	Huit ans.	Neuf ans.	Dix ans.	Onze ans.	Douze ans.	Treize ans.	Quatorze ans.	Quinze ans.	TOTAUX.
Mâles....	115	137	145	79	80	41	34	41	22	15	4	6	4	5	2	730
Femelles..	12	19	15	18	17	8	2	9	3	5	2	2	1	2	2	123
Totaux.	127	156	160	97	97	49	42	50	25	20	6	8	5	7	4	853

Tableau VII. — 2e PÉRIODE. — *Répartition par mois.*

SEXES.	Janvier.	Février.	Mars.	Avril.	Mai.	Juin.	Juillet.	Août.	Septembre.	Octobre.	Novembre.	Décembre.	TOTAUX.
Mâles....	74	71	74	78	67	62	58	72	78	57	58	61	810
Femelles..	13	7	15	13	13	16	10	12	9	9	12	9	138
TOTAUX.	87	78	89	91	80	78	68	84	87	66	70	70	948
	254			219			239			206			

Tableau VIII. — 2e PÉRIODE. — *Répartition par variétés.*

VARIÉTÉS DE CHIENS.	MALES.	FEMELLES.	TOTAUX.
Métis	211	14	225
Loups, dits *Loulous*	68	8	76
Terriers........................	225	61	286
De Chasse......................	68	16	84
Griffons........................	63	11	74
Épagneuls	70	8	78
Barbets, Caniches.................	28	1	29
Terre-Neuviens	31	5	36
Lévriers	19	7	26
Bichons........................	1	»	1
Danois.........................	2	»	2
Havanais	17	7	24
Roquets	7	»	7
TOTAUX.........	810	138	948

Les conclusions qui ressortent de la statistique précédente sont faciles à tirer, et elles ont une valeur incontestable, en raison surtout du grand nombre de cas sur lesquels peuvent porter les calculs. Ce nombre, en effet, dépasse 20,000 pour les deux périodes considérées.

Il en résulte d'abord que le sexe mâle fournit toujours

proportionnellement un plus fort contingent à la rage que le sexe femelle, ce qui ressort aussi des autres statistiques. Dans la première période, la proportion générale a été de 6,597 mâles pour 2,052 femelles, soit 3 chiens pour 1 chienne. Pour les enragés, au contraire, il y a eu 344 mâles pour 49 femelles, soit 7 mâles contre 1 femelle. Dans la seconde période, la proportion générale a été de 8,209 mâles pour 3,349 femelles, ou 2.45 contre 1. Pour les enragés, il y a eu 810 mâles pour 138 femelles, soit 5.87 contre 1. Les chiens ont donc plus de deux fois autant de chances de rage que les femelles. Nous ne nous arrêterons pas à en chercher la raison, faute d'un terrain solide sur lequel nous puissions marcher; mais nous ne pouvons nous dispenser de faire remarquer que ces faits ne semblent pas déposer en faveur de l'influence attribuée à la privation des rapports sexuels, cette privation étant bien plus commune, surtout à Paris, pour les chiennes que pour les chiens.

Le préjugé répandu sur l'influence des saisons, et particulièrement de la saison chaude, reçoit aussi un démenti formel de la statistique de M. Bourrel et des statistiques des Écoles et du Comité d'hygiène. Dans la première période, le nombre correspondant aux mois les plus chauds de l'année est parmi les moins élevés. Dans la seconde, il en est de même. Pour les mois de juillet, août et septembre, il est de 239, contre 254 et 249 pour le premier semestre. Il en est ainsi quant à l'influence de l'humidité. Le trimestre d'automne est précisément celui qui, dans les deux périodes, a fourni le moins de cas. Il faut donc éliminer les influences météorologiques de l'étiologie de la rage.

La considération des races ne nous apprend rien de précis, les chiffres des enragés paraissant être sensiblement en rapport avec ceux de la répartitition générale des diverses variétés de chiens dans la population.

Nous sommes donc conduits à conclure que nous ignorons encore à peu près tout, pour ce qui concerne l'étiologie de la rage dite *spontanée*. L'étude attentive des faits nous montre seulement qu'il y a lieu de renoncer aux croyances répandues à l'état de préjugé et de rechercher dans la pathologie spéciale de l'affection une base précise pour une détermination ultérieure. Une seule chose est hors de doute : c'est la transmissibilité de cette affection de l'animal malade à l'individu sain de tout genre.

Contagion. — On ne peut pas dire que la rage soit contagieuse dans le sens le plus général du terme. Le contact, en effet, ne suffit point pour la transmettre. Il y faut l'inoculation de la matière virulente déposée sur une surface susceptible de se laisser pénétrer par elle. La cohabitation seule, si étroite qu'elle fût, ne la transmettrait point. Le sujet malade ne dégage aucune matière virulente qui puisse s'introduire dans l'économie ni par les voies respiratoires, ni par les voies digestives. Du moins aucun fait connu ne permet-il de l'admettre. Ceux non douteux que nous possédons établissent que la seule voie de transmission est le réseau capillaire du tégument; que l'agent de transmission est la salive portée par la dent qui pénètre dans ce réseau, lors de la morsure, ou déposée accidentellement sur une partie quelconque du tégument dénudée ou dépourvue de son revêtement épidermique ou épithélial.

C'est là un fait dont la démonstration serait superflue. Elle est acquise et incontestée. Il est intéressant seulement de déterminer dans quelle mesure, théoriquement et pratiquement, l'insertion de la matière virulente rabique inocule la maladie; car de nombreuses expériences, dues à Renault pour la plus forte part, ont établi que la transmission n'est pas infaillible, même quand le liquide virulent a sûrement été mis en contact avec le réseau capillaire, et l'observation montre, d'un autre côté, que, dans le plus grand nombre des cas de morsure par un animal enragé, les conditions de son insertion ne se trouvent point réalisées. Ces deux ordres de considérations sont importants pour mesurer, à notre point de vue, le degré probable de contagion de la rage.

Voici ce qui résulte des recherches et des expériences personnelles de Renault sur ce point :

De 1827 à 1837, il est resté à l'École d'Alfort 244 chiens suspects de rage pour avoir été mordus par des individus de leur espèce, considérés comme étant enragés. Tous ont été conservés au delà de deux mois. Sur ces 244 chiens, 74 seulement, soit environ un tiers, sont devenus enragés.

A l'École de Lyon, les relevés semblables ont établi que la proportion de ces cas de rage était seulement de 1 sur 5 pour les chiens et de 1 sur 4 pour les chevaux.

A l'École de Toulouse, sur 16 animaux mordus, chiens, bêtes bovines ou chevaux, le professeur Lafosse n'a vu survenir la rage que cinq fois.

A l'École de Berlin, d'après Hertwig, sur 137 chiens mordus dans les rues et amenés à la clinique de 1823 à 1837, 16 seulement sont devenus enragés, soit 1 sur 8.

On voit que, dans les conditions pratiques, le plus grand nombre, à beaucoup près, des individus mordus échappent à la contagion. Voyons ce qu'il en est dans les conditions expérimentales où s'est placé Renault. De 1830 à 1852, il a fait mordre sous ses yeux, par des chiens enragés, 99 individus : chiens, chevaux ou moutons, sur des régions de leur corps où la peau est fine et dépourvue de poils, ou bien de la salive rabique a été introduite par lui sous leur épiderme. Sur ce nombre de 99 individus ainsi inoculés avec toutes les précautions possibles, 67 seulement ont contracté la rage. Les autres 32, conservés pendant plus de cent jours en observation, n'ont rien présenté d'anormal.

Le professeur Hertwig, qui a inoculé ou fait mordre sous ses yeux, à Berlin, 25 chiens, n'a constaté que sur 10 le développement de la rage. Le professeur Rey, à Lyon, a abtenu un résultat analogue à celui de Renault.

Il résulte de tout cela que, dans les conditions ordinaires, plus des deux tiers des sujets échappent à l'inoculation probable; que, dans les conditions expérimentales, où l'inoculation est certaine, encore un tiers au moins de ces sujets restent indemnes. La rage ne peut donc pas être mise au rang des maladies dont la transmission soit des plus faciles. Elle tire donc sa gravité, en tant que maladie transmissible, surtout de la terreur qu'elle inspire, en raison de sa terminaison fatale par la mort et des symptômes effrayants par lesquels elle se manifeste chez les malheureux d'espèce humaine qui en sont atteints.

La durée du temps qui s'écoule entre le moment de l'inoculation et celui de l'apparition des premiers symptômes rabiques est variable selon les circonstances individuelles. Sur 122 cas observés par MM. Saint-Cyr et Peuch, à l'École de Lyon, les deux tiers des sujets sont devenus enragés du quinzième au quarantième jour après la morsure. Le terme extrême noté par ces observateurs a été de cent cinq jours. Les observations de Renault, ayant porté sur 151 cas rigoureusement suivis sur des chiens, des chevaux, des moutons et des bœufs, ont établi qu'ordinairement l'apparition des symptômes avait lieu du vingtième au cinquantième jour après l'inoculation. C'est dans ces limites que, d'après le plus grand nombre de ces observateurs, se maintiennent les variations. Mais il se présente des cas exceptionnels accusant des dates en deçà et au delà. On a vu la rage se manifester après dix jours seulement et aussi beaucoup après cent jours. Nous en avons observé un dans lequel la période d'évolution s'est prolongée jusqu'au 290me jour.

Pour ce qui concerne les animaux, dont nous devons seulement nous occuper ici, cela, en vérité, n'a pas une bien grande importance ; car, à leur égard, le seul fait de suspicion suffit pour justifier les mesures de police qu'il importe d'adopter pour se mettre en garde contre la rage. Nous ne croyons donc point devoir y insister.

Nous avons dit plus haut que la salive paraissait jouir seule de la propriété de communiquer la rage ; c'est du moins ce qui résulte de l'observation de tous les jours et des expériences nombreuses faites par Renault, desquelles il résulte que le sang retiré, soit par piqûre, soit des gros vaisseaux artériels ou veineux, que le tissu musculaire inoculé à des chiens n'ont donné la rage à aucun d'eux ; ces résultats infirment ceux obtenus par Eckel, de Vienne, et M. Lafosse, qui affirment avoir transmis la rage en inoculant du sang chaud du bouc et du chien ; les inoculations faites aux carnivores et aux herbivores avec de la bave et des mucosités de la gueule des chiens morts de la rage, recueillis de huit à douze heures après leur mort, n'ont pas communiqué la maladie. Ces résultats de l'expérimentation sont confirmatifs, ajoute Renault, de l'observation qui démontre l'innocuité des blessures accidentelles des personnes qui font l'autopsie des cadavres de chiens enragés.

Pendant longtemps on a cru que la rage des herbivores n'était pas susceptible de se transmettre ; des inoculations tentées par Huzard, Dupuy, etc., semblèrent étayer cette manière de voir ; Renault même l'avait partagée ; mais il reconnut plus tard que la salive de mouton enragé se communiquait aux animaux de la même espèce, aux chevaux ; les chiens semblent jouir d'une certaine immunité que M. Rey, de Lyon, a signalée un des premiers. D'un autre côté, Renault a constaté expérimentalement l'inoculabilité de la salive de l'homme enragé aux herbivores que Gendrin et Breschet avaient antérieurement inoculée avec succès aux carnivores.

La viande provenant d'animaux morts ou sacrifiés dans le cours de la rage ne possède pas de propriétés virulentes comme tendraient à le faire croire quelques observations anciennes, notamment celles du professeur Gohier ; des faits plus précis et plus rigoureux, recueillis par Delafond, MM. Lafosse, Decroix, et par un grand nombre d'autres vétérinaires contemporains, en démontrent l'innocuité pour les hommes et pour les animaux ; en ce qui nous concerne, nous avons vu livrer à la consommation des vaches et des génisses atteintes de rage, sans qu'il en soit résulté aucun accident ; et si, à cet égard, quelques doutes pouvaient être conservés, ils disparaîtraient devant les résultats des expériences concluantes faites par Renault.

Cet habile expérimentateur a fait avaler à des chiens, à des moutons, à des chevaux de la salive seule ou associée à des aliments, du mucus buccal, du sang, de la chair pris sur des chiens ou des herbivores vivants ou venant de mourir, sans avoir jamais constaté un cas de transmission de rage.

Le lait pas plus que la viande ne paraît posséder de propriétés virulentes ; Renault a réuni sur ce point d'hygiène publique un grand nombre de faits dont il a déduit les conclusions suivantes :

A. De jeunes chiens ont vécu pendant assez longtemps du lait de chiennes chez lesquelles la rage était à l'état d'incubation ou déjà développée : ils sont ensuite restés en observation pendant plus d'une année. Aucun n'est devenu enragé.

B. Un chevreau a vécu pendant vingt jours du lait de sa mère, chez laquelle la rage était à l'état d'incubation : il l'a encore tétée pendant les trois premiers jours du développement de cette maladie. Je l'ai conservé pendant près de deux ans après, sans l'avoir jamais vu *seulement* une fois indisposé.

C. Plusieurs personnes ont bu, plus ou moins longtemps après sa sortie du pis et sans l'avoir fait bouillir, du lait provenant de vaches, chèvres ou brebis mordues par des chiens enragés, et qui avait été trait jusqu'au moment des premières manifestations rabiques. Cependant, malgré la frayeur qu'elles ont eu lorsqu'elles ont connu la provenance de ce lait, aucune n'a éprouvé le plus léger accident.

Les faits que nous avons recuellis confirment ces propositions ; nous croyons inutile de les reproduire ici.

II. — POLICE SANITAIRE.

La police sanitaire proprement dite de la rage se réduit à fort peu de chose, étant de beaucoup dominée par les mesures d'hygiène qu'il ne faut point confondre avec elle. Les chiens, au point de vue de la rage, sont l'objet d'une surveillance spéciale de la part des autorités dans les attributions desquelles la police municipale se trouve placée par la loi. Ces autorités prennent habituellement, dans les villes surtout, des arrêtés annuels prescrivant certaines mesures dont le but est de prévenir la propagation de la rage. Les prescriptions portent le plus souvent sur l'obligation de tenir les chiens en laisse et sur celle de les munir d'une muselière supposée capable de les mettre dans l'impossibilité de se servir de leurs dents contre les passants.

Les arrêtés ainsi compris sont temporaires. Ils sont mis généralement en vigueur durant quelques-uns des mois de la saison d'été. Après ce qu'on a lu plus haut, il ne sera sans doute pas nécessaire de faire remarquer leur inutilité complète, du moins en laissant de côté l'effet qu'ils peuvent produire sur l'état mental des populations effrayées par les accidents qui provoquent ordinairement leur promulgation. Nous ne discuterons pas l'opinion volontiers soutenue par les zoophiles et qui consiste à prétendre que l'usage abusif de la muselière a pour effet nécessaire de provoquer au contraire la manifestation d'un plus grand nombre de cas de rage. Les faits manquent pour étayer un tel raisonnement. Il suffit de constater, d'après les statistiques reproduites plus haut, que les variations dans le nombre annuel des cas de rage canine sont indépendantes des mesures de police prises jusqu'à présent, et que, par conséquent, la véritable police sanitaire de la rage est encore à faire.

Ce n'est pas davantage dans les prescriptions des lois et règlements sur les maladies contagieuses en général que l'on peut trouver des mesures utiles, à part celle qui se rapporte à la *déclaration*, sur laquelle nous revenons toujours, parce qu'elle est la plus pratique de toutes, à la condition qu'elle soit rendue facile à obtenir par des avantages personnels plutôt que par des menaces de pénalité.

Cette déclaration obtenue, le devoir de l'autorité, dans le cas particulier, ne laisse place à aucune hésitation. Tout animal suspect de rage, quel qu'il soit, doit être immédiatement mis à mort. Il ne s'agit pas seulement ici de préserver la fortune publique, auquel cas on peut discuter les avantages et les inconvénients de la mesure ; les plus grands dangers de la rage sont pour l'homme. Celui-ci ne discute pas le péril de sa sécurité. Quand il existe, il le combat par tous les moyens possibles. La vie de tous les chiens du monde n'est pas à mettre en balance avec celle d'un seul homme. Avec les animaux enragés, la police sanitaire se réduit donc à l'abattage le plus prompt possible de tout suspect. *Salus populi suprema lex.*

Comme mesure préventive de la propagation de la rage canine, le vétérinaire distingué dont nous avons reproduit les intéressantes statistiques, M. Bourrel, a imaginé et préconisé, il y a quelques années, une opération fort simple qu'il pratique et qui paraît devoir être efficace, si elle vient à être adoptée sur une grande échelle. Cette opération, que nous ne devons pas négliger d'indiquer, consiste à émousser systématiquement toutes les dents incisives et canines. L'auteur l'a décrite dans la brochure déjà citée, et il en a figuré le manuel. Elle est en réalité fort simple. Une lime suffit, comme appareil instrumental. En quelques minutes, les parties aiguës des dents ont disparu, et l'animal est ainsi privé du moyen d'introduire, par morsure, la salive rabique dans le réseau tégumentaire, au cas éventuel où il deviendrait enragé. Ainsi désarmé, il peut pincer plus ou moins fortement la partie du corps qu'il saisit avec ses mâchoires, mais il ne fait que la contusionner le plus souvent sans produire de plaie ; c'est tout au moins ce qui résulte des expériences dont M. Bourrel donne la relation ; toutefois nous devons dire que des essais que nous avons faits à Alfort il ressort que les boule-dogues produisent avec les molaires des plaies contuses aptes à absorber le principe virulent de la rage.

Étant donné ce que nous savons sur la faible proportion des cas de transmission de la rage par morsure, dans les conditions ordinaires, il est admissible que l'application générale de l'opération imaginée par M. Bourrel pourrait avoir pour effet de réduire cette proportion à presque rien, sinon à rien du tout. Ce ne serait pas une objection à lui opposer de prétendre que le chien a besoin de conserver ses incisives et ses canines intactes. Les parties tranchantes ou piquantes de ces dents, nécessaires au carnassier pour attaquer et déchirer sa proie, sont rendues superflues dans la vie domestique, où elles ne servent plus que pour la préhension des aliments, aussi facile avec des dents émoussées qu'avec des dents aiguës. Il y a donc à les émousser tout avantage sans aucun inconvénient.

En conséquence, recommander et prescrire, au besoin, par un arrêté l'application d'une telle mesure ne serait point, de la part de l'autorité municipale, plus outrepasser la limite de ses attributions que de prescrire celle de la muselière. Les deux mesures de police sont absolumen du même genre, au point de vue légal. Il pourrait être tout aussi bien défendu, sous les mêmes peines, de laisser vaguer dans les rues des villes les chiens dont les dents seraient intactes, que les chiens dépourvus de muselière. Et à l'égard de l'efficacité de la mesure, il est clair que les dents étant émoussées une fois pour toutes, elle atteindrait le but pour toutes les conditions d'existence du chien, tandis que la prescription de la muselière s'arrête sur le seuil des habitations, dans l'intérieur desquelles les mesures de police de ce genre cessent d'être applicables.

En ce qui concerne la viande et le lait des bêtes atteintes de la rage, il est inutile d'insister pour démontrer qu'il y a lieu d'en prohiber la vente et de défendre de les livrer à la consommation. S'il est vrai, comme je l'ai dit plus haut, que ces produits animaux ne paraissent pas nuisibles pour les personnes qui les ont consommés, il y a toujours à se préoccuper de l'effet moral et de l'influence qu'ils pourraient avoir sur le développement de la rage.

CHAPITRE XVIII.

DE LA DÉSINFECTION.

—

DÉFINITION. — La désinfection prescrite par la législation sanitaire a pour but de détruire les propriétés contagieuses des objets auxquels elle s'applique, que ces objets soient ou non pourvus d'une odeur infecte. Le mot est donc ici détourné de son sens français ou général pour en recevoir un tout à fait spécial, qui a, par conséquent, besoin d'être défini. Il est nécessaire aussi de définir et d'étudier les agents à l'aide desquels elle peut être appliquée de la manière la plus efficace, et d'indiquer les pratiques les plus propres à assurer son efficacité.

L'infection, en pathologie, s'entend de la communication des maladies par l'intermédiaire du milieu, par opposition avec celle que détermine le contact direct ou immédiat du sujet malade avec le sujet sain, et qui porte le nom de contagion proprement dite. Désinfecter, c'est donc enlever à ce milieu la faculté d'agir dans le sens de l'infection, soit que l'agent réel ou supposé de celle-ci soit disséminé dans l'atmosphère ou bien déposé sur les objets solides avec lesquels des rapports peuvent s'établir. Dans le sens général, au contraire, désinfecter, c'est purement et simplement détruire ou faire disparaître une mauvaise odeur ou une odeur incommode, en la remplaçant par une autre agréable ou moins désagréable que la première.

Il importe beaucoup, en vue du but visé par la police sanitaire, de ne point confondre ces deux sortes de choses, car ce but pourrait être manqué, si l'on s'en tenait à l'effet indiqué par le sens général du mot dont nous nous servons. Il y a, en effet, des substances réputées désinfectantes, parce que leur propre odeur, se substituant à celle qu'il y a lieu de faire disparaître, empêche de la percevoir, mais qui laissent néanmoins subsister les propriétés auxquelles elle est due. Par cela même, elles n'attaquent en rien celles de ces propriétés auxquelles l'infection pathologique est attribuée. De là nécessité, pour nous, de passer en revue, d'abord, tous les corps préconisés comme désinfectants, afin de bien faire connaître leurs propriétés et leur mode d'action.

Désinfectants. — Le plus incontestable de tous les désinfectants c'est le *feu*. Nulle matière virulente ne résiste à son action poussée jusqu'à la température de combustion des corps organiques ; beaucoup perdent leur propriété dès qu'elles ont atteint celle de la coagulation de l'albumine, c'est-à-dire environ 70° C. L'eau bouillante, par conséquent, pour les objets qui ne peuvent pas être flambés sans inconvénient, tels que les harnais de cuir, de laine ou de chanvre, ou de toute autre matière végétale, la coction ou la cuisson complète pour les viandes, la fusion pour les graisses, sont donc les désinfectants les plus sûrs. Il en est de même du flambage pour les bois et de l'élévation à la chaleur rouge pour les métaux. Ces opérations détruisent nécessairement la matière virulente en déterminant sa combustion par l'oxygène de l'air.

L'*eau* à la température ordinaire, soit pure, soit additionné d'un sel alcalin ayant la propriété de diluer ou de dissoudre les matières azotées d'origine animale, ne détruit point la virulence, mais elle peut entraîner, par le lavage, ces matières qui en manifestent la propriété. Toute seule elle n'offrirait point cependant des garanties suffisantes. Il resterait trop de chances pour qu'une forte part échappât à son action. Pas plus que le feu, en outre, elle ne peut avoir d'action sur les corps virulents disséminés dans l'atmosphère. Ceux-ci ne sont atteints que par les agents désinfectants susceptibles d'être eux-mêmes répandus dans toute l'étendue de cette atmosphère contaminée.

Ces agents diffusibles dans les gaz ou les mélanges gazeux sont nombreux. Sans parler de la *ventilation* plus ou moins énergique, toujours nécessaire dans tous les cas, et qui a pour effet d'entraîner au dehors et de disséminer dans l'atmosphère générale l'air confiné et contaminé, nous avons à signaler en particulier plusieurs corps gazeux jouissant de la propriété de détruire les matières organiques divisées. Les uns attaquent ces matières en les oxydant, les autres en raison de ce qu'ils leur enlèvent l'eau de constitution.

Le plus énergique de tous serait, sans aucun doute, l'*oxygène* à cet état que les chimistes appellent *naissant*, ou encore à l'état d'*ozone*, tel qu'on l'obtient maintenant en abondance par les procédés de M. Houzeau, en le faisant passer par un tube de verre sur les parois duquel se produisent des effluves électriques. Cet oxygène détruit presque instantanément des proportions énormes de matière organique en les oxydant.

Dans le même sens agissent le *permanganate de potasse* et les *vapeurs nitreuses*, bien connus des chimistes comme oxydants. Ces dernières s'obtiennent en traitant l'azotate ou nitrate de potasse (sel de nitre) par l'acide sulfurique. Elles ont l'inconvénient d'être fort incommodantes et même dangereuses pour l'homme ou les animaux qui les respirent; et, pour ce motif, leur emploi est peu pratique. Il ne peut être mis à exécution que dans les locaux tout à fait inhabités et bien clos; par conséquent, on ne saurait s'en servir pour la désinfection des personnes ou des animaux. Le permanganate de potasse, au contraire, qui agit en dégageant lentement de l'oxygène naissant en présence des matières organiques, est sans danger; mais il n'est pas encore démontré que son action soit sûre et suffisante. Elle est surtout, jusqu'à présent, théorique.

Le *chlore* est de tous les désinfectants gazeux le plus anciennement connu et le plus usité. Il agit sur les matières organiques en vertu de la combinaison extrêmement facile et prompte qu'il forme avec l'hydrogène. Dès qu'il se trouve en contact avec une matière organique, surtout lorsque celle-ci est divisée en corpuscules ténus, il la décompose instantanément pour s'unir avec l'hydrogène et donner ainsi naissance à l'acide chlorhydrique. La matière organique, ainsi privée de l'un de ses éléments constituants, perd nécessairement ses propriétés. La combinaison a lieu, du reste, avec un dégagement de chaleur qui détermine la combustion ou l'oxydation du carbone restant par l'oxygène.

En vertu de ces phénomènes, le chlore serait donc le plus sûr des désinfectants, à la condition qu'il en fût dégagé en quantité suffisante pour que toutes les matières organiques virulentes ou infectieuses fussent atteintes par ce corps gazeux.

Les formes sous lesquelles on s'en sert le plus souvent, dans les opérations de désinfection, sont celles du chlorite et de l'hypochlorite de chaux, ou pour mieux dire du mélange impur connu dans le commerce sous le nom de *chlorure de chaux*. Ces composés, fort instables au contact de l'air, laissent dégager du chlore en proportion d'autant plus forte que le mélange est plus riche en chlorite et en hypochlorite.

Un autre composé moins impur et d'ailleurs moins instable, l'*hypochlorite de soude* ou *eau de Javel*, qui est un liquide, est aussi, pour le même motif, un bon désinfectant, mais non pour l'atmosphère. Il ne peut être employé utilement que pour le lavage des objets contaminés.

Le chlorure de chaux étendu d'eau ou formant un lait est aussi fort utile dans le même sens. Il agit à la fois, dans ce cas, par son chlore et par la chaux qu'il contient. On sait que celle-ci contribue puissamment à la destruction des matières organiques. Le blanchiment à la chaux est un moyen de désinfection bien connu, de même que l'addition de chaux vive aux cadavres que l'on enfouit.

L'*acide sulfureux*, qui résulte de la combustion directe du soufre, est un gaz dont l'une des principales propriétés est de passer très-facilement à l'état d'acide sulfurique, lorsqu'il se trouve en présence d'une source d'oxygène naissant. C'est sur cette propriété qu'est fondée l'industrie de la fabrication de l'acide sulfurique par le précédé dit *des chambres de plomb*. Le gaz acide sulfureux décompose donc plus ou moins sûrement les matières organiques pour leur enlever l'oxygène qui entre dans leur constitution. Il ne s'ensuit pas nécessairement qu'il soit capable de rendre inoffensives celles qui ont des propriétés virulentes. Rien du moins ne l'a prouvé jusqu'à présent. Ce qui est certain seulement c'est que, dans une atmosphère d'acide sulfureux, aucune fermentation n'a lieu. Peut-être est-ce là une raison, précisément, pour que l'acide sulfureux ne doive point être considéré comme un désinfectant. Il serait plutôt un conservateur de la virulence. En tous cas, l'expérience ne s'est point prononcée à cet égard.

Ceci s'applique de même aux *sulfites* et *hyposulfites alca-lins* employés pour la conservation des cadavres dans les amphithéâtres. Ce sont là des désinfectants réels dans le sens général, mais non point dans le sens de la police sanitaire. Ils s'opposent à la production et au dégagement des gaz infects résultant de la décomposition putride des matières organiques. Les véritables désinfectants, au point de vue qui nous intéresse ici, sont ceux qui, ainsi que nous l'avons déjà dit, détruisent ces matières douées de la propriété virulente ou leur enlèvent cette propriété.

Enfin, il nous reste à examiner toute une classe de dés-infectants nouvellement connus et expérimentés, et à dé-finir très-nettement leur mode d'action. Nous voulons parler des *produits pyrogénés*, résidus de la distillation du bois et de la houille. Tous ces produits, désignés à l'état brut sous les noms de *goudron de bois* ou *goudron végétal*, de *goudron de houille* ou *coaltar*, de *goudron de genévrier* ou *huile de cade*, doivent leurs propriétés à la présence de plusieurs acides dont les principaux sont l'*acide phénique* et l'*acide crésylique*. Leur mélange impur et liquide était depuis longtemps connu sous le nom de *créosote*, et son action sur les matières animales, dont il prévient la putré-faction, avait attiré l'attention. Moins impur, il a été nommé *acide carbolique, phénol*, et c'est ainsi qu'on le dé-signe encore le plus souvent en Allemagne.

Les propriétés chimiques des deux acides ont été sur-tout bien étudiées dans ces derniers temps en Angle-terre par Crace Calvert. A l'état de pureté, ils sont l'un et l'autre cristallisables, mais facilement déliquescents. D'a-près Calvert, l'acide phénique pur est tout à fait inodore, par conséquent fixe. C'est l'acide crésylique qui donne au goudron de houille ou coaltar sa forte odeur pyrogénée

particulière, qui devient en quelque sorte balsamique et
agréable à faible dose. Les deux acides sont des causti-
ques d'une rare énergie; ils se combinent avec l'albumine,
et forment avec elle un composé d'une stabilité telle qu'il
n'y a plus ensuite de décomposition possible sous l'influence des agents extérieurs. En ce sens, ils détruisent
véritablement les matières azotées. Ce sont les plus puissants agents connus pour mettre obstacle à la putréfaction
ou à la fermentation quelconque.

L'acide phénique pur ou mélangé en proportions diverses avec l'acide crésylique, tel qu'il se présente dans
le commerce, est très-sol   dans l'alcool, mais peu so-
luble dans l'eau, bien qu'il soit déliquescent. L'eau n'en
peut guère dissoudre au delà de 1 pour 100 par une agitation prolongée. Dans la proportion de 1.5 à 2 pour 100,
il peut se diluer ou s'étendre dans l'eau, mais le repos le
fait rassembler en gouttelettes huileuses.

A la plus faible dose (10 grammes pour 1 litre), la dissolution, portant le nom usuel d'*eau phéniquée,* possède
des propriétés suffisantes pour qu'aucune matière organique animale ou végétale n'échappe à son action. Elle
détruit notamment à coup sûr les infusoires qui se développent et vivent dans les liquides putréfiés. On comprend
donc facilement, d'après cela, que l'eau phéniquée soit le
plus puissant et le plus sûr des désinfectants, toutes les
fois qu'il s'agit d'attaquer directement par le lavage une
matière virulente déposée sur un corps solide.

Mais il n'en est plus de même, nécessairement, pour
celle qui est répandue dans l'atmosphère. De ce que les
vapeurs de l'acide crésylique ou des autres carbures d'hydrogène qui accompagnent l'acide phénique, tels que la
benzine, par exemple, se diffusent dans cette atmosphère
et y font sentir leur odeur, se substituant parfois à celle

des gaz infects qui peuvent résulter de la putréfaction
des matières animales, il ne s'ensuit pas que ces vapeurs
aient la propriété de détruire l'infection réelle due à la
présence d'une matière virulente. La chose est possible,
mais non point certaine. Crace Calvert l'a affirmée, mais
l'expérience manque pour la confirmer. En attendant
qu'elle se soit suffisamment prononcée, il n'y a pas lieu de
renoncer à l'action démontrée du chlore, dans ce cas particulier.

Il nous paraît donc sage de réserver l'eau phéniquée et
les diverses sortes de goudron qui doivent, comme elle,
leur action à la présence de l'acide phénique, pour les lavages et le badigeonnement des ustensiles et des locaux
contaminés, selon qu'on se préoccupe ou non d'éviter le
dépôt des matières étrangères, charbonneuses ou autres.
L'eau phéniquée n'altère en rien l'apparence des objets;
le coaltar, au contraire, les colore plus ou moins fortement en noir. On sait, d'ailleurs, que, déposé en couche à
la surface du bois, il en assure la propre conservation.

De tout ce qui précède il résulte, en résumé, que deux
agents, parmi ceux qui sont réputés désinfectants, présentent surtout des garanties certaines d'efficacité pour les
deux cas offerts par les nécessités de la pratique, et peuvent être employés avec le plus de facilité: d'une part, le
chlore pour l'atmosphère des locaux contaminés; d'autre
part, l'acide phénique, sous la forme d'eau phéniquée,
pour les parois de ces locaux et pour les ustensiles qu'ils
contiennent ou qui ont pu être, eux aussi, contaminés par
leur contact avec les sujets atteints de maladie contagieuse, ainsi que pour les cadavres ou les débris cadavériques, provenant de ces sujets, et devant être utilisés à
l'état frais ou à l'état sec, selon les conditions qui ont été

déterminées à l'occasion de la police sanitaire de chacune des maladies que nous avons décrites.

Cela dit, nous n'avons plus à nous occuper maintenant que de la pratique de la désinfection des locaux et des ustensiles, sur laquelle nous devons donner quelques indications.

PRATIQUE DE LA DÉSINFECTION. — La désinfection des écuries, étables, bergeries, porcheries, etc., nécessite des soins plus ou moins attentifs, selon qu'elles ont été habitées par des animaux atteints d'une maladie plus ou moins facilement contagieuse. Il en est de même pour les véhicules dans lesquels ils ont pu être transportés, notamment pour les wagons de chemin de fer, dont nous avons vu le rôle si important dans la propagation des contagions. Exiger cette désinfection dans tous les cas est, à coup sûr, l'une des mesures de police sanitaire les plus désirables, et qu'il importerait le plus de voir pratiquer.

Le premier soin à prendre, pour désinfecter un local, est d'en opérer d'abord le nettoyage aussi complet que possible, en grattant les murs, le plafond, les râteliers, les crèches, les barres de séparation ou les stalles et enfin le sol, surtout dans les interstices des pavés. Après le grattage, opéré avec une râclette tranchante, toutes les surfaces seront lavées à plusieurs reprises avec de l'eau phéniquée, durant plusieurs jours successifs et au moins trois, toutes les issues étant largement ouvertes. La même chose sera faite pour les ustensiles composant le mobilier de service des animaux, tels que fourches, pelles, balais, seaux, étrilles, brosses, couvertes, harnais de toute sorte, etc.

Cela fait, toutes les issues du local seront soigneusement fermées et calfeutrées, après qu'on aura disposé dans son intérieur, soit des vases largement évasés contenant du chlorure de chaux, soit un appareil pour le dégagement du chlore par l'action de l'acide sulfurique sur le chlorure de sodium ou sel de cuisine, ou par l'action du peroxyde de manganèse sur l'acide chlorhydrique. Le dégagement du chlore devra être prolongé jusqu'à ce que l'atmosphère confinée en soit en quelque sorte saturée, ce qu'il est facile de calculer en tenant compte de l'espace cubique du local et des proportions de matières productives de chlore mises en réaction.

Ce procédé est celui qui est employé en Allemagne pour la désinfection des personnes, dans le cas de peste bovine, en ayant toutefois la précaution de leur faire tenir la tête en dehors du local, au moyen de petites fenêtres ménagées à cet effet. Mais il nous semble préférable et plus sûr de désinfecter leurs vêtements par un lavage à l'eau phéniquée, et de leur faire prendre à elles-mêmes un bain faiblement phéniqué.

Après que l'atmosphère chlorée aura séjourné durant vingt-quatre heures environ dans le local à désinfecter, on en ouvrira largement toutes les issues, et l'on y déterminera une ventilation aussi énergique que possible, de manière à remplacer complétement l'air confiné par de l'air nouveau, et à entraîner au dehors tous les produits de décomposition. Plusieurs jours de cette ventilation s'étant écoulés, il n'y aura que des avantages à opérer un nouveau lavage à fond, cette fois avec de l'eau pure ou légèrement alcaline.

De nouveaux animaux ne devront être introduits dans le local qu'après sa complète dessiccation. Dans le cas d'une maladie très-contagieuse, comme la peste bovine, par exemple, il y a tout avantage à retarder leur introduction au delà d'une vingtaine de jours.

En outre de ces prescriptions spéciales, on devra s'inspirer, dans la pratique de la désinfection des objets contagieux ou contaminés, et des détails donnés plus haut à propos de chacun des agents désinfectants que nous avons décrits sommairement, et des particularités signalées au paragraphe de la *Police sanitaire*, pour chacune des maladies qui nécessitent la désinfection. On ne peut pas prétendre à suppléer complétement l'intelligence des personnes chargées de pratiquer la désinfection. Il est possible seulement de fournir les principaux renseignements nécessaires et de marquer la direction d'après laquelle les opérations doivent être conduites pour devenir efficaces et facilement applicables.

Ajoutons seulement que ces opérations devront toujours être exécutés avec d'autant plus de soin et de persévérance, que le contact des malades avec les objets à désinfecter aura été plus prolongé. Pour les wagons, par exemple, un lavage et la ventilation complète devront suffire dans le plus grand nombre des cas.

CHAPITRE XIX.

___

DE L'INSPECTION DES VIANDES.

—

DÉFINITION. — Le seul objet de l'inspection des viandes, dans les abattoirs publics ou sur les marchés, devrait être de déterminer quelles sont celles qui, par leurs qualités, peuvent nuire à la conservation de la santé publique, afin de faciliter l'application des règlements municipaux sur la police de la salubrité. Dans ces limites, elle aurait une utilité incontestable. En l'état des choses, elle ne se borne point à cela. Les inspecteurs ont une tendance naturelle à outrepasser ces limites, à se substituer à l'initiative des intérêts privés, à se préoccuper, par exemple, de la valeur nutritive des diverses sortes de viande, et à user de l'autorité que leur donne la fonction qu'ils exercent pour distraire de la consommation les viandes qu'ils jugent comme étant de qualité inférieure. Ils y sont encouragés par le préjugé qui porte nos populations à exagérer le plus souvent la protection ou la tutelle qu'il y a lieu de demander au gouvernement ou à l'administration.

Ce que nous avons dit, dans les chapitres précédents, au sujet de la consommation des viandes d'animaux atteints de la plupart des maladies étudiées, nous dispensera de revenir ici sur le tact et la mesure qui sont nécessaires pour que l'inspection en soit maintenue dans les limites commandées par les réels intérêts à sauvegarder. Il s'agit ici d'un de ces cas dans lesquels le but ne peut pas être dépassé sans de graves inconvénients. Porter atteinte à la fortune publique sans que la nécessité en soit bien démontrée, ce serait déjà commettre une faute ; mais lorsque cette faute a en outre pour conséquence de restreindre la source où se puise la force des populations, c'est-à-dire celle de la nation, elle est doublement regrettable. La consommation de la viande, par tête d'habitant et par an, est encore chez nous trop loin de la quantité normale démontrée par la physiologie, pour que les hommes éclairés n'aient pas le souci constant de contribuer, par tous les moyens possibles, à ce que cette consommation soit favorisée. La conséquence en est, pour ce qui nous occupe en ce moment, de ne l'interdire qu'à l'égard des viandes jouissant de propriétés véritablement nuisibles, en ce qu'elles sont capables de communiquer à ceux qui les consomment des maladies déterminées et contre lesquelles le consommateur ne pourrait pas tout seul se mettre en garde.

Tel est, dans le sens sanitaire, le seul objet admissible de leur inspection, qui se trouve ainsi bien défini. C'est celui dans lequel nous sommes convaincu que l'on doit se maintenir, afin de rendre à la société un service non douteux. Outrepasser cet objet lui est certainement plus nuisible qu'utile. Mais on ne peut se dissimuler que le rôle de l'inspecteur ainsi tracé en est rendu bien plus difficile. Il nécessite, de la part du fonctionnaire appelé à l'exercer, des connaissances profondes, étendues, variées, auxquelles les études vétérinaires peuvent seules préparer suffisamment.

En effet, pour un tel rôle les notions empiriques fournies par la pratique de la boucherie, si longue qu'elle soit, ne sauraient suffire. C'est de l'anatomie pathologique telle que la comprend la science moderne, appelant à son secours le microscope et les réactions chimiques pour l'examen des tissus et des humeurs, que doivent êtres tirées, par comparaison avec l'anatomie normale, les notions qui permettent de juger des altérations subies par la viande. C'est de la pathologie comparée la plus complète que se déduisent les propriétés nocives ou non de ces altérations.

Quelques municipalités françaises, celle de Bordeaux en particulier, sont entrées dans la voie nouvelle qui est indiquée par une juste appréciation de l'importance de la fonction dont il s'agit, en exigeant des candidats à cette fonction des épreuves sérieuses. Elles ont suivi en cela l'exemple qui nous a été donné depuis longtemps par l'Allemagne. Espérons que cet exemple se généralisera et qu'ici, comme en toute chose, les droits de la science seront enfin reconnus.

On ne peut pas songer à faire en un seul chapitre un traité complet de l'inspection des viandes. Les éléments de ce chapitre se trouvent d'ailleurs, pour le plus grand nombre, répartis entre les chapitres précédents, à l'article de l'anatomie pathologique de chacune des maladies que nous avons décrites. Nous devons y renvoyer. Il s'agit seulement ici, après avoir défini cette inspection comme nous venons de l'essayer, de donner quelques indications sur les principaux caractères visibles à l'œil nu, que présentent les viandes des diverses espèces animales abattues pour la boucherie. Nous suivrons pour cela un bon mémoire publié, il y a quelques années, par un vétérinaire, alors inspecteur de la boucherie de Paris, M. Charles Pierre, à qui sa fonction avait fait acquérir une grande expérience (1). Nous suivrons ce mémoire, mais seulement pour ce qui concerne les viandes provenant d'animaux malades, non point pour

---

(1) Voy. *La Culture*, t. XI, 1869-1870. — *Appréciation des qualités de la viande*, par CHARLES PIERRE, p 113, 131, 154, 181.

distinguer les qualités purement comestibles comparatives en raison du sexe ou de l'état d'engraissement. Ceci n'est plus qu'une question de commerce ou de valeur à débattre entre le boucher et le consommateur, question dans laquelle la police n'a nullement à s'immiscer.

BOVINÉS. — *Viandes provenant d'animaux surmenés.* — Ces viandes sont d'une couleur foncée et ont une odeur forte. On rencontre souvent dans l'articulation coxo-fémorale en particuiier, des épanchements sanguins qui s'étendent jusque dans les muscles environnants. Ceux-ci, lorsqu'on les incise, répandent surtout l'odeur dont il vient d'être parlé.

Il est assez difficile de bien distinguer les altérations subies de celles qui appartiennent aux diverses formes d'affections charbonneuses, dont elles ne sont peut-être qu'un faible degré. Elles ont pour conséquence une difficile conservation de la viande qui, en cet état, subit facilement la fermentation putride, surtout par les températures douces et humides des saisons orageuses. Toutefois, quand ces altérations sont peu intenses, il n'est guère permis de les considérer comme donnant sûrement à la viande des propriétés insalubres. Les viandes ainsi douteuses doivent être examinées avec beaucoup de soin avant de se décider à en interdire la consommation.

Viandes provenant d'animaux typhoïques ou charbonneux. — Dans ce cas, l'odorat décèle l'existence de la putréfraction commençante, qui se caractérise surtout par des émanations faiblement ammoniacales. On saisit, dans les interstices musculaires et dans le tissu des muscles lui-même, des taches noirâtres, plus ou moins diffuses, déterminées par du sang épanché. L'examen microscopique des produits épanchés révèle l'existence de globules sanguins altérés, en partie vidés, à contours irréguliers, comme nous les avons signalés en décrivant les affections charbonneuses. Parfois aussi l'on y constate des bactéries plus ou moins développées.

La viande, en ce cas, est et doit être considérée comme insalubre, non point qu'une fois cuite elle puisse communiquer le charbon. Les matières albuminoïdes coagulées ne conservent aucune espèce de propriété virulente. Mais la manipulation de cette viande, à l'état cru, ne laisse pas que de présenter des dangers qu'il serait au moins fort imprudent de braver.

La peste bovine, dont on peut parler à propos du genre d'altérations dont il s'agit, n'est point dans le même cas. Elle donne à la chair de l'animal sacrifié sous le coup de ses atteintes une couleur acajou foncé que tous les observateurs ont constatée. Mais comme l'expérience a démontré, ainsi que nous l'avons surabondamment établi par de nombreuses preuves, que cette maladie ni aucune autre ne s'est jamais présentée comme résultat de la consommation ou de la manipulation d'une viande de pestiféré, tandis que la pustule maligne, au contraire, s'est souvent montrée sur les bouchers qui avaient dépecé des animaux charbonneux, il n'y a pas de raison pour admettre que la viande de peste bovine doive être considérée comme insalubre. En cas de doute à cet égard, on voudra bien se reporter au chapitre de la maladie dont il s'agit, où le sujet a été longuement traité.

Viandes provenant d'animaux cachectiques. — Ces viandes sont humides et décolorées. L'eau y abonde visiblement. Elles sont peu appétissantes, et, en réalité, peu nutritives, mais non point insalubres dans le vrai sens du mot. Le cas, d'ailleurs, se présente bien rarement, si ce n'est sur les vaches trop vieilles et épuisées et sur les trop jeunes veaux qui ont souffert d'un allaitement insuffisant ou nul. Les viandes cachectiques se reconnaissent, en outre, aux infiltrations œdémateuses du tissu cellulaire dans les régions déclives. Il n'y a pas lieu d'insister.

Viandes provenant d'animaux péripneumoniques. — La péripneumonie contagieuse, ne laissant pas ordinairement de lésions ailleurs que dans la cavité thoracique, il ne serait pas possible de soupçonner la provenance de la viande à la seule inspection des morceaux qui n'ont aucun rapport avec cette cavité. Ceux-ci peuvent être reconnus comme appartenant à la catégorie des viandes dites *fiévreuses*, de basse qualité, en général, surtout quand l'animal n'a pas été sacrifié dès le début de la maladie, mais sans qu'il soit possible de spécifier le genre de fièvre dont il s'agit. C'est en examinant avec soin la surface interne des côtes qu'on reconnaît l'existence de la péripneumonie, soit en constatant la présence de restes de fausses membranes, soit plutôt par la trace des efforts qui ont été faits pour les enlever. Les plèvres pariétales ont été, dans ce cas, enlevées avec soin par le grattage de cette surface des côtes. Au lieu d'un aspect lisse et brillant, elle ne montre plus qu'une apparence mate et quelquefois rugueuse. Les intercostaux internes sont aussi quelquefois déchirés ou dilacérés.

Du reste, cela n'a pas d'intérêt pour la salubrité, les viandes dont il s'agit pouvant être consommées sans inconvénient, ainsi que nous l'avons dit.

OVINÉS. — *Viandes provenant d'animaux cachectiques.* — « Les chairs, dit M. Pierre, sont pâles, molles, et se déchirent facilement. Le tissu cellulaire, partout où il est un peu abondant, notamment autour des vaisseaux et des articulations, est infiltré d'une sérosité citrine que l'on rencontre sous la séreuse. La graisse, d'autant plus rare que la sérosité est plus abondante, est beaucoup plus molle qu'à l'état normal. La moelle des os est peu résistante. Les ganglions sont infiltrés. Il y a souvent des hydatides dans les viscères, et des douves hépatiques dans la faible portion qui reste ordinairement de la vésicule biliaire.

« La coupe de la viande s'humecte de sérosité qui mouille la main ou, quelquefois, tombe goutte à goutte, si le morceau est suspendu. — Les altérations varient, bien entendu, selon le degré plus ou moins avancé de la maladie. — Cette viande est de mauvaise qualité. »

Il n'est pas permis de dire, toutefois, qu'elle soit insalubre.

Viandes provenant d'animaux charbonneux. — La chair du mouton mort du sang de rate ou ayant été tué au début de l'affection, présente les mêmes caractères que ceux indiqués déjà pour les viandes bovines. Nous devons donc renvoyer à celles-ci, décrites plus haut.

Des autres maladies qui sévissent sur les ovinés, aucune n'est plus à prendre en considération particulière, au point de vue sanitaire.

Suidés. — Deux affections graves, à ce point de vue, se présentent chez les cochons, et font de l'inspection de la viande qu'ils fournissent la chose la plus importante. Ces deux affections sont la trichinose et la ladrerie; la première pouvant se transmettre à l'homme par les voies digestives, et occasionner presque sûrement sa mort, ainsi que de nombreuses observations l'ont établi en Allemagne, dans ces derniers temps; la seconde étant la condition nécessaire de l'existence du ver solitaire (*Tænia solium*) dans son intestin. Nous parlerons d'abord de la trichinose, en admettant, bien entendu, que la connaissance de la maladie et de l'helminthe qui la détermine est acquise au lecteur, comme lui est acquise aussi celle de la ladrerie.

Viandes de porc trichiné. — On n'a pas encore eu, Dieu merci! l'occasion de rencontrer de ces viandes dans les abattoirs ou sur les marchés français. Elles se caractérisent par la présence dans l'épaisseur des muscles, particulièrement au voisinage des points où naissent les tendons, de petites stries dirigées en divers sens, courtes, de nuance plus foncée que celle de la fibre musculaire et visibles à un faible grossissement (150 à 200 diamètres). Ces stries sont extrêmement nombreuses. Elles accusent l'existence, dans le tissu musculaire, des trichines non encore enkystées, qui sont, comme on sait, de petits vers dont les caractères ont été bien décrits en ces derniers temps. Ceux-ci, une fois qu'ils ont atteint leur développement complet, s'enroulent en spirale et s'entourent d'un kyste dans l'intérieur duquel ils ne peuvent être reconnus ensuite qu'à l'aide d'un plus fort grossissement.

L'expérience a démontré que les trichines ne résistent pas à une température de $+ 70°$ C., c'est-à-dire à la température de coagulation de l'albumine. A ce degré de chaleur, elles sont tuées et la viande qui les contient devient inoffensive. Les accidents qu'elles produisent sur l'homme n'ont été observés que dans les pays où l'habitude de consommer des viandes de porc crues ou presque crues est répandue. Il n'en est pas ainsi pour la population française. Chez nous, la charcuterie, les jambons, subissent toujours un degré de cuisson plus ou moins élevé. C'est pourquoi sans doute les trichines ne s'y sont point répandues. Nous avons directement constaté ces faits lors de la mission que nous eûmes à remplir en Allemagne, il y a quelques années, avec M. Delpech, et nous avons dû conclure au peu de danger qu'ils nous font courir.

Il n'en est pas moins bon de soumettre les viandes de porc à une inspection attentive à ce point de vue, et de rejeter absolument celles qui pourraient se montrer trichinées.

Viandes de porc ladre. — La ladrerie consiste, comme on sait, dans lu présence, au milieu du tissu cellulaire de certaines régions principalement, du cestoïde qui est la première phase de développement du *Tœnia solium* de l'homme. Ce ver vésiculaire, le *cysticerque ladrique*, se montre dans les régions riches en tissu conjonctif : sous les épaules, aux ars, aux aines, d'abord; puis, à un degré plus avancé de la maladie, dans tous les interstices musculaires. Son volume variant depuis celui d'un grain de millet jusqu'à celui d'une lentille, il est facilement visible à l'œil nu. Il se présente sous la forme d'un petit kyste à parois plus ou moins épaisses. Au microscope, avec un grossissement de 400 à 500 diamètres, on y distingue facilement la tête du tænia pourvue de ses suçoirs et de sa couronne de crochets.

La viande de porc ladre est donc très-facile à reconnaître, pour peu qu'on l'examine avec soin. Elle est absolument insalubre et ne peut à aucun titre être admise dans la consommation.

L'existence de la ladrerie se reconnaît aussi facilement sur l'animal vivant. Le tissu conjonctif sous-muqueux de la bouche, aux alentours du frein de la langue, est un siége d'élection pour les cysticerques ladriques. En cette région, où la muqueuse est très-mince et en quelque sorte diaphane, ils apparaissent nettement quand il en existe. C'est une coutume déjà bien ancienne, puisqu'elle date au moins du règne de Louis XIV, d'examiner à ce point de vue la

langue des porcs exposés en vente. Elle est encore pratiquée de nos jours sur le marché de Paris, notamment.
Tous les porcs amenés à la Villette subissent à cet égard le
contrôle d'hommes spéciaux.

Viande de cheval. — La viande de cheval tend à prendre
une part de plus en plus grande dans la consommation des
grandes villes. En ce qui concerne l'intérêt de la salubrité
publique, il n'y a point de différence entre les altérations
qu'elle peut présenter et celles que nous avons indiquées
pour les viandes de bovinés. Les maladies qui peuvent la
rendre dangereuse pour la santé des consommateurs sont
les mêmes, pour la plupart ; mais l'attention doit être particulièrement fixée sur les affections typhoïdes et charbonneuses, dont les lésions ne diffèrent point sensiblement.

Il y a de plus la diathèse morvo-farcineuse. Les altérations qu'elle laisse sur le cadavre ont été indiquées assez
complétement dans le chapitre consacré à la description
pathologique de cette diathèse, pour qu'il n'y ait point
lieu d'y revenir en ce moment. En cas d'inspection de la
viande, on s'y reportera. Disons seulement ici que c'est
dans le système des vaisseaux et des ganglions lymphatiques qu'on peut le mieux chercher et trouver les lésions
accusatrices de la morve et du farcin.

Afin de guider les connaissances anatomiques ou de les
suppléer, surtout lorsqu'il s'agira de déterminer la provenance de certains morceaux isolés, qu'il n'est pas toujours facile de distinguer des morceaux de bœuf correspondants, quand on n'en a pas une grande habitude, nous
ajouterons les indications qu'a données M. Pierre, déjà
cité, et qui sont bonnes à retenir, comme données pratiques, au sujet de la caractéristique de la viande de
cheval.

« Son aspect extérieur est, dit-il, rouge brunâtre, devenant plus foncé au contact de l'air ; ses fibres réunies en gros faisceaux constituant le grain sont compactes et serrées entre elles, de là un poids spécifique plus lourd que celui du bœuf ; au toucher elle est plus ferme et moins élastique que celle de ce dernier ; son odeur (*sui generis*) rappelle un peu celle de l'écurie ; sa saveur est fade et légèrement alcaline.

« Les surfaces, après une incision transversale, ne tardent pas à devenir foncées et à se recouvrir d'une espèce de vernis muqueux. Les aponévroses d'enveloppe et les séreuses, après deux ou trois jours d'abattage, et suivant la température, se recouvrent d'une couche graisseuse, même blanchâtre, paraissant efflorescente ; l'odeur devient forte et fermentée ; les marbrures, dans la viande de première qualité, viande grasse, n'existant pas, elles sont remplacées par des stries huileuses, intra-fibrillaires. Réduite en pulpe au moyen d'un pilon, elle exhale une odeur de crottin par l'addition d'une ou plusieurs gouttes d'acide sulfurique. »

Ce dernier caractère a été, croyons-nous, indiqué pour la première fois par M. Zundel. Il nous paraît tout à fait certain, mais il doit être bien rarement nécessaire d'y avoir recours, attendu que les caractères anatomiques sont en vérité plus que suffisants pour qu'on ne s'y trompe point.

PIÈCES ANNEXES.

LÉGISLATION SANITAIRE.

DOCUMENTS FRANÇAIS.

ARRÊT DU CONSEIL D'ÉTAT DU ROI. (Du 18 Avril 1714.)

Le Roi ayant été informé que, dans les lieux du royaume où les bestiaux sont attaqués de maladie, la plupart des propriétaires abandonnent dans la campagne et sur les chemins ceux qui meurent, après en avoir fait arracher et enlever les peaux, et Sa Majesté voulant prévenir le mal qui pourrait en arriver, ouï le rapport du sieur Desmarest, conseiller ordinaire au Conseil royal, contrôleur général des finances, Sa Majesté étant en son Conseil, a ordonné et ordonne que tous les propriétaires de *bœufs, vaches, moutons, brebis et agneaux, chèvres, boucs et autres bestiaux* qui viendront à mourir, soit dans leur maison ou à la campagne, seront tenus de les faire mettre sur-le-champ dans la terre jusqu'à *trois pieds de profondeur, sans pouvoir en prendre ni enlever les peaux, sous quelque prétexte que ce soit*, le tout à peine de cent livres d'amende pour chaque contravention, applicable moitié au dénonciateur, et l'autre au profit de l'hôpital le plus prochain, et de peine afflictive en cas de récidive, sans préjudice de l'amende, qui sera de deux cents livres, applicable comme ci-dessus ; enjoint Sa Majesté aux sieurs intendants et commissaires départis dans les provinces et généralités du royaume, et à tous officiers royaux ou autres, de tenir la main à l'exécution du présent arrêt.

Fait au Conseil d'État du Roi, Sa Majesté y étant, tenu à Versailles, le dixième jour d'avril mil sept cent quatorze.

Signé PHELYPEAUX.

ORDONNANCE DU ROI CONCERNANT LES PRÉCAUTIONS A PRENDRE SUR LES FRONTIÈRES, A L'OCCASION DES MALADIES CONTAGIEUSES QUI SE SONT RÉPANDUES DANS UNE PARTIE DE LA HONGRIE ET PROVINCES VOISINES. (Du 6 janvier 1739.)

Sa Majesté étant informée que les maladies contagieuses qui se sont répandues dans une partie de la Hongrie et provinces voisines ne sont pas encore cessées, elle a jugé nécessaire de prendre les précautions qu'exigent la sûreté et la conservation de ses sujets, en les préservant, autant que possible, de toute communication suspecte ; et en conséquence elle a ordonné et ordonne ce qui suit :

ART. 1er. Tout commerce et négoce de bestiaux et marchandises, de quelque espèce que ce soit, venant desdits pays ou qui y auront passé, sera et demeurera interdit et suspendu, jusqu'à ce qu'autrement par Sa Majesté ait été ordonné, sans que, sous quelque prétexte que ce soit, ils puissent être reçus dans le royaume.

2. Pour prévenir les inconvénients que cette interdiction pourrait occasionner dans le commerce d'entre les sujets de Sa Majesté et ceux des pays où la santé des bestiaux n'est point altérée, veut Sa Majesté que les négociants, commerçants, voituriers et autres qui voudraient faire entrer des marchandises d'Allemagne et pays en dépendant, autres que ceux qui sont attaqués de la contagion, soient tenus de rapporter des certificats de santé, expédiés en bonne et due forme par les magistrats du lieu d'où lesdits bestiaux seront partis et où lesdites marchandises auront été fabriquées ; lesquels certificats seront présentés, à l'entrée du royaume, aux commandants ou magistrats, pour être par eux visés ; à faute de quoi, il ne leur sera pas permis de continuer leur route.

3. Aucun voyageur, passager ou autre venant d'Allemagne ne sera pareillement admis à entrer dans le royaume sans un pareil certificat de santé, visé des commandants ou magistrats de la première ville de la frontière qui se trouvera sur leur route.

4. Ces précautions seront exactement observées en Flandre, en Hainaut, dans les évêchés, sur la frontière de la Champagne, en Alsace, en Comté, en Bresse, Bugey, Valromey et pays de Gex, en Dauphiné et en Provence, sans qu'aucun marchand, voiturier ou voyageur, venant directement ou indirectement d'Allemagne, puisse être dispensé de rapporter lesdits certificats ; voulant Sa Majesté que ceux qui n'en seront pas munis soient obligés de rétrograder comme suspects.

5. Quant aux officiers qui ont fait la dernière campagne en Hongrie, et qui ont fait depuis une quarantaine en pays non suspects, Sa Majesté trouve bon qu'en rapportant un certificat authentique des magistrats du lieu où ils auront fait ladite quarantaine, l'entrée du royaume leur soit permise.

Mande et ordonne Sa Majesté, à tous gouverneurs et ses lieutenants généraux en ses provinces frontières, aux gouverneurs et commandants de ses villes et places, intendants et commissaires départis pour l'exécution de ses ordres en sesdites provinces, commissaires ordinaires de ses guerres, bourgmestres, mayeurs, échevins et gens de loi, commis et gardes établis sur les ponts, ports, péages et passages, et ous autres, ses officiers et sujets qu'il appartiendra, de s'employer et tenir la main à l'exacte observation de la présente, laquelle Sa Majesté veut être lue, publiée et affichée partout où il appartiendra, à ce qu'aucun n'en prétende cause d'ignorance.

Fait à Versailles, le six janvier mil sept cent trente-neuf.

Signé LOUIS.

Et plus bas : BAUYN.

ARRÊT DE LA COUR DU PARLEMENT. (Du 24 Mars 1745.)

Vu par la Cour la requête à elle présentée par le procureur général du Roi, contenant qu'ayant eu avis de quelques provinces du ressort de la Cour que plusieurs bœufs et plusieurs vaches avaient été attaqués de maladies qui paraissaient être dangereuses, il avait écrit sur les lieux pour en être particulièrement informé ; que, par les éclaircissements qu'il avait eus, il paraissait que la maladie se communiquait par le défaut de séparation des bestiaux sains d'avec les malades, et par la facilité qu'on avait de vendre, dans les foires et marchés, des bestiaux attaqués de la maladie ; que si l'on avait la consolation de voir que non-seulement cette mortalité n'avait procuré aucune maladie dans le peuple d'aucune de ces provinces, mais même qu'elle n'était répandue que sur les bœufs, les vaches et les veaux, à la différence de celle qui survint en 1714, qui attaqua, dans toute l'étendue du royaume, les bêtes à cornes, les chevaux et les moutons, il semblait néanmoins que la crainte de la diminution des bestiaux, qui pourrait entraîner celle du lait, du beurre et du fromage, ne devait rien faire négliger pour prévenir les progrès d'un mal qui pourrait avoir de fâcheuses suites, surtout dans un temps si proche des marchés et des foires qui doivent se tenir incessamment pour la vente des bœufs destinés, après le carême, à l'approvisionnement de cette ville ; que c'est ce qui l'engage à proposer à la Cour quelques articles de règlement qui sont presque entièrement copiés sur ceux que la sagesse et la prudence de la Cour renferma dans les deux arrêts de règlement des 21 avril et 1er août 1714 ; à ces causes, il plût à ladite Cour y pourvoir suivant les conclusions par lui prises par ladite requête, signée de lui procureur général du Roi. Ouï le rapport de Me Élie Bachard, conseiller ; la matière mise en délibération :

La Cour, faisant droit sur la requête du procureur général, ordonne :

ART. 1er. Que, dans les lieux où la maladie des bœufs, vaches et veaux a commencé de se faire sentir, les officiers, soit du Roi, soit des sieurs hauts justiciers auxquels la police appartient, chacun dans leur territoire, même les syndics des communautés, en cas d'absence desdits officiers, seront tenus de prendre des déclarations exactes des bœufs, vaches et veaux de chaque particulier, de les faire visiter par des personnes à ce intelligentes, deux fois la semaine au moins, le tout sans frais, pour connaître s'il n'y a point de bêtes infectées de la maladie; enjoint à tous ceux qui auront du bétail malade de le déclarer incontinent auxdits officiers, à peine de cent livres d'amende contre chaque contrevenant; pour être les bêtes malades séparées de celles qui seront saines, et mises dans d'autres écuries, étables ou autres lieux; qu'en cas que le bétail malade puisse être conduit au pâturage, il soit mis à la garde d'un pasteur qui sera choisi par la communauté, et qui ne pourra conduire le bétail que dans les cantons et lieux qui seront indiqués par lesdits officiers, à peine de punition corporelle et de tous dommages et intérêts dont la communauté demeurera responsable.

2. Fait défenses aux communautés qui ont droit de parcours ou d'usage sur les territoires voisins, de les exercer dès le moment qu'il y aura dans ladite communauté des bêtes atteintes de maladie, à peine, pour les habitants des communautés contrevenantes, de répondre solidairement de tous dommages et intérêts dont la communauté demeurera responsable.

3. Fait pareillement défense à toutes personnes de conduire des bœufs, vaches et veaux des bailliages et lieux où la maladie est répandue, pour les vendre dans d'autres bailliages et lieux; à cet effet, ordonne que lesdits bœufs, vaches et veaux ne puissent être vendus qu'après que ceux qui les conduisent auront préalablement représenté aux juges des lieux où la vente en sera faite un certificat du lieu d'où lesdits bœufs, vaches et veaux auront été amenés, portant qu'il n'y a poit de maladies dans ledit lieu sur lesdits bestiaux, ni à trois lieues au moins à la ronde : lequel certificat sera visé par ledit juge, sans frais; le tout à peine de trois cents livres d'amende pour chaque contravention, même de confiscation de bestiaux, s'il y échet.

4. Fait pareillement défenses à toutes personnes, sous les mêmes peines, d'exposer en vente, dans les foires et marchés, aucuns bœufs, vaches et veaux, même aux bouchers de tuer et débiter lesdits bœufs, vaches et veaux, qu'après qu'ils auront été vus et visités par personnes à ce intelligentes, nommées par lesdits officiers, et ce (à l'égard des bestiaux qui seront exposés en vente dans les foires et marchés) avant que lesdits bestiaux puissent être amenés dans le lieu de la foire ou du marché, pour savoir s'ils ne sont pas attaqués de maladie ou même suspects d'en être attaqués, et être, ceux qui se trouveront en cet état, renvoyés sur le-champ dans les lieux d'où ils auront été amenés; que les bestiaux qui seront jugés sains ne puissent être mêlés avec ceux de

celui qui les aura achetés, ou autres habitants des lieux où ils seront vendus, qu'après en avoir été tenus séparés au moins pendant huit jours, à peine de cent livres d'amende pour chaque contravention.

5. Ordonne qu'aussitôt que les bêtes infectées seront mortes, les propriétaires et fermiers seront tenus de les enterrer avec leur peau, lesdites bêtes préalablement coupées par quartiers, dans des fosses de huit à dix pieds de profondeur pour chaque bête, de jeter dessus lesdites bêtes de la chaux vive et de recouvrir exactement ladite fosse jusqu'au niveau du terrain; enjoint auxdits officiers, en leur absence, de leur faire fournir les charrettes, chevaux, harnois, civières ou traîneaux, même les manouvriers dont ils auraient besoin, sans qu'on puisse traîner lesdites bêtes, mais les porter aux fosses dans lesquelles elles seront jetées; le tout à peine de cinquante livres d'amende contre ceux qui auront refusé leurs charrettes, harnois, civières ou traîneaux, ou leurs services, pour enterrer promptement lesdites bêtes mortes de maladie. Fait défenses à toutes personnes de laisser dans les bois lesdites bêtes mortes, les jeter dans les rivières, ni les exposer à la voirie, même de les enterrer dans les écuries, cours, jardins et ailleurs que hors l'enceinte des villes, bourgs, villages, à peine de trois cents livres d'amende et de tous dommages et intérêts.

6. Fait défenses à toutes personnes de tirer des fosses les bêtes, soit entières ou par parties, sous quelque prétexte que ce puisse être, et aux tanneurs ou autres d'en vendre ou acheter les peaux, à peine de trois cents livres d'amende, même de punition corporelle.

7. Ordonne que les amendes qui seront encourues pour contravention à l'exécution du présent arrêt seront appliquées : un tiers au dénonciateur, un tiers au haut justicier et un tiers aux pauvres du lieu, et ne puissent être réputées comminatoires, ni être remises ou modérées par les juges, sous quelque prétexte que ce puisse être.

8. Que les jugements qui seront rendus en conséquence du présent arrêt et pour prévenir la mortalité du bétail seront exécutés par provision, nonobstant toutes oppositions, appellations, prises à partie et empêchements quelconques, et sans y préjudicier.

9. Et que le présent arrêt sera lu, publié et enregistré dans tous les bailliages et sénéchaussées de la dite Cour: enjoint aux substituts du procureur général du Roi d'y tenir la main, d'en envoyer des copies dans les justices de leur ressort, pour y être pareillement lu, publié ou affiché partout où besoin sera, à ce que personne n'en ignore, et d'en certifier la Cour dans le mois.

Fait en Parlement, le 24 mars 1745

Signé DUFRAUC.

ARRÊT DU CONSEIL QUI INDIQUE LES PRÉCAUTIONS A PRENDRE CONTRE
LA MALADIE ÉPIDÉMIQUE SUR LES BESTIAUX. (Du 19 juillet 1746.)

Le Roi, étant informé que la maladie épidémique sur les bœufs et
sur les vaches qui, depuis quelque temps, s'était ralentie, se fait sentir
de nouveau dans quelques provinces du royaume, qu'il y a lieu de
penser qu'elle s'y est communiquée, soit parce que les propriétaires de
bestiaux, dans la crainte de voir périr chez eux ceux de leurs bestiaux
dont l'état était suspect, se sont déterminés à les donner à des prix
médiocres et les ont fait conduire, à cet effet, à des foires et marchés,
dans des lieux où la maladie n'avait point encore pénétré; soit parce
que ceux qui font le commerce des bestiaux, voulant, par une avidité
condamnable, profiter de l'inquiétude desdits propriétaires, ont acheté
leurs bestiaux à des prix extrêmement bas et les ont revendus par préférence à ceux qui venaient des cantons non suspects, en les donnant
à des prix inférieurs, ce qui, dans l'un et l'autre cas, a porté la maladie dans les lieux où lesdits bestiaux ont été conduits, en sorte qu'elle
pourrait s'étendre successivement dans les endroits qui jusqu'à présent
en ont été préservés, s'il n'y était pourvu par des dispositions capables
de remédier à un abus si préjudiciable au bien public et à l'intérêt de
chaque province en particulier; et l'expérience ayant fait connaître
que le moyen le plus assurer pour empêcher le progrès de cette maladie est d'empêcher toute communication des bestiaux qui en sont
attaqués avec ceux qui ne le sont pas, comme aussi que les bestiaux
d'un lieu où la maladie s'est fait sentir ne soient conduits dans un lieu
où elle n'a pas pénétré; Sa Majesté, voulant sur ce expliquer ses intentions; ouï le rapport du sieur Machault, conseiller ordinaire au
Conseil royal, contrôleur général des finances, le Roi étant en son
Conseil, a ordonné et ordonne ce qui suit :

ART. 1er. Tous les propriétaires de bêtes à cornes, habitant dans les
villes ou paroisses de la campagne, dont les bestiaux seront malades
ou soupçonnés de maladie, seront tenus d'en avertir, dans le moment,
le principal officier de police de la ville ou le syndic de la paroisse
dans laquelle ils habitent, sous peine de cent livres d'amende, à l'effet,
par ledit officier de police ou syndic, de faire marquer en sa présence
lesdits bestiaux malades ou soupçonnés, avec un fer chaud, d'une
marque portant la lettre M, et de constater que lesdites bêtes malades
ou soupçonnées de maladie ont été séparées des bestiaux sains et renfermées dans des endroits d'où elles ne puissent communiquer avec
lesdits bestiaux sains de la même ville ou paroisse.

2. Ne pourront lesdits propriétaires, sous quelque prétexte que ce
soit, faire conduire dans les pâturages ni abreuvoirs lesdits bestiaux
attaqués ou soupçonnés de maladie, et seront tenus de les nourrir

dans les lieux où ils auront été renfermés, sous peine de cent livres d'amende.

3. Les syndics des paroisses dans lesquelles il y aura des bestiaux malades ou soupçonnés de maladie seront tenus, sous peine de cinquante livres d'amende, d'en avertir, dans le jour, le subdélégué du département, et de lui déclarer le nombre des bestiaux qui seront malades ou soupçonnés, et qu'ils auront fait marquer, le nom des propriétaires auxquels ils appartiennent, et s'ils ont été avertis par lesdits propriétaires ou par d'autres particuliers de ladite paroisse; veut Sa Majesté qu'au dernier cas le tiers des amendes qui seront prononcées contre lesdits propriétaires, faute de déclaration, appartienne à ceux qui auront donné le premier avis, soit au principal officier de police dans les villes, soit aux syndics des paroisses dans les campagnes.

4. Le subdélégué, conformément aux ordres et instructions qu'il aura reçus du sieur intendant de la province, et les officiers de police dans les villes, tiendront la main, non-seulement pour empêcher que les bestiaux malades ou soupçonnés n'aient aucune communication avec les bestiaux sains de la même ville ou paroisse, mais encore pour empêcher que tous les bestiaux, soit malades, soit soupçonnés, soit sains, du lieu où la maladie se sera manifestée, n'aient aucune communication avec ceux des villes ou paroisses voisines.

5. Fait Sa Majesté très-expresses inhibitions et défenses aux habitants des villes ou des paroisses de la campagne dans lesquelles la maladie se sera manifestée, de vendre aucun bœuf, vache ou veau, et à tous autres particuliers des autres paroisses ou étrangers d'en acheter, sous peine de cent livres d'amende, tant contre le vendeur que contre l'acheteur, par chaque tête de bétail vendue ou achetée en contravention de la présente disposition, sans préjudice néanmoins de ce qui sera réglé par l'article 8 ci-après.

6. Fait pareillement Sa Majesté défenses à tous particuliers, soit propriétaires de bêtes à cornes ou autres, de conduire aucuns des bestiaux sains ou malades, des villes ou paroisses de la campagne où la maladie se sera manifestée, dans aucunes foires ou marchés, et ce sous peine de cinq cents livres d'amende pour chaque contravention; de laquelle amende les propriétaires desdits bestiaux, qui pourraient se servir d'étrangers pour les conduire auxdites foires et marchés, seront responsables en leur propre et privé nom.

7. Permet Sa Majesté à tous particuliers qui rencontreront, soit dans les pâturages publics, soit aux abreuvoirs, soit sur les grands chemins, soit aux foires ou marchés, des bêtes à cornes marquées de la lettre M, de les conduire devant le plus prochain juge royal ou seigneurial, lequel les fera tuer sur-le-champ en sa présence.

8. Pourront néanmoins les propriétaires des bêtes à cornes qui auront des bestiaux sains et non soupçonnés de maladie, dans un lieu où quelques-uns des bestiaux auront été attaqués, vendre lesdits bestiaux sains et non soupçonnés de maladie, aux bouchers qui voudront les acheter, mais à la charge qu'ils seront tués dans les vingt-quatre heures de la vente, sans que lesdits bouchers puissent, sous aucun prétexte, les garder plus longtemps, à peine, tant contre lesdits propriétaires que contre lesdits bouchers, de deux cents livres d'amende pour chaque contravention, pour raison de laquelle amende lesdits propriétaires et lesdits bouchers seront solidaires.

9. Seront, en outre, tenus lesdits bouchers qui, dans les lieux où il y aura des bestiaux malades ou soupçonnés, achèteront des bestiaux sains, de prendre un certificat des propriétaires desquels ils feront lesdits achats, lequel sera visé par l'officier de police de la ville, ou du syndic de la paroisse dans laquelle les achats auront été faits, et contiendra le nombre et la désignation des bestiaux qu'ils auront achetés, et qu'ils n'ont eu aucun symptôme de maladie; comme aussi de présenter lesdits certificats à l'officier de police de la ville ou au syndic de la paroisse dans laquelle ils conduiront lesdits bestiaux, à l'effet de constater que lesdits bestiaux seront tués dans les vingt-quatre heures du jour de l'achat; le tout sous la même peine, contre lesdits bouchers, de deux cents livres d'amende pour chaque contravention et par chaque tête de bétail qui n'aurait pas été tuée dans lesdites vingt-quatre heures de l'achat.

10. Si aucuns desdits bouchers, abusant de la faculté qui leur est accordée par les deux articles précédents, revendaient aucuns desdits bestiaux à telle personne que ce puisse être, veut Sa Majesté qu'ils soient condamnés à cinq cents livres d'amende par chaque tête de bétail ; même qu'il soit procédé extraordinairement contre eux, pour, après l'instruction faite, être prononcée telle peine afflictive ou infamante qu'il appartiendra.

11. Les bouchers qui, pour s'approvisionner des bestiaux dont ils auraient besoin, en achèteraient dans les lieux où la maladie n'aura point encore pénétré, seront tenus de prendre un certificat de l'officier de police de la ville ou du syndic de la paroisse dans laquelle ils feront leurs achats, lequel certificat fera mention de l'état de la paroisse sur le fait de la maladie, et du nombre et désignation des bestiaux qu'ils y auront achetés, comme aussi de représenter ledit certificat à l'officier de police de la ville ou au syndic de la paroisse de leur domicile, toutes fois et quantes ils en seront requis, pour justifier que lesdits bestiaux ont été achetés dans des lieux sains, et peuvent être conservés sans danger, sous peine de confiscation desdits bestiaux et de deux cents livres d'amende par chaque tête de bêtes à cornes.

12. Veut et entend pareillement Sa Majesté que tous les particuliers et habitants des villes ou des paroisses de la campagne où la maladie n'aura point pénétré, qui voudront conduire ou envoyer des bestiaux aux foires et marchés, pour y être vendus, soient tenus, sous peine de confiscation de leurs bestiaux et de deux cents livres d'amende par chaque tête de bêtes à cornes, de se munir d'un certificat de l'officier de police de ladite ville, ou du syndic de ladite paroisse, visé par le curé ou par un des officiers de justice; lequel certificat fera mention de l'état de ladite ville ou paroisse sur le fait de la maladie, et contiendra le nombre et la désignation desdits bestiaux, et sera ledit certificat représenté aux officiers de police, si aucuns y a, ou aux syndics des paroisses des lieux où se tiendront les foires et marchés, avant l'exposition desdits bestiaux en vente.

13. Fait Sa Majesté très-expresses inhibitions et défenses auxdits officiers de police et syndics des lieux et communautés où lesdites foires et marchés se tiendront, de permettre l'exposition desdits bestiaux, sans préalablement s'être assurés, par représentation desdits certificats, du lieu d'où ils viennent, et que la maladie n'y a point pénétré; à peine, contre les syndics des paroisses, de cent livres d'amende, et contre lesdits officiers de police, de destitution de leurs offices.

14. Si aucuns des officiers de police des villes et des syndics des paroisses de la campagne, dans les cas où il leur est enjoint par le présent arrêté de donner les certificats, en donnaient de contraires à la vérité, veut Sa Majesté qu'ils soient condamnés à mille livres d'amende, même poursuivis extraordinairement, pour, après l'instruction faite, être prononcé contre eux telle peine afflictive ou infamante qu'il appartiendra.

15. Veut Sa Majesté que, dans tous les cas où les amendes prononcées par le présent arrêt seront encourues, les délinquants soient contraignables par corps au payement desdites amendes, et qu'ils tiennent prison jusqu'à parfait payement d'icelles.

16. Lesdites amendes seront remises au greffier de police pour les villes, et au greffier des subdélégations dans chaque département pour les paroisses de la campagne, pour être distribuées, savoir : un tiers en conformité et dans le cas porté par l'article 3 du présent arrêt, et le surplus ainsi qu'il sera ordonné par Sa Majesté, sur l'avis du lieutenant général de police de la ville de Paris, et des sieurs intendants dans les provinces. Enjoint Sa Majesté au sieur lieutenant général de police à Paris, et aux sieurs intendants et commissaires départis dans les provinces, de tenir la main à l'exécution du présent arrêt, qui sera lu, publié et affiché partout où besoin sera, à ce que personne n'en ignore, et exécuté, nonobstant oppositions ou autres empêchements quelconques, pour lesquels ne sera différé, et dont, si aucuns inter-

viennent, Sa Majesté se réserve, et à son Conseil, la connaissance, icelle interdisant à toutes ses cours et autres juges.

Fait au Conseil d'État du Roi, Sa Majesté y étant, tenu à Versailles, le 19e jour de juillet 1746. ,

Signé PHELYPEAUX.

ARRÊT DU CONSEIL CONTENANT DES DISPOSITIONS POUR ARRÊTER LES PROGRÈS DE LA MALADIE ÉPIZOOTIQUE SUR LES BESTIAUX, DANS LES PROVINCES MÉRIDIONALES DU ROYAUME. (Du 18 décembre 1774.)

Le Roi, s'étant fait rendre compte de l'état et des progrès de la maladie contagieuse qui s'est répandue depuis plus de huit mois sur les bêtes à cornes, dans les généralités de Bayonne, d'Auch et de Bordeaux, et qui commence à se communiquer dans celles de Montauban et de Montpellier; informé, par les commandants et intendants desdites provinces, que la maladie se répand de plus en plus par la communication des bestiaux; qu'elle n'a épargné qu'un très-petit nombre d'animaux dans les villages où elle a pénétré; que tous les remèdes qui ont été tentés pour en arrêter les progrès, soit par les médecins du pays, soit par les élèves des écoles vétérinaires que Sa Majesté a fait passer dans lesdites provinces pour les secourir, n'ont eu, jusqu'à présent, que peu de succès, et qu'ils laissent peu d'espérance de pouvoir guérir les animaux infectés de cette contagion, qui s'annonce avec les caractères d'une maladie putride, inflammatoire et pestilentielle; qu'il est important et pressant de recourir aux moyens les plus efficaces pour empêcher que ce fléau, en continuant de s'étendre de proche en proche, ne se répande en peu de temps dans d'autres provinces du royaume; que, dans les États étrangers limitrophes qui ont été affectés de la même maladie pendant les années précédentes, on n'est parvenu à conserver la plus grande partie du bétail qu'en sacrifiant un petit nombre d'animaux malades, dès qu'ils ont eu les premiers symptômes de cette maladie; que ce parti, tout rigoureux qu'il est, est cependant le seul qui reste à prendre pour prévenir les progrès d'une contagion ruineuse pour les propriétaires des bestiaux, et destructive de l'agriculture dans les provinces exposées à ses ravages. Dans ces circonstances, ouï le rapport du sieur Turgot, conseiller ordinaire au Conseil royall, contrôleur généraldes finances, le Roi étant en son Conseil, en renouvelant les ordres les plus précis pour faire exécuter exactement, dans toutes les provinces infectées et dans celles qui sont limitrophes, l'arrêt du Conseil du 31 janvier 1771, a ordonné et ordonne ce qui suit :

ART. 1er. Toutes les villes, bourgs et villages voisins de ceux où la contagion est présentement établie, seront visités par les artistes vétérinaires, les maréchaux ou autres experts qui auront été pour ce commis par les intendants desdites provinces, à l'effet de reconnaître et de constater l'état de santé et de maladie de toutes les bêtes à cornes dans lesdits villages et bourgs.

2. Dans les cas où quelques animaux se trouveraient attaqués de la maladie contagieuse annoncée par des symptômes non équivoques, il en sera dressé procès-verbal par lesdits artistes, maréchaux ou experts, en présence des syndics de la communauté dans lesdits villages, et en celle des officiers municipaux dans les villes ou dans leurs faubourgs, et il sera constaté, en même temps, par ledit procès-verbal ou par un acte de notoriété y joint, qu'aucun animal, dans ladite ville, bourg ou village, n'est mort précédemment de la contagion.

3. Aussitôt après la confection desdits procès-verbaux, lesdites bêtes malades seront tuées et ensuite enterrées avec leurs cuirs, jusqu'à concurrence des *dix premières seulement*, à la vigilance desdits syndics et officiers municipaux, dans chaque ville, bourg ou village où ladite contagion commence à se déclarer.

4. Les sieurs intendants et commissaires départis dans les provinces feront payer à chaque propriétaire le tiers de la valeur qu'auraient eu les propriétaires des animaux qui auront été sacrifiés, s'ils eussent été sains; et ce, sur l'estimation qui en sera faite par lesdits artistes, maréchaux et experts, à la suite de leursdits procès-verbaux; laquelle indemnité sera imputée sur les fonds à ce destiné par Sa Majesté.

5. Lesdits sieurs intendants enverront, à la fin de chaque mois, au sieur contrôleur général des finances, l'état des villes, bourgs et villages où la maladie aura pénétré, ensemble l'état du nombre et qualité des bêtes malades qui auront été tuées dans lesdits lieux de leur généralité, et des sommes qui leur auront été payées en indemnité, à raison du tiers de la valeur de chaque animal, ainsi que des autres dépenses nécessaires pour l'exécution du présent arrêt.

6. Fait Sa Majesté très-expresses inhibitions et défenses à tous propriétaires de bestiaux de cacher ou recéler aucune bête saine ou malade, lors des visites qui seront faites en exécution du présent arrêt, à peine de cinq cents livres d'amende, payable par corps, et sans pouvoir être modérée.

7. Enjoint Sa Majesté aux lieutenants et officiers de police dans les villes, aux sieurs intendants et commissaires départis, de tenir la main à l'exécution du présent arrêt, qui sera publié et affiché partout où besoin sera, et de rendre, à cet effet, toutes les ordonnances nécessaires, lesquelles seront exécutées, nonobstant oppositions ou appellations quelconques, Sa Majesté se réservant d'en connaître en son Conseil; et seront tenus les officiers et cavaliers de maréchaussée d'exé-

cuter les ordres qui leur seront adressés par lesdits sieurs intendants, pour assurer l'exécution du présent arrêt.

Fait au Conseil d'État du Roi, Sa Majesté y étant, tenu à Versailles, le 18 décembre 1774.

Signé BERTIN.

ARRÊT DU CONSEIL CONTENANT DES MESURES CONTRE LES MALADIES ÉPIZOOTIQUES. (Versailles, le 30 janvier 1775.)

Le Roi étant informé que la maladie contagieuse sur les bêtes à cornes continue ses ravages dans les provinces de Guyenne, de Navarre et de Béarn, et dans quelques autres provinces méridionales du royaume, s'est fait représenter l'arrêt rendu en son Conseil le 18 décembre 1774, qui ordonne de tuer, dans chacune des paroisses nouvellement attaquées de cette maladie, les dix premières bêtes qui tomberont malades seulement, et qui prescrit les formalités qui doivent être observées dans ce cas; Sa Majesté a reconnu, par le compte qui lui a été rendu des observations faites par ses ordres dans ces provinces, que cette maladie ne se répand que par la communication des bestiaux entre eux, et par l'abus que peuvent faire des personnes imprudentes ou malintentionnées des cuirs des animaux malades et autres objets capables de répandre la contagion; elle a jugé qu'il était de sa prudence et de son amour pour ses peuples de prendre les mesures les plus certaines, non-seulement pour arrêter les progrès de cette maladie, mais pour en détruire, autant qu'il est possible. toutes les semences.

A quoi désirant pourvoir, ouï le rapport du sieur Turgot, etc.

Le Roi étant en son Conseil ordonne que l'arrêt du 18 décembre 1774 sera exécuté selon sa forme et teneur; et Sa Majesté l'interprétant, étendant ses dispositions en tant que de besoin, ordonne que tous les animaux qui seront reconnus malades de cette maladie seront tués sur-le-champ, et enterrés en suivant les précautions et les formalités ordonnées par ledit arrêt du 18 décembre 1774, aussitôt qu'on aura bien constaté les signes de l'épizootie. Veut Sa Majesté qu'il soit tenu compte au propriétaire du tiers de la valeur qu'ils auraient eue s'ils avaient été sains.

Ordonne que les cuirs desdits animaux, tués en conséquence du présent arrêt ou morts de leur mort naturelle, seront tailladés de manière à ce qu'on ne puisse plus en faire usage; fait Sa Majesté très-expresses inhibitions et défenses à toutes personnes, sous quelque prétexte que ce puisse être, de conserver aucuns cuirs provenant d'animaux suspects de ladite maladie, de les préparer, transporter, vendre ou acheter, ainsi que les fumiers, râteliers, et autres choses à l'usage desdits animaux, et reconnus capables de porter la contagion, sous peine de cinq cents livres d'amende contre chacun des contrevenants. Enjoint Sa Majesté aux gouverneurs et commandants, et aux intendants et commissaires départis dans ses provinces, etc., etc.

ARRÊT DU CONSEIL CONTENANT DES MESURES CONTRE L'ÉPIZOOTIE.
(Fontainebleau, 1er novembre 1775.)

Sur le compte qui a été rendu au Roi, étant en son Conseil, des ravages que la maladie épizootique continue de faire dans les provinces méridionales, et des progrès qu'elle a continué de faire par la négligence des propriétaires de bestiaux à se conformer aux précautions ordonnées, Sa Majesté a jugé à propos de prendre de nouvelles mesures pour prévenir les suites funestes de cette négligence, et préserver ces provinces et tout son royaume des malheurs que cette contagion peut y occasionner. Rien ne lui a paru plus pressant que de faire connaître ses intentions sur l'autorité qui doit procéder à l'exécution de ses ordres ; et comme les circonstances présentes sont hors de l'ordre commun, et que Sa Majesté espère que les mesures qu'elle prend les feront cesser dans peu de temps, elle a pensé qu'elle devait, tant que ces circonstances subsisteront, confier exclusivement l'exécution de ces mesures aux commandants et officiers de ses troupes et aux intendants et commissaires départis dans ses provinces. Quels que soient le zèle et l'activité, tant de ses cours de Parlement que de ses juges ordinaires, pour le bien de ses sujets, Sa Majesté a cru que le concours de plusieurs autorités sur un même objet pourrait porter du trouble et de la confusion dans le service et servir de prétexte à ceux qui voudraient se soustraire à ses ordres ; Sa Majesté a aussi jugé à propos de faire connaître de nouveau ses intentions sur l'exécution des arrêts de son Conseil précédemment rendus, et de prescrire d'une manière précise les précautions qu'elle veut qui soient prises à l'avenir. A quoi voulant pourvoir, ouï le rapport du sieur Turgot, etc.

ART. Ier. Les commandants en chef, chargés des ordres du Roi pour l'extinction de l'épizootie, et les intendants et commissaires, départis dans les provinces, ou ceux qui en seront chargés par eux, donneront seuls les ordres relatifs à cette opération importante; veut, en conséquence, Sa Majesté que, sans s'arrêter aux dispositions de sa cour de Parlement de Toulouse du 27 septembre dernier, ni à tous autres pareils qui auraient été rendus ou pourraient l'être à l'avenir, les officiers municipaux ou syndics de paroisses ne puissent assembler leurs communautés autrement que par les ordres desdits commandants en chef ou intendants; leur fait pareillement Sa Majesté très-expresses inhibitions et défenses de reconnaître pour ledit service aucune autre autorité.

Art. 2. Les arrêts du Conseil d'État du Roi des 18 décembre 1774 et 30 janvier dernier seront exécutés selon leur forme et teneur concernant l'assommement des bestiaux dans les lieux où il sera ordonné, conformément aux instructions qui seront adressées par le Roi auxdits commandants et intendants, et aux ordres qu'ils donneront en conséquence.

Art. 3. Dans tous les lieux dans lesquels l'assommement des animaux malades aura été ordonné en vertu de ladite autorité, seront tenus tous propriétaires de bestiaux de dénoncer ceux qui seront tombés malades, dans les vingt-quatre heures du moment où les premiers symptômes se seront manifestés, sous peine de cinq cents livres d'amende; et il sera fait, par les troupes, des visites et perquisitions dans toutes les étables, écuries, granges et autres bâtiments, à l'effet de découvrir les contraventions.

Art. 4. Les animaux qui auront été dénoncés seront visités par experts; et, dans le cas où ils auraient été reconnus attaqués de la maladie épizootique, ils seront sur-le-champ assommés et enterrés, conformément aux arrêts du Conseil rendus et aux instructions imprimées et publiées sur cet objet, sans que les propriétaires puissent les conserver, sous le prétexte de les faire traiter par des méthodes dont l'expérience a démontré l'illusion, sans s'arrêter aux dispositions de l'arrêt du 2 septembre 1775, rendu par la cour du Parlement de Toulouse, qui paraît autoriser ledit traitement, ni à tous autres arrêts rendus ou à rendre, dont les dispositions seraient contraires à celles du présent arrêt.

Art. 5. Il sera payé, par les ordres de l'intendant et du commissaire départis, à ceux dont les bestiaux auront été assommés, le tiers du prix desdits bestiaux, sur l'estimation qui en sera faite conformément aux dispositions des arrêts du Conseil d'État du Roi, des 18 décembre 1774 et 30 janvier 1775, dans le cas seulement où la déclaration en aura été faite par le propriétaire dans le temps prescrit par l'article précédent; dans le cas où ladite dénonciation n'aurait pas été faite, lesdits propriétaires, outre l'amende à laquelle ils seront condamnés, seront privés de cette indemnité.

Art. 6. Dans le cas où la nécessité de conserver des provinces saines obligerait de faire passer les bestiaux sains ou malades d'un lieu dans un autre, il y sera procédé par les ordres du commandant en chef ou de l'intendant et commissaire départis; et il sera pris par ledit intendant les mesures nécessaires pour en assurer le prix aux propriétaires, dans le cas où lesdits animaux résisteraient à la contagion.

Art. 7. Fait Sa Majesté très-expresses inhibitions et défenses à tous propriétaires de bestiaux de quelque qualité et condition qu'ils soient, de faire refus d'exécuter ou de laisser exécuter les ordres du Roi qui leur seront notifiés par les officiers ou soldats, à peine de 500 livres d'amende, et, dans le cas de rébellion, à peine d'être poursuivis extraordinairement, selon la rigueur des ordonnances.

Art. 8. Il est pareillement fait défenses à tous propriétaires de bestiaux ou autres de conduire d'un lieu à un autre, ou de transporter des peaux ou des cuirs, ou autres matières capables de répandre la contagion, qu'ils ne soient porteurs de permissions par écrit des officiers qui commanderont dans le lieu, ni de contrevenir à aucune des ordonnances qui seront données et publiées par les commandants ou intendants, sous peine de cinq cents livres d'amende, ou telle autre peine portée par lesdites ordonnances.

Art. 9. Sa Majesté attribue toute cour et juridiction en dernier ressort aux intendants et commissaires départis, pour prononcer les amendes qui seront encourues, même pour procéder extraordinairement contre ceux qui auront fait rébellion; les autorisant, Sa Majesté, pour les affaires criminelles, à prendre avec eux le nombre de gradués requis par les ordonnances, et de nommer telles personnes capables et qu'ils jugeront à propos pour remplir les fonctions de procureur du roi et de greffier; les autorisant pareillement à subdéléguer pour rendre tous jugements d'instruction, même de règlement à l'extraordinaire et autres, en se conformant par eux aux règles et ordonnances du royaume sur la matière criminelle, et notamment à celle de 1670; et Sa Majesté interdit à toutes ses cours et autres juges la connaissance desdits cas, ainsi que de tous ceux relatifs aux précautions ordonnées pour arrêter les progrès de la contagion. Enjoint Sa Majesté aux commandants dans les provinces, commandants et officiers de ses troupes, aux intendants et commissaires départis, aux officiers et cavaliers de maréchaussée, etc.

ARRÊT DU CONSEIL DU ROI POUR PRÉVENIR LES DANGERS DES MALADIES DES ANIMAUX, ET PARTICULIÈREMENT DE LA MORVE. (Du 16 Juillet 1784.)

Le Roi étant informé des ravages qu'occasionnent sur les animaux, dans différentes provinces de son royaume, les maladies contagieuses dont ils sont attaqués, notamment celle de la *morve*, et considérant que cette maladie, contre laquelle on n'a trouvé jusqu'à présent aucun remède curatif, se communique, se propage et se perpétue par toutes sortes de voies: que l'écurie où un cheval atteint de la morve n'a fait que passer, les harnais et tout ce qui lui a servi reçoivent et communiquent ce vice épidémique, qui ne tarde pas à se développer; qu'une des causes principales de la contagion ne peut être attribuée qu'à la négligence et à un intérêt mal entendu des propriétaires, marchands de chevaux et de bestiaux, qui, au lieu de déclarer le mal dès son principe, cherchent à le déguiser, jusqu'à ce que les animaux qui en sont atteints soient absolument hors d'état de service ; que les équarrisseurs et autres, après avoir acheté des chevaux et bêtes frappés de mal, sous prétexte de les guérir ou de les abattre, en font un trafic funeste, même dans la vente des parties mortes ; Sa Majesté jugeant nécessaire de réprimer des abus aussi contraires à l'agriculture et au commerce, et voulant y pourvoir ; ouï le rapport du sieur de Calonne, conseiller ordinaire au Conseil royal, contrôleur général des finances, le Roi, étant en son Conseil, a ordonné et ordonne ce qui suit :

ART. 1er. Toutes personnes, de quelque qualité et conditions qu'elles soient, qui auront des chevaux et bestiaux atteints ou soupçonnés de la *morve* ou de toute autre maladie contagieuse, telles que *le charbon, la gale, la clavelée, le farcin et la rage*, seront tenues, à peine de cinq cents francs d'amende, d'en faire sur-le-champ leur déclaration aux maires, échevins ou syndics des villes, bourgs et paroisses de leur résidence, pour être lesdits chevaux et bestiaux vus et visités sans délai, en la présence desdits officiers, par les experts vétérinaires les plus prochains, lesquels se transporteront à cet effet dans les écuries, étables et bergeries, pour reconnaître et constater exactement l'état des chevaux et animaux qui leur auront été déclarés.

2. Autorise Sa Majesté les sieurs intendants et commissaires départis dans les différentes provinces du royaume, à nommer autant d'experts qu'ils le jugeront à propos pour lesdites visites, choisis par préférence parmi les *élèves des écoles vétérinaires; à leur défaut, parmi les maréchaux ou autres, qui auront des certificats d'étude et de capacité du directeur de l'école vétérinaire, ou qui auront subi un examen sur les demandes qui leur seront faites en présence dudit sieur commissaire par deux artistes vétérinaires du département.*

3. Seront tenus lesdits experts *de prêter leur ministère* toutes fois et quantes ils en seront requis par les officiers de *maréchaussée, subdélégués, officiers municipaux et syndics*, pour examiner les chevaux et bestiaux suspects, comme aussi de se transporter à cet effet dans les marchés publics et dans les écuries des maîtres de postes, des entrepreneurs de messageries ou roulages et loueurs de chevaux, même aussi dans les écuries, étables et bergeries des particuliers, sur les déclarations et dénonciations de mal contagieux qui auraient été faites à leur égard, en se faisant toutefois, audit cas, *autoriser* par le juge du lieu, et *accompagner d'un officier municipal* ou *du syndic de la paroisse.* Fait défenses, Sa Majesté, à toutes personnes de refuser l'entrée de leurs écuries, étables et bergeries auxdits experts *ainsi assistés*, et d'apporter aucun obstacle à ce qu'il soit procédé, conformément à ce que dessus, auxdites visites, dont il sera dressé procès-verbal, lors duquel, en cas de difficultés, les parties intéressées pourront faire tels dires et réqui-

sitions qu'elles aviseront, et il y sera statué, provisoirement et sans aucun délai, par le juge qui aura autorisé la visite.

4. Défenses sont faites à tous *maréchaux, bergers* et *autres*, de *traiter* aucun animal attaqué de la maladie contagieuse et pestilentielle, *sans en avoir fait la déclaration aux officiers municipaux ou syndics de leur résidence*, lesquels en rendront compte sur-le-champ au subdélégué, qui fera appliquer sans délai sur le front de la bête malade un cachet en cire verte portant ces mots : *animal suspect*; pour, dès cet instant, être les chevaux ou autres animaux qui auront été ainsi marqués, conduits et enfermés dans *des lieux séparés et isolés*. Fait pareillement défenses, Sa Majesté, à toutes personnes de les laisser communiquer avec d'autres animaux ni de les laisser vaguer dans des pâturages communs, le tout sous la même peine d'amende.

5. Les chevaux qui auront été attaqués de la *morve*, et les autres bestiaux dont *la maladie contagieuse aura été reconnue incurable par les experts*, seront abattus sans délai, ensuite *ouverts par lesdits experts*, lesquels appelleront à l'abattage et ouverture desdits animaux un officier municipal ou syndic, qui en dressera procès-verbal, pour être envoyé audit sieur commissaire départi ou à son subdélégué ; et ce procès-verbal contiendra en détail le genre et le caractère de la maladie de l'animal, et les précautions pour éviter la contagion.

6. Les chevaux et bestiaux morts et abattus pour cause de morve ou de toute autre maladie contagieuse pestilentielle *seront enterrés (chair et ossements)* dans des fosses de trois mètres vingt centimètres (dix pieds) de profondeur, qui ne pourront être ouvertes plus près de cent quatre-vingt-quatorze mètres dix-huit centimètres (cent toises) de toute habitation, et les peaux en seront tailladées; les écuries dans lesquelles auront séjourné des chevaux morveux, ainsi que les étables et bergeries qui auront servi aux animaux attaqués de maladies contagieuses, seront, à la diligence des *officiers municipaux et experts*, aérées et purifiées; lesdits lieux ne pourront être occupés par aucuns autres animaux que lorsqu'ils auront été purifiés et qu'il se sera écoulé un temps suffisant pour en ôter l'infection; les équipages, harnais, colliers *seront brûlés* ou *échaudés*, conformément à ce qui sera prescrit par le procès-verbal d'abattage qui aura été dressé, et dont sera laissé copie, pour, par les propriétaires ou autres, s'y conformer, ainsi qu'à toutes les précautions qui auront été indiquées par les *experts*, à l'effet d'éviter la contagion; le tout sous la même peine de cinq cents francs d'amende.

7. Fait Sa Majesté défenses, sous les mêmes peines, à tous marchands de chevaux et autres, *de détourner*, sous quelque prétexte que ce soit, *vendre* ou *exposer en vente*, dans les *foires* et *marchés* ou *partout ailleurs*, des chevaux ou bestiaux *atteints* ou *suspectés de morve* ou de *maladies contagieuses*; et aux hôteliers, cabaretiers, laboureurs

et autres, de recevoir dans leurs écuries ou étables ordinaires aucuns chevaux ou animaux soupçonnés de semblables maladies, auquel cas ils seront tenus d'en faire aussitôt la déclaration ci-dessus prescrite.

8. Autorise Sa Majesté lesdits sieurs commissaires départis et leurs subdélégués à commettre, dans les villes, bourgs et villages de leurs généralités, tel nombre d'équarrisseurs qui sera jugé nécessaire, lesquels *seuls* pourront faire l'enlèvement et équarrissage des animaux morts dans les arrondissements qui leur seront prescrits, auxquels il sera délivré, sans frais, commission par lesdits sieurs intendants et subdélégués, sans qu'aucuns autres puissent s'immiscer dans l'équarrissage des chevaux et bestiaux, à peine de prison.

9. Les équarrisseurs ne pourront, sous peine d'être déchus de leur commission, d'amende ou de telle autre punition qu'il appartiendra, *vendre* et *débiter* aucune *viande* qui proviendra de chevaux ou animaux qui, suivant l'article 2, auront été abattus pour être enterrés.

10. Autorise Sa Majesté toutes personnes à dénoncer les contraventions qui pourront être faites aux dispositions du présent arrêt; et lorsqu'elles auront été bien et dûment constatées, le tiers des amendes qui auront été prononcées, et qui seront payables sans déport, appartiendra au dénonciateur, auquel il sera accordé, en outre, une récompense proportionnée au mérite de la dénonciation.

11. Seront tenus les maires et échevins dans les villes, et les syndics dans les campagnes, d'informer, au premier avis qu'ils en auront, les intendants et leurs subdélégués des maladies contagieuses ou épizootiques qui se manifesteront dans l'étendue de leur arrondissement, à peine d'être rendus personnellement responsables de tous dommages qui pourraient résulter de leur négligence.

12. Toutes les amendes encourues aux termes des articles ci-dessus seront payées sans déport, et les contrevenants y seront contraints par toutes voies dues et raisonnables, même par emprisonnement de leurs personnes.

13. Et seront les ordonnances rendues pour la police du marché aux chevaux, et notamment celle du 8 juillet 1763, exécutées en leur contenu.

14. Ordonne Sa Majesté que, conformément aux attributions ci-devant données, tant au sieur lieutenant général de police de la ville de Paris qu'aux sieurs commissaires départis dans les provinces du royaume, chacun en droit soi, ils continuent d'avoir, exclusivement à tous autres juges, la connaissance des contestations qui pourraient survenir sur l'exécution du présent arrêt, ainsi que *des précédents règlements et ordonnances* intervenus au même sujet, sauf l'appel au Conseil ; leur enjoint, ainsi qu'aux maires, échevins et syndics, de tenir la main à l'exécution du présent arrêt, et aux officiers et cavaliers de maré-

chaussée et tous autres, de prêter la main-forte et l'assistance nécessaires à cet effet.

Fait au Conseil d'État du Roi, Sa Majesté y étant, tenu à Versailles, le 16 juillet 1784.

Signé : LE BARON DE BRETEUIL.

ARRÊT DU DIRECTOIRE EXÉCUTIF QUI ORDONNE L'EXÉCUTION DES MESURES DESTINÉES A PRÉVENIR LA CONTAGION DES MALADIES ÉPIZOOTIQUES. Du 27 Messidor an V (15 Juillet 1797).

Paris, le 23 Messidor an V de la République française une et indivisible.

Le Ministre de l'intérieur aux Administrations centrales et municipales de la République.

Il règne, sur les bêtes à cornes des départements du Nord et de l'Est, une épizootie meurtrière qui s'est annoncée d'abord par des symptômes peu alarmants; je n'en ai pas plus tôt été instruit que j'ai envoyé de Paris des artistes vétérinaires éclairés pour en prendre connaissance. Des instructions, rédigées par eux sur les lieux et à leur retour, ont été publiées et répandues dans tous les pays qu'ils avaient parcourus. La maladie a paru se ralentir pendant quelque temps, mais elle reprend avec plus de force; la rapidité de ses progrès et le nombre effrayant des animaux qu'elle tue ne permettent plus de douter qu'elle ne soit contagieuse au plus haut degré. Cet objet étant de la plus grande importance, et les moyens de police étant les seuls capables d'empêcher la communication, j'ai cru qu'il était de mon devoir de rappeler l'esprit des lois et règlements rendus en pareilles circonstances et qui n'ont pas été abrogés; je n'ai eu qu'à concilier les dispositions de ces lois avec l'ordre constitutionnel; j'y ajouterai une courte instruction sur la manière reconnue comme la plus propre à prévenir cette maladie et à la guérir dans les animaux affectés.

Mesures de police pour arrêter la communication.

Tout propriétaire ou détenteur de bêtes à cornes, à quelque titre que ce soit, qui aura une ou plusieurs bêtes malades ou suspectes, sera obligé, sous peine de cinq cents francs d'amende, d'en avertir sur-le-champ l'agent de la commune, qui les fera visiter par l'expert le plus prochain, ou par celui qui aura été désigné par le département ou le canton. (Arrêt du Parlement du 24 mars 1745; arrêt du Conseil du 19 juillet 1746, art. 3; autre du 16 juillet 1784, art. 1er.)

Lorsque, d'après le rapport de l'expert, il sera constaté qu'une ou plusieurs bêtes seront malades, l'agent veillera à ce que ces animaux soient séparés des autres et ne communiquent avec aucun animal de la commune. Les propriétaires, sous quelque prétexte que ce soit, ne pourront les faire conduire dans les pâturages ni aux abreuvoirs communs, et ils seront tenus de les nourrir dans des lieux renfermés, sous peine de cent francs d'amende. (Arrêt du Conseil du 19 juillet 1746, art. 2.)

L'agent en informera, dans le jour, le commissaire du directoire exécutif du canton, auquel il indiquera le nom du propriétaire et le nombre de bêtes malades. Le commissaire du directoire exécutif fera part du tout à l'administration centrale du département. (Arrêt du Conseil du 19 juillet 1743.)

Aussitôt qu'il sera prouvé à l'agent que l'épizootie existe dans une commune, il en instruira tous les propriétaires de bestiaux de ladite commune par une affiche posée aux lieux où se placent les actes de l'autorité publique, laquelle affiche enjoindra auxdits propriétaires de déclarer à l'agent le nombre des bêtes à cornes qu'ils possèdent, avec désignation d'âge, de taille, de poil, etc. Copie de ces déclarations sera envoyée au commissaire du directoire exécutif près l'administration municipale du canton, et par celui-ci à l'administration centrale du département. (Arrêt du Conseil du 19 juillet 1746, art. 4.)

En même temps l'agent municipal fera marquer, sous ses yeux, toutes les bêtes à cornes de sa commune avec un fer chaud représentant la lettre M. Quand l'administration centrale du département se sera assurée que l'épizootie n'a plus lieu dans son ressort, elle ordonnera une contre-marque telle qu'elle jugera à propos, afin que les bêtes puissent aller et être vendues partout sans qu'on ait rien à en craindre. (Arrêt du Conseil du 19 juillet 1746, et arrêt du Conseil du 16 juillet 1784.)

Afin d'éviter toute communication des bestiaux des pays infectés avec ceux des pays qui ne le sont pas, il sera fait, de temps en temps, des visites chez les propriétaires de bestiaux dans les communes infectées, pour s'assurer qu'aucun animal n'en a été distrait. (Arrêt du 24 mars 1745, art. 1er.)

Si, au mépris des dispositions précédentes, quelqu'un se permet de vendre ou d'acheter des bêtes marquées dans un pays infecté, pour les conduire dans un marché ou une foire, ou même chez un particulier de pays non infecté, il sera puni de cinq cents francs d'amende. Les propriétaires qui feront conduire leurs bêtes par leurs domestiques ou autres personnes dans les marchés ou foires, ou chez des particuliers de pays non affectés, seront responsables du fait de ces conducteurs. (Art. 5 et 6 de l'arrêt du Conseil du 19 juillet 1746.)

Il est enjoint à tout fonctionnaire public qui trouvera sur les chemins ou dans les foires ou marchés des bêtes à cornes marquées de la lettre M, de les conduire devant le juge de paix, lequel les fera tue sur-le-champ en sa présence. (Art. 7 de l'arrêt du Conseil du 19 juillet 1746.)

Pourront néanmoins, les propriétaires de bêtes saines en pays infecté, en faire tuer chez eux ou en vendre aux bouchers de leurs communes, mais aux conditions suivantes :

1° Il faudra que l'expert ait constaté que ces bêtes ne sont point malades ;

2° Le boucher n'entrera point dans l'étable ;

3° Le boucher tuera les bêtes dans les vingt-quatre heures ;

4° Le propriétaire ne pourra s'en dessaisir, ni le boucher les tuer, qu'ils n'en aient la permission par écrit de l'agent, qui en fera mention sur son état. Toute contravention à cet égard sera punie de deux cents francs d'amende, le propriétaire et le boucher demeurant solidaires. (Art. 8 de l'arrêt du Conseil du 19 juillet 1746.)

Il est ordonné de tenir dans les lieux infectés tous les chiens à l'attache, et de tuer tous ceux qu'on trouverait divaguants. (Loi du 19 juillet 1791.)

Tout fonctionnaire public qui donnera des certificats et attestations contraires à la vérité sera condamné à mille francs d'amende et même poursuivi extraordinairement. (Art. 14 de l'arrêt du 24 mars 1745.)

Dans tous les cas où les amendes, pour les objets relatifs à l'épizootie, seront appliquées, aucun juge ne pourra les remettre ni les modérer ; les jugements qui interviendront en conséquence seront exécutés par provision, et les délinquants, au surplus, soumis aux lois de la police correctionnelle. (Art. 7 et 8 de l'arrêt du Parlement de 1745 ; art. 15 de celui du Conseil de 1746, et art. 12 de celui de 1784.)

Aussitôt qu'une bête sera morte, au lieu de la traîner, on la transportera à l'endroit où elle doit être enterrée, qui sera autant que possible au moins à cinquante toises des habitations ; on la jettera seule dans une fosse de huit pieds de profondeur, avec toute sa peau tailladée en plusieurs parties, et on la recouvrira de toute la terre sortie de la fosse. Dans le cas où le propriétaire n'aurait pas la faculté d'en faire le transport, l'agent municipal requerra un autre citoyen, et même les manouvriers nécessaires, à peine de cinquante francs d'amende contre les refusants. Dans les lieux où il y a des chevaux, on préférera de faire traîner par eux les voitures chargées de bêtes mortes ; lesquelles voitures seront lavées à l'eau chaude après le transport. Il est défendu de jeter les corps dans les bois, dans les rivières ou à la voirie, et de les enterrer dans les étables, cours et jardins, sous peine de trois cents francs d'amende et de tous dommages et intérêts. (Art. 6 de l'arrêt du Parlement de 1745, et art. 6 de celui du Conseil de 1784.)

Enfin, les corps administratifs, conformément au décret du 28 septembre 1791, emploieront tous les moyens de prévenir et d'arrêter l'épizootie ; et, en conséquence, le Gouvernement compte sur leur zèle pour faire faire des patrouilles, mettre la plus grande célérité dans l'exécution des lois, et ne rien épargner, soit pour préserver leur pays de la contagion, soit pour en arrêter les progrès. Lorsque l'épizootie se sera déclarée dans leur ressort, ils sont chargés d'en informer les administrations des départements voisins, et il leur est recommandé très-expressément d'en faire part sur-le-champ au Ministre de l'intérieur, ainsi que des progrès que pourra faire la maladie.

Ce n'est qu'en suivant avec une rigueur très-scrupuleuse les mesures indiquées qu'il sera possible de prévenir, dans la plupart des départements, et d'arrêter, dans ceux qui sont infectés, les effets d'une contagion ruineuse pour l'agriculture en général et pour les propriétaires.

(Suit une instruction dans laquelle l'épizootie est décrite sommairement, et où les moyens hygiéniques, préservatifs et curatifs sont exposés.)

Le Ministre de l'intérieur,
Signé : BENEZECH.

ORDONNANCE DU ROI CONCERNANT L'ÉPIZOOTIE. (Du 27 Janvier 1815.)

Louis, par la grâce de Dieu, Roi de France et de Navarre,

A tous ceux qui ces présentes verront, salut.

Sur le rapport qui nous a été fait par notre Ministre secrétaire d'État de l'intérieur, de l'épizootie désastreuse qui enlève journellement un grand nombre de bœufs et de vaches, et qui paraît avoir été apportée, dans plusieurs parties du royaume, par les animaux amenés à la suite des armées étrangères ;

Touché des pertes qui en résultent pour nos sujets, nous nous sommes fait rendre compte des efforts de l'administration dans cette circonstance, et nous avons eu la satisfaction de reconnaître que rien n'avait été négligé pour arrêter les progrès de ce fléau ;

Voulant compléter les mesures prises précédemment, et donner à nos sujets propriétaires et cultivateurs des preuves de notre sollicitude en prévenant, autant qu'il est en nous, les suites funestes de l'épizootie, et en procurant des indemnités à ceux qui auraient éprouvé des dommages par l'exécution des dispositions rigoureuses que commande l'intérêt général de l'État,

Nous avons ordonné et ordonnons ce qui suit :

ART. 1er. Dans tous les lieux où a pénétré l'épizootie, et dans ceux où elle pénétrera par la suite, les préfets continueront à faire exécuter strictement les dispositions des arrêts des 10 avril 1714, 24 mars 1745, 19 juillet 1746, 18 décembre 1774, et de l'arrêté du Directoire exécutif du 27 messidor an V, concernant les épizoties.

2. Sur la demande des autorités administratives, les gardes natio-

nales, la gendarmerie, les gardes champêtres, et au besoin les troupes de ligne, seront employés pour assurer l'exécution des dispositions rappelées et indiquées dans le précédent article, et notamment pour former des cordons et empêcher la communication des animaux suspects avec les animaux sains.

3. Dans les départements où la maladie n'a pas encore pénétré, les préfets ordonneront la visite des étables aussi souvent qu'ils le jugeront utile ; ils exerceront une surveillance active et feront les dispositions nécessaires pour que l'on puisse exécuter sur-le-champ, et partout où besoin sera, toutes les mesures propres à arrêter les progrès de l'épizootie, si elle venait à se manifester.

4. A la première apparition des symptômes de contagion dans une commune, il sera envoyé des vétérinaires chargés de visiter les bestiaux et de reconnaître ceux qui doivent être abattus, aux termes des règlements cités en l'article 1er. L'abattage aura lieu sans délai, sur l'ordre des maires ou des commissaires délégués par les préfets.

5. Il sera dressé des procès-verbaux à l'effet de constater le nombre, l'espèce et la valeur des animaux qui ont été ou qui seront abattus pour arrêter les progrès de la contagion. Les extraits de ces procès-verbaux seront transmis par les préfets à notre Directeur général de l'agriculture et du commerce, qui fera établir l'état des indemnités auxquelles les propriétaires de ces animaux auront droit, d'après les bases déterminées par les arrêts du Conseil des 18 octobre 1774 et 30 janvier 1745.

6. Nos Ministres secrétaires d'État de l'intérieur et des finances se concerteront pour nous soumettre un projet de loi sur les moyens de pourvoir à ces indemnités. Ce projet sera présenté aux Chambres à leur prochaine session.

7. Ils nous proposeront ultérieurement les mesures propres à assurer, en tous temps, des ressources suffisantes pour indemniser les propriétaires de bestiaux des pertes qu'ils éprouveront, soit par l'effet direct des épizooties contagieuses, soit par l'exécution des dispositions prescrites pour en arrêter les progrès.

8. Nos Ministres secrétaires d'État de l'intérieur, des finances et de la guerre sont chargés, chacun en ce qui le concerne, de l'exécution de la présente ordonnance.

Donné en notre château des Tuileries, le 27 janvier de l'an de grâce 1815, et de notre règne le vingtième.

Par le Roi, pour ampliation,　　　　　　　　Signé : LOUIS.

Le ministre secrétaire d'État de l'intérieur,

Signé : l'Abbé DE MONTESQUIOU.　　Pour expédition conforme :

Le Directeur général de l'agriculture et du commerce,

Conseiller d'État : BECQUEY.

DÉCRET.

Napoléon, par la grâce de Dieu et la volonté nationale, empereur des Français,

A tous présents et à venir, salut.

Sur la proposition de notre Ministre de l'agriculture, du commerce et des travaux publics;

Considérant que la peste bovine, *Rinder-Pest* des Allemands, *Cattle-plague* des Anglais, plus généralement connue en France sous le nom de *Typhus contagieux des bêtes à cornes*, règne dans plusieurs États du nord et de l'est de l'Europe;

Que cette épizootie est essentiellement contagieuse; que la rapidité actuelle des communications peut favoriser son importation en France par des bestiaux provenant des pays infectés;

Vu l'article 1er de l'ordonnance du roi du 6 janvier 1739;

Vu la loi du 6 octobre 1791, titre Ier, section IV, article 20,

Avons décrété et décrétons ce qui suit : '

Art. 1er. L'importation en France des animaux domestiques, dont l'entrée présenterait des dangers au point de vue du *typhus contagieux*, pourra être interdite ou subordonnée à telles mesures qui pourraient être nécessaires pour prévenir l'invasion de la maladie.

2. Des arrêtés de notre Ministre de l'agriculture, du commerce et des travaux publics détermineront les frontières ou portions de frontières où l'introduction et le passage en transit des animaux domestiques pourront être interdits, et les conditions auxquelles cette introduction et ce passage pourront être autorisés.

3. Notre Ministre de l'agriculture, du commerce et des travaux publics est chargé de l'exécution du présent décret.

Fait au palais de Fontainebleau, le 5 septembre 1865.

NAPOLÉON.

Par l'empereur :

Le Ministre de l'agriculture, du commerce et des travaux publics,
Armand Béhic.

LOI relative aux indemnités a allouer pour tous les animaux dont l'autorité publique aura ordonné ou ordonnera l'abattage par suite du typhus contagieux des bêtes a cornes. (Du 30 juin 1866.)

Napoléon, par la grâce de Dieu et la volonté nationale, empereur des Français,

A tous présents et à venir, salut.

Avons sanctionné et sanctionnons, promulgué et promulguons ce qui suit :

Loi. — *Extrait du procès-verbal du Corps législatif.*

Le Corps législatif a adopté le projet de loi dont la teneur suit :

ARTICLE UNIQUE. Les indemnités allouées pour tous les animaux dont l'autorité publique aura ordonné ou ordonnera l'abattage, par suite du typhus contagieux des bêtes à cornes, seront fixées aux trois quarts de la valeur.

Délibéré en séance publique, à Paris, le 11 juin 1866.

Le Président,
Signé A. WALEWSKI.

DÉCRET.

LE PRÉSIDENT DE LA RÉPUBLIQUE,

Sur le rapport du Ministre de l'agriculture et du commerce ;

Vu la loi du 11 juin 1866, dont l'article unique est ainsi conçu :

« Les indemnités allouées pour tous les animaux dont l'autorité pu-« blique aura ordonné ou ordonnera l'abattage, par suite du typhus « contagieux des bêtes à cornes, seront fixées aux trois quarts de la « valeur ; »

La Commission provisoire chargée de remplacer le Conseil d'État entendue,

Décrète :

ART. 1er. L'indemnité des trois quarts de la valeur, allouée par la loi du 30 juin 1866 aux propriétaires d'animaux abattus par l'ordre de l'autorité publique, sera fixée par le Ministre de l'agriculture et du commerce, après une expertise faite au moment même de l'ordre d'abattage.

2. L'évaluation de l'animal abattu est faite par deux experts désignés, l'un par le maire, l'autre par la partie. A défaut par la partie de désigner son expert, l'expert désigné par le maire opère seul.

Le procès-verbal d'expertise est déposé à la mairie.

En cas de dissentiment entre les deux experts sur l'évaluation de l'animal abattu, le maire donne son avis à la suite du procès-verbal.

3. Ce procès-verbal est transmis dans les cinq jours de sa date par le maire au préfet ; il doit être accompagné :

1° De l'ordre d'abattage délivré par le maire, sur le rapport d'un vétérinaire ;

2° D'un certificat du maire constatant que l'ordre d'abattage a reçu son exécution ;

3° D'un certificat du maire constatant que la partie s'est conformée aux lois et règlements de la police sanitaire, notamment quant à la déclaration de la maladie de l'animal, dès que cette maladie s'est produite ;

4° De la demande d'indemnité formée par la partie.

Le Ministre statue dans le délai de trois mois, à dater de la réception des pièces.

4. Quand la peste bovine apparaît d'une manière soudaine dans une localité, et qu'il n'y a qu'un petit nombre d'animaux suspects, les cadavres doivent être enfouis ou détruits sur place par les procédés connus de l'équarrissage.

Si la peste bovine s'est étendue à une grande surface de territoire, l'usage des viandes abattues pourra être autorisé par un arrêté du préfet.

Cet arrêté déterminera :

1° Les conditions sous lesquelles devra s'opérer le transport, soit de ces viandes, soit des animaux vivants suspects, du lieu de provenance au lieu de consommation ou d'abattage ;

2° Les précautions à prendre pour que les animaux vivants ne puissent être détournés de leur destination et soient abattus aussitôt après leur arrivée à l'abattoir.

5. Dans le cas prévu par l'article précédent, le produit de la vente des viandes sera laissé au propriétaire de l'animal abattu.

Mais s'il excède le quart de la valeur de cet animal, l'indemnité des trois quarts due par l'État sera réduite de l'excédant.

6. Les frais d'expertise, d'abattage, d'enfouissement, de désinfection, de transport des viandes et des animaux suspects, et tous autres frais accessoires, restent au compte des propriétaires.

7. Le Ministre de l'agriculture et du commerce est chargé de l'exécution du présent décret, qui sera inséré au *Bulletin des lois* et publié au *Journal officiel* de la République française.

Fait à Versailles, le 30 septembre 1871.

A. THIERS.

Par le Président de la République :
Le Ministre de l'agriculture et du commerce,
Victor LEFRANC.

APPENDICE.

CODE PÉNAL.

ART. 459. Tout détenteur ou gardien d'animaux ou de bestiaux soupçonnés d'être infectés de maladies contagieuses qui n'aura pas averti le maire de la commune où ils se trouvent, et qui, même avant que le maire ait répondu à l'avertissement, ne les aura pas tenus renfermés, sera puni d'un emprisonnement de six jours à deux mois, et d'une amende de 16 francs à 200 francs.

460. Seront également punis d'un emprisonnement de deux mois à six mois, et d'une amende de 100 francs à 500 francs, ceux qui, au

mépris des défenses de l'Administration, auront laissé leurs animaux ou bestiaux infectés communiquer avec d'autres.

461. Si, de la communication mentionnée au précédent article, il est résulté une contagion parmi les autres animaux, ceux qui auront contrevenu aux défenses de l'autorité administrative seront punis d'un emprisonnement de deux ans à cinq ans, et d'une amende de 100 francs à 1,000 francs : le tout sans préjudice de l'exécution des lois et règlements relatifs aux maladies épizootiques, et de l'application des peines y portées.

462. Si les délits de police correctionnelle dont il est parlé au présent chapitre ont été commis par des gardes champêtres ou forestiers, ou des officiers de police, à quelque titre que ce soit, la peine d'emprisonnement sera d'un mois au moins, et d'un tiers au plus en sus de la peine la plus forte qui serait appliquée à un autre coupable du même délit.

471. Seront punis d'amende, depuis 1 franc jusqu'à 5 francs inclusivement :

§ 15. Ceux qui auront contrevenu aux règlements légalement faits par l'autorité administrative, et ceux qui ne se seront pas conformés aux règlements ou arrêtés publiés par l'autorité municipale, en vertu des articles 3 et 4, titre XI, de la loi des 16-24 août 1790, et de l'article 46, titre Ier, de la loi des 19-22 juillet 1791 (police des épizooties).

INSTRUCTION SUR LES MESURES A PRENDRE CONTRE LA PESTE BOVINE OU TYPHUS CONTAGIEUX DES BÊTES A CORNES. (Versailles, le 20 mars 1871.)

Monsieur le Préfet, les instructions qui vous ont été précédemment adressées par mon administration au sujet de la peste bovine, ayant été diversement interprétées dans plusieurs départements, il me paraît utile de résumer de nouveau, et de manière à coordonner uniformément l'action gouvernementale, les mesures à prendre contre cette épizootie. De toutes les maladies qui attaquent le gros bétail, la peste bovine est, vous le savez, la plus redoutable. Aucune ne se répand aussi rapidement, aucune n'est aussi meurtrière. Une fois qu'elle a pénétré dans une contrée, on peut affirmer qu'elle y exercera de grands ravages, si on ne prend des mesures immédiates et énergiques pour l'éteindre ou pour limiter ses progrès.

Le caractère essentiel de cette maladie, c'est *sa contagion;* elle est tellement contagieuse qu'il n'est pas nécessaire, pour qu'un animal la contracte, qu'il soit mis en contact direct avec un animal malade; il peut la gagner à distance et même en plein air, s'il est placé sous le vent d'un foyer infectieux. Il y a plus; cette maladie peut être importée dans une étable renfermant des animaux en santé par l'intermédiaire des vêtements de personnes qui ont séjourné dans des étables infectées, ou qui ont eu des rappports avec des animaux malades. Les moutons, les chèvres, les chiens, les fumiers, les fourrages, etc., peuvent, dans les mêmes conditions, servir de véhicule à la contagion. Mais la bête malade est toujours l'agent principal et le plus actif de la propagation du mal.

La peste bovine, et c'est là un point important à signaler, est une maladie étrangère à l'Europe occidentale; elle ne s'attaque à nos bestiaux que lorsqu'elle a été transmise par contagion.

Cette épizootie ne se décèle pas à l'extérieur par un ensemble de signes morbides constamment les mêmes; elle affecte au contraire, dans ses modes de manifestation, des physionomies souvent différentes qui expliquent le défaut de concordance entre les descriptions qu'en ont données les auteurs et les difficultés de la reconnaître au début, quand on ignore son existence dans la contrée. Aussi, au point de vue de la préservation de la peste bovine *par le concours des propriétaires*, on peut, sans inconvénient, négliger l'exposé des symptômes qui la distinguent. Dans les localités envahies et dans celles menacées par l'approche du mal contagieux, les détenteurs de bestiaux agiront prudemment en considérant comme étant sous le coup de cette maladie tout animal chez lequel on observera des signes vagues de tristesse, d'inappétence, ou un changement quelconque dans son état habituel. En un mot, quand on sait que le typhus contagieux règne dans la localité ou dans les localités environnantes, une indisposition du bétail, même légère, établit la présomption de l'existence du mal à son début. A ce titre, il devra être immédiatement isolé et soumis sans retard à la visite du vétérinaire.

Dans le but d'éviter les désastres que cause d'ordinaire cette terrible épizootie, il faut de toute nécessité prendre des mesures pour prévenir son invasion dans un pays, pour l'éteindre et pour empêcher sa propagation lorsqu'elle parvient à y pénétrer.

Ces mesures sont de deux ordres. Les unes, édictées par les lois et les règlements sanitaires (1), comprennent : 1° la déclaration; 2° l'isolement; 3° la séquestration ; 4° la visite; 5° le dénombrement et l'estimation des animaux; 6° l'abattage; 7° l'enfouissement des cadavres et des débris cadavériques; 8° la désinfection; 9° la suspension des foires et marchés; 10° les cordons sanitaires ; 11° la surveillance du commerce et de la circulation du bétail; 12° le transport et l'utilisation de la viande, des peaux, des suifs.

---

(1) Arrêt du Parlement, 24 mars 1745. — Arrêt du Conseil, 19 juillet 1745. — Arrêt du Conseil, 16 juillet 1784. — Décret de l'Assemblée constituante, 6 octobre 1791. — Arrêt du Directoire exécutif, 27 messidor an V. — Ordonnance du Roi, 27 janvier 1815. — Code pénal, articles 459 et suivants.

Ces prescriptions sanitaires, les autorités ont le droit et le devoir de les ordonner, en s'inspirant toutefois de l'opportunité des circonstances qui les réclament, et en les proportionnant à la gravité du danger contre lequel elles sont dirigées.

Les autres mesures sont du ressort presque exclusif des personnes intéressées à la conservation de leurs bestiaux.

§ Ier. — OBLIGATIONS ET DEVOIRS DES AUTORITÉS.

Quand on a lieu de redouter l'invasion de la peste bovine dans une localité, l'autorité départementale, cantonale ou communale devra se préoccuper du commerce et du mouvement du bétail. Les seuls moyens préservatifs, reconnus efficaces pour s'opposer à l'importation de la contagion, sont la défense de l'introduction de l'espèce bovine de provenance de contrées infectées ; la suspension des foires et des marchés dans la circonscription voisine des localités envahies ; l'interdiction de l'importation des fumiers, des peaux fraîches et autres issues d'animaux abattus ; la surveillance des marchands et des conducteurs de bestiaux ; l'obligation de faire visiter les animaux avant leur entrée sur le territoire, en indiquant leur origine. Mais l'Administration ne doit pas perdre de vue que ces mesures excessives nuisent toujours au commerce et à l'industrie ; que la nécessité qui les commande ne saurait faire oublier qu'elles doivent, dans les limites du possible, se concilier avec les intérêts généraux du pays et avec les besoins de la consommation, et que, dans tous les cas, leur durée est subordonnée à la durée même du danger. Il y a donc lieu, pour les autorités, à examiner la situation froidement et nettement, et à n'appliquer les mesures préservatrices dans toute leur rigueur qu'avec une sage réserve. En ce qui concerne notamment la suspension des foires et marchés et la circulation du bétail, il serait désirable que la prohibition restât limitée aux localités seules exposées à la contagion, et ne s'étendît à tout le département que si la nécessité en était impérieusement reconnue.

Dans quelques départements non attaqués, on a cru devoir interdire absolument le transit de tout bétail, même en chemin de fer, de telle sorte qu'on intercepte ainsi l'approvisionnement des grands centres de consommation ; c'est là un fait anormal presque inutile, et dont on aurait pu conjurer les éventualités par une surveillance sévère dans les gares, en empêchant les arrêts prolongés et en exigeant que les wagons fussent garnis de manière à ne laisser échapper aucune déjection.

Sur d'autres points, on a interdit l'entrée et la sortie du bétail sans aucune distinction. Il en est résulté que des localités, siéges habituels d'exportation, quoique parfaitement saines, ont vu leur commerce et leurs transactions complétement arrêtés, au grand détriment du producteur et du consommateur. Une inspection vétérinaire, organisée dans les gares de débarquement, aurait suffi pour écarter tout danger.

Je me borne à citer ces exemples pour démontrer l'importance de l'examen des faits locaux par les autorités avant l'adoption des mesures générales et trop absolues.

§ II. — INTRODUCTION DE LA PESTE BOVINE.

Si, malgré les mesures prises, la peste bovine pénètre dans l'intérieur de la contrée, il faut recourir à l'*abattage immédiat* des animaux malades et des animaux suspects par suite de la cohabitation. Exécutée dès le début du mal, cette mesure a pour résultat certain de limiter les foyers de la contagion et de les éteindre sur place ; l'autorité doit la prescrire aux propriétaires, parce qu'elle constitue le moyen par excellence pour détruire la peste bovine, et pour empêcher la propagation de la contagion.

A l'abattage succède la mesure de l'enfouissement. Sans chercher à utiliser aucun de leurs produits, il faut enfouir les cadavres, dans un lieu isolé, dans des fosses de 2 mètres de profondeur, les couvrir de chaux et de substances désinfectantes, si l'on en a à sa disposition, surexhausser le sol au-dessus de ces fosses, l'entourer de barrières ou d'obstacles pour empêcher l'approche des animaux. On enfouira avec le même soin les fumiers, les litières, les fourrages délaissés par le bétail malade (1) ; on désinfectera ensuite les étables en lavant d'abord à l'eau bouillante le sol, les murs, les mangeoires, et ensuite avec de l'eau chlorurée ou phéniquée ; on dégagera des vapeurs de chlore dans les locaux, on les ouvrira après vingt-quatre heures ; on établira des courants d'air et on attendra, pour les réoccuper, que la

---

(1) Pour opérer la désinfection, on peut se servir avec avantage des préparations suivantes :

    A. Acide phénique................. 50 grammes.
        Eau .... 1 litre.
On fait encore dissoudre l'acide phénique dans 20 à 30 fois son poids d'eau.

    B. Chlorure de chaux............... 60 grammes.
        Eau .... 1 litre.
Délayer dans l'eau et l'employer avec une brosse ou un balai.

    C. Fumigation désinfectante :
        Chlorure de chaux................. 1 kilogr.
        Acide chlorhydrique .... 1 litre.
        Eau........................ 3 litres.
Ces doses sont déterminées pour une écurie de vingt-cinq à trente bêtes ; on les diminue ou on les augmente suivant l'étendue du local. On place au centre une terrine contenant les substances plus haut indiquées, on ferme la pièce, on laisse l'action se produire pendant vingt-quatre heures, après quoi on ouvre les portes et les fenêtres.

peste bovine n'existe plus dans la localité; on interceptera toutes les voies de communication de la commune infectée avec l'extérieur, en établissant des tranchées et barrières, et, en outre, on fera connaître, par des inscriptions apparentes, que l'épizootie sévit dans la commune.

C'est par l'application rigoureuse de ces moyens sanitaires à tous les foyers qui se manifesteront, que l'autorité, secondée par le bon vouloir des propriétaires, pourra arrêter la marche du typhus contagieux. Quant aux demandes qui ont été adressées pour réclamer des indemnités par suite de l'abattage des animaux malades ou suspectés de la peste bovine, je ne dois pas vous laisser ignorer, Monsieur le Préfet, que ces indemnités, aux termes de la loi du 6 juillet 1866, ne peuvent être allouées que pour les animaux dont l'autorité publique aura cru devoir ordonner l'abattage.

§ III. — Extension de la peste bovine.

Lorsque la peste bovine envahit à la fois une grande étendue de territoire, et qu'il existe de nombreux foyers de contagion dans l'arrondissement ou le département, l'intervention de l'autorité se traduira par des mesures nouvelles, complémentaires des mesures précédentes, qu'elle maintiendra et continuera à faire appliquer, suivant l'exigence des circonstances au milieu desquelles apparaît cette épizootie.

Mais, pour rendre plus facile et plus efficace cette intervention, et pour atténuer les pertes que la peste bovine occasionne aux propriétaires, l'Administration ne s'opposera pas à la vente de la viande des animaux abattus dans la localité même. Elle permettra également le transport de cette viande au dehors, en faisant savoir qu'elle peut être consommée sans danger, à la condition qu'elle ne laissera rien à désirer sous le rapport de sa conservation. L'expérience de plus d'un siècle démontre que la chair des bêtes atteintes de la peste bovine, mais abattues avant leur mort, ne présente aucun inconvénient pour la santé publique. A plus forte raison, la viande provenant du bétail placé au milieu des foyers de la contagion peut-elle être utilisée et transportée sans le moindre inconvénient.

Lorsque la peste bovine envahit une contrée riche en bétail, l'autorité agira sagement, en vue de l'extinction de cette maladie, en autorisant le commerce des animaux non malades mais exposés à le devenir, *à la condition qu'ils seront destinés à la boucherie, et qu'ils seront visités à leur départ et à leur arrivée;* toutefois, cette autorisation ne devrait être accordée qu'aux acheteurs qui justifieront :

1° Que le transport pourra s'effectuer dans un court délai;

2° Que le bétail ne stationnera dans les gares que le temps nécessaire à son embarquement;

3° Que les wagons seront désinfectés, après chaque expédition, par les soins de l'expéditeur ou par ceux de la Compagnie.

Si, au début de l'invasion, et alors qu'elle est localisée dans une étable ou un petit nombre d'étables, il y a avantage, après l'abattage, à enfouir les animaux avec la peau, il n'en est pas de même lorsque le mal a occasionné une grande mortalité; l'enfouissement, dans ce cas, offre souvent une sécurité trompeuse contre les dangers de la contagion; il est préférable de laisser aux propriétaires la liberté de tirer parti de leurs bêtes en les livrant aux équarrisseurs dont les établissements, placés dans le voisinage, permettraient de les transformer en produits industriels. Les maires des communes dans lesquelles se trouvent situés les chantiers d'équarrissage veilleront à l'observation des prescriptions sanitaires relatives à ces établissements; ils défendront notamment l'encombrement des cadavres et le transport des cuirs frais et des autres issues qui n'auraient pas été, au préalable, désinfectés.

Mais, pour que l'action de l'Administration soit aussi efficace que possible, il faut que les personnes directement intéressées à la conservation du bétail lui viennent en aide, et que tous les efforts soient concertés avec intelligence pour lutter contre le mal commun qui menace la contrée, et dont l'invasion pourrait causer des pertes considérables. Vous ne sauriez trop rappeler, Monsieur le Préfet, que les mesures édictées par les règlements ne peuvent avoir de résultat effectif que si l'Administration est secondée par l'initiative individuelle; sans son concours persévérant et dévoué, il est à redouter que la peste bovine ne déjoue tous les moyens mis en pratique pour la prévenir et pour l'éteindre. Aussi vous devrez solliciter le concours des propriétaires, des divers détenteurs d'animaux, des juges de paix, des membres des diverses sociétés d'agriculture, des médecins, des vétérinaires, de la gendarmerie, des gardes champêtres. Ce ne sera pas trop du concours de tout le monde pour exercer une surveillance active, et pour empêcher, le cas échéant, les considérations d'intérêt privé de l'emporter sur les exigences de l'intérêt public.

De ce court exposé sur la subtilité de la contagion de la peste bovine et sur les dangers de sa propagation, on peut déduire les prescriptions suivantes que vous ne sauriez trop recommander à l'attention des propriétaires.

Ces prescriptions consistent :

1° A isoler les animaux dans les étables;

2° A n'introduire dans la ferme aucune bête du dehors;

3° A suspendre la saillie qui, dans certaines localités, provoque la circulation du bétail;

4° A fermer les étables et à en interdire l'entrée à toutes personnes autres que celles préposées au soin du bétail;

5° A supprimer les pâturages quand il est possible de nourrir les animaux à l'étable;

6° Si la nécessité l'exige, à placer ceux-ci dans des pâturages clos, en ayant la précaution de les isoler autant que le permet la configuration du sol;

7° A interdire l'accès de la ferme en clôturant les passages, les routes communiquant avec les grandes voies de circulation;

8° A tenir à l'attache les chiens et à renfermer les autres animaux de ferme, les chevaux exceptés;

9° A faire visiter et à déclarer les animaux au moindre signe de maladie;

10° A prévenir l'autorité dès le début de l'existence de la peste bovine;

11° A faire tuer et à faire enfouir les premières bêtes atteintes et celles qui ont eu avec elles des rapports de contact;

12° A placer dans un isolement complet le bétail que les propriétaires, en raison de sa valeur comme reproducteur, désirent conserver et traiter en vue de la guérison.

En résumé, *fermer toutes les voies ouvertes à la contagion* : voilà le but qu'il faut poursuivre et qu'on peut atteindre avec de la prudence et de la volonté.

Dans les circonstances pénibles que traverse le pays, votre dévouement et votre sollicitude ne sauraient faire défaut à une mission aussi importante. Veuillez, je vous prie, Monsieur le Préfet, me tenir au courant de tous les faits qui peuvent se produire, et me renseigner sur la marche du mal, sur sa propagation et sur les mesures adoptées dans l'intérêt des populations de votre département. Je vous adresserai prochainement, à l'appui de cette instruction sommaire, plusieurs exemplaires d'une instruction plus détaillée, préparée par la commission des épizooties. Je vous recommanderai de la distribuer entre les associations agricoles, les vétérinaires et les éleveurs intéressés à connaître les caractères distinctifs de la maladie.

Recevez, Monsieur le Préfet, l'assurance de ma considération très-distinguée,

Le Ministre de l'agriculture et du commerce,
LAMBRECHT.

POURSUITES A EXERCER POUR INFRACTIONS AUX LOIS ET RÈGLEMENTS SUR LA POLICE SANITAIRE. (Versailles, le 23 novembre 1871.)

Monsieur le Préfet, parmi les causes les plus actives de la propagation de la peste bovine, il faut placer en première ligne la circulation et le commerce clandestin du bétail.

Les détenteurs sont trop enclins à enfreindre les dispositions qui prescrivent la séquestration des bestiaux dans les communes infectées, et, d'autre part, des marchands ne se font pas scrupule d'y acheter des animaux à vil prix, pour les vendre ailleurs avec un bénéfice scandaleux, au risque de répandre la contagion partout où ils seront conduits.

Un pareil trafic peut causer les plus graves préjudices à la fortune publique, et ceux qui s'y livrent doivent être recherchés et déférés impitoyablement à la justice.

Il est nécessaire que, quelles qu'elles soient, les infractions aux lois et règlements sur la police sanitaire soient réprimées avec la dernière rigueur. La coupable avidité des uns, l'incurie des autres, font aux tribunaux un devoir de se montrer inflexibles et d'infliger les peines les plus sévères, afin d'inspirer une crainte salutaire aux premiers et de secouer l'apathie des seconds.

Mais, si la simple violation des règles sanitaires ne peut donner lieu qu'à l'application des pénalités écrites dans la loi, il n'en est pas de même lorsqu'elle a pour résultat de communiquer la maladie à d'autres animaux.

Ici, en effet, la question change de face, ou plutôt s'élargit. Au délit vient s'ajouter le dommage causé.

L'épizootie, une fois introduite dans une localité par le commerce clandestin du bétail, entraîne généralement l'abattage des animaux sur lesquels elle se propage. Mais, dans ce cas, c'est la responsabilité de l'État qui est aggravée, puisque, en définitive, c'est lui qui fait abattre les animaux contaminés et qui en rembourse le prix, en conformité de la loi du 11 juin 1866. Cependant, aux termes de l'article 1382 du Code civil, l'auteur de tout dommage doit le réparer. Cette disposition peut être invoquée en l'espèce, et, comme c'est l'État qui subit réellement le dommage causé par l'introduction frauduleuse d'animaux infectés, c'est à l'État qu'il appartient d'exercer son recours contre qui de droit.

Chargés de veiller aux intérêts généraux, il y a là, pour nous, une étroite obligation que nous ne devons pas négliger de remplir.

Ainsi donc, Monsieur le Préfet, toutes les fois que l'instruction établira que les délinquants ont contribué à répandre la contagion, vous voudrez bien intervenir au procès en vous portant partie civile. Vous aurez alors à développer les considérations qui précèdent, et à réclamer, au profit de l'État, des dommages-intérêts en rapport avec le nombre des animaux qu'il aura fallu abattre et la somme des indemnités à payer.

Les frais qui pourraient résulter de ces actions civiles seront nécessairement supportés par mon ministère.

Les doubles condamnations prononcées de la sorte auraient un effet moral considérable, en montrant que les coupables peuvent être atteints à la fois dans leurs personnes et dans leur fortune. Il conviendrait aussi de porter toutes les condamnations de cette nature à la connaissance du public, avec les noms des délinquants, par tous les moyens de publicité dont vous disposez.

J'ajouterai qu'à part l'obéissance due à la loi, il importe moins de frapper les individus que de faire des exemples capables de ramener les esprits au sentiment du devoir. Dès lors, je considère comme indispensable que la plus grande célérité soit apportée dans la répression des délits relatifs à la police sanitaire du bétail, et je vous prie, en terminant, de faire appel, dans ce but, au concours de M. le Procureur de la République.

Recevez, Monsieur le Préfet, l'assurance de ma considération la plus distinguée.

Le Ministre de l'agriculture et du commerce,
Victor LEFRANC.

INTERDICTION ABSOLUE DE TOUT TRAITEMENT SUR LES ANIMAUX ATTEINTS DE L'ÉPIZOOTIE OU SUSPECTS DE CONTAMINATION. (Versailles, le 28 novembre 1871.)

Monsieur le Préfet, mon administration a remarqué que dans quelques états de situation de la peste bovine, transmis, tous les dix jours, de certains départements, des animaux étaient portés comme étant en traitement ou en observation.

Je crois devoir rappeler de nouveau que ces essais de médication sont formellement interdits. Il est plus que jamais nécessaire de proscrire toute temporisation à l'égard d'une affection si redoutable. Tout animal reconnu atteint de l'épizootie ou suspect de contamination doit être immédiatement abattu, et je vous recommande de donner les instructions les plus sévères dans votre département pour cet objet.

Recevez, Monsieur le Préfet, l'assurance de ma considération la plus distinguée.	Le Ministre de l'agriculture et du commerce,
Victor LEFRANC.

QUESTION DES INDEMNITÉS POUR PERTES DE BESTIAUX ABATTUS PAR SUITE DE LA PESTE BOVINE. — RENVOI DE PIÈCES. (Versailles, le 12 septembre 1871.)

Monsieur le Préfet, par votre lettre du			vous m'avez transmis les demandes présentées par des cultivateurs de votre département, à l'effet d'obtenir l'indemnité accordée, en vertu de la loi du 11 juin 1866, pour pertes de bestiaux abattus par suite de la peste bovine.

En présence des exagérations remarquées par mon administration dans les procès-verbaux d'estimation produits à l'appui de ces demandes, en raison de la persistance de l'épizootie et des sacrifices considérables qu'elle a déjà imposés à l'État, il est devenu indispensable de prendre de nouvelles dispositions pour assurer une répartition plus équitable des indemnités qu'il peut y avoir lieu d'allouer conformément à la loi précitée.

L'administration de l'agriculture a déjà liquidé des indemnités pour une somme d'environ 5 millions de francs, mais elle a lieu de croire que, dans un sentiment de complaisance qu'on ne saurait trop réprouver, les autorités locales n'aient quelquefois délivré des certificats conçus de façon à faire participer leurs administrés à une indemnité qui ne peut et ne doit être accordée que dans les conditions spéciales déterminées par la loi de 1866 et le décret du 30 septembre 1871.

Ces fraudes deviennent un scandale, et il importe de les déjouer. C'est le devoir de l'Administration de protéger la fortune publique contre les manœuvres déloyales de ceux dont la conscience est assez aveuglée pour croire que l'on peut impunément tromper l'État.

Les tendances à l'exagération dans les évaluations s'accusent de plus en plus, et il est absolument nécessaire d'y porter remède.

Vous comprendrez, Monsieur le Préfet, que mon administration n'est pas en situation de ramener elle-même à leur véritable prix les animaux sacrifiés, soit par ignorance des circonstances locales ou de la valeur habituelle du bétail de la contrée.

Je vous prie, en conséquence, d'instituer au chef-lieu de votre département une commission spéciale chargée de reviser les demandes d'indemnités que je vous renvoie ci-jointes, et toutes celles qui vous seront adressées à l'avenir.

Cette commission sera composée de la manière qui vous paraîtra offrir le plus de garantie pour un examen attentif, consciencieux et éclairé des pièces composant chaque dossier. Elle devra se faire rendre compte, toutes les fois que cela lui semblera utile, des circonstances qui ont amené les abattages et des conditions dans lesquelles ils ont été effectués. Les estimations seront examinées avec soin, mais la commission devra surtout s'appesantir sur la constatation de l'abattage, et uniquement de l'abattage pour cause de peste bovine. Il est arrivé, en effet, bien souvent que, malgré l'injonction adressée aux détenteurs d'animaux malades ou suspects, cette mesure n'a pas été exécutée. Les sujets ont été abandonnés à eux-mêmes, et ils ont succombé naturellement aux suites de la maladie ; cependant on n'en réclame pas moins une indemnité en produisant l'ordre délivré par le maire. Il y aurait lieu de craindre encore que l'on ne fît abattre, sous prétexte de peste bovine, des animaux atteints de toute autre maladie jugée incurable.

La loi du 11 juin 1866, vous le savez, n'a pas pour but de couvrir les sinistres causés par l'épizootie de peste bovine. Son objet unique est de compléter les dispositions légales de police sanitaire applicables à cette épizootie, en fixant la quotité de l'indemnité à accorder au propriétaire dont l'animal a été sacrifié dans une mesure d'intérêt commun. Pour que l'indemnité soit acquise, il faut donc de toute nécessité que les conditions qui y donnent droit aient été remplies.

On ne peut admettre, par exemple, qu'un propriétaire laissant la maladie se développer sur ses animaux, sans en faire tout d'abord la déclaration au maire, serait fondé à invoquer les dispositions de la loi en vue d'obtenir une indemnité, si l'autorité vient à faire abattre ses animaux pour éteindre un foyer d'infection qui constitue un danger public. Bien plus, par le fait de sa négligence, ce propriétaire a pu contribuer à l'extension du mal contagieux. Au lieu d'avoir droit à une indemnité, il serait passible de poursuites judiciaires, s'il était démontré qu'il a aggravé les charges de l'État, en communiquant la maladie aux bestiaux du voisinage.

C'est dans cet esprit que la commission devra procéder à ses opérations. Lorsqu'elle rencontrera quelques difficultés, elle voudra bien en tenir note, et je vous prierai de joindre ses observations aux dossiers auxquels elles se rapporteront.

Je vous serai obligé, d'ailleurs, de faire parvenir à mon administration, après le travail de la commission, toutes les pièces en les accompagnant d'un bordereau en double expédition dressé dans la forme ordinaire.

Recevez, Monsieur le Préfet, l'assurance de ma considération la plus distinguée.   *Le Ministre de l'agriculture et du commerce,*
                VICTOR LEFRANC.

DOCUMENTS SUISSES.

LOI FÉDÉRALE CONCERNANT LES MESURES DE POLICE A PRENDRE CONTRE LES ÉPIZOOTIES. (Du 8 février 1872.)

L'Assemblée fédérale de la Confédération suisse,

Considérant que dans l'état actuel des rapports commerciaux la législation des cantons est insuffisante pour prévenir et pour combattre les épizooties offrant un danger général;

En application de l'article 59 de la Constitution fédérale ;

Vu le Message du Conseil fédéral du 9 décembre 1870,

Décrète :

Art. 1er. Seront applicables dans tous les cantons les dispositions suivantes, édictées en vue de prévenir l'introduction et la propagation des épizooties et notamment de celles qui présentent un danger général, savoir :

La peste bovine, la péripneumonie contagieuse, la surlangue et claudication (fièvre aphtheuse), la morve et la rage.

Les dispositions renfermées dans la présente loi devront être appliquées dans tous les cantons.

Quant aux épizooties qui ne sont pas comprises dans cette catégorie, mais qui présentent un danger général, le Conseil fédéral prescrira les mesures nécessaires pour les combattre et en arrêter les effets.

Art. 2. L'exécution des dispositions de la loi appartient aux cantons. Le Conseil fédéral en surveille l'application stricte et uniforme et prend, s'il s'agit de mesures de sûreté embrassant le territoire de plusieurs cantons, les mesures nécessaires pour arriver à une action commune.

Le Conseil fédéral est autorisé à désigner des commissaires pour l'accomplissement du mandat qui lui est conféré et à leur confier des attributions officielles.

I. — Dispositions relatives au commerce du bétail.

Art. 3. Il est défendu de faire le commerce d'animaux domestiques reconnus atteints d'une maladie contagieuse ou qui, ayant été en contact avec ceux-ci, peuvent propager l'infection.

Art. 4. Afin d'assurer l'observation de cette défense, on introduira l'usage de certificats officiels de santé pour le commerce des animaux de l'espèce bovine et de l'espèce chevaline, en ce sens qu'il devra être délivré au preneur un certificat de santé chaque fois qu'un animal âgé de plus de six mois sera introduit d'un cercle d'inspection dans un autre. (Art. 6.)

Art. 5. En cas d'épizooties que peuvent propager les veaux, les moutons, les chèvres ou les porcs, le Conseil fédéral prescrira également, pour le commerce de ces animaux, l'usage de certificats officiels de santé pendant la durée du danger et pour un territoire déterminé.

Art. 6. Les autorités cantonales désignent officiellement des personnes chargées de délivrer les certificats de santé pour leur cercle d'inspection et de recevoir lesdits certificats pour les animaux introduits dans leur cercle. Ces fonctionnaires doivent tenir un contrôle exact des certificats qu'ils délivrent et de ceux qu'ils reçoivent.

Les certificats de santé seront rédigés d'après des formulaires uniformes, qu'adoptera le Conseil fédéral. Ces certificats contiendront le

nom du propriétaire de l'animal, la date de leur expédition, la durée
du temps pendant lequel ils sont valables, ainsi que la signature du
préposé, et ils attesteront que les animaux en question proviennent de
localités où il n'a été pris aucune mesure restrictive de police concernant le commerce de ces animaux, et qu'il n'existe pas de motif donnant lieu à des mesures de ce genre.

Les certificats de santé pour le gros bétail porteront le signalement
de l'animal, indiquant l'espèce, le sexe, l'âge, la robe et les marques
distinctives.

Dans les certificats de santé pour le menu bétail on indiquera le
nombre des pièces.

Les certificats de santé sont valables pendant quatorze jours; par
contre, dans les temps et les contrées ou règnent des épizooties, le
Conseil fédéral peut réduire jusqu'à deux jours la durée des certificats
de santé.

Art. 7. On exigera ces certificats de santé, ou des attestations officielles analogues, pour les bêtes à cornes et les animaux de l'espèce
chevaline, sans égard à l'âge, ainsi que pour les moutons, chèvres et
porcs venant de l'étranger. Ces certificats seront estampillés à la station des péages avec le timbre de l'employé; ce dernier y ajoutera la
date de l'entrée de l'animal.

S'il existe des motifs qui puissent faire douter de l'exactitude de certificats émanant de certaines localités étrangères, les animaux provenant de ces localités seront visités à la station d'entrée par un vétérinaire suisse, aux frais de celui qui les a introduits. Ce vétérinaire les
renverra s'ils ne sont pas reconnus entièrement exempts de tout symptôme de maladie; s'ils sont reconnus sains, il délivrera un laisser-
passer.

Art. 8. Les chemins de fer ne peuvent transporter que les bêtes à
cornes accompagnées de certificats de santé (art. 4).

Art. 9. Les bêtes à cornes, ainsi que les animaux de l'espèce chevaline, ne peuvent être admis sur les marchés et aux expéditions de
bétail sans être accompagnés de certificats de santé. En outre, les
marchés au bétail seront soumis à une surveillance sanitaire minutieuse.

Art. 10. On tiendra dans les boucheries un contrôle sanitaire du bétail destiné à la boucherie.

Art. 11. Dans les localités où l'alpage a lieu dans des circonstances
particulières, les cantons rendront les ordonnances nécessaires pour
atteindre le but de la présente loi.

II. — DISPOSITIONS GÉNÉRALES CONTRE LES ÉPIZOOTIES.

Art. 12. Afin que les mesures destinées à combattre l'épizootie puissent être prises sans retard, les propriétaires d'animaux domestiques sont tenus de dénoncer sur-le-champ à la police locale l'apparition de l'une des maladies sus-indiquées. Pareille obligation incombe aux vétérinaires, aux inspecteurs de boucheries et de bétail, ainsi qu'à tous les employés de police, dès qu'un cas d'une de ces maladies parviendra à leur connaissance.

Après avoir requis l'avis d'un vétérinaire, la police locale prendra provisoirement les mesures propres à arrêter les progrès de l'épizootie, et elle en donnera avis au gouvernement du canton.

Art. 13. Aussitôt qu'une épizootie éclatera sur la partie d'un État étranger voisine de la Suisse, le Gouvernement cantonal qui en sera informé d'une manière quelconque en donnera connaissance au Conseil fédéral, lequel, après s'être renseigné sur l'état des choses, en avisera les cantons frontières que cela concerne et, selon la nature de l'épizootie, l'extension qu'elle a prise et les mesures adoptées pour la combattre, ordonnera les dispositions ultérieures qui doivent faire règle en conformité des prescriptions de la présente loi.

Les cantons n'ont pas le droit d'aggraver, d'adoucir ou de supprimer ces dispositions.

Art. 14. Si l'une des maladies sus-mentionnées vient à éclater dans l'intérieur d'un canton, le Gouvernement de ce canton prendra immédiatement les mesures prescrites par la présente loi, et il informera le Conseil fédéral de l'apparition de l'épizootie, ainsi que des dispositions ordonnées à ce sujet.

Art. 15. Il ne peut être apporté aucune entrave au commerce du bétail entre les cantons sans l'autorisation du Conseil fédéral.

Exceptionnellement et dans les cas où il est urgent de prendre des mesures de précaution, les Gouvernements cantonaux sont autorisés à limiter le trafic du bétail avec un autre canton.

Toutefois, dans ce cas, le Gouvernement cantonal doit aviser aussitôt le Conseil fédéral des mesures qu'il a prises et cette autorité décide, après examen, si ces mesures doivent être maintenues ou révoquées.

Quand des épizooties règnent dans le pays, on doit surveiller avec soin le transport du bétail et des peaux fraîches par chemin de fer, ainsi que le nettoyage et la désinfection des wagons employés pour ce transport.

Art. 16. Si, en raison de la malignité ou du caractère contagieux d'une épizootie, il devient nécessaire de prendre de sévères mesures de police pour empêcher qu'elle ne s'introduise ou ne se propage dans le pays, ou pour la faire disparaître, les autorités que cela concerne chercheront à éclairer le public sur les dangers qu'elle offre et sur les précautions à prendre, et elles le tiendront au courant de l'état sanitaire du bétail.

Art. 17. Lorsque, pour empêcher la propagation d'une épizootie, la police ordonne que des animaux soient abattus, que du fourrage, de la paille, du fumier, des ustensiles soient enfouis, et que des parties de bâtiments ou tout autre avoir soient détruits, les propriétaires auront droit à une indemnité équitable proportionnée au dommage qu'ils ont réellement éprouvé. On ne sera pas tenu à une indemnité pour les chiens et les chats qu'on aura détruits. (Art. 32 et 34.)

Art. 18. Ces indemnités seront payées par les cantons que cela concerne.

Art. 19. La Caisse fédérale remboursera aux cantons la moitié de l'indemnité, lorsque cette indemnité aura été payée en suite de mesures nécessitées par la peste bovine et qu'elle aura été réglée d'après les principes suivants :

a. Que la valeur entière soit payée pour les animaux sains, dont l'abattage a été ordonné par la police ;

b. Qu'on ait remboursé les 3/4 de la valeur représentant la perte des animaux malades abattus par ordre de l'autorité, du fourrage, de la paille, de l'engrais et des ustensiles détruits, ainsi que des frais pour la désinfection des étables.

Il demeure toutefois facultatif aux cantons de rembourser la valeur totale.

La Caisse fédérale n'accordera aucune indemnité pour les animaux malades qui ont péri et qui ont été abattus avant que l'autorité compétente ait été avisée de la maladie. Sont toutefois exceptés les cas dans lesquels le propriétaire fournit la preuve que, par suite des circonstances, il lui a été impossible de prévenir à temps les autorités.

Art. 20. La Confédération accordera en outre un subside aux cantons si, par suite des mesures qu'exige la péripneumonie contagieuse, ils ont dû faire des sacrifices par trop considérables, à cause de la trop grande extension de cette maladie ou par suite d'autres circonstances extraordinaires.

Art. 21. Si un canton n'exécute pas les mesures prescrites par la présente loi ou ordonnées en outre par la Confédération, le subside fédéral peut lui être retiré en tout ou en partie.

III. — Dispositions spéciales.

1° *De la peste bovine.*

Art. 22. Dès que cette maladie se sera déclarée à l'étranger dans des circonstances de nature à faire craindre qu'elle ne s'introduise en Suisse, il sera pris des mesures préventives. L'extension à donner à ces mesures et la sévérité avec laquelle elles seront appliquées dépendront de l'imminence du danger et particulièrement du plus ou moins de soin que l'État où la maladie a éclaté aura mis à prendre les dispositions propres à la faire disparaître ou à arrêter sa propagation.

On surveillera tout particulièrement l'introduction des bêtes à cornes provenant du pays infecté.

Si l'introduction de l'épizootie est peu à craindre, les bêtes à cornes venant du pays infecté ou passant par celui-ci devront être arrêtées à la station d'entrée. Seront immédiatement renvoyés les animaux pour lesquels on ne produira pas la preuve qu'ils proviennent d'une localité absolument exempte d'épizootie et qu'ils n'ont point été transportés par des localités infectées. Si cette preuve est fournie, le bétail sera visité par un vétérinaire suisse commis à cet effet. Les animaux qui ne seront pas reconnus parfaitement sains seront renvoyés; l'entrée ne sera accordée que pour les animaux reconnus sains. Il sera pris des mesures pour que les stations d'entrée ne puissent être évitées.

S'il est fortement à craindre que la maladie ne s'introduise dans le pays, les animaux seront, avant leur entrée, soumis, en outre, à une quarantaine de douze jours. Tout local servant à la quarantaine devra être placé sous la surveillance d'un vétérinaire. Les animaux seront inspectés avec soin lors de leur entrée dans ces locaux; ils devront être soigneusement observés pendant la quarantaine; à l'expiration du douzième jour, ils ne pourront être introduits en Suisse qu'accompagnés d'un certificat de santé du vétérinaire chargé de la surveillance du local dans lequel s'est effectuée la quarantaine.

Des mesures sévères seront prises aussitôt que la peste bovine aura éclaté dans une contrée rapprochée de la frontière suisse ou dans une contrée d'où l'on envoie d'ordinaire des bestiaux en Suisse. Il en sera de même si les restrictions apportées au commerce du bétail dans la contrée infectée sont insuffisantes.

Dans ces cas-là, l'introduction du gros bétail, des moutons, des chèvres et de tous les autres ruminants provenant du pays infecté sera absolument interdite, et l'on pourvoira à la stricte observation de cette défense en prenant immédiatement toutes les mesures nécessaires à cet égard. On prendra également des mesures pour prévenir l'introduction de l'épizootie par les marchands de bestiaux, les bouchers et autres personnes que leur profession met en contact avec le bétail, par des animaux domestiques quelconques, ainsi que par des objets pouvant communiquer la maladie. L'importation des peaux fraîches, de la laine brute, de la viande fraîche et du suif non fondu, de même que celle des fourrages, de la paille, de l'engrais, etc., devra particulièrement être contrôlée et même interdite au besoin. En cas de péril imminent, le Conseil fédéral pourra même interdire d'une manière absolue toute espèce de communications ou de relations commerciales.

Les frais qu'entraîne pour les cantons la surveillance du trafic à la frontière, prescrite par le présent article, seront bonifiés par moitié par la Caisse fédérale.

Art. 23. Dès que la peste bovine éclatera sur territoire suisse, on prendra les mesures suivantes :

1. Les étables et les pâturages où se trouvent des animaux malades ou simplement suspects de maladie seront mis sous séquestre et surveillés avec soin, de manière que ni hommes ni bêtes ne puissent s'y introduire ou les quitter sans l'autorisation de la police sanitaire. On veillera surtout à ce que les gardiens des animaux suspects et les animaux eux-mêmes n'aient aucun contact avec d'autres personnes ou d'autres animaux. On interdira la sortie des fourrages, de la paille, de l'engrais et de tout autre objet qui aura pu se trouver en contact avec des animaux malades ou avec leurs excréments.

2. L'apparition de la peste bovine doit être immédiatement portée à la connaissance du public dans la commune où cette épizootie a éclaté ; toute communication avec des bêtes à cornes sera interdite et l'on ordonnera le séquestre absolu des étables. Les chiens seront tenus en laisse, les chats et les oiseaux de basse-cour seront renfermés. Le passage de ruminants dans la localité infectée devra être interdit. Les communes voisines devront être avisées de suite et tenues de surveiller leurs frontières. Ces communes feront en sorte qu'aucun animal de l'espèce bovine, aucun mouton, aucune chèvre ni aucun autre ruminant ne sorte de la localité infectée, non plus que les peaux fraîches, la laine brute, la viande ou le suif non fondu, la corne, les ongles, le lait, le foin, la paille, les engrais, etc.

3. Les animaux malades ou suspects d'infection et tous les ruminants qui ont été en contact avec eux doivent être immédiatement abattus. Les cadavres des animaux atteints de la peste bovine seront enfouis, sans être dépouillés, dans des charniers écartés et isolés. La peau, la chair, le suif, la laine et les cornes des animaux sains, mais qui pourraient avoir été déjà infectés, pourront être utilisés, sous réserve des mesures de sûreté nécessaires pour empêcher la propagation de la maladie.

4. Les étables, les ustensiles, les vêtements des personnes qui se seront trouvées en contact avec les animaux malades ou leurs cadavres, les cours et les chemins devront être nettoyés et désinfectés avec soin. On ne pourra en faire usage avant que cette opération ait lieu.

5. Le foin, la litière et les engrais qui pourraient avoir été souillés par les excréments ou les exhalaisons d'animaux malades seront détruits avec soin ou enfouis.

6. Dès l'origine de l'épizootie on dressera dans la commune infectée un tableau indiquant étable par étable l'état du bétail existant dans ladite commune. On attirera par la même occasion l'attention des pro-

priétaires de bétail sur la nature de la maladie, sur les diverses manières dont elle se propage, ainsi que sur le danger que présente cette
propagation, et on leur rappellera la responsabilité qu'ils encourraient
s'ils contrevenaient aux mesures ordonnées par l'autorité. L'état du bétail doit être de temps en temps revisé.

7. Le commerce du bétail sera interdit dans les communes avoisi-
nantes. Les marchés, les expositions de bétail et le transport de bestiaux par chemin de fer seront également interdits dans les districts
limitrophes.

8. On s'enquerra avec soin de la manière dont la maladie a été introduite dans la localité, ainsi que de la façon dont elle pourrait se
propager au dehors, et les autorités des localités d'où paraît provenir
l'épizootie devront en être avisées immédiatement.

9. Dans les localités où l'épizootie a régné, le séquestre ne pourra
être levé que six semaines après la disparition de la maladie, mais il
pourra l'être trois semaines plus tôt dans les communes voisines.

2° De la péripneumonie contagieuse.

Art. 24. Aucune bête à cornes ayant été atteinte de la péripneumonie contagieuse ne pourra être vendue en Suisse.

A l'apparition de cette maladie dans l'intérieur de la Suisse, les animaux qui en sont atteints et ceux qui se sont trouvés dans la même
étable ou sur le même pâturage doivent être abattus. Ce n'est qu'en
vertu d'une permission de l'autorité sanitaire du canton respectif qu'il
pourra être fait des essais de guérison. Toutefois, on devra prendre
dans ce cas des mesures de police suffisantes pour empêcher la propagation de l'épizootie.

Les animaux qui ont été guéris ne peuvent plus rentrer dans le commerce, mais ils peuvent être utilisés pour la boucherie.

Les étables où la maladie a régné seront séquestrées pendant quatre
à douze semaines. Les bêtes à cornes dans les étables à proximité,
et particulièrement les animaux qui ont été abreuvés à la même
fontaine que ceux provenant des étables infectées ou qui de toute autre
manière se sont trouvés en contact avec ceux-ci, seront placés, pendant
douze semaines, sous la surveillance de l'autorité de police sanitaire. On
interdira, en outre, dans la localité qui était infectée, et cela pendant
quatre à douze semaines, à partir de la disparition de l'épizootie, tout
commerce de bétail autre que celui des bêtes destinées à la boucherie.
Lorsque la maladie règne d'une manière intense dans une localité ou
dans une contrée, les animaux qui se trouvaient dans la même étable
ou sur le même pâturage que le bétail malade et qui ne sont pas encore atteints, pourront être mis sous séquestre et destinés à la boucherie, sous réserve des mesures de précaution qu'ordonnera l'autorité de
police.

Les étables dans lesquelles il y a eu des animaux malades et les ustensiles à l'usage de ces étables devront être nettoyés et désinfectés avec soin avant qu'on puisse s'en servir de nouveau,

La sévérité des mesures à prendre vis-à-vis des pays étrangers dépendra surtout de la question de savoir s'ils procèdent d'une manière analogue. Les mesures les plus rigoureuses devront être prises à l'égard des États limitrophes où les animaux atteints de cette maladie sont soumis à un traitement et admis de nouveau dans le commerce après guérison.

Art. 25. Lorsque la péripneumonie contagieuse aura éclaté dans la partie d'un État voisine de la Suisse ou dans des circonstances qui font craindre l'introduction de la maladie, le bétail à cornes provenant de cet État ne pourra être admis que sur la présentation de certificats de santé ou d'autres attestations officielles équivalentes, délivrées tout au plus six jours auparavant.

Si le bétail reste dans le pays, il ne pourra être vendu pendant six semaines, à moins qu'il ne soit destiné à la boucherie, et il devra, à l'expiration de ce terme, être visité par un vétérinaire. Il pourra être ordonné des mesures encore plus rigoureuses si l'État limitrophe où l'épizootie règne ne prend pas des mesures suffisantes pour en empêcher la propagation ou si l'on a des raisons plausibles pour se défier des certificats officiels de santé. Si la maladie règne avec intensité près des frontières, l'introduction du bétail à cornes, provenant de l'État infecté, sera absolument interdite.

3° *De la surlangue et claudication* (fièvre aphtheuse).

Art. 26. Celui qui sera trouvé en possession d'animaux atteints de surlangue et claudication, sans que les autorités en aient été avisées, sera passible d'une amende de 10 à 100 francs.

Art. 27. Lors de l'apparition de la surlangue et claudication, les étables et les pâturages infectés seront mis sous séquestre. Cette mesure ne pourra être révoquée que deux ou trois semaines après qu'on aura constaté que la maladie a disparu, et qu'on aura soigneusement désinfecté les animaux malades, les étables et les ustensiles d'écurie.

Dans des circonstances exceptionnelles, le Conseil fédéral peut autoriser des modifications dans l'application de cette mesure.

Art. 28. Eu égard au caractère plus ou moins grave de la maladie dans les étables et dans les pâturages, les cantons ont le droit d'étendre les mesures ci-dessus aux étables et aux pâturages situés dans le voisinage immédiat des localités infectées ou renfermant des animaux qui se sont trouvés en contact avec des bêtes malades.

Art. 29. Lors de l'apparition de cette épizootie dans les États limitrophes, les bêtes à cornes, moutons, chèvres et porcs, provenant de ces États, ne pourront être introduits que sur la production d'un certificat de santé daté du jour ou de la veille du départ, et cette introduction ne pourra s'opérer que par les routes désignées à cet effet. De plus, l'état de santé du bétail importé devra être constaté par un vétérinaire à la station d'entrée.

On refusera tout animal pour lequel il ne serait pas présenté un certificat de santé en règle, ainsi que toute pièce de bétail qui manifesterait des symptômes d'épizootie. On renverra également tout troupeau dans lequel il n'y aurait même qu'un seul animal malade.

Lorsque la surlangue et claudication aura pris une grande extension dans un pays voisin ou qu'elle régnera à proximité de la frontière, le bétail, en particulier les moutons, les chèvres et les porcs, pourra être soumis à la frontière à une quarantaine de huit jours. Les propriétaires du bétail dont il s'agit fourniront à leurs frais le local nécessaire à cet effet.

4° *De la morve et du farcin du cheval.*

Art. 30. En cas d'apparition de cette maladie, les animaux qui en sont atteints seront séquestrés et abattus. Les animaux qui auront été en contact avec des sujets infectés, mais qui ne présenteront aucun symptôme de la maladie, devront être visités de temps à autre par un vétérinaire. Les écuries ayant servi à des animaux malades, ainsi que les ustensiles d'écurie et les harnais, ne pourront être utilisés pour des animaux sains qu'après avoir été suffisamment nettoyés et désinfectés.

5° *De la rage.*

Art. 31. Afin de prévenir autant que possible l'apparition et la propagation de la rage soit chez les hommes, soit chez les animaux, les Gouvernements cantonaux sont invités à empêcher l'augmentation exagérée du nombre des chiens, en les soumettant à une taxe et en exerçant un contrôle sur ces animaux au moyen d'un registre et de marques distinctives.

Art. 32. Les animaux atteints de la rage devront être immédiatement tués et enfouis. Les chiens et les chats qui auront été mordus par un animal enragé seront aussi tués. Ceux qui se sont trouvés en contact avec un animal enragé, sans qu'on puisse prouver qu'ils aient été mordus, doivent être tués ou bien séquestrés et placés en lieu sûr sous une surveillance active pendant trois mois au moins. Il en sera de même à l'égard des autres animaux domestiques, tels que chevaux, animaux de l'espèce bovine, etc., qui auront été mordus par un animal atteint de la rage.

Art. 33. Dans les contrées qui auront été parcourues par des animaux atteints de la rage, le séquestre devra être mis sur les chiens, de manière à ce que tous les chiens soient enfermés ou munis de muselières métalliques sûres. Cette mesure sera maintenue en vigueur pendant au moins six semaines depuis la disparition du dernier cas de rage.

Art. 34. Si la rage est très-répandue parmi les chats, tous les animaux de cette espèce se trouvant dans la commune ou le village infecté devront être tués.

Art. 35. Si la rage apparaît chez les renards ou d'autres bêtes sauvages, et qu'elle prenne un caractère épidémique, on organisera des chasses spéciales pour détruire ces animaux.

IV. — DISPOSITIONS FINALES.

Art. 36. Toute violation des dispositions relatives au commerce du bétail (art. 4-9) entraînera une amende de 5 fr. à 100 fr.

Toute infraction aux mesures prescrites par la loi ou aux mesures spéciales ordonnées par le Conseil fédéral et ses organes intermédiaires, à l'effet de prévenir l'introduction des épizooties et d'en arrêter la propagation, ainsi que toute contravention à l'art. 3 de la présente loi, sera puni d'une amende de 10 fr. à 500 fr.

Art. 37. En outre, toute contravention à la présente loi entraîne la perte des bonifications mentionnées aux art. 17 à 20. Dans les cas graves, en particulier lorsqu'en éludant intentionnellement les prescriptions de la police sanitaire on a occasionné l'introduction ou la propagation d'une épizootie, le délinquant devra être traduit devant le juge pénal et pourra être actionné civilement pour la réparation de tout ou partie du dommage causé.

Art. 38. La présente loi entre immédiatement en vigueur. Toutes les lois et ordonnances qui lui sont contraires sont abrogées sur tout le territoire de la Confédération suisse.

Art. 39. Le Conseil fédéral est chargé de l'exécution de la présente loi.

Ainsi arrêté par le Conseil des États,

Berne, le 17 novembre 1871.

Le Président, A. KELLER.
Le Secrétaire, J.-L. LUTSCHER.

Ainsi arrêté par le Conseil national,

Berne, le 8 février 1872.

Le Président, R. BRUNNER.
Le Secrétaire, SCHIESS.

RÈGLEMENT POUR L'EXÉCUTION DE LA LOI FÉDÉRALE DU 8 FÉVRIER 1872 SUR LES MESURES DE POLICE CONTRE LES ÉPIZOOTIES. (Du 20 novembre 1872.)

Le Conseil fédéral suisse,

En exécution de la loi fédérale du 8 février 1872 sur les mesures de police contre les épizooties,

ARRÊTE :

I. — *Organisation de la police vétérinaire.*

§ 1. La haute surveillance de la police sanitaire concernant les animaux domestiques, selon les prescriptions de la loi fédérale du 8 février 1872, rentre dans les attributions du département fédéral de l'intérieur.

Pour les affaires courantes, ce département est en relation directe avec les autorités sanitaires supérieures des cantons.

§ 2. Autant que cela est utile pour l'exécution de ce mandat, le département se sert de commissaires officiels, qu'il nantit des pleins pouvoirs nécessaires.

§ 3. En vue du contrôle du commerce des bestiaux, les cantons seront divisés en arrondissements d'inspection. Pour chaque arrondissement, les autorités cantonales désignent une personne officielle, fonctionnant comme inspecteur du bétail, qui délivre et recueille les certificats de santé et qui en tient un contrôle. A chaque inspecteur du bétail est adjoint un remplaçant, qui remplit les fonctions de l'inspecteur en cas d'empêchement de celui-ci.

Autant que possible, on doit choisir comme inspecteurs des personnes de l'art. Ceux qui s'occupent du commerce du bétail ou qui exercent la profession de boucher ne peuvent être désignés ni comme inspecteurs, ni comme remplaçants.

§ 4. Les inspecteurs du bétail, ainsi que les agents ou employés de la police sanitaire, chargés de la surveillance des alpages, des marchés aux bestiaux, des abattoirs et des clos d'équarrissage, doivent connaître exactement les prescriptions légales qui concernent cette surveillance, et ils doivent connaître également les principaux symptômes des maladies visées par la loi.

Les cantons doivent pourvoir à l'instruction spéciale de ces agents, soit par la publication d'instructions imprimées, soit par des leçons verbales données par des hommes spéciaux. Lorsqu'il y aura lieu d'édicter de nouvelles prescriptions concernant leur arrondissement, on devra rassembler, par districts, les agents que cela concerne et leur donner verbalement les éclaircissements utiles.

II. — *Certificats de santé.*

§ 5. Les certificats de santé seront établis, sur papier blanc, selon les formulaires ci-joints.

Les cantons doivent émettre :

a. Des formulaires de certificats de santé pour l'espèce chevaline et pour l'espèce bovine, chaque certificat étant valable pour un seul animal ;

b. Des formulaires de groupes de transport pour les moutons, les chèvres ou les porcs.

Il est loisible aux cantons d'émettre des certificats spéciaux pour chacune des espèces d'animaux.

§ 6. Les cantons peuvent établir, outre les certificats réglementaires, des certificats particuliers en vue du contrôle des changements de domicile des animaux domestiques sans changement de propriétaire, comme par exemple dans les cas d'estivage ou d'hivernage.

Les formulaires de ces certificats cantonaux indiqueront expressément leur but. Ils se distingueront des certificats fédéraux (§ 5) par la couleur et ils ne seront pas valables pour une durée plus grande que ces derniers. Ils pourront servir aussi pour les transports par chemin de fer.

§ 7. Les formulaires de certificats de santé ne seront pas émis par feuilles isolées, mais ils seront réunis par cahiers de dix à cent feuilles.

Chaque feuille se compose d'une partie étroite à gauche (talon), cousue au cahier, et d'une partie large à droite (certificat).

Sur les deux parties, les places où l'on doit écrire sont garnies de hachures.

Les inscriptions seront les mêmes sur les deux parties.

Le certificat une fois rempli sera détaché et remis au propriétaire de l'animal. Le cahier avec le talon reste entre les mains du détenteur comme contrôle ; et lorsque toutes les feuilles auront été employées, ce cahier sera rendu à l'administration qui l'a délivré.

Ces cahiers devront être conservés au moins pendant deux ans.

§ 8. Autant que l'espace libre des formulaires le permettra, on y imprimera les prescriptions légales sur le commerce du bétail, le certificat de gestation, etc.

§ 9. Dans chaque canton, chacune des feuilles de formulaires des divers genres sera numérotée d'une manière uniforme, par un bureau central, en séries continues de dix mille à cent mille.

Les numéros de série seront imprimés en chiffres romains.

La couverture de chaque cahier portera l'indication de la série et des numéros que le cahier contient.

§ 10. On devra délivrer un certificat pour chaque animal de l'espèce bovine ou de l'espèce chevaline qui sera mis en vente.

§ 11. Le coût d'un certificat de santé, d'après le formulaire *a*, ne doit pas dépasser 50 centimes.

Dans le coût du certificat d'après le formulaire *b*, les frais d'inspection médicale ne doivent pas excéder 5 centimes par mouton ou par chèvre, ni 10 centimes pour chaque porc. Le coût du certificat ne doit pas non plus excéder 5 francs pour un troupeau entier.

Si, en cas d'épizootie, les certificats de santé ne peuvent être délivrés qu'après qu'il a été procédé à une inspection médicale à l'endroit d'où viennent les animaux (§ 18), les frais de cette inspection ne sont pas compris dans la taxe ci-dessus.

§ 12. Les autorités cantonales centrales, ou de districts, ne devront délivrer les cahiers de certificats qu'aux inspecteurs officiels. Il en sera tenu un contrôle exact et lesdites autorités devront toujours pouvoir immédiatement rendre compte quand, par qui et à qui tel ou tel numéro de certificat a été délivré.

§ 13. Nul ne peut établir un certificat de santé si ce n'est l'inspecteur du bétail de l'arrondissement dans lequel l'animal demeure, ou son remplaçant officiel, en cas d'absence ou de maladie de l'inspecteur ou lorsqu'il s'agit de son propre bétail.

Celui qui délivre un certificat doit en remplir complétement et exactement toutes les rubriques de sa propre main ; les deux moitiés doivent être écrites avec de l'encre, en même temps, et se trouver conformes l'une à l'autre ; le certificat détaché doit être remis en mains du réclamant.

Dans les cantons où la marque des cornes est usitée, cette marque devra être indiquée sur le certificat.

§ 14. L'inspecteur du bétail ne peut pas délivrer de certificat pour des animaux qui ne sont pas de son arrondissement, comme par exemple sur des marchés.

§ 15. Le certificat de santé cesse d'être valable pour les ventes ultérieures par le fait que l'animal pour lequel ce certificat a été délivré a changé une première fois de propriétaire, lors même que le délai légal ne serait pas encore écoulé ; et, lorsque le nouveau propriétaire voudra remettre l'animal en vente, il devra se faire délivrer un autre certificat sous son nom. Toutefois, si la nouvelle vente se fait sur le marché avant que l'animal en soit sorti, on pourra utiliser le premier certificat, s'il est apostillé par l'inspecteur officiel du marché, avec la mention du vendeur intermédiaire.

Si l'acheteur veut revendre ailleurs un animal avant d'être arrivé à son domicile, il pourra, en échange de l'ancien certificat, s'en faire donner un nouveau, à son nom, dans la localité où se fera la vente.

En pareil cas, l'inspecteur du bétail devra s'assurer, sous sa responsabilité personnelle, que l'animal ne manifeste aucun symptôme appréciable de maladie contagieuse.

§ 16. La personne qui aura acquis une pièce de bétail devra, dans les deux fois vingt-quatre heures, en présenter le certificat de santé à l'inspecteur dans l'arrondissement duquel l'animal aura été conduit.

Les certificats périmés devront être rendus à l'inspecteur.

La non-exécution de ces formalités entraînera l'application de l'amende prescrite à l'art. 36 de la loi.

§ 17. L'inspecteur du bétail est responsable de l'exactitude des certificats par lui délivrés.

L'usage abusif d'un certificat de santé entraînera l'application de l'amende prescrite à l'art. 36 de la loi, à moins qu'il n'y ait fraude intentionnelle, et dans ce cas cet abus sera punissable comme action frauduleuse.

§ 18. En temps d'épizootie, la délivrance des certificats pourra être subordonnée, dans des circonscriptions plus ou moins étendues, à un examen médical des animaux infectés, ou même de la totalité du troupeau dont ils font partie.

§ 19. Lorsqu'une épizootie régnera, la police pourra faire mettre en séquestre et soumettre à une expertise vétérinaire et même à une quarantaine, aux frais du propriétaire, les animaux qui seraient mis en vente ou conduits sur des marchés sans être accompagnés de certificats de santé, ou lorsque ces certificats paraîtraient irréguliers, défectueux ou falsifiés.

§ 20. Les autorités locales devront organiser des établissements de fourrière convenablement aménagés et suffisants, dans toutes les localités où se tiendront des marchés de bétail ou des expositions; il en sera de même lorsqu'un trafic de bétail important aura lieu à des stations de chemin de fer.

III. — *Contrôle à la frontière.*

§ 21. Il est enjoint aux employés fédéraux des péages de veiller à ce que pour les bêtes à cornes, les chevaux, les ânes et les mulets de tout âge, ainsi que pour les moutons, les chèvres et les porcs qui sont importés en Suisse, il soit produit aux bureaux de péage des déclarations officielles constatant que ces animaux viennent de contrées où aucune maladie contagieuse ne règne sur l'espèce des animaux importés.

Les employés des péages doivent timbrer ces déclarations et y inscrire la date de l'entrée.

§ 22. Les animaux pour lesquels une déclaration de ce genre ne pourra être produite devront être visités par un vétérinaire patenté suisse, aux frais de l'importateur; si cette visite n'est pas possible pendant le transport sur les chemins de fer suisses, elle devra se faire à l'arrivée. Si l'état sanitaire de ces animaux éveille le moindre soupçon, ils seront renvoyés. Le vétérinaire n'établira un passavant (art. 7 de la loi) que pour les animaux en parfaite santé. Sous peine d'amende, ce certificat doit être remis sans délai à l'inspecteur de la localité dans laquelle les animaux sont conduits. Celui-ci peut, dans les six semaines, délivrer un certificat de santé pour les animaux ainsi in'roduits qui doivent être menés à l'abattoir.

IV. — *Transport du bétail sur les chemins de fer.*

§ 23. Les animaux atteints de maladies contagieuses, comme la peste bovine, la péripneumonie contagieuse, la maladie aphtheuse (surlangue et piétin), la morve et le farcin du cheval, la rage, le charbon (anthrax) et la clavelée doivent être exclus du trafic ordinaire. A l'exception des cas désignés au § 27, ces animaux malades ne peuvent être transportés par chemin de fer.

§ 24. Toute pièce de bétail à cornes âgée de plus de six mois, qui doit être transportée sur un chemin de fer, sera accompagnée d'un certificat réglementaire (§ 5) ou d'un passavant (§ 22). Il en sera de même pour les troupeaux de chèvres, de moutons et de porcs de plus de dix têtes. En temps d'épizootie, on pourra aussi, en vue du transport par chemins de fer, exiger des certificats de santé pour les pièces de menu bétail, ainsi que pour les veaux âgés de moins de six mois.

§ 25. Les wagons qui contiennent des porcs et des moutons ne peuvent être employés en même temps à transporter du bétail à cornes.

§ 26. Les rampes et les wagons qui servent à charger ou à transporter du bétail doivent être nettoyés et lavés chaque fois qu'on s'en sera servi. On ne pourra pas charger de nouveau du bétail dans ces wagons avant qu'il aient été nettoyés. Il ne pourra être réclamé aucun payement pour ce nettoyage.

Le fumier enlevé des wagons et celui qui est ramassé dans les gares et les stations doit être mélangé de son poids de chaux vive.

§ 27. Les autorités sanitaires peuvent se servir des chemins de fer pour faire transporter du bétail infecté, et en particulier celui qui est destiné à la boucherie. Toutefois, elles ne pourront le faire que sur un ordre spécial qui, pour chaque cas, en réglera les conditions.

§ 28. Lorsque du matériel de chemin de fer aura été sali par des animaux atteints d'une maladie contagieuse, il devra, avant d'être rendu à son usage ordinaire, être soumis à une désinfection minutieuse, autant que possible sous la surveillance d'un vétérinaire.

Les wagons, les rampes et tous les ustensiles infectés seront d'abord lavés à l'eau chaude, puis soumis à l'action d'un corps désinfectant, comme la lessive bouillante, l'eau chlorurée, l'acide carbolique étendu, les solutions de phénates, etc. Dès qu'ils seront complétement secs, ces objets pourront de nouveau servir au transport du bétail.

Les frais de désinfection seront à la charge du propriétaire des animaux qui ont été les agents de l'infection.

§ 29. Une inscription placée à l'extérieur du wagon indiquera chaque lavage (§ 26) ou chaque désinfection (§ 28).

§ 30. Dans les cas extraordinaires, le Conseil fédéral prescrira des mesures spéciales, particulièrement lorsque la peste bovine sera très-rapprochée des frontières, et lorsqu'il y aura importation ou transit d'animaux venant de pays infectés par cette maladie.

§ 31. Les administrations de chemins de fer sont responsables de l'exécution de ces prescriptions, dont un exemplaire doit être affiché dans toutes les stations de marchandises. Toute contravention sera punie d'une amende pouvant s'élever à 100 fr.

La surveillance de l'exécution de ces prescriptions et l'application des peines incombent en première ligne aux cantons. En outre, la Confédération organisera de son côté un contrôle uniforme.

§ 32. Les dispositions prescrites aux paragraphes ci-dessus sont aussi applicables au transport du bétail par les bateaux faisant un service public, à l'exception des bacs.

V. — Marchés au bétail.

§ 33. Les cantons ont à veiller à ce que les marchés au bétail soient toujours surveillés au point de vue de la police sanitaire.

§ 34. En temps ordinaire, cette surveillance peut se borner :

1° A empêcher qu'un animal ne soit mis en vente sans être accompagné d'un certificat de santé réglementaire ;

2° A surveiller les animaux au point de vue sanitaire et à séquestrer ceux que l'on soupçonnerait être atteints d'une maladie contagieuse.

§ 35. En temps d'épizootie, tout animal de l'espèce sur laquelle règne la contagion devra être visité par un vétérinaire à l'entrée du marché.

Les animaux isolés, reconnus atteints de maladies contagieuses ou que l'on soupçonnerait en être atteints, seront conduits en séquestre et non renvoyés ; on en agira de même à l'égard de tout troupeau au milieu duquel une ou plusieurs pièces de bétail se trouveraient atteintes de la contagion.

VI. — Boucheries.

§ 36. Le contrôle sanitaire prescrit par l'art. 10 de la loi doit être établi de manière à empêcher la vente de la viande nuisible à la santé, à découvrir les maladies contagieuses au moment de l'abattage et à signaler les troupeaux chez lesquels les épizooties se trouveraient à l'état latent.

Autant que possible, ce contrôle doit exister non-seulement pour les abattoirs officiels, mais pour tous les animaux abattus pour la vente ; autant que faire se pourra, il sera confié à des vétérinaires.

VII. — ALPAGES.

§ 37. Il est particulièrement nécessaire d'exercer une rigoureuse surveillance sur les bestiaux qui passent d'un lieu à un autre pour les estivages et les hivernages, dans les contrées où ce bétail provient de divers localités du pays ou de l'étranger. Les mesures à appliquer pour cette surveillance incombent aux cantons et elles devront être appropriées aux diverses circonstances. Il en sera cependant donné connaissance au département fédéral de l'intérieur.

VIII. — ÉPIZOOTIES.

§ 38. Les cantons sont tenus d'appliquer rigoureusement les prescriptions de la loi fédérale sur les mesures à prendre contre les épizooties (peste bovine, péripneumonie contagieuse, maladie aphtheuse surlangue et piétin, morve et rage), et d'informer sans délai le département de l'intérieur de l'irruption d'une épizootie et en outre de son cours et de sa disparition.

§ 39. Outre les maladies contagieuses désignées à l'art. 1er, les maladies suivantes peuvent aussi prendre un caractère épizootique : le charbon (anthrax), la gale épizootique, la maladie du coït des chevaux reproducteurs, la clavelée, le piétin du mouton à l'état malin, l'érysipèle des porcs et la trichinose. Lorsqu'une de ces maladies prendra un caractère épizootique, le canton que cela concerne devra en donner connaissance au département fédéral de l'intérieur et lui faire les communications nécessaires sur l'étendue de la maladie et sur les mesures répressives qui auront été ordonnées.

§ 40. Les cantons devront veiller à se procurer les moyens pécuniaires propres à assurer l'application des indemnités prescrites à l'art. 17 de la loi.

§ 41. Le présent règlement entrera en vigueur au moment où sera promulguée la loi fédérale du 8 février 1872 sur les mesures de police contre les épizooties, soit le 1er janvier 1873.

Le département fédéral de l'intérieur est chargé de l'exécution de ce règlement.

Berne, le 20 novembre 1872.

Au nom du Conseil fédéral suisse,

Le Président de la Confédération, WELTI.

Le Chancelier de la Confédération, SCHIESS.

DOCUMENTS BELGES.

Presque tous les documents français que nous avons reproduits font partie de la législation sanitaire belge. Pour ce motif, nous ne ferons connaître que ceux des documents nouveaux qui, en raison de leur utilité pratique, méritent de fixer l'attention de nos lecteurs.

. . . .

LE MINISTRE DE L'INTÉRIEUR,

Vu les articles 5 et 6 de la loi du 7 février 1866, articles ainsi conçus :

« Art. 5. Le Ministre de l'Intérieur pourra conférer aux agents de « l'Administration des douanes, des accises et des forêts, aux officiers « et sous-officiers de l'armée, et même à d'autres personnes le droit de « rechercher et de constater, dans toute l'étendue du pays, par des « procès-verbaux faisant foi, jusqu'à preuve contraire, les infractions « aux dispositions prises en vertu de la présente loi.

« Art 6. Les personnes investies des pouvoirs déterminés dans l'ar-« ticle précédent, qui n'auraient point prêté le serment prescrit par le « décret du 20 juillet 1831, le prêteront devant l'un des juges de paix « de l'arrondissement. »

Vu l'arrêté royal du 8 février, pris en exécution de la loi du 7 du même mois ;

ARRÊTE :

Les fonctionnaires et employés du service des défrichements de la Campine sont investis du droit de rechercher et de constater, dans toute l'étendue du pays, par des procès-verbaux faisant foi jusqu'à preuve contraire, les infractions aux dispositions prises en vertu de la loi du 7 février 1866.

Bruxelles, le 21 février 1866.

Le Ministre de l'Intérieur,
Alph. VANDENPEEREBOOM.

LE MINISTRE DE L'INTÉRIEUR,

Vu les art. 5 et 6 de la loi du 7 février 1866, relative aux mesures à prendre contre le typhus contagieux ;

Revu l'arrêté ministériel du 9 février 1866, investissant les employés des contributions directes, douanes et accises, et ceux de l'administration des eaux et forêts, du droit de rechercher et de constater dans toute l'étendue du pays, par des procès-verbaux faisant foi jusqu'à preuve contraire, les infractions aux dispositions prises par l'arrêté royal du 8 février 1866, en vertu de la loi du 7 du même mois ;

Considérant qu'il y a lieu d'étendre ce droit aux infractions à toutes les dispositions prises en exécution de la loi du 7 février 1866;

Arrête :

Les employés des contributions directes, douanes et accises, ainsi que ceux de l'administration des eaux et forêts, sont investis du droit de rechercher et de constater dans toute l'étendue du pays, par des procès-verbaux faisant foi jusqu'à preuve contraire, les infractions à toutes les dispositions prises en exécution de la loi du 7 février 1866.

Bruxelles, le 1er mars 1867.

Alph. VANDENPEEREBOOM.

Le Ministre de l'intérieur,

Vu l'art. 5, § VI de la loi du 7 février 1866;

Vu les propositions de M. le Gouverneur de la province de Liége;

Arrête :

Les cantonniers-gardes champêtres attachés aux chemins de grande comunication de la province de Liége, en vertu du règlement de la députation permanente du 14 novembre 1866, sont investis du droit de rechercher et de constater dans cette province, par des procès-verbaux faisant foi jusqu'à preuve contraire, les infractions à toutes les. dispositions prises en exécution de la loi du 7 février 1866.

Bruxelles, le 12 mars 1867.

Alph. VANDENPEEREBOOM.

DOCUMENTS HOLLANDAIS.

LOI DU 20 JUILLET 1870 RÉGLANT LA SURVEILLANCE VÉTÉRINAIRE DE L'ÉTAT ET LA POLICE VÉTÉRINAIRE EN HOLLANDE.

§ 1er. — *De la surveillance sanitaire de l'État.*

Art. 1er. La surveillance vétérinaire de l'État comprend :

a) Les recherches sur l'état sanitaire du bétail et, où c'est nécessaire, l'indication des moyens propres à améliorer et à favoriser cet état.

b) L'exécution des lois et des ordonnances arrêtées en faveur de l'état sanitaire général du bétail.

Art. 2. Elle est confiée à des vétérinaires des districts placés directement sous notre Ministre de l'intérieur, et nommés par nous parmi les personnes ayant reçu de la part de l'État le diplôme de vétérinaire. Ils peuvent être suspendus de leurs fonctions et démissionnés par nous.

Le lieu de leur résidence et le cercle dans lequel ils exercent leurs fonctions leur seront indiqués par notre Ministre de l'intérieur.

Pour chaque vétérinaire du district, il sera nommé par nous un ou plusieurs suppléants qui, en cas d'empêchement absolu de ce fonctionnaire, en rempliront les fonctions.

Art. 3. Lors de leur entrée en fonctions, les vétérinaires de district, ainsi que leurs suppléants, prêteront le serment suivant entre les mains de notre commissaire dans la province : « Je jure de remplir fidèlement les devoirs attachés aux fonctions de vétérinaire de district (vétérinaire de district suppléant).

« Ainsi Dieu me soit en aide (je le jure). »

Art. 4. Lors de la suspension des vétérinaires de district, l'arrêté les concernant indiquera si cette mesure a lieu avec la perte entière ou partielle du traitement pendant la durée de la suspension. Notre Ministre de l'intérieur arrêtera la manière dont il sera pourvu au service pendant la durée de la suspension.

Art. 5. Dès qu'une maladie contagieuse du bétail sévit ou est soupçonnée de sévir, les vétérinaires de district, dans le cercle de leurs fonctions, dûment pourvus de leur commission, sont autorisés à pénétrer, même contre la volonté des propriétaires ou des ayants-droit, dans les propriétés, prairies, écuries et autres séjours de bestiaux, abattoirs, boucheries, magasins de viande ou de lard, ainsi que dans les jardins ou parcs zoologiques, les expositions de bétail, les clos d'équarrissage ou autres localités du même genre soumises à leur surveillance en vertu de la présente loi. Cette autorisation n'est légale et valable qu'entre le lever et le coucher du soleil, et pour autant que les vétérinaires de district sont pourvus d'un ordre écrit émanant, soit du bourgmestre, soit du juge de canton, lequel ordre ils sont tenus d'exhiber à la demande des autorités.

Art. 6. En cas de contravention aux lois et ordonnances promulguées dans l'intérêt du bétail, les vétérinaires de district sont autorisés à dresser procès-verbal sur la foi du serment prêté par eux en entrant en fonctions. Ils enverront ces procès-verbaux au ministère public.

Art. 7. Les vétérinaires de district touchent un traitement fixe sur la caisse de l'État. Ils reçoivent, en outre, les indemnités nécessaires pour leurs frais de bureau, de route et de séjour.

L'exercice de la pratique vétérinaire leur est interdit, et ils ne peuvent exercer aucune profession sans notre assentiment.

Les vétérinaires de district suppléants sont autorisés à exercer la médecine vétérinaire. Ils ne reçoivent aucun traitement, mais ils ont droit aux indemnités pour frais de route et de séjour.

Art. 8. Chaque année, avant le 1er avril, les vétérinaires de district sont tenus d'envoyer à notre Ministre de l'intérieur un rapport concernant la surveillance vétérinaire de l'État, dans le cercle de leurs fonctions, pendant l'année révolue. Ils remettent une copie de ce rapport aux États députés de la province ou des provinces où ils sont stationnés.

Art. 9. Dans le cercle qui leur est assigné pour l'exercice de leur mandat, les vétérinaires de district surveillent exactement l'état sanitaire du bétail, et s'assurent de l'exécution des lois et des ordonnances promulguées dans l'intérêt du bétail; ils visent gratuitement les diplômes des vétérinaires.

Ils visitent, autant que possible, les marchés aux bestiaux, ainsi que les lieux où se font des ventes publiques de bétail; ils ordonnent la saisie et l'isolement de tout bétail atteint de maladie contagieuse.

Art. 10. Dès l'apparition, soit d'une maladie menaçant la santé générale du bétail ou occasionnant une mortalité extraordinaire, soit d'une maladie du bétail transmissible à l'homme, ou dès qu'il y a lieu de craindre qu'une telle maladie ne soit importée d'un pays étranger, ils en donnent immédiatement connaissance au Ministre de l'intérieur, au commissaire ou aux commissaires du roi dans la province ou dans les provinces où ils sont stationnés, ainsi qu'aux vétérinaires du district des cercles voisins. Lorsqu'une telle maladie éclate dans leur cercle, ils s'assurent personnellement de sa nature, et proposent au bourgmestre les mesures à prendre immédiatement pour enrayer le mal.

Ils en donnent également avis à l'inspecteur médical de leur cercle, s'il s'agit d'une maladie du bétail transmissible à l'homme, et se concertent avec ce fonctionnaire pour les mesures à proposer.

Art. 11. Lors de l'apparition de maladies contagieuses parmi le bétail, il peut être nommé par nous des vétérinaires de district extraordinaires. Ils sont salariés par la caisse de l'État et indemnisés pour leurs frais de bureau, de route et de séjour. Les sommes qui leur sont allouées à cet effet sont fixées par nous.

Tant que dure leur mandat, ils jouissent des mêmes droits et ont les mêmes devoirs que les vétérinaires de district ordinaires. Ils peuvent exercer la médecine vétérinaire.

Art. 12. Notre Ministre de l'intérieur nous fait chaque année un rapport sur la surveillance vétérinaire de l'État. Ce rapport est communiqué aux deux Chambres des États généraux et rendu public par la presse.

§ 2. — *Mesures concernant la police vétérinaire.*

Art. 13. Dès qu'il apparaît des symptômes d'une maladie contagieuse chez quelque tête de bétail, le détenteur ou le gardien est tenu d'en avertir immédiatement le bourgmestre de la commune où l'animal se trouve.

Art. 14. Tout animal chez lequel apparaissent des symptômes d'une maladie contagieuse doit être immédiatement séparé de tout autre par le propriétaire, le détenteur ou le gardien, et rester isolé jusqu'à ce que le bourgmestre, d'accord avec le vétérinaire du district, ou, en l'absence de ce dernier, avec son suppléant, et en cas d'urgence avec un vétérinaire diplômé, aura pris une décision conforme aux prescriptions de la présente loi.

Art. 15. Lorsque, à la suite d'une maladie contagieuse du bétail se déclarant, soit dans le pays, soit à l'étranger, les soins pour la conservation de ce bétail et pour la santé des habitants l'exigent, l'entrée, le transit et le transport dans le pays même de tout bétail mort ou vivant, de viande, peaux, poils (et crins), laines, fumiers et déchets quelconques, fourrages, ustensiles et autres objets qui servent à soigner les bestiaux, peuvent être interdits par nous. Cette interdiction peut s'étendre aux marchés, aux ventes, aux expositions et à d'autres rassemblements de bétail. De même peuvent être prises par nous des mesures prohibitives et autres, concernant la déclaration, la vente, le maniement et la visite de tous les objets mentionnés dans cet article, ainsi que les engins servant à leur transport, le tout sans préjudice des règlements et des ordonnances à promulguer par les administrations provinciales et communales, pour autant qu'elles ne sont pas en opposition avec nos résolutions.

Art. 16. Sur la déclaration d'une maladie contagieuse du bétail, faite par le propriétaire, le détenteur ou le gardien, ou lorsqu'un animal est soupçonné d'être atteint d'une maladie contagieuse, le bourgmestre fait immédiatement examiner la bête malade ou suspecte par le vétérinaire du district, ou, en l'absence de ce dernier, par son suppléant, ou, en cas d'urgence, par un autre *vétérinaire diplômé*. Celui-ci remet un rapport écrit au bourgmestre, et si le cas lui semble être de nature contagieuse, il y joint son avis concernant les mesures à prendre pour empêcher la propagation de la maladie; le bourgmestre est obligé, en vertu des prescriptions de la présente loi, de suivre immédiatement l'avis du vétérinaire du district, sauf son recours à notre Ministre de l'intérieur.

Les cas de nature douteuse sont immédiatement signalés à notre Ministre de l'intérieur. Celui-ci ordonne un examen et prescrit toutes les mesures qui lui semblent nécessaires et qui sont autorisées par la loi.

Art. 17. Sur l'ordre du bourgmestre, d'accord autant que possible avec le vétérinaire du district, ou, en l'absence de celui-ci, avec le suppléant, et, en cas d'urgence, avec un *vétérinaire diplômé*, la ferme, l'écurie ou la prairie où se trouve ou s'est trouvée la bête affectée de maladie contagieuse est signalée par un signe apparent par un agent de la police ou par la présence d'un tel agent ; les signes employés à cet effet restent en place pendant un laps de temps à déterminer par le bourgmestre, d'accord avec le vétérinaire du district, mais qui ne pourra dépasser cent jours, à compter du dernier cas morbide.

Art. 18. La nature, la forme et les dimensions de ces signes sont prescrites par notre Ministre de l'intérieur et portées à la connaissance du public par le *Journal officiel de l'État*.

Art. 19. Le bourgmestre est tenu, sur l'avis du vétérinaire de district, ou, en l'absence de celui-ci, du vétérinaire de district suppléant, et, en cas d'urgence, d'un *vétérinaire diplômé*, de faire déposer une marque apparente à tout bétail atteint, suspect ou échappé d'une maladie contagieuse.

Art. 20. Les instruments servant à marquer le bétail et les signes désignés dans l'article 17 se trouveront dans chaque commune, aux frais de l'État.

Art. 21. Le transport du bétail affecté ou suspect d'être affecté de maladie contagieuse est défendu.

Lorsque cependant le transport est nécessaire, le bourgmestre, après avoir entendu le vétérinaire du district, ou, en l'absence de celui-ci, le vétérinaire de district suppléant, et, en cas d'urgence, un *vétérinaire diplômé*, peut ordonner ce transport, en faisant observer les mesures de précaution prescrites par l'homme de l'art.

Art. 22. Le bétail est considéré comme suspect, lorsque les vétérinaires de districts croient y apercevoir les symptômes d'une maladie contagieuse se trouver dans le même endroit qu'une bête affectée de maladie contagieuse, lorsqu'il peut avoir été en contact avec la maladie contagieuse ou en contact immédiat depuis un *terme* à fixer d'après l'article 34, pour chaque maladie en particulier, par une mesure générale d'administration intérieure.

Les deux dernières prescriptions, néanmoins, ne concernent que les espèces d'animaux qui sont aptes à être affectés de la même maladie dont souffre l'animal avec lequel ils se sont trouvés dans le même séjour, ou avec lequel ils ont été en contact immédiat.

Art. 23. Sauf les prescriptions de la loi du 28 août 1851, concernant tous les autres cas d'expropriation ne se rapportant pas aux maladies contagieuses du bétail, c'est le bourgmestre qui, en cas de nécessité d'abattage, en prend l'arrêté. Dans cet arrêté, le bourgmestre mentionne le propriétaire du bétail, ou déclare qu'il lui est inconnu ; il relate, en outre, le signalement de l'animal qui doit être abattu et en ordonne la saisie immédiate. L'arrêté du bourgmestre doit être basé sur le rapport du vétérinaire de district, mentionné à l'article 16.

Art. 24. L'abattage ne peut avoir lieu qu'après expropriation.

Avant de procéder à l'expropriation pour abattage, le bourgmestre désigne un expert pour taxer la valeur du bétail; l'expert aura à observer que, pour les animaux suspects, il sera remboursé la *valeur entière*, et pour les animaux atteints de la maladie contagieuse, la *moitié de la valeur* qu'auraient les animaux s'ils se trouvaient en bon état de santé.

L'état malade ou suspect, en ce qui concerne l'indemnité, est jugé d'après l'instant où le bourgmestre prend possession de l'animal.

Lorsque le bourgmestre ou le propriétaire, ou tous deux, ne sont point satisfaits de l'estimation (circonstance dont il sera fait mention dans le procès-verbal du bourgmestre), le juge de canton, par simple arrêté, désignera immédiatement deux experts qui, conjointement avec le premier, décideront à la majorité.

Le montant de l'estimation faite, soit selon le deuxième, soit selon le quatrième alinéa du présent article, sera offert au propriétaire; ce montant, en cas d'absence de ce dernier, ou en cas de refus d'accepter, sera déposé chez le receveur communal. Les formalités prescrites par les codes civil et de procédure civile ne seront pas applicables à l'offre d'indemnité mentionnée dans cet article. Cette offre, ainsi que les autres actes du bourgmestre désignés dans cet article, ou les actes auxquels le fonctionnaire est présent, seront constatés par procès-verbal à dresser par lui sous la forme du serment qu'il a prêté en entrant en fonctions.

Le bourgmestre, ainsi que le propriétaire, peut exiger que l'expert, ou que chacun des experts, avant de procéder à l'estimation, fasse le serment, ou *la promesse*, d'agir selon leur conviction. Ce serment ou cette promesse a lieu par devant le bourgmestre.

Pour tout ce qui se rapporte aux dispositions du présent article, le propriétaire absent sera remplacé par son délégué à l'endroit où se trouve le bétail; s'il manque un délégué, le détenteur ou le gardien remplacera le propriétaire. Cependant le montant du prix d'estimation sera toujours déposé chez le receveur communal, au profit des propriétaires absents.

Art. 25. Lorsqu'il faudra procéder à l'abattage, ou qu'il y aura des cas morbides qui auraient pu rendre cet abattage nécessaire, le bourgmestre est tenu d'exproprier et de détruire les objets qui lui sont désignés par le vétérinaire du district, ou, en cas d'absence de celui-ci, par un vétérinaire de district suppléant, et en cas d'urgence par un *vétérinaire diplômé*. Cette expropriation a lieu de la manière prescrite par l'article 24. L'arrêté qui s'y rapporte est pris de la manière indiquée à l'article 23, et la saisie des objets peut y être ordonnée.

Art. 26. Le propriétaire de bétail abattu en vertu de l'article 24, ou d'objets expropriés désignés à l'article 25, qui aura refusé d'accepter le montant du prix qui lui a été offert, peut encore, pendant six mois, aller toucher ce montant chez le receveur communal.

Ce terme passé, la somme est versée à la caisse des consignations judiciaires et volontaires. La quittance de l'ayant droit, ou celle du versement à la caisse des consignations est remise à la Chambre des comptes par le receveur communal.

Pour le transfert de la somme à la caisse des consignations, les formalités prescrites par l'article 1442 du Code civil ne sont point exigibles.

L'exproprié peut encore se présenter à la caisse des consignations pendant les cinq ans qui suivent la consignation, afin d'y toucher la somme qui lui revient. Les frais de transfert à cette caisse, avancés par l'État, lui seront déduits du montant à recevoir par lui.

Après ces cinq ans, la prétention du propriétaire est périmée et la somme revient à l'État. Les frais, en ce cas, restent à la charge de l'État.

Art. 27. Le droit à l'indemnité pour expropriations en vertu de l'article 24 et de l'article 25 se perd, lorsque la déclaration prescrite par l'article 13 et l'isolement prescrit par l'article 14 ont été négligés, ou que le propriétaire a introduit ou fait introduire du bétail, pendant le *terme défendu*, dans des écuries, des exploitations ou des prairies qui ont été visitées par une maladie contagieuse ; il en est de même du propriétaire qui, de propos délibéré, aura mis ou fait mettre son bétail en état suspect de contagion.

En cas d'acquittement ou de renoncement aux poursuites, le terme désigné au premier alinéa de l'article 26 commence au moment où est prononcé l'arrêt en dernier ressort.

En ce cas, le receveur communal transmet à la Chambre des comptes la quittance de l'exproprié, ainsi que la copie non timbrée de l'arrêt rendu en faveur de ce dernier.

Art. 28. Le montant de l'indemnité sera avancé par la caisse communale ; à cet effet, et sur sa demande, le bourgmestre chargé de l'expropriation recevra, contre quittance, ce montant nécessaire des mains du receveur communal. Il n'y aura pas lieu, dans ce cas, d'observer les prescriptions mentionnées au second alinéa de l'article 114 de la loi du 29 juin 1851.

Si le bourgmestre, autorisé par notre commissaire dans la province, établit que la caisse communale est insuffisante pour le payement ou l'offre de payement mentionnés aux articles 24 et 25, les sommes nécessaires à cet effet seront avancées par le trésor de l'État.

Ces avances ne sont point soumises à la liquidation préalable de la

Chambre des comptes, et les dispositions de l'article 51 de la loi du 5 octobre 1841 ne devront pas être suivies.

Le bourgmestre n'est pas tenu de donner caution, mais il est obligé de rendre compte à la Chambre des comptes de la somme avancée, et cela dans les deux mois qui suivent la date de la pièce officielle en vertu de laquelle la somme lui a été avancée ; à cet effet il aura à se conformer aux dispositions de la loi citée à l'alinéa précédent.

Chaque avance de fonds sera portée à la connaissance de la Chambre des comptes par notre ministre de l'intérieur.

Le présent article est également applicable à tous les frais auxquels l'expropriation a donné lieu, ainsi qu'aux dépenses occasionnées par l'achat de la chaux, des combustibles ou autres substances nécessaires à l'enfouissement, à la combustion des cadavres et à celles provenant de l'assainissement et de la désinfection des écuries et autres bâtiments.

Art. 29. Les vétérinaires de district le jugeant nécessaire, toutes les fermes et prairies contaminées, et, s'il y a lieu, les terrains adjacents, seront isolés sur l'ordre du bourgmestre qui, à cet effet, pourra requérir la force militaire.

Le transport du ou vers le cercle isolé des objets désignés par la mesure générale d'administration intérieure indiquée à l'article 34 est interdit.

Des dispenses exceptionnelles à l'égard de cette interdiction peuvent être accordées par notre commissaire dans la province.

Les vêtements des personnes sortant du cercle susmentionné seront préalablement désinfectés.

Art. 30. Lors de l'existence d'une maladie contagieuse du bétail, et dans le cas à désigner par la mesure générale d'administration intérieure indiquée à l'art. 34, l'attache des chiens peut être ordonnée par le bourgmestre dans la commune ou dans une partie de la commune où sévit la maladie, de même que dans les communes environnantes, pour autant que cela soit jugé nécessaire.

Sur l'avis du vétérinaire du district, le bourgmestre porte cette ordonnance à la connaissance du public, et en annonce également la révocation trente jours après la fin du dernier cas morbide.

Les chiens errants, dans ces communes ou dans une partie de ces communes, peuvent être tués par agents de la police.

Notre commissaire dans la province, après avoir pris l'avis du bourgmestre et du vétérinaire de district, peut accorder la dispense de tenir les chiens attachés dans des communes et dans des parties d'une commune.

Art. 31. A l'égard de l'obligation, du mode et de l'endroit d'enfouissement, de combustion ou d'autre moyen de détruire des animaux abattus en vertu de la présente loi, ou d'animaux morts de maladie contagieuse ou d'autres objets, ainsi qu'à l'égard de la désinfection des écuries ou d'autres bâtiments et des fosses à fumier, on se conformera aux dispositions données ou à donner par nous.

La désinfection a lieu aux frais de l'État, sur l'indication et sous la surveillance du vétérinaire du district.

La désinfection devra être terminée quatorze jours après que le dernier cas morbide aura été constaté. Ce terme, si la nécessité l'indique, peut être prolongé par notre Ministre de l'intérieur. Lorsque des circonstances rendent l'enfouissement ou la combustion des cadavres impossible, sur la propriété ou sur le terrain où l'animal est mort, et qu'il n'y a pas de terrain disponible dans la commune, le bourgmestre fait procéder à l'enfouissement sur le terrain le plus proche, et indemnise le propriétaire de ce terrain.

Lorsque le bétail est mort ou a été abattu dans une écurie ou dans une grange, et qu'il n'y a pas de terrain communal disponible, le bourgmestre désigne un endroit dans lequel l'enfouissement ou la combustion devra avoir lieu; cet endroit sera éloigné de 50 mètres, au moins, des écuries, habitations ou des puits d'eau potable. Le propriétaire du terrain recevra une indemnité des mains du bourgmestre.

Lors d'un dissentiment à l'égard des dommages désignés aux deux alinéas précédents, le montant, sur la demande de l'une des parties, sera évalué par simple arrêt, sans recours, par le juge de canton.

Art. 32. Il est interdit de mettre du bétail dans des bâtiments ou des prairies, des localités ou des fermes dans lesquels se trouvent ou se sont trouvés des bestiaux atteints de maladies contagieuses; la durée de cette interdiction, pour chaque maladie en particulier, sera déterminée par la mesure générale d'administration intérieure désignée à l'art. 34.

Art. 33. Le bourgmestre, accompagné ou non du personnel par lui jugé nécessaire, est autorisé, entre le lever et le coucher du soleil, sans consentement préalable des propriétaires, à entrer dans les prairies, les écuries et les habitations des propriétaires détenteurs ou gardiens de bétail, afin d'y exécuter la présente loi ou les ordonnances arrêtées en vertu de cette loi.

Art. 34. Par mesure générale d'administration intérieure, et après avoir entendu une commission d'experts, seront désignées par nous les maladies du bétail réputées contagieuses, ainsi que les mesures qui seront applicables à chacune de ces maladies en particulier, lorsqu'elles viendront à sévir ou menaceront de faire invasion.

§ 3. — *Des pénalités.*

Art. 35. Quiconque aura empêché les fonctionnaires, ou leur aura empêché de rechercher des contraventions en vertu de leur mandat, ou de visiter les fermes, les biens, les prairies, les écuries, les abattoirs, les boucheries, on aura empêché ou mis obstacle à l'exécution de la présente loi ou des arrêtés à donner par nous, en vertu des art. 15, 31 et 34, ou quiconque aura déterré entièrement ou partiellement des bestiaux, de la viande, des os ou des restes d'animaux, ou aura ôté, déplacé ou aura rendu méconnaissables les signes désignés à l'art. 17 et les moyens désignés à l'art. 19, ou aura transporté dans le ou hors du cercle isolé un ou plusieurs des objets désignés à l'art. 29; ou aura, de plein gré, fait mettre ou mis des bestiaux en état suspect de contagion, ou sera sorti du cercle isolé sans désinfection préalable de ses vêtements, ou aura contrevenu d'une manière quelconque aux art. 14, 21 et 32 de la présente loi, sera puni d'un emprisonnement d'un mois à un an et d'une amende de 25 à 500 florins, ensemble ou séparément, et sans préjudice de l'application, s'il y a lieu, des pénalités désignées par la loi pénale ordinaire.

Les biens meubles dans lesquels ou au moyen desquels les contraventions ont eu lieu seront saisis sur-le-champ ou aussitôt que possible et confisqués par le juge ; et si, dans l'intérêt de la santé publique, et afin de prévenir la contagion, cela est jugé nécessaire, la destruction ou l'assainissement de ces objets sera ordonné.

La destruction ou l'assainissement sera également ordonné en cas d'acquittement ou de renoncement aux poursuites, lorsque l'intérêt général rendra cette mesure nécessaire.

Art. 36. Lorsque, en raison du danger de contagion, les objets saisis ne sont pas susceptibles d'être conservés, ils devront, sur-le-champ, être détruits ou assainis sur l'ordre du fonctionnaire qui en a opéré la saisie, après que la valeur en aura été déterminée de la manière prescrite à l'art. 24 de la présente loi.

La somme représentant la valeur de ce qui a été détruit sera déposée chez le receveur communal.

En cas d'acquittement ou de renoncement aux poursuites, elle sera remise au propriétaire des objets détruits.

Art. 37. Le bétail vivant, lorsque la contagion n'est pas à craindre, sera taxé de la manière prescrite par l'art. 24 de la présente loi et remis aux mains de l'ayant-droit, pour autant que celui-ci ait déposé, dans les huit jours qui suivront la saisie, la nature et les frais d'entretien chez le receveur communal.

Après ce délai, et sur l'autorisation du juge de canton, à mentionner au procès-verbal, sans frais de timbre ni d'enregistrement, le bétail sera vendu le plus tôt possible aux enchères publiques.

Lorsqu'il n'y a pas de danger de contagion, les objets saisis, sujets à se détériorer, sont également vendus publiquement, sur l'autorisation préalable du juge de canton, à mentionner au procès-verbal, sans frais de timbre ni d'enregistrement, à moins toutefois que la valeur, déterminée de la manière prescrite à l'article 24 de la présente loi, ne soit immédiatement déposée chez le receveur communal.

Dans les cas prévus aux deuxième et troisième alinéas du présent article, le produit de la vente est déposé chez le receveur communal. Sur ce produit seront acquittés les frais d'entretien du bétail, à dater du jour de la saisie jusqu'au moment de la vente.

En cas de condamnation, l'excédant net du produit sera versé au Trésor de l'État ; en cas d'acquittement ou de renoncement aux poursuites, il sera soumis au propriétaire du bétail ou d'autres objets.

Art. 38. Le propriétaire, dans les cas prévus aux deux articles précédents, ne pouvant être découvert dans le royaume, et la somme déposée en sa faveur n'étant pas réclamée par lui dans les six mois qui suivent l'arrêt final, les quatre derniers alinéas de l'article 26 et le dernier alinéa de l'article 27 seront applicables.

Art. 39. La contravention à l'article 13 sera punie d'une amende de 25 à 75 florins.

Sera puni d'une amende de 10 à 25 florins celui qui aura laissé errer des chiens dans des communes ou dans des parties de communes pendant l'époque désignée à l'article 30.

Les articles 142 et 147 du Code pénal (ce dernier article en rapport avec l'article 5 de la loi du 29 juin 1854 ; *Journal officiel*, n° 102) sont applicables à celui qui aura contrefait les marques et les signes désignés dans la présente loi, ainsi qu'à celui qui en aura fait un usage frauduleux.

Art. 40. En cas d'une contravention à une mesure temporaire prise en vertu de la présente loi, et que cette mesure temporaire ait cessé d'être en vigueur au moment que l'affaire se trouve en instance ou en cassation, l'article 52 de la loi réglant la transition de l'ancienne législature à la nouvelle ne sera pas applicable. La pénalité restera ce qu'elle était au moment du délit, et lui est applicable.

Art. 41. L'article 463 du Code pénal et l'article 20 de la loi du 20 juin 1854 sont applicables aux délits prévus par les articles 35 et 39 de la présente loi.

§ 4. — Dispositions finales.

Art. 42. Dans la présente loi, on entend :

1° Par bétail, les monodactyles, les ruminants et les porcs ;

2° Par viande, toutes les parties molles provenant des animaux susmentionnés, quelle que soit la manière dont elles ont été préparées, manipulées ou accommodées, telles que viandes salées, fumées, hachées ; lard, jambon, saucisse, saucissons, etc...

Par mesure générale d'administration intérieure, et lorsque les soins du bétail le rendent nécessaire, les dispositions de la présente loi peuvent être déclarées par nous applicables à d'autres animaux non mentionnés dans cette loi.

La suspension des marchés, la fermeture des jardins zoologiques ou d'autres institutions analogues, peuvent être ordonnées par nous. L'arrêté qui s'y rapporte détermine la durée de la mesure. En cas de nécessité, ce terme peut être prolongé par nous.

Art. 43. Les pièces rédigées en vertu de la présente loi, et au sujet desquelles il n'existe point de dispositions spéciales dans cette loi, ne sont point soumises au droit de timbre et d'enregistrement; elles sont exécutoires, même avant d'être enregistrées.

L'exemption des droits de timbre et d'enregistrement n'est pas applicable à l'acte de nomination mentionné à l'article 5.

Art. 44. Par la présente loi sont abrogés les lois du 19 avril et du 19 décembre 1817, les articles 459, 460 et 461 du Code pénal, l'article 19 du 1er titre, 4e section, et les 13 et 23 du 2e titre de la loi du 6 octobre 1791, les articles 39 et 40 du décret du 18 juin 1811, pour autant qu'il s'agit du sujet réglé par la présente loi, ainsi que les articles 5 et 6 de la loi du 9 juillet 1842.

Art. 45. Pour autant que l'exécution de la présente loi l'exigera, il sera pris par nous, par mesure générale d'administration intérieure, des dispositions particulières à l'égard des droits d'accès et sur les viandes.

Cette loi entrera en vigueur au 1er janvier 1871.

Mandons et ordonnons, etc...

Donné à La Haye, le 20 juillet 1870.   *Signé :* GUILLAUME.

Le Ministre de l'Intérieur,   *Signé :* FOCQ.

ARRÊTÉ ROYAL DU 4 DÉCEMBRE 1870, EXÉCUTIF DE LA LOI DU 20 JUILLET.

ART. 1er. Sont regardées comme maladies contagieuses du bétail : 1° la peste bovine (typhus du bétail); 2° la péripneumonie exsudative chez les bêtes bovines ; 3° la stomatite maligne et le piétin chez les bêtes bovines et ovines ; 4° la morve et le farcin chez les monodactyles ; 5° la gale chez le cheval et le mouton ; 6° la clavelée ; 7° le charbon chez toute espèce de bétail ; 8° la rage chez tous les animaux.

Art. 2. Les dispositions mentionnées aux articles 13 et 14 de la loi du 20 juillet 1870 sont applicables à chacune des maladies désignées à l'article 1er.

En vertu de l'article 16 de la loi susmentionnée, l'isolement de tout bétail soupçonné d'être affecté d'une maladie contagieuse peut être ordonné par le bourgmestre, après qu'il se sera entendu avec le vétérinaire de district ou son suppléant, ou, en l'absence de ces deux fonctionnaires, et en cas d'urgence, avec un vétérinaire diplômé.

Art. 3. Outre la déclaration et l'isolement prescrits aux articles 13 et 14, les mesures suivantes devront être appliquées.

§ 1er. — *Peste bovine.*

L'animal affecté de peste bovine et celui qui en est suspect seront abattus, et ensuite enfouis ou brûlés.

L'écurie ou le bâtiment dans lequel a séjourné du bétail affecté ou suspect de peste bovine doit être désinfecté.

La fosse à fumier, située sur la propriété ou dans la ferme, sera assainie.

La séquestration des chiens peut être ordonnée, en observant les dispositions de l'article 30 de la loi du 20 juillet 1870.

§ 2. — *Péripneumonie exsudative.*

Les bêtes bovines affectées de la péripneumonie exsudative doivent être abattues. Les organes pectoraux et abdominaux doivent être brûlés ou enfouis.

La place à l'étable ou dans le bâtiment où a séjourné un animal affecté ou abattu pour cause de péripneumonie exsudative doit être désinfectée.

La séquestration des chiens, etc., comme au paragraphe 1er.

§ 3. — *Stomatite maligne et piétin.*

La bête bovine ou ovine, affectée de stomatite maligne ou de piétin, doit rester isolée des autres animaux.

L'écurie ou le bâtiment dans lequel a séjourné un animal affecté de l'une de ces maladies doit être désinfecté après la terminaison du dernier cas morbide.

§ 4. — *Morve et farcin.*

L'animal affecté doit être abattu, et ensuite brûlé ou enfoui.

La place à l'écurie, où un animal abattu a séjourné, doit être désinfectée.

§ 5. — *Gale.*

Les chevaux et les moutons affectés de la gale doivent être isolés.

§ 6. — *Clavelée.*

Dans des cas spéciaux, lorsque le vétérinaire de district le juge nécessaire, les bêtes ovines, affectées de la clavelée, peuvent être abattues.

L'animal abattu doit être brûlé ou enfoui.

Dans les cas où l'abattage n'a pas lieu, la bête affectée doit être isolée.

L'écurie ou le bâtiment dans lequel a séjourné quelque mouton claveleux doit être désinfecté après la terminaison du dernier cas morbide.

§ 7. — *Charbon.*

L'animal affecté de charbon doit être isolé.

Après la mort ou la guérison de l'animal, la place à l'écurie ou dans le bâtiment doit être désinfectée.

§ 8. — *Rage.*

Le bétail affecté de rage, ainsi que le bétail qui a été mordu par des animaux atteints de cette maladie, doit être abattu et ensuite brûlé ou enfoui.

La place à l'écurie ou dans le bâtiment dans lequel a séjourné un animal abattu ou mort de la rage doit être désinfectée.

La séquestration des chiens, etc., comme au § 1ᵉʳ.

Art. 4. Le bétail mort d'une maladie contagieuse doit être brûlé ou enfoui.

Art. 5. Le bétail suspect d'être atteint d'une maladie contagieuse, en vertu de l'art. 22 de la loi du 20 juillet 1870, reste à l'état suspect, savoir :

Dans le cas de péripneumonie exsudative, trois mois; de stomatite maligne et de piétin, quinze jours; de morve et de farcin, trente jours; de gale du cheval, quinze jours; de gale du mouton, un jour; de clavelée, quinze jours. si la désinfection a été faite, mais six mois, lorsqu'elle n'a pas eu lieu; de charbon, huit jours; de rage des bêtes ovines, caprines et des porcs, deux mois; de rage des bêtes bovines et des monodactyles, six mois : le tout à compter du moment de la terminaison du dernier cas par la guérison, la mort ou l'abattage de l'animal.

Le moment où commence le terme désigné par le présent article, pour le cas de guérison, sera fixé, par le vétérinaire du district, sur déclaration écrite et datée; cette déclaration sera remise, sans frais, à l'ayant-droit.

Si le bétail suspect a été marqué, la marque sera détruite au moment où l'état de suspicion vient à cesser.

Art. 6. Le terme désigné à l'art. 22 de la loi du 20 juillet 1870 est, savoir :

Pour la peste bovine, à quinze jours; la péripneumonie exsudative, à huit jours; morve et farcin, à quinze jours; gale chez le cheval, à quinze jours; gale chez le mouton, à un jour; clavelée, à dix jours.

Art. 7. En cas d'isolement de métairies ou de prairies, en vertu du premier alinéa de l'art. 29 de la loi du 20 juillet 1870, sont défendues :

a) En cas de peste bovine, la sortie et l'entrée d'animaux ruminants, chiens, chats, volaille, et la sortie du cercle isolé de monodactyles, de porcs, de viande fraîche, peaux fraîches, poils et crins, plumes, cornes, os, sabots, ongles, laine, graisse non fondue, fumier et autres déchets, foin, paille et autres fourrages, cordes, couvertures et ustensiles d'écurie;

b) En cas de péripneumonie exsudative, la sortie et l'entrée du cercle isolé de bêtes bovines et la sortie du cercle isolé de moutons, de peaux fraîches, de fumier, paille et foin;

c) En cas de stomatite maligne et de piétin, la sortie et l'entrée du cercle isolé d'animaux ruminants;

d) En cas de morve et de farcin, la sortie et l'entrée du cercle isolé d'animaux monodactyles;

e) En cas de gale chez le cheval, la sortie et l'entrée du cercle isolé de chevaux, et en cas de gale des moutons, l'entrée et la sortie de moutons;

f) En cas de clavelée, l'entrée et la sortie du cercle isolé de moutons;

g) En cas de charbon, l'entrée et la sortie du cercle isolé de tout bétail;

h) En cas de rage, la sortie du cercle isolé de bétail, de chiens et chats.

Art. 8. Les termes désignés à l'art. 39 de la loi du 20 juillet 1870 sont fixés :

En cas de peste bovine, à trente jours pour tout bétail; de péripneumonie exsudative, à soixante jours pour les bêtes bovines et à un jour pour les autres bestiaux; de stomatite maligne et de piétin, à quinze jours pour des ruminants, à un jour pour d'autre bétail; de morve et de farcin, à quinze jours pour des monodactyles, à un jour pour d'autre bétail; de gale, à quinze jours pour des chevaux, à trente jours pour des moutons, à un jour pour d'autre bétail; de clavelée, à quinze jours pour des moutons, à un jour pour d'autre bétail; de charbon, à dix jours pour toute espèce de bétail; de rage, à huit jours pour tout bétail, à compter du jour où s'est terminé le dernier cas morbide, soit par la guérison (?), soit par la mort ou l'abattage.

Le moment où commence le terme désigné par le présent article, pour les cas de guérison, sera fixé par le vétérinaire de district, sur déclaration écrite ou datée; cette réclamation sera remise, sans frais, à l'ayant-droit.

Art. 9. Cet arrêté entre en vigueur le 1er janvier 1871.

Notre Ministre de l'intérieur, etc.

DOCUMENTS AUTRICHIENS.

—

LOI DU 29 JUIN 1868.

Dans le but d'empêcher autant que possible l'invasion de la peste bovine et d'en amener promptement la disparition dans le cas où elle aurait éclaté, j'ai, avec le consentement des deux Chambres de l'Empire, ordonné ce qui suit :

I. — MESURES CONTRE L'INVASION DE LA PESTE BOVINE.

Article 1er. Si la peste bovine a éclaté en dehors des pays pour lesquels la présente loi est en vigueur, et qu'il soit à craindre qu'elle fasse irruption dans lesdits pays, on appliquera les dispositions des articles 2 à 8 à partir de l'époque et dans la mesure déterminée par le ministère de l'intérieur.

Art. 2. Il est interdit d'importer des parties infectées d'autres pays :

a. Animaux domestiques de toute sorte, autres que chevaux et porcs.

b. Déchets et matières brutes à l'état frais ou sec, provenant desdits animaux.

Est exceptée de la prohibition la laine, s'il est prouvé qu'elle a été soumise à un lavage en fabrique :

c. Foin, regain et paille ;

d. Ustensiles d'écurie et d'attelage de bêtes à cornes ayant servi ; vêtements et chaussures.supposés destinés à la vente.

Le foin et la paille employés pour emballage doivent, en tout cas, être brûlés dès l'arrivée des objets à l'emballage desquels ils ont servi.

Art. 3. Si l'épizootie approche de la frontière, on devra décréter la fermeture de la frontière. La mesure s'étendra non plus seulement aux animaux et aux objets mentionnés à l'article 2, mais encore aux personnes à l'égard desquelles on aura la certitude ou des présomptions suffisantes qu'elles se sont trouvées dans des localités infectées, ou en contact avec des animaux provenant de pareilles localités.

Avant d'être admises dans le pays, elles devront se soumettre à la désinfection.

Art. 4. Si l'épizootie approche de la frontière à une distance moindre de 3 milles, il y a lieu à l'application des prescriptions indiquées à l'article 27, relativement à la ligne de démarcation du territoire infecté.

Art. 5. Les animaux et objets mentionnés à l'article 2, lettres *a*, *b* et *c*, provenant des parties non infectées de pays où règne la peste bovine ou y ayant passé en transit, pourront être admis aux conditions ci-après :

a. L'entrée ne peut s'effectuer que par certains points spécialement désignés.

b. A chacun desdits points d'entrée et à chaque transport, le bon état sanitaire du bétail devra être justifié par des certificats émanant de l'autorité (*passavants*) et dont l'exactitude devra être vérifiée. On devra prouver, en outre, que ledit bétail ne provient que de contrées ou n'a passé que par des contrées où ne règne pas la peste bovine.

Art. 6. Alors même que la fermeture de la frontière aura été prononcée, pourront, quand ils proviendront des parties non infectées de pays où règne la peste bovine, être admis moyennant un permis du chef de la province et sous les conditions énumérées à l'article 5 :

a. Les transports de bêtes de boucherie ;

b. Les transports de peaux et d'os complétement secs, de bouts de corne, de boyaux de bétail salés ou séchés, de suif fondu en tonneaux, de poils de vache, de soies de porc, de laine de mouton, de poils de chèvre, en tant que l'emballage de ces derniers articles consiste en sacs ou en balles.

Les transports de cette espèce ne pourront s'effectuer que par chemins de fer ou voies d'eau, et, dans le cas où ils arriveraient en transit, ils ne seront admis que sur la preuve que la régence de la province pour laquelle ils sont destinés ne s'oppose pas à ce qu'ils franchissent la frontière.

Art. 7. Des ordonnances détermineront les restrictions à appliquer et les mesures de précaution à observer en vue d'empêcher la contagion lors de l'entrée et du transit des bêtes de boucherie et des produits animaux bruts provenant d'autres pays par chemins de fer ou embarcations.

Art. 8. Les transports de bêtes à cornes introduits par d'autres points que ceux désignés pour l'entrée et qu'on arrêtera seront considérés comme étant de bonne prise.

Les mesures à prendre à l'égard des animaux déclarés en confiscation seront fixées par voies d'ordonnance.

Si lesdits animaux présentent des symptômes de peste bovine, on se conformera aux dispositions prescrites à ce sujet par la présente loi.

Les produits bruts confisqués seront mis hors d'état de nuire au moyen d'un nettoyage et de la désinfection, à moins toutefois que leur destruction immédiate ne soit jugée nécessaire pour empêcher la propagation de l'épizootie.

L'autorité politique du district, après avoir pris l'avis d'un vétérinaire, décidera si les animaux abattus peuvent être utilisés ou s'ils doivent être enfouis.

Art. 9. Au point de vue de la police vétérinaire, la Russie et les Principautés Danubiennes devront être traitées comme pays où la peste bovine existe à l'état endémique. A l'égard desdites contrées, il y a lieu d'appliquer, indépendamment des dispositions précédentes, celles contenues aux articles 10 à 13 ci-après.

Art. 10. L'entrée dans le pays des bêtes à cornes provenant de la Russie et des Principautés Danubiennes ne pourra s'effectuer qu'à certaines stations où elles seront soumises à une quarantaine d'observation.

A cet effet, des établissements de quarantaine seront institués le long de la frontière aux points où les besoins du commerce l'exigeront et où les circonstances locales le permettront, conformément à un règlement qui sera rendu par voie d'ordonnance.

La durée de la quarantaine ne sera jamais moins de dix jours, mais l'autorité politique de la province pourra l'étendre à vingt et un.

La simple vérification des bêtes à cornes présentées à l'entrée ne saurait jamais être considérée comme suffisante.

Le bétail sortant des établissements de quarantaine devra être muni d'un passavant régulier.

Art. 11. Afin d'empêcher la contrebande du bétail, on appliquera les mesures ci-après :

a. Même en temps ordinaire, la frontière sera l'objet de la surveillance la plus rigoureuse de la part des gardes de finance auxquels on pourra adjoindre la force armée dans le cas où la peste bovine prendrait une extension considérable dans les parties des pays étrangers limitrophes de la frontière.

b. Dans les districts voisins de la frontière, on ouvrira dans chaque localité un registre constatant l'état des bestiaux et qu'on pourra toujours consulter.

L'autorité politique de la province pourra, de commun accord avec les comités de district ou de province, nommer des hommes de confiance comme inspecteurs de frontière, lesquels seront chargés de surveiller, conformément à des instructions publiées à cet effet, la circulation des bestiaux à la frontière et dans les contrées qui l'avoisinent.

c. Les bandes de bestiaux qu'on aura soustraites à la quarantaine ou qui ne seront point pourvues de passavants de quarantaine réguliers seront traitées conformément à l'article 8.

Art. 12. Le bétail, à sa sortie des établissements de quarantaine, devra, autant que possible, être expédié plus loin par chemin de fer.

Les prescriptions à observer, dans le cas où l'expédition s'effectuerait autrement, seront fixées par voie d'ordonnance.

Art. 13. Les produits animaux bruts ne sont admis que sur un certificat officiel constatant leur provenance d'une contrée non infectée et après avoir passé en quarantaine.

Ils devront, à l'exception de ceux nominativement désignés à l'article 6, lettre *b*, être désinfectés par les procédés prescrits.

Si des peaux de bétail fraîches se trouvent mêlées avec des peaux sèches, tout le chargement devra être renvoyé au delà de la frontière.

Si la peste bovine règne dans une province voisine, toute importatior. d'os, de peaux et de boyaux à l'état frais, de suif brut, de viande crue, de foin, de regain et de paille provenant de ladite province, sera interdite sans exception.

Art. 14. Si la peste bovine se déclare dans des contrées de la Turquie d'Europe voisines de la frontière, il y aura lieu d'appliquer, pour les bestiaux importés par terre ou par mer desdites contrées, et pendant toute la durée de l'épizootie, les mesures en permanence à l'égard de la Russie et des Principautés Danubiennes.

On appliquera, par conséquent, dans les établissements de quarantaine situés sur ces points, les mesures prescrites pour la quarantaine des bêtes à cornes et des produits animaux bruts.

Pour les produits animaux bruts, en temps de peste bovine, on observera dans les quarantaines maritimes les mêmes prescriptions que dans les quarantaines de terre.

A leur entrée par mer, les peaux humides et salées provenant du commerce international seront admises librement à la circulation, sans être soumises à la désinfection.

Les navires à vapeur et à voiles qui auront servi au transport des bêtes à cornes, des moutons, des chèvres et des produits animaux bruts devront, dès que le déchargement aura eu lieu, être soumis à la désinfection.

Art. 15. On n'admettra point aux marchés et et aux expositions de bestiaux les bêtes à cornes non pourvues d'un certificat de santé (passavant) régulier ; l'on évitera avec soin que le bétail indigène ait aucune communication, aucun contact direct ou indirect avec les bêtes à cornes étrangères, notamment avec celles qui arrivent d'autres pays, et, en un mot, on prendra toutes les mesures à prévenir la contagion.

Seront fixées par voie d'ordonnance les mesures d'exécution et de surveillance à prendre dans le cas ci-dessus, la marche à suivre si la maladie se déclare parmi les animaux amenés au marché, ainsi que les dispositions relatives à la délivrance des passavants, à leur contenu, à leur forme, à leur durée et au contrôle dont ils devront être l'objet.

Art. 16. En temps d'épidémie et lorsque l'autorité politique de la province le jugera nécessaire, les bestiaux nouvellement achetés à l'étranger ne pourront être mêlés avec le bétail indigène, soit dans les étables, soit dans les pâturages, avant qu'ils n'aient été soumis à une observation de dix jours dans un endroit écarté, que la commune, le cas échéant, devra disposer à cet effet, et qu'on ait acquis la certitude que leur état sanitaire est satisfaisant sous tous les rapports.

Les émigrations avec bestiaux ne seront permises que sur la présentation d'un certificat de santé en règle délivré par l'autorité locale dans le ressort de laquelle s'effectue l'émigration.

Art 17. Seront observées en tout temps les mesures de précaution ci-après :

a. Les bouchers ne devront tenir leur bétail de boucherie dans les mêmes étables que les animaux de travail, ni les mener dans les pâturages communaux.

b. Les bergers ne pourront, sans l'autorisation du chef de la localité, admettre des animaux nouvellement achetés parmi les troupeaux de la commune, et ils seront tenus de signaler immédiatement tout cas de maladie survenu dans le troupeau au propriétaire de l'animal et au chef de la localité.

c. Les aubergistes devront tenir éloignés de leur propre bétail les bêtes à cornes qu'ils logeront, le fourrage et la litière qui ont servi à ces dernières, ainsi que les fumiers qui en proviendront.

En temps d'épizootie, l'autorité provinciale peut aussi interdire aux bouchers et aux marchands de bestiaux l'accès des étables étrangères.

II. — MESURES A PRENDRE QUAND L'ÉPIZOOTIE ÉCLATE DANS LES PROVINCES POUR LESQUELLES LA PRÉSENTE LOI EST EN VIGUEUR.

Art. 18. Quiconque, à l'époque où l'apparition de la peste bovine a été officiellement promulguée (art. 29), remarquera des symptômes de maladie interne sur une bête à cornes qui lui appartient ou qui est confiée à sa garde, devra immédiatement porter le fait à la connaissance du chef de la localité.

Si, dans l'espace d'une semaine, il se déclare deux ou plusieurs cas de maladie parmi le bétail en général, ou même un seul cas si la peste bovine a éclaté dans le voisinage, ou si un animal en présente les symptômes, le chef de la localité devra immédiatement notifier le fait à l'autorité du district.

La même obligation incombe aux vétérinaires, s'ils ont connaissance de faits pareils.

En outre, chacun, s'il apprend des cas de maladie semblables, est autorisé à les faire connaître.

Art. 19. L'autorité locale, aussitôt qu'elle aura connaissance d'un cas de maladie ou de mort ayant les apparences de la peste bovine, ou d'un cas de peste bovine bien prononcée, devra, en attendant l'arrivée de la Commission d'épizootie déléguée par l'autorité politique :

a. Publier le fait dans la localité, etc.; appeler l'attention des habitants sur la facilité avec laquelle la peste bovine se communique, et sur les dangers qu'elle présente ;

b. Prescrire la fermeture des étables ou autres locaux dans lesquels les cas de maladie ou de mort ont eu lieu ;

c. Défendre qu'on laisse s'éloigner de la localité les bêtes à cornes, les moutons et les chèvres ;

d. Suspendre le pâturage.

Art. 20. Si un cas de maladie ou de mort présentant les apparences de la peste bovine est notifié à l'autorité politique du district, elle devra nommer immédiatement une Commission d'épizootie composée comme il est dit dans l'ordonnance d'exécution. Cette Commission devra vérifier le cas, et, si les doutes sur l'existence de la peste bovine ne sont pas levés de manière à donner une sécurité complète, elle devra procéder à l'autopsie d'un animal qui aura succombé, ou faire abattre à cet effet un animal malade.

Art. 21. Même s'il n'existe que des soupçons de peste bovine, la Commission d'épizootie, jusqu'à ce que l'autorité politique ait ordonné les mesures nécessaires, devra, indépendamment des prescriptions de l'article 10, appliquer les dispositions établies par les règlements d'exécution relativement à l'enfouissement des bêtes mortes ou abattues, au recensement du bétail (bêtes à cornes, moutons et chèvres), à son inspection par les vétérinaires, à la tenue des registres constatant l'état dudit bétail, au pansement des bêtes suspectes, à l'interdiction d'emporter hors des fermes séquestrées du foin, de la paille, des fumiers et des ustensiles, à l'obligation de notifier les cas de maladie ou de mort survenus dans le bétail existant, et enfin à l'abattage des bêtes à cornes provenant des étables suspectes.

La viande des animaux que le vétérinaire, après l'abattage, aura reconnus comme non suspects, ne pourra être débitée que dans la localité même.

Art. 22. S'il résulte de l'enquête que la peste bovine a réellement éclaté, les dispositions suivantes seront appliquées à la ferme (maison d'habitation, étable ou autres lieux) infectée.

a. Toutes les bêtes atteintes de la peste bovine, ainsi que toutes celles qui se seront trouvées avec ces dernières dans la même ferme ou dans la même étable, ou qui auront été en contact immédiat avec elles, devront être abattues sans retard sous la surveillance d'un vétérinaire.

b. Les animaux morts de la peste bovine, ou ceux qui auront été abattus comme suspects, devront être enfouis à six pieds sous terre, dans un endroit désigné par la Commission d'épizootie, sans qu'aucune partie du corps en ait été séparée ; et les fosses où ils auront été déposés ne pourront être rouvertes qu'après un nombre d'années suffisant et sur un permis spécial de l'autorité politique du district.

La viande d'animaux abattus comme simplement suspects et qui, après l'abattage, auront été reconnus comme sains par le vétérinaire, pourra, avec la permission de la Commission d'épizootie, être débitée dans la localité même.

c. Les peaux des animaux abattus comme suspects, mais reconnus après l'abattage comme parfaitement sains, pourront seules être désinfectées, sous la surveillance du vétérinaire; hors ce cas, elles doivent être rendues impropres à l'usage au moyen d'incisions et être enfouies avec les cadavres.

d. Toute ferme dans laquelle se trouvent ou se sont trouvés des animaux atteints de l'épizootie ou qui ont été en contact avec ces derniers, devra être fermée et surveillée par des gardiens jurés ou des militaires, et signalée au moyen d'un écriteau avec l'inscription : PESTE BOVINE.

Sans l'autorisation de la Commission d'épizootie :

aa. Aucun objet ne pourra sortir de la ferme infectée.

bb. Personne, hormis ceux qui l'habitent, ne pourra entrer dans ladite ferme.

cc. Aucun habitant de la ferme ne pourra communiquer avec les habitants de la localité dans d'autres conditions que celles qui auront été déterminées par la Commission d'épizootie.

Art. 23. Seront établies par voie d'ordonnance les mesures à observer relativement à l'évacuation d'étables, à la combustion ou à l'enfouissement des fourrages, fumiers et litière provenant d'étables infectées, à l'aérage et à l'emploi des fourrages et litières qui se seront trouvés dans l'atmosphère d'animaux malades, et enfin à la désinfection des étables et autres lieux d'où le bétail aura été évacué, des gardiens ou autres personnes qui se seront trouvés en contact avec les animaux, de leurs vêtements, literie, etc.

Les objets qui ne pourront être désinfectés ou dont la désinfection n'est pas permise par le propriétaire devront être détruits.

Art. 24. Les moutons et les chèvres qui auront été en contact avec des bêtes à cornes atteintes de la peste bovine devront être séparés du bétail et de tous les autres animaux, jusqu'à ce que l'épizootie ait été déclarée éteinte et que toutes les mesures de désinfection aient été exécutées.

Si la peste se déclare parmi les moutons et les chèvres, on mettra en vigueur les mêmes mesures que pour la peste bovine.

Art. 25. S'il est constaté que la beste bovine existe dans une ferme, la localité dont cette ferme dépend sera déclarée infectée et signalée comme telle par l'autorité politique.

La fermeture en sera prononcée pour les animaux et les objets indiqués à l'article 2. La manière dont la fermeture devra être appliquée sera déterminée par voie d'ordonnance.

En outre, dans les localités infectées :

a. On appliquera les mesures prescrites à l'article 21.

b. On retirera des étables de bêtes à cornes les moutons et les chèvres, et ils ne devront point y rentrer tant que durera l'épizootie.

c. Il sera interdit de se servir de bêtes à cornes comme bêtes de trait. L'emploi des chevaux provenant de fermes non infectées dépendantes de la localité ou en dehors de la localité même, ainsi que leur entrée et leur passage dans la localité, pourra être autorisé, à la condition qu'on remplira les conditions prescrites par la Commission d'épizootie.

d. Les chiens, les chats et la volaille devront être renfermés. Si on les trouve errants et en liberté, on devra les tuer. Les lapins des écuries devront être détruits.

e. Les habitants ne pourront abandonner la localité que dans le cas où, depuis l'apparition de l'épizootie, ils n'auraient pas été en contact avec les animaux malades ou suspects ou ne se seraient pas trouvés dans une ferme infectée.

Dans le cas contraire, ils devront, s'ils veulent quitter la localité, se soumettre auparavant à toutes les mesures prescrites pour la désinfection.

f. On retirera chaque jour le fumier hors des étables non infectées.

g. Les marchés de bestiaux et autres, ainsi que les bals, seront interdits.

h. Le passage en chemin de fer des animaux et des produits animaux bruts à travers la localité infectée ne sera permis que sous l'observation des mesures de précaution prescrites par l'autorité provinciale.

Art. 26. Si, dans de grandes villes ou de grandes localités d'une certaine étendue, la peste bovine éclate sur certains points seulement, la Commission d'épizootie pourra, si elle juge la chose sans danger, eu égard aux circonstances locales et à l'état de la maladie, restreindre, à certains points de la ville ou de la localité intéressée, l'application des mesures de recensement du bétail, de fermeture et de sécurité.

Les fermes infectées situées isolément et éloignées de 250 toises des communes dont elles dépendent, devront être considérées comme localités infectées à part, et la fermeture qui serait prononcée à leur égard ne devra pas s'étendre aux communes, si elles ne sont pas infectées elles-mêmes.

Art. 27. Quand la peste bovine régnera dans une localité, on considérera comme territoire infecté une étendue de trois milles à l'entour de ladite localité. La ligne de démarcation de l'épizootie devra être établie par l'autorité du district, de concert, le cas échéant, avec les autorités des districts limitrophes, de manière à comprendre, avec toutes les localités sises dans la limite, les pâturages et abreuvoirs dépendants desdites localités, quand même ils ne rentreraient qu'en partie dans la zone infectée.

L'établissement de la ligne de démarcation du territoire infecté et l'étendue de ce dernier devront être notifiés à l'autorité provinciale et portés à la connaissance du public.

Dans les limites du territoire infecté on se conformera aux dispositions suivantes :

a. Les prescriptions relatives au relevé du bétail et à son inscription dans un registre tenu à jour, ainsi que les dispositions relatives aux cas de maladie ou de mort parmi les bêtes à cornes (article 21), recevront leur application.

b. Le bétail mort devra, jusqu'à nouvel ordre, être laissé à la place où il aura succombé, avec défense d'y toucher.

L'autorité de district, dans le but de constater la maladie, pourra ordonner l'autopsie de tout animal qui aura succombé.

c. Les marchés de bestiaux seront interdits, ainsi que le commerce du bétail, du fourrage et de la litière.

Exceptionnellement l'autorité du district pourra, moyennant contrôle, permettre le commerce de ces derniers articles, ainsi que celui des bêtes de boucherie et du bétail reconnu nécessaire à l'exploitation des fermes.

d. Le cas échéant, l'autorité provinciale pourra ordonner que le bétail compris dans la zone infectée sera marqué d'une marque particulière.

e. L'autorité de district, dans la crainte de la contagion, pourra interdire le pâturage dans les localités limitrophes du territoire infecté.

f. Les chiens de toute sorte, excepté ceux des bergers pendant leur service, devront être attachés; les chats seront renfermés. Les chiens et les chats qu'on trouvera errant en liberté devront être tués.

Art. 28. Si plusieurs localités rapprochées les unes des autres ont été atteintes par l'épizootie, l'autorité provinciale déterminera l'étendue du territoire qui devra être déclarée infectée et sa ligne de démarcation; et elle portera le fait à la connaissance du public.

Si la peste bovine a envahi une partie considérable du territoire, le territoire infecté sera divisé en plusieurs sections dans chacune desquelles devra siéger une Commission d'épizootie.

Art. 29. Si dans l'une des provinces pour lesquelles la présente loi est en vigueur, la peste bovine est constatée même dans une seule localité, l'autorité provinciale devra immmédiatement publier le fait, en donner connaissance au ministère de l'intérieur, et en informer par voie télégraphique, s'il est nécessaire, les autorités des provinces limitrophes et celles des provinces avec lesquelles il se fait un commerce direct et considérable de bestiaux, notamment par chemins de fer.

Si, dans une province, une seule région compte quelques localités ou quelques territoires infectés, les parties non infectées de cette province pourront continuer, sans être soumises à aucune restriction, leurs relations commerciales entre elles et avec les autres provinces, en observant les dispositions prescrites pour la ligne de démarcation de l'épizootie et à la condition que la fermeture des localités et des territoires infectés aura été prononcée et sera rigoureusement surveillée par la force armée.

Si la peste bovine a pris une extension considérable dans une province ou si elle règne dans plusieurs territoires disséminés de la dite province, il y aura lieu d'appliquer à l'égard de cette dernière les dispositions des articles 2 et 8.

En outre, si le fléau sévit sur un grand nombre de points de la province, on pourra, avec l'assentiment du ministère de l'intérieur, y décréter la fermeture des frontières pour l'entrée et le transit des bêtes à cornes, des moutons et des chèvres, ainsi que les produits bruts provenant des dits animaux, et prescrire les mesures d'exécution à cet effet.

Le bétail d'exploitation (animaux pour l'élève et pour le travail, bêtes laitières et jeune bétail) ne pourra passer d'une province infectée dans une autre, que sur la preuve d'une nécessité urgente et moyennant le permis préalable de l'autorité provinciale et de l'accomplissement des conditions qu'elle aura prescrites.

Le bétail de cette espèce, dès qu'il sera arrivé à destination, devra être soumis à une quarantaine de dix jours et même de vingt et un, si le chef de la province le trouve convenable.

Pour le transport du bétail d'exploitation, on ne devra jamais se servir des mêmes wagons ni des mêmes convois que pour les bêtes de boucherie.

Art. 30. Les mesures établies contre la peste bovine cesseront d'être en vigueur, quand l'extinction de l'épizootie aura été officiellement déclarée.

L'épizootie sera déclarée éteinte lorsque, pendant les vingt et un jours qui suivront le dernier cas de mort naturelle par suite de la peste bovine ou le dernier abattage opéré sur simple soupçon, il ne se sera présenté dans la localité aucun nouveau cas suspect, que toutes les mesures de désinfection auront été exécutées et que le dernier recensement du bétail n'aura offert aucun cas douteux.

Les étables désinfectées ne pourront servir de nouveau pour les bêtes à cornes, les moutons et les chèvres, avant que l'épizootie n'ait été déclarée éteinte.

III. — Dispositions particulières.

Art. 31. On veillera à ce qu'on ait un personnel suffisant de gardiens et, au besoin, le concours de la force armée pour maintenir la fermeture des localités infectées et exécuter les autres mesures de sûreté.

Art. 32. Si, conformément aux dispositions du présent acte, des bêtes à cornes, des moutons ou des chèvres ont été tués sur l'ordre officiel de la commission d'épizootie, les propriétaires des animaux abattus recevront, comme indemnité, la valeur intégrale des dits animaux, telle qu'elle aura été déterminée par l'expertise, mais diminuée (dans le cas où les animaux abattus auraient été utilisés) du produit net obtenu de la viande et des peaux, après défalcation des frais de désinfection, de transport, etc.

L'évaluation sera faite par experts, à savoir, par deux personnes de confiance assermentées à cet effet et un agent désigné par l'autorité politique du district. On prendra pour base la valeur qu'aurait eue l'animal d'après les prix courants de la contrée, sans égard à l'épizootie survenue avant qu'il ait été abattu, et, dans le calcul, on tiendra compte également de l'usage auquel il était destiné, de l'âge, de la nourriture, etc. En cas de désaccord, on prendra la moyenne des taux proposés par les trois experts.

Tout propriétaire de bestiaux à qui l'on pourrait imputer quelque faute par suite de laquelle la peste bovine se serait introduite, ou qui aurait négligé de notifier, comme il le doit, tout cas de maladie survenue dans son bétail, perdra son droit à l'indemnité allouée pour animaux abattus.

Art. 33. Seront à la charge du trésor public les indemnités allouées pour animaux abattus ; les frais occasionnés pour la fermeture, à l'aide de la force armée, des frontières limitrophes de l'étranger et des États de la couronne de Hongrie ; les frais pour l'organisation et l'entretien des établissements de quarantaine sur les frontières de l'Empire, et ceux, en général, qui résulteront des opérations effectuées pour amener l'extinction de l'épizootie.

Seront à la charge des provinces respectives de la couronne les frais pour la surveillance des frontières desdites provinces entre elles, ainsi que les frais pour la fermeture exécutée à l'intérieur, avec l'aide de la force armée.

Les dépenses pour les mesures de sûreté locale, celles pour le transport et l'enfouissement des cadavres seront supportées par les communes respectives ou par les propriétaires des fermes isolées.

Les frais de désinfection des fermes et des étables seront à la charge des propriétaires.

Art. 34. La confiscation des animaux ou des produits animaux bruts, dans les cas où elle est prononcée par la présente loi pour contravention à ses dispositions, devra être appliquée, quand même la contravention dont il s'agit serait punie par le Code pénal général.

Indépendamment des pénalités qui pourraient être encourues pour fraude de douane, les contraventions à la présente loi et aux ordonnances pour son exécution, qui ne tomberont pas sous le coup du Code pénal général, seront punies d'emprisonnement pouvant aller jusqu'à quatre mois et d'une amende en rapport avec les moyens pécuniaires du contrevenant, et pouvant s'élever à 500 florins (1,250 fr.).

Dans le cas où les marchandises auraient été confisquées, conformément à la présente loi, on devra tenir compte du fait dans la graduation de la peine.

Sera spécialement passible d'une amende pouvant s'élever à 500 florins (1,250 francs) le chef d'une commune ou son remplaçant qui aura négligé de notifier, comme il le doit, un cas de maladie suspect, ou qui, en délivrant un certificat de santé ou d'origine, aura, même par simple inadvertance, attesté un fait faux.

La peine prononcée devra comprendre aussi, si l'instruction fournit des éléments suffisants à cet égard, les dommages pour la réparation du préjudice causé.

Les amendes, ainsi que le produit net des objets confisqués, défalcation faite des frais de vente, seront versées au Trésor public.

Les employés qui auront négligé de remplir les obligations que leur imposent les prescriptions relatives à la peste bovine encourront les peines disciplinaires les plus rigoureuses.

Art. 35. Dans le but ci-après indiqué, l'autorité provinciale pourra instituer des primes s'élevant jusqu'aux taux suivants, savoir :

Pour la notification de l'apparition réelle de la peste bovine dans une localité non atteinte jusque-là par l'épizootie : 50 florins (125 fr.).

Pour l'indication de l'introduction de bêtes à cornes, effectuée en contravention aux règlements sur la peste bovine, et passible de la confiscation : 10 florins (25 fr.) par tête de bétail confisquée.

Pour l'indication de toute autre contravention aux prescriptions de la présente loi : 20 florins (50 fr.).

Les primes ci-dessus seront payées sur les fonds de l'État.

Art. 36. En règle générale, les appels à l'autorité supérieure contre les décisions prises en vertu de la présente loi et des règlements pour son exécution n'ont point d'effet suspensif.

Il n'y a d'exception à ce principe que pour la mise à exécution des pénalités, ou pour le cas où l'accomplissement de la mesure frappée d'appel peut, de l'avis des autorités exécutives, être ajourné sans danger.

Si l'abattage ou la destruction des animaux ou des produits bruts a été ordonné, la mesure aura son effet, nonobstant appel.

Art. 37. Avec la mise en vigueur de la présente loi, sont rapportées toutes les prescriptions antérieures sur le même objet qui ne seraient pas en accord avec ses dispositions.

Art. 38. Les Ministres de l'intérieur, de l'agriculture et du commerce sont chargés de l'exécution de la présente loi et autorisés à prendre les mesures nécessaires à cet effet.

Ischl, le 29 juin 1868.

Signé : FRANÇOIS-JOSEPH, *m. p.*

AUERSPERG.   POTOCKI.
PLENER.   GISKRA.

DOCUMENTS ALLEMANDS.

LOI CONCERNANT LES MESURES A PRENDRE CONTRE LA PESTE BOVINE.
(Du 7 Avril 1869.)

Nous, Guillaume, par la grâce de Dieu, roi de Prusse, ordonnons au nom de la Confédération de l'Allemagne du Nord, le consentement du conseil fédéral et du Reichstag obtenu, ce qui suit :

Art. 1er. Lorsque la peste bovine éclate dans un pays limitrophe de la Confédération Nord-Allemande ou relié à celle-ci par des chemins de fer, ou sur le territoire fédéral même, les autorités administratives des États fédéraux intéressés ont le droit et l'obligation de prendre toutes les mesures nécessaires pour empêcher l'invasion ou la propagation de l'épizootie, ou pour la supprimer si elle avait déjà éclaté.

Art. 2. Les mesures mentionnées à l'article 1er sont les suivantes :

1° Restriction ou prohibition absolue en fait d'exportation, de circulation et de commerce de bêtes bovines, vivantes ou abattues, de bêtes ovines, de chèvres, de peaux, de poils et d'autres matières premières, animales fraîches ou séchées, de fourrages secs, de litières, de chiffons, de vêtements déjà portés, d'ustensiles d'écuries; introduction d'un contrôle sur les bêtes bovines dans les cercles-frontière.

2° Mise en quarantaine de fermes, de communes entières ou de fractions de communes, de localités et d'arrondissements.

3° Abattage de bêtes bovines, même saines, et destruction d'objets imprégnés de germes épidémiques; ainsi que d'objets de transport, outils et autres dans les proportions exigées pour le cas où la désinfection se montrerait insuffisante.

4° Désinfection de bâtiments, véhicules et autres objets, ainsi que des personnes mises en contact avec les animaux atteints ou suspects.

5° Expropriations des terrains pour les fosses nécessaires à l'enterrement des animaux abattus et des objets infectés.

Art. 3. La valeur des animaux abattus, des objets détruits et des terrains expropriés par ordre de l'autorité sera fixée au dire d'experts et remboursée par la caisse fédérale. Toutefois, il ne sera point fourni d'indemnité pour les animaux qui auront succombé dans les dix jours de leur importation par la frontière fédérale.

Art. 4. Tout propriétaire de bestiaux et en général tout particulier est tenu de signaler immédiatement à la police de l'endroit tous les cas de maladie ou de mort des bêtes bovines, même suspectes, qui seront parvenus à sa connaissance. Toute contravention à cette règle entraînerait pour le propriétaire au moins la perte du droit à l'indemnité accordée pour les bêtes abattues ou mortes.

Art. 5. Les habitants des endroits infectés sont tenus de prêter main-forte aux autorités dans l'exécution des mesures de police, soit de leur personne, soit par l'intermédiaire de gens désignés à cet effet.

Art. 6. Les administrations de chemins de fer sont tenues, tant que la peste bovine menace d'être importée par les frontières ou tant qu'elle sévit sur le territoire fédéral, de désinfecter après chaque voyage accompli le matériel roulant ayant servi au transport de bêtes bovines ou d'autres animaux. Cette obligation incombe à l'administration de la ligne qui décharge le bétail ou qui passe la frontière de sortie en transit. Les chemins de fer prélèveront une taxe de 1 fr. 25 c. par wagon aux frais de l'expéditeur.

Art. 7. Les détails de l'exécution et du contrôle à appliquer par les autorités compétentes, ainsi que le mode de payement des frais et la pénalité, sont réservés aux divers gouvernements qui, toutefois, feront connaître à la présidence fédérale les dispositions qu'ils auront prises.

Art. 8. La présidence édictera une instruction générale ayant pour objet d'assurer l'exécution et l'application uniformes des dispositions de l'article 2, nos 1 à 4, tout en tenant compte des circonstances particulières et servant de base aux mesures à prendre conformément à l'article 8.

Art. 9. La présidence fédérale, ainsi que les gouvernements des États fédérés limitrophes, seront sans délai informés des prohibitions d'entrée qu'un gouvernement particulier pourrait ordonner en matière de peste bovine.

Art. 10. Des restrictions à la circulation des bêtes bovines entre les États particuliers ne pourront être ordonnées que dans le cas où le fléau sévirait déjà sur le territoire fédéral.

Art. 11. La présidence sera informée de tous les cas de maladie qui viendront à se manifester sur le territoire de la Confédération, et elle sera tenue au courant de toutes les mesures prises et de la marche du fléau.

Art. 12. Le chancelier fédéral est tenu de veiller à l'exécution de la présente loi et de prendre, en cas de besoin, l'initiative des mesures ou de nommer un commissaire fédéral chargé de transmettre ses instructions aux autorités de l'État intéressé.

Lorsque l'épizootie prend des proportions telles que plusieurs États fédérés se trouvent envahis à la fois et que les mesures de précaution portent nécessairement sur plusieurs États, le commissaire fédéral veillera à l'application uniforme de la loi.

Art. 13. Les autorités des divers États sont tenues de s'entr'aider, le cas échéant, dans l'exécution des mesures prises contre la peste bovine.

Art. 14. Le concours de l'autorité militaire sera requis pour la formation de cordons sanitaires, la mise en interdit de communes, etc., etc. Les commandants se mettront sous ce rapport à la disposition des autorités compétentes.

Les frais extraordinaires résultant du concours des troupes sorties de leurs garnisons sont à la charge de la caisse fédérale.

Donné sous notre seing royal et le cachet de la confédération.

Berlin, le 7 avril 1869.

(L.-S.) *Signé* : GUILLAUME.

Comte DE BISMARCK-SCHOENHAUSEN.

DOCUMENTS RUSSES (1).

—

AU NOM DE SA MAJESTÉ ALEXANDRE II, EMPEREUR DE TOUTES LES RUSSIES, ROI DE POLOGNE, GRAND-DUC DE FINLANDE, etc., etc.

Le Conseil administratif du royaume :

Pour éviter que l'épizootie des bestiaux dite *pestis bovum* soit amenée dans le royaume, il y a nécessité d'augmenter la quarantaine, sans

---

(1) La législation sanitaire russe, applicable aux maladies contagieuses des animaux, notamment à la peste bovine, comprend de nombreux documents que les limites assignées à ce livre nous obligent à passer sous silence. A la page 177 nous avons fait connaître les principales dispositions de l'ukase du 28 décembre 1868, relatif à l'organisation du service vétérinaire ; nous

quoi on n'arrivera à l'extinction de l'épizootie, si répandue dans tout le pays, qu'après une perte considérable d'argent et de bestiaux.

Les mesures à prendre doivent être plus sérieuses si l'épizootie menace de s'augmenter par le fait soit des bestiaux déjà malades de l'épizootie ou qui viennent des endroits où l'épizootie sévit, soit de ceux de la race des steppes, soit enfin de ceux de la race des steppes qui seraient en contact avec les bestiaux du pays. Au contraire, la quarantaine peut être relâchée quand les bestiaux seront transportés dans le royaume pour y être abattus et livrés à la consommation ; mais ce transport n'en sera pas moins l'objet d'une surveillance active. — Cette différence est nécessaire, d'une part, pour préserver l'agriculture de pertes imminentes ; d'autre part, pour soutenir le commerce des grandes villes. Considérant tous ces résumés, le Conseil administratif du royaume, en vertu d'un décret de Sa Majesté impériale et royale, sur la proposition de la Commission des affaires intérieures et des cultes, a ordonné et ordonne :

Art. 1er. Les bestiaux des steppes, que l'épizootie existe dans les départements voisins ou n'existe pas, ne peuvent être menés dans le royaume que par deux endroits destinés à leur servir d'entrée, situés aux deux extrémités du gouvernement de Lublin, où se trouveront les quarantaines fixes pour la révision et pour l'observation : 1° la quarantaine durera deux jours si les bestiaux doivent être abattus dans les endroits déterminés par l'article 12 ; 2° elle durera vingt-un jours s'ils sont destinés à être engraissés ou à servir à l'agriculture, ou à être abattus dans les endroits non déterminés par l'article 12.

Art. 2. Les bestiaux qui sont menés des départements voisins du royaume au moment où l'épizootie ne sévit pas dans ces départements peuvent entrer dans le royaume par tous les points et ne sont soumis à aucune révision ni observation.

Art. 3. Les bestiaux des arrondissements voisins du royaume, pendant la durée de l'épizootie, ne peuvent entrer de ces arrondissements dans le royaume que trois mois après l'extinction de l'épizootie.

Art. 4. Les bestiaux venant des endroits libres de l'épizootie et obligés de cheminer par des gouvernements où elle règne ne peuvent passer que par les lieux de quarantaine où ils sont soumis, comme les bestiaux des steppes, à la quarantaine, savoir :

1° Pour deux jours s'ils sont destinés aux endroits désignés par l'article 12 pour abattage ;

2° Pour vingt-un jours s'ils sont destinés pour l'engraissement ou pour utilité agricole, ou pour l'abattage aux endroits non déterminés

---

nous bornons à reproduire à cette place la partie de la législation qui concerne l'importation et la circulation du bétail des steppes dans le royaume de Pologne.

par l'article 12. Ces mesures de précaution doivent être maintenues pendant trois mois après l'extinction de l'épizootie.

Art. 5. Les bestiaux du royaume menés ensemble avec les bestiaux de steppes sont soumis à toutes les mesures de précaution employées pour les bestiaux de steppes.

Art. 6. Les bestiaux attelés ou menés avec l'armée ne font pas exception à ces règles générales.

Art. 7. Les quarantaines sont de deux sortes : 1° fixes, près de Wladawa et près de Lyszkow ; 2° temporaires, fondées quand s'en présentera la nécessité dans les endroits où régnera l'épizootie.

Art. 8. Dans chaque quarantaine doit être un vétérinaire du Gouvernement. La surveillance, composée de membres du Comité fondé pour l'apaisement de l'épizootie, veillera à ce que le vétérinaire remplisse bien les devoirs du service.

Art. 9. Dans les quarantaines, les bestiaux sont soumis à la révision et à la vérification des certificats, qui doivent constater que le transport ne s'est pas effectué par les endroits où règne l'épizootie, et qu'ils viennent des endroits libres de l'épizootie. Après le séjour ordonné, les bestiaux, s'ils ne présentent pas les symptômes de l'épizootie, seront nettoyés et pourvus de certificats, puis ils seront marqués de telle sorte qu'on puisse reconnaître et séparer d'un coup d'œil les bestiaux qui ont subi la quarantaine de vingt-un jours de ceux qui ont subi seulement celle de deux jonrs.

Art. 10. Si l'épizootie se déclarait parmi les bestiaux qui font la quarantaine, il faut, pour arrêter les ravages, suivre les ordonnances obligatoires et ordonnées pour l'apaisement de l'épizootie dans le royaume. En se fondant sur ces ordonnances, les animaux atteints de maladie et tués pour cette raison ne seront pas payés aux propriétaires, car ils n'appartiennent pas à la cotisation destinée à l'apaisement de l'épizootie.

Art. 11. Les bestiaux qui ont subi la quarantaine de vingt-un jours peuvent être transportés dans tous les endroits du royaume, et peuvent être destinés à n'importe quel usage, comme ceux du royaume.

Art. 12. Les bestiaux qui étaient forcés, en vertu de cette ordonnance, de subir la quarantaine de deux jours, ne peuvent être destinés qu'à la consommation et seulement dans les endroits suivants : 1° dans Varsovie, Radom, Lublin. Mock, comme centres de la consommation ; 2° dans Nowogieorgiewsk, Lamosç et Iwangorod, comme forteresses, pour la consommation des dépôts militaires, 3° dans Lowicz, Petrikau, Czestohowa, en ayant soin que les bestiaux qui pourront être transportés par le chemin de fer ne soient pas en contact avec les bestiaux du pays ; dans Radzin et Lukow, comme villes principales d'arrondissement situées sur le principal chemin où passent les bestiaux menés à

Varsovie. Il est laissé à la Commission des affaires intérieures et des cultes le soin de classer les autres endroits avec les villes précitées, s'il s'en présente la nécessité.

Art. 13. Les bestiaux cités dans l'article précédent resteront sous la surveillance de la police vétérinaire et conséquemment ils seront soumis aux mesures de précaution suivantes : 1° des lieux de quarantaine, ils seront conduits par des chemins indiqués, appelés *chemins de bœufs*; 2° pendant la route, ils seront soumis à la révision de vétérinaires dans les endroits occupés par les vétérinaires du Gouvernement ; 3° dans les autres endroits où les bestiaux s'arrêteraient pour se nourrir, la police locale vérifiera les certificats, le nombre de bestiaux et leurs marques de quarantaine ; ils ne peuvent être ni vendus en route, ni laissés pour l'engraissement ; 4° en entrant dans les endroits de destination pour l'abattage, ils seront soumis à une révision ou vérification des certificats et des marques de quarantaine ; 5° les marchés pour la vente de ces bestiaux seront déterminés ; 6° ils ne peuvent pas être transportés de l'endroit de leur destination, mais doivent être immédiatement abattus. Une exception à ce dernier paragraphe peut être faite seulement pour Varsovie et Lublin, d'où les bestiaux précités peuvent être transportés dans les autres endroits non déterminés par l'article 12 de cette ordonnance, si la police vétérinaire délivre un certificat d'observation complémentaire de vingt-un jours à partir de la date de la quarantaine jusqu'à l'entrée dans le royaume.

Art. 14. La Commission des affaires intérieures et des cultes prescrira les chemins pour le transport de ces bestiaux. Sur ces chemins, chaque marchand de bestiaux destinés à l'abattage doit avoir, dans les lieux où il s'arrêtera, des parcs préparés et arrangés de telle sorte que les bestiaux précités n'aient aucune communication avec les bestiaux de la localité ou étrangers, et que les bouviers eux-mêmes ne soient pas en rapport avec les habitants du lieu.

Art. 15. Comme la marche forcée, l'insuffisance et la mauvaise qualité de la nourriture et des boissons contribuent beaucoup à déterminer l'épizootie parmi les bestiaux des steppes amenés au royaume, et comme les marchands de bestiaux le font exprès pour gagner davantage, on veillera, dans tous les chemins de bœufs, à ce que les bestiaux des steppes ne parcourent pas plus de 25 verstes par jour et à ce qu'ils soient nourris et abreuvés au moins deux fois par vingt-quatre heures.

Art. 16. Quant au transport dans le royaume des autres animaux domestiques, des produits et des effets qui étaient en communication avec les bestiaux pendant l'épizootie dans les départements voisins, il est ordonné :

1° D'un district qui est en voisinage avec le royaume où existe l'épizootie, et de deux districts en voisinage avec le premier, ne peuvent pas être transportés : les brebis, les chiens, les cochons, les volailles, la peau non apprêtée, le pelage, la laine, le poil, les cornes, les sabots, les os, la viande, le lait, le beurre, le suif, le fumier, la paille, le foin, tout le fourrage sec, comme tous les ustensiles employés dans une étable ;

2° Des autres districts contigus au royaume peuvent être transportés par tous les points : le beurre, le lait, la viande et aussi la paille et le foin ; mais les brebis, les chèvres, les cochons, les volailles, la peau non apprêtée mais tout à fait sèche, les sabots, les os, le suif et les ustensiles d'une étable ne peuvent être introduits qu'après avoir subi la quarantaine où l'on doit justifier par des certificats que les animaux domestiques précités et les ustensiles ne viennent pas des endroits où l'épizootie existe et même n'ont pas été conduits à travers les districts où règne l'épizootie ; après quoi ils seront soumis à un nettoyage.

Art. 17.　Les bouviers, les laitiers, les tanneurs, les bouchers, les équarrisseurs, les maréchaux-ferrants et toutes les personnes qui sont en contact avec les bestiaux et qui arrivent de districts où règne l'épizootie, ne peuvent pas passer la frontière du royaume. En cas de nécessité, le chef de district exceptionnellement peut le permettre, mais à la condition qu'ils passeront par l'endroit où est établie la quarantaine et où leur personne et leurs effets seront nettoyés.

Art. 18. Pour surveiller plus strictement l'exécution de cette ordonnance et par mesure de précaution, en temps d'épizootie, on établira, si les circonstances le permettent, des gardes militaires pour l'organisation des cordons sanitaires, dans une étendue aussi grande qu'il sera nécessaire. Les gardes seront soumis aux ordres des comités.

Art. 19. Pour éviter le retard que peut amener la mise à exécution des arrêtés précédents dans le cas où l'épizootie se déclarerait dans les gouvernements voisins du royaume, les chefs civils des gouvernements, du gouvernement de Lublin et Augustow, sont autorisés à exécuter immédiatement les ordres précités, en vertu des articles 3, 4, 5, 7, 16, 17, 18 ; les chefs civils de tous les gouvernements du royaume sont autorisés à changer les chemins par lesquels les bestiaux doivent être conduits, si l'épizotie vient à se déclarer.

Art. 20.　Des mesures de précaution de la quarantaine déjà citées, peuvent être mises en vigueur dans un gouvernement ou dans un autre du royaume, mais seulement après un ordre de la Commission des affaires intérieures et des cultes.

Art. 21. Dans les gouvernements limitrophes de l'empire, comme plus exposés aux dangers de l'épizootie, s'établiront des vétérinaires du

Gouvernement qui, en cas de besoin, seront employés pour faire le service de la quarantaine.

Art. 22. Pour couvrir toutes les dépenses d'organisation, pour maintenir le service vétérinaire, comme pour dédommager ceux qui travaillent à l'extinction de l'épizootie, il sera perçu 50 kopieika (1 fr. 50), sur le prix de chaque tête de bétail qui, en vertu de cette ordonnance, entrera dans le royaume par la quarantaine. Ce payement sera prélevé avant l'entrée des bestiaux dans le royaume, seulement sont exceptés de ce payement les bestiaux qui appartiennent aux troupes et qui entrent avec elles. Ce payement sera réduit lorsque les frais de fondation des quarantaines seront couverts.

Art. 23. Toutes les sommes reçues en vertu de l'article précédent seront soumises à la Banque comme dépôt, et composeront le fonds de la quarantaine, qui restera à la disposition de la Commission des affaires intérieures et des cultes, disposition approuvée par les états annuels et par le Conseil administratif.

Art. 24. Tous les autres payements, excepté celui de l'article 22, sont interdits; ainsi, pour les certificats et les autres attestations, aucun payement ne sera perçu.

Art. 25. Les propriétaires des bestiaux ou les marchands des bestiaux qui voudront mener leurs bestiaux sans effectuer le payement déterminé par l'art. 22 seront punis d'une amende de contravention dont le montant sera égal à six fois le prix du payement, c'est-à-dire à 3 roubles.

Art. 26. A l'égard des bestiaux et des autres animaux domestiques, des produits des animaux et des ustensiles qui seront transportés déjà dans le royaume, on devra prendre les mesures suivantes :

1° Si cette illégalité se découvre peu de temps après l'entrée dans le royaume et dans un endroit éloigné au plus de 25 verstes de la quarantaine, les bestiaux, les produits et les ustensiles qui, en vertu de l'article 16 de cette ordonnance, ne peuvent pas être menés dans le royaume, seront ramenés sous garde à la plus prochaine quarantaine; si, au contraire, cette illégalité se découvre dans un endroit beaucoup plus éloigné de la quarantaine, ils seront arrêtés dans le lieu même et séparés des autres animaux;

2° Les bestiaux ramenés à la quarantaine ou arrêtés dans un autre endroit et mis en séparation seront tenus en observation vingt et un jours, après quoi, si l'épizootie dite « peste bovine » ne se manifeste pas, on peut les laisser libres, si le propriétaire ou le conducteur de ces bestiaux présente la quittance de la Caisse du district où il a payé pour chaque tête 3 roubles, en vertu des articles 22 et 23;

3° Les autres animaux domestiques et les produits animaux ne peuvent pas sortir du lieu où ils ont été déposés, avant le nettoyage en présence d'un employé de médecine ou d'un vétérinaire, et en présence de la police du lieu;

4º Le fumier et le pâturage, comme tous les ustensiles d'étable introduits dans le royaume malgré la défense, seront brûlés sur-le-champ;

5º Outre l'amende précitée de 3 roubles pour chaque pièce introduite, le propriétaire est obligé de rembourser les frais de voyage et de séjour, aux employés délégués, ainsi que les frais de nettoyage et de nourriture des bestiaux et des autres animaux domestiques, et les frais de nettoyage des produits animaux; s'il ne satisfait pas aux ordres précités après quatorze jours, à partir de la date de délivrance des animaux de la quarantaine, tous ces bestiaux seront vendus, et après avoir satisfait la Caisse, c'est-à-dire après avoir payé tous les droits pour l'amende et les autres frais, le reste rera rendu au propriétaire, ou, en cas d'absence, sera mis à la caisse comme dépôt.

Art. 27. La Commission des affaires intérieures et des cultes donnera des ordres pour répandre l'ordonnance précitée, savoir : pour l'établissement des quarantaines, les services, les manières de passer les révisions, les nettoyages, les marques de quarantaine, la vérification et la délivrance des certificats, la manière d'établir les gardes des cordons sanitaires, la désignation des chemins de bœufs et des lieux de révisions, les marchés pour le commerce, le payement, la destination du fonds de la quarantaine, comme toutes les autres petites ordonnances particulières et les instructions dont la nécessité se fera sentir.

Art. 28. Ordre à la Commission des affaires intérieures et des cultes d'exécuter cette ordonnance, qui sera imprimée dans le *Journal de droit*.

Fait à Varsovie, le 26 février 1857.

Signé · Le prince GORTSCHAKOFF.

DOCUMENTS NORVÉGIENS.

—

LOI DU 27 FÉVRIER 1866 PRESCRIVANT LES MESURES A PRENDRE CONTRE LES ÉPIZOOTIES PARMI LES ANIMAUX DOMESTIQUES.

§ 1ᵉʳ. — Tout vétérinaire autorisé qui exerce son art est tenu d'informer aussitôt que possible l'autorité des cas de maladies contagieuses parmi les animaux domestiques confiés à ses soins, en indiquant en même temps les mesures prises contre la maladie et la propagation de la contagion. De plus, à la fin de chaque année, il doit adresser, par l'intermédiaire du préfet, au département auquel ressortit l'administration médicale civile, un rapport conforme aux prescriptions du département sur les maladies, etc., parmi les animaux domestiques, observées et traitées par lui pendant l'année qui vient de s'écouler.

§ 2. — Les maladies chez les animaux domestiques particulièrement soumises à la surveillance des autorités sont le mal de rate et le typhus des animaux domestiques, en général, et la peste dite des bestiaux, la pulmonie des bêtes à cornes (du gros bétail), la morve et le farcin des chevaux, la clavelée et le fourchet des moutons et la rage des chiens. Le roi peut appliquer les dispositions de cette loi à d'autres maladies contagieuses des animaux domestiques qui prendraient un caractère de malignité.

§ 3. — Toutes les fois que le préfet le jugera utile, il pourra réclamer la présence du vétérinaire aux foires aux chevaux et aux bestiaux, aux expositions d'animaux et à d'autres grandes réunions d'animaux domestiques, afin d'examiner si quelqu'un des animaux réunis serait attaqué de quelque maladie contagieuse et maligne, et il sera défendu à tous et chacun de conduire dans ces lieux ou aux marchés des villes et d'y vendre des animaux qu'on sait positivement atteints d'une pareille maladie.

§ 4. — Si un animal domestique est atteint d'une des maladies énumérées dans le § 2, ou s'il est probable qu'il le soit, le propriétaire de l'animal fera appeler un vétérinaire autorisé ou en donnera avis au maître de la police, dans les villes, ou à l'officier de police à la campagne.

Si la maladie est bien constatée, ou s'il a tout lieu de croire à son existence, l'animal malade sera séparé des animaux sains, et les objets avec lesquels il a été en contact seront purifiés avec le plus grand soin.

Si l'animal est venu d'un autre district, le maître ou l'officier de police devra en être averti.

Le roi ou celui qu'il autorisera à cet effet peut prescrire les mesures nécessaires, dans chaque genre de maladie, pour la séparation complète des animaux malades, et la purification qui en résulte.

§ 5. — S'il y a lieu de croire que la maladie est la peste ou la pulmonie maligne, le préfet peut faire abattre un ou plusieurs animaux, et les faire examiner par le vétérinaire pour arriver à une plus grande certitude sur la nature du mal.

Lorsque, par suite de la déclaration du vétérinaire, l'existence d'une de ces maladies paraît constatée, le préfet peut faire tuer les animaux atteints, jusqu'à ce que le département mentionné au § 1er juge convenable d'arrêter cette mesure. Dès le commencement de la maladie, le département peut aussi prescrire de faire tuer les animaux de toutes propriétés où la maladie a fait une apparition. Tout cheval atteint de la morve ou du farcin, et que le vétérinaire déclare incurable, sera abattu.

Si le propriétaire réclame des dommages-intérêts, les animaux abattus, devront être estimés par un employé de la police, assisté de deux hommes choisis par lui. La valeur des animaux est fixée sans égard à leur état de maladie. Il faut en déduire la valeur de l'animal tué, lorsqu'on pourra s'en servir.

L'animal tué doit être disséqué (ouvert et examiné) par un vétérinaire qui, par l'intermédiaire du préfet, adressera au département, par écrit, un rapport détaillé sur la nature de la maladie et de l'état de l'animal disséqué.

§ 6. — Sauf les restrictions mentionnées plus bas, le propriétaire est en droit de réclamer une indemnité pour les animaux tués sur l'ordre de l'autorité, conformément au § 5. Pour les animaux qui, pendant la dissection, ne présentent aucune trace des maladies mentionnées au § 5, l'indemnité sera fixée à la valeur intégrale, d'après les règles susmentionnées.

Pour les animaux qui par la dissection sont trouvés atteints de peste ou de pulmonie maligne, l'indemnité sera des deux tiers de la valeur susmentionnée. Le propriétaire ne recevra aucune indemnité pour les animaux abattus, s'il est, en quelque sorte, lui-même, cause de la maladie, en raison de ce qu'il a importé de l'étranger des animaux malades, ou qu'il a violé les prescriptions tendant à combattre la maladie.

Lorsque, par la dissection, il est constaté que les chevaux ont été atteints de morve ou de farcin, le propriétaire ne recevra aucune indemnité.

§ 7. — Tout chien atteint de rage sera abattu; tout chien jugé atteint de cette maladie doit être soigneusement enfermé. Il en sera de même de tout animal mordu par un chien enragé, et dont les morsures pourraient propager la maladie.

§ 8. — Des pays où régnera une épizootie, le roi pourra prohiber l'importation des bêtes à cornes, des chevaux et d'autres animaux domestiques, des produits bruts de ces mêmes animaux, savoir : peaux, laines, cornes, poils, suif non fondu et viande ainsi qu'instruments et fourrages jugés en état de propager la contagion.

Dans le cas où la prohibition ne sera pas jugée nécessaire, le roi prescrira les mesures à prendre pour empêcher l'introduction de la contagion par lesdits animaux et objets.

§ 9. — Les frais que l'observation des dispositions de la présente loi entraînera, par suite du traitement, de la séparation et de la purification des animaux atteints ou jugés atteints de la contagion, de la purification des écuries et des étables, des instruments, etc., des animaux morts, seront à la charge du propriétaire.

Les frais occasionnés par l'estimation mentionnée dans le § 5, et les dommages-intérêts dus suivant le § 6 pour les animaux tués, seront payés par la caisse de l'État, pour les animaux non atteints des maladies dénommées dans lesdits paragraphes; mais pour les animaux atteints de la peste des bestiaux ou de la pulmonie maligne, la moitié des frais sera payée par la caisse de l'État et l'autre moitié par la caisse de la commune, des préfectures ou des villes.

§ 10. — Les infractions à cette loi ou aux dispositions prises et publiées par le roi en vertu de cette loi seront punies d'amende, et, en cas de refus de paiement de cette amende, elles seront poursuivies devant le tribunal de police.

§ 11. — Si quelqu'un a vendu un animal atteint de maladie contagieuse, l'acheteur pourra résilier le marché, quand même le vendeur aura ignoré l'état de l'animal.

§ 12. — Dans l'exercice de ses fonctions officielles, le vétérinaire reçoit 96 skillings (4 fr. 56 c.) par jour; en cas de voyage, ses frais lui seront payés conformément à la loi sur les relais; de plus, pour la dissection des chevaux et du gros bétail, il recevra 1 spd. (5 fr. 70 c.) pour chaque animal, et pour la dissection des petits animaux $^1/_2$ spd. (2 fr. 85 c.), avec cette restriction toutefois qu'il ne pourra recevoir plus de 5 spd. (28 fr. 50 c.) pour les dissections faites dans la même journée.

Le vétérinaire ne reçoit rien pour les rapports, les certificats de dissection et autres délivrés par lui.

Les frais de voyage sont payés par la caisse de l'État; les autres frais dus au vétérinaire retombent à la charge de la commune, des préfectures ou des villes.

§ 13. — Pour les voyages d'estimation mentionnés dans le § 5, l'officier de police, à la campagne, a droit à l'indemnité fixée par le § 110 de la loi sur le casuel.

Pour les autres voyages nécessités par les dispositions de cette loi, la caisse de l'État lui payera l'indemnité ordinaire, toutes les fois que l'espace parcouru (aller et retour) dépassera un demi-mille (6 kilomètres).

S'il a été appelé à prêter d'autre assistance pour combattre les maladies citées par la loi, le roi pourra lui accorder une indemnité sur la caisse de l'État.

§ 14. — Ne resteront plus en vigueur l'ordonnance du 28 novembre 1806 sur les précautions à prendre pour les chevaux atteints de maladie contagieuse, et la loi du 15 avril 1854 sur la prohibition d'importation des bêtes à cornes, chevaux et autres animaux domestiques provenant des pays où règne une épizootie.

DOCUMENTS ANGLAIS.

—

ORDONNANCE ROYALE APPLICABLE A LA CAPITALE ET RELATIVE AUX MALADIES CONTAGIEUSES ET PESTILENTIELLES PARMI LES ANIMAUX.

(Fait en la Chambre du Conseil, à Whitehall, le 10 août 1869, par les lords du très-honorable Conseil privé de Sa Majesté.)

Considérant qu'à cause de l'adoption de l'acte de 1869, relatif aux maladies contagieuses des animaux (auquel il est fait allusion dans cette ordonnance, comme de l'acte de 1869);

Et de la création d'une ordonnance du Conseil, portant même date que plus haut, par laquelle toutes les anciennes ordonnances en vigueur relatives aux maladies contagieuses et pestilentielles parmi les animaux sont abrogées ;

Et d'une autre ordonnance du Conseil portant même date que ci-dessus, relative aux maladies contagieuses et pestilentielles parmi les animaux de la Grande-Bretagne, il est devenu utile de renouveler certaines des mesures de précaution des anciennes ordonnances relatives à la capitale et destinées à rester en vigueur, et d'en prendre encore d'autres pour mieux prévenir l'introduction ou l'extension des maladies contagieuses ou pestilentielles parmi les animaux qui sont dans la capitale et ceux qui la traversent ;

En conséquence, les lords du très-honorable Conseil privé de Sa Majesté, usant des pouvoirs dont ils sont investis par l'acte de 1869 et de tous autres pouvoirs les mettant à même d'agir ainsi, font cette ordonnance, et, par la présente, il en est ordonné ainsi qu'il suit :

Préliminaires.

1. Cette ordonnance peut être citée comme l'ordonnance métropolitaine d'août 1869 relative aux maladies contagieuses parmi les animaux.

2. Cette ordonnance n'a trait qu'à la capitale, et les mesures de précaution qu'elle contient sont supplémentaires, mais ne sont pas substituées à celles de l'ordonnance d'août 1869 relative aux maladies contagieuses parmi les animaux.

3. Dans cette ordonnance, les mots ont la même signification que dans l'acte de 1869.

Bétail étranger.

4. Pour le bétail étranger débarqué dans le port de Londres, les règlements suivants devront être observés en outre de ceux contenus dans l'ordonnance d'août 1869 relative aux maladies contagieuses parmi les animaux.

1° Si le lieu de débarquement est un endroit destiné d'une manière définie à l'abattage des animaux, comme il est mentionné dans cette ordonnance, et qu'il ne soit pas dans l'intérieur de la capitale, le bétail, à moins qu'il ne soit abattu à l'endroit du débarquement, sera transporté par le chemin de fer dans la capitale, et pas autrement ni autre part ;

2° Ces animaux seront placés dans des voitures appropriées pour le bétail étranger et marquées tout autour d'une raie rouge de deux pieds de large pour les faire distinguer. Ces voitures seront, après chaque voyage, nettoyées et désinfectées, comme il est indiqué à l'article 21 de cette ordonnance.

5. Le bétail étranger amené dans la capitale sera sur-le-champ conduit dans des étables autorisées à cet effet par le Conseil privé, ou au marché métropolitain aux bestiaux, et, dans l'un et dans l'autre cas, il sera abattu dix jours après son débarquement, le jour du débarquement non compté. Jusqu'à ce qu'il soit pris pour être tué, il sera gardé dans les étables autorisées à cet effet par le Conseil privé.

Déplacement du bétail.

6. Le bétail ne sera pas conduit sur une grande route, dans un lieu de passage ou sur une place publique, à l'intérieur de la capitale ou hors de la capitale, excepté dans les cas prévus et conformément aux mesures de précaution contenues dans cette ordonnance.

7. Le bétail peut être conduit sur une grande route, dans un lieu de passage ou sur une place publique, avec une permission du commissaire de police.

8. Quand des animaux sont amenés sur le marché métropolitain aux bestiaux, la personne qui les amène doit remettre à l'officier du marché préposé pour les recevoir la permission avec laquelle ils ont pu être amenés. Cette permission sera retenue, numérotée et soigneusement conservée par cet officier.

9. Le bétail vendu ou exposé pour la vente au marché métropolitain ne pourra être emmené qu'avec une passe du marché (dans la forme exposée à la première annexe de cette ordonnance ou ayant même effet) qui devra être délivrée par un officier du marché préposé à cet effet, à l'acheteur ou au propriétaire désirant emmener son bétail.

10. Les animaux peuvent être menés (sans permission) sur une grande route, dans un lieu de passage ou sur une place publique, à

l'intérieur de la capitale, d'un lieu à un autre d'une même ferme ou à l'eau, pourvu que, dans aucun cas, la distance parcourue n'excède 500 yards.

11. Le bétail amené dans la capitale par les chemins de fer ci-dé-nommés, le Nord, l'Ouest, les compagnies de Londres et Nord-Ouest, de Londres et Sud-Ouest, et le chemin de l'Intérieur, peut être conduit dans l'intérieur ou à l'extérieur de la capitale par les routes particulières désignées à la seconde annexe de cette ordonnance, sous les noms respectifs de ces chemins et d'après les conditions suivantes :

1° Le bétail ainsi transporté ne pourra, tant qu'il sera dans la capitale, être extrait du wagon dans lequel il aura été mis ;

2° Si, pendant le passage dans la capitale, quelques-uns des animaux viennent à quitter le wagon dans lequel ils sont, ils ne seront pas réintégrés dans le même wagon ni dans un autre, sur aucune ligne de chemin de fer, et ils ne pourront être emmenés de la capitale.

12. Lorsqu'une personne occupe une ferme dont une partie se trouve dans la capitale et l'autre en dehors, ou tout autre lieu contigu ainsi situé, elle peut, avec une permission du commissaire de police de la capitale, faire vaquer d'un lieu à un autre de son habitation le bétail en sa possession depuis vingt-huit jours et plus avant la date de la permission. Ce bétail sera marqué d'une certaine manière indiquée par le commissaire de police.

13. Lorsqu'une personne, propriétaire, à l'intérieur de la capitale, d'une tête de bétail en sa possession depuis au moins huit semaines, ou d'un veau âgé de quatorze jours au plus, né d'une vache en sa possession depuis vingt-huit jours au moins, désire envoyer l'animal hors de la capitale, elle doit faire part de son désir à l'autorité locale par un écrit relatant ce qui suit :

1° Le fait de la possession requise comme il est dit plus haut ;

2° Le nom et la résidence du propriétaire de l'animal ;

3° Le nom de la personne à qui, et l'endroit où l'animal doit être envoyé ;

4° Une description de l'animal relatant son sexe, sa race, son âge, ses marques distinctives et autres particularités propres à faire reconnaître son identité.

14. Au reçu d'une telle note, l'autorité locale, à moins qu'elle n'ait de bonnes raisons pour faire le contraire, et si elle est satisfaite du fait de possession pendant le temps requis, enverra aussitôt que possible son inspecteur pour visiter l'étable ou l'endroit d'où l'on désire retirer l'animal dans les délais ci-mentionnés :

1° Dans tous les cas, dans les trois jours qui suivront la réception, par l'autorité locale, de la note du propriétaire, et, de plus,

2° Si l'animal est un veau qui ne se trouve pas dans les conditions mentionnées plus haut, une deuxième visite aura lieu à l'expiration de vingt-huit jours, à partir du jour de la première visite (le jour de la première visite et celui de la deuxième compris) ; mais,

3° Si c'est un veau qui se trouve dans les conditions mentionnées plus haut, la deuxième visite aura lieu à l'expiration de sept jours, à partir de la première visite (le jour de la première visite et celui de la deuxième compris).

L'inspecteur fera un rapport à l'autorité locale sur l'état sanitaire du bétail dans l'étable.

15. Si l'inspecteur est satisfait et rapporte que l'animal que l'on veut déplacer et le bétail qui se trouvent dans l'étable ne sont atteints d'aucune maladie contagieuse ou pestilentielle, et que l'animal n'a pas depuis la première visite de l'inspecteur été en contact avec d'autres animaux autres que ceux qui se trouvaient dans l'etable, l'autorité locale en informera le propriétaire et communiquera sa note et les rapports de l'inspecteur au commissaire de police de la capitale, et si l'étable où se trouve l'animal est dans la cité de Londres ou ses dépendances, elle les communiquera aussi au commissaire de police de la cité.

Alors l'animal peut être emmené hors de la capitale dans les trois jours qui suivent la deuxième visite de l'inspecteur, et par telle route que, dans tous les cas, le commissaire de police désignera. La note et les rapports relatifs à l'identité de l'animal seront montrés à ce commissaire de police ou à un officier de la force métropolitaine désigné par lui à cet effet.

16. Aucune des mesures de précaution de cette ordonnance autorisant le déplacement du bétail ne sera confondue avec celles que contient l'acte de 1869, ou l'ordonnance du Conseil prohibant ou régularisant le mouvement du bétail affecté de maladies contagieuses ou pestilentielles.

Marchés, ventes et expositions.

17. Il ne pourra être tenu dans la capitale ni marché, ni foire, ni enchères, ni vente, ni exposition de bétail, qu'avec la permission du Conseil privé.

Quiconque tiendra un marché, une foire, des enchères, une vente ou une exposition en contravention avec cette ordonnance, ou ne se conformera pas aux conditions, mesures ou règlements d'une autorisation délivrée pour la tenue d'un marché, d'une foire, d'enchères, d'une vente ou d'une exposition, sera déclaré coupable d'offense envers cette ordonnance.

Si du bétail est vendu, mis en vente, à l'enchère ou exposé, en contravention avec cette ordonnance, le vendeur et l'acheteur, et le crieur, s'il y en a un, qui l'aura mis à l'enchère, et la personne qui l'aura exposé pour la vente ou aux regards du public, seront déclarés coupables d'offense envers cette ordonnance.

18. Le bétail exposé pour la vente dans un marché de la capitale, autorisé par le Conseil privé pour la vente des bestiaux, devant être immédiatement abattu, peut être gardé en vie pendant dix jours, le jour de l'exposition pour la vente non compris, mais il ne peut être gardé plus longtemps. Cet article ne doit pas être confondu avec un autre article de cette ordonnance ni de quelque autre ordonnance royale relative à l'abattage du bétail étranger.

Abattoirs.

19. Le propriétaire d'un abattoir situé dans la capitale ne recevra, pour être abattu, aucun bétail, sans se faire remettre par la personne qui le lui amènera ou par le propriétaire dudit bétail la passe du marché ou l'autorisation spéciale du commissaire de police en vertu de laquelle le bétail a été déplacé.

20. Le samedi de chaque semaine, le propriétaire de tout abattoir situé dans la capitale délivrera à l'officier chargé de la station de police du district dans lequel se trouve cet abattoir toutes les passes de marché et les autorisations qu'il a reçues pendant la semaine, et cet officier lui en donnera un reçu signé de lui.

Maladies des pieds et de la bouche.

21. Les mesures suivantes doivent être observées à l'égard du bétail qui devient affecté, dans la capitale, de la maladie des pieds et de la bouche :

1° Si les animaux deviennent affectés dans l'étable, ils peuvent être conduits, avec une autorisation du commissaire de police, à un abattoir désigné dans cette autorisation ;

2° S'ils deviennent affectés sur le marché aux bestiaux, ils peuvent être conduits, avec une passe du marché, à un abattoir désigné dans cette passe.

Endroits infectés.

22. Tout fumier d'animaux, foin, paille, litière ou autres choses à l'usage des animaux, soit pour leur nourriture ou tout autrement, seront transportés de l'endroit infecté dans l'intérieur de la capitale (mais non à l'extérieur), avec une autorisation signée d'un officier de l'autorité locale, désigné à cet effet, certifiant que la chose rejetée a été désinfectée.

Mesures générales.

23. Si du bétail ou quelque autre chose ayant servi au bétail est déplacé ou trafiqué, en contravention avec cette ordonnance, le propriétaire ou la personne dirigeant ou permettant un tel déplacement ou commerce, et la personne ou la compagnie ayant pris charge de dépla-

cer ou de transporter ces choses, seront considérés comme coupables d'offense envers cette ordonnance. Dans le cas où du bétail serait amené par chemin de fer dans la capitale, lorsque, par cette ordonnance, il aurait été autorisé à être envoyé hors de la capitale, la compagnie par l'intermédiaire de laquelle ce bétail aura été amené sera également considérée comme coupable d'offense envers cette ordonnance.

24. Si le propriétaire d'un abattoir manque de se conformer aux prescriptions de cette ordonnance, il sera considéré comme coupable d'offense envers cette ordonnance.

25. Les commissaires de police de la capitale et de la cité de Londres, dont il est question dans cette ordonnance, sont investis du pouvoir d'accorder de temps en temps des autorisations conformes à l'esprit de cette ordonnance et répondant aux besoins pour lesquels elle a été rendue, et ils peuvent annuler cette autorisation s'ils le jugent convenable.

Toute autorisation pour déplacement de bétail ainsi accordée mentionnera, avec le lieu de destination, la nature du bétail.

26. Toutes les autorisations du Conseil privé pour la tenue d'un marché ou d'une étable, toutes les permissions pour le déplacement du bétail ou pour tout autre motif, accordées, avant que cette ordonnance ne fût rendue, par les commissaires de police, les autorités locales ou quelqu'un de leurs officiers ou par toute autre personne autorisée à les accorder, et en vigueur à la date de cette ordonnance, continueront à avoir leur effet comme si cette ordonnance n'existait pas, et seront aussi efficaces que si elles avaient été délivrées sous le régime de la présente ordonnance.

27. Le bureau métropolitain des travaux fera publier cette ordonnance dans un journal de la capitale ; le maire, les échevins et le Conseil municipal de la cité de Londres en feront afficher une copie en un endroit apparent du marché métropolitain aux bestiaux, et les commissaires de police en feront aussi afficher une copie en un endroit apparent dans toutes les stations de police.

Signé : ARTHUR HELPS.

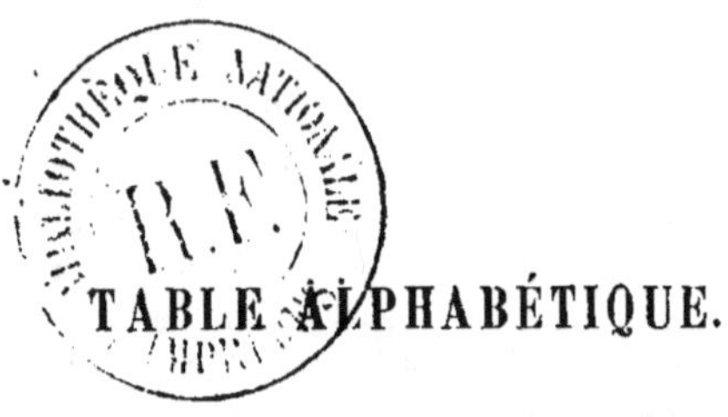

TABLE ALPHABÉTIQUE.

FIN.

6987 Paris. — Typographie de Ves RENOU, MAULDE, et COCK, rue de Rivoli, 144.

e la Police sanitaire des animaux domestiques par M. Reynal.
55
60
SIBERIE
M.
Perm
Ms Oural
atka
P
E
A T K A
Kama
K.
R
S
E
55
35
MARCHE
PESTE BOVINE
TATS DE L'EUROPE CENTRALE.
Lieux de Quarantaine
Marchés de bestiaux
Marche des Invasions.
1815
1865
1866
1867
70-71
30
40
45
A
Paris. Lith. Becquet, r. des Noyers 37.

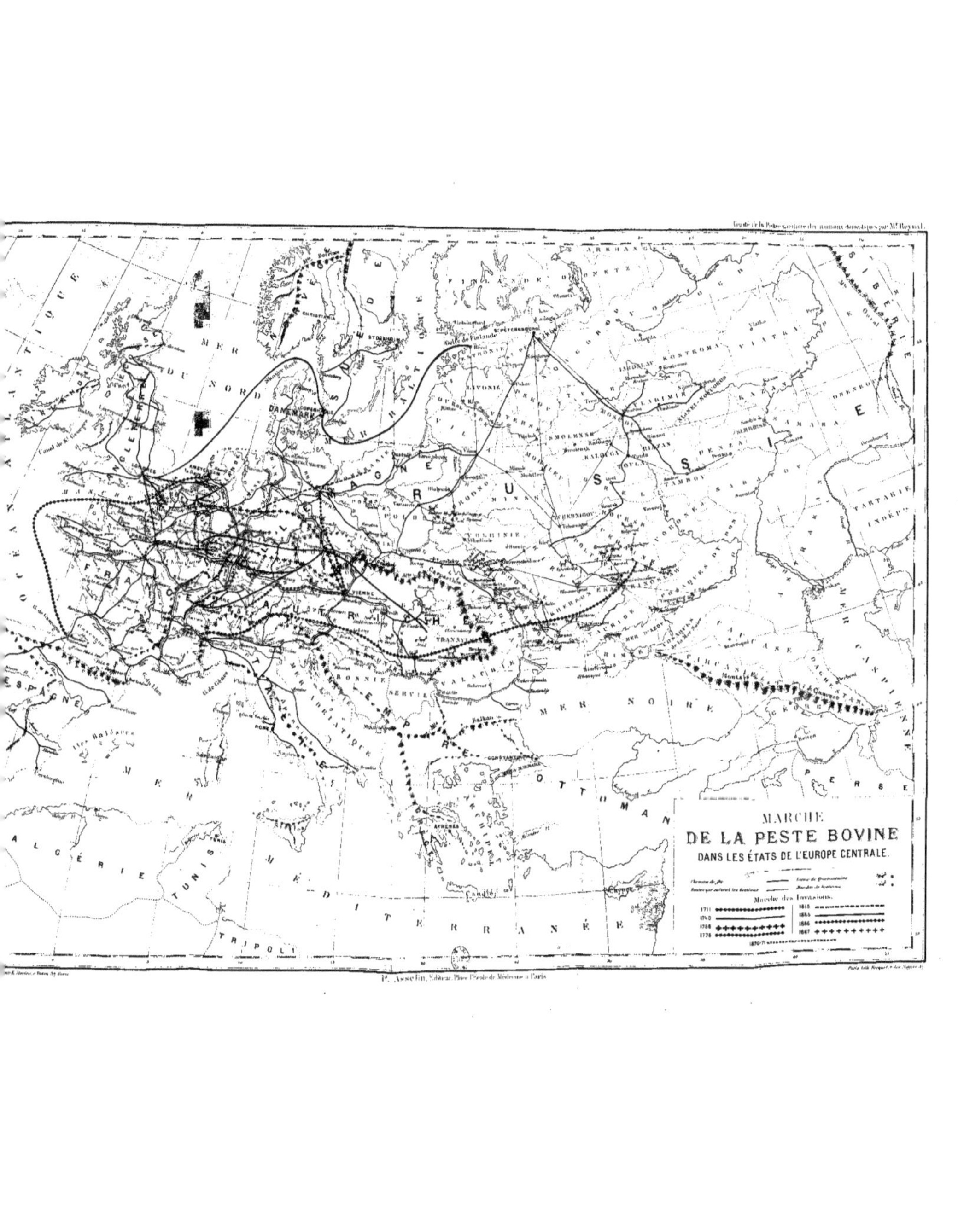

Graréé de la Peste bovine des animaux domestiques par M.' Reynal.
MARCHE
DE LA PESTE BOVINE
DANS LES ÉTATS DE L'EUROPE CENTRALE.
Marche des Invasions.
1711
1740
1768
1778
1815
1853
1866
1867
1870-71
OCÉAN ATLANTIQUE
MER DU NORD
MER BALTIQUE
DANEMARCK
SUÈDE
NORVÈGE
RUSSIE
SIBÉRIE
ALLEMAGNE
FRANCE
ESPAGNE
AUTRICHE
HONGRIE
EMPIRE OTTOMAN
SERVIE
BOSNIE
VALACHIE
MER NOIRE
MER ADRIATIQUE
MER MÉDITERRANÉE
ALGÉRIE
TUNIS
TRIPOLI
PERSE
MER CASPIENNE
ÉGYPTE
LIVONIE
MOSCOU
KAZAN
TAMBOV
SIMBIRSK
SAMARA
ORENBOURG
TARTARIE INDÉP.
FINLANDE
ARKHANGEL
CHRISTIANIA
STOCKOLM
S.T PÉTERSBOURG
ATHÈNES
CANDIE
BALKAN
P. Asselin, Éditeur, Place l'École de Médecine à Paris.
Paris, Lith Becquet, r. des Noyers 37.